# 络病学基础与临床研究(4)

# Basic and Clinical Research on Collateral Disease Theory(4)

吴以岭 主编

军事医学科学出版社
·北京·

## 内容提要

随着中医络病理论及通络药物的研究日趋深入与广泛，引起了国内外医学界的关注。为了交流络病理论的研究成果，2005年始中国中医药学会每年召开一次国际络病学大会。《络病学基础与临床研究（4）》作为第四届国际络病学大会的论文集，汇集论文148余篇，内容涉及"973计划"项目研究、理论研究、实验研究、临床研究和络病学教育等。论文充分显示了络病理论及其应用研究的学术进展，为从事络病理论、临床研究和络病学教学的广大医药工作者提供了丰富的信息。

**图书在版编目(CIP)数据**

络病学基础与临床研究.4/ 吴以岭主编.—北京：
军事医学科学出版社，2008.11
ISBN 978-7-80245-238-1

Ⅰ.络⋯  Ⅱ.吴⋯  Ⅲ.经络学—研究  Ⅳ.R224.1
中国版本图书馆CIP数据核字（2008）第169388号

## 络病学基础与临床研究（4）

主　　编：吴以岭
出　　版：军事医学科学出版社
地　　址：北京市海淀区太平路27号
邮政编码：100850
联系电话：010-63801284，63800294（发行部）　010-86702759（编辑部）
传　　真：010-63801284
网　　址：http://www.mmsp.cn
印　　刷：石家庄市汇昌印刷有限公司
发　　行：新华书店
开　　本：889毫米×1194毫米　1/16　印张：26.5　（彩4）
字　　数：790千字
版　　次：2008年11月第1版　　2008年11月第1次印刷
标准书号：ISBN 978-7-80245-238-1/R·1233
定　　价：49.00元

（本社的图书凡缺、损、倒、脱页者，本社发行部负责调换）

# 《络病学基础与临床研究(4)》编委会

| | | | | | | |
|---|---|---|---|---|---|---|
| 李玉敏 | 李玉磊 | 李会霞 | 李冰玉 | 李劲平 | 李秀芝 | 李言斌 |
| 李建伟 | 李玲 | 李娟 | 李恩 | 李振国 | 李菊香 | 杨玉梅 |
| 李朝林 | 李廉 | 李新萍 | 杜平 | 杜永远 | 杨少勇 | 杨嘉珍 |
| 杨光福 | 杨汝良 | 杨秀青 | 杨进 | 杨琳 | 杨新红 | 邱根全 |
| 沈剑耀 | 肖维刚 | 肖鲁闽 | 苏同生 | 苏明丽 | 苏海 | 陈少伟 |
| 邹云增 | 邹秀兰 | 邹俊杰 | 陆竞秋 | 陈元秀 | 陈友佳 | 单志新 |
| 陈幼发 | 陈依年 | 陈建新 | 陈金亮 | 陈章强 | 陈静 | 周朝进 |
| 周凤英 | 周华 | 周旭晨 | 周京敏 | 周建华 | 周彬 | 林曙光 |
| 孟立军 | 孟宪敏 | 庞学民 | 庞雪峰 | 林成明 | 林秋雄 | 青淑云 |
| 欧顺云 | 罗富良 | 苗志林 | 郑骄阳 | 郑德胜 | 金雅磊 | 胡昌胜 |
| 俞钧钜 | 俞梅 | 姜超 | 段瑞生 | 段瑞生 | 胡军勇 | 赵杰 |
| 费洪文 | 贺常萍 | 赵三明 | 赵贝贝 | 赵京林 | 赵建逸 | 郝颖 |
| 赵松耀 | 赵彦柳 | 赵瑛 | 赵新民 | 赵福润 | 郗丹 | 夏雷 |
| 钟起诚 | 骆琼 | 党莉莉 | 唐艳红 | 唐强 | 夏子荣 | 徐海波 |
| 夏蕾 | 徐丹令 | 徐军峰 | 徐庆海 | 徐红霞 | 徐明生 | 袁胜 |
| 徐福松 | 徒康宛 | 柴守范 | 秦智慧 | 莫云秋 | 袁公贤 | 钱海燕 |
| 袁凌燕 | 贾连旺 | 贾剑国 | 贾锐 | 郭海 | 钱孝贤 | 高翠枝 |
| 钱静 | 陶智虎 | 顾长斌 | 高玉芳 | 高渊 | 高辞修 | 黄晓忠 |
| 崔艳东 | 曹瑾 | 梁彦 | 梁留峰 | 符永恒 | 符德玉 | 彭艳芳 |
| 黄晓峰 | 龚婕宁 | 彭卫国 | 彭文杰 | 彭伟 | 彭玲 | 程颖 |
| 曾百乐 | 曾建斌 | 游辉中 | 程宇彤 | 程晓曙 | 程超 | 谢艳丽 |
| 葛小丽 | 董小伟 | 董晓伟 | 董晖 | 董莹玥 | 董淑萍 | 韩清华 |
| 谢莲娜 | 韩凤桐 | 韩玉莲 | 韩红彦 | 韩祖成 | 韩荣平 | 蔡云 |
| 窦红宇 | 蓝涛华 | 雷银雪 | 靳彦华 | 廖火城 | 翟强渠 | |
| 谭红梅 | 樊安 | 潘云红 | 黎明江 | 戴培东 | | |

# 前　言

又值金秋时节,第四届国际络病学大会即将在"十朝都会"南京隆重召开,来自美国、中国大陆与台湾、香港、澳门等地专家700余人会聚一堂,回顾络病学研究历程,交流学术成果,畅想发展蓝图,必将成为向国内外专家学者展示络病理论、基础与临床研究最新成果的国际盛会。

在国内外致力于络病理论及其应用研究的专家学者共同努力下,络病学学科建设取得重要进展。2008年5月由王永炎院士为组长、张伯礼院士为副组长的专家组认为:"吴以岭教授主持的'络病理论及其应用研究'系统构建络病理论,初步形成'络病证治'体系;络病理论指导临床心脑血管病等难治病明显提高了疗效,显示出其重要的临床指导价值;形成络病研究的专家队伍;《络病学》教材作为新世纪高等中医药院校创新教材在全国20余家高校开课受到好评,提高临床辨证能力起到积极作用;建立河北省络病重点实验室;取得一批国家省部级重大成果。通过上述工作,为络病学学科建立奠定了坚实基础,具备建立新学科的基本要素,同意推荐"络病学"为中医临床基础学科。"国家中医药管理局根据上述论证意见同意建立"络病学"中医新学科。络病学学科建立是国内外致力于络病研究专家共同努力的结果,回顾过去的20多年,络病理论由散在的只言片语记载到形成系统的理论体系,由经验方的应用到疗效确切的现代中药制剂广行于世,由单枪匹马式研究向多学科专家群策群力集体攻关。络脉、络病及通络治法相关的文献由1988年的360余篇上升到2007年的2690余篇,成为近年医学界研究的热点,显示了络病学研究近年蓬勃发展之势,对络病学科建立起到了重要推动作用。

围绕络病学学科分支——脉络病研究不断深入,国家973计划项目——脉络理论指导血管病变防治的基础研究,经过项目组合力攻关,已顺利通过科技部973项目中期评估。该研究以"源于临床、基础研究、指导临床"为指导思想,完成3469例血管病变患者临床流行病学调查,以基于熵的复杂系统分析方法建立定性与定量、整体与局部相结合的脉络病辨证诊断标准,为建立脉络病动物模型深入开展病理生理学机制研究奠定基础。基于临床流调结果提出"营卫承制调平"假说指导项目开展,建立脉络病病理、证候及病证复合模型,从络气失调引起的络气郁滞和络气虚滞切入探讨血管病变病机演变规律,不同于既往从血瘀、痰浊切入的研究,揭示了络气失调通过全身性神经内分泌免疫网络调节功能紊乱影响血管局部病理损伤,通心络干预血管病变局部病理损伤与西药疗效相当,改善全身性神经内分泌免疫网络功能则明显优于西药。

973计划项目中开展的通络干预"微血管损伤"为共性机制的三大临床疾病取得显著进展,通心络干预急性心肌梗死介入治疗缺血区微血管及心肌损伤方面取得优于权威西药的突破性进展;由北京阜外医院为组长单位正在开展通心络对急性心肌梗死无再流防治的循证医学研究,为通心络对急性心肌梗死再灌注治疗后心肌无再流发生率、无再流面积以及心室重构和心脏功能近远期变化的影响提供临床证据;提出脑梗缺血区微血管保护——脑梗死治疗新靶点,证实通心络可保护缺血区微血管结构和功能完整性、减少再灌注损伤、促进治疗性血管的新生、建立有效侧支循环发挥对缺血区微血管保护的作用,对急性脑梗死治疗具有重要临床价值;在通络干预糖尿病并发心肌、肾脏、神经、视网膜病变微血管保护方面取得显著疗效,开辟了这类难治性疾病临床治疗新途径。

应用络病理论指导心律失常治疗研究,指出心之气络络虚不荣与心脏传导系统、心肌细胞自律性及自主神经功能失常相关性,以"荣养气络"药研制的参松养心胶囊获2007年中华中医药学会科学技术一等奖。实验研究证实参松养心胶囊对心室肌细胞钠、钙通道和多种钾通道具有明显阻滞作用,使其既能广谱抗心律失常,又能避免心律失常副作用,为治疗快速性心律失常提供了实验依据。同时又能增强心脏起搏电流,改善窦房结恢复时间、房室传导时间,起到治疗缓慢性心律失常作用,显示其整合调节干预心律失常的独特优势。由南京医科大学第一附属医院、北京阜外医院、北京朝阳医院为组长单位,国内36家医院参与的参松养心抗心律失常循证医学研究已全部结束,研究结果表明参松养心胶囊治疗非器质性早搏优于安慰剂,治疗器质性早搏优于西药慢心律;对病窦、慢快综合征、房室传导阻滞等缓慢性心律失常疗效确切,填补缓慢性心律失常西药治疗空白;治疗房颤与西药心律平相当,安全性优于心律平。参松养心胶囊是目前唯一一个经循证医学验证疗效确切的抗心律失常中成药,其快慢均治的整合调节作用对提高目前心律失常药物治疗水平具有独特优势。

络病学研究专家队伍建设和高层次人才培养工作也取得显著成效,继中华中医药学会络病分会建立起160多名多学科专家群体,北京、上海、广东、江苏、吉林等多省市相继建立省级络病专业委员会,推动了全国范围内络病学术研究高层次专家队伍建设。召开第三届络病学教学研讨会,加强络病学教学工作和师资培养,教学院校与选修人数持续增加,使络病学教学与本科、硕士、博士等高层次中医药人才培养密切结合。

络病学国际合作与交流取得重要进展,《络病学》英文版正式出版,正与美国、荷兰、澳大利亚协商开课事宜。与美国贝勒医学院王兴利教授合作的国际科技合作项目——通心络对心血管系统的保护作用及分子机制研究,揭示了通心络通过AMPK信号通路介导的硫氧还蛋白抗氧化系统激活,减少软脂酸引起的内皮细胞凋亡的分子机制,研究结果已发表于SCI收录杂志。与美国杰克逊实验室合作的另一国际科技合作项目——肌萎灵冻干粉对肌萎缩侧索硬化转基因小鼠作用研究,显示气络理论指导研制的肌萎灵冻干粉延长转基因小鼠存活时间与力如太相当,延缓瘫痪症状出现时间明显优于力如太,该项目深入进展对于络病学分支——气络理论发展具有重要推动作用。

本次国际络病学大会收到论文集148篇,反映了最近一年来络病理论研究、基础研究、临床研究、教学研究等诸多方面的最新进展,对于了解络病学科发展情况具有重要参考价值。经过专家审议,我们将参会论文汇编为《络病学基础与临床研究(4)》,希望能为络病理论深入研究提供启迪与思路。值此会议召开之际，我们向关心和支持络病分会工作的国家中医药管理局、中华中医药学会领导，向多年来一直支持络病学研究的邓铁涛教授、颜德馨教授、路志正教授、朱良春教授、陈灏珠院士、王永炎院士、陈可冀院士、高润霖院士、李连达院士、张伯礼院士等表示衷心感谢！向参与承办此次会议的中华医学会心电生理和起搏分会、国家中医药管理局台港澳交流合作中心、江苏省中医药学会、南京中医药大学、南京医科大学第一附属医院等单位表示衷心感谢！向所有致力于络病学研究的海内外专家表示衷心感谢！

吴以岭

2008 年 10 月 28 日

# PREFACE

The fourth International Collateral Disease Conference will be held in the "Capital of Ten Dynasties"-Nanjing in the fruitful golden season. The 700 experts come from America, China-mainland, Taiwan, Hong Kong, Macao will flock together to review the research course on Collateral Disease, exchange academic achievements, plan cheerfully the development blueprint, therefore, which must be an international pageant for showing the latest research achievements on the study of Collateral Disease Theory, basic and clinical researches.

Under many multi-subject experts' efforts on Collateral Disease theory from home and abroad, Collateral Disease subject has achieved important progression. In May, 2008, the expert team composed by academician Wang Yongyan as director and Zhang Boli as vice-director considered that the "Study on Collateral Disease theory and its application" chaired by professor Wu Yiling has constituted systematically Collateral Disease theory and preliminarily formed the system of "Collateral Disease treated according to its symptoms"; the efficacy for cardio-cerebriovascular diseases has been increased obviously under the guidance of Collateral Disease theory, which shoed its important directive significance in clinic; formation of experts team in the study of Collateral Disease; *Theory of Collateral Disease* has been used as New Century Creative Textbook for higher TCM collage in over 20 universities countrywide, and that is also highly appreciated, which has a positive effect for enhancing the ability of clinical differentiation of syndrome; Hebei Provincial Key Laboratory for study of Collateral Disease is established; many great achievements of provincial and ministerial rank. Through the efforts mentioned above, to have established stable basis for Collateral Disease subject, and which has the basic factors for setting up new subject, we agree to recommend "Theory of Collateral Disease" to be the basic subject of TCM clinic". According the demonstration suggestion mentioned above State Administration Bureau of Traditional Chinese Medicine agreed to establish the new subject of TCM-"theory of Collateral Disease". The establishment of Collateral Disease subject is the result of the joint efforts of the experts who devote themselves to the study of Collateral Disease. To review the last 20 years, theory of Collateral Disease has become systematic theory system from non-complete records, from the application of experienced medicament to the modern TCM with definite efficacy being used worldwide, form individual type study to the multi-subject experts studying together. The literatures about collateral, Collateral Disease and related ones with the therapy of promoting collateral have been enhanced form 360 articles in 1988 to 2690 articles in 2007, which has become the research heat point in medical field in recent years and showed the trend of flourishing development in last years, and had the important promotion effect for the establishment of Collateral Disease subject.

With the further study of collateral disease that is the branch of Collateral Disease subject, national 973 project "The Basic Research on the Prevention and Treatment of Vascular Disease under the guidance of the Collateral Disease Theory" has been approved for the middle-period appreciation by the efforts of expert team. The study, based on the directive point "coming from clinic, basic research, directing clinic", has finished the clinical epidemiological investigation in 3469 patients with vascular pathogenesis, using the complicate system analysis method based on entropy to build the syndrome differentiation diagnostic standard of combination the whole and part, the quality and quantity identification, , laid the foundation for establishing the animal model with collateral disease to research further the mechanism of pathophysiology. Based on the result of clinical epidemiological investigation, to put forward the hypothesis "Yingweichengzhitiaoping" to direct the development of subject, to set up the complex model of pathology of collateral disease, syndrome and symptoms, to investigate the evolvement regulation from the stagnation of Luo qi and deficiency of Luo qi caused by the disturbance of Luo qi, which is different from conventional study from blood stasis and phlegm obstruction, therefore, revealed the disturbance of Luo qi could affect vessel local pathological lesion through the disturbance of systemic neuroendocrinoimmunic network regulation. The therapeutic effect of Tongxinluo by the intervention of vessel local pathological lesion is similar to that of western medicine, while the effect of improving systemic neuroendocrinoimmunic network function is superior to that of western medicine.

The research on the common mechanism of Tongxinluo in the convention of " microvascular lesion"for three important clinical diseases in National 973 project have got obvious progress, The intervention therapy of Tongxinluo for microvascular and myocardial lesion due to myocardial infarction have achieved breakthrough progress that is superior to that of authoritative western medicine; the units led by Beijing Fuwai Hospital are conducting the evidence-based Medicine for the prevention and treatment of no − reflow in acute myocardial infarction by Tongxinluo, which will provide the experimental clinical basis for the occurrence rate of myocardial no-reflow, the area of no-reflow, reconstitute of myocardium and the changes of cardiac function at recent and long-term period after treatment of Tongxinluo reperfusion therapy for acute myocardial infarction; put forward the new treatment target of microvascular protection at ischemic area of cerebral infarction-treatment for cerebral infarction, which identified that Tongxinluo could prevent the integrity of microvascular structure and function, relieve reperfusion lesion, promote the reoccurrence of therapeutic vessel, set up effective side-way circulation to protect micro-vessel in ischemic area, which had important clinical significance in the treatment of acute myocardial infarction; that had obvious therapeutic effect in the convention of Tongxinluo on diabetes mellitus complicated with the pathological changes in myocardium, kidney, nerve, retina and protection of micro-vessel, and find the new way to treat this kinds of difficult and complicated diseases.

The theory of Collateral Disease guided the treatment research of arrhythmia shows that correlation between deficiency of Qi collaterals of heart and heart conducting system, myocardial cell autorhythmicity, autonomic nerve malfunction. Shensongyangxin capsule developed according to Chinese herb of Rongyangqiluo awarded science and technology Award of first class of Chinese Academy of Combination of Traditional Association of the Integration of Traditional Chinese with Western Medicine. Experimental results confirmed that Shensongyangxin capsule has obvious blockage effect on sodium channels, calcium channel and several potassium channels in ventricular muscle cell, and broad-spectrum anti-arhythmia, avoids side effect of arrhythmia. Experimental results provided evidence on the treatment of tachyarrhythmia. Shensongyangxin capsule can enhance cardiac pacing current, improve sinoatrial recovery time and atrioventricular conduction time and has unique dominance on integrated regulation and intervention of arrhythmia. Study of evidence-based medicine for Shensongyangxin capsule anti-arhythmia have been already finished by First Hospital Affiliated to Nanjing Medical University , Beijing Fuwai Hospital and Beijing Chaoyang Hospital as director unit composed by 36 hospitals. The results indicated that effect of Shensongyangxin capsule on non-organic premature was superior to placebo, effect of Shensongyangxin capsule on organic premature was superior to Mexiletine. Shensongyangxin capsule has definite effect on Disease hole, brady-tachy arrhythmia syndrome, brady arrhythmia with atrial ventricular block. Shensongyangxin capsule fills vacancy of western medicine on slow arrhythmia. There was no difference between Shensongyangxin capsule and Propafenone on atrial fibrillation. Shensongyangxin capsule was safer than Propafenone. Shensongyangxin capsule was unique anti-arhythmia Chinese patent medicine authenticated by evidence-based medicine. It has distinctive predominance on the treatment of arrhythmia.

Construction of expert group on studying the theory of Collateral Disease and high-level personnel training have got a marked effect. With Collateral Disease branch of Chinese Academy of Combination of Traditional Association of the Integration of Traditional Chinese with Western Medicine was build up including more than 160 subjects experts, Collateral Disease special Interest Committees of Beijing, Shanghai, Guangdong, Jiangsu, Jilin were Build consecutively. They are promoting construction of high-level experts groups in China for studying Collateral Disease. Holding the Third Collateral Disease Teaching seminar, enhancement of the teaching job and teachers cultivate and continually increasing of teaching universities and a number as an elective course have made teaching of Theory of Collateral Disease closely to combine with high-level traditional Chinese medicine personnel training such as regular college course, Master, doctor.

International cooperative on Collateral Disease has got a important progress *Theory of Collateral Disease* English version was formally published. Matters concerned giving a course was consulted with USA, Holland, Australia。 Protection and molecular mechanism of Tongxinluo on cardiovascular system, which was a international scientific research cooperative project with Professor Wang Xingli, Baylar Medical College showed that Tongxinluo decrease hexadecanoic acid −

induced Apoptosis of endotheliocyte with activation of anti-oxidation by AMPK Signal pathway-Mediated thioredoxin. Report of studying result has been already published a magazine includes SCI。 Effect of Jiweiling freeze-dried powder on transgenic mice with amyotrophic lateral sclerosis (ALS) show that Jiweiling freeze – dried powder developed under the guide of theory of qi and collaterals can prolong survival time of transgenic mice as long as Rilutek Jiweiling freeze-dried powder was superior to Rilutek on delay emergence time of palsy, Progress in depth of the project has Important push effect on the development of theory of qi and collaterals.

This International Collateral Disease Conference received 148 papers; these included the latest progress of theoretical study, basic study, clinical study, and teaching study on Collateral Disease for a year. These have important reference value on understanding development of Collateral Disease subject. All the papers that were considered by experts would be complied *Basic and Clinical Research on Collateal Disease*(4). We hope this compile to provide edification and train of thought for studying Collateral Disease deeply. At the time of having meeting, we should be thankful to the leaders of State Administration of tradition Chinese Medicine, Chinese Academy of Combination of Traditional Association of the Integration of Traditional Chinese with Western Medicine. We should express our appreciation to those nobel-minded predecessors in medicine field. They are Professors Deng Tietao, Yan Dexin, Lu Zhizheng, Zhu Liangchun, and academician Chen Haozhu, Wang Yongyan, Chen Keji, Gao Runlin, Li Lianda, and Zhang Boli. We also should thankful to Cardiac Pacing and Electrophysiology branch, Chinese Medical Association, Taiwan, Hong Kong and Macao liaison the center of State Administration of tradition Chinese Medicine, Jiangsu Provincial Association of tradition Chinese Medicine, Nanjing University of tradition Chinese Medicine, First Hospital Affiliated to Nanjing Medical University. We should express our appreciation to experts and scholars and those who dedicate themselves to the theory of Collateral Disease.

WU Yiling

October 28, 2008

# 目　录

# CONTENT

## 973 PROJECTS RESEARCH

# THEORETICAL RESEARCH

# EXPERIMENTAL RESEARCH

# CLINICAL RESERACH

# COLLATERAL DISEASE THEORY EDUCATION

# 973 计划项目研究

# 络病与血管病变相关性研究及治疗对策研究进展

吴以岭

河北省中西医结合医药研究院(石家庄,050035)

【摘要】 探讨了脉作为独立实体脏器的结构、功能及自身代谢特点,指出脉与血管、脉络与中小血管、微血管包括微循环具有高度相关性,提出项目假说,制定辨证诊断标准,建立动物模型,制定治疗对策,开展不同层次药物作用研究,取得了重要进展。

【关键词】 络病;血管病;相关性研究;治疗对策

The correlation study and the research progress of treatment strategy of collateral disease and vessel disease　WU Yiling.
*Medicine Academy of Integrated Traditional and Western Medicine of Hebei , Shijiazhuang　050035 , China*

【Abstract】 This topic analysed the conception transference of "nervure". On these grounds, we say it is a independent viscera with certain structure, function, and metabolizability characteristic. It is pointed out that (mai) channels are identical with vessels, collaterals(jing mai)with moderate-small vessels and capillaries includes micro-circulation. So we draw off the item hypothesis, guide the item development. Through the epidemiological investigation, we formulate the diagnostic code of vessel collateral disease, establish the collateral disease path, syndrome and disease syndrome complex model, formulate the healing strategy of vessel collateral disease, evolve the intervention effect research of tongluo drug in different level, and made great progress.

【Key words】 Collateral disease; Vessel disease; Correlation study; Treatment strategy

本课题依托 973 计划项目,通过回顾中医文献分析了"脉"之概念迁移:经络学说形成之前"脉"为"经"之概念,在《内经》中"脉"之概念具有双重含义:一是经络系统运行血液为主的通道,二是一个独立实体脏器——奇恒之腑。据此探讨了脉作为独立实体脏器必然具有的结构、功能及自身代谢特点,指出脉与血管、脉络与中小血管、微血管包括微循环具有高度相关性。由此而提出项目假说,指导项目开展。课题研究中通过临床流行病学调查制定脉络病辨证诊断标准,建立络病病理、证候及病证复合模型,制定脉络病治疗对策,开展了不同层次通络药物干预作用研究,为 973 项目开展提出了研究思路并奠定坚实基础,有助于运用中医络病理论指导血管病变治疗研究,提高此类重大疾病的防治水平。

## 1 通过 3 469 例血管病变患者临床流行病学调查制定辨证诊断标准

根据血管病变发病过程,确定临床调查病种,包括内皮功能障碍、冠心病心绞痛、变异型心绞痛、急性心肌梗死、脑动脉硬化症、短暂脑缺血发作、急性脑梗死及动脉硬化闭塞性 I、II、III 期,反映了血管病变发生发展全过程。制定调查表及四诊信息分级方法,采用流行病学横断面调查方法,专人负责,统一培训,进行预调查。考虑地域代表性,选择哈尔滨、北京、广州等 11 城市进行多中心调查,完成调查 3 469 例。

以基于熵的复杂系统分划方法进行无监督原始症状提取与分析:依据数据内在关联进行自由聚类,根据复杂系统"综合集成研讨厅"原理,通过"人机一体、各取所长、人机分工"指导数据分析及结果判断,提取原始症状信息,归纳基本证型,计算症状贡献度。以诊断性试验 ROC 曲线建立诊断阈值,建立病人危险因素评分表,以贝叶斯分析建立反映病势的量化判断模型,形成定性与定量相结合、整体与局部相结合的脉络病辨证诊断标准。

基于证候分布规律研究,进一步揭示脉络病共性发病机制与病理环节,提出其发病机制—"滞与虚、痰瘀热、缩窄闭":络气郁滞或虚滞所致"营卫自稳调控机制"为血管病变始动因素并贯穿全过程,痰瘀热既是病理产物又成为继发性致病因素,损伤脉络形体而致"缩"(脉络绌急与血管痉挛)、"窄"(脉络瘀阻与动脉粥样硬

基金项目:国家重点基础研究发展计划(国家 973 计划)项目(No.2005CB523301)

化)、"闭"(脉络瘀塞与血管堵塞或闭塞)等成为临床血管病变的共性病理环节。从临床角度支持并完善脉络病变假说,同时也为开展实验研究奠定了坚实基础。

## 2　建立脉络病实验动物模型

依据辨证诊断标准及共性病理环节,基于"源于临床,病证复合"指导思想,提出"营卫承制调平"失衡为络气郁滞或虚滞的核心内涵,从营气与血管内皮相关性建立遗传因素、病理损伤、证候因素及病理与证候复合血管内皮功能障碍动物模型、从营卫之气协调角度建立外膜组织与 EC 共孵育细胞模型,同时内皮损伤导致动脉粥样硬化(AS)动物模型与易损斑块模型为深入研究搭建技术平台。

**2.1　病理模型**　以 eNOS 基因敲除、同型半胱氨酸(Hcy)损伤、脂多糖(LPS)诱发、牛血清白蛋白(BSA)诱发、高脂饮食喂养建立和复制内皮功能障碍模型,高蛋氨酸与高脂饮食喂养建立大鼠动脉粥样硬化动物模型,球囊损伤腹主动脉加高脂饲料喂养,重组腺病毒转染及药物触发建立兔易损斑块动物模型,以营气与血管内皮功能相关性为切入点建立的病理模型,不仅区别于继往从血瘀进行血管病变的研究,且与从络病理论指导血管病变研究相吻合。

**2.2　证候模型**　络气郁滞/虚滞所致"营卫承制调平"失常为脉络病变始动因素并贯穿病变全过程。从"营气"与内皮功能相关性切入,分别建立络气郁滞(束缚)与络气虚滞(过劳、过逸、缺氧)证候模型,并采用表征观察、影像描述、半定量评分、定量分析等方法对模型进行客观、科学评价。

**2.2.1　络气郁滞(束缚)证候模型:**现代社会竞争加剧、工作紧张、节奏加快而造成的情绪刺激和心理应激已成为心脑血管疾病发生的重要因素。基于临床流行病学调查结果,络气郁滞证症状集合表现为心胸憋闷、善太息、情志抑郁、烦躁、脉弦等。其中心胸憋闷症状体现出"脉络—血管系统病"自身特点而与肝气郁结证表现不同,部分症状与肝气郁结证相类。借鉴慢性束缚法(束缚盒束缚 6 h/d,连续 6 周)制作络气郁滞(束缚)动物模型。

**2.2.2　络气虚滞(过劳)证候模型:**采用强迫负重游泳(负重为自身体重的 5%,前后相差 10 min 2 次游泳至力竭为止,连续 14 d)方法建立大鼠络气虚滞(过劳)证候模型,模拟"过劳伤气"伴有情绪紧张、濒死感等不良精神因素刺激,对研究现代社会长期过度体力消耗和精神紧张频发心脑血管病"过劳死"现象具有启迪意义。

**2.2.3　络气虚滞(过逸)证候模型:**根据中医"久卧伤气"的认识,长期少动安逸,脏腑经络气机困顿导致血运不畅。采用高营养饮食同时限制活动(单笼饲养,笼内空间以保持基本安静且能转身移动为度)方法在国内首次建立络气虚滞(过逸)证候动物模型。

**2.2.4　络气虚滞(缺氧)证候模型:**采用常压低氧饲养舱(舱内氧体积分数维持在$(10.0 \pm 0.5)\%$,7 h/d,每周 6 d,共 5 周)中生存以造成缺氧状态,建立络气虚滞(缺氧)动物模型。

**2.3　病证复合模型**　病证复合模型是在病理模型模拟病位、证候模型突出证候特点基础上将两者复合建模,更充分地体现临床疾病特点和证候特征信息。以 Hcy 损伤内皮作为基础病理模型,复合络气郁滞/虚滞证候造模方法,分别建立络气郁滞(束缚)和络气虚滞(过劳、过逸、缺氧)型内皮功能障碍模型,采用生物学表征、行为学定量分析、内皮(细胞)形态学及生化指标(血清 NO、VWF、ICAM-1、血浆 ET 水平)等对模型进行评价。结果表明各复合模型大鼠在具备临床络气郁滞/虚滞证候表现的同时,均存在血管内皮功能受损(主动脉内皮细胞形态病理改变、血清 NO 水平降低、血浆 ET 水平增高等),提示复合模型建立成功。复合模型较证候模型大鼠其证候表现、内皮功能相关生化指标变化更显著,说明复合模型与临床患者的病证特征更加接近。

从血管内皮功能障碍、全身性 NEI 网络调控及二者的相关性角度进行深入研究,阐明证候因素对脉络病发病影响的生物学基础,显示络气郁滞或虚滞引起全身性 NEI 网络调控失常可加重血管局部病理损伤,揭示证候因素为内皮功能障碍独立危险因素,与 Hcy 复合时对血管损伤加剧,呈现出非线性叠加效应。运用代谢组学方法初步阐明了络气郁滞和虚滞证候因素的代谢物谱差异。在建立上述证候模型与病证复合模型的同时,建立络气虚滞/郁滞脉络瘀阻与动脉硬化模型。建立内皮损伤细胞模型(证候血清 EC 损伤、软脂酸诱导EC 损伤、外膜—内膜共孵育细胞模型)。

## 3　脉络病治疗对策及通络方药研究

**3.1　确立"络以通为用"治疗总则**　络脉通畅无滞、气血流行正常是络脉系统维持正常生命活动的基础。络脉结构特点决定气血流缓、面性弥散的运行特点,致病因素伤及络脉的病理实质则为"不通",络病治疗的根本目的在于保持络脉通畅。基于临床流行病学调查证候分布规律把握脉络病变病理机制及共性病理环节,其病理实质的核心是"不通",故"络以通为用"的治疗总则正是把握了脉络病变治疗根本。

研究中正确把握了"络以通为用"与络病内涵外延的关系。络病内涵指疾病发展过程中不同致病因素伤及络脉导致的络脉功能障碍及结构损伤的自身病变;外延同时包括导致络脉病变的致病因素及其引起的继发性脏腑组织病理变化,形成络病发展中病理类型的交叉性和复杂性。因此"络以通为用"治则的应用应将内涵和外延综合考虑。

脉络病内涵为各种致病因素引起结构功能损伤而导致的内皮功能障碍、动脉粥样硬化、血管痉挛、血管堵塞或闭塞,其外延包括引起血管病变的各种致病因素如:神经—内分泌—免疫调节紊乱,高危因素等,同时也包括血管病变引起的心脑肾等重要脏腑组织继发性病理改变。故"络以通为用"既针对其内涵直接通络改善血管病变共性病理环节,又针对其外延祛除病因和修复络病继发缺血脏腑组织病理改变。基于气血相关的络病理论特色,尤其应重视气络功能状态调整,通过调整全身性 NEI 网络,并以"营卫自稳调控机制"为指导调整血管外膜与内膜的功能进行治疗,改善"脉络—血管系统"内环境。

针对不同病理环节制定流气畅络或益气通络、化瘀通络、搜风通络等治法,体现了"络以通为用"治疗总则指导下不同通络治法与共性病理环节的内在关联性,页显示了搜剔通络治法药物与一般活血化瘀药的特点,同时考虑到发病因素复杂性,病程阶段连续性,病理类型交叉性,受损脏腑差异性,进行络病治疗总则指导下不同治法方药组合,将直接通络与祛除病因及修复继发性病理改变治疗有机结合,提高临床疗效。

**3.2 通络药物研究** 选用通心络作为代表方,通过对该药拆方研究,形成通络复方—组分配伍—单味药物三个层次通络药物,进行通络药物药学研究和药效作用的对比研究,探讨通络药物干预脉络病变效应规律,指出机体作为复杂系统具有趋向健康的目标动力特征,通络干预血管病变呈现出复杂系统特征性改变——"系统效应":提高机体自适应、自调节、自修复能力,恢复生命运动的自稳态。

# 通心络稳定易损斑块分子机制的研究进展

张运

山东大学齐鲁医院(济南,250012)

【摘要】 通心络胶囊降低胆固醇可从根本点遏止动脉粥样硬化(AC)的形成和发展。而其抗炎作用、增加胶原合成、抑制细胞纤基质降体及抗氧化应激等效应,是通心络稳定易损斑块分子的机制。

【关键词】 通心络胶囊;动脉粥样硬化;分子机制

Research progress in the molecular mechanism of Tongxinluo capsule in stabilizing vulnerable atherosclerotic plaques

ZHANG Yun , ZHANG Lei . Qilu Hospital of Shandong University , Shandong , Jinan　250012 , China

【Abstract】Tongxinluo can inhibit completely the pathogenesis and advance of atherosclerosis(AS) by reducing cholesterol. The molecular mechanisms of Tongxinluoin stabilizing vulnerable atherosclerotic plaques are its anti – inflammatory effect, increase of the synthesis of collagen, decrease of cellular metrix and the effect of anti-oxidant stress.

【Key words】 Tongxinluo capsule; Atherosclerosis; Molecular mechanism

　　研究证明,导致急性心血管事件的主要原因是动脉粥样硬化(atherosclerosis,AS)斑块破裂和血栓形成,后者取决于 AS 斑块的不稳定性,即易损性(vulnerability)。随着他汀类药物以及药物洗脱支架的临床应用,冠状动脉硬化性心脏病的发病率和致死率明显下降。然而,每年全世界仍有大约 2 千万人死于急性心血管事件。最近研究发现,易损斑块的分布是弥漫性的,局部和全身性炎性反应在斑块的稳定性变化中起了关键作用。目前针对易损斑块的研究,已从仅注意单个易损斑块发展到全面评估整个冠状动脉的病变。临床采用的介入治疗只能缓解局部病变而不能抑制全身 AS 的炎性反应。因此,对于稳定易损斑块,药物治疗是基础。

　　多数学者认为,AS 为动脉壁的细胞、细胞外基质、血液成分、血流动力学、环境与遗传因素等多种因素复杂作用的结果,多种损伤性危险因素相互作用而启动或加重 AS 的病理过程,因此针对 AS 治疗的药物也应该具有多效应、多靶点的特点。大规模临床试验显示,无论是冠心病的一级预防或二级预防,无论是胆固醇升高,还是处于人群均值水平,无论是急性冠脉综合征,还是稳定冠心病,充分的资料显示他汀类药物长期治疗的重要意义,其对 AS 的影响是通过多效性作用实现的。然而,自 2001 年,西立伐他汀撤出市场后,他汀的安全性成为人们关注的一个重要问题。近年来,中医中药在心血管病防治方面的研究日益受到人们的重视。通心络由人参、水蛭、全蝎、土鳖虫、蜈蚣、蝉蜕、赤芍和冰片等药物组成,作为复方制剂的通心络具有多途径、多层次、多靶点作用于心脑血管系统的优势。大量基础和临床研究表明,通心络具有稳定易损斑块、扩张血管、保护血管内皮功能等多种作用,其复杂的作用可能与其含有多种药物成分有关,其稳定易损斑块的分子机制可能有以下几个方面:

## 1 药物的调脂作用

　　现代药理研究证实,通心络中人参皂甙可促进脂质代谢,降低胆固醇含量,水蛭、蜈蚣、土鳖虫等亦具有降血脂的作用。胆固醇与冠心病的关系已积累了充分的循证医学证据。在世界多个国家和多个种群中,都观察到血清胆固醇水平在一个相当宽的范围内与 CHD 危险具有连续对数线性相关性,即总胆固醇升高 1%,冠心病发病危险性增加 2%;总胆固醇减低 1%,冠心病死亡率降低 2%。

　　研究发现,斑块的破裂与其所含的胆固醇量有关,当粥样物质在动脉斑块中所占比例超过 40% 时,斑块极易破裂,因此,血脂异常与斑块的易损性密切相关,而调脂治疗能够减少斑块内脂质含量和张力、减轻炎性

基金项目:国家重点基础研究发展计划(国家 973 计划)项目(No.2005CB523301)

反应、改善血栓形成和纤溶活性之间的平衡,因此,降脂药物是稳定易损斑块治疗不可或缺的武器。然而大量临床研究揭示,降脂治疗可以使心血管事件减少 22%～34%,但是斑块体积未见明显缩小。有研究认为降脂治疗主要通过促使脂质核成分的改变,使胆固醇酯减少而胆固醇的一水化合物增加,形成碟状结晶,使脂质核硬度增加,从而改变了应力分配,起到稳定斑块的作用。有研究者观察到,通心络能减少核心部分的脂质,使粥样斑块趋于稳定,但具体机制尚不十分明了。

## 2 调节炎性反应—胶原代谢调节网络平衡的作用

最近研究表明,易损斑块具有明显的病理学特点:大的脂质核心,薄的纤维帽以及大量炎性细胞浸润,其重要的组织特征是炎性反应—胶原代谢调节网络的平衡失调,表现为炎性反应增强(巨噬细胞和 T 淋巴细胞增多、活性增强,炎性因子合成和释放增多),胶原合成代谢减少(VSMCs 数量减少及由于炎性因子 INF-γ 等抑制 VSMC 表达胶原蛋白)及胶原降解代谢增强(主要由于巨噬细胞分泌的 MMPs 增多、活性增强,而 TIMPs 减少)。因此,调节炎性反应—胶原代谢调节网络的平衡,包括抗炎、增加胶原的合成代谢及减少胶原的降解,成为稳定易损斑块的重要治疗靶点。

本研究小组首先通过野生型 p53 基因斑块内注射成功地建立了兔易损斑块动物模型,然后应用通心络超微粉干预实验兔腹主动脉易损斑块,研究表明该药物可显著降低 hs-CRP、sICAM-1、sVCAM-1、MMPs 和 MCP-1 等多种炎性因子在斑块局部及血液中的表达水平,抑制单核细胞趋化聚集功能,降低斑块内的巨噬细胞的数量,增加胶原及平滑肌细胞的含量,减低易损指数,从而增加了 AS 易损斑块的稳定性。

由于 AS 是一个多种致病因素导致血管壁发生级联反应的慢性炎性过程,免疫系统的各个成员包括免疫炎性细胞、细胞因子、自体抗原、自体抗体等在 AS 发生发展中起到了重要作用,其中化学趋化因子、细胞因子及其受体相互影响、相互作用,构成了复杂网络效应,因此必然存在 AS 炎性反应的调节机制。寻找一共同通道及其阻断方法,对 AS 的防治有重要意义。核因子 NF-κB 可启动多种免疫和炎性反应的基因表达,如 VCAM-1、ICAM-1、IL-1、IL-6、IL-8 和 TNF 等,因此,NF-κB 可能在这个复杂的网络中起到中枢性调节作用。我们研究发现通心络在使兔腹主动脉斑块由易损变为稳定的过程中,斑块内的 NF-κB 表达水平显著降低,从而证明 NF-κB 可能也是药物稳定易损斑块的作用靶点之一"

## 3 药物的抗氧化应激作用

氧化应激主要通过氧化作用,诱导血管基因表达,促进局部炎症反应和细胞增殖,多方面参与动脉粥样硬化的发生与发展。大量研究表明,血管壁内过多生成的 ROS 能使内皮下间隙的 LDL 氧化修饰生成 ox-LDL,从而促进 AS 的发生、发展。近来的研究表明,ox-LDL 与其受体 LOX-1 在内皮细胞表面结合后可以迅速诱发胞内 ROS 的大量产生,导致 NO 表达降低和 NF-κB 的活化,明显氧化应激刺激多种致 AS 基因的表达,必然会促进血管壁炎性和细胞增殖,加速动脉粥样硬化病变的发展。此外,由巨噬细胞产生并释放到细胞外的大量 ROS,可经基质金属蛋白酶(MMPs)中的 MMP-2(明胶酶 A)和 MMP-9(明胶酶 B)作用于胶原 I 纤维,促进以胶原为基础的细胞外基质降解,导致纤维帽变薄和斑块破裂,从而引起动脉粥样化病变的不稳定。研究表明,通心络可使易损斑块内及易损血液中的 ox-LDL 及 LOX-1 水平降低,证明 ox-LDL 和 LOX-1 也是该药物稳定斑块的可能作用靶点之一。

综上,没有胆固醇的沉积就没有 AS,通心络降低胆固醇可从根本上遏止病变的形成和发展;而其抗炎作用、增加胶原合成、抑制细胞外基质降解及抗氧化应激等效应也阻止了 AS 斑块进一步发展,起到稳定易损斑块的效应。一般认为,药物的长期获益是建立在降脂基础之上,而对于治疗 ACS 的短期效应可能与其调脂外作用,如抗炎、抗氧化等有关。血管生物学决定斑块稳定性,作为复方制剂的通心络多途径、多层次、多靶点改变这种生物学特性,从而达到稳定斑块,减少急性心脑血管事件发生的疗效。

# 通络方药对络气郁滞(或虚滞)与
# 血管内皮功能障碍作用研究

王克强　葛均波

复旦大学附属中山医院(上海,200232)

【摘要】　目前认为血管内皮损伤所表现的内皮细胞损伤的炎性反应和应激效应是血管疾病的重要成因,本研究正是建立在这一理论之上,并将分子生物学的手段、络病学说以及中西医结合的观点融入其中。通过气滞气虚型血管内皮损伤动物模型的成功建立逐步造成了内皮炎性损伤及氧化损伤的机制,并进一步观察到通心络对这2个病理机制有一定的改善作用。

【关键词】　动物模型;血管内皮损伤;络气郁滞;通络方药

**Comment on the effect of Tongluo presciption on stagnation of Luo qi and disturbance of blood vessel endothelium function** *WANG Ke-qiang , GE Jun-bo . Zhongshan Hospital Affiliated to Fudan University , Shanghai 200232 , China*

【Abstract】At present it is considered that the inflammatory reaction and stress effect due to blood vessel endothelial injury are the important pathogenesis of blood vessel diseases. According the point of view, this investigation uses molecular biological methods, Luo disease theory and the point of view of combination of TCM with western medicine, to set up succcessfully qi stagnation and deficiency of qi type animal models with blood vessel endothelial injury, as a result, to investigatethe mechanism of endothelial inflammatory injury and oxidative injury, furthermore, we observed that Tongxinluo could improve the two mechanisms.

【Key words】 Animal model;Blood vessel endothelial injury;Stagnation of Luo qi;Tongluo medicament

目前现代医学认识到血管内皮细胞(EC)不仅是血管内物质与机体所有组织和器官分开的物理屏障,而且这一界面维持了一系列高度活跃的生物活性功能,在病理生理平衡中起着关键中轴性作用。EC能合成多种血管活性物质,从小分子气体一氧化氮(NO)到肽类大分子内皮素(ET-1)与缓激肽,对血管的舒缩功能与血液的流动性有不可替代的调节作用,对维持组织器官微环境的稳定有重要的生理意义。研究表明高龄、吸烟、缺氧、缺血、高血糖、高血压、高血脂及血栓形成等心脑血管疾病的危险因素都可导致EC的受损,影响内皮细胞的多功能界面,从而导致了一系列血管病变的发生。氧化损伤和应力损伤等理化影响是导致内皮功能损伤的2条较重要途径,目前导致内皮细胞损伤的炎性反应和氧化应激学说已引起普遍重视,其各阶段的改变在动脉粥样硬化(AS)的发生发展过程及其脏器病变中起重要作用。

中医认为气滞血瘀乃气机阻滞不行,血流不通,导致静脉系瘀血程度较重;而气虚血瘀者,因鼓动无力,血行缓慢,血脉失充,故呈现脏器微血管数目减少,长度缩短,血流缓慢。同时中医学认为在脉与血瘀的关系上,脉是容血和行血的器官,脉道通利是血液运行的重要条件,脉一旦受到某种影响而血流减慢或减少甚至闭塞不通或损伤破裂,可造成血在脉中的循行不畅或瘀塞不流以及血液外溢。可见,脉的功能正常是保证血流正常的重要条件,脉的功能受损必然与血瘀证的发生有密切关系。中医之"脉"与现代医学之"血管"虽不能等同,但较之其他脏腑组织有更大的相关性。有如泛血管病,就是尤其指在早期血管或内皮这一屏障功能的改变,由此决定着体内各脏器的功能。

研究发现,不少中药或其有效成分及复方制剂能减少氧化损伤和机械损伤从而保护内皮细胞功能,治疗和预防血管疾病。通心络胶囊是依据中医络病理论研制而成的中药复方制剂,具有活血益气、通络止痛的功效,对防治血管病变有良好的效果,在临床主要用于证属心气虚乏、血瘀络阻者之冠心病、心绞痛等,也可用于气虚血瘀阻络型中风病。然而,通心络的这些临床作用是否与内皮的保护有关,它的内在作用机理尚

基金项目:国家重点基础研究发展计划(国家973计划)项目(No:2005CB523302)

未完全明了,目前未见文献报道。为进一步探讨在气滞型和气虚型血管病变中,炎性反应和氧化应激对内皮细胞损伤及通心络对其的作用,经过 2 年的努力,我们利用内皮损伤动物模型,检测气滞、气虚及通心络治疗情况下内皮细胞功能的改变,以探讨气虚型和气滞型血管内皮损伤及通心络对其的影响机理。

## 1 气滞气虚型血管内皮损伤动物模型的建立

根据目前血管病原学的新领域学说,结合络气郁滞(或虚滞)与血管内皮功能关系的络病学说和理论,我们认为着重研究在病态血管综合征疾病中内皮细胞的损伤具有重要的意义。既然已统一在内皮功能障碍这一前提来探讨,接下来首先考虑有效的模型建立,尤其是符合中医辨证模型来建立西医的模型,目前有较多的内皮损伤模型,这些方法大部分在体外作用,最多的是利用肾上腺素的缩血管作用,其次有球囊、冷冻、丙二醛和缺氧等方法,在体内也是采取注射的短时间作用浓度,均缺乏一定的时效性和稳定性,也与体内的调节不匹配。

血管紧张素 II(angiotensionII, AngII)是内皮细胞分泌的强烈的血管收缩因子,对直接影响血管的内皮功能具有重要的作用,可刺激并损伤 EC 并使多种炎性细胞分泌多种炎性因子,有很强的致炎作用,这些炎性细胞、炎性因子和炎性标志物的形成在内皮损伤中均发挥重要作用;可直接作用于血管,引起血管收缩、或激活交感神经系统释放去甲肾上腺素(NE)、血管氧自由基的产生增加、促进前列环素(PGI$_2$),内皮细胞衍生舒张因子(EDRF)等心血管物质合成和释放,这些均在维持血管的正常功能及动脉粥样硬化发生过程中起重要作用。所以这些作用是 AngII 引起的 EC 自分泌和旁分泌的调节过程,是局部性或区域性的调节;同时肾素-血管紧张素系统(RAS)的生物效应主要通过其最后介质 AngII 与特异性受体结合而发挥,RAS 在维持水、电解质平衡,调节血压中起着关键作用,对细胞生长和增殖亦有调节作用。依据"脉络-血管系统"同一性而提出的"脉络-血管系统病"的新理论,认为络气郁滞/虚滞引起的络脉自稳状态功能异常为"脉络-血管系统病"的始动因素并贯穿病变全过程,与血管内皮功能障碍具有同一性,成为运用络病理论研究血管病变的切入点。所以根据这一理论,本研究采用的血管紧张素 II 损伤血管内皮,复制血管内皮功能障碍的病理模型,有助于特征性内皮损伤的络气郁滞的模型构成,是一种制作内皮损伤的较理想方法。

而且缓释泵的最大优势就是在体内具有时效性和稳定性,在皮下埋植过程简单对动物的创伤小,对药物释放的浓度和时间具有可控性,有较高的操作安全性。利用 AngII 的缓释泵来探讨其在体内对内皮细胞和组织损伤模型的研究,在国内尚未见报道。本实验的目的是在成功埋植血管紧张素 II 缓释泵的基础上研究 AngII 对内皮细胞损伤和致炎机制,并进一步认识络病学说的复杂机制,结合中医络病学说理论,可为证实通心络作用和中医络病学说的理论关系提供依据和奠定较好的研究基础。

**1.1 气滞型小鼠和大鼠血管内皮损伤模型的建立** 明确的理化指标和体征表现是模型建立成功的关键,我们利用 AngII 缓释泵(释放速度和量:5 mg + 8.4 ml 0.01 Mol 生理盐水,每只泵均加入 II 260 μl 植入鼠的背部皮下)制作鼠内皮早期损伤模型,在小鼠背部埋植 AngII 缓释泵分为 1、3、7、14、28 共 5 个时间段,加上正常组、假手术组、相应时间的通心络灌药组,在各自规定时间内处死动物,取血取材,观察通心络对血液中的炎性反应、免疫相关因子和血液黏度等等的影响,观察肾脏组织凋亡、内皮细胞形态(扫描电镜观察主动脉内皮细胞形态、透射电镜观察肾动脉内皮细胞形态)变化的影响,同时还观察了通心络对体外培养树突状细胞成熟和表面分子表达的影响。

根据所得血液黏度、ET、AT$_1$、AT$_2$ 等等指标的变化,最后初步认定在埋泵后的 4 ~ 7 d 可以造成较为明显的属于早期的内皮损伤,即血管壁的变化阶段,而尚未影响到血液及其特性,7 d 后有一短暂的表达下降,可能为代偿缘故,但血液黏度很快升高,随后达到 10 d 后所有炎性因子的表达均上升,并使得细胞有明显的氧化损伤和凋亡的发生,这些都初步说明了 AngII 的作用时间和浓度在这模型的制作中达到了预期的目的,具有可操作性,为以后的进一步实验打下基础。

**1.2 气滞气虚型大鼠血管内皮损伤模型的建立** 借鉴以岭研究院用同型半胱氨酸结合游泳制作气虚模型的方法,拟建立一种新型的内皮损伤伴气虚的模型。我们运用动物专用跑台以达到建立新型的内皮损伤伴气虚的模型的目的。我们尝试了结合跑台力竭运动(RTE)、AngII 缓释泵和控制饮食的复合因素的气滞气虚模型方法,根据前面改进阶段的实验,考虑到时间的综合作用因素,决定造模时间定最长为 10 ~ 14 d。

通过实验,基本上成功地制作了内皮损伤气滞型合并气虚的模型,除了有上述的气滞型的表现外,大鼠气虚特点明显,如行动迟缓、缩肩拱背、皮毛松弛无光泽,精神萎靡,眼睑下垂、毛竖立、色枯,反应明显迟钝,胸腺萎缩,体重减轻等,并对血浆中的 $TXB_2$、IL-6、ET、ACTH、NE 的变化、血液黏度、主动脉细胞的凋亡、主动脉壁 p53 表达、血管壁中 S-100 蛋白表达、血管内皮的变化等进行了观察。同时对这样的模型,从实验的结果分析可知 ACTH、NE 的变化、血液黏度、p53 表达,这些数据证实了模型对肾脏组织的影响。扫描电镜可见正常组细胞形态呈梭形或不规则形结构,细胞结构轮廓较清晰,中央部隐约可见隆起的细胞核,内皮细胞的长轴与血流的方向一致。运动组内皮仅有轻微的损伤。AngII 组、复合模型组均出现内皮损伤,以复合模型组损伤最为明显,见内皮细胞成片脱落,皮下组织和内弹力版裸露,表面粗糙不平,有时见血小板和白细胞黏附。运动、AngII 均可使血 ET、NE、ACTH、AngII 升高,而两因素叠加即复合模型组这些指标反而出现下降,甚至低于正常值。而运动、AngII 有使 IL-6、TNF-α 炎性因子升高,复合模型组更高的趋势,尽管影响尚未达到统计学差异( $P > 0.05$ )。说明复制症候的运动因素和 AngII 因素均可使血管内皮出现损伤,血管活性物质分泌失常,而两因素结合可使血管内皮损伤和功能障碍更明显。

从模型制作结果看,我们认为基本成功制作了"络气虚滞"/血管内皮功能障碍的动物模型。同时通心络的作用说明对这些虚证的治疗和改善临床指征具有一定的作用。

但是不足之处是,由于是多环节作用的动物模型,有众多因素的影响,我们对于这样的动物模型的稳定性的控制需要进一步的改善。关于"力竭运动"方案建立气虚是否妥当,本研究采用的"力竭运动"+ 基础饮食因素,可模拟出人们所需的证候,二者兼顾病与证均达到了所需的要求,模型较稳定。此模型对于探讨脉络"络气虚滞"的病畴变化有重要价值,但对于探讨脉络"络气虚滞"的治疗规律尚欠妥当。本研究认为采用中等强度的定量运动方案(通过预实验摸索,不同造模型因素组合,会有不同的影响),对于探讨脉络"络气虚滞"的治疗规律、中药研究开发可能会更合理。如本研究中的如补气类药物,如果采用此方案就会掩盖药物的作用。

通过动物的体征和检测指标,说明成功制作了气虚和气滞的模型,但是由于前组是较长时间( 28 d ),过长的时间动物的变化差异较大,所以在这一阶段实验中缩短时间到 14 d 。然而这结合跑台力竭运动是多环节作用的动物模型组,有纵多因素的影响,使得实验结果的稳定性差一些,我们对于这样的动物模型的稳定性的控制需要进一步的改善,基于这样的问题,我们准备在下一阶段的实验中,既要便于控制动物也要使动物的体征表现稳定,决定放弃跑台运动,仅用药物泵作用,有利于实验结果稳定,鉴于 10 d 后已经有明显的细胞和组织损伤(氧化损伤和凋亡),故实验周期一律控制在 14 d 内。同时对于大小鼠的选择,我们还是认为尽管小鼠所抽血量很少,但是我们对测定指标的方法进行改进(ELISA),使得模型组的动物更便于管理和操作,也节省药物泵的开支,所以在下阶段的操作中还是决定运用小鼠。

## 2 内皮炎性损伤作用——早期炎性因子的表达增加( 3 ~ 7 d 左右)

在各自的规定的时间内取材,观察内容是针对内皮细胞生物学特性改变的指标,血液流变学:血液黏度,血液中 ET、$AT^1$、$AT_2$、VEGF,血小板功能等;形态学的观察:扫描、透射电镜和光镜观察主动脉内皮细胞细胞器等的改变;分子生物学指标:mRNA 的表达变化:$AT_2$、ET、TNF-α、IL-6、p53;免疫组织化学检测组:组织受损状态和凋亡情况;蛋白质的表达变化:WB,信号通路的变化,ERK1/2、JNK、p38。从上述的实验组中得到最关键的变化是:其中内皮素 ET 和血液黏度的变化是最先发生的。

ET 是一种氨基酸肽类,内皮素肽家族的主要异构形式包括 ET-1、ET-2、ET-3、ET-4。其中 ET-1 参与正常心血管的动态平衡。已经证明内皮素是血管内皮细胞分泌迄今所知最强的缩血管活性肽,在维持血管的正常功能及动脉硬化发生过程中起重要作用,对心血管及其他系统疾病的发展均起重要作用,可激活钙通道或激活磷脂酰肌醇系统使钙内流,引起细胞内钙超载,造成细胞损害。目前的研究表明:ET 和 AngII 均是机体内强烈的缩血管物质,可相互促进,具有双重激活能力,对心血管系统具有许多类似的作用,两者存在正反馈调节机制,两者存在密切联系。ET 可升高血管紧张素转化酶活性,促进 AngI 向 AngII 转化,而 AngII 亦可提高 ET 转化酶活性并增强前内皮素原 mRNA 转录;两者还可共用一个双重受体并竞争性抑制,该机制对机体的生理、病理过程具有重要意义。

AngII 受体在心血管系统中主要存在 $AT_1$ 和 $AT_2$,但目前已知 AngⅡ 的心血管效应主要由其 1 型受体( $AT_1$ )介导,通过其受体介导调节细胞增殖、分化等多种效应。$AT_2$ 受体在胚胎期血管中广泛、大量表达,尤以主动脉表现显著，但出生后便急剧下降，故认为其在生理性血管生成中发挥重要作用。$AT_2$ 受体在成人心肌、血管内皮、平滑肌及血管周围神经纤维中低表达，在冠状动脉中表达受限。但在氧化应激病理条件下 $AT_2$ 受体表达水平升高，$AT_2$ 受体对细胞生长的抑制部分由激活蛋白酪氨酸磷酸酶调节，可导致 $AT_1$ 受体失活或生长因子激动的丝裂素活化蛋白激酶(细胞外信号调节蛋白激酶)失活，细胞外信号调节蛋白激酶失活在导致细胞凋亡中有着重要的生理意义。

　　在本实验中，由于 ET 和 AngII 的双重激活作用，使血管内皮受损伤，ET 分泌增多，血管舒缩平衡的调节破坏引起血管持续痉挛，而内皮细胞通过产生和释放血管反应性调解因子如舒张因子(EDRT)和 NO，在维持心血管系统稳态中起中心作用。而当 AngII 继续作用内皮细胞后，激活内皮素转化酶(ECE)使 ET 的增加，血管内皮进一步损伤，这种平衡被打破，不仅可诱使前列腺素、氧自由基等形成增加，而且使炎性细胞聚集和使多种炎性介质产生与释放，这样既增强了 ET 所致的血管平滑肌收缩，又引起和加重组织的炎性反应。IL-6 是预测心血管事件的独立危险因子，为一种具有复杂生物学功能的细胞因子，其水平的升高可能由于血管内皮细胞及巨噬细胞受炎性刺激后分泌增多，并与其他因子协同作用诱导特异性过敏介质释放，诱导和加重侵润。IL-10 主要是由激活的单核巨噬细胞、部分淋巴细胞和上皮细胞等产生的。IL-6 和 IL-10 在免疫反应的发生发展的过程中起着重要的作用，前者是致伤因子，具有启动和促进炎性反应的过程，后者是保护因子，可启动和促进免疫反应。TNF-α 是主要由单核巨噬细胞释放的细胞因子，作为重要的炎性介质，其对内皮细胞的激活与损伤作用颇受重视。研究表明，IL-6、TNF-α 两者在炎性反应急性相中联系紧密，TNF-α 可诱导 IL-6 生成，IL-6 刺激肝脏产生大量的 CRP。TNF-α 在调节炎性过程中可能起中心作用，总之，TNF-α 对免疫反应、炎症反应等都具有调节和介导作用。同时血浆纤维蛋白原可附着于血管腔表面并转变为纤维蛋白，逐渐渗入到增殖的新生内膜中，破坏细胞正常结构，因此推测血管内皮细胞损伤是动脉病变最初阶段，也是动脉闭塞症始动环节，并在冠心病、心绞痛的形成和发展中起重要的作用。

　　从本实验中就可以发现，内皮素和 AngII 的变化在时间上趋于一致(3 d 后增加)，同时对于相应的损伤作用也在时间上有一致性的改变，显示 AngII 促进内皮细胞分泌 ET 具有一定的时间变化规律。这些变化规律产生的原因目前尚不清楚。从实验结果分析：ET 在 3 d 后都呈上扬趋势，同时伴随有 IL-6 的变化，说明从 3 d 开始已经有内皮的损伤可能；全血黏度的高、低切变率在第 3 天有明显的变化，7 d 后的变化趋势下降，我们认为有可能内皮细胞在 AngII 损伤后机体内存在有自动的调节作用，7 d 后可能有代偿的启动，可能是其本身对 ET 分泌具有抑制作用的负反馈形成和 ET 前体过度消耗等有关，导致相对血液黏度在 7 d 时有一定的下降。从中可以确定，血液因子 ET 和相对血液黏度的改变，这两者在时间上似乎存在相关性。而通心络对这些早期因子变化的改善作用相对不明显，7 d 后有较为明显的作用，其是否有累积效应有待进一步探讨。

　　从实验中我们得到这样的结论：EC 早期的损伤所致的 ET 增加有助于局部血流量调整；炎性因子的增加有助于早期局部异物的清除。我们认为 ET 的产生是 EC 受损的反应，这一点毋庸置疑。但是有些问题却值得思考：ET 的增加导致的血管收缩和血流下降是否完全是不利的调节；ET 和 AngⅡ 的时空叠加效应；局部或区域性炎性因子的增加与微循环调节内环境的平衡关系；炎性免疫作用与应急反应的相关性等等，这些问题在相关的论述中都有所提及。在实验中对细胞因子 IL-6 和 TNF-α 的观察，意在从分子水平研究脉络"络气虚滞"的炎性免疫状态，AngII 均可使 IL-6、TNF-α 水平升高，复合模型组更高。这些都提示脉络"络气虚滞"存在有炎性反应。

　　从以上结果可以看出，ET、IL-6、TNF-a 水平可作为脉络"络气虚滞"微观辨证标志物，提示内皮细胞功能的紊乱。运矾和 AngII 对体重、ACTH、NE、AngⅡ 的交互作用明显，运动、AngII 均可使血 NE、ACTH、AngII 升高，而两因素叠加即复合模型组这些指标反而出现下降，甚至低于正常值。提示运动和血管紧张素Ⅱ对 ACTH、NE 有交互抑制作用，这些应激内分泌指标是否可作为"络气虚滞"的评价指标，尚待考虑。

## 3　内皮氧化损伤作用——后期通路或环路的机制变化(7～28 d)

3.1　通心络对氧化损伤(ROSNADPH 酶)—免疫力(胸腺免疫因子)—凋亡(TUNELp53)通路的改变作用　如前所述，在炎性反应或组织重建诸如心力衰竭、心肌缺血、高血压等病理过程中，$AT_2$ 受体可再度表达上调，由于 $AT_2$ 受体参与胚胎期血管生成且当血管损伤后 $AT_2$ 受体再度表达上调，故人们推测 $AT_2$ 受体参与血管损伤后的血管壁结构重塑。$AT_2$ 受体抑制心肌肥厚、纤维化及血管重建的机制可能与 AT2 受体介导的诱导细胞凋亡、抑制细胞增生有关,激活 $AT_2$ 受体可引起丝裂原激活的蛋白激酶磷酸酶-1 活化,使抗凋亡基因表达产物去磷酸化最终失去活性,介导细胞的程序性死亡—凋亡,这对心血管重构等具有重要意义。多数研究认为 $AT_1$ 受体介导 AngⅡ 抑制凋亡,而 $AT_2$ 受体对凋亡具促进作用。成年期 $AT_2$ 受体表达水平低下,凋亡部分受胞浆蛋白家族控制,即 Bcl-2 蛋白家族,对凋亡有调控作用,其磷酸化依赖 ERK,而 $AT_2$ 受体能抑制 ERK激活从而引发凋亡。$AT_2$ 受体通过抑制细胞外信号调节蛋白激酶活性抑制了神经生长因子调节的 Bcl-2 的磷酸化,而 Bcl-2 的脱磷酸化可促进细胞凋亡,因此激活 $AT_2$ 受体可导致细胞凋亡。

总之,虽然血管紧张素调节血压的作用主要由 $AT_1$ 受体介导,但是有充分的证据证明,$AT_2$ 受体在心血管和肾脏水平也有所参与。$AT_2$ 受体可能在功能上对抗 $AT_1$ 受体介导的血管紧张素作用。因为阻断 $AT_1$ 受体可以增加血浆血管紧张素水平,故 $AT_1$ 受体拮抗剂可能导致 $AT_2$ 受体的活化,因此,了解由 $AT_2$ 受体介导效应的细节非常重要:在组织发育过程中,$AT_2$ 受体主要的生理作用可能是抑制细胞的增殖和抑制分化细胞的繁殖;在成人,各处结构的组织重构可使 $AT_2$ 受体再次活化,通过促进凋亡和抑制生长,$AT_2$ 受体可反向调节 $AT_1$ 受体介导的血管紧张素的生长刺激效应。所以 $AT_1$ 和 $AT_2$ 的协同拮抗作用、在不同状态和时间的表达和功能体现都有待我们下一步的探讨。

本实验通过 AngⅡ 作用造成 ROS 的升高,作为凋亡发生的上游启动因子,ROS 可引起脂类过氧化、蛋白质变性、DNA 断裂,参与一系列炎性和变性疾病的形成;ROS 可引起 NF-κB 的活化,引起内皮黏附分子增加,从而引起血管内皮对炎性因子(IL-6、TNF-α、ICAM-1、VCAM-1)、免疫因子(树突状细胞)的自适应能力下降,最终导致内皮出现凋亡、损伤。而这些变化又进一步损伤血管的自稳态,促使血管活性因子、免疫炎性因子增加,形成级联反应;充当信号分子,调节细胞质 $Ca^{2+}$ 的浓度以启动 Caspase,影响凋亡相关基因和多个途径,本实验结果同时证实了 ROS 和 TUNEL 凋亡的变化,Bcl-2 和 p53 在调节细胞凋亡过程中起重要作用。说明 AngⅡ 对内皮血管细胞具有一定的氧化损伤作用,并通过 $AT_2$ 直接造成细胞凋亡的发生,但 AngⅡ 是否通过 $AT_2$ 受体导致的 ROS 的增加、抑或是 AngⅡ 直接对细胞的氧化损伤作用,仍需进一步的探讨。

除了上述氧化损伤之外,AngⅡ 对 EC 和组织也有重要的免疫激活作用。我们知道:EC 不仅是许多细胞因子作用的靶器官,在受到外界刺激活化时也可以产生多种细胞因子,这些细胞因子参与造血功能的调节,与现代医学的免疫功能有相关性,而现代医学认识到 EC 也通过其分泌的细胞因子和黏附因子参与机体免疫识别、免疫调节、免疫效应等阶段,它是一重要的免疫调节细胞。大量的动物实验和临床资料均已证明,在许多疾病情况下,机体神经—内分泌—免疫系统(NEI)的功能均发生变化,而且这三系统之间通过内分泌、旁分泌和自分泌机制进行相互调节,提示机体存在免疫神经内分泌网络( INE)调节机制。气虚血瘀证是一组反映脉管生理机能不足的综合症候群。已经证实心气虚证患者存在迷走、交感神经功能减退和协调功能紊乱,自我调节功能减退。心主血脉与心主神明是中医心理论的核心,显然中医是把循环系统与高级神经活动合起来都属于心,其功能远不只是解剖学所指心脏的功能,而是与之有密切联系的系统功能的综合概念,包括推动血液循环的心脏功能,调节心血管活动的神经和体液因素,以及大脑高级神经系统等一系列功能活动。心主神明,是对神经—内分泌—免疫—靶组织这个机体最重要调控网络的整体概括,是中医学整体观念、五脏相关重要体现。

在结合力竭运动(RTE)和 AngⅡ 的气滞气虚模型中,本实验不仅发现氧化损伤明显增加,而且更为显著的是大鼠的胸腺组织明显萎缩,胸腺淋巴组织细胞在力竭运动条件下发生细胞凋亡,提示活性氧等自由基可能在诱发的胸腺细胞的细胞凋亡中扮演角色。这可能是因为提高了脂质过氧化水平,表明淋巴组织在 RTE运动后发生氧化损伤,这种损伤可引起剧烈运动后淋巴细胞损伤和淋巴细胞凋亡,但在通心络的作用下这样的损伤作用有所缓解。尽管实验的稳定性不够但是总体趋势没有改变。这种内皮氧化损伤、胸腺萎缩,从而使免疫力低下和组织凋亡增加的连环通路的作用结果证实符合我们的理论设想,更突出通心络的保护机制。它不仅减少氧化损伤,从 EC 损伤的早期源头加以保护,而且对 EC 损伤后的脏器变化(凋亡)过程也有个调整,也证实了药物作用的多靶点多部位效应 ,这是对生命体的整体调整,适应其环境改变达到新的平衡。

通心络对 AngⅡ 所致的内皮损伤有一定的保护作用,可抑制氧化应激反应,可阻断源头,降低活性氧的产生,增加 eNOS 的表达,使 NO 增加,即纠正稳态失衡的内皮。通心络还可减少炎性因子、黏附分子、免疫因子,即提高了内皮细胞的自适应能力,从而减少内皮的凋亡、损伤、脱落。

从以上的实验模型表明,AngⅡ对血管内皮的损伤、肾虚模型的出现到胸腺淋巴免疫器官的萎缩,说明损伤模型具有一定的可靠性。然而从中医角度来讲,血管内皮损伤(络病)到血液黏度的改变(淤血)的分界线在哪,可能这个过程的变化因人因条件而变化。从本实验因果认证,7 d 后是否会从再代偿到失代偿改变,这是我们需要进一步探讨的问题,尽管目前细胞凋亡已成为医学、生物学研究中热门话题,但运用氧化损伤和运动的复合模型研究凋亡为数不多,尤其是结合络病学说的气虚模型的运用。

**3.2 通心络对氧化损伤(肾虚)-ACTH-去甲肾上腺素反馈轴的作用** 自中医的研究学者们对肾虚、肾本质进行研究以来,应用多种现代的研究技术手段,从功能到形态,从宏观到微观,从组织细胞水平到分子水平对肾阳虚证进行了广泛深入的研究。各方面的研究表明,肾虚与神经、内分泌、免疫系统的功能改变密切相关。而中医的肾不同于解剖学上的肾,远远超出了西医肾脏的范畴,涉及的范围很广,是多系统和器官功能的综合表现。机体在面临损伤应激时,虽然所有的器官最终都会发生变化,但神经内分泌的改变是其他器官功能改变的先导和基础,是中枢神经系统功能可塑性变化的基础之一。这种变化在应激状态下,代偿期可有利于机体应付应激,失代偿期则是损害脏器组织功能,从而表现为不同类型、不同症候群和不同病种的特点,具体体现出 NEI 时空变化意义之所在,也就是认识疾病之本质所在。中医的标本兼治的原则有其深层的理论需要不断的探索。

在下丘脑—垂体—肾上腺皮质轴中,存在着反馈调节,但无论是基础分泌还是应激分泌,均由下丘脑—腺垂体—肾上腺皮质轴进行调节。下丘脑促垂体区神经细胞合成释放的促肾上腺皮质激素释放激素(CRH),它通过垂体门脉系统被运送到腺垂体,促使腺垂体合成、分泌促肾上腺皮质激素(ACTH),ACTH 可促进肾上腺皮质合成、分泌糖皮质激素,同时也刺激束状带和网状带发育生长。从以前的临床研究发现肾阳虚患者的垂体前叶—肾上腺皮质轴处于功能低下和混乱状态,糖皮质激素水平降低,并推测肾阳虚患者的糖皮质激素水平下降是由于垂体前叶功能低下。

肾素—血管紧张素系统(RAS)在维持水、电解质平衡,调节血压中起着关键作用,对细胞生长和增殖亦有调节作用,而 RAS 的生物效应主要通过其最后介质 AngII 与特异性受体结合而发挥,所以选用 AngII 对内皮细胞的作用不仅有助于特征性内皮损伤的络气郁滞的模型构成,而且对于后期肾虚模型的构成也有很大的作用。在成熟正常鼠肾脏和人类肾脏中只有 Ang II 1 型受体($AT_1$)而无 Ang II 2 型受体($AT_2$),故肾脏局部 AngII 主要通过 $AT_1$ 受体介导而起作用;在耗竭的条件下成年大鼠肾脏可增加 $AT_2$ 受体的表达,使 AngII 在肾脏近曲小管作用于微循环内皮的 $AT_2$ 受体,通过 B 和 C 亚单位调节 G 蛋白信号转导使磷脂酶 A 活性增加 200%,通过磷脂酶 A 和花生四烯酸调节尿钠排泄,并使碳酸氢盐重吸收减少,在损伤的动物模型中由于 ET-1 与 AngII 相互促进的双重激活能力,使 ET-1 代偿性的过高表达,促进了细胞外基质增生。已经明确,细胞外基质在维持正常肾组织结构与功能、细胞生长分化过程中起着非常重要的作用,它处于不断代谢更新和降解重塑的动态平衡中,当这种动态平衡失调,细胞外基质过度沉积是引起肾小球硬化的主要原因。从我们实验所检测的脏器改变中发现,肾脏组织中对肾脏皮质的影响大于髓质,表现在 3 d 有少量的 ROS 和凋亡的改变,在 7 d 后肾脏组织有显著的 ROS、NADPH 酶和凋亡 p53 的改变。

AngⅡ可以明显导致肾脏细胞的凋亡,同时也发现肾上腺微血管内皮有同样的变化,正如 RAS 系统中致密斑一样,肾上腺也是较早受冲击,较早影响内分泌的功能,从自分泌、旁分泌到远分泌,进而导致肾上腺结构的损伤,这些结构的变化反馈性的使垂体 ACTH 的合成和分泌受抑制,使测定血浆中的 ACTH 浓度降低,由此可见,肾阳虚大鼠垂体—肾上腺功能低下,垂体—肾上腺的分泌的异常是肾阳虚证的原因之一。而通心络能改善调整垂体—肾上腺的功能,而最终改善肾虚症状,调节肾脏氧化损伤-ACTH-去甲肾上腺素反馈轴。说明血管紧张素Ⅱ对肾组织和其血管的损伤作用以及通心络在气滞气虚症候群中所发挥的保护作用。从现代的神经内分泌免疫网络学看,心为五脏六腑之大主的观点似乎缺少证据,相反,肾命门调控中心学说被越来越多学者所接受,存在丘脑—垂体—靶腺轴网络,是否五脏六腑之大主不为心而为肾呢?又或心通过另一通路对全身脏腑进行调节?这些需要更深层的探讨。

本实验结果表明,大鼠肾脏结构发生改变,表现为肾脏的病理改变,同样也证实了此模型为肾虚证之模型,可以弥补中医单靠临床研究的不足,从我们对大鼠的形态和功能等多方面阐述中,揭示中医理论的本质,并在此基础上提出和证实了通心络对肾虚证作用的理论和治疗方法。

　　不足的是:为更充分证明这一轴线的变化,应当补充肾上腺和垂体的超微结构的变化,有助于明确佐证。

## 4　小　结

　　综上所述,血管内皮损伤与血瘀证发生、发展密切相关,通过测定内皮细胞分泌的活性物质或进行形态学观察可研究血瘀证发生机制和活血化瘀药的作用机理,内皮具有检测、整合和传感血管源性信号的能力,故内皮在一系列病理生理平衡中起着中枢的作用。本实验试从中西医结合角度说明内皮细胞损伤是血瘀证形成的重要原因,研究通心络活血化瘀也从调理内皮细胞功能着眼。

　　我们认为此实验的动物模型的作用模式见图1。

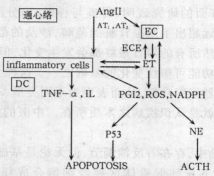

图 1　血管内皮损伤动物模型作用模式

## 5　以后工作的初步打算

　　(1)在动物实验结果的基础上,密切结合炎性反应和免疫因素,进一步检测动物模型免疫系统的树突状细胞(dendritic cell)量和质的变化、神经内分泌的变化(ACTH),间接推断通心络对细胞的动员作用或诱导作用。(2)如果 AngII 可以作为络病早期模型的话,我们要从各个脏器组织细胞与血管间的时空分布关系,解决了通心络的作用机理,特别是对内皮细胞保护的机理(从炎性反应和免疫角度)。(3)进一步做好肾脏血管三维重建和肾脏滤过功能的数学建模工作,这是现代中医理论化研究的重要手段。(4)进一步探讨心肌微血管改变在 AngII 引起心肌肥厚、纤维化中的作用。

# 通心络抗动脉粥样硬化作用研究进展

吴宗贵

上海第二军医大学长征医院心内科(上海,200003)

【摘要】 本文围绕动脉粥样硬化研究领域的最新进展,结合课题组开展的研究工作,对动脉粥样硬化病变"由内而外"的转变、血管自身修复调节等进行了评述,由课题组开展的通心络对上述机制的干预作用,显示了络病理论及通络药物的重要价值。

【关键词】 动脉粥样硬化;通心络

The Research Advancement of the effect of Tongxinluo on artherosclerosis WU Zong-gui . Department of cardiology , Changzheng hospital , Second Military Medical University , Shanghai 200003 , China

【Abstract】 Surrounded with the latest advancement of atherosclerotic , bonding with the research of our group , we observed the atherosclerotic lesion from the aspects that changes from "in and out"、the self – repair regulation of blood vessel and so on . The effect of that Tongxinluo interfered in the mechanism above-mentioned developed by our group , demonstrates the important value of luobing theory and tongluo drugs .

【Key words】 Atherosclerosis;Tongxinluo

针对心脑血管病发生的最主要病理基础——动脉粥样硬化的研究一直是近年研究的热点,Ross 的"动脉粥样硬化炎性反应学说"以及 Muller 提出"易损斑块"的重要概念,大大促进了动脉粥样硬化的研究进展,但仍有许多关键问题悬而未决,动脉粥样硬化发生的始动机制以及易损斑块的稳定、晚期斑块的消退又成为此领域研究的新热点。

## 1 关注"由内而外"的转变

动脉是由内膜、中膜和外膜三层结构组成,其中内膜和中膜被认为与动脉粥样硬化发生发展密切相关,而外膜的作用常被忽视。随着研究的深入发现外膜不仅构成了血管的支撑结构,同时集神经—内分泌—免疫功能于一体,是一个结构和功能复杂的组成成分,全程参与了血管重构。近年研究证实外膜不仅同血管的功能调节有关,而且亦参与了动脉粥样硬化、高血压、损伤后再狭窄等多种疾病的发生和发展,外膜的作用再次引起关注。

我们在所构建的内外膜损伤致动脉粥样硬化的动物模型中,发现被激活的外膜积极地参与了动脉粥样硬化病灶的形成,所形成的动脉粥样硬化病灶明显早于内膜损伤,炎性反应、氧化应激和外膜去甲肾上腺素能交感神经的过度增生是其主要机制,MAPK 通路中 p-JNK 和 p-p38 以及 NF-κB 在外膜损伤后 1 周明显激活上调,此研究提示外膜不单纯是一个旁观者、参与者,有可能是一个积极的领跑者,外膜将成为抗动脉粥样硬化治疗的一个重要靶点。

通心络对血管内皮的保护作用被认为是其抗动脉粥样硬化的主要机制,并已被许多研究所证实,但对外膜的激活是否也具有保护作用仍未可知。我们在内外膜损伤致动脉粥样硬化的动物模型中,发现通心络可抑制内外膜损伤诱导的动脉粥样硬化形成,并可减少斑块中脂质的沉积和炎症细胞浸润,具有稳定斑块的作用。其机制涉及以下三个方面:(1)阻断 CD40-CD40L 轴抑制炎性免疫反应;(2)抗氧化作用,可显著抑制 NADPH 氧化酶亚基 p22phox 以及增加抗氧化的环加氧酶-1,最终减少 ROS;(3)抑制血管外膜去甲肾上腺素能交感神经的增生。本研究显示通心络除具有保护内皮"由内而外"作用外,还有抑制血管外膜损伤"由外而内"的抗动脉粥样硬化作用,其血管保护体现了多靶点多环节多途径的特点。

基金项目:国家重点基础研究发展计划(国家 973 计划)项目(No.2005CB523310)

## 2　注重血管自体修复、自我调节作用

　　动脉粥样硬化是血管损伤和修复失衡的结果，以往的研究往往对血管的损伤关注过多，而忽视对血管自体修复的研究。近年研究发现内皮祖细胞在血管损伤后修复，尤其是内皮细胞甚或外膜血管损伤后修复中发挥关键作用。我们以此为切入点对通心络血管保护作用进行了研究，结果发现通心络可促进体外培养的外周血内皮祖细胞的增殖、迁移和黏附能力以及 eNOS 的表达和 NO 的分泌，在一定浓度范围内呈明显的时效与量效关系；而针对一些动脉粥样硬化危险因素如糖基化终产物对内皮祖细胞的损伤作用，通心络可通过抑制糖基化终产物对 P38 和 ERK-MAPK 通路的激活，同时上调 PI3K-Akt-eNOS 通路介导其保护作用。提示通心络会通过影响内皮祖细胞的"质"和"量"，调动血管自体修复、自我调节作用，促进血管损伤后的修复。张运院士领导的课题组在通心络稳定易损斑块的作用研究方面也取得了进展，但在临床上通心络稳定斑块和对晚期斑块的消退作用仍缺乏循证医学的证据，相信随着研究的深入通心络抗动脉粥样硬化作用的"面纱"会逐一被揭开。

# 通络方药缓解冠状动脉痉挛作用及机制研究

曾定尹

中国医科大学附属第一医院（110001）

【摘要】 本文总结了冠状动脉痉挛的临床表现，分析了冠状动脉痉挛发病机制研究及进展，开展的通络方药对 CAS 缓解作用及机制研究，结果显示了络病理论及通络药物防治血管痉挛的重要价值。

【关键词】 冠脉痉挛；通心络

**The affect and mechanism study of tongluo drug in relieving the coronary artery spasm**　*ZENG Ding-yin . PANG Xue-feng SUN Xizhuo , et al . First Affiliated Hospital of China Medical University*　110001

【Abstract】 This text summarized the clinical manifestation of coronary artery spasm , analyzed the pathogenesy research and advancement of coronary artery spasm , carried out the effect and mechanism research of tongluo drug in relieving CAS . The result showed that the collaterals theory and tongluo drug have important value in curing angiospasm .

【Key words】 Angiospasm Tongxinluo

动脉粥样硬化斑块的不稳定性和冠状动脉痉挛（coronary artery spasm , CAS）是急性冠状动脉综合征（acute coronary syndrome , ACS）的主要病理基础。晚近对动脉粥样硬化斑块不稳定性在 ACS 中发病机制和防治研究取得重大的进展，而对 CAS 发病机制和防治研究相对滞后，以祖国医学络病学为理论指导的复方通络方药——通心络对 CAS 的缓解作用已有大量的基础研究与临床实践的结果，对 CAS 的防治研究起到重要的推动作用。

## 1 冠状动脉痉挛临床表现

早在 18 世纪中叶病理学家在 AMI 猝死的患者尸检中发现 50% ~ 70% 的 AMI 患者冠状动脉固定狭窄 < 50% ，冠状动脉粥样硬化导致血管狭窄并非冠心病的惟一原因。1845 年 Latham 首先提出 CAS 可致心绞痛。1927 年 Gallavardin 首先提出 CAS 可导致冠状动脉闭塞。直至 20 世纪 50 年代 Prizmental 首次报道了变异型心绞痛（variant angina）发作时心电图表现 ST 段抬高，认为是自发性心绞痛，提出是由于 CAS 所致。1973 年 Oliva 经冠状动脉造影研究认为变异型心绞痛患者心电图 ST 段抬高是心外膜冠状动脉痉挛造成透壁性大片心肌缺血所致。1977 年 Mescri 对变异型心绞痛作了细致的病理生理学观察，发现透壁性 AMI 前冠状动脉粥样硬化严重狭窄处发生 CAS 和心电图 ST 段抬高。证实了 CAS 可致 AMI 或猝死。Bertrand 报告心绞痛冠脉造影中 CAS 发生率达 11.4% ，新近 AMI 中 20% 有 CAS。冠脉大血管的 CAS 可参与劳力性心绞痛、变异性心绞痛、急性心肌梗死、心源性猝死的形成。晚进的研究报道提出部分冠状心绞痛是由于冠脉微小血管痉挛所致，可导致心肌的微循环障碍，可见冠状动脉痉挛是冠心病的病理改变。

变异型心绞痛称为 Prinzmetal 心绞痛，也称为血管痉挛性心绞痛（vasospastic angina , VSA），它是一种继发于心肌缺血后出现的少见综合征，无明确体力劳动和情绪激动等诱因，临床上具有明显的时间节律性，几乎完全在静息时或午夜至凌晨时发生。当交感神经兴奋，同时刺激 α、β-受体，前者引起血管收缩，后者引起血管扩张，晨起时 α-受体占优势则引起 CAS，午后 β-受体占优势特别是交感神经持续兴奋时则动脉扩张。大多数此类患者无明确冠心病易患因素，冠状动脉造影可为正常，也可发生次全闭塞甚至完全闭塞。经血管内超声证实冠状动脉造影正常的血管处常伴有一定程度的动脉粥样硬化样改变，但临床表现并不与冠状动脉狭窄程度成正比。长时间的 CAS 可致 AMI、恶性心律失常或猝死。变异型心绞痛临床上尚缺乏直接定量的诊断检查手段，主要是依据患者具有自发性胸痛的症状，发作时 ECG 一过性 ST 段抬高的临床表现即可考虑变

基金项目：国家重点基础研究发展计划（国家 973 计划）项目（No.2005CB523310）

异型心绞痛诊断。如临床不能确诊,可用于冠状动脉造影中应用乙酰胆碱或麦角新碱诱发试验帮助诊断。

　　1973 年 Kenp 等首先将临床上具有典型劳累型心绞痛、心电图运动试验呈阳性而冠状动脉造影正常的患者称之为冠状动脉造影正常的心绞痛综合征。1983 年 Opherk 等认为,它是一个具有自身特点、病变可能在冠状动脉的心肌内分支并命名为"心脏 X 综合征"。1991 年 Cannon 经多年研究和观察提出"心脏 X 综合征"主要特点是冠状动脉微血管痉挛所致,并建议命名为"冠状微血管性心绞痛",病理基础是冠脉微血管痉挛而非硬化和其他器质病变,有人提出可能心理和精神因素在微血管性心绞痛发生中起到重要作用。晚近研究表明冠状动脉微血管在心肌的血供中起着重要作用,冠状动脉微循环对冠心病的发生、发展、疗效及预后具有重要影响而倍受人们重视。临床上观察到一些急性心肌梗死患者虽然通过血运重建术使梗死相关冠脉再通,但该部位存在无再流现象,或在急性冠状动脉综合征及高血压、糖尿病、心肌病等多种病理情况下,都有着不同程度的冠脉微血管重构的发生,常常降低冠脉血流量和已受损冠脉流量储备,并加剧心肌纤维化和心功能恶化,使患者临床症状及预后得不到根本改善。冠状微血管性心绞痛患者冠状动脉造影是正常的,但却有明显缺血(心绞痛症状和心电图运动试验阳性)。冠状动脉血流储备能力的降低包括冠脉微循环功能性和其运行的改变是其重要的发病机制。对此类患者心肌活检可看到冠状小动脉外膜、内膜、心肌纤维化,中膜肥厚,内皮细胞变性及血管稀疏等改变。为充分评价心肌微循环灌注,必须对心肌的血流速和容积等参数进行评估。

　　由于冠状动脉痉挛特别是微小血管痉挛的可靠检测手段缺少,造成基础与临床研究的滞后,近年来专家学者不断探索应用新兴的心血管影像技术,例如心肌声学造影、正电子发射断层显像、磁共振成像技术及超高速螺旋 CT 等手段评价心肌缺血灌注和存活心肌,使冠状动脉微循环领域的基础及临床研究取得了一些进展。因此,在继续积极研究心外膜冠状动脉病变的同时,积极开展冠状动脉微血管重构机制及药物干预研究,对心血管病防治策略的制定及减少心血管病事件发生具有十分重要意义。

## 2　冠状动脉痉挛发病机制研究及进展

　　CAS 易发生于有粥样硬化的冠状动脉,也可发生于表面"正常"的冠状动脉(冠状动脉造影为正常结果者),它的任何一个分支或多个分支均可受累。冠状动脉痉挛是多种因素综合作用的结果,中枢神经和植物神经活动紊乱对冠状动脉痉挛的发生起重要作用。吸烟、饮酒均能引起中枢神经和植物神经功能紊乱,从而诱发冠脉痉挛。当在心理应激状态、寒冷刺激、剧烈运动时,交感神经过度兴奋,加上冠状动脉局部高敏性,可诱发冠状动脉痉挛。还有调节血管的体液因子如血栓素($TXA_2$)和前列腺素($PGI_2$)、内皮素-1($ET$-1)与内皮源舒张因子($EDRF$)失调可导致 CAS。内皮源性血管收缩因子($EDCF$)包括内皮素($ET$)、血管收缩的前列腺素类如 $TXA_2$、$PGH_2$、超氧阴离子及肾素血管紧张素系统等。当冠脉粥样硬化时,狭窄的血管处血小板数量增多,因内皮脱落,血小板便粘附聚集,有强烈缩血管作用的 $TXA_2$ 增多而具有舒血管作用的 $PGI_2$ 减少,加上粥样硬化处管壁合成 NO 减少,血管舒缩因子失衡,引起冠状动脉痉挛。另外平滑肌细胞表面 G-蛋白耦联受体是一大族细胞表面受体,很多配体包括血管紧张素 II(angiotensin, ANG-II)、5-羟色胺(5-hydroxytryptamine, 5-HT)、内皮素(endothelin, ET)等与此类受体结合后可激活很多信号转导途径,引起血管收缩痉挛,还有其增加氧化还原反应产物生成,进一步刺激血管的收缩反应。另外冠脉本身的病变常为呈半月型或偏心性病变,其对侧管壁尚具有收缩能力,更易诱发 CAS,而严重的同心圆病灶部位,斑块僵硬,则不发生痉挛。

　　近年来越来越多的研究者认为 Rho 激酶信号转导途径是 CAS 多种信号传导途径中最为重要的途径之一,是 CAS 持续状态的最重要因素。内皮功能失调在发病机制中可能并不占有重要地位。肌球蛋白轻链(MLC)磷酸化是血管平滑肌收缩的最重要步骤之一。肌球蛋白轻链激酶(MLCK)使 MLC 磷酸化,而肌球蛋白轻链磷酸酶(MLCP)可使 MLC 去磷酸化。这两种机制共同调节 MLC 磷酸化水平。Rho 激酶参与的平滑肌细胞对 $Ca^{2+}$ 增敏的调节在平滑肌收缩中占主要地位。其机制可能为 Rho 活化 Rho 激酶,Rho 激酶抑制 MLCP 的活性,提高了 MLC 磷酸化水平,使平滑肌收缩,导致冠状动脉痉挛。Rho 激酶调节的平滑肌细胞对 $Ca2+$ 敏感性的增加,先决条件之一为平滑肌细胞必须表达 Rho 及 Rho 激酶。Rho/ Rho 激酶在血管平滑肌高表达,强烈支持了这一观点。小型猪冠脉痉挛处 Rho/Rho 激酶在 mRNA 水平、蛋白质水平、分子活性水平均上调。给予 Rho 激酶抑制剂 Hydroxyfasudil,可抑制血清素诱发的冠状动脉痉挛反应。Rho 激酶参与冠状动脉痉挛的调节在人离体动脉模型中也得到证实,将冠脉搭桥术患者的离体内乳动脉剥脱其内膜,并在诱发其痉挛实验中，给予 Hydroxyfasudil，可明显抑制血清素诱发的血管痉挛反应。

晚近研究认为人类基因多态性、氧化应激相关基因和 eNOS 多态性可能参与 CAS 发生。因此 CAS 是多种因素复杂作用的结果。实验研究证明了冠状动脉痉挛可致冠状动脉内皮细胞损伤和功能障碍导致血栓形成和心肌坏死，平滑肌高敏感性反应和氧化应激在 CAS 发病中也起重要作用。冠心病猝死所示病理也证实，冠状动脉痉挛所致收缩压力和切应力增高时纤维帽张力增加，可使斑块易于破裂。因此，长时间的 CAS 可诱发继发性血栓形成，是 AMI 和 ACS 发生的重要机制。

## 3 通络方药对 CAS 缓解作用及机制研究

变异型心绞痛与冠状微血管性心绞痛治疗至今尚无突破性进展，药物治疗以缓解心绞痛和改善冠脉微循环为主，硝酸盐类药物通过直接扩张冠状动脉能改善部分患者症状，但不能提高运动耐量。钙拮抗剂如缓释硝苯地平、硫氮䓬酮是防治变异型心绞痛的有效药物。钙拮抗剂与硝酸盐类药物联合应用是治疗 CAS 的主要方法。β-受体阻滞剂用于变异型心绞痛无效甚或加重，但用于微血管性心绞痛仍可能有效。阿司匹林有认为可能会加重变异型心绞痛。对有恶性致命性心律失常的患者 ICD 有一定疗效。戒烟及纠正 A 型性格行为可减少 CAS 发作，晚近 Rho 激酶抑制剂被应用于 CAS 的防治，但尚缺乏循证医学依据。

中医药防治 CAS 研究目前尚少见，根据"络以通为用"的络病治疗总则研制的新型复方通络方剂——通心络可明确缓解 CAS，我课题组的国家"973"在此领域做了初步探讨。根据"脉络-血管系统病"中脉络自适应、自调节、自修复及"营卫调节"失衡原理的共性规律和共性病理环节建立脉络绌急动物模型是研究的基础环节，建立了 2 种不同的动物模型——注射 ET-1 诱发兔冠状动脉痉挛模型、IL-1β 包裹小型猪冠状动脉外膜介导的冠状动脉痉挛动物模型。在这两个不同的模型中均证实长期服用通心络对无论是大血管还是微小血管的 CAS 有明确的防治作用。

通心络可使血管自调节机制加强，减少了冠脉痉挛后心肌缺血导致的心肌损伤。通络方剂通过整体调节内皮功能包括提高内皮源性舒张因子 NO/PGI$_2$，降低收缩因子 ET/TXA$_2$，提高了机体抗氧化自由基物质如 GSH、SOD，从而提高了总抗氧化能力，体现了复方中药的"承制调平"整合调节的机制，另外通络方剂还对平滑肌细胞的 PKC 表达和活性、Rho-激酶的表达与活性均呈现剂量依赖性的抑制作用，而传统血管痉挛抑制剂——CCB 无此作用，Rho-激酶阻断剂可有限抑制 PKC 活性和抑制 Rho-激酶活性，但与表达无关，可见通络方剂虽与这两种药物抑制血管痉挛的途径有所不同，但长期服药一样可有效抑制血管痉挛；另外实验还发现通心络超微粉剂可减少内皮分泌 ICAM-1 和 VCAM-1，以减少白细胞对内皮的黏附和损伤。由于 Rho-激酶抑制剂可对血管痉挛造成持续有效的抑制作用特点，通心络对 Rho-激酶的表达和活性均有抑制作用，可见通心络对血管痉挛的抑制作用与传统抗痉挛药物硝酸盐类和钙离子通道阻断剂的不同，对血管痉挛有持续有效的抑制作用。研究结果表明了复方通络中药——通心络对 CAS 的"承制调平"整合调节的机制，提高了络脉绌急发生、发展、演变过程中的自适应、自调节、自修复能力，减轻了冠脉痉挛所导致的心肌坏死程度。

## 4 深入探讨通络方药缓解冠状动脉痉挛机制

在本课题组的前期研究中得到了一些的研究成果，但在诸多方面的内在机制尚须深入探讨。通过调控细胞膜 Ca$^{2+}$ 通道介导的 Ca$^{2+}$ 内流和胞内库释放的 Ca$^{2+}$，改变细胞内 Ca$^{2+}$ 浓度（[Ca$^{2+}$]i），可调整血管平滑肌的收缩状态。在这一过程中作为负反馈调节器的平滑肌上的钾通道则在平滑肌舒张调节中发挥着重要作用。血管 SMC 膜上钾通道开放，K$^+$ 外流增加，将导致细胞膜电位（Em）超极化，关闭电压激活的 Ca$^{2+}$ 通道，降低 Ca$^{2+}$ 内流，使血管舒张，反之，K$^+$ 通道关闭将导致 Em 除极化，使血管收缩，因此钾通道是血管 SMC 膜电位的主要调控者，在决定血管内径及血管张力中扮演重要角色，血管 SMC 上分布有多种类型的钾通道，其中大电导钙激活钾通道（BKca）至关重要。通过细胞培养和细胞膜片钳技术可检测到 B$_{Kca}$ 和其他离子通道的活性，借此可研究不同离子通道在 CAS 及通心络干预后的变化规律。

对"营卫调节"机制进行必要的补充研究，特别在已完成试验中证实的外膜改变对内皮和中膜平滑肌确实存在影响，而机制尚需进一步研究。外膜不再被认为仅仅是血管壁的无用的支持结构。越来越多的证据显示外膜调节血管功能的作用远大于其作为血管壁支撑结构的作用。目前认为血管外膜在恢复、整合、储存及释放血管壁功能关键调节因子中起生物学中心的作用。大量的离体研究证实血管外膜生成的 ROS 在调节血管张力方面具有重要的作用。目前已明确外膜成纤维细胞释放的 ROS 能直接作用于邻居的平滑肌细胞,增加细胞内 $Ca^{2+}$ 浓度,使平滑肌收缩性增强。由于血管外膜是血管 ROS 的主要生成地,外膜生成的大量的 ROS 是否通过激活 RhoA/Rho 激酶途径调节血管张力需进一步研究证实。血管紧张素 II(Ang II)及其受体在血管外膜调节血管张力方面可能具有重要的作用。Ang II 是 NAD(P)H 氧化酶的强刺激剂,能促进血管 ROS 的生成。研究显示 Ang II 及其受体参与血管外膜损伤引起的氧化应激及血管炎症反应。Ang II 及其受体是否通过氧化应激介导参与血管外膜调节血管张力的作用以及血管紧张素受体拮抗剂在其中的作用有待进一步研究。另外血管外膜分布大量的植物神经末梢,其分泌的大量神经递质也将对血管舒缩产生重要的影响,有待进一步研究。作为络病理论指导的新型复方通络方剂——通心络对以上各种模型中各种机制的干预作用有待进一步明确。

## 主要参考文献

1　Grea F,Lanza GA. Angina pectoris and normal coronary arteries:Cardiac Syndrome X[J]. Heart,2004,90(4):457-463.

2　Yellen DM,Baxler GF. Protecting the ischemic and reperfused myocardium in acute myocardial infarction:dream or near reality[J]. Heart,2000,83:381-387.

3　Satoh S,Ikegaki I,Toshima Y,et al. A new model of chronic angina in rats and anti-anginal and anti-fibrotic properties of Rho-kinase inhibitor[J]. Life Sci,2005,72:103-112.

4　Shimokawa H,Takeshita A. Rho-kinase is an important therapeutic target in cardiovascular medicine[J]. Arterioscler Thromb Vasc Biol,2005,25(9):1767-75.

5　Roveri EA,Chapo G,Grappiolo I,Puche RC. Effects of depot medroxyprogesterone acetate on the calcium metabolism of adult ovariectomized rats[J]. Medicina,2004,60(4):482-486.

6　关启刚,曾定尹,孙喜琢,等. Rho 激酶在 IL-1β 介导的小型猪冠状动脉痉挛中的作用机制[J]. 中华心血管病杂志,2006,34(1):50-53.

7　Sato S,Ikegaki I,Asano T,Shimokawa H. Antiischemic properties of fasudil in experimental models of vasospastic angina[J]. Jpn J Pharmacol,2007,87:34-40.

8　Bailey SR,Mitra S,Flavahan S,and Flavahan NA (2005) Reactive oxygen species from smooth muscle mitochondria initiate cold-induced constriction of cutaneous arteries[J]. Am J Physiol,2005,289:H243-H250.

9　Jin L,Ying Z,Rob HP,et al. Increased RhoA/Rho-Kinase Signaling Mediates Spontaneous Tone in Aorta from Angiotensin II-Induced Hypertensive Rats[J]. JPET,2006,318:288-295.

# 通心络防治急性心肌梗死再灌注后无再流研究进展

杨跃进

中国医学科学院/中国协和医科大学阜外心血管病医院(北京,100037)

【摘要】 目的 根据急性心肌梗死患者再灌注后无再流观察的病程、生理机制,提出针对性地保护心肌微血管完整性将是防治无再流观察的新进程,以此为切入点综述了近年应用通心络防治此病有关实验研究方面的进展。

【关键词】 无再流,再灌注后;心肌梗死;通心络胶囊

Research progress on the no – flow after reperfusion in patients with acute myocardial infarction treated by Tongxinluo
*YANG Yue – jin, ZHAO Jing – lin. Cardiovascular Disease Hospital of China Xiehe Medical University and China Academy of Medical Sciences, Beijing 100037, China*

【Abstract】 Objective According to the observation of disease course, physiological mechanism, to put forward that the protection of completeness of myocardial micro-vessel will be the new way to prevent no – flow observation, from the point of view, to review the research progression of the experimental researches about the prevention of this disease by using Tongxinluo in last years.

【Key words】 Tongxinluo capsule; Aserosclerosis; Molecular mechanism

急性心肌梗死(acute myocardial infarction,AMI)发病凶险,病死率高,主要是由供应心肌的冠状动脉急性血栓性闭塞所致,因此对其进行冠脉再通治疗,包括溶栓或急诊经皮冠状动脉介入(PCI)是最重要的治疗措施,借以恢复冠脉血流并达到心肌组织的完全再灌注。然而,近几年的研究表明,急性 AMI 患者再灌注治疗特别是急诊 PCI 后,心肌组织再灌注并不完全、甚至无再灌注,称为无再流现象(no-reflow phenomenon),发生率高达 37% ~ 43%。临床上,无再流表现为 2 种形式:心肌组织无再流(myocardial no-reflow)与冠脉无再流(coronary no-reflow)。前者是指 AMI 冠脉再通恢复血供后,心肌组织水平得不到有效再灌注;后者是指冠脉虽已开通,但是冠状动脉造影表现为血流明显减慢(血流≤TIMI 2 级),而无冠状动脉残余狭窄、夹层、痉挛或血栓形成等机械性梗阻存在,发生率为 10% ~ 20%。即使血流达到 TIMI III 级(无冠脉无再流)者,仍有 15% ~ 20% 的患者存在心肌组织无再流。多项实验及临床研究[1,2]证明:无再流是发生于再灌注后逐渐发展的动态过程,其结果心肌彻底坏死、梗死范围扩大,心室扩张和重构,心功能低下和心力衰竭,以及恶性心律失常等严重并发症的发生率增高,住院病死率显著增加,严重影响 AMI 患者的预后。因此,无再流已成为当今 AMI 再灌注治疗时代不能实现心肌"有效再灌注"的主要原因和障碍,也是当今国际心血管界的一大难题和研究热点。

无再流的病理生理机制虽不完全清楚,但其结果是由于心肌微血管痉挛、栓塞、再灌注损伤和结构完整性破坏所致已被公认。可能机制如下:(1)微血管痉挛。血管再通和心肌再灌注后可引起心脏交感神经兴奋;介入治疗使血栓碎裂,其中的血小板释放血栓素 $A_2$ 和 5-羟色胺等缩血管因子,均可引起微血管痉挛。另一方面,缺血—再灌注损伤使内皮细胞生成 NO 减少;也使三磷酸腺苷敏感的钾通道($K_{ATP}$)激活受抑($K_{ATP}$通道激活是保护冠脉微血管免受损伤、防止发生无再流现象的重要机制[3]);微血管舒张功能减弱,容易发生痉挛。(2)微血管栓塞或血栓形成:溶栓或 PCI 所产生的微血栓和粥样斑块的微碎片可导致远端微血管的栓塞;心肌再灌注时的血小板激活可导致微血栓形成,堵塞微血管。(3)微血管再灌注损伤:主要通过损伤或破坏微血管的结构和功能,在 AMI 再灌注后无再流的发生和发展中起重要作用。(4)微血管结构完整性的破

基金项目:国家重点基础研究发展计划(国家 973 计划)项目(No.2005CB523303)

坏：Kloner 等通过对心肌梗死再灌注后的心肌进行电镜观察发现，无再流区毛细血管内皮肿胀、结构破坏、突向管腔、阻塞血流，提示微血管完整性破坏，是再灌注后即刻发生无再流的最重要机制[4]。然而，无再流的核心机制仍不清楚。在以猪 AMI 再灌注为模型的研究中，我们测定了正常区、再流灌注区和无再流区的内皮功能指标如一氧化氮合酶(NOS)、血管性假血友病因子(vWF)、内皮素-1(ET-1)等和内皮结构指标如内皮钙黏蛋白(VE-cadhefin)的变化，发现再流区内皮功能和结构已受损，而无再流区损伤程度更重，这提示心肌微血管内皮功能和结构受损可能是无再流产生的关键机制。内皮细胞功能受损将导致心肌微血管痉挛和/或血栓栓塞(微血管结构完整)，所产生的无再流可望改善，被称为功能性无再流；而内皮细胞结构受损将导致微血管结构破坏，所产生的无再流不易改善，被称为结构性无再流。前者表现为再灌注后逐渐发展的动态过程；后者在长时间缺血时就已存在，再灌注后加重。

近年来，国际上对预防 AMI 再灌注治疗的无再流和再灌注损伤的研究虽已取得了一定进展，主要是在 AMI 急诊 PCI 中使用远端保护装置、血栓和斑块旋切和吸出技术，重点防范冠脉再通后的微血管栓塞；使用血小板 IIa/IIIb 受体拮抗剂阿昔单抗(Reopro)或替罗非斑(Tilofiban)，通过抗血小板来预防微血管的血栓形成和栓塞；以及使用血管扩张剂如钙拮抗剂、腺苷和 $K_{ATP}$ 通道开放剂尼可地尔(nicorandil)，重点防治微血管痉挛；然而，至今尚无有针对性地保护心肌微血管完整性来预防无再流和再灌注损伤的研究报道，也未开发针对心肌微血管结构完整性有保护作用的特效药物。

由于心肌微血管主要是由内皮细胞和基膜组成，故保护其完整性的关键又在于保护其内皮细胞的完整性。根据吴以岭教授所提出的"中医络病理论"即"脉络—血管"同一的系统概念，"脉络—血管系统"统一的病机理论，以及"脉络—血管系统病变学说"，可使用通络方药"通心络"治疗"络脉瘀塞"症所对应的 AMI 再灌注微血管损伤；又根据"通心络胶囊"(主要成分为人参、水蛭、全蝎、土鳖虫、蜈蚣、蝉蜕、赤芍、冰片等，具有益气活血，通络止痛之功效)有解除冠脉痉挛、保护和改善内皮功能的疗效，推测通心络对保护 AMI 再灌注后的微血管内皮功能乃至完整性可能有功效，有可能成为保护 AMI 再灌注后心肌微血管完整性的特效药，能从保护心肌微血管完整性这一根本或关键性靶点上防治 AMI 再灌注治疗中的无再流和再灌注损伤。目前，国际上仍为空白。

在一项以家兔 AMI 再灌注为模型的研究[5]中，我们将家兔随机分成以下 6 组：假手术组、缺血(即 AMI)再灌注、对照组以及通心络、卡维地洛、缬沙坦和抵克力得 + 阿司匹林防治组，每组 8 只。各组灌药 3 d 后行冠状动脉结扎 2 h，再松解 2h。分别测定 AMI 前、后和再灌注后血一氧化氮(NO)、内皮素(ET)含量，测定再灌注后血循环内皮细胞数(CEC)、梗死面积和心肌灶性出血发生率。结果表明，兔 AMI 晚期再灌注时，心肌微血管内皮功能及完整性明显受损，伴 MI 面积增大和心肌灶性出血增加；通心络和卡维地洛、缬沙坦一样对 AMI 晚期再灌注时心肌微血管内皮功能及完整性有明显的保护作用，通心络作用可能更优。在随即的一项以小型猪 AMI 再灌注为模型的研究[6]中，我们又将中华小型猪 40 只随机分成 5 组，每组 8 只：(1)AMI 模型对照组(对照组)，(2)通心络小剂量治疗组($0.05\ g\cdot kg^{-1}\cdot d^{-1}$)，(3)通心络中剂量治疗组($0.2\ g\cdot kg^{-1}\cdot d^{-1}$)，(4)通心络大剂量治疗组($0.5\ g\cdot kg^{-1}\cdot d^{-1}$)，(5)假手术组。通心络各组预给药 3 d 后行冠状动脉结扎 180 min，松解 60 min 制备 AMI 再灌注模型。AMI 前、后和再灌注后均行血流动力学测定，心肌声学造影(MCE)检查和病理学分析，结果显示，通心络能有效地防治心肌梗死再灌注后无再流，缩小梗死面积；中剂量有效，大剂量更好。在一项前期的临床研究[7]中，我们将 ST 段抬高的 AMI 患者并成功实施 PCI 或溶栓治疗的患者，随机分为常规药物治疗作为对照组(52 例)和同时加服用通心络胶囊的治疗组(60 例)。于发病后不同时间连续观察多普勒二维超声心动图(2DE)的室壁异常节段恢复状态、左室舒张末容积(LVEDV)、左室射血分数(LVEF)改变，并于 6 个月时与同位素心肌显像结果进行对照分析，结果显示，(1)通心络胶囊组缩小心肌梗死面积明显优于对照组。(2)室壁运动异常节段恢复时间和总恢复率明显优于照组；也可显著降低 WMSI，改善幅度和恢复时间较对照组显著。(3)改善和恢复 LVEDV 程度和时间也皆优于对照组。(4)改善 LVEF 时间和程度也较对照组明显。(5)可显著降低血中 MDA 的浓度，提高 NO 水平，且时间也明显优于对照组。这些动物实验和前期临床研究结果，初步显示了通心络对 AMI 患者再灌注后心肌微血管的完整性保护方面令人关注的优势，提示通心络有可能在 AMI 再灌注后的心肌和微血管保护方面取得重大突破。目前，我们正在进行着一项关于 AMI 患者应用通心络防治无再流的随机对照研究，期待得到预期的结果。

通心络对 AMI 再灌注后心肌和微血管保护的作用机制还不完全清楚。最近,我们以小型猪 AMI 再灌注为模型,检测了抗氧化及氧化应激损伤指标:T-AOC、T-SOD、GSH 和 MDA;炎性免疫反应指标:sP-selectin、sICAM-1 和 sVCAM-1;内皮细胞间连接指标:VE-cadherin、β-catenin、γ-catenin,结果显示,(1)中剂量通心络能提高再灌注区 T-AOC 含量( $P < 0.05$ ),降低 MDA 含量( $P < 0.05$ );大剂量通心络能显著增加再灌注区 T-AOC、T-SOD 和 GSH 含量(P 均 $< 0.05$ ),抑制 MDA 的合成;(2)中剂量通心络能降低再灌注区和无再流区 P-selectin 和 ICAM-1 蛋白表达( $P$ 均 $< 0.05$ );大剂量通心络可以明显降低再灌注区 P-selectin 和 ICAM-1 蛋白和 mRNA 的含量( $P$ 均 $< 0.05$ ),并能降低无再流区 P-selectin 和 ICAM-1 蛋白,以及 P-selectin 的 mRNA 含量( $P$ 均 $< 0.05$ );(3)大剂量通心络可以提高再灌注区和无再流区 VE-cadherin、β-catenin 和 γ-catenin 表达水平。这些结果说明,通心络可能通过减少炎性反应和氧化应激反应而起到防治无再流作用的,同时说明它是对心肌微血管结构完整性有保护作用的特效药物。

随着急诊 PCI 的普及和检测手段的发展,心肌组织无再流受到了越来越多的临床医生的重视。应用现代医学研究手段,明确中药通心络对 AMI 再灌注后无再流的疗效,进一步探讨其机制,对于该中药现代化、走出国门(国际化)将有重大的科学价值和临床应用意义,亦符合我国中医现代化的方向。

### 参考文献

1 Morshima J. angiographic no-reflow phenomenon as a predictor of adverse long term outcom in patients treated with angioplasty for first acute myocardial infarction[J]. J Am Coll cardiol,2000,36:1 202-209.

2 Abbo KM,Dooris M,Glaziar S. Features and outcome of no-reflow after percutaneous coronary intervention[J]. Am J Cardiol,1995,75:778-782.

3 Satoshi Genda MD. $K_{ATP}$ channel opening is an endogenous mechanism of protection against the no reflow phenomenon but itsd function is compromised by Hypercholesterolemia[J]. JACC,2002,40:1 339-1 346.

4 Kloner RA. The no-reflow phenomenon after temporary coronary acclusion in the dog[J]. J Clin Invest,1974,54:1 496-1 508.

5 杨跃进,张健,吴永健,等.通心络、卡维地洛、缬沙坦对兔急性心肌梗死晚期再灌注微血管内皮功能及完整性保护作用的对比[J].中国病理生理杂志,2006,7.

6 杨跃进,赵京林,荆志成,等.中药通心络对猪急性心肌梗死再灌注后无再流的影响[J].中华医学杂志,2005,13.

7 尤士杰,杨跃进,陈可冀.通心络对急性心肌梗死患者再灌注后心肌和微血管的保护性研究[J].中华心血管病杂志,2005,5.

# 糖尿病微血管并发症诊治进展及通络方药的代谢组学研究

刘志民

上海长征医院内分泌科(上海,200003)

【摘要】　探讨了糖尿病微血管并发症的发病机制,介绍了通络方药防治糖尿病微血管并发症的研究进展,并比较了预防性干预和治疗性干预2种不同方法的疗效。

【关键词】　通络方药;糖尿病;微血管并发症

Diagnosis and treatment progression on diabetic micro vascular complications and study on the metabolism of Tonluo recipe　*LIU Zhi-min . Department of Endocrinology , Shanghai Changzheng Hospital , Shanghai　200003 , China*

【Abstract】　To explore the mechanism of microvascular complications of diabetes mellitus, then introduced the progress of Tongluo recipe on the prevention and treatment on it, mean while compared the efficacy of two different means of interfere: preventive interfere and therapeutic interfere .

【Key words】　Tangluo recipe; Diabetes mellitus; Microvascular complication

　　糖尿病慢性并发症是糖尿患者致残致死的主要原因,糖尿病视网膜病变、糖尿病肾病和糖尿病神经病变是糖尿病所特有的微血管并发症。糖尿病微血管并发症的发病机制比较复杂,普遍认为其机制包括以下4条经典途径,即多元醇、AGE、PKC和己糖胺途径。研究认为,高血糖或高血脂诱导的氧化应激可能在糖尿病慢性并发症的发病机制中起关键性作用。

　　高血糖时过多的 ROS 可以造成细胞损伤,血浆内的脂质、线粒体、内质网膜是 ROS 主要的靶目标。对 DNA 的损伤会诱导细胞凋亡,经过氧化修饰的蛋白质活性下降,导致细胞正常功能的严重丧失。对转录因子的氧化修饰不仅降低凋亡抑制因子、Bcl-2 等蛋白质的表达,而且导致环氧化酶-2、多聚二磷酸腺苷-核糖聚合酶(PARP)、c-Jun 氨基端激酶(JNK)等应激蛋白的表达增加。正常情况下葡萄糖是醛糖还原酶的较弱底物,高血糖时,醛糖还原酶活性增强,把葡萄糖转换为山梨醇、果糖。醛糖还原酶依靠 NADPH 作为辅助因子,多元醇通路的激活导致 NADPH 消耗过多,抑制了 GSH 的产生,导致正常代谢时产生的自由基亦可对细胞造成损伤。高血糖致使蛋白质发生非酶促糖化,最后成为稳定的晚期糖基化终末产物(AGES)。蛋白质的糖化作用与血糖增高水平直接相关,且糖化作用的同时亦伴有氧化反应。AGES 和其细胞表面受体(RAGE)结合,导致信号转导级联反应,包括 NF-κB,p21,Ras 等,诱导 ROS 合成,加重组织损伤。在糖尿病大鼠的视网膜、肾脏、微血管内均可观察到 PKC 的活性增加,PKC 继而激活促分裂原活化蛋白激酶(MAPK)和磷酸化转录因子,导致基因表达平衡的破坏。PKC 激活后诱导热休克蛋白、JNK 等表达增强,产生细胞凋亡或血管动脉粥样硬化,最终将引起视网膜肾脏损害,形成微血管并发症。

　　对糖尿病微血管并发症的研究成为国内外的热点和前沿,很多新型药物或已有制剂的开发给糖尿病微血管并发症的治疗带来了新的希望,如 PKC 抑制剂、糖基化终末产物抑制剂、过氧化物酶体增殖激动剂、抗氧化制剂、中药制剂等。

　　我单位在国家 973 计划的支持下,对通络方药防治微血管并发症进行了系统研究,我们发现通络方药可以增加 DM 大鼠肾脏皮质、视网膜、神经组织内还原性物质 GSH 的含量,增强抗氧化酶 SOD 的活性,提高 T-AOC 能力;表明通络方药可在一定程度上清除过氧化物,降低高糖引起的氧化损伤,同时增加机体的抗氧化能力,对微血管并发症有很好的防治作用。

　　为深入研究通络方药防治糖尿病微血管病变的机制,我们应用代谢组学的方法对通络方药防治糖尿病

基金项目:国家重点基础研究发展计划(国家 973 计划)项目(No:2005CB523304)

肾病进行了初步研究,取得了一定的进展。首先用 LC/MS 方法检测糖尿病动物模型血、尿标本的所有小分子代谢产物,描记代谢谱;确定糖尿病早期肾脏病变阳性和阴性病例,采用 PLS-DA 和 OPLS 对代谢组数据分析,根据所得小分子物质的质量数和保留时间,预测与糖尿病早期肾脏病变相关的特征性代谢产物的分子结构,并定量分析其在各组间水平。根据获得的特征性代谢产物的信息,依据支持向量机理论,以已确定诊断肾脏病变的大鼠代谢组数据为训练集,建立糖尿病大鼠早期肾脏病变的疾病诊断预测数学模型,对根据尿蛋白排出量、KW/BW、Ccr 不能明确诊断的大鼠进行疾病预测,结果与病理诊断相比较,评价 Maker 及诊断预测模型的价值。结果发现 DM 与 NC 组大鼠血清的代谢指纹图谱有显著不同,质量数分别为 588.323,566.339,540.321,568.353,303.229,554.341,564.321,339.228,327.229 的小分子代谢产物在 2 组的水平有明显差异。在糖尿病早期肾脏病变阳性及阴性的病例中,血清代谢组学分析获得特征性的小分子物质,质核比分别为 342.1831,314.2246,614.1820,399.3349,450.1936,130.0630,670.3843,342.1162,822.4051,432.3240,503.1791,898.5402,445.1710,489.1999。尿液标本筛选出的小分子,质核比为 700.1428,131.0582,382.1310,552.4331。按荷载图提示的对区分糖尿病早期肾脏病变的贡献大小、与肾病的相关性及物质源性,最终定量分析内源性物质亚铁血红素(HEME)和氨基乙酰丙酸。以上述 2 个 Marker 的指纹图谱信息作为参数,建立疾病预测的数学模型,对 28 只疑诊肾脏病变的大鼠进行诊断预测,2 种预测方法结果与病理诊断的阳性吻合率均为 94.12%,阴性吻合率是 87.50% 和 81.25%。我们认为 LC/MS 联用的分析技术是研究糖尿病早期肾脏病变动物模型的有效工具;亚铁血红素与 5-氨基乙酰丙酸水平在糖尿病早期肾脏病变的病理状态下有明显改变,两者在糖尿病早期肾脏病变的发病机制中可能起到重要作用。

另外我们比较通络方药不同给药时间即预防性干预和治疗性干预对糖尿病大鼠早期肾脏病变的保护作用及其疗效,并从代谢组学角度探讨通络方药可能的作用机制。结果发现通络方药预防性及治疗性干预均能抑制糖尿病大鼠早期肾脏病变所引起的尿蛋白排出和肌酐清除率升高。预防性给药对糖尿病大鼠 24 小时尿量、尿蛋白排出量、肌酐清除率的改善率分别为 59.45%、48.52%、51.40%,治疗性给药组相应指标改善率为 21.59%、38.26%、44.29%。无论是预防性或是治疗性药物干预,给药组与糖尿病组代谢产物谱有明显变化。其中,HEME 和氨基乙酰丙酸在血清和尿液标本中的含量下降。通络方药干预前后代谢产物发生变化,且特征性的 HEME 和 ALA 有所下降,提示线粒体应激损伤可能减轻。通络方药对抗氧化应激的效应与 HEME 及卟啉类物质代谢的关系仍需进一步深入探讨,这对于发现糖尿病的分子机制有重要意义,并可能为糖尿病肾病等微血管并发症的临床治疗确立新的治疗靶点。

# "络以通为用"的现代诠释

吴伟康

中山大学中西医结合研究所(广州,510080)

【摘要】　为解析包括通心络胶囊在内的通络药物的作用机制,对"络以通为用"科学内涵做出现代诠释,以揭示通络药物的作用机理,并进行评价。

【关键词】　通络药物;作用机制

The modern anotation of "clearing collateras to make it work"　*WU Wei-kang . Research Institute of Integrated TCM and Western Medicine , Guangzhou　510080 , China*

【Abstract】　To explain the affect mechanism of "tongluo" drugs including Tongxinluo capsule, and make contemparory explanation of the scientific connotation of "clearing collaterals to make it work", thus reveals the affect mechanism of "tongluo" drugs, then make evaluation.

【Key words】　Tongluo drugs;Affect mechanism

根据中医络病理论,络脉是气血运行的通路,络病治疗的根本目的在于保持络脉通畅,以保证脏器的正常功能。人参(益气通络药),全蝎、蝉蜕、蜈蚣(搜风通络药),土鳖虫、水蛭(化瘀通络药),降香、冰片(辛香通络药)在"络以通为用"原则指导下,按君臣佐使组成复方——通心络胶囊。大量的临床研究和应用显示,通心络胶囊对心脑血管病有良好的临床疗效[1,2],使该方成为创新性的通络药物的代表,即指导药物研发的基本理论是中医络病理论的"络以通为用",而防治的对象是现代缺血性心脑血管疾病。该方所具有的活血化瘀、解痉通络的功效正好对应了现代医学治疗缺血性疾病的基本原则[3,4]:保护内皮、调脂作用、抗凝作用、溶栓作用、扩张血管和镇痛作用。

为进一步解析包括通心络胶囊在内的通络药物的作用机制,对"络以通为用"的科学内涵作出现代诠释,在国家"973"计划项目的资助下本课题组对通络治法代表药物作用机制进行了探讨并进行综合评价。

## 1　通心络胶囊通络效应的的临床评价

通心络胶囊是"络以通为用"治则物化的产物,其改善供血,保护心脑的临床疗效受各方关注,为此我们对现有的有关通心络胶囊治疗心血管病和脑血管病的临床资料进行 Meta 分析,以评价其临床疗效的可靠性,结果如下:

1.1　通心络胶囊治疗心血管病临床疗效的 Meta 分析　收集论文 105 篇,通心络组 5545 例,其他药物组 5184 例,合计 10729 例,结果:OR 合并 = 0.38,OR 合并 95 % 的置信区间:0.32 ~ 0.46。Meta 分析结果有统计学意义,结果表明,通心络胶囊可使治疗心血管病临床疗效无效的风险比对照组下降 62 %。

1.2　通心络胶囊治疗脑血管病临床疗效的 Meta 分析　收集论文 40 篇,通心络组 1774 例,其他药物组 1684 例,合计 3458 例,结果:OR 合并 95 % 的置信区间:0.23 ~ 0.36 。Meta 分析结果显示,通心络胶囊可使脑血管病治疗无效的风险比对照组下降 71.2 %[4]。

1.3　通心络胶囊治疗心血管病的系统评价　运用 Meta 分析方法对通心络与其它药物治疗心血管病的 112 项随机对照研究进行同质性检验与合并效应量的检验。通心络胶囊改善患者心血管功能的疗效优于其它常用药物,未见明显不良反应。

## 2　通络药物作用机制的现代研究

2.1　保护血管内皮是通络药物实现"络以通为用"作用的靶位之一　我们的研究显示,喂饲蛋氨酸可引起高

基金项目:国家重点基础研究发展计划(国家 973 计划)项目(No.2005CB523305)

同型半胱氨酸血症,并引起血 NO 浓度显著下降和 vWF 浓度显著上升,提示高同型半胱氨酸血症已造成显著的血管内皮损伤/功能障碍;而通心络对同型半胱氨酸引起的内皮损伤/功能障碍具有良好的防治作用,表现在:由同型半胱氨酸血症引起的血 NO 浓度显著下降和 vWF 浓度显著上升得到显著的纠正。在血管内皮显著损伤的基础上,用角叉菜胶/脂多糖联合应用可造成大鼠体内广泛微血栓形成,颇为类似"络脉瘀阻";而通心络可明显加快微循环血流速度,红细胞聚集现象明显减轻,对有广泛微血栓形成的微循环有十分显著的"疏浚"作用,通心络的这种"疏浚"作用可能与其保护血管内皮,改善凝血功能,防治血栓形成有关[5]。

2.2　通络药物药效—病机对应研究　我们认为通络药物的通络作用有一定的病机对应性,例如:针对络脉瘀阻,选用化瘀通络药可能效果居上,而其他通络药物(如:益气通络药、搜风通络药、辛温通络药等)可能也有一定的通络作用,但效果不一定优于化瘀通络药。因此,我们进行了通络药物药效—病机对应研究。

　　结果显示:在保护内皮作用方面,单味药以益气通络药物人参的效果为最佳,辛温通络药物薤白次之,化瘀通络药水蛭的作用不及人参和薤白,即人参 > 薤白 > 水蛭;小复方(降香四味和薤白四味)功效与人参和薤白相近;而全方通心络优于小复方和单味药。

　　在"疏浚"络脉瘀阻的通络效应方面,单味药以化瘀通络药水蛭的效果为最佳,水蛭效果明显优于人参和薤白;而复方通心络对络脉瘀阻的通络效果优于小复方(降香四味和薤白四味)和单味药[6]。

　　在解除络脉绌急方面,搜风通络的蜈蚣优于人参,通心络优于小复方(降香四味和薤白四味)[7]。

　　上述研究结果为临床根据不同病机,有针对性地选用通络药物,提高络病治疗效果提供了实验室依据。同时,也为开发针对不同络病病机的通络新药提供了重要参考。

2.3　NO-NOS-NOSmRNA 系统的激活是"络以通为用"的作用机制之一　　NO 是一种气体自由基分子,是由底物 L-精氨酸经 NO 合酶(Nitric Oxide Synthase, NOS)催化而生成。血管内皮通过内皮型 NOS 合成,释放的 NO 在维持血管—血液的正常生理功能及相互作用的关系上起十分重要的作用。这些作用包括[8]:

　　(1)松弛血管平滑肌,扩张血管,解除血管痉挛改善缺血脏器的供血。

　　(2)抑制血管平滑肌细胞增殖和迁移。这可避免血管壁过度增厚,防止血管腔狭窄引起脏器供血不足。

　　(3)抑制血小板聚积,防止血栓形成,使血液处于正常的流变状态,从而确保对脏器的供血。

　　(4)防止氧自由基对血管内皮的损伤效应。来自血液、血管壁多种成份如白细胞、LDL、儿茶酚胺等可产生氧自由基损伤血管内皮细胞,一方面使内皮依赖的血管舒张功能下降,易发血管痉挛;另一方面使内皮通透性加大,使内皮的屏障保护功能减弱,加速脂质向血管壁沉积使粥样硬化病变恶化;同时内皮损伤,脱落使内皮下带负电的胶原物质直接与血浆接触,激活内凝系统(Ⅻ因子激活)引发血栓形成阻碍血流,影响脏器供血。NO 通过上述反应保护了血管内皮,维持了血管的通畅,促进了血流的流畅。

　　我们已有的研究结果显示,各类通络药物均有不同程度的促进血管内皮生成 NO 的作用,例如:人参、薤白、水蛭、小复方(降香四味、薤白四味)均可显著升高血浆 NO 的水平,但复方"通心络"似乎显示出更强的促进内皮 NO 合成、释放的作用。我们研究的结果表明:"通心络"对 NO-NOS-NOSmRNA 三个层次均有显著的提升或激活作用,这可能是通心络实现通络效应的重要机制之一。

　　综上所述,许多属于络病范畴的难治性病症如:冠心病、脑卒中、血栓性疾病,糖尿病血管病变等,符合中医络病特征如:"久病入络","久痛入络","久瘀入络"等。2006 年 Yetik 和 Catravas 在荟聚、分析大量研究证据的基础上,提出[9]:目前几乎不存在与 NO 稳态失衡无关的疾病,血管内皮功能失调主要表现为 ON 生物学作用的下降,因此,对心脑血管疾病多种风险因素的一个可取的处理方法就是防治内皮功能失调。两位学者的观点与我们始于 2005 年的"973"研究工作思路不谋而合,并为目前我们已得到研究结果初步证实是正确的。即根据"络脉—血管同一性"学说,上述病症都有共同的病理基础,即血管内皮功能受损,NO 的合成释放障碍是其发病的关键环节;而通心络之所以在上述多种有络病背景的难治性心脑血管病的治疗中取得良好疗效[3,4],可能与通心络及其他通络药物直击病所——内皮功能障碍有关。因此,我们认为,通络药物实现"络以通为用"的主要机制之一是通过激活 NO-NOS-NOSmRNA 系统,进而通过 NO 维护血管内皮结构与功能的完整性,维持血液流变学稳态,保持血流通畅。

**参考文献**

1　何穗智,吴伟康,邓卓燊等. 通心络胶囊治疗冠心病随机对照试验的系统评价[J]. 中山大学学报(医学版),2007,28(5):573.

2 何穗智,邓卓燊,吴伟康,等.通心络胶囊治疗脑血管病随机对照试验的 Meta 分析[J].广州中医药大学学报,2007,24(2):168.

3 Flaherty JD,Udelson JE,Gheorghiade M,et al.Assessment and key targets for therapy in the post-myocardial infarction patient with left ventricular dysfunction [J].Am J Cardiol,2008,102(5A):5G-12G.

4 Liebeskind DS,Aortic occlusion for cerebral ischemia:from theory to practice[J].Curr Cardiol Rep,2008,10(1):31-6.

5 孙娟,谭红梅,吴伟康,等.通心络超微粉对大鼠络脉瘀阻的防治效应研究[J].新中医,2007,39(9):103.

6 吴伟康,谭红梅,吴以岭,等.通络疗法治疗血管病变(络脉绌急与络脉瘀阻)的实验研究—国家科技部"973"课题阶段研究综述[A].第三届世界中西医结合大会论文摘要集[C],2007.

7 韩玉莲,程超,谭红梅,等.通心络超微粉对大鼠络脉绌急模型的通络效应及其作用机制[J].中国中药杂志,2007,(22):73-77、95.

8 Pinto VL,Brunini TM,Ferraz MR,et al.Depression and cardiovascular disease:role of nitric oxid[J].Cardiovasc Hematol Agents Med Chem,2008,6(2):142-149.

9 Yetik-Anacak G,Catravas JD Nitric oxide and the endothelium:history and impact on cardiovascular disease[J].Vascul Pharmacol,2006,45(5):268-276.

# "脉络—血管系统"相关性探讨

吴以岭

河北省中西医结合医药研究院（石家庄,050035）

【摘要】 通过回顾中医文献分析了"脉"之概念迁移。"经络学说形成之前"脉"为"经"之概念,在《经络》中"脉"之概念具有双重含义:一是经络系统运行血液为主的通道,二是一个独立实体脏器——奇恒之腑。据此探讨了脉作为独立实体脏器必然具有的结构 功能及自身代谢特点,指出脉与血管、脉络与中小血管、微血管包括微循环在解剖结构上具有同一性。由此而提出"脉络——血管系统病"概念,并探讨以动脉硬化为病理特征 的缺血性血管病变的共性病理环节:络气郁滞/或虚气留滞与神经内分泌免疫调节功能异常的及血管内皮功能障碍 脉络瘀阻于动脉粥样硬化 脉络绌急于血管痉挛 脉络瘀塞与血管堵塞或闭塞 并论述相关治疗方药,有助于运用中医络病理论指导血管病变治疗研究,提高此类重大疾病的防治水平。

【关键词】 脉络;脉络—血管系统;同一性;共性病理环节

**The study of the correlation between collateral system and the vascular system** *WU Yi-ling . Medicine Academy of Integrated Traditional and Western Medicine of Hebei , Shijiazhuang 050035 , China*

【Abstract】 We have analyzed the immigration of the concept of "mai" by reviewing tradition Chinese medicine. "Mai" as the concept of "jing" before the formation of meridian doctrine, "mai" have two meanings in the book of *Internal Clasics* : First, it is the channels with the function of motivating blood. Second, it is an independent organ: extraliscera. So we say it is an independent organ with certain structure , function , and metabolism characteristics, it is pointed out that mai are indentical with vessels , jing mai are indentical with moderate-small vessels and capillaries including micro-circulation. so we propose the conception of "vessel collateral-vascular system disease", and regard the common pathological step of ischemic which patho-chracteristicar is AS: collateral-qi stasis and abnormal regulation function of NEI , vessel collateral stagnation and AS , vessel collateral rapid-irregular pulse and vasospasm , vessel collateral abstruction and blood vessels occlusion or blockage , and discuss correlated treatment prescriptions , contribute to the use of the Chinese medicine theory of collateral disease to guide vascular disease treatment , raise such a significant level of disease prevention and control.

【Key words】 Vessel collateral ; Vessel collateral-vascular system ; Identity ; Common pathological step

基于络病理论研究的"三维立体网络系统"[1],络脉分为运行经气的气络与运行血液的脉络。大量文献及研究资料表明,脉络与西医学血管系统具有高度相关性,就此进行深入探讨,有助于运用中医络病理论指导血管病变治疗研究,提高严重危害人类健康的此类重大疾病的防治水平。

## 1 中医"脉"之概念迁移

春秋战国时期中医学奠基之作《黄帝内经》的出现标志着中医学理论体系的系统建立,然在此之前漫长的历史发展过程中"脉"的概念也发生着迁移,正确理解这种演变过程对把握"脉"之概念内涵,探讨脉络与血管系统的相关性具有重要价值。

1.1 经络学说形成之前"脉"为"经"之概念 "脉"字作为医学概念最早见于长沙马王堆汉墓出土的帛书《足臂十一脉灸经》,书中简要而完整地论述了全身十一条脉在体表的循行路线、病候和灸疗方法。成书稍晚的另一部经脉学著作《阴阳十一脉灸经》对全身十一脉的循行及主病作了较大调整和补充,书中所载的肩脉、耳脉、齿脉等,是对脉感传路线所作的早期直观命名[2]。同见于马王堆汉墓的《脉法》所论及的"脉法"与《内经》以后历代诊断学中的诊脉法不同,是指通过灸法呈现脉的感传现象来提高治疗效果。综上所述,在经络学说形成之前,"脉"最初代表的含义主要是循经感传的走行路线[3],是经络学说中"经"的概念的雏形,在此后的

基金项目:国家重点基础研究发展计划(973 计划)项目(No.2005CB523301)

中医文献中仍可见到其影响,如经与脉相互交叉、互称并用,"奇经八脉"之称以及清代周学海"气脉"说等。

1.2 《内经》经络学说中"心脉血液循环系统"的重要组成部分　随着中医学理论的发展,医学术语的表达更为清晰。《内经》以"经络"代替了"十一脉"的概念,而"脉"代表经络系统的概念含义逐渐退化并向容纳血液的脉管转移。"经脉者,行血气而营阴阳"(《灵枢·本脏》),考求《内经》以"经脉"通称时往往涵盖运行气血的经络系统,而独言"经"时往往是指运行经气的相对独立之通路,是谓"经气环流系统";以"脉"单言时则主要表达的是容纳和运行血液的通道——脉管的概念[4],如《素问·脉要精微论》曰:"夫脉者,血之府也"。统计显示在《内经》中提到"经脉"的有83处,而单提"血脉"的有42处,已经占到了一半的比例。心是推动血液在脉管内运行的动力器官,所谓"心主身之血脉"(《素问·痿论》)。可见在《内经》中"经"、"脉"概念渐行分离,由心—脉—血构筑的"心脉血液循环系统"已初步成形,并成为经络学说的重要组成部分。

1.3 独立的实体脏器:脉——"奇恒之腑"　同时,《内经》还将"脉"视为一个独立的实体脏器——"奇恒之腑"。《素问·五脏别论》中记载:"脑、髓、骨、脉、胆、女子胞,……皆藏于阴而象于地,故藏而不泻,名曰奇恒之府",比例类推是分析《内经》文献的重要方法,可见脉与其他五个脏器一样皆为独立的实体脏器。需要指出的是这种认识来源于解剖学的进步,正如《灵枢·经水》载:"若夫八尺之士,皮肉在此,外可度量切循而得之,其死可解剖而视之,其藏之坚脆,府之大小,谷之多少,脉之长短,血之清浊,……皆有大数",古人不仅通过解剖见到"脉"之循行与长短,同时也看到血液鲜红与黑浊的不同,显然属于动、静脉血之别。

　　由上可见,《内经》中"脉"之概念具有双重含义:一是经络系统运行血液为主的通道;二是属于一个独立实体脏器。由于"脉"是一独立的实体脏器,必然具备自身的组织结构、生理功能及物质代谢特点,但因古文简奥,互文见义,需从《内经》"脉"之双重论述中才能对其得出更全面的认识。

## 2 "脉"之结构、功能与代谢

### 2.1 "脉"之结构

2.1.1 与心、肺相连:"心主身之血脉"(《素问·痿论》),心与脉管直接相连形成一个密闭循环的管道系统,全身的血液都在"脉"中运行,依赖于心脏有规律地搏动而输送到皮肤肌腠、脏腑官窍、四肢百骸,发挥其濡养的作用;"肺朝百脉"(《素问·经脉别论》),全身的血液都经过"脉"会聚于肺,通过肺的吐故纳新,吸清呼浊,完成体内外的气体交换,将血中的代谢废物排出,再将富含有清气(氧气)的血液回流至心脏,从而完成一个循环过程。前者与西医学之体循环、后者与肺循环基本相同,可见在春秋战国时期,中医对心肺—脉管—血液组成的血液循环系统已经有了清晰的认识。

2.1.2 动、静脉有别:《内经》已经观察到脉分为"动脉"和另外一种不同的脉管(据其描述应为西医学的静脉),并将搏动的血脉称为"动脉"。动脉者其形可动,"人一呼脉再动,一吸脉亦再动,呼吸定息脉五动"(《素问·平人气象论》);其动可触,"上部天,两额之动脉;上部地,两颊之动脉;上部人,耳前之动脉"(《素问·三部九候论》),可见《内经》时期已经通过观察和切循某些部位动脉的搏动频率和形态来诊断病变。同时《内经》还观察到两种脉中运行的血流速度及血液颜色存在不同,《灵枢·血络论》记载:"血出而射者,何也?血少黑而浊者,何也?……岐伯曰:血气俱盛而阴气多者,其血滑,刺之则射;阳气畜积,久留而不泻者,其血黑以浊,故不能射",血出而射是指动脉血,久留不泻颜色黑浊则是指静脉血而言。显然,这种对脉及血液的认识与西医学血管有动、静脉之分相同。

2.1.3 脉之分支——脉络的结构特点:脉的结构特点主要体现于从脉分支而出的各级脉络的空间结构特点,正如《灵枢·经脉》言:"经脉者,支而横者为络,络之别者为孙"。经脉是经络系统的主干部分,呈线状纵直循行人体;脉络具有如下空间结构特点:支横别出,逐层细分:脉络有大小粗细不同,具有明显的层次,如清代喻嘉言《医门法律·络脉论》中言:"十二经生十二络,十二络生一百八十系络,系络分支为一百八十缠络,缠络分支连系三万四千孙络,孙络之间有缠绊";络体细窄,网状分布:随着脉络不断分支,络体越来越细窄迂曲,呈现片状、面状、立体网状分布于全身;络分阴阳,循行表里:循行于皮肤和体表黏膜的脉络称为阳络,阳络参与皮部的组成,循行体内并布散于脏腑区域的脉络称为阴络,其成为五脏六腑结构与功能的有机组成部分。由上可见,脉络从脉逐层细分遍布全身的结构特点与西医学从大血管分支而出的中小血管、微血管及微循环的认识已基本一致。

### 2.2 "脉"之功能

2.2.1 运行血液:脉不仅是容纳血液的器官,同时控制血液在脉中正常运行是其主要功能。中医认为血液是流动在脉管中的具有营养作用的赤色液体,所谓"中焦受气取汁,变化而赤,是为血"(《灵枢·决气》),与今天对血液的认识已经吻合。心主身之血脉,血液在心气的推动下通过循行周身逐级细化的脉络系统输布于脏腑百骸,正如明代王纶在《明医杂著》中所言:"脉者,血之隧道也,血随气行,周流无停"。脉之空腔结构、与心肺相连、伴随心脏搏动而发生的自身舒缩运动为运行血液至周身提供了基础。

2.2.2 渗灌濡养:脉络的空间结构特点决定了在脉道中线性流注运行的血液进入脉络后,具有面性弥散、运行缓慢、末端连通、津血互换、双向流动、功能调节的运行时速特点[4],这对保障"血主濡之"(《难经·二十二难》)的生理功能具有重要作用。血液渗灌濡养脏腑百骸作用难以在十二经脉"首尾相贯,如环无端"的运行方式中实现,而是在逐层细分的脉络特别是其末端完成的,正如《灵枢·卫气失常》所言:"血气之输,输于诸络"。西医学同样认为血液是通过中、小血管进入微循环后才能灌注到机体脏腑组织而发挥生理作用。

2.2.3 营养代谢:络脉在进行渗灌濡养的同时,也完成了对人体组织及自身的营养代谢功能。血液由心脏泵出后由脉逐级注于脉络的末端孙络,孙络络体细小狭窄,血流缓慢,是维持人体营养代谢的最小功能单位,它一方面把血液中的营养物质及携带的清气(氧气)充溢灌注到脏腑四肢百骸,发挥濡润营养作用;另一方面也带走各脏腑组织代谢的废物,避免了有毒物质的蓄积,这与西医学关于人体组织在直径 0.01 mm 的血管分支处获取氧气及营养,排出代谢产物从而完成物质代谢的认识相一致,因此脉络的末端同时也是营养代谢的处所。

2.2.4 津血互换:遍布全身的脉络具有面性弥散、运行缓慢、末端连通等时速及循环状态特点,使脉络系统末端成为津血互换之处。津血同源而异流,津在脉外,血在脉内,津液入于脉内成为血液的组成部分,血液渗出脉外则成为津液,这种津血互换的过程是在络脉系统及其循环通路缠绊之间完成的。这与西医学认识到动脉系统与静脉系统在微循环处发生连接,组织液及淋巴液与血液通过微循环中的迂回通路、直捷通路或动、静脉短路流通基本相同。同时津血皆由脾胃水谷之精变化而来,中焦脾胃摄取饮食精微,变化而赤化生血液的过程也是在络脉末端完成的,正如《灵枢·痈疽》所言:"中焦出气如露,上注溪谷,而渗孙脉,津液和调,变化而赤为血。"

2.3 "脉"之代谢 像任何独立的实体组织器官一样,"脉"既然有其独特的组织结构与功能,也必然有其物质代谢才能维持其功能正常发挥。古代中医虽然没有明确提出"脉"的物质代谢,但"气为血之帅"即气的统摄和推动能保证血液在脉中正常运行的认识有助于我们深入探讨脉的代谢与调控机制,其中营气与西医学血管内皮功能之间的相关性尤其值得注意。营气与真气、宗气、卫气不同,具有气的功能但在脉管中与血液伴行,如《灵枢·邪客篇》云:"营气者,泌其津液,注之于脉,化以为血",同时营气"和调于五脏,洒陈于六腑"(《素问·痹论》),具有和调、洒陈、推动血液循脉运行、渗灌、濡养五脏六腑的功能。营气作为血液中具有独特气之作用的组成部分,与血管代谢特别是血管内皮功能的高度相关性值得重视。西医学认为血管内皮作为人体最大的内分泌器官不仅可以合成与分泌一氧化氮、内皮素为代表的血管活性物质来维持血管的正常舒缩功能,同时还可以分泌与凝血、纤溶有关的物质以保证血液的正常运行,还能摄取转换、灭活胺类、脂类、肽类等多种活性物质,进而精细地调节血管生理功能。血管内皮的分泌功能是近些年才被发现,春秋时期的医学家没有条件观察到这些微观物质的变化,但其提出"营气"来概括血管的代谢与调控机制,在今天看来仍然具有丰富的科学内涵。

同时中医"气为血之帅"的理论具有更广泛的内涵。"经气环流系统"中的气借助于经络之络(亦称气络)对脉络与血液正常生理功能的发挥起着重要作用。既往研究提出"气络-NEI 网络"的概念[5],指出中医之气涵盖了西医学的神经、内分泌、免疫调节功能,气络与 NEI 网络具有高度相关性和内在一致性。神经递质、神经肽、激素、细胞因子等信息分子及其受体不仅是 NEI 网络通用的生物学语言,同时也是气络在分子水平上的生物学基础。

## 3 "脉络—血管系统"的同一性

由上可见,《内经》完整的经络系统建立之后,"经"、"脉"概念渐行分离,"脉"已经由代表经络系统的概念向容纳血液的脉管转移。作为独立的实体脏器——"奇恒之腑"之一,其形态学特点中空有腔、与心肺相连、动静脉有别,生理学特点"藏精气而不泻",保持血液量和质的相对恒定,运动状态为伴随心脏搏动而发生舒缩运动,功能特点为运行血液至全身脏腑组织并发挥营养代谢作用,可见中医所说之"脉"与西医学之"血管"已基本一致。从脉分支而出遍布全身的"脉络",有大络、系络、缠络、孙络等不同层次,从经脉分出15别络,别络分出180系络,系络分出180缠络,缠络分为3.4万孙络,以数学方法计算,仅孙络就约165.34亿根(清代喻嘉言《医门法律·络脉论》)。西医学认为,从大血管依次分出中、小血管及微血管,人体全身约有400亿根毛细血管,中医的"孙络"与毛细血管在百亿级层面上已是非常接近,可见"脉络"作为"脉"这一组织器官的中下层组织结构,与西医学之中小血管、微血管,特别是微循环在解剖形态学上具有同一性。需要指出的是,"气为血之帅,血为气之母"的气血相关的中医理论特色赋予"脉"及"脉络"更丰富的科学内涵。

　　"脉络—血管系统"同一性的提出,有助于我们从中、西两种医学角度认识与研究血管病变防治,发挥中医整体、恒动、系统、辩证的思维特色,也可以利用西医先进的研究方法和技术手段,对"脉络—血管系统"病变的研究更加深入。在复杂系统及非线性科学迅速发展的今天,气血相关的络病理论特色使我们可以突破西医学还原论思维方式的束缚,能够从更广泛的视角探讨"气络—NEI网络"对"脉络—血管系统"的调控机制及影响,进一步阐明"脉络—血管系统"病变的生物学基础[5]。

## 4　"脉络—血管系统病"

　　依据"脉络—血管系统"同一性,提出"脉络—血管系统病"概念。由于广义的"脉络-血管系统病"涵盖了发生在动、静脉中的多种血管疾病,本文仅就动脉粥样硬化为病理特征的缺血性疾病加以探讨。"脉络—血管系统"作为络脉系统的有机组成部分,其发病也体现了络病发生发展演变规律,换言之,遍布全身的"脉络—血管系统病"有着共同的发病机制和病机演变规律,因其所处部位不同而分别表现为心、脑、周围血管等不同疾病,中医均称之为络病。络气郁滞引起的脉络自稳状态功能异常与血管内皮功能障碍具有内在一致性,均为"脉络—血管系统病"的始动因素并贯穿病变全过程,成为运用络病理论研究血管病变的切入点,由此演变的脉络瘀阻与动脉粥样硬化,脉络绌急与血管痉挛,脉络瘀塞与血管堵塞或闭塞成为"脉络—血管系统病"发生发展共性病理环节。

### 4.1　"脉络—血管系统病"共性病理环节

4.1.1　络气郁滞/或虚气留滞与神经内分泌免疫调节功能异常及血管内皮功能障碍:络气郁滞/或虚气留滞是指六淫外侵、七情过极、痰瘀阻滞或久病耗损引起的络气输布运行障碍,升降出入之气机失常。络气郁滞/或虚气留滞是络脉病变由功能性病变向器质性病变发展的早期阶段。络气包括脉络中与血伴行的气和运行于气络中的气。前者脉络气机郁滞/或虚气留滞导致其自适应、自调节、自稳态异常和西医学之血管内皮功能障碍相类似,而气络郁滞/或虚气留滞引起的脉络舒缩功能及血液运行障碍包括西医学更广泛的神经内分泌免疫调节功能异常对"脉络—血管系统"及血液运行障碍的影响。

4.1.2　脉络瘀阻与动脉粥样硬化:脉络瘀阻往往在络气郁滞/或虚气留滞久病不愈基础上发展而来,是由功能性病变发展为器质性损害的重要病理阶段。由于络气郁滞导致气机不畅、气化功能失常,或气虚运血无力导致气血津液输布障碍,津凝为痰,血滞为瘀,由此引起"脉络—血管系统"营养代谢异常,代谢产物蓄积而生毒,痰、瘀、毒阻滞损伤脉络,日久导致脉络瘀阻,所谓"久病入络"、"久痛入络"、"久瘀入络",其病理特征与西医学认识的动脉粥样硬化相一致。瘀阻脉络引起"脉络—血管系统"血运受阻,脏腑组织供血供氧不足,若心络瘀阻常见胸闷胸痛,脑络瘀阻则见头晕头痛,瘀阻肢体脉络则见麻木疼痛等。

4.1.3　脉络绌急与血管痉挛:脉络绌急是指感受外邪、情志过极、过劳等各种原因引起的脉络收引、挛缩、痉挛状态。脉络绌急可在脉络瘀阻的基础上发生,也可单独为患,脉络绌急则进一步加重脉络瘀阻,脉络瘀阻则更易引起脉络绌急。脉络绌急与现代医学之血管痉挛基本类似,心络绌急所致胸闷心痛突然发作与冠脉痉挛相类似,脑络绌急使脑部供血供气突然不通,与西医学之脑血管痉挛所致短暂性脑缺血发作相吻合,肢体脉络绌急可引起肢端青紫麻痛。

4.1.4　脉络瘀塞与血管堵塞或闭塞:脉络瘀塞是指由各种因素引起的脉络完全性阻绝或闭塞,由于脉络的主要生理功能为运行血液,脉络的完全性堵塞或闭塞导致络中血运阻绝不通,可引起所在区域脏腑组织急性缺血或慢性缺血的病理改变,脏腑肢体失于血之渗灌濡养而见各种临床疾病,如真心痛(急性心肌梗死)、中风(动脉硬化性脑梗死)及脱疽(动脉硬化闭塞症)等。

### 4.2　常见"脉络—血管系统病"

**4.2.1** 胸痹心痛与冠心病：心痛病位在心之脉络，不仅可由心之脉络瘀阻而引起，亦可因心之脉络绌急而造成。络气虚滞是形成心络病变的重要因素，络气虚滞，运血无力，心络瘀阻而致胸痹心痛，即冠心病心绞痛发作；络气虚滞，温煦无力，心络绌急亦可引起心痛卒然发作，心络绌急常在心络瘀阻的基础上发生，也可单独为患，心络绌急又可加重心络瘀阻。《灵枢·厥病》所载："真心痛，手足青至节，心痛甚，旦发夕死"，属于西医学的急性心肌梗死，目前多以介入或溶栓治疗使血运重建，再灌注损伤使缺血区微血管的结构与功能受损则属脉络瘀塞，并可引起络息成积导致心室重构、心脏扩大、心力衰竭、心律失常乃至猝死的发生。

**4.2.2** 中风与动脉硬化性脑梗死：《内经》"中风"病的论述包括了缺血性脑血管病，清代王清任更明确提出了中风属于"血管"的病变，其在《医林改错》中指出："元气既虚，必不能达于血管，血管无气，必停留而瘀。"缺血性脑血管病存在着脑络郁滞/或虚气留滞并进而引起脑络瘀阻、脑络绌急的病理变化，在此基础上发生的脑络瘀塞（急性脑梗死）意味着脑之脉络供血供气（天之清气即氧气）的阻断，由于脉络瘀塞不通津血互换障碍，组织液（津液）不能回流于脉络形成水湿之邪，停滞于局部造成水肿及颅内压升高；营养代谢活动障碍，局部组织代谢废物如兴奋性神经毒、毒性氧自由基等瘀积成毒而损伤脑之气络，临床可见中风仆倒，语言謇涩、运动障碍等。

**4.2.3** 脱疽与动脉硬化性闭塞症：脱疽病位在肢体脉络，络气虚滞，阳气虚乏，无以鼓动血液在脉络中运行，患肢失却温煦濡养而致肢冷，病久痰瘀互结，脉络瘀阻可见患肢麻木、疼痛、间歇性跛行，皮色苍白或紫绀；在此基础上形成脉络瘀塞，血运阻断，患肢失荣而致皮肤紫黑、疼痛剧烈、肌肉萎缩无力；或络瘀日久化热可见溃破腐烂、脓水恶臭甚或脱疽。

**4.3** "脉络—血管系统病"治疗 络脉为气血运行的通路，络病的各种病机变化其实质则为"不通"，故"络以通为用"的治疗原则[6]，同样适用于"脉络—血管系统病"。在这一原则指导下，近年我们研制出多种国家新药：治疗心脑血管病的通心络胶囊，应用络虚通补、化瘀通络、搜风通络和辛味通络等药物组方，不仅具有降脂抗凝、抑制血栓形成作用，而且能够显著改善血管内皮功能、抑制内膜增殖、稳定粥样硬化斑块、缓解血管痉挛，显著保护心肌梗死缺血再灌注晚期微血管完整性，明显缩小心肌梗死、脑梗死面积，对"脉络—血管系统病"多个病理环节进行有效干预；治疗心律失常的参松养心胶囊，针对心律失常气阴两虚为本，络虚不荣为基本病理环节，脉络瘀阻为重要因素的病机特点而组方，可明显阻滞钠、钙离子通道电流，减少室性早搏，改善心悸不安、气短乏力、失眠多梦等临床症状；治疗慢性心力衰竭的芪苈强心胶囊，组方针对络脉瘀阻日久、络息成疾的病机变化，既能强心、利尿、扩血管，改善血流动力学，缓解心衰症状，又能明显抑制肾素—血管紧张素—醛固酮系统，减少心室重塑，改善心力衰竭的生物学基础，显示出通络方药多环节、多途径、多方位的治疗优势。

**参考文献**

1 吴以岭.中医络病学说与三维立体网络系统[J].中医杂志,2003,44(6):407-409.
2 马继兴.马王堆出土的古医书[J].中华医史杂志,1980,10(1):41-46.
3 刘澄中.临床经络现象学[M].大连:大连出版社,1994.
4 吴以岭.络病学[M].北京:中国中医药出版社,2006.5.
5 吴以岭.气络-NEI网络相关性探析[J].中医杂志,2005,46(10):723-726.
6 吴以岭.络病治疗原则与通络药物[J].疑难病杂志,2005,4(4):213-215.

# 通络干预血管病变的整合调节机制——承制调平

吴以岭

河北省中西医结合医药研究院(石家庄,050035)

【摘要】　通过传统中医和复杂系统的非线性科学相结合,探讨中医学治疗的效应规律而提出"承制调平",从不同层次论述了生命运动自适应、自稳态平衡调控机制、病理损伤的代偿性自我调节与疾病治疗及治疗效应的整合调节机制,反映在通络干预血管病变的实验与临床研究中,呈现出趋向健康的目标动力特征—"系统效应"。

【关键词】　承制调平;整合调节;系统效应;通心络

The mechanism of integrate adjustment on Chinese medicine treatment—"Chengzhitiaoping"　WU Yi-ling . Medicine Academy of Integrated Traditional and Western Medicine of Hebei , Shijiazhuang　050035 , China

【Abstract】　Through the combination of the traditional Chinese medicine and the no-linear science of complex systemitic to approach the effective regularity of traditional Chinese medicine . To raise "Chengzhitiaoping"—main control mechanism of life motion self-adapation and homeostasis state and compensatory adjustment of pathological injury , curing disease and the effective mechanism of integrate adjustment , which reflect the research experiment and clinical in curing vascular disease by removing obstruction in luo , display the target dynamic characteristic of health tendency .

【Key words】　Chengzhitiaoping;Integrate adjustment;System effect;Tongxinluo

　　"承制调平"是基于中医阴阳五行学说对生命运动自适应、自稳态平衡调控机制、病理损伤的代偿性自我调节与疾病治疗及其治疗效应的高度概括。"承制"出自《素问·六微旨大论》:"亢则害,承乃制,制则生化,外列盛衰,害则败乱,生化大病"。本是运气学说的重要内容,用于阐明自然界五运六气变化过程中普遍存在的自稳调控机制,古代中医学将亢害承制用于阐述五脏功能系统生克制化的动态平衡机制。"调平"作为中医药治疗的高度概括,在祛除病理损伤因素的同时提高机体自适应、自调节、自修复能力,从而达到不同层次的"平"衡状态之效应目标。因此"承制调平"既反映了中医动态平衡的生命观,又是指导疾病治疗的总原则,"承"、"制"、"调"、"平"从不同层次上论述了中医学对生命运动的自稳态平衡调控机制、机体对病理损伤的代偿性调节、对疾病治疗的高度概括及效应目标的认识,对探讨复方通络药物治疗血管病变的效应规律均具有重要的指导意义。

　　**承**　是机体存在多系统之间与系统内不同层次之间相互促进、相互制约的自稳平衡调控机制。古代先贤认识到天地万物存在着相生相克和谐共存的运动规律,并用五行生克制化来说明这种调节机制。金元刘完素认为"承"是维持五脏动态平衡的生理功能,所谓:"五行之平时,可以言承不可言制。"元代医家王履进一步论述:"承,犹随也,有防之之义存焉……其不亢,则随之而已,故虽承而不见,"突出说明当生命某一系统功能发生发展过程中伴随着制约拮抗机制而不至亢而为害,它是蕴含于生命运动过程中正常的自稳调控机制,当受到内外因素干扰未超出自身调节阈限时,机体便能触发、启动自身调控机制,通过多级的控制和反馈,自主的承接顺应借以维持机体的动态平衡。

　　**制**　是病理状态下机体自我代偿性调节机制,产生各类保护性因子抑制损伤因子,是复杂系统自适应、自调节、自修复能力在病理状态下的代偿性反应。元代医家王履提出"有制之常,与无制之变",有制之常作为人体生理调节机制应属于"承"的范畴,而当机体内部以及机体与外界环境之间的平衡制约机制被打破,导致系统之间或系统内不同层次失衡状态超出正常承接调节能力时,则会"亢而为害"。病理状态下机体通过激发自适应、自调节、自修复能力减轻病理损伤,重新恢复机体的自稳态平衡,显示出机体作为复杂系统趋向

基金项目:国家重点基础研究发展计划(973 计划)资助项目(No.2005CB523301)

健康的目标动力特征。

**调** 是中医治疗学的最高境界,通过触发调动人体自主愈病能力,在祛除病理损伤的同时恢复机体抗病修复能力,从而恢复机体健康平衡状态。中医学把邪、正矛盾及脏腑系统失调病变高度概括为阴、阳平衡失调所致,反映了疾病过程中损伤与修复的失衡状态。《素问·至真要大论》说:"谨察阴阳所在而调之,以平为期",在这种指导思想下确立"正治"、"反治"及"寒者热之,热者寒之,实者泻之,虚者补之"的治则,制定治法方药。可见"调"的内涵包括了祛除病邪亦即病理损伤因素,同时扶助正气亦即恢复人体抗病修复能力,重新恢复生命运动的平衡状态。"调"之内涵还应包括协调、调和之意,通过调和疾病状态下脏腑功能的紊乱状态,重建机体内多系统及系统内不同层次间的和谐有序状态。以人为本的中医学将人作为治疗的主体,一切治疗手段都以调动人体自愈能力的发挥为目的,中医治疗的立效关键即在于此,故有"施治于外,则神应于中"(明代张景岳《类经·论治类》)的认识。元代王履《医经溯洄集》说:"苟亢而不能自制,则汤液、针石、导引之法以为助",正是强调了疾病状态下采取的包括中药汤剂、针刺、石砭、导引气机等各种治疗措施,其根本目的是激发人体自适应、自调节、自修复能力。《现代医学概论》说:"治疗学的第一原则是自然痊愈力的利用",这与中医学"调"之治疗观不谋而合。

**平** 是中医治疗学的终极效应目标,通过疾病状态下"制"之机体自我代偿性调节或"调"之积极治疗干预,调动机体的正负反馈自稳机制,提高机体自适应、自调节、自修复能力以重建自稳平衡健康态。生命运动平衡的打破意味着健康状态的失常,或阴阳处于较低水平的平衡则呈现为亚健康状态;或阴阳平衡状态的破坏,脏腑功能系统的失调,病理损伤因素上升,自稳修复能力下降,则代表着机体自稳调节功能的破坏导致疾病的产生。《素问·至真要大论》曰:"谨察阴阳所在而调之,以平为期",又说:"必先五胜,疏其血气,令其调达,而致和平。"前者强调通过调整阴阳偏盛偏衰的病理变化而达到"阴平阳秘"正常生理状况,后者则指出协调五脏功能系统相互关系,疏畅血气运行而致和调平衡,均强调了机体内环境的稳定与多系统的动态平衡是"调"之治疗干预的效应目标。

"承制调平"虽源于传统中医学的阴阳五行学说,却与当前复杂性科学、非线性科学和系统生物学等前沿学科的思维相吻合。当前生命、信息、数理等多学科交叉渗透的大学科背景下,医学、生命科学的发展不断呈现出新的动向并发生深刻变化,当世界医学界发现应用还原分析方法把复杂生命现象分解成简单的物理化学运动未能解释生命与疾病的规律时,向整体回归,应用非线性科学、复杂系统及系统生物学的方法对生命体进行阐释和解读成为 21 世纪生命科学的核心驱动力,将这些新兴学科的思维与传统中医学相融合,不难发现前者整体性、动态性、交叉性、模型化等原则与后者所体现的整体、系统、辩证、恒动的理论特色和思维方法不谋而合,实现了由"序列→结构→功能"的线性生物医学方法向"相互作用→网络→功能"研究模式的转变。人体作为整体存在的复杂开放巨系统,通过"承"这一自适应自稳态平衡调控机制,疾病状态下"制"之代偿性自我调节机制,或给予"调"的积极治疗干预,提高机体自适应、自调节、自修复能力,重新恢复各系统间的自稳调控机制,减少病理损伤并提升自愈修复能力,以达到"平"之动态平衡的效应目标。

提出"承制调平"对把握络病病机变化并指导通络治疗"脉络 - 血管系统病"具有重要价值。众所周知,气血、经络、脏腑共同形成中医学术体系理论核心,运行于经络中的气血在络脉中实现其生理功能,络脉循行于脏腑形成该脏腑结构的有机组成部分,通过末端连通进行经气弥散、津血互换和营养代谢,保持络脉系统和脏腑组织平衡协调的内稳状态,是生命运动自稳调控机制的枢纽和通路。紧紧抓住这一维持生命运动平衡与内环境稳定的枢纽,就可能为通络治疗血管病变启迪新的思路。

广义络脉分为气络与脉络,气络运行经气,发挥温煦充养、防御卫护、信息传达、调节控制作用,脉络运行血液,发挥渗灌濡养、供血供气、津血互换、营养代谢作用。"气为血之帅,血为气之母",气血可分不可离的高度相关性决定了气络与脉络两大网络系统之间的密切关系;脏腑功能的发挥有赖于循行在该区域的气络和脉络敷布气血,并通过络脉形成与其他脏腑和外界的联系,由此形成"气络 - 脉络 - 脏腑"三大网络系统之间相互作用、相互依存、相互影响的密切关系。深入探讨三大复杂网络系统有助于将中医宏观整体辩证思维与现代微观研究有机融合,实现对生命现象和疾病发生发展规律更系统、更深刻、更全面的认识,从宏观与微观不同层次揭示疾病演变规律,并逐步阐明通络治疗整合调节作用的科学内涵。在继往络病理论研究中,提出"脉络 - 血管系统病"假说[1]:络气郁滞(或虚滞)引起"脉络 - 血管系统"自适应、自调节、自修复功能失常为其发病始动因素并贯穿病变全过程,与西医神经内分泌免疫功能失调及血管内皮功能障碍相似,成为研究的切入点,由此产生的脉络瘀阻与动脉粥样硬化、脉络绌急与血管痉挛、脉络瘀塞与血管堵塞或闭塞成为其共性病理环节,而遍布全身的"脉络－血管系统",因其所处部位不同而分别表现为缺血脏腑如心、脑等不同疾病,均可归于络病范畴。

基于"承制调平"的整合调节机制,确立"络以通为用"治疗原则,将维持"脉络－血管系统"血运通畅、渗灌濡养心、脑等重要脏腑组织作为终极效应目标,选用不同功能通络药物,围绕心脑血管病变络气虚滞、脉络绌急、脉络瘀阻基本病机,组成通络复方－络病理论代表方药通心络。复方通络药物构成不同成分、药味组成的复杂方药系统,通过干预"气络－脉络－脏腑"三大复杂网络系统,促使"脉络－血管系统病"显示出符合复杂系统规律的特征性改变,趋向健康的目标动力特征－"系统效应":通过机体不同系统之间、系统内子系统、系统要素之间的非线性相互作用,体现出系统涌现、系统放大、系统整合的整合效应,提高机体自适应、自调节、自修复能力,重新恢复自稳调控平衡状态。综合分析各类期刊发表的500余篇通心络基础与临床研究论文[2],海量数据隐友难以用还原论线性思维解释的效应规律,似乎就蕴含在以整体、系统、辨证、恒动为特色的中医"承制调平"效应中。其广泛的药效作用涉及到血液、血管与心、脑等主要缺血病变脏腑组织保护;就血管病变而言,可明显改善血管内皮功能障碍、抑制和稳定动脉粥样硬化斑块、解除血管痉挛并保护高血压、高血脂、高血糖、压力等高危因素引起的血管损伤;在改善血管病变的同时,调整全身神经内分泌免疫调节网络功能。实验研究从整体动物、器官、组织、细胞及分子水平不同层次展开,临床研究则搜集了临床症状改善及治疗前后的理化检查变化,从不同角度、不同层次、不同途径、应用不同方法与不同对照药物进行的广泛深入研究取得了相似的显著效果。

**自适应**　是生物体随外界环境变化而改变自身结构和功能特性的能力,是生命体生存、繁殖、进化的最基本特征之一,通络药物干预通过提高机体对缺血缺氧等损伤因素的自适应能力,以保护其结构和功能的完整性。例如:实验证实预先给予大鼠全脑－局灶脑缺血耐受模型通心络干预后,进行大鼠大脑中动脉栓塞术,结果显示通心络预先干预组表达于缺血半暗带神经细胞的 Bcl-2、Bax 蛋白、脑源性神经营养因子(BDNF)及胶质原纤维酸性蛋白(GFAP)显著高于单纯预缺血模型组,并可有效的降低大鼠神经行为学评分,减少脑梗死面积,提示通心络可能通过保护缺血半暗带神经细胞,促进星形胶质细胞的活化等途径激发机体内源性适应性保护机制,增强脑缺血的耐受,为急性脑梗二级预防性治疗开辟新途径[3]。进一步在离体细胞水平观察经通心络预先孵育 6 h 后的 EC 置于缺氧环境培养 4 h,发现通心络预干预组 EC 形态与缺氧组相比明显好转,损伤细胞数量显著减少;MTT 法测定 EC 存活率明显升高,且呈明显的量效关系。另有研究表明通心络可明显抑制缺氧引起的 EC 反映细胞凋亡一系列酶促反应酶中关键酶-Caspase-3 的活性,从而减少缺氧诱导的 EC 凋亡[4]。

**自调节**　生命机体是结构、功能、代谢统一的复杂巨系统,不断进行着物质能量转换和信息交换。在各种致病因素影响系统偏离正常时,通络药物干预调动机体自身的调控和代谢功能,通过自调节、双向调节等自组织调节以恢复生命运动的自稳态。例如:通心络在血管内皮保护方面可明显抑制血管损伤因子内皮素释放,同时促进血管保护因子一氧化氮生成和释放[5];在降低低密度脂蛋白的同时,升高高密度脂蛋白[6];其抗氧化应激作用既可升高超氧化物歧化酶的活性,又降低丙二醛的水平[7],均显示出对保护与损伤因子的调节。通心络可通过降低血管内皮生长因子(VEGF)在动脉粥样硬化斑块中的表达,从而抑制了血管新生,发挥稳定斑块、延缓动脉粥样硬化进程的作用[8];同时可明显刺激大脑中动脉栓塞大鼠缺血脑组织 VEGF 的表达,促进缺血区微血管新生[9],显示出对同一因子在不同病理状态下的双向调节作用。通心络可明显保护急性心梗(AMI)再灌注时内皮细胞(EC)功能,显著降低循环内皮细胞计数及心肌灶性出血发生率[10],保护 EC 紧密连接的致密性防止炎性浸润并抑制黏附分子的表达[7],保护缺血区微血管结构与功能完整性减少无再流,同时减轻缺血再灌注诱导的心肌细胞凋亡[11]、抑制过氧化反应[7]、明显抑制肾素-血管紧张素-醛固酮系统激活[12],明显缩小心梗面积并抑制心肌重构,显示出在急性心梗缺血再灌注损伤时从微血管到缺血心肌保护的自组织调节效应。对 112 例急性心梗患者介入后随机分为西药加通心络和单纯西药组,治疗组室壁运动异常节段恢复率为 70.0%,明显高于西药组 51.7%,也高于 Elhendy 等报道的 52.0%,恢复时间明显提前[13],同时预防 PCI 术后再狭窄[14],并改善长期预后[15]。

**自修复** 人体作为复杂巨系统,具有自我整改、自我更新、自我维生的能力,通络药物干预血管病变,提高机体自我修复能力,减轻病理损伤,恢复"脉络-血管系统"及脏腑组织结构与功能。例如:实验证实通心络可显著提高外周血 EPCs 增殖、迁移和粘附能力,且在一定浓度范围内呈现时效和量效关系[16]。对脑缺血后神经的修复研究证实通心络可显著促进 MCAO 大鼠的神经干细胞增殖、分化的能力,从而修复由于局部脑组织缺血引发的神经损伤[17],深入研究显示其机制可能与通心络升高血清雌激素、血浆 NO 水平有关[18,19]。

通心络可显著升高 MCAO 模型大鼠局部缺血半暗带区决定神经元发育和再塑的生长相关因子-43(GAP-43)的免疫活性及影响突触可塑性的突触素(Syp)的表达,证实通心络对局灶脑缺血康复期神经元突起再生、突触再建等机能联系的可塑性变化具有影响,对大鼠脑缺血后自然恢复及突触代偿有促进作用[20]。

对 1997~2006 年国内生物医学期刊与国外医学文摘数据库发表的 112 篇总计 11298 例心血管病患者(通心络组 5929 例,其他药物组 5369 例)临床对照研究文献 Meta 分析结果具有统计学意义:通心络使心血管病治疗无效风险比对照组降低 62%,改善心血管功能疗效优于其他常用药物。对通心络治疗脑血管病 40 篇文献进行 Meta 分析表明,通心络治疗组可使脑血管治疗无效风险比常规药物对照组降低 71.2%,对急性脑梗死患者,治疗组的 SNSS 积分比对照组低 1.316 倍标准差,具有促进神经功能恢复作用[21],证实了通络干预血管病变的整合调节机制—"承制调平"的科学内涵和临床价值。

### 参考文献

1 吴以岭."脉络-血管系统"相关性探讨[J].中医杂志,2007,48(1):5-8.
2 吴以岭.络病理论科学求证[M].北京:科学出版社,2007:67-1496.
3 罗祖明,罗方.阿司匹林与通心络联合应用增进大鼠脑缺血耐受作用的研究//吴以岭.络病学基础与临床研究[M].北京:中国科学技术出版社,2005:135-136.
4 曾和松,刘正湘,马业新,等.通心络抑制缺氧诱导的血管内皮细胞凋亡及机制研究[J].中国实验方剂学杂志,2004,10(3):27-30.
5 文洪林,尚菊菊,刘红旭,等.通心络对垂体后叶素诱发大鼠急性心肌缺血影响的血清学研究[J].北京中医药大学学报,2006,13(2):5-6.
6 张清德,魏宗德.通心络胶囊对冠心病患者血脂及内皮素的影响[J].中国心血管杂志,2006,11(1):20-23.
7 段炼,杨跃进,赵京林,等.通心络对猪急性心肌梗死再灌注后氧化应激损伤的影响//吴以岭.络病学基础与临床研究[M].北京:中国科学技术出版社,2006:177-183.184-190.
8 张路,吴宗贵,廖德宁,等.通心络对实验性家兔主动脉粥样斑块内血管内皮生长因子表达的影响[J].中国动脉粥样硬化杂志,2004,12(2):177-182.
9 石正洪,董为伟.通心络促脑缺血后毛细血管新生的实验研究//吴以岭.络病学[M].北京:中国科学技术出版社,2004:1 072-1 074.
10 杨跃进,张健,吴永健,等.通心络、卡维地络、缬沙坦对兔急性心肌梗死晚期再灌注微血管内皮功能及完整性保护作用的对比[J].中国病理生理杂志,2006,22(7):1 366-1 369.
11 李松,丁家望,杨俊,等.通心络胶囊减轻再灌注诱导的家兔心肌细胞凋亡效应的研究[J].中西医结合心脑血管病杂志,2005,3(9):782-784.
12 陈伟,顾人樾.心梗后心室重构大鼠肾素-血管紧张素-醛固酮系统的改变及通心络的干预作用[G].第二届中日韩血瘀证及活血化瘀研究学术大会论文集.2003.134-135.
13 尤士杰,杨跃进,陈可冀,等.通心络对急性心肌梗死患者再灌注后心肌和微血管的保护性研究[J].中华心血管病杂志,2005,33(5):433-437.
14 姚福海,刘宁,葛光岩.通心络胶囊干预冠心病患者 PCI 术后再狭窄的临床研究[J].疑难病杂志,2006,5(3):191-192.
15 高传玉,杨蕾,张静,等.通心络胶囊对 PCI 患者长期预后的影响[J].河北医药,2007,29(5):388-389.
16 梁小卫,孙承波,王华,等.通心络促进人体外周血内皮祖细胞增殖的实验研究//吴以岭.络病学基础与临床研究[M].北京:中国科学技术出版社,2006:191-194.195-198.
17 卢昌均,陆兵勋,王立新,等.大鼠脑缺血再灌注损伤后神经干细胞的增殖分化以及通心络的干预效果[J].中国临床康复,2006,10(5):16-18.
18 卢昌均,陆兵勋,王立新,等.大鼠脑缺血再灌注损伤后神经干细胞增殖分化和雌二醇变化及通心络对其影响[J].四川中医,2006,24(3):27-29.
19 卢昌均,陆兵勋,王立新,等.大鼠脑缺血再灌注损伤后神经干细胞增殖分化和一氧化氮变化及通心络对其的影响[J].时珍国医国药,2006,17(3):305-306.
20 梅元武,刘传玉,张小乔.通心络胶囊对局灶性脑缺血大鼠半暗区 GAP-43 和突触素表达的影响.吴以岭//络病学基础与临床研究[M].北京:中国科学技术出版社,2005:119-121.
21 何穗智,吴伟康,邓卓燊,等.通心络胶囊治疗心血管病的系统评价//吴以岭.络病学基础与临床研究[M].北京:中国科学技术出版社,2006:273-276.277-281.

# Protective effects of a compound herbal extract ( *Tongxin luo* ) on free fatty acid induced endothelial injury: Implications of antioxidant system

Lin ZHANG[1]　　Xing-Li WANG[1]　　Yi-ling WU[*2]　　Zhen-hua JIA[2]　　Yun ZHANFG[3]　　Hu-Ying SHEN[*1]

1. Michael E. DeBakey Department of Surgery, Baylor College of Medicine, Texas Heart Institute, Houston, Texas, USA.
2. Research Institute of Integrated Traditional Chinese Medicine and Western Medicine of Hebei, Hebei, PR China
3. Key Laboratory of Cardiovascular Remodeling and Function Research, Chinese Ministry of Education and Chinese Ministry of Health, Shandong University Qilu Hospital; Jinan, PR China

E-mail: Lin Zhang-linz @ bcm. edu; Yiling WU * -jiatcm @ 163. com; Zhenhua Jia-jiatcm @ 163. com; Yun Zhang-yun zhang@sdu.edu.cn; HuYing Shen * -hyshen@bcm.edu; Xing Li Wang * -xlwang@bcm.edu

Corresponding authors

【Abstract】　Background Tong-Xin-Luo (TXL)— a mixture of herbal extracts, has been used in Chinese medicine with established therapeutic efficacy in patients with coronary artery disease. **Methods**　We investigated the protective role of TXL extracts on endothelial cells injured by a known risk factor-palmitic acid (PA), which is elevated in metabolic syndrome and asociated with cardiovascular complications. Human aortic endothelial cells (HAECs) were preconditioned with TXL extracts before exposed to PA for 24 hours. **Results**　We found that PA (0.5 mM) exposure induced 73% apoptosis in endothelial cells. However, when HAECs were preconditioned with ethanol extracted TXL (100 μg/ ml), PA induced only 7% of the endothelial cells into apoptosis. Using antibody-based protein microarray, we found that TXL attenuated PA-induced activation of p38-MAPK stress pathway. To investigate the mechanisms involved in TXL's protective effects, we found that TXL reduced PA – induced intracellular oxidative stress. Through AMPK pathway, TXL restored the intracellular antioxidant system, which was depressed by the PA treatment, with an increased expression of thioredoxin and a decreased expression of the thioredoxin interacting protein. **Conclusion**　In summary, our study demonstrates that TXL protects endothelial cells from PA – induced injury. This protection is likely mediated by boosting intracellular antioxidant capacity through AMPK pathway, which may account for the therapeutic efficacy in TXL-mediated cardiovascular protection.

## 1　Background

　　Coronary artery disease (CAD), as a multifactorial disease, is the consequence of interactions between modern lifestyle and susceptible genes. Although significant progress has been made in the development of preventive and therapeutic strategies in managing CAD, the CAD prevalence appears to have reached the plateau and remains the major cause of mortality and morbidity in most developed and developing nations. Advent of statin class drugs-HMG-CoA reductase inhibitor, has made cholesterol reduction readily achievable. However, hypercholesterolemia explains less than 50% of CAD risk. Other risk factors including cigarette smoking, metabolic syndrome and arterial wall specific risks explain a large proportion of the unexplained pathologies.

　　Among established risk factors for CAD, metabolic syndrome is one of the modern day epidemics and is characterized by increased levels of circulating nonesterified free fatty acids (FFAs). FFAs provide an important energy source as well as acting as signaling molecules in various cellular processes. However, a chronic elevation of FFAs as seen in metabolic syndrome is strongly associated with cardiovascular complications[1,2]. Although FFAs inducedmetabolic insulin resistance and sustain hyperglycemia may be a mechanism, excessive FFAs may also have direct effects on vascular funct-

　　This project was supported by AHA 0565134Y and 0730190N; NBR 973 Program of China, No. 2005CB523301, and ICST, NO.
2006DFB32460

ions[3] . A significant relationship between FFA levels and baseline systolic and diastolic blood pressure has been reported[4] ; and inappropriate elevation of plasma FFAs is associated with impaired endothelium-dependent vasodilation in both healthy and insulin resistant human subjects and animals[5,6] . Elevation of FFAs also induces inflammation in healthy subjects[7~9] and in endothelial cells[10,11] . Additionally, high FFA levels are significantly associated with stroke[12] , myocardial infarction[12] and sudden death[13] . Thus, FFAs may play a proximal pathophysiological role and serves as a potentially causative link between obesity, type 2 diabetes and cardiovascular diseases[14~18] . Among FFAs, palmitic acid (PA) is a saturated fatty acid and appears to promote endothelial apoptosis, thereby increases the risk of vascular diseases[10,19,20] . Apoptosis is a universal biological phenomenon regulating cell proliferation, differentiation and specialization[21,22] . Dysregulated apoptotic processes, either genetically programmed or environmentally triggered, can result in a range of abnormalities in every body system. Excessive endothelial apoptosis is generally regarded as atherogenic and thrombogenic[23~26] .

Despite the significant progress in the understanding of endothelial dysfunction and vascular disease, no pharmacologically active agent has been developed to therapeutically modulate this connection. Currently employed pharmaceutical development strategies appear to be stagnant in discovering new drug with efficacy as powerful as the statins. On the other hand, traditional medicine has been practiced for hundreds and thousands of years in some communities, such as American Indians or Chinese. One of the major therapeutic modalities is herbal medicine with different mixing formulas in treating various clinical conditions. With availability of modern technologies, preparation of the herbal medicine has also evolved and some herbal compound extracts being developed and used clinically with success. Among many of the compound herbal extracts, Tong-Xin-Luo (TXL) was developed 2 decades ago for the treatment of CAD (registered in State Food and Drug Administration of China) . TXL is a mixture of herbal extracts and has been successfully used in thousands of patients with chronic CAD in reducing the occurrence of acute coronary events or sudden death. TXL was extracted, concentrated and freeze-dried from a mixture of ginseng, red peony root, borneol and spine date seed. One therapeutic course is normally prescribed as 2-4 capsules 3 times daily for 4 weeks. Clinical trials have shown that standard medical treatment complemented with TXL is more effective than standard therapy alone in reducing infarct size, recovery time and improvement in ventricular function in patients with acute coronary syndrome[27,28] . The beneficial effects are further demonstrated in animal models[28] .

In this study, we investigated molecular targets that may be responsible for TXL mediated endothelial protection. It is of note that TXL as compound extracts contain multiple active components that may be responsible for the observed therapeutic effects. Our strategy is to use the extracts that have proven clinical benefits to identify molecular targets that are influenced by the TXL. We challenged the TXL-preconditioned endothelial cells with PA and explored the molecular changes in these endothelial cells. We found that TXL protected PA-induced endothelial damage by initiating AMPK – mediated activation of thioredoxin (Trx) antioxidant system.

## 2　Methods

2.1　Preparation of Fatty Acid-Albumin Complexes, TXL and Endothelial Treatment　　Saturated PA was used in this study. Lipid-containing media were prepared by conjugation of PA with bovine serum albumin (BSA) using a modification of the method described previously[29] . Briefly, PA was first dissolved in ethanol at 200 mM, and then combined with 10% FFA-free low endotoxin BSA to final concentrations of 1-5 mM. The pH of the solution was adjusted to approximately 7.5, and the stock solution was filter-sterilized and stored at −20°C until use. Control solution containing ethanol and BSA was prepared similarly. Working solutions were prepared fresh by diluting stock solution (1:10) in 2% FCS-EBM (fetal calf serum-endothelial cell basic medium) .

In order to investigate the protective effects by the TXL, we dissolved the TXL in three different types of solvents including phosphate buffered saline (PBS), dimethyl sulfoxide (DMSO) and ethanol. We prepared TXL solution by mixing 100 mg TXL in 10 ml PBS or DMSO or ethanol as a stock solution (10 mg/ml) . After the vortex mix, the solution was then filtered through a 0.2 micron filter, which was then aliquoted and stored at −20°C before use.

　　Primary human aortic endothelial cells (HAECs) (Cell Applications, San Diego, CA) were cultured in endothelial cell growth medium-2 (EGM-2) medium (Cambrex, East Rutherford, NJ) containing EBM, hydrocortisone, FGF-B, VEGF, IGF-1, EGF, ascorbic acid, GA-1000, heparin, and 2% FBS in 5% $CO_2$ at 37°C. Cells cultured up to five passages were first grown to 90% confluence before exposed to PA (0 ~ 0.5 mM) or TXL (10 ~ 100 $\mu$g/ml) for 24 hours. In order to test the TXL-mediated endothelial protection, we first preconditioned the HAECs with TXL for 30 min before they were exposed to PA for additional 24 hours. These cells were then tested for apoptosis or subjected to protein extraction for Western blot.

2.2　siRNA-induced Gene Silencing　Silencing gene expression was achieved using the siRNA technique. AMPK siRNA was purchased from Ambion (Austin, Texas). Transfection of HAECs with siRNAs was carried out using LipofectAMINE? 2000 (Invitrogen, Carlsbad, California), according to the manufacturer's instruction. Transfected cells were then treated with PA or TXL at the designated concentrations for the time periods indicated in the text.

2.3　Detection of Apoptosis　We used terminal deoxynucleotidyltrasnferase-mediated dUTP nick-end labeling (TUNEL) assay to measure the endothelial apoptosis. The TUNEL was performed using the in situ cell detection kit following the manufacturer's instructions (BD Biosciences). In brief, after designated treatments, HAECs grown on gelatin-coated coverslips were washed twice by PBS, and fixed by 4% paraformaldehyde solution in PBS for 15 min at room temperature. Coverslips were then washed with PBS and permeabilized in 0.2% Triton X-100/PBS for 10 min. Each coverslip was added 50 $\mu$l of the TUNEL reaction mixture and incubated in a dark humidified chamber for 1 h at 37°C. The reaction was terminated by adding 2 #215; SSC and incubated at room temperature for 15 min. The DNA dye DAPI (4'6' Diamidino-2-phenylindole dihydrochloride) was used to label the nuclei at the concentration 0.1 $\mu$g/ml for 30 min. The slides were examined with a Leica DMLS Epifluoresence microscope (200 × magnification). The data were analyzed with the Image-Pro Plus V4.5 software (Media Cybernetics, Inc).

2.4　Detection of Intracellular ROS Levels　Intracellular ROS level was determined using the oxidantsensitive fluorogenic probe CM-$H_2$DCFDA (5-(and-6)-chloromethyl-2',7'-dichlorodihydrofluorescein diacetate, acetyl ester) from Invitrogen, Carlsbad, California. HAECs were treated with FFAs for 24 hours with or without TXL preconditioning and washed with PBS. Treated cells were incubated with 5 $\mu$M DCFH-DA in serum free medium for 30 minutes at 37°C. Fluorescence was detected by a fluorescent microscope, and its intensity in individual cells was analyzed.

2.5　Western Blot　Treated cells were collected and lysed as described previously[30]. Protein samples (15 $\mu$g per lane) were subjected to SDS-polyacrylamide gel ectrophoresis and transferred to PVDF membranes. The membranes were blocked, treated with primary antibody, washed, and then incubated with the secondary horseradish peroxidase-labeled antibody. Bands were visualized with Enhanced Chemiluminescence (Amersham Biosciences, Piscataway, NJ). The data shown were representative of three experiments. Trx, thioredoxin interacting protein (Txnip) and AMPK antibodies were purchased from Cell Signaling (Beverly, MA).

2.6　Antibody-based Protein Microarray　In the analysis of protein microarray, we compared protein profiles in HAECs treated with TXL/PA to PA alone; HAECs treated with PA alone to culture medium control; HAECs treated with TXL/PA to 1% ethanol (as the vehicle amount used in the TXL treatment); HAECs treated with 1% ethanol to culture medium blank control. Crude cell/tissue lysates were prepared in the lysis buffer (20 mM MOPS, 60 mM β-glycerophosphate, 5 mM EDTA, 2 mM EGTA, 1 mM $Na_3VO_4$, 30 mM NaF, 0.5% Nonidet P-40, and 1 mM DTT, supplemented with 1 mM PMSF, 10 $\mu$M leupeptin, 4 $\mu$g/ml aprotinin and 5 $\mu$M pepstatin A) as stipulated by Kinexus (Kinexus Bioinformatics Corporation, Vancouver, British Columbia, Canada). Fifty micrograms of protein lysate were labeled with a fluorescent dye at a concentration of 2 mg/ml, and unincorporated dye molecules were removed by ultrafiltration. Purified labeled proteins from the control and its correspondingly treated sample were incubated simultaneously on a Kinex TM antibody microarray side by side (Kinexus). Each Kinex antibody microarray has 2 identical fields of ntibody grids containing 608 antibodies each that target various cell signaling proteins (Additional file 1). After probing, arrays were scanned using a ScanArray scanner (Perkin Elmer, Wellesley, USA) with a resolution of 10 $\mu$m, and the resulting images were quantified using ImaGene (BioDiscovery, El Segundo, CA). We regarded proteins with differences of 2.0-fold or more as significant.

## 3 Results

**3.1 TXL – -Mediated Protection against PA – Induced Endothelial Apoptosis** Dysregulated endothelial apoptosis plays an important role in endothelial dysfunction, vascular inflammation, pathological thrombus formation and therosclerosis. We therefore examined whether TXL had any protective effect on endothelial apoptosis which was detected by the TUNEL assay. As shown in Figure 1, PA induced apoptosis in a dose dependent manner; PA treatment (0.5 mM) resulted in nearly 70% cell death. However, in HAECs preconditioned with 100 μg/ml of TXL, PA exposure (0.5 mM) resulted in only 7% apoptosis. These findings indicate that the ethanol extracted TXL had a clear anti-apoptoticeffect on PA-induced endothelial apoptosis. Ethanol alone had minimal protection (Fig.1A, see illustration page 1). The PBS extracted TXL had no protection on PA-induced ndothelial apoppathological thrombus formation and atherosclerosis. We therefore examined whether TXL had any protective effect on endothelial apoptosis which was detected by the TUNEL assay. As shown in Figure 1, PA induced apoptosis in a dose dependent manner; PA treatment (0.5 mM) resulted in nearly 70% cell death. However, in HAECs preconditioned with 100 μg/ml of TXL, PA exposure (0.5 mM) resulted in only 7% apoptosis. These findings indicate that the ethanol extracted TXL had a clear anti-apoptotic effect on PA-induced endothelial apoptosis. Ethanol alone had minimal protection (Fig.1A, see illustration page 1). The PBS extracted TXL had no protection on PA-induced endothelial apoptosis (data not shown). While DMSO-extracted TXL also showed the protective effects, the protection demonstrated in cells treated with DMSO alone accounted for most of the protection (data not shown). Therefore, we carried out rest of the studies using ethanol extracted TXL.

In the process of investigating the mechanisms of TXL mediated protection on PA-induced endothelial apoptosis, we found that TXL had no effects on PA-induced caspase-3 activation (data not shown) nor the expression of Bcl-2 (Fig.2). However, TXL significantly attenuated the PA-induced PARP elevation (Fig.2), which is one of the last steps in apoptotic nuclear DNA cleavage.

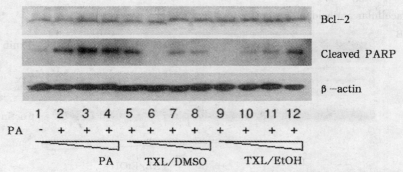

Figure 2　Changes in apoptotic pathways in TXL and/or PA treated endothelial cells

Detection of cleaved PARP in cells treated with increasing doses of PA(0,0.3,0.4 and 0.5 mM), TXL dissolved in DMSO(0,10,50 and 100 g/ml) or TXL dissolved in ethanol(0,10,50 and 100 g/ml). Bcl-2 was detected with the specific antibody and beta-actin was used as the loading control

**3.2 TXL Mediated Protein Changes in PA Treated Endothelial Cells** In order to explore protein changes that may be responsible for TXL-mediated protection, we used antibody microarray to interrogate 608 proteins (Additional file 1). We compared the protein profiles in cells treated with TXL/PA, PA, ethanol and control medium for the fluorescence intensity as illustrated in the Additional file 2 (Figure A and B). More than 90 proteins were decreased by the TXL preconditioning in PA-exposed endothelial cells (Additional file 3). The reduction in these proteins was clearly consistent with the protective effects on endothelial cells. For example, PA treatment activated p38 MAPK (as marked by both panpecific increase in phosphorylated p38 and phosphorylated p38 at T180 and Y182). The TXL preconditioning, however, induced 2.7 to 8.1-fold reduction in p38 Additional file 3). This pattern of action was further demonstrated by the reduction in MEKK2, MEKK4, MEK3 and MEK6. As a pro – apoptotic factor, PA also increased phospho-Ser392-p53 a tumor suppressor protein inducing cell death. Endothelial cells preconditioned with TXL had reduced p53 by nearly 6.0-fold. The anti-apoptotic effect was further illustrated by the reduction in PARP1 that was activated by the PA treatment. Furthermore, PA as an inflammatory trigger also activated PKC and PKA kinase systems, both of which were suppressed by the TXL preconditioning to as much as 15-fold. A similar effect was also observed for RIPK1 and RSK kinases, which are all part of proinflammatory responses. More than 100 proteins were increased more than 2-fold by the TXL treatment (Additional file 3). Among the proteins increased by the TXL treatment, JAK1-Stat proteins appeared to be prominent with more than 2.0-fold increases comparing to the HAECs treated with PA only. The JAK1 − STAT is a well − recognized cell survival signaling pathway. Activation of the pathway by TXL could be responsible for the TXL-mediated anti-apoptotic effects. In corresponding with the activation of this pathway, the Smad associated TGFβ pathway was also activated by the TXL with more than 2-fold increase in phospho-Smad 2/3. Furthermore, the AMPK regulatory subunit was elevated by the TXL pretreatment ( >2.0-fold). The cell growth signaling pathways including Rb gene and arrestin beta 1 were also elevated. All these changes are consistent with the ant-iapoptotic effect. In line with the pro-growth capacity, transcription factors including eIF2a, eIF4E, JNK, Jun and EGFR were upregulated by the TXL treatment as well.

3.3　Effects of TXL on PA　induced Oxidative Stress　Previous studies suggest that excess PA induces oxidative stress. We therefore investigated whether TXL had any effect on PA − induced oxidative stress. As expected, the superoxide production was increased in endothelial cells exposed to PA (Fig.3A, see illustration page 1). However, in endothelial cells that were first preconditioned with TXL before the PA treatment, the superoxide production was significantly reduced (Fig. 3A, see illustration page 1).

　　In order to investigate how TXL hindered the ROS productioninduced by the PA, we examined one of the major intracellular antioxidant pathways. Trx is the key component of the intracellular antioxidant system, which protects proteins from oxidative damage by donating-SH group. Our experiment showed that TXL significantly increased the expression of Trx (Fig.3B). At the same time, TXL treatment also reduced the expression of Txnip (Fig.2B), which is the antagonist of the Trx. These findings suggest that one of the athways mediating the protective effects of the TXL on endothelial cells is by upregulating intracellular antioxidant system.

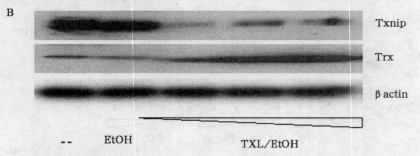

Figure 3　Effects of TXL on PA induced ROS production in endothelial cells

B:Effect of TXL(0,10,50 and 100 (g/ml) on protein expression of Txnip and Trx by Western blot. Beta − actin was used as a loading control

3.4　Involvement of AMPK Pathway in TXL − Mediated Protection　Since AMPK pathway is involved in PA-related oxidative stress[2,31,32], we then examined whether AMPK was involved in TXL-induced Trx upregulation. As shown in Figure 4A, TXL directly increased the amount of phospho-Ser172-AMPK while the total AMPK remained unchanged. The activation of AMPK, as emonstratedusing the specific AMPK activator AICAR resulted in an increased expression of Trx (Fig.4B). Suppression of AMPK with gene specific siRNA resulted in a significant reduction in Trx expression and indeed blocked the TXL mediated Trx elevation (Fig.4C). In contrast, while PA upregulated the Txnip expression (Fig. 5A), TXL blocked this effect and resulted in suppression of Txnip. The TXLmediated Txnip downregulation appeared to be mediated through the AMPK pathway as well since AMPK silence with gene specific siRNA attenuated the effects of TXL on Txnip (Fig. 5B). We therefore suggest that TXL activates Trxantioxidant system through AMPK pathway.

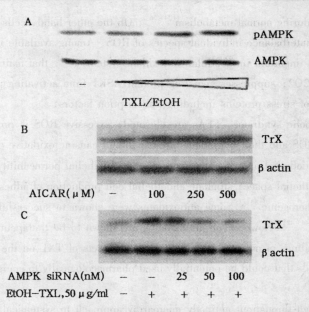

Figure 4　Western blot detection of TXL induced AMPK activation and Trx expression in endothelial cells

A：While TXL(0,10,50 and 100 g/ml) had on effect on the protein levels of total AMPK, it significantly increased the levels of phospho-ser 172-AMPK

B：Changes of Trx in endothelial cells treated with AMPK activator AICAR at increased doses

C：Effect of AMPK knockdown on Trx expression in endothelial cells treated with TXL. AMPK knockdown abolished the upregulatory effect of TXL on Trx

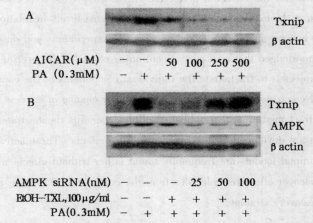

Figure 5　Protein levels of Trx antagonist Txnip in endothelial cells with different treatments

A：Txnip orotein changes in endothelial cells treated with AMPK activator AICAR with or without co-treatment of PA. While PA upregulated the Txnip level, the activation of AMPK pathway using AICAR reduced Txnip levels

B：Role of AMPK in the down-regulatory effect of TXL on Txnip expression in cells treated with or without PA. While PA(0.3 mM) clearly increased the Txnip expression, TXL(100 g/ml) preconditioning abolished the PA effect. However, AMPK silence induced by the gene specific siRNA(middle panel) appeared to diminish the effect of TXL.

## 4　Discussion

Over more than 2 decade clinical administration, TXL has proven clinical beneficial effects in CAD patients. Current study suggests that the protective effect by TXL is likely mediated through the activation of intracellular thioredoxin antioxidant system. AMPK pathway regulates oxidative metabolism of fatty acids and glucose[32;33]. Our study demonstrates that TXL attenuates the damaging effects of PA via activating the AMPK pathway. If AMPK activation triggered by the exposure to TXL is not confined to endothelial cells, it would suggest a potentially new application of TXL in regulating glucose metabolism and insulin sensitivity.

Human subjects, like all other aerobic organisms, are constantly challenged by free radicals or reactive oxygen species (ROS) that are produced during normal metabolism[34~36]. On the other hand, cells also possess a battery of antioxidant systems to specifically counterbalance individual species of ROS. Among available intracellular antioxidants, thioredoxin system is one of the most important intracellular antioxidant systems[37~41] that maintainsthe reduced status of peroxiredoxin for the reduction of H2O2; suppresses signaling protein ASK1 from activating p38 MAPK – mediated apoptosis pathway; regulates expression of stress proteins including transcription factors.

In the conditions of metabolic syndrome, FFAs are elevated; excessive ROS is produced during the oxidation metabolism of FFA. In excess, ROS and their byproducts are capable of causing oxidative damage and cytotoxic to endothelial cells. ROS can promote endothelial apoptosis[42]; increase the endothelial permeability, which allows atherogenic LDL accumulating in the sub – endothelial space; stimuate endothelial cell production of adhesion molecules rendering vascular wall pro-thrombotic and pro-atherogenic[43]. Some antioxidants were shown to successfully attenuate the oxidative stress induced endothelial ysfunction[44~48]. However, no antioxidants are shown to be therapeutically effective in protecting endothelial cells from injury. Findings of our study inillustrating the effects of TXL on the protection of Trx system offer a possibility to discover compounds that could be potentially used pharmacologically to energize intracellular antioxidant system.

In this study, we used high-throughput antibody microarray approach to systemically discover the intracellular systems that are activated by the TXL. The results consistently indicated the attenuation of the stress signaling pathways by TXL; some of these changes are confirmed by the Western blot and functional studies. Our study suggests that the high throughput approach is an effective tool when no prior knowledge is established for the biological effects of a compound. One of the major limitations of the current study is the compound mixture of the TXL extracts, in which it is not known which component(s) is responsible for the observed protective effects on PA-induced endothelial damage. Like all other herbal medicines, there are also no biomarkers to test the effective plasma levels in relation to the drug doses used in the patients. The doses used in the current study were based on previous experiments and dose-dependent effects observed in our laboratory. It should be acknowledged that as a part of continuing efforts in discovering active components with specific molecular targets, our next project is to fractionate the individual components of the compound and to evaluate the protective effects of each individual component. This strategy has a higher chance of success in discovering functional molecules since it is based on an extract mixture with established clinical benefits demonstrated over decades. It has the advantage over the approaches that are developed on the basis of in vitro effects. These active molecules discovered through in vitro experiments or in vivo animal models are frequently found either without effects when applied to humans or with unacceptable side effects. To discover effective molecules from the compounds that have proven clinical effect may be a cost-effective alternative drug discovery strategy.

## 5　Conclusion

In summary, we have found that clinical efficacy in TXL mediated cardiovascular protection is at least partly mediated through the activation of intracellular thioredoxin antioxidant system, which is the consequence of AMPK pathway activation. While further studies are needed to discover the active components of the TXL compound mixture that are responsible for the protection, current study identify the intracellular antioxidant system that canbe targeted when searching for the active components.

### References

1　Grundy SM: Metabolic syndrome: a multiplex cardiovascular risk factor. J Clin Endocrinol Metab, 2007, 92: 399-404.

2　Grundy SM, Brewer HB Jr, Cleeman JI, Smith SC Jr, Lenfant C: Definition of metabolic syndrome: Report of the National Heart, Lung, and Blood Institute/ American Heart Association conference on scientific issues related to definition. 2004, 109: 433-438.

3　Uwaifo GI, Ratner RE: The roles of insulin resistance, hyperinsulinemia, and thiazolidinediones in cardiovascular disease. Am J Med 2003, 115 Suppl 8A: 12S-19S.

4　Egan BM, Lu G, Greene EL: Vascular effects of non – esterified fatty acids: implications for the cardiovascular risk factor cluster. Prostaglandins Leukot Essent Fatty Acids 1999, 60: 411-420.

5　Steinberg HO, Tarshoby M, Monestel R, Hook G, Cronin J, Johnson A, Bayazeed B, Baron AD: Elevated circulating free fatty acid levels impair endothelium

– dependent vasodilation. J Clin Invest 1997,100:1 230-1 239.

6　Steinberg HO,Paradisi G,Hook G,Crowder K,Cronin J,Baron AD: Free fatty acid elevation impairs insulin-mediated vasodilation and nitric oxide roduction [J]. Diabetes 2000,49:1 231-1 238.

7　Hurt-Camejo E,Andersen S, Standal R, Rosengren B, Sartipy P, Stadberg E, Johansen B: Localization of nonpancreatic secretory phospholipase A2 in normal and atherosclerotic arteries. Activity of the isolated enzyme on low-density lipoproteins. Arterioscler Thromb Vasc Biol 1997,17:300-309.

8　Dichtl W, Nilsson L, Goncalves I, Ares MP, Banfi C, Calara F, Hamsten A, Eriksson P, Nilsson J: Very low-density lipoprotein activates nuclear factor-kappaB in endothelial cells. Circ Res 1999,84:1 085-1 094.

9　Tripathy D,Mohanty P,Dhindsa S,Syed T,Ghanim H,Aljada A, Dandona P: Elevation of free fatty acids induces inflammation and impairs vascular eactivity in healthy subjects. Diabetes,2003,52:2 882-2 887.

10　Staiger H,Staiger K,Stefan N,Wahl HG,Machicao F,Kellerer M, Haring HU:Palmitate-induced interleukin-6 expression in human coronary artery endothelial cells. Diabetes 2004,53:3 209-3 216.

11　Kim F,Tysseling KA,Rice J,Pham M,Haji L,Gallis BM,Baas AS,Paramsothy P,Giachelli CM,Corson MA,Raines EW:Free fatty acid impairment of nitric oxide production in endothelial cells is mediated by IKKbeta. Arterioscler Thromb Vasc Biol 2005,25:989-994.

12　Carlsson M,Wessman Y,Almgren P,Groop L:High levels of nonesterified fatty acids are associated with increased familial risk of cardiovascular disease. Arterioscler Thromb Vasc Biol 2000,20:1 588-1 594.

13　Jouven X,Charles MA,Desnos M,Ducimetiere P:Circulating nonesterified fatty acid level as a predictive risk factor for sudden death in the population. Circulation 2001,104:756-761.

14　Boden G: Role of fatty acids in the pathogenesis of insulin resistance and NIDDM. Diabetes 1997,46:3-10.

15　Wyne KL:Free fatty acids and type 2 diabetes mellitus. Am J Med 2003, 115 Suppl 8A:29S-36S.

16　Brechtel K,Dahl DB,Machann J,Bachmann OP,Wenzel I,Maier T,Claussen CD,Haring HU,Jacob S,Schick F:Fast elevation of the intramyocellular lipid content in the presence of circulating free fatty acids and hyperinsulinemia: a dynamic 1H-MRS study. Magn Reson Med,2001,45:179-183.

17　Boden G:Effects of free fatty acids (FFA) on glucose metabolism: significance for insulin resistance and type 2 diabetes. Exp Clin Endocrinol Diabetes, 2003,111:121-124.

18　McGarry JD:Banting lecture 2001:dysregulation of fatty acid metabolism in the etiology of type 2 diabetes. Diabetes,2002,51:7-18.

19　Stentz FB,Kitabchi AE:Palmitic acid-induced activation of human T-lymphocytes and aortic endothelial cells with production of insulin receptors, reactive oxygen species,cytokines, and lipid peroxidation. Biochem Biophys Res Commun 2006,346:721-726.

20　Guo WX,Yang QD,Liu YH,et al.Niu RC:Palmitic and Linoleic Acids Impair Endothelial Progenitor Cells by Inhibition of Akt/eNOS Pathway. Arch Med Res 2008,39:434-442.

21　Best PJ,Hasdai D,Sangiorgi G,Schwartz RS, Holmes DR Jr,Simari RD,Lerman A:Apoptosis:basic concepts and implications in coronary artery disease. Arterioscler Thromb Vasc Biol,1999,19:14-22.

22　Haunstetter A,Izumo S:Apoptosis: basic mechanisms and implications for cardiovascular disease.Circ Res,1998,82:1 111-1 129.

23　Bombeli T,Karsan A,Tait JF,Harlan JM:Apoptotic vascular endothelial cells become procoagulant. Blood,1997,89:2 429-2 442.

24　Li D,Yang B,Mehta JL:Ox-LDL induces apoptosis in human coronary artery endothelial cells: role of PKC,PTK,bcl-2,and Fas. Am J Physiol,1998,75: H568-76.

25　Dimmeler S,Hermann C,Zeiher AM:Apoptosis of endothelial cells. Contribution to the pathophysiology of atherosclerosis? Eur Cytokine Netw 1998,9:697-698.

26　Dimmeler S,Rippmann V,Weiland U,Haendeler J,Zeiher AM:Angiotensin II induces apoptosis of human endothelial cells. Protective effect of nitric oxide. Circ Res 1997,81:970-976.

27　Wu T,Harrison RA,Chen X,Ni J,Zhou L,Qiao J,Wang Q,Wei J,Xin D,Zheng J: Tongxinluo (Tong xin luo or Tong-xin-luo) capsule for unstable angina pectoris. Cochrane Database Syst Rev 2006:CD004474.

28　Qian HY,Yang YJ,Huang J,et al.Effects of Tongxinluo-facilitated cellular cardiomyoplasty with autologous bone marrow-mesenchymal stem cells on postinfarct swine hearts. Chin Med J (Engl) 2007,120:1 416-1 425.

29　Wang XL,Zhang L,Youker K,Zhang MX,Wang J,LeMaire SA,Coselli JS,Shen YH:Free fatty acids inhibit insulin signaling-stimulated endothelial nitric oxide synthase activation through upregulating PTEN or inhibiting Akt kinase. Diabetes 2006,55:2 301-2 310.

30　Shen YH,Zhang L,Gan Y,et al.Up-regulation of PTEN (Phosphatase and Tensin Homolog Deleted on Chromosome Ten) Mediates p38 MAPK Stress Signal-induced Inhibition of Insulin Signaling: A CROSS-TALK BETWEEN STRESS SIGNALING AND INSULIN SIGNALING IN RESISTIN-TREATED HUMAN ENDOTHELIAL CELLS.J Biol Chem,2006, 281:7 727-7 736.

31　Long YC,Zierath JR:AMP-activated protein kinase signaling in metabolic regulation.J Clin Invest 2006,116:1 776-1 783.

32　Arad M,Seidman CE,Seidman JG:AMP-activated protein kinase in the heart:role during health and disease. Circ Res 2007,100:474-488.

33　Fryer LG,Foufelle F,Barnes K,Baldwin SA,Woods A,Carling D:Characterization of the role of the AMP–activated protein kinase in the stimulation of glucose transport in skeletal muscle cells. Biochem J 2002,363:167-174.

34　Moslen MT:Reactive oxygen species in normal physiology, cell injury and phagocytosis. Adv Exp Med Biol,1994,366:17-27.

35　Babior BM,Kipnes RS,Curnutte JT:Biological defense mechanisms.The production by leukocytes of superoxide,a potential bactericidal agent.J Clin Invest, 1973,52:741-744.

36　Granger DN,Rutili G,McCord JM:Superoxide radicals in feline intestinal ischemia.Gastroenterology,1981,81:22-29.

37　Kaimul AM,Nakamura H,Masutani H,Yodoi J:Thioredoxin and thioredoxin-binding protein-2 in cancer and metabolic syndrome.Free Radic Biol Med 2007, 43:861-868.

38　Patwari P,Lee RT:Thioredoxins,mitochondria,and hypertension.Am J Pathol,2007,170:805-808.

39　Patwari P,Higgins LJ,Chutkow WA,Yoshioka J,Lee RT:The interaction of thioredoxin with Txnip.Evidence for formation of a mixed disulfide by isulfide exchange.J Biol Chem 2006,281:21 884-21 891.

40　Lillig CH,Holmgren A:Thioredoxin and related molecules-from biology to health and disease.Antioxid Redox Signal,2007,9:25-47.

41　World CJ,Yamawaki H,Berk BC:Thioredoxin in the cardiovascular system.J Mol Med 2006,84:997-1 003.

42　Calingasan NY,Park LC,Calo LL,Trifiletti RR,Gandy SE,Gibson GE:Induction of nitric oxide synthase and microglial responses precede selective cell death induced by chronic impairment of oxidative metabolism.Am J Pathol 1998,153:599-610.

43　Marui N,Offermann MK,Swerlick R,Kunsch C,Rosen CA,Ahmad M,Alexander RW,Medford RM:Vascular cell adhesion molecule-1（VCAM-1）gene transcription and expression are regulated through an antioxidant–sensitive mechanism in human vascular endothelial cells.J Clin Invest 1993,92:1 866-1 874.

44　Araki M,Nanri H,Ejima K,Murasato Y,Fujiwara T,Nakashima Y,Ikeda M:Antioxidant function of the mitochondrial protein SP-22 in the cardiovascular system.J Biol Chem,1999,274:2 271-2 278.

45　Keaney JF Jr,Guo Y,Cunningham D,Shwaery GT,Xu A,Vita JA:Vascular incorporation of alpha-tocopherol prevents endothelial dysfunction due to oxidized LDL by inhibiting protein kinase C stimulation.J Clin Invest,1996,98:386-394.

46　Moellering D,McAndrew J,Jo H,Darley-Usmar VM:Effects of pyrrolidine dithiocarbamate on endothelial cells:protection against oxidative stress.Free Radic Biol Med 1999,26:1 138-1 145.

47　Ide N,Lau BH:S-allylcysteine attenuates oxidative stress in endothelial cells.Drug Dev Ind Pharm 1999,25:619-624.

48　Meydani M:Dietary antioxidants modulation of aging and immune-endothelial cell interaction.Mech Ageing Dev,1999,111:123-132.

# 通心络减轻心肌缺血再灌注损伤与一氧化氮生成有关

程宇彤[1]　杨跃进[1]　张海涛[1]　钱海燕[1]　赵京林[1]　孟宪敏[2]　罗富良[3]

中国医学科学院/北京协和医学院心血管病研究所/阜外心血管病医院
1.冠心病诊治中心,2.中心实验室,3.实验动物中心(北京,100037)

【摘要】 目的　探讨方药通心络对猪心肌缺血再灌注的保护作用及机制,为通心络治疗心肌缺血再灌注损伤提供实验依据。方法　28 只中华小型猪随机分为假手术(sham)组、安慰剂(placebo)组、通心络(TXL)组、通心络联合一氧化氮合酶抑制剂 N-硝基-左旋精氨酸(TXL + L-NNA)组。开胸冠状动脉结扎 1.5 h,松解 3 h 制备急性心肌梗死再灌注模型。术中监测动脉血压、心室压、心率及冠脉血流量。手术结束前经左房注射硫磺素 S、伊文思蓝染料,病理组织用红四氮唑染色,用面积求积法测定心肌的缺血、梗死及无再流面积。髓过氧化物酶(MPO)法测定心肌 MPO 活力。免疫印迹法测定心肌内皮型一氧化氮合酶(eNOS)、血管内皮钙粘连素(VE-cadherin)含量。结果　再灌注期间各组血压心率乘积及左室舒张末压无明显差异;再灌注 120、180 min 时 TXL 组冠脉血流量明显高于安慰剂组和 TXL + L-NNA 组( $P < 0.05$ );安慰剂组心肌梗死、无再流面积与心肌缺血面积的百分比值分别是 $(90 \pm 3)\%$ 和 $(70 \pm 4)\%$ ,心肌再流区、无再流区 MPO 活力分别是 $(1.77 \pm 0.09)$ IU/g 和 $(2.07 \pm 0.17)$ IU/g,TXL 组上述指标 $[(78 \pm 3)\%$ 和 $(47 \pm 5)\%$ , $(1.12 \pm 0.15)$ IU/g 和 $(1.30 \pm 0.11)$ IU/g]与安慰剂组和 TXL + L-NNA 组 $[(95 \pm 3)\%$ 和 $(63 \pm 3)\%$ , $(1.57 \pm 0.05)$ IU/g 和 $(1.81 \pm 0.28)$ IU/g]相比均有明显差异( $P < 0.05$ );与安慰剂组、TXL + L-NNA 组比较,TXL 组明显增加无再流区 VE-cadherin 含量,但不改变 eNOS 含量。结论　通心络可能通过抑制中性粒细胞浸润、减少内皮损伤而对缺血再灌注心肌产生保护作用,此保护作用与 NO 生成有关。

【关键词】 心肌梗死;再灌注损伤;通心络;一氧化氮;中性粒细胞浸润

Pre-treatment with Tongxinluo protects porcine myocardium from ischemia/reperfusion injury via a mechanism related to nitric oxide　CHENG Yu-tong , YANG Yue-jin , ZHANG Hai-tao , et al . Department of Cardiology , Fuwai Hospital and Cardiovascular Institute , Peking Union Medical College and Chinese Academy of Medical Sciences , Beijing　100037 , China .

【Abstract】 Objective　To explore whether pre-treatment with tradional Chinese medicine Tongxinluo can protects myocardium against ischaemia/reperfusion injury and to investigate the involvement of nitric oxide and therefore neutrophil infiltration. Methods　Opened chest pigs were randomlly divided to sham ( $n = 7$ ) or placebo ( $n = 7$ ) or Tongxinluo (0.4 g/kg)( $n = 7$ ) or Tongxinluo (0.4g/kg) co-administration with a nitric oxide synthase (NOS) inhibitor NG-nitro-L-Arginin (L-NNA 10 mg/kg iv, $n = 7$ ). Tongxinluo was intragastric administrated 3 hours before left anterior descending (LAD) coronary artery ligation for 90 minutes followed by reperfusion for 3 hours. Area of no reflow and necrosis and risk region were determined pathologically by planimetry. The myeloperoxidase (MPO) activity of the myocardium in no reflow area at risk was measured by colorimetric method to determine the degree of neutrophil infiltration. Myocardial endothelial nitric oxide synthase (eNOS) and VE-cadherin were measured by western blotting. Results　1 animal died during procedure and was excluded out from Tongxinluo co-administration with NG-nitro-L-Arginin group. Tongxinluo increased the local LAD blood flow at 120 min and 180 min of reperfusion and limited the infarct and no reflow size from $(90 \pm 3)\%$ and $(70 \pm 4)\%$ of the area at risk in the group to $(78 \pm 3)\%$ and $(47 \pm 5)\%$ (all $P < 0.05$ ). Tongxinluo also attenuated MPO activity from $(1.77 \pm 0.09)$ IU/g to $(1.12 \pm 0.15)$ IU/g in the reflow region and $(2.07 \pm 0.17)$ IU/g to $(1.30 \pm 0.11)$ IU/g in no reflow region ( $P < 0.05$ respectively). The protective effect of Tongxinluo was abolished by NOS inhibition. Tongxinluo also reserved the level of VE-cadherin but not that of eNOS in risk region when compared with either placebo or TXL co-administration with L-NNA treatment. Conclusion　Pre-treatment with Tonxinluo limited infarct and no reflow size following ischemia and reperfusion. The cardioprotective effect is suggested to be dependent on NO production and may therefore attained by reducing the neutrophil accumulation and reserving VE-cadherin within risk area.

【Key words】 Myocardial infarction, acute; Myocardial reperfusion injury; Nitric oxide; Tongxinluo; Neutrophil infiltration

基金项目:国家重点基础研究发展计划(国家 973 计划)项目(No:2005CB523303)

急性心肌梗死(acute myocardial infarction, AMI)发病凶险,病死率高,危害大。因而冠脉再通治疗(溶栓或急诊冠脉介入)尽快使堵塞的冠脉再通,恢复心肌有效再灌注,也已成为最重要的目标和评价指标[1]。然而AMI冠脉再通后仍存在以下问题:(1)无再流或慢血流现象,即冠脉虽已开通(无机械堵塞),心肌并未恢复有效的再灌注而表现为慢血流或无血流。其结果心肌彻底坏死、梗死范围扩大,心室扩张和重构、心功能低下和心力衰竭以及恶性心律失常等严重并发症的发生率增高,住院病死率增加5~10倍[2,3];(2)心肌缺血再灌注损伤,即缺血心肌在恢复血流再灌注后,反而加重其结构破坏,引起细胞死亡,导致梗死范围扩大,造成心功能的进一步损害,并影响AMI患者的预后。

既往我们使用中药通心络对猪缺血再灌注模型进行干预,显示通心络既可以减少无再流也可以减少心肌梗死面积[4]。但确切的机制不明。临床和试验研究显示通心络具有缓解冠脉痉挛[5],改善血管内皮功能[6,7],增加血浆一氧化氮(NO)浓度[6~8]的作用。而有研究表明急性心肌梗死再灌注后不论是增加外源性还是内源性NO都能够减少缺血再灌注损伤[9~11]并减少白细胞与内皮细胞的黏附[12]。一些已知可以保护内皮功能如他汀类药物[13]、内皮素受体拮抗剂[14]和脂联素[15]等,都可以减少缺血再灌注损伤而且作用机制都与NO的生成有关。所以我们推测通心络减轻缺血再灌注损伤也可能与NO有关。

因此,本研究建立猪急性心肌梗死再灌注模型,用面积求积法测定心肌的缺血、梗死及无再流面积。用髓过氧化物酶(MPO)法测定心肌MPO活力,反映心肌中性粒细胞浸润的程度。用免疫印迹法测定心肌内皮型一氧化氮合酶(eNOS)、血管内皮钙粘连素(VE-cadherin)含量,以评价通心络对缺血再灌注损伤的影响,并探讨其与NO的关系。

## 1　材料与方法

本实验方案先经北京阜外医院动物伦理委员会审查,批准后执行。

**1.1　实验分组**　选用中华小型猪28只(购于北京农业大学),雌雄不限,体质量(25±5)kg,随机分成假手术组(sham)、安慰剂组(control)、通心络组(TXL)和通心络联合一氧化氮合酶抑制剂N-硝基-左旋精氨酸(L-NNA)处理组(TXL+L-NNA),每组7只。

**1.2　试剂及仪器**　硫磺素S、伊文思蓝购自美国Sigma公司;红四氮唑购自北京马氏化学品有限公司;MPO试剂盒为南京建成生物工程研究所产品;兔抗人NOS3、β-actin多克隆抗体、羊抗人VE-cadherin多克隆抗体均购自美国Santa Cruze公司;鼠抗兔、鼠抗羊二抗购自中山金桥生物公司;超声血流量仪及1.5 mm探头由Transonic Systems公司生产;西门子900c呼吸机;美国Biopac System MP-150多导生理记录仪。

**1.3　药物及用法**　通心络超微粉主要成分为人参、水蛭、全蝎、土鳖虫、蜈蚣、蝉蜕、赤芍、冰片等(由石家庄以岭药业股份有限公司提供)。通心络0.4 g/kg与30 ml饮用水混合在冠脉结扎前3 h经胃管注入;10 mg/kg的L-NNA溶于200 ml生理盐水中,在冠脉结扎前50 min以7 ml/min由股静脉注入。安慰剂组在冠脉结扎前3 h经胃管注入30 ml饮用水。

**1.4　实验方法**　氯胺酮与安定混合制剂肌肉内注射诱导麻醉,然后以2 mg·kg$^{-1}$·h$^{-1}$速度持续静脉点滴。所有动物均经口行气管插管,呼吸机控制通气,沿胸骨正中打开胸腔,纵行切开心包膜,暴露心脏,并将心包膜缝合于胸壁呈吊篮状。在冠状动脉左前降支(LAD)近端1/3处游离并穿线,沿结扎线穿入一长约3~4 cm的硅胶管腔内结扎1.5 h,再松解3h建立急性心肌梗死及再灌注模型。假手术组冠脉下只穿线,不结扎,无急性心肌梗死,也无再灌注。术中监测体表心电图、股动脉内血压。在冠脉结扎前、松解即刻、再灌注180 min测量心室内压。在冠脉结扎前,再灌注5、30、60、120、180 min时测量LAD平均血流量。所有数据均显示在多导生理记录仪并用3.8.1版Acqknowledge软件分析。

**1.5　无再流面积的判定及取材方法**　本研究参照既往实验方法[16],在实验结束时,从左心房、室同时注入1 ml/kg的4%的荧光染料硫磺素S,它随血流到达的区域在365 nm波长荧光灯下显荧光,为再流区;无再流区不显荧光;再于原位重新结扎LAD,从左心房再注入1 ml/kg的2%伊文思蓝染料,伊文思蓝不能随血流到达缺血区,所以缺血区不着蓝色;非缺血区着蓝色。处死动物后立即取出心脏,剪除左右心耳及右心室,于冰生理盐水中荡洗去除残余血液;从心尖向心底方向,平行于房室沟按顺序将左室切成6~7片,分别称取重量并拍照。留取正常区、再流区和无再流区部分心肌保存于液氮中。将各片心肌放入37℃ 1%红四氮唑磷酸盐缓冲液中15 min并拍照,白色的区域为坏死区心肌。使用LECA-QWIN软件,用面积求积法分别测算缺血危险区占左室重量百分比表示为危险区面积(AAR),梗死区、无再流区占缺血区重量百分比分别则表示为梗死区面积(IR)和无再流区面积(NRR)。

**1.6** 心肌组织髓过氧化物酶(MPO)活性测定 从液氮中取出心肌组织约 100 mg,用硬塑料包裹砸碎,余下具体操作按试剂盒说明书进行。蒸馏水调零,在 460nm 处使用分光光度计测 OD 值。以每克组织在 37℃的反应体系中分解 1 $\mu$mol 的 $H_2O_2$ 为 1 个酶活力单位。

**1.7** 免疫印迹法测蛋白含量 从液氮中取心肌组织约 100 mg,与 1 ml 的冰 RIPA 裂解液及 1 mmol 苯甲基磺酰氟化物(PMSF)混合,在超声粉碎机下粉碎,离心提取上清,用 BCA 法测定总蛋白浓度。采用十二烷基硫酸钠—变性聚丙烯酰胺凝胶不连续缓冲系统,先后配 8%的分离胶和 5%的浓缩胶;取蛋白样品,上样 25 $\mu$l(约含蛋白 60 $\mu$g),先后以 80 V 和 120 V 电泳,约 100 min 后,在转移缓冲液中进行电转移至醋酸纤维素膜上;放入 5%脱脂奶粉封闭液中室温封闭 60 min;放入一抗中(1:500 稀释)4℃过夜;再放入二抗(1:2 000 稀释)常温孵育 1 h;用 ECL 超敏发光液显影并在胶片上曝光。

**1.8** 统计学分析 用 SPSS 13.0 软件进行统计学分析。所有变量以均数 ± 标准误表示,多组间比较用非参 Kruskal-Wallis 检验,有意义后行 Dunnett 单因素方差分析比较组间差异。用重复检验比较血流动力学指标。以 $P < 0.05$ 为差异有统计学意义。

## 2 结 果

**2.1** 动物死亡情况 TXL + L-NNA 组有 1 只猪在心肌缺血过程中反复出现室速、室颤,因抢救失败而剔除。

**2.2** 血流动力学结果 在缺血前、再灌注后不同时间点测定的心率血压乘积(RPP)、心室内压力变化率峰值( + dp/dt)、左室舒张末压(LVEDP)和前降支冠脉平均血流量(CBF)。见表 1。

**表 1 血流动力学指标** ($\bar{x} \pm s$)

| 组别 | 指标 | 缺血前 | 再灌注 | | | | |
|---|---|---|---|---|---|---|---|
| | | | 5 min | 30 min | 60 min | 120 min | 180 min |
| sham | RPP | 8 089 ± 786 | 7 496 ± 532 | 7 610 ± 524 | 7 389 ± 576 | 9 224 ± 244 | 9 437 ± 474 |
| ( $n$ = 7) | CBF | 26.7 ± 3.63 | 28.51 ± 1.84 | 28.62 ± 2.36 | 28.81 ± 2.71 | 32.42 ± 2.40 | 30.69 ± 2.12 |
| | LVEDP + dp/dt | 8.35 ± 0.60 | 8.83 ± 0.29 | 11.42 ± 1.13 | 1 450 ± 127 | 1 375 ± 131 | 1477 ± 54 |
| placebo | RPP | 8 816 ± 786 | 10 379 ± 1 090 | 9 193 ± 865 | 9 187 ± 1 098 | 8 989 ± 1 105 | 8 152 ± 966 |
| ( $n$ = 7) | CBF | 25.71 ± 4.98 | 35.45 ± 9.48 | 20.27 ± 4.55 | 25.06 ± 7.44 | 12.28 ± 3.01 | 7.10 ± 1.41 |
| | LVEDP + dp/dt | 9.15 ± 0.87 | 12.53 ± 1.84 | 9.19 ± 1.15 | 1 417 ± 146 | 1 295 ± 190 | 1 189 ± 151 |
| TXL | RPP | 8 815 ± 944 | 8 673 ± 692 | 9 636 ± 619 | 8 535 ± 494 | 8 887 ± 1 099 | 10 631 ± 1 865 |
| ( $n$ = 7) | CBF | 24.75 ± 1.05 | 33.43 ± 3.54 | 23.68 ± 3.5 | 23.99 ± 2.89 | 20.43 ± 3.07 | 22.38 ± 3.51 |
| | LVEDP + dp/dt | 8.55 ± 0.75 | 15.93 ± 1.39 | 11.20 ± 0.77 | 1 972 ± 251 | 1 329 ± 120 | 1 746 ± 268 |
| TXL + L-NNA | RPP | 12 594 ± 618 | 11 401 ± 1 508 | 11 448 ± 1 847 | 7 793 ± 1 144 | 7 555 ± 1 931 | 8 378 ± 1 845 |
| ( $n$ = 6) | CBF | 26.24 ± 12.35 | 55.62 ± 10.68 | 29.12 ± 8.89 | 16.55 ± 4.43 | 8.49 ± 1.61 | 8.16 ± 2.11 |
| | LVEDP + dp/dt | 8.24 ± 0.55 | 14.05 ± 1.19 | 17.29 ± 4.04 | 2 064 ± 254 | 1 765 ± 219 | 1 276 ± 131 |

注:RPP,心率血压乘积;CBF,前降支平均血流量;LVEDP,左室舒张末压; + dp/dt,左室心室内压力变化率峰值。

在缺血前,反映心肌氧耗量程度的指标 RPP 在通心络联合 L-NNA 处理组明显高于假手术、安慰剂和通心络组( $P < 0.05$ )。但在再灌注期间,各组间 RPP 无明显差异;以 + dp/dt 和 LVEDP 表示的心室功能在再灌注期间明显下降( $P < 0.05$ )。但在再灌注期间各时间点 3 个缺血再灌注组间比较无统计学意义;在缺血前,冠脉血流量在各组间无差异;再灌注 5 min 后缺血再灌注处理组冠脉血流量增加,随后逐渐减少;与假手术和通心络处理组比较,再灌注 120 min 和 180 min 时安慰剂组和通心络联合 L-NNA 处理组冠脉血流量明显减少( $P < 0.05$ )。见图 1。

**2.3** 心肌缺血、无再流和梗死面积测量结果 安慰剂组、通心络组和通心络联合 L-NNA 处理组 AAR 分别是 (31 ± 3)%,(32 ± 4)% 和 (28 ± 3)%,各组间无明显差异。与安慰剂组[(90 ± 3)%,(70 ± 4)%]和通心络联合 L-NNA 处理组(95% ± 2%,63% ± 3%)比较,通心络处理组(78% ± 3%,47% ± 5%)明显减少了 IR、NRR( $P < 0.05$ )。见图 2。

**2.4** 蛋白免疫迹记法测定无再流区、再流区和非缺血区心肌组织内皮型一氧化氮合酶(eNOS)和血管内皮钙粘连素(VE-vadherin)含量 各组无再流心肌组织 eNOS 含量明显少于再流区和非缺血区,但各缺血再灌注组间比较无明显区别(见图 3)。无再流区 VE-cadherin 含量也较再流区、非缺血区明显减少;与安慰剂组和通心络联合 L-NNA 处理组比较,通心络处理明显增加了无再流区 VE-cadherin 的含量,见图 4。

**2.5　心肌 MPO 活性测定结果**　安慰剂、通心络和通心络联合 L-NNA 处理组非缺血区心肌的 MPO 活性与假手术组比较无差异。而无再流区 MPO 活性大于再流区( $P < 0.05$ ),再流区 MPO 活性大于非缺血区( $P < 0.05$ )。与安慰剂和通心络联合 L-NNA 处理组比较,通心络处理明显减少了无再流区和再流区 MPO 活性( $P < 0.05$ )。见图 5。

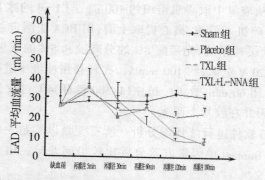

**图 1　心肌缺血再灌注模型在不同时间点冠状动脉前降支(LAD)平均血流量**

注:与安慰剂组比较, $^{*}P < 0.05$ ,与假手术组比较, $^{\#}P < 0.05$

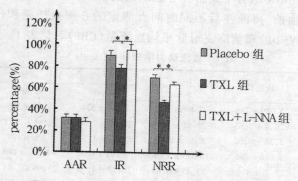

**图 2　心肌缺血、无再流和梗死面积测量结果**

注:数据以 $\bar{x} \pm s$ 表示。 $^{*}P < 0.05$ 为差异有统计学意义。

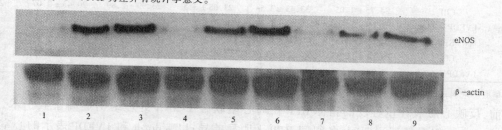

**图 3　猪心肌组织内皮型一氧化氮合酶(eNOS)及 β-肌动蛋白(β-actin)蛋白免疫印记检测图**

注:分别来自 TXL + L-NNA 组(第 1~3 道)、TXL(第 4~6 道)及 placobo(第 7~9 道)的无再流区(第 1,4 和 7 道)、再流区(第 2,5 和 8 道)及非缺血区(第 3、6 和 9 道)的心肌组织

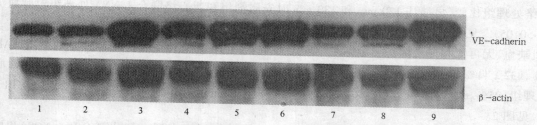

**图 4　猪心肌组织血管内皮钙粘连素(VE-vadherin)及 β-肌动蛋白(β-actin)蛋白免疫印记检测图**

注:分别来自 TXL + L-NNA 组(第 1~3 道)、TXL 组(第 4~6 道)及 placobo(第 7~9 道)的无再流区(第 1,4 和 7 道)、再流区(第 2,5 和 8 道)及非缺血区(第 3、6 和 9 道)的心肌组织

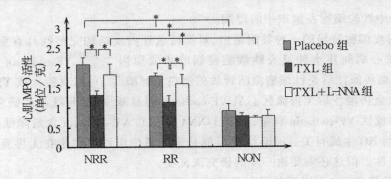

**图5　猪无再流区(NRR),再流区(RR)及非缺血区(NON)心肌髓过氧化物酶(MPO)活性**

注:数据以 $\bar{x} \pm s$ 表示,* $P < 0.05$

## 3 讨 论

本研究结果显示中药通心络预处理可以明显减少猪心肌缺血再灌注损伤,减少缺血区 MPO 活性,增加无再流区心肌 VE-cadherin 含量。而联合使用一氧化氮合酶抑制剂 L-NNA 后通心络的上述保护作用消失,表明通心络减少缺血再灌注损伤的机制与 NO 生成有关。这为中药通心络治疗心肌缺血再灌注损伤提供了实验依据。

作为中药,通心络目前已被广泛用于慢性心血管疾病的治疗。我们前期的研究显示中大剂量的通心络胶囊($0.5\ \mathrm{g \cdot kg^{-1} \cdot d^{-1}}$)预处理 3 d 可以减少猪心肌缺血 3 h 后的再灌注损伤[4],本次研究结果进一步表明在心肌缺血前 3 h 一次给予大剂量通心络超微粉($0.4\ \mathrm{g/kg}$)预处理就可以减少猪缺血 1.5 h 的心肌再灌注损伤。这给我们带来了新的认识,即通心络也有可能同氯吡格雷等药物一样,在急性心肌梗死患者冠脉开通术前被应用,以减少冠脉开通后的召灌注损伤。但是,由于本实验使用的通心络剂量远远大于临床患者目前所使用的常规剂量,评估并减少药物不良反应将是今后的研究首先要解决的问题。

我们的实验结果显示通心络联合 L-NNA 处理组在缺血前 RPP 明显升高,提示 L-NNA 处理有可能在心肌缺血期间增加了心肌的氧耗,但既往研究证实单独应用 L-NNA 尽管会增加 RPP,却不会对梗死面积和心肌局部血流产生影响[15,17~19],基于此我们认为在此实验中,L-NNA 药物处理本身没有增加心肌缺血再灌注损伤,而是取消了通心络的心肌保护作用,表明通心络的心肌保护作用与 NO 生成有关。

虽然 L-NNA 是一种非选择性的 NOS 竞争型抑制剂,但其对 eNOS 的抑制能力是抑制诱导型 NOS(iNOS)能力的 300 倍,并且即便与 iNOS 结合,其解离速度也非常快[20,21];另有研究显示心肌梗死发生后 24 h 内,不论给或不给 L-NNA,心肌组织的 iNOS 活性都无明显变化[22],推测通心络可能通过改变 eNOS 的活性或蛋白表达量而影响 NO 的生成,但蛋白免疫印迹法结果显示通心络预处理对 eNOS 含量没有产生影响,提示通心络不是通过改变 eNOS 蛋白含量而影响 NO 的生成。有研究显示 eNOS 某些部位发生磷酸化后可以改变 eNOS 活性进而影响 NO 的生成[23],遗憾的是目前还没有针对猪的特异性 eNOS 磷酸化抗体,所以我们未能就此假设做进一步探讨。

通心络通过影响 NO 的生成对心肌产生保护作用机制不明。eNOS 来源的 NO 可以调节血管张力、抑制血小板和白细胞的聚集、黏附、减少氧化应激反应并保护血管结构完整性[12]。在本文中我们就通心络是否可以改变白细胞浸润程度和保护血管内皮结构完整性作了进一步研究。

心肌缺血后测定 MPO 活性可以定量反映中性粒细胞在心肌组织浸润的程度[24]。我们实验结果显示无再流区 MPO 活性高于再流区及非缺血区,这与用电镜、免疫组化等方法观察得出的结果相符[16,25]。与安慰剂组比较,通心络处理组明显减少了再流区和无再流区 MPO 活性,提示通心络预处理减少了中性粒细胞在组织浸润的程度。已有研究显示用缺少白细胞的灌流液灌注缺血心肌可以减少无再流面积[26,27],推测通心络减少无再流的机制可能与其减少中性粒细胞在组织中的浸润有关。通心络如何减少粒细胞浸润的机制还不清楚。已知缺血再灌注后,NO 可以通过调节细胞黏附分子的生成而减少粒细胞的滚动[28]、与内皮细胞的黏附[29]。已有临床研究证实通心络可以减少不稳定心绞痛患者血浆中的细胞黏附分子水平。本实验显示 L-NNA 与通心络联合处理组再流区和无再流区 MPO 活性明显增加,使我们有理由认为通心络可能是通过改变 NO 的生成而减少中性粒细胞在组织中的浸润。

VE-cadherin 是内皮细胞特异的一种黏附蛋白,对维持血管内皮结构完整性具有重用的作用。黏附连接蛋白功能异常是导致心肌间质水肿及炎性细胞浸润的重要原因[30, 31]。VE-cadherin 对蛋白水解酶非常敏感[32],尤其是心肌缺血再灌注后炎性细胞激活释放的蛋白水解酶[33],可以直接导致 VE-cadherin 降解[32]。我们的研究显示心肌缺血再灌注后无再流区心肌 VE-cadherin 明显减少,这与既往的研究结果一致[34];通心络预处理明显增加无再流区 VE-cadherin 含量,而与 L-NNA 联用后 VE-cadherin 含量降低,提示通心络增加 VE-cadherin 含量也可能与 NO 生成有关。通心络很可能是通过减少中性粒细胞在无再流区心肌组织的浸润而保护内皮结构的完整性。但这还需要进一步的研究来证实。

总之,中药通心络缺血前 3 h 胃饲就可以明显减少猪缺血 1.5 h 再灌注 3 h 模型的心肌梗死、无再流面积,减少中性粒细胞在缺血区的浸润,增加无再流区 VE-cadherin 含量,而 NOS 竞争型抑制剂 L-NNA 则完全抵消了通心络的这些心肌保护作用。提示通心络的心肌保护作用与 NO 的生成有关。

### 参考文献

1　Gersh BJ. Optimal management of acute myocardial infarction at the dawn of the next millennium[J]. Am Heart J,1999,138:S188-202.

2　Ito H,Maruyama A,Iwakura K,et al. Clinical implications of the 'no reflow' phenomenon. A predictor of complications and left ventricular remodeling in reperfused anterior wall myocardial infarction[J]. Circulation,1996,93:223-228.

3　Ito H,Tomooka T,Sakai N,et al. Lack of myocardial perfusion immediately after successful thrombolysis. A predictor of poor recovery of left ventricular function in anterior myocardial infarction[J]. Circulation,1992,85:1 699-1 705.

4　Yang YJ,Zhao JJ,Meng L. Effect of tongxinluo ultramicro-pulverization on myocardial post-reperfusion no-reflow in mini-swine model of acute myocardial infarction[J]. Zhongguo Zhong Xi Yi Jie He Za Zhi,2006,26:49-53.

5　Zhao JL,Yang YJ,You SJ,et al. Effect of tongxinluo on endothelin-1 in the mini-swine model of acute myocardial infarction and reperfusion[J]. Zhongguo Zhong Xi Yi Jie He Za Zhi,2005,25:902-906.

6　Wang HJ,Huang YW,Sun J. Effect of tongxinluo capsule on function of vascular endothelium in patients with unstable angina pectoris[J]. Zhongguo Zhong Xi Yi Jie He Za Zhi,2003,23:587-589.

7　Jia Z,Gu F,Xue Y. Effect of tongxinluo capsule in treating variant angina pectoris patients and its influence on endothelial function[J]. Zhongguo Zhong Xi Yi Jie He Za Zhi,1999,19:651-652.

8　Han YL,Cheng C,Tan HM,et al. Effect of Tongxinluo superfine on experimental anginal model (contraction of collaterals) in rat with endothelial dysfunction[J]. Zhongguo Zhong Yao Za Zhi,2007,32:2 404-2 426.

9　Yang XP,Liu YH,Shesely EG,et al. Endothelial nitric oxide gene knockout mice:cardiac phenotypes and the effect of angiotensin-converting enzyme inhibitor on myocardial ischemia/reperfusion injury[J]. Hypertension,1999,34:24-30.

10　Bell RM,Yellon DM. The contribution of endothelial nitric oxide synthase to early ischaemic preconditioning: the lowering of the preconditioning threshold. An investigation in eNOS knockout mice[J]. Cardiovasc Res,2001,52:274-280.

11　Sumeray MS,Rees DD,Yellon DM. Infarct size and nitric oxide synthase in murine myocardium[J]. J Mol Cell Cardiol,2000,32:35-42.

12　Moncada S,Palmer RM,Higgs EA. Nitric oxide:physiology, pathophysiology, and pharmacology[J]. Pharmacol Rev,1991,43:109-142.

13　Bulhak AA,Gourine AV,Gonon AT,et al. Oral pre-treatment with rosuvastatin protects porcine myocardium from ischaemia/reperfusion injury via a mechanism related to nitric oxide but not to serum cholesterol level[J]. Acta Physiol Scand,2005,183:151-159.

14　Gonon AT,Erbas D,Broijersen A,et al. Nitric oxide mediates protective effect of endothelin receptor antagonism during myocardial ischemia and reperfusion[J]. Am J Physiol Heart Circ Physiol,2004,286:H1 767-1 774.

15　Gonon AT,Widegren U,Bulhak A,et al. Adiponectin protects against myocardial ischaemia-reperfusion injury via AMP-activated protein kinase, Akt, and nitric oxide[J]. Cardiovasc Res,2008,78:116-122.

16　Ambrosio G,Weisman HF,Mannisi JA,et al. Progressive impairment of regional myocardial perfusion after initial restoration of postischemic blood flow[J]. Circulation,1989,80:1 846-1 861.

17　Li XS,Uriuda Y,Wang QD,et al. Role of L-arginine in preventing myocardial and endothelial injury following ischaemia/reperfusion in the rat isolated heart[J]. Acta Physiol Scand,1996,156:37-44.

18　Gourine AV,Gonon AT,Pernow J. Involvement of nitric oxide in cardioprotective effect of endothelin receptor antagonist during ischemia-reperfusion[J]. Am J Physiol Heart Circ Physiol,2001,280:H1105-112.

19　Post H,Schulz R,Behrends M,et al. No involvement of endogenous nitric oxide in classical ischemic preconditioning in swine[J]. J Mol Cell Cardiol,2000,32:725-733.

20　Furfine ES,Harmon MF,Paith JE,et al. Selective inhibition of constitutive nitric oxide synthase by L-NG-nitroarginine[J]. Biochemistry,1993,32:8512-7.

21　Garvey EP,Tuttle JV,Covington K,et al. Purification and characterization of the constitutive nitric oxide synthase from human placenta[J]. Arch Biochem Biophys,1994,311:235-241.

22 Wildhirt SM, Suzuki H, Horstman D, et al. Selective modulation of inducible nitric oxide synthase isozyme in myocardial infarction[J]. Circulation, 1997, 96: 1 616-1 623.

23 Fleming I, Busse R. Molecular mechanisms involved in the regulation of the endothelial nitric oxide synthase[J]. Am J Physiol Regul Integr Comp Physiol, 2003, 284: R1-12.

24 Mullane KM, Kraemer R, Smith B. Myeloperoxidase activity as a quantitative assessment of neutrophil infiltration into ischemic myocardium[J]. J Pharmacol Methods, 1985, 14: 157-167.

25 Engler RL, Schmid-Schonbein GW, Pavelec RS. Leukocyte capillary plugging in myocardial ischemia and reperfusion in the dog[J]. Am J Pathol, 1983, 111: 98-111.

26 Reynolds JM, McDonagh PF. Early in reperfusion, leukocytes alter perfused coronary capillarity and vascular resistance[J]. Am J Physiol, 1989, 256: H982-998.

27 Lindal S, Sorlie D, Jorgensen L. Endothelial cells of the cardiac microvasculature during and after cold cardioplegic ischaemia. Comparison of endothelial and myocyte damage[J]. Scand J Thorac Cardiovasc Surg, 1988, 22: 257-265.

28 Kubes P, Jutila M, Payne D. Therapeutic potential of inhibiting leukocyte rolling in ischemia/reperfusion[J]. J Clin Invest, 1995, 95: 2 510-2 519.

29 Yang YJ, Zhao JL, You SJ, et al. Post-infarction treatment with simvastatin reduces myocardial no-reflow by opening of the KATP channel[J]. Eur J Heart Fail, 2007, 9: 30-36.

30 Dejana E. Endothelial adherens junctions: implications in the control of vascular permeability and angiogenesis[J]. J Clin Invest, 1996, 98: 1 949-1 953.

31 Corada M, Mariotti M, Thurston G, et al. Vascular endothelial-cadherin is an important determinant of microvascular integrity in vivo[J]. Proc Natl Acad Sci U S A, 1999, 96: 9 815-9 820.

32 Lucchesi BR. Modulation of leukocyte-mediated myocardial reperfusion injury[J]. Annu Rev Physiol, 1990, 52: 561-576.

33 Weiss SJ. Tissue destruction by neutrophils[J]. N Engl J Med, 1989, 320: 365-376.

34 Zhao JL, Yang YJ, Cui CJ, et al. Different effects of adenosine and calcium channel blockade on myocardial no-reflow after acute myocardial infarction and reperfusion[J]. Cardiovasc Drugs Ther, 2006, 20: 167-175.

# 白介素-1β外膜介导小型猪冠状动脉粥样硬化病变的研究

关启刚　曾定尹　程颖　孙喜琢　何学志　韩凤桐　周旭晨　苗志林　张利

中国医科大学附属第一医院心内科(辽宁,110001)

【摘要】　目的　探讨炎性因子白介素-1β外膜介导小型猪冠状动脉粥样硬化病变及其可能机制。方法　小型雄性家猪随机分为2组,开胸手术分离冠状动脉左前降支和回旋支近端,对照组( $n = 8$ )血管外膜包裹吸附含生理盐水琼脂糖微粒悬液的纸巾;模型组( $n = 8$ )包裹吸附含IL-1β 2.5 μg琼脂糖微粒悬液的纸巾。2周后,冠状动脉造影观察管腔狭窄程度,光镜观察管腔病理学改变。结果　冠状动脉外膜包裹IL-1β血管段发生管腔狭窄,光镜可见病变血管段内膜增殖和炎性细胞聚集现象,外膜可见大量炎性细胞浸润。逆转录聚合酶链反应示模型组Rho激酶、单核细胞趋化蛋白-1、细胞间黏附分子-1和血管细胞间黏附分子-1 mRNA表达强度明显高于对照组( $P < 0.05$ )。结论　IL-1β包裹冠状动脉外膜介导了冠状动脉炎症反应及粥样硬化病变,上调细胞因子和黏附因子的表达是其主要作用途径之一。

【关键词】　动脉粥样硬化;白细胞介素-1;Rho激酶;炎性反应;猪

Coronary atherosclerosis of mini – swine induced by IL-1β through external membrane　*GUAN Qi-gang*, *ZENG Ding-yin*, *CHENG Ying*, *et al*. *Department of Cardiology*, *First Affiliated Hospital of China Medical University*, *Shengyang*　110001, *China*

【Abstract】　objective　To observe the possible mechanism of coronary atherosclerosis of mini-swine induced by IL-1β through external membrane. Methods　16 male mini-swine were divided into 2 groups: control group( $n = 8$ )and model group( $n = 8$ ). Chest operation was done by isolation o left-anterior descending banch and circumflex branch proximate. Coronary artery membranna externa in swine was packed by paper towel absorbing saline agarose particle suspension in control group. But in model group coronary artery membranna externa was packed by paper towel absorbing IL-1β(2.5 μg)agarose particle suspension. After 2 weeks, lumens narrow was observed by coronary arteriography. The vascular section in the treated site was taken out to be examined by pathology and the Rho kinase、MCP-1、VCAM-1 and ICAM-1 mRNA expression was measured by reverse transcription-polymerase chain reaction analysis(RT-PCR). Result　In the model group, luminal lessen, inner membrane proliferation and inflammatory cells aggregation were observed in the sections of which the external membrane were wrapped by IL-1β, a great number of inflammatory cells infiltration were also observed on external membrane. RT-PCR showed the expression levels of the Rho-kinase、MCP-1、VCAM-1 and ICAM-1 mRNA were obviously increased, Compared with control group( $P < 0.05$ ). Conclusion　coronary artery inflammatory reaction and atherosclerosis were induced by IL-1β wrapped around the external membrane, and one of the most important way was the upgrade of expressions of cytokines and VCAM – 1 and ICAM-1.

【Key words】　Atherosclerosis;interleukin-1;Rho-kinase;inflammation;Swine

动脉粥样硬化是血管内膜损伤病变,长期以来常用内膜损伤的方法构建动脉粥样硬化模型,而动脉外膜与动脉粥样硬化的关系被人们所忽视。近年来研究有认为动脉外膜炎性反应和血管外膜细胞参与动脉粥样硬化的发生与发展。本研究采用炎性因子IL-1β包裹小型猪冠状动脉外膜,观察血管外膜炎性反应介导冠状动脉粥样硬化病变的发生与发展,并探讨其可能的作用机制。

## 1　材料与方法

1.1　实验动物　小型家猪16只,雄性,质量20～30 kg,月龄2～3个月,由中国医科大学实验动物部提供,单圈饲养。

1.2　IL-1β悬液的制备　琼脂糖微粒(CNBr-activated sepharose 4B,45-165 μm in diameter 晶美生物公司)200 mg加入10 ml(浓度为1 mmol/mL盐酸溶液中,1 200转/min,5 min,离心4次。琼脂糖微粒重悬于生理盐水溶液

基金项目:国家重点基础研究发展计划(国家973计划)项目(No.2005CB523310)

中,加入细胞因子 IL-1β 200 μg,悬液置于室温 1 h,4℃过夜。再次离心,1 200 转/min,5 min,弃上清,微球重悬于 Tris/HCL 缓冲液 1 h,然后用生理盐水洗脱。最后微粒重悬于生理盐水溶液中,浓度为 50 mg/L。

1.3 动物模型制作及分组　将小型家猪分圈饲养 1 周后,随机分成 2 组,对照组和模型组,每组 8 只。肌注安定(1 mg/kg)和盐酸氯氨酮(1.5 mg/kg),然后耳缘静脉注射苯巴比妥钠(30 mg/kg)进行麻醉。气管插管,呼吸机辅助呼吸。在无菌条件下,进行左侧开胸手术。开胸器撑开肋骨,剪开心包,选择左前降支及回旋支近端管腔外径近似的 2 处血管节段(长 1.0～1.5 cm)进行仔细分离。模型组:在血管外膜包裹吸附含 IL-1β 2.5 μg(0.05 ml)琼脂糖微粒悬液的纸巾;对照组:只在血管外膜单纯包裹吸附含生理盐水琼脂糖微粒的纸巾(0.05 ml,无 IL-1β)。然后缝合关胸,待动物恢复自主呼吸后,拔掉气管插管。术后予青霉素肌注,单圈饲养。

1.4 冠状动脉造影实验　术后 2 周用上述同样方法麻醉动物,选择左颈动脉,在肝素化(10 000U/只)后,经颈动脉插入 6 F 鞘管,然后在 X 光下插入 6 F Judkin,s 导管至冠脉开口处,经导管冠脉内给予硝酸甘油(10 μg/kg),取左前斜位(左前斜 30° + 头位 20°),注入造影剂进行冠状动脉造影,观察局部冠状动脉粥样硬化及狭窄情况,用电影血管造影系统连续观察记录造影图像。全部冠脉造影资料采用 GEMnet Review Station(CRS-PC)系统,按照标准方法学定量分析病变长度管腔狭窄百分比及管腔狭窄面积。

1.5 标本采集与病理检查　造影结束后用致死剂量苯巴比妥(1 500～2 000 mg)处死动物,放血摘除心脏。截取包裹纸巾的冠脉节段,置于 4% 多聚甲醛中固定(用于光镜检测)。依常规方法制作病理标本,并进行 HE 染色,观察血管形态学变化,并采用计算机图像分析系统分别测出管腔面积(CA)、内弹力板包绕面积(IEL)和外弹力板包绕面积(EEL);再计算新生内膜面积(NIA) = IEL-CA。

1.6 逆转录聚合酶链反应(RT-PCR)测定血管壁组织 Rho 激酶、单核细胞趋化蛋白-1(MCP-1)、细胞间粘附分子-1(ICAM-1)和血管细胞间粘附分子 1(VCAM-1)mRNA 表达　(1)采用异硫氰酸胍法提取血管标本中的总 RNA。取 1 μL 总 RNA,采用 RNA PCR Kit 逆转录试剂盒(上海生工)合成 cDNA。(2)取 2 μl 逆转录产物进行 PCR 扩增反应。Rho-激酶引物序列:上游引物为 5′-GAG CAA CTA TGA TGT GCC TGA AAA AT-3′,下游引物为 5′-GAT GTC GTT TGA TTT CTT CTA C-3′,扩增产物长度为 512 bp。MCP-1 引物序列:上游引物序列为 5′-GTC TCT GCA ACG CTT CTG TGCC-3′,下游引物序列为 5′-AGT CGT GTT CTT GGG TTG TGG-3′,扩增产物长度为 750 bp。GAPDH 引物序列:上游引物序列为 5′-TCT GGG AAA CTG TGG CGTG-3′,下游引物序列为 5′-CAG CAT CAA AGG TAG AAG AGT GAGT-3′,扩增产物长度为 245bp。(引物均由宝生物(大连)有限公司合成)。VCAM-1 引物序列:上游引物序列为 5′-CAA GAA GCT GAG GGA TGG GA-3′,下游引物序列为 5′-GAT GCA CAA TAG AGC ACG AGA AG-3′,扩增产物长度为 417 bp。ICAM-1 引物序列:上游引物序列为 5-AGG TGC TCA GTG TCC TGT ATGG-3′,下游引物序列为 5-GTT ATA GAT GTA AGC GGC GACG-3′,扩增产物长度为 352 bp。扩增条件为:90℃ 变性 10 min 后进行以下循环:94℃ 80 s,55℃ 90 s,72℃ 60 s,循环 30 次,最后 72℃ 延伸 10 min。取 5 μl 扩增产物,经 1.5% 琼脂糖凝胶电泳,溴化乙啶染色,然后经凝胶图像扫描系统扫描,以 GAPDH 为内参照进行光密度分析,测定样本 mRNA 的相对表达量。

1.6 统计学处理　使用 SPSS 11.5 软件进行分析处理,所有数据采用均数 ± 标准差($\bar{x} \pm s$)表示,组间比较计量资料采用 $t$ 检验,$P < 0.05$ 为差异有统计学意义。

2 结 果

2.1 冠状动脉造影情况　对照组冠状动脉管腔无狭窄,模型组包裹 IL-1β 冠状动脉血管段管腔 20%～30% 狭窄,两组比较差异有统计学意义($P < 0.05$),见图 1(插页 2)。

2.2 病理学结果血管形态学测量结果　经两两比较的 $t$ 检验,模型组的 CA、NIA 与对照组比较差异有统计学意义($P < 0.05$),见表 1、图 2(插页 2)。

表 1　血管形态学测量结果比较　($\bar{x} \pm s$,mm²)

| 组别 | $n$ | 管腔面积(CA) | 新生内膜面积(NIA) | 中膜面积 |
| --- | --- | --- | --- | --- |
| 对照组 | 8 | 2.33 ± 0.66 | 0 | 1.02 ± 0.22 |
| 模型组 | 8 | 1.65 ± 0.40 | 0.73 ± 0.15 | 1.02 ± 0.34 |
| $t$ | | 3.56* | 9.76* | |

2.3 血管壁组织 Rho 激酶、MCP-1、VCAM-1、ICAM-1 mRNA 的表达　正常血管壁组织 Rho 激酶、MCP-1、

VCAM-1、ICAM-1 mRNA 的表达很微弱;模型组 Rho 激酶、MCP-1、VCAM-1 和 ICAM-1 mRNA 的表达明显上调,经两两比较的 $t$ 检验,模型组与对照组相比,光密度值扫描结果差异有统计学意义( $P < 0.05$ ),见表 2、图 3。

表 2　Rho 激酶、MCP-1、VCAM-1、ICAM-1 的 mRNA 表达的光密度扫描值　( $\bar{x} \pm s$ )

| 组　别 | $n$ | Rho 激酶 | MCP-1 | VCAM-1 | ICAM-1 |
|---|---|---|---|---|---|
| 对照组 | 8 | 26.4 ± 2.62 | 12.4 ± 3.14 | 28.6 ± 4.46 | 14.6 ± 0.54 |
| 模型组 | 8 | 95.8 ± 7.45 | 63.0 ± 13.83 | 87.7 ± 6.12 | 54.1 ± 9.01 |
| $t$ | | 9.72* | 6.37* | 8.24* | 5.46* |

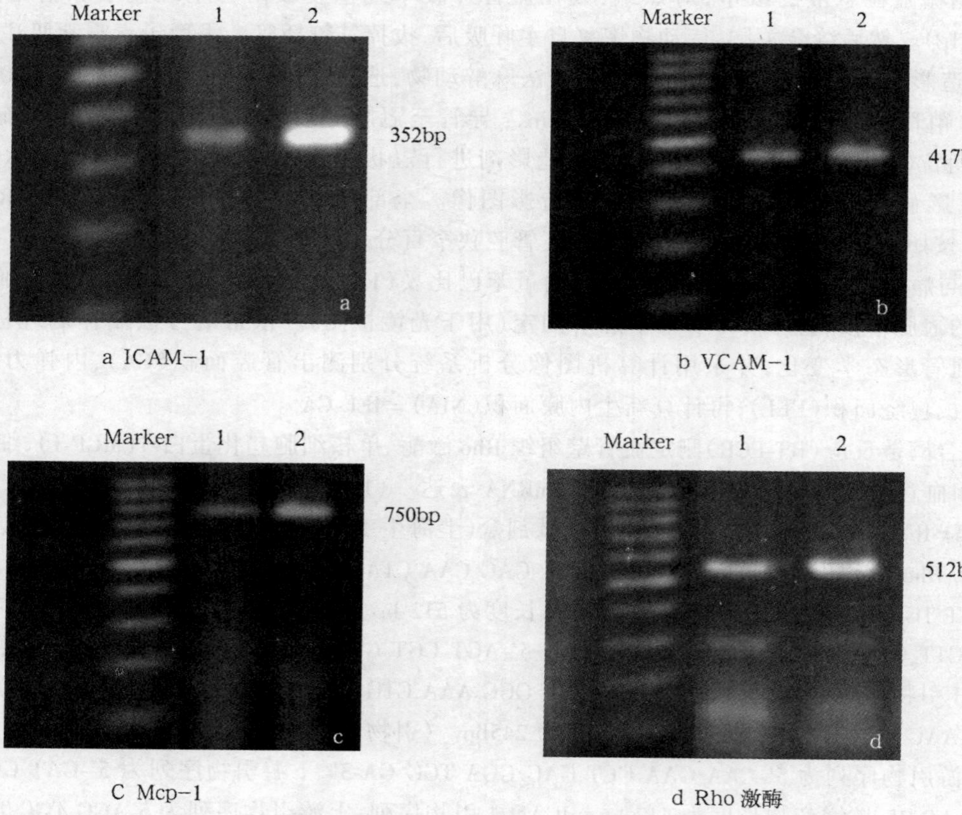

a ICAM-1

b VCAM-1

C Mcp-1

d Rho 激酶

图 3　1 对照组;2 模型组。ICAM-1、VCAM-1、MCP-1、Rho 激酶 RT-PCR 产物电泳图

## 3　讨　论

3.1　外膜炎性反应与冠状动脉粥样硬化的早期发生　长期以来,动脉粥样硬化(AS)一直被视为一种内膜疾病,同时有中膜层参与[1],而血管外膜在 AS 中的作用被长期忽视。近来有证据表明,血管外膜炎性也可出现在 AS 疾病中,外膜炎性浸润在 AS 早期就可出现,它可能是诱发 AS 发生的早期重要因素之一。IL-1β 是动脉粥样斑块中重要的炎性因子,可损伤内皮功能,削弱内皮对舒血管物质的反应,直接抑制内皮细胞释放舒血管物质,是介导机体外非特异性炎性反应和血管痉挛的关键细胞因子[2]。本研究将 IL-1β 包裹冠状动脉前降支与回旋支,以此诱导冠状动脉外膜发生炎性反应。2 周后进行冠状动脉造影,提示 IL-1β 包裹的血管外膜处引起不同程度的狭窄,病理可见病变血管段有大量平滑肌细胞内膜下增殖,新生内膜形成,同时可见新生内膜处炎性细胞聚集,外膜亦可见大量炎性细胞浸润。推测其机制可能是 IL-1β 诱发局部冠状动脉外膜炎性反应,并增加炎性因子的表达从而导致内膜炎性病变的发生。

3.2　外膜炎性反应构建冠状动脉粥样硬化模型的方法　常见构建动脉粥样硬化模型的方法有高脂饮食、内膜剥脱及基因转染等方法。而探讨外膜炎性反应与 AS 关系的动物实验方法有套管法、涂擦法和埋线法。此 3 种造成外膜炎性反应的方法能帮助研究外膜炎性细胞浸润与动脉粥样硬化发生的关系,但所复制的病变模型与体内的实际情况相差较大。而本实验采用 IL-1β 包裹冠状动脉外膜介导 AS 早期病变、内膜增殖的方法,所构建成功的模型,具有周期短、稳定性较好的特点,是一种可行的冠状动脉粥样硬化早期病变的构建方法。特别对于研究炎性因子在冠状动脉粥样硬化的发生机制有重要的理论意义,也可作为探讨开发 AS

发病机制及防治方法较好的一种动物模型。

**3.3 炎性因子介膜诱导冠状动脉粥样硬化病变的机制探讨** 在病理情况下,血管外膜是炎性细胞浸润和纤维化的重要场所。外膜的组成部分同其他血管细胞和非血管细胞间相互影响在血管病变的形成中可能起重要作用。

正常血管壁细胞通常不表达高水平的与炎性反应有关的细胞因子,但在炎性因子刺激下表达增强[3]。本实验采用 IL-1β 包裹冠状动脉外膜,诱导外膜炎性细胞聚集,进而导致内皮细胞和平滑肌细胞增殖。外膜炎性细胞的聚集是如何诱导血液中的单核细胞黏附进入内皮细胞下,进而导致 AS 早期病变的形成具体机制还不十分明确。本实验观察到,正常血管壁组织 MCP-1、VCAM-1、ICAM-1 的表达都很微弱,而用 IL-1β 包裹的冠状动脉表达明显增强,提示趋化因子、黏附分子在血管壁的早期炎性反应形成中扮演重要角色。MCP-1主要趋化单核细胞跨内皮移行,并使之分化为巨噬细胞[4]。ICAM-1 和 VCAM-I 通过介导内皮细胞、白细胞、及血小板间相互黏附、促进炎性反应,引起血管平滑肌细胞增生,泡沫细胞形成,最终导致动脉粥样斑块形成[5]。本实验提示 IL-1β 可以通过上调血管壁细胞因子及黏附分子的基因表达水平,增强这些分子的黏附能力,进而促进内膜增殖及 AS 的形成。

Rho 激酶信号转导系统在血管壁的早期炎症反应及内膜增殖、管腔狭窄的形成中起关键作用。在分子水平 Rho 激酶上调促进炎性反应、氧化应激的各种因子,下调内皮型一氧化氮合酶。在细胞水平 Rho 激酶介导血管平滑肌细胞收缩,促进增殖、迁移及促进炎性细胞移动,并参与动脉粥样硬化、血管再狭窄及血管痉挛的发病机制[6]。本实验还观察到,正常血管壁组织 Rho 激酶的表达都很微弱,而 IL-1β 包裹的冠状动脉 Rho 激酶的表达明显增强,说明 IL-1β 能够促进 Rho 激酶的表达。Rho 激酶的表达增强可促进外膜巨噬细胞分泌和释放大量的 MCP-1[7]。外膜释放的 MCP-1 通过一系列复杂的信号转导系统,不断诱导中膜平滑肌细胞和内皮细胞合成和释放 MCP-1,血液中的单核细胞在其趋化作用下与血管壁黏附并迁入内膜进而活化,吞噬脂质,形成泡沫细胞,从而启动 AS 的形成。

### 参考文献

1 Reiss AB, Glass AD. Atherosclerosis: immune and inflammatory aspects[J]. J Investig med. 2006, 54(3): 123-131.

2 Bhagat K, Vallance P. Inflammatory cytokines impair endothelium dependant dilatation in huaman Veins in vivb[J]. Circulation, 1997, 96: 3 042-3 047.

3 Trepels T, Zeiher AM, Fichtlscherer S. The endothelium and inflammation[J]. Endothelium. 2006, 13(6): 423-429.

4 Charo IF, Taubman MB. Chemokines in the pathogenesis of vascular disease[J]. Circ Res, 2004, 95(9): 858-866.

5 Tedgui A, Mallat Z. Cytokines in atherosclerosis: pathogenic and regulatory pathways[J]. Physiol Rev, 2006, 86(2): 515-81.

6 Shimokawa H, Takeshita A. Rho-Kinase Is an Important Therapeutic Target in Cardiovascular Medicine[J]. Arterioscler Thromb Vasc Biol, 2005, 25(9): 1767-75.

7 Matsumoto Y, Uwatoku T, Oi K, et al. Long-term inhibition of Rho-kinase suppresses neointimal formation after stent implantation in porcine coronary arteries: involvement of multiple mechanisms. Arterioscler Thromb Vasc Biol, 2004, 24(1): 181-186.

# 通心络超微粉剂对 ET-1 诱发兔冠状动脉痉挛后冠状动脉 NF-κB、iNOS 等因子的影响

沈剑耀　　庞雪峰　　曾定尹

中国医科大学附属第一医院(沈阳,110001)

【摘要】　目的　观察通心络超微粉剂对兔冠状动脉痉挛前后冠状动脉核因子-kappaB(NF-κB)、诱导型一氧化氮合酶(iNOS)等因子的影响。方法　实验动物随机分为对照组,通心络超微粉剂(TXL)低剂量组、中剂量组、高剂量组和地尔硫卓组。给予实验药物灌胃 5 天后,予 ET-1 静脉注射建立微血管痉挛模型。用多导生理记录仪记录实验动物标准肢体 II 导联心电图,分析痉挛前后 T 波高度;用 ELISA 法测定血清肌钙蛋白 I(TnI)水平;逆转录 PCR(RT-PCR)测定冠状动脉 iNOS 及 NF-κB 表达。结果　TXL 能降低痉挛前后 T 波高度变化程度;TXL 能降低冠状动脉痉挛后血清 TnI 水平;TXL 随剂量增高可明显减少冠状动脉 NF-κB 及 iNOS 表达。结论　通心络超微粉剂可能通过减少冠状动脉 NF－κB、iNOS 表达减轻冠状动脉痉挛,降低心肌损伤。

【关键词】　通心络;冠状动脉痉挛;核因子－kappaB(NF-κB);诱导型一氧化氮合酶(iNOS);一氧化氮(NO)

The effect of Tongxinluo power on the factors of NF－? B、iNOS of CA in the CAS of rabbit using ET-1 　*SHEN jian-yao Pangxuefeng Zengdingyin First Affiliated Hospital of China Medical Univercity Shenyang Liaoning　110001*

【Abstrct】　Objective　observe the effect of Tongxinluo power on the factors of NF-κB、iNOS of CA in the circa of CAS. Methods　The experimental animals were randomly divided into model group, Tongxinluo low-dose group, Tongxinluo middle-dose group, Tongxinluo high-dose group and dilthiazem group. Giving ET-1 through intravenous injection to set up CAS giving the experimental medicine five days later. Record ECG of normal II leading according to multichannel physiologic recorder, analyze the T wave height in the circa of spasm; detect the TnI level using ELISA method and detect iNOS and NF-κB expression of CA using the RT-PCR. Results　TXL can depress T wave height in the circa of spasm; TXL can cut down TnI level of blood serum in the circa of spasm; TXL can obviously decrease iNOS and NF-κB expression of CA following the dose increasing. Conclusion　Tongxinluo power lighten the CSA possibly maybe through the slight expression of iNOS and NF-κB , cut down the myocardial damage.

【Key words】　TXL; CAS; NF-κB; iNOS; NO

药理研究已经证实,中药通心络中的蝎子、蜈蚣、蝉蜕三味虫药"搜风通络",能改善血管内皮功能达到解除冠状动脉痉挛的目的。2006 年 12 月—2007 年 6 月,本研究通过观察通心络超微粉剂对 ET-1 诱发兔血管痉挛后冠状动脉组织核因子-κB(NF-κB)及一氧化氮合酶(iNOS)表达的影响,探讨通心络超微粉剂缓解冠状动脉痉挛的内在机制。

## 1　材料与方法

### 1.1　材料

1.1.1　动物与分组:日本大耳白兔(封闭群动物)50 只,成年雄性,体质量 2.5～3.0 kg,购自沈阳市双义实验动物研究所,分笼饲养。应用随机数字表分成 5 组(每组 10 只),分别为:对照组(生理盐水组),10 ml/d;TXL 低剂量组,150 mg·kg$^{-1}$·d$^{-1}$;TXL 中剂量组,300 mg·kg$^{-1}$·d$^{-1}$;TXL 高剂量组,600 mg·kg$^{-1}$·d$^{-1}$;地尔硫卓组,10 mg·kg$^{-1}$·d$^{-1}$。给予实验药物(10 ml 生理盐水溶解)灌胃 5 d 后(1 次/d),予 ET-1 耳缘静脉注射,建立微血管痉挛模型。

1.1.2　药品与试剂:ET-1(Calbiochem,MERK,德国);地尔硫卓(日本田边制药);通心络超微粉剂(经超微粉

基金项目:国家重点基础研究发展计划(973 计划)项目(No.2005CB523310)

通讯作者:沈剑耀,E-mail:jianyao_s@sohu.com

碎工艺处理后粒径达 10 μm，石家庄以岭药业股份有限公司)；TnI 测定试剂盒(南京建成生物工程研究所第一分所)；RT-PCR 引物均由大连宝生物工程有限公司提供。

1.2 实验方法

1.2.1 动物模型建立：动物于实验前一天晚开始禁食，自由进水，最后一次给药时间为 ET-1 注射前 30 min。给予 ET-1 前空腹抽取静脉血留检。兔于耳缘静脉注射乌拉坦 1 000 mg/kg 麻醉后行心电图标准肢体 II 导联监测。并予 ET-1 1.4 nmol/kg 耳缘静脉弹丸式注射后连续观察心电图 T 波变化 30 min。心电图由多导生理记录仪监测，20 mm/mV，走纸 50 mm/s。MedLab 6.0 软件处理分析。另于 ET-1 注射后 0.5、2、6 h 再次取血待检。

1.2.2 制作病理标本：兔处死前注射肝素 300 U/kg，2 min 后用锤击法处死，颈动脉放血后固定于解剖台，迅速取出心脏，用冰肝素生理盐水冲洗后，分离冠状动脉立即置于液氮中保存，用于分子生物学检测。

1.2.3 指标检测：(1)心电图 T 波高度改变：在 ET-1 注射后 3、5、10、15、30 min 各时间点连续测量 5 个 T 波高度取平均值，并与 ET-1 注射前相比较，计算心电图 T 波高度改变百分比；(2)血清学指标：血清 TnI 用 TnI 测定试剂盒(ELISA 法)测定；(3)分子生物学指标：取液氮中保存的冠状动脉标本，RT-PCR 法测定 iNOS 及 NF-κB 表达。

1.2.4 RT-PCR 法：按 RT-PCR 试剂盒进行扩增。反应完毕后取 5 μl PCR 产物与 2 μl 上样缓冲液混合，进行 1.5% 琼脂糖凝胶电泳，100 V 1.5 h，电泳结束后，凝胶成像仪成像分析，测定各组目的带平均灰度值，计算各扩增产物灰度积分值，结果以目的产物的灰度积分值/β-actin 灰度积分值的比值表示。

1.3 统计学方法 各统计资料均用 SPSS 13.0 统计软件处理，计量资料以 $\bar{x} \pm s$ 表示。多组计量资料均数差别的比较运用单因素方差分析，两样本均数比较用 $t$ 检验。以 $P < 0.05$ 为差异有统计学意义。

2 结 果

2.1 通心络超微粉剂对 ET-1 注射后心电图 T 波高度的影响 见表 1。

表 1 ET-1 注射后各时间点 T 波高度较基线升高程度 (%, $\bar{x} \pm s$)

| 组 别 | 3 min | 5 min | 10 min | 15 min | 30 min |
|---|---|---|---|---|---|
| 对照组 | 30.24 ± 1.96 | 38.46 ± 2.56 | 32.66 ± 2.04 | 31.40 ± 1.30 | 25.50 ± 2.20 |
| TXL 低剂量组 | 20.80 ± 2.21 | 35.60 ± 2.02 | 28.94 ± 1.54 | 21.84 ± 1.84 | 17.70 ± 1.87 |
| TXL 中剂量组 | 14.00 ± 1.22 | 26.84 ± 1.14* | 22.70 ± 1.24* | 15.55 ± 1.13 | 10.23 ± 0.93 |
| TXL 高剂量组 | 9.66 ± 1.02 | 16.51 ± 1.01*△ | 12.70 ± 1.40* | 9.20 ± 1.07 | 7.60 ± 0.85 |
| 地尔硫草组 | 15.71 ± 1.00 | 29.3 ± 1.26* | 21.20 ± 1.55* | 11.85 ± 0.85 | 8.83 ± 1.32 |

注：与对照组比较，* $P < 0.05$；与地尔硫草组比较，△ $P < 0.05$

2.2 通心络超微粉剂对 ET-1 注射后血清 TnI 的影响 见表 2。

表 2 ET-1 注射前后的血清 TnI 浓度 (ng/ml, $\bar{x} \pm s$)

| 组 别 | 0 h | 2 h | 6 h |
|---|---|---|---|
| 对照组 | 0.03 ± 0.13 | 1.31 ± 0.08△ | 2.32 ± 0.52△ |
| TXL 低剂量组 | 0.07 ± 0.10 | 1.00 ± 0.14△ | 1.99 ± 0.38△ |
| TXL 中剂量组 | 0.10 ± 0.02 | 0.11 ± 0.02 | 0.66 ± 0.07*△ |
| TXL 高剂量组 | 0.11 ± 0.02 | 0.10 ± 0.03 | 0.16 ± 0.05* |
| 地尔硫草组 | 0.06 ± 0.02 | 0.62 ± 0.15△ | 0.89 ± 0.17*△ |

注：与对照组比较，* $P < 0.05$；与地尔硫草组比较，△ $P < 0.05$

2.3 RT-PCR 检测冠状动脉 NF-κB 表达 见图 1。由图 1 可见，TXL 随剂量增高可明显减少 NF-κB 表达。

2.4 RT-PCR 检测冠状动脉 iNOS 表达 见图 2。由图 2 可见，TXL 随剂量增高可明显减少 iNOS 表达。

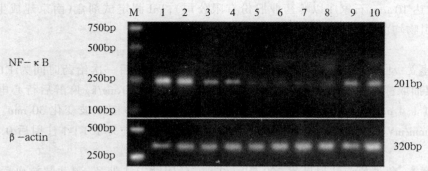

**图1　RT-PCR 检测冠状动脉 NF-κB 表达**

注:M 为 Marker;1、2 为对照组;3、4 为 TXL 低剂量组;5、6 为 TXL 中剂量组;7、8 为 TXL 高剂量组;9、10 为地尔硫草组

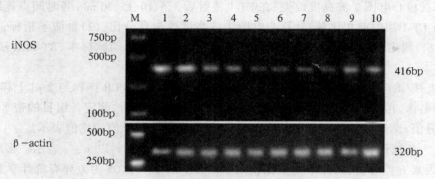

**图2　RT-PCR 检测冠状动脉 iNOS 表达**

注:M 为 Marker;1、2 为对照组;3、4 为 TXL 低剂量组;5、6 为 TXL 中剂量组;7、8 为 TXL 高剂量组;9、10 为地尔硫卓组

## 3　讨　论

　　iNOS 是体内生成 NO 的 2 种主要催化酶之一。血管组织中存在的 iNOS 不依赖于细胞内 $Ca^{2+}$ 浓度及钙调蛋白调节生成 NO,在正常情况下并不表达。但受细胞因子如 IL-1、TNF-α、INF-γ 及脂多糖等刺激后会被诱导产生,其催化生成的 NO 量大,一旦 iNOS 诱导生成,将持续产生 NO 直至底物耗尽为止[1]。诱导生成的 NO 一方面能弥补体内 NO 水平的不足,促进血管扩张,增加组织灌注,减轻缺血损伤,另一方面,过多的 NO 由于其本身自由基的作用导致细胞氧化损伤,细胞内钙离子增多,加速冠状动脉痉挛的进展,因而在冠状动脉痉挛引起心肌缺血导致心绞痛、心律失常、心肌梗死甚至猝死等的发病机制中有重要意义。iNOS 的表达受转录因子 NF-κB 调控。活化后的 NF-κB 能迅速与 iNOS 基因的启动子和增强子中的 κB 序列位点特异结合,参与从胞质浆到细胞核的信号传递。

　　本研究发现,通心络超微粉剂中剂量和高剂量组冠状动脉 NF-κB 表达较对照组明显降低,与前期研究相一致[2,3]。中剂量和高剂量组 iNOS 表达亦明显降低,说明 NF-κB 与 iNOS 表达密切相关。本研究中中、高剂量通心络组 T 波升高幅度和血清 TnI 水平相对较低亦说明通心络超微粉剂可能通过减少 NF-κB、iNOS 表达改善冠状动脉痉挛,从而减轻心肌缺血程度,降低心肌梗死、心律失常和猝死的发生率。

**参考文献**

1　Karuri AR,Huang Y,Bodreddigari S,et al.3H-1,2-dithiole-3-thione targets nuclear factor kappaB to block expression of inducible nitric-oxide synthase,prevents hypotension,and improves survival in endotoxemic rats[J].J Pharmacol Exp Ther,2006,317(1):61-67.

2　吴以岭,游佳华,袁国强,等.通心络超微粉对高脂饮食兔胸主动脉 NF-κB、胞间黏附分子 1 及血管细胞黏附分子 1 表达的影响[J].中华心血管杂志,2007,35(3):271-274.

3　吴以岭,袁国强,游佳华,等.通心络超微粉对高脂饮食兔主动脉内皮保护机制的实验研究[J].中国病理生理杂志,2007,23(4):629-633.

# 通心络和 α-硫辛酸对高糖诱导的乳鼠心肌细胞氧化还原表达的影响

刘明[1]　　石勇铨[2]　　邹俊杰[2]　　彭玲[3]　　刘志民[2]

1.复旦大学附属华东医院内分泌科（上海，200040）

2.第二军医大学长征医院内分泌科（上海，200003）

3.第二军医大学国际合作肿瘤研究所（上海，200433）

【摘要】 目的 探讨通心络和 α-硫辛酸对高糖诱导的乳鼠心肌细胞氧化还原表达的影响。方法 选用新生 SD 大鼠心肌细胞为培养对象，采用高糖培养基诱导，在此基础上分别用通心络超细干粉水提物和 α-硫辛酸进行干预，检测培养细胞四唑盐比色实验、细胞上清液过氧化物歧化酶（SOD）浓度。结果 高糖刺激的心肌细胞活力明显下降，通心络和 α-硫辛酸均可增加上清液中 SOD 浓度。结论 通心络和 α-硫辛酸通过抑制氧化应激反应抑制高糖对心肌细胞的毒性。

【关键词】 通心络；α-硫辛酸；高糖；心肌细胞；超氧化物歧化酶

**Protective effect of Tongxinluo recipe and α-lipoic acid on superoxide dismutase in neonatal SD rat's myocardial cells induced by high glucose** *LIU Ming* [*], *SHI Yong-Quan , ZOU Jun-Jie , et al .* [*] *Department of Endocrinology , Huadong Hospital , Fudan University , Shanghai　200040 , China*

【Abstract】 Objective To investigate the effect of Tongxinluo recipe and α-lipoic acid on expression of superoxide dismutase in neonatal SD rat's myocardial cells induced by high glucose. Methods To culture the neonatal SD rat's myocardial cells after purification with trypsin. Myocardial cells were divided as four groups: NG group(5.5 mmol/L glucose in medium), HG group(25 mmol/L glucose in medium), TXL group(1 mg/ml Tongxinluo recipe in high glucose medium), ALA group(200 μmol/L α-lipoic acid in high glucose medium). After 48 hours cultured, MTT trial was determined, the level of superoxide dismutase (SOD) in the supernatants were measured by xanthine oxidase method. Results MTT test of 4 groups showed that OD value of HG, ALA, TXL group decreased greatly from NG group (0.39 ± 0.029, 0.55 ± 0.025, 0.47 ± 0.036 vs. 0.67 ± 0.024, $P <$ 0.01). OD value of ALA and TXL group increased greatly from HG group ($P < 0.01$). SOD value in the supernatants of HG group deceased greatly from NG group[(34.13 ± 9.25 kU/L vs (89.23 ± 11.76)kU/L, $P < 0.01$]. SOD value of ALA group and TXL group increased significantly from HG group [(64.32 ± 8.56)kU/L vs (34.13 ± 9.25)kU/L, $P < 0.05$; (51.02 ± 12.36)kU/L vs (34.13 ± 9.25)kU/L, $P < 0.01$]. Conclusion Tongxinluo recipe and α-lipoic acid can inhibit the toxicity of high glucose on myocardial cells with inhibition of oxidative stress.

【Key words】 Tongxinluo recipe；α-lipoic acid；High glucose；Myocardial cell；Superoxide dismutase

通心络是根据中医络病学理论研制的复方制剂，由人参、水蛭、全蝎、蜈蚣、土鳖虫、赤芍等药物组成。α-硫辛酸是丙酮酸脱氢酶的辅助因子，它在参与三羧酸循环过程中是不可缺少的物质，是一种代谢性抗氧化剂，近年来，在抗氧化、糖代谢、糖尿病并发症和其他多种疾病治疗方面的重要作用受到了高度关注。本研究探讨上述 2 种药物对高糖心肌细胞毒性的保护作用及其机制。

## 1 材料与方法

1.1 材料 通心络超细干粉由石家庄以岭药业提供，经预试验确定浓度为 1 mg/ml 的通心络干粉水提物为适合心肌细胞生长浓度，α-硫辛酸由德国史他德药厂提供。DMEM 培养基购自美国 Gibco BRL 公司，MTT 试剂购自美国 Sigma 公司，SOD 检测盒购自南京建成生物工程公司。

1.2 细胞培养 出生 2d 的 SD 大鼠，雄雌不拘，由第二军医大学动物实验中心提供。引颈法处死动物，在无

基金项目：国家重点基础研究发展计划（国家 973 计划）项目（No.2005CB523304）

菌的条件下，开胸取出心脏，用 D-Hanks 液冲洗 3 次后剪成约 1 mm³ 大小的碎块，加入 0.25% 胰蛋白酶消化细胞，消化完毕后 60 min 差速贴壁法纯化心肌细胞。取已纯化的细胞，加入体积分数为 0.15 的小牛血清，0.84 的 DMEM 培养基，及 0.01 的双抗液（含 100 U/ml 青霉素，100 U/ml 链霉素）的培养基，吹打均匀后以 $1 \times 10^4$/孔的密度接种于 24 孔培养板，送入通以体积分数为 0.05 $CO_2$ 及 0.95 空气的二氧化碳孵箱中培养。

1.3　实验分组及给药方法　常规培养心肌细胞 48 h 后，换液为无血清的 DMEM 培养基。将 24 孔培养板上的细胞每 6 孔分为 1 组，共分 4 组，换培养基的同时给药，每组给药如下：第 1 组为正常对照组，培养基中含葡萄糖 5.5 mmol/L（NG 组）；第 2 组为给予 25 mmol/L 葡萄糖的高糖组（HG 组）；第 3 组为在第 2 组基础上加入浓度为 1 mg/ml 的通心络组（TXL 组）；第 4 组为在第 2 组基础上加入浓度为 200 μmol/L 的 α-硫辛酸组（ALA 组）；给药 48 h 后进行 MTT 比色实验测定。

1.4　MTT 比色实验　培养 48 h 后，每孔加入 MTT 溶液（5 mg/ml）20 μl，37℃继续孵育 4 h，终止培养，小心吸弃孔内培养上清液。每孔加入 150 μl 二甲基亚砜，振荡 10 min，使甲臜充分溶解。选择 490 nm 波长，在酶联免疫检测仪上测定各孔光吸收值，记录结果。

1.5　细胞培养液检测 SOD 浓度　吸取各孔培养板上清液 100 μl，按试剂盒操作步骤，黄嘌呤氧化酶法测定培养液中 SOD 浓度。

1.6　统计学分析　实验数据用均数 ± 标准差表示，实验数据为重复 3 次结果取平均值，方差齐性检验后，组间差异用单因素方差分析比较，确定存在统计学差异后，组间均数用 LSD 法进一步比较。

## 2　结　果

2.1　4 组心肌细胞 MTT 比色实验结果　对 4 组不同处理的心肌细胞培养 48h 后 MTT 比色实验的 OD 值进行统计分析，与 NG 组相比，干预组的 OD 值均显著下降，差异有统计学意义（$P < 0.01$）；ALA 组和 TXL 组 OD 值较 HG 组升高，差异有统计学意义（$P < 0.01$）。见表 1。

2.2　细胞培养液 SOD 浓度检测结果　与 NG 组相比，其余 3 个干预组细胞培养液的 SOD 值均显著下降，差异有统计学意义（$P < 0.01$）；ALA 组 SOD 值较 HG 组升高，差异有统计学意义（$P < 0.01$）。TXL 组 SOD 值较 HG 组升高，差异有统计学意义（$P < 0.05$）。见表 1。

表 1　不同处理下心肌细胞 MTT 实验结果和细胞培养液 SOD 浓度检测结果　　　（$\bar{x} \pm s$）

| 组别 | OD 值 | SOD 浓度（$kU \cdot L^{-1}$） |
| --- | --- | --- |
| NG | 0.67 ± 0.024 | 89.23 ± 11.76 |
| HG | 0.39 ± 0.029* | 34.13 ± 9.25* |
| ALA | 0.55 ± 0.025*△ | 64.32 ± 8.56*△ |
| TXL | 0.47 ± 0.036*△ | 51.02 ± 12.36*# |

注：与 NG 组比较，* $P < 0.01$；与 HG 组比较，# $P < 0.05$，△ $P < 0.01$

## 3　讨　论

本研究发现，与 NG 组相比，其余 3 个干预组的 OD 值均显著下降，以 HG 组下降最明显，TXL 组和 ALA 组较 HG 组上升，由此可见高糖培养 48 h，对心肌细胞有一定毒性作用。当培养基中糖含量超过了组织细胞正常糖代谢的水平，过量的糖将经过醛糖还原酶（AR）的作用转变成山梨醇，不易透过细胞膜的山梨醇在组织中大量蓄积，引起细胞渗透压的升高、水肿，产生渗透性损伤及基质变化。而山梨醇进一步氧化成果糖的反应，会促使氧化型烟酰胺嘌呤二核苷酸（NAD）变成还原型烟酰胺嘌呤二核苷酸（NADH），引起细胞内 NADH 含量升高，造成氧化还原不平衡，引起细胞生理功能失调，损伤心肌的收缩功能[3]。高血糖是目前已明确的刺激和促进糖尿病各种并发症的重要因素。它可引起正常心肌发生病变，出现舒张期延长及心肌细胞收缩力下降。糖尿病大鼠模型在 >16.7 mmol/L 的高血糖状态下 5～7 d 即可出现特异性心肌病变[4]。这种高糖毒性作用可能通过引起氧化应激增强蛋白激酶 C 活性，促使正常心肌发生糖尿病性心肌病变。糖尿病时高血糖及高游离脂肪酸（FFA）浓度可增加二酰基甘油的合成，进而激活 PKC[5]。

各组细胞培养液中，NG 组 SOD 浓度最高，ALA 组和 TXL 组次之，HG 组最低，并存在统计学差异，说明药物干预对于高糖引起的氧化应激有一定的抑制作用。

α-硫辛酸（ALA）是代谢性抗氧化剂，可清除羟基自由基、过氧化氢、一氧化氮自由基、过氧化亚硝基和次氯酸。本研究中经 α-硫辛酸处理的心肌细胞较未加 α-硫辛酸的高糖培养基中的心肌细胞活力上升，细胞培养液 SOD 浓度增高,考虑为 α-硫辛酸通过抑制氧化应激反应抑制高糖对心肌细胞的毒性。

通心络由人参、水蛭、全蝎、蜈蚣、土鳖虫、赤芍等药物组成。现代药理研究表明,人参具有降血脂、血糖的功能,能延缓糖尿病的发生时间,降低尿糖,提高胰岛神经丛特别是内神经丛的胆碱酯酶活性;已经证实人参皂甙具有抗氧化作用[6]。水蛭有利尿、消除尿蛋白的作用,并能改善微循环;土鳖虫、全蝎具有抗凝、抗血栓形成的作用;赤芍具有降低全血浓度、抑制血小板聚集,降低血小板黏附性,降低纤维蛋白原水平等作用。全方具有扩张血管、抗凝、降低血浓度、改善微循环的作用。笔者之前的研究均显示,通心络对 STZ 诱导的糖尿病大鼠无明显降糖作用。因此我们可以认为通心络对糖尿病大鼠的心肌保护作用并不依赖于其调节血糖水平的效果,TXL 组培养液中 SOD 浓度较 HG 组上升,可能是人参皂甙发挥了抗氧化作用,具体机制需要进一步研究。

## 参考文献

1 Park S,Sohn S,Kineman R D. Fasting-induced changes in the hypothalamic-pituitary-GH axis in the absence of GH expression:lessons from the spontaneous dwarf rat[J]. J Endocrinol,2004,180:369-378.

2 Colombrita C,Calabrese V,Stella AMG,et al. Regional rat brain distribution of Superoxide dismutase mRNA:relevance of redox homeostasis in the aging processes[J]. Exp Biol Med,2003,228:517-524.

3 Brownlee M. The pathobiology of diabetic complications:a unifying mechanism[J]. Diabetes. 2005,54(6):1 615-625.

4 周庆峰,王洪新,王桂君,等.高糖对去甲肾上腺素诱导的心肌细胞肥大的促进作用[J].中国药理学通报,2003,19(9):1 054-1 057.

5 Yokota T,Ma RC,Park JY,et al. Role of protein kinase C on the expression of platelet-derived growth factor and endothelin-1 in the retina of diabetic rats and cultured retinal capillary pericytes[J]. Diabetes. 2003,52(3):838-845.

6 Xie JT,Shao ZH,Vanden Hoek TL. Antioxidant effects of ginsenoside Re in cardiomyocytes[J]. Eur J Pharmacol,2006,532:201-207.

# 通心络和 α-硫辛酸对糖尿病大鼠肾脏的保护作用研究

于红岩[1]　　张春阳[2]　　张贝[3]　　郑骄阳[3]　　曲卫[3]　　邹俊杰[3]　　刘志民[3]

1. 山东省荣成市人民医院内分泌科(山东,264300)
2. 上海同济大学附属同济医院内分泌科(上海,200065)
3. 上海长征医院内分泌科(上海,)

【摘要】　　目的　研究通心络和 α-硫辛酸(ALA)对糖尿病(DM)大鼠肾皮质的保护作用。方法　雄性 SD 大鼠,用链脲佐菌素(60 mg/kg)腹腔注射诱导 DM。大鼠随机分为正常组(NC)、DM 组(DMC)、DM + ALA 组(DM + ALA)、DM + 通心络组(DM + 通心络)。DM + ALA 组和 DM + 通心络组每天给予 ALA 100 mg/kg 或通心络超微粉 1 g/kg 灌胃,NC 和 DMC 大鼠给予等量生理盐水每日灌胃。干预 4 周后,测肾质量/体质量(KW/BW)和 24 h 尿蛋白(24 h UP),比色法检测肾皮质抗氧化酶和丙二醛(MDA)含量。结果　与 NC 相比,DM 大鼠 24 h UP、KW/BW、MDA 含量增加,总超氧化物歧化酶(TSOD)活性降低,谷胱甘肽过氧化物酶(GSH-Px)活性升高,差异均有统计学意义($P < 0.05$);过氧化氢酶(CAT)活性差异无统计学意义($P > 0.05$)。与 DMC 相比,DM + ALA 组和 DM + 通心络组 24 h UP、KW/BW 和 MDA 水平降低,差异有统计学意义;DM + ALA 组 TSOD、GSH-Px 和 CAT 活性差异无统计学意义;与 DMC 及 DM + ALA 组相比,DM + 通心络组 CAT 活性差异无统计学意义,TSOD、GSH-Px 活性增加,差异有统计学意义。结论　通心络和 ALA 可增加抗氧化酶活性,降低肾皮质氧化应激水平,减低早期 DM 大鼠肾脏损害。

【关键词】　通心络;α-硫辛酸;肾;氧化应激;抗氧化酶

**Investigation the effect of Tongxiluo and α-lipoic acid on diabetic rats kidney**　*YU Hong-yan* [*], *ZHANG Chun-yang*, *ZHANG Bei*, *et al*. [*] *Department of Endocrinology*, *the People's Hospital of Rongcheng*, *Rongcheng*　264300, *China*

【Abstract】　　**Objective**　To investigate the effect of Tongxinluo and ALA on diabetic rats kidneys. **Methods**　Experimental diabetes was induced by intraperitoneal injection of streptozotocin (60 mg/kg) in male Sprague Dawley rats. The rat were divided into the following 4 groups: normal control(NC), diabetes mellitus control(DMC), diabetes treated with ultrafine Tongxinluo (DM + UT, l g·kg$^{-1}$·d$^{-1}$), and diabetes treated with α-lipoic acid (DM + ALA, 100 mg·kg$^{-1}$·d$^{-1}$), after 4 weeks treatment, 24 h urinary protein (24 h UP) and kidney weight/body weight (KW/BW) were detected as renal function indices; malondialdehyde (MDA) and antioxidant enzymes was examined by colorimetry. **Results**　Compared with the NC group, DMC group had significantly higher MDA, 24 h UP, KW/BW, and glutathione peroxidase (GSH-Px) activity, and had significantly lower activity of total superoxide dismlltase (TSOD). No significant difference was found in catalase(CAT) activity between the NC group and DMC group. Compared with DMC group, Tongxinluo and ALA groups had significantly lower 24 h UP, KW/BW and MDA. There were no significant difference in TSOD, GSH-Px and CAT activities between ALA group and DMC group. Compared with DMC group and ALA group, Tongxinluo group had significantly higher TSOD and GSH-Px activities, and no significant difference was found in their CAT activities. **Conclusion**　Tongxinluo and ALA may improve the activities of antioxidant enzymes(including TSOD and GSH- Px), therefore inhibit the oxidative stress in renal cortex of diabetic rats, reducing the early kidney injury.

【Key words】　Tongxinluo; α-lipoic acid; Kidney; Oxidative stress; Antioxidant enzyme

　　糖尿病肾病(DN)是糖尿病常见的慢性并发症,是终末期肾脏疾病的重要原因。糖尿病肾病的发病机制尚未完全阐明,近年来的研究发现高血糖诱导的氧化应激水平增加可导致多元醇通路、蛋白激酶 C、已糖胺通路激活及糖基化终产物的增加,进而影响肾脏功能,氧化应激在糖尿病肾病发病过程中起重要作用[1-3]。我们先前的工作表明通心络可减轻糖尿病大鼠肾脏损害[4],α-硫辛酸是一种含硫的抗氧化剂,清除活性氧和自由基,对氧化应激引起的组织损伤有治疗作用[5,6],本研究我们探讨通心络和 α-硫辛酸对糖尿病肾脏病变的保护作用。

基金项目:国家重点基础研究发展计划(国家 973 计划)项目(No.2005CB523304)

## 1 材料和方法

**1.1 材料** 链脲佐菌素(STZ)购自美国 Sigma 公司,ALA 由德国史达德大药厂生产,通心络超微粉由河北以岭医药研究院提供。总超氧化物歧化酶(TSOD)、谷光苷肽过氧化物酶(GSH-Px)和丙二醛(MDA)试剂盒购自南京建成生物工程公司。血糖测定用罗氏公司血糖仪。雄性 SD 大鼠,体重 150~200 g,购自上海实验动物中心。

**1.2 分组** 具体方法参考文献7及文献8[7,8]。大鼠适应性饲养 7 d,设正常对照组(NC)8 只;糖尿病(DM)组以 60 mg/kg 体重剂量 STZ 腹腔注射,一周后尾静脉采血测血糖,以血糖 > 16.7 mmol/L 为造模成功。随机分为 3 组:(1)DM 对照组(DMC)7 只;(2)DM + 通心络超微粉组 8 只,每天 1 g/kg 灌胃;(3)DM + ALA 组(DM + ALA)8 只,ALA 按每天 100 mg/kg 体重灌胃。NC 和 DMC 大鼠予等量生理盐水每日灌胃。所有大鼠自由饮水和进食,每周测体重和血糖。

**1.3 肾功能指标** 所有大鼠于实验 4 周后留 24 h 尿,测 24 h UP。大鼠空腹麻醉下迅速取出肾脏,称右肾重量,计算肾重/体重(KW/BW),分离肾皮质, -70℃低温冰箱保存。

**1.4 氧化应激指标** MDA、TSOD、GSH-Px 和 CAT 比色法测定。

**1.5 统计学处理** 用 SPSS 12.0 统计软件,实验数据用均数 ± 标准差表示,各组间数据差异均采用 $t$ 检验处理。

## 2 结 果

**2.1 一般情况及肾功能指标** 与 NC 相比,各组体重、KW/BW、血糖、24 h UP 均显著增加,差异有统计学意义。给予通心络超微粉和 ALA 后 KW/W 比值及 24 h UP 较 DMC 下降(均 $P < 0.05$)。通心络组 24 h UP 下降程度较 ALA 组更明显($P < 0.05$)。见表 1。

**表 1 各组大鼠体重、KW/BW、血糖和 24 h UP**

| 组别 | 鼠数( $n$ ) | 体重(g) | KW/BW(mg/g) | 血糖 mmol/L | 24 h UP(mg/d) |
|---|---|---|---|---|---|
| NC | 8 | 310.1 ± 20.6 | 4.01 ± 0.41 | 5.8 ± 1.2 | 5.20 ± 1.16 |
| DMC | 7 | 243.3 ± 45.4* | 5.87 ± 0.68* | 26.7 ± 6.1** | 11.34 ± 1.57* |
| DM + 通心络 | 8 | 250.4 ± 30.6* | 4.31 ± 0.51*# | 24.9 ± 5.2** | 7.31 ± 1.27*#△ |
| DM + ALA | 8 | 246.6 ± 34.9* | 4.66 ± 0.49*# | 25.8 ± 5.4** | 9.27 ± 1.31*# |

注:与 NC 组相比,* $P < 0.05$,** $P < 0.05$;与 DMC 组相比,# $P < 0.05$;与 DM + ALA 组相比,△ $P < 0.05$

**2.2 肾脏氧化应激指标** 与 NC 相比,各组 DM 大鼠 CAT 活性无明显变化,差异无统计学意义;TSOD、GSH-Px、MDA 水平均显著增加( $P < 0.05$ );给予通心络超微粉和 ALA 干预后,DM 大鼠肾脏皮质 MDA 水平显著降低,且通心络组较 ALA 组下降更明显(均 $P < 0.05$ )。与 DMC 组相比,ALA 组 TSOD、GSH-Px 无明显变化;与 DMC 组和 ALA 组相比,通心络组 TSOD、GSH-Px 活性显著增加( $P < 0.05$ )。见表 2。

**表 2 各组肾脏抗氧化酶活性和 MDA 水平**

| 组别 | 鼠数( $n$ ) | CAT(U/mg) | TSOD(U/mg) | GSH-PX(U/mg) | MDA(Nmol/mg) |
|---|---|---|---|---|---|
| NC | 8 | 22.9 ± 2.2 | 585.4 ± 26.7 | 315.0 ± 10.4 | 2.01 ± 0.12 |
| DMC | 7 | 22.4 ± 1.4 | 462.0 ± 35.2* | 347.3 ± 32.0* | 2.94 ± 0.13* |
| DM + 通心络 | 8 | 22.4 ± 1.1 | 578.7 ± 41.4*#△ | 407.3 ± 34.7*#△ | 2.65 ± 0.31*#△ |
| DM + ALA | 8 | 21.7 ± 1.7 | 475.3 ± 33.9* | 363.3 ± 35.1* | 2.41 ± 0.22*# |

注:与 NC 组相比,* $P < 0.05$;与 DMC 组相比,# $P < 0.05$;与 DM + ALA 组相比,△ $P < 0.05$

## 3 讨 论

中医络病学说是中医学术体系的独特组成部分,通心络由人参、水蛭、全蝎、蜈蚣、土鳖虫、赤芍等药物组成,是络病理论指导下的代表性药物。糖尿病肾病是糖尿病微血管并发症之一,其主要表现为微循环障碍。络病理论中的脉络主要是指中小动脉和微循环,包括了细动脉、毛细血管和细静脉,也包括了毛细血管输入与输出之间的血管绊,络病病机表现为络气郁滞、络脉瘀阻、络脉绌急、络脉瘀塞,提示络病与糖尿病微血管病变如肾脏病变有内在的联系[9]。糖尿病肾病与高血糖诱导的氧化应激密切相关,我们的前期研究发现通心络可减轻 DM 大鼠早期肾脏损伤,降低大鼠血浆内氧化应激水平[10]。

本研究探讨通心络对糖尿病大鼠肾脏氧化应激及抗氧化能力的影响,实验结果显示,与糖尿病大鼠相比,通心络可以显著增加抗氧化酶 TSOD 和 GSH-Px 活性,明显降低肾皮质脂质过氧化产物 MDA 的含量,通心络可以增加肾脏的抗氧化能力,并在一定程度上清除过氧化物,降低高糖引起的氧化损伤。

ALA 是是三羧酸循环中两个重要酶系—丙酮酸脱氢酶复合物和 α-2 酮戊二酸脱氢酶复合物的辅基,在机体的能量代谢中发挥重要作用。ALA 的主要生物活性是抗氧化,可清除生理和病理过程中产生的各种自由基[11]。我们在实验中发现,ALA 对 DM 大鼠血糖和体重无影响,降低 KW/BW 和 24 h UP 水平,减缓 DN 进展,同时降低 DM 大鼠肾皮质 MDA 水平,抑制氧化应激水平,本实验中 ALA 未改变 DM 大鼠肾皮质 TSOD、GSH-Px 和 CAT 活性,具体机制尚需扩大样本量进一步研究。

### 参考文献

1　Forbes JM,Coughlan MT,Cooper ME.Oxidative stress as a major culprit in kidney disease in diabetes[J].Diabetes,2008,57(6):1 446-54.

2　Coughlan MT,Mibus AL,Forbes JM.Oxidative stress and advanced glycation in diabetic nephropathy[J].Ann N Y Acad Sci,2008,1126:190-193.

3　Goh SY,Cooper ME.Clinical review:The role of advanced glycation end products in progression and complications of diabetes[J].J Clin Endocrinol Metab,2008,93(4):1 143-52.

4　刘岩,邹俊杰,李文桐等.通络方药对糖尿病肾病的保护作用与机制探讨[J].第二军医大学学报,2007,28(3):281-285.

5　Winiarska K,Malinska D,Szymanski K et al.Lipoic acid ameliorates oxidative stress and renal injury in alloxan diabetic rabbits[J].Biochimie,2008 90(3):450-459.

6　Huang EA,Gitelman SE.The effect of oral alpha-lipoic acid on oxidative stress in adolescents with type 1 diabetes mellitus[J].Pediatr Diabetes.2008,9(3):69-73.

7　张春阳,邹俊杰,石勇铨,等.通络方剂对糖尿病大鼠肾脏氧化应激的影响[J].第二军医大学学报,2008,29(8):940-943.

8　张春阳,曲卫,邹俊杰等.α-硫辛酸降低糖尿病大鼠肾脏氧化应激水平[J].中国糖尿病杂志,2008,16(9):552-553.

9　吴以岭,贾振华.中医络病理论指导血管病变防治研究的思路探讨[J].第二军医大学学报,2007,28(7):748-752.

10　李文桐,邹俊杰,刘岩,等.通络方剂抗氧化作用及对大血管内皮细胞的保护[J].中国临床康复,2006,10(35):54-56.

11　Vinayagamoorthi R,Bobby Z,Sridhar MG.Antioxidants preserve redox balance and inhibit c-Jun-N-terminal kinase pathway while improving insulin signaling in fat-fed rats:evidence for the role of oxidative stress on IRS-1 serine phosphorylation and insulin resistance[J].J Endocrinol,2008,197(2):287-96.

# 通络方药对链脲佐菌素诱导的糖尿病大鼠胰岛 β 细胞的保护

王怀清[1]　邹俊杰[1]　苏明丽[2]　雷银雪[2]　邹秀兰[2]　赵瑛[1]　刘先哲[2]　吴以岭[3]　刘志民[1]

1.上海长征医院内分泌科(上海,200003)

2.湖北省宜昌市第一人民医院(宜昌,443000)

3.河北医科大学医药研究院(石家庄,050035)

【摘要】 目的　研究通络方药(TLR)对链脲佐菌素(STZ)所致大鼠胰岛 β 细胞损伤的保护作用。方法　链脲佐菌素(70 mg/kg)一次性腹腔内注射以诱发糖尿病,注射前 8 d 开始给予通络方药($1.0\ g\cdot kg^{-1}\cdot d^{-1}$,强饲)直至实验结束(4 周)。链脲佐菌素注射后每 3 d 监测血糖、体重 1 次,测定胰腺匀浆中丙二醛水平(MDA)及谷胱甘肽过氧化物酶(GSH-Px)水平,透射电镜方法检测胰岛 β 细胞超微结构变化。结果　链脲佐菌素使胰腺组织的 MDA 水平明显升高($P<0.01$),GSH-Px 活性明显降低($P<0.05$),同时该组大鼠血糖明显升高。链脲佐菌注射前给予通络方药明显降低大鼠的血糖水平,同时降低大鼠胰腺组织匀浆中的 MDA 含量($P<0.05$),升高 GSH-Px 活性($P<0.01$),透射电镜显示通络方药使链脲佐菌素诱发的胰岛 β 细胞的损伤明显减轻。结论　通络方药通过减轻氧化应激保护胰腺 β 细胞的完整性,并能有效地防止糖尿病的发生。

【关键词】 通络方药;链脲菌素;β 细胞;氧化应激

**Protection of Tongluo recipe on pancreas beta cells of diabetic rats induced by STZ** *WANG Huai-qing* * , *ZOU Jun-jie* , *SU Ming-li* , *et al.* * *Department of Endocrinology* , *Shanghai Changzheng Hospital* , *Shanghai* 200003 , *China*

【Abstract】 **Objective**　To investigate the protective effects of Tongluo recipe (TLR) against beta-cell damage in streptozotocin-induced diabetes in rats. **Methods**　Tongluo recipe ($1.0\ g\cdot kg^{-1}\cdot d^{-1}$ , oral gavage) was given for 8 days prior to induction of diabetes with streptozotocin (STZ, 70 mg/kg) until the end of the study (4 weeks); Blood glucose levels and body weights were examined every three days after the injection of STZ. Malondialdehyde (MDA) and glutathione peroxidase (GSH-Px) activity were measured in pancreatic homogenates. Pancreatic beta-cells were examined by electron microscope techniques. **Results**　Streptozotocin induced a significant increase in MDA levels ($P<0.01$) and a marked decrease in GSH-Px activity ($P<0.05$) in pancreatic tissue, Blood glucose levels were significantly increased in rats treated with STZ only. Pretreatment of Tongluo recipe significantly decreased the incidence of diabetes compared with STZ-treated rats, At the same time, markedly reduced MDA production ($P<0.05$) and elevated GSH-Px activity ($P<0.01$) were apparent in the Tongluo recipe-pretreated rats. Transmission electron microscope observations showed that the damage to the pancreatic beta cells induced by STZ was attenuated in animals pretreated with TLR. **Conclusion**　These data suggest that Tongluo recipe exerts its protective effect through reducing the oxidative stress and preserving pancreatic beta-cell integrity.

【Key words】 Tongluo recipe; Streptozotocin; Beta-cells; Oxidative stress.

　　氧化应激在糖尿病及其并发症的发生发展中起着至关重要的作用[1]。研究表明,高剂量链脲佐菌素(streptozotocin,STZ)诱发的糖尿病,是通过 STZ 诱导的超氧化合物或氢氧根的堆积使 β 细胞核 DNA 碎裂所介导的[2]。STZ 在胰岛刺激 $H_2O_2$ 生成,从而使 DNA 裂解[3],清除自由基有助于保护胰岛 β 细胞。通络方药(Tongluo ecipe,TLR)是一种有效抗氧化剂,但有关通络方药对 STZ 所致的胰岛 β 细胞损伤保护作用的研究尚未见报道。本研究采用 STZ 所致的糖尿病胰岛细胞损伤模型,观察通络方药对胰岛 β 细胞的保护作用,并探讨其机制。

基金项目:国家重点基础研究发展计划(国家 973 计划)项目(No.2005CN523304),上海长征医院三重三优基金项目

## 1　材料与方法

1.1　材料　STZ 购自美国 Sigma 公司,通络方药由石家庄以岭药业股份有限公司赠送。脂质过氧化产物丙二醛(MDA)、谷胱甘肽过氧化物酶(GSH-Px)测试盒购自南京建成生物工程研究所。雄性 SD 大鼠,体重125 ~ 145 g,由上海中科院实验动物中心提供。

1.2　动物分组及模型制备　动物饲养在上海中科院实验动物中心,恒温、光照周期 12 h:12 h,所有大鼠自由饮水,给予正常大鼠饲料。大鼠适应性饲养 7 d 后随机分为 3 组,正常对照组(NC, $n$ = 10);链脲佐菌素组(STZ, $n$ = 10);通络方药 + STZ 组(TLR + STZ, $n$ = 10)。大鼠禁食 12 h 后给予 STZ 70 mg/kg 体重腹腔注射,通络方药在 STZ 注射前 8 d 开始给予(1.0 $g\cdot kg^{-1}\cdot d^{-1}$,强饲)至实验结束。实验期限为 4 周。

1.3　观测指标及检测方法　STZ 注射前及注射后每 3 d 测血糖(Sure Step 血糖仪,美国强生)、体重 1 次。实验结束时,所有大鼠以 3%戊巴比妥钠(45 mg/kg,腹腔注射)麻醉后断头处死,取大鼠胰腺,部分胰腺组织立即置于 4%多聚甲醛中固定,用于透射电镜检查;部分胰腺组织液氮速冻用于 MDA 及 GSH-Px 测定,具体按南京建成生物工程研究所提供的试剂盒说明书进行操作。

1.4　电镜检查　按透射电镜观察要求于胰尾部留取 1 $mm^3$ 大小组织,4%多聚甲醛及 1%锇酸相继固定,Epon812 浸透,包埋,聚合,修块,半薄切片;光镜下找到胰岛后定位,LKB2088V 型超薄切片机切片,枸橼酸铅及醋酸铀染色。日立 H-800 透射电镜观察并摄片。

1.5　统计学处理　应用 SAS 91.3 统计软件处理。实验数据以均数 ± 标准差表示,各组数据比较采用方差分析,其后的两两比较采用 LSD 法。以 $P$ < 0.05 为差异有统计学意义。

## 2　结果

2.1　各组血糖、体重变化　STZ 组 10 只大鼠中 9 只发生糖尿病,TLR + STZ 组糖尿病发生率降低(10 只中仅4 只发生糖尿病)。3 组大鼠实验分组时血糖、体重无差异;正常对照组血糖在实验中保持正常。实验结束时3 组大鼠血糖、体重检查情况见表 1。从表中可以看出,与正常对照组相比,STZ 组血糖明显升高( $P$ < 0.05),体重明显降低( $P$ < 0.05)。与 STZ 组相比,TLR + STZ 组血糖明显降低( $P$ < 0.05),其体重介于 NC 组和 STZ组之间。

表 1　实验结束时 3 组大鼠血糖、体重检查情况　( $\bar{x} \pm s$ )

| 组别 | $n$ | 血糖(mmol/L) | 体重(g) |
|---|---|---|---|
| NC 组 | 10 | 6.28 ± 0.73 | 368 ± 23 |
| STZ 组 | 10 | 23.46 ± 3.71[*] | 300.5 ± 42[*] |
| TLR + STZ 组 | 10 | 13.68 ± 6.36[#] | 334 ± 27[*#] |

注:与 NC 组比较, [*] $P$ < 0.05,与 STZ 组比较, [#] $P$ < 0.05

2.2　各组间胰腺匀浆中 MDA、GSH-Px 含量变化　从表中可以看出,与 NC 组比较,STZ 组胰腺匀浆 GSH-Px活性下降( $P$ < 0.05),MDA 水平明显升高( $P$ < 0.05)。与 STZ 组比较,TLR + STZ 组大鼠胰腺匀浆 MDA 生成明显减少( $P$ < 0.05),GSH-Px 活性明显升高( $P$ < 0.05)。见表 2。

表 2　实验结束时 3 组大鼠胰腺匀浆中 MDA 水平、GSH-Px 活性变化　( $\bar{x} \pm s$ )

| 组别 | $n$ | MDA(nmol/mg·prot) | GSH-Px(活力单位) |
|---|---|---|---|
| NC 组 | 10 | 0.572 ± 0.035 | 166.2 ± 6.0 |
| STZ 组 | 10 | 1.222 ± 0.140[*] | 114.0 ± 12.1[*] |
| TLR + STZ 组 | 10 | 0.329 ± 0.066[*#] | 200.8 ± 2.7[*#] |

注:与 NC 组比较, [*] $P$ < 0.05;与 STZ 组比较, [#] $P$ < 0.05

2.3　胰岛 β 细胞超微结构透射电镜观察

2.3.1　NC 组 β 细胞超微结构:电镜下见 NC 组 β 细胞结构完整。细胞界限清晰。细胞核呈卵圆形,核仁清晰,核染色质均匀。胞浆内内分泌颗粒丰富。高尔基器、内质网结构正常,线粒体呈椭圆形,线粒体嵴清晰。未见坏死的 β 细胞。见图 1。

2.3.2　STZ 组 β 细胞超微病理改变:电镜下见部分 β 细胞结构不清,呈坏死表现;部分 β 细胞体积变小,细胞核明显固缩,内分泌颗粒明显减少或缺如,内质网不同程度扩张;线粒体呈肿胀变性,线粒体嵴完全或部分消失;部分 β 细胞胞浆内脂质沉积.出现髓鞘样小体。见图 2。

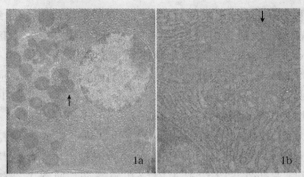

图 1　NC 组 β 细胞超微结构：β 细胞结构完整。细胞核呈卵圆形，核仁清晰，核染色质均匀，高尔基器、内质网结构正常，胞浆内内分泌颗粒丰富(↑1a×5 000)；线粒体结构正常，嵴清晰(↓1b，×15 000)

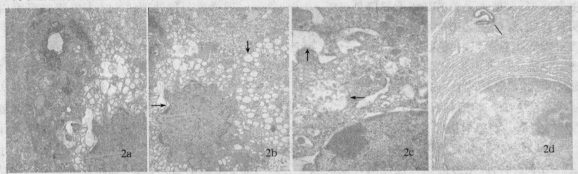

图 2　STZ 组 β 细胞超微病理改变：部分 β 细胞结构不清，呈坏死表现(2a，×5,000)；部分 β 细胞体积变小，细胞核明显固缩(→2b，×10 000)，胞浆内脂质沉积(↓2b，×10,000)；内分泌颗粒明显减少或缺如，内质网不同程度扩张(↑2c，×15,000)；线粒体呈肿胀变性，线粒体嵴完全或部分消失(←2c，×15,000)；可见髓鞘样小体( \ 2d，×10,000)

2.3.3　TLR + STZ 组 β 细胞超微结构：电镜下见 TLR + STZ 组病变较 STZ 组明显减轻，部分 β 细胞结构正常，所见 β 细胞浆内含有或丰富或稍减少的内分泌颗粒，未见内分泌颗粒完全消失的 β 细胞；部分 β 细胞呈现轻度核固缩，线粒体嵴部分消失，但未见完全消失，未见胞浆内脂质沉积，未见细胞坏死结构。见图 3。

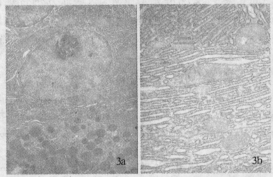

图 3　TLR + STZ 组 β 细胞超微结构电镜下见 TLR + STZ 组病变较 STZ 组明显减轻，部分 β 细胞结构正常，所见 β 细胞胞浆内含有或丰富或稍减少的内分泌颗粒(3a，×5,000)；未见内分泌颗粒完全消失的 β 细胞；部分 β 细胞呈现轻度核固缩，少数线粒体嵴部分消失，大多数线粒体嵴完整(3b，×15 000)

## 3　讨　论

链脲佐菌素(STZ)具有亚硝基基团并具有活泼的烃基结构，它选择性地破坏胰岛 β 细胞，从而引起 1 型糖尿病。研究表明 STZ 对 β 细胞的毒性效应是通过活性氧簇介导的。STZ 与 GLUT2 结合进入细胞内使 DNA 烷化，DNA 损伤的修复导致细胞内烟酰胺腺嘌呤二核苷酸(NADH，辅酶 I)以及 ATP 的耗竭。ATP 去磷酸化作用加强使黄嘌呤氧化酶的底物增加从而导致过氧化氢以及羟自由基的形成并最终导致 β 细胞坏死[4]。国内外大量的研究资料表明，抗氧化剂治疗可减轻 STZ 诱导的高血糖程度，保护其对胰岛 β 细胞的损伤作用并有保护其他组织发生氧化应激损伤的作用[5~8]。

本研究中，与正常组相比，STZ 组血糖明显升高($P < 0.05$)，同时该组大鼠胰腺组织内 MDA 水平明显升

高( $P < 0.05$ ),GSH-Px 活性明显降低( $P < 0.05$ )。我们观察到的 STZ 组胰腺组织内 MDA 水平升高与 Yavuz 等[8]的观察一致,他们认为 STZ 组胰腺组织内 MDA 水平升高是 STZ 使该组织内氧化活性增加所致[8]。谷胱甘肽过氧化物酶(GSH-Px)在细胞内催化过氧化氢向无毒产物转化,减轻由于脂质过氧化导致的细胞破坏[9]。正常情况下,胰腺的 GSH-Px 水平相当低,因而胰岛 β 细胞极易遭受氧化应激损伤[10]。Wolff 等[11]等发现,糖尿病状态下,蛋白糖化明显增加。因此我们认为 STZ 组胰腺组织中 GSH-Px 活性的降低主要是与高血糖引起该酶糖化以及自由基增加抗氧化酶消耗过多有关。

通络方药(TLR)由人参、水蛭、全蝎、蜈蚣、土鳖虫、蝉蜕、赤芍等组成。我们既往的研究表明,TLR 通过降低血浆中以及组织中氧化应激水平发挥其对糖尿病大鼠周围神经[12]、肾脏[13]以及大血管内皮细胞[14]的保护作用。在这些研究中,通络方药在 STZ 注射 1 周后开始给药,通络方药组与 STZ 组的血糖无明显差异[13],表明通络方药本身不具有降糖作用。我们目前的研究中,通络方药预处理使 STZ 诱导的大鼠糖尿病的发生率减少,血糖水平较 STZ 组明显降低( $P < 0.05$ )。同时通络方药预处理使 STZ 大鼠胰腺组织内 MDA 水平明显降低,甚至降至正常水平以下,GSH-Px 活性升高至正常水平的 20.86% 以上。这些结果表明,通络方药通过降低胰腺组织内氧化应激水平降低 STZ 所致高血糖水平并能阻止糖尿病的发生。

透射电镜结果进一步证实了通络方药对 STZ 诱发的胰岛 β 细胞损伤的保护。如图 2 所示,STZ 对胰岛 β 细胞破坏明显,具体表现在:(1)部分 β 细胞完全坏死,结构不清;部分 β 细胞体积变小,核明显固缩;内分泌颗粒减少甚至消失;(2)细胞浆中脂质沉积;(3)细胞器破坏明显,(4)出现髓鞘样小体。通络方药预处理使 STZ 诱发的胰岛 β 细胞损伤明显减轻,电镜下未见坏死样结构,大部分 β 细胞结构完整,细胞内线粒体嵴清晰,仅少部分线粒体嵴部分消失,无空泡样变性;内质网不扩张或轻度扩张,未见脂质沉积及髓鞘样小体出现。这些结果表明,通络方药预处理能减轻或消除 STZ 对胰岛 β 细胞的损伤,保持细胞及亚细胞结构功能的完整性。

总之,我们目前的结果表明,通络方药通过降低胰腺组织内的氧化应激水平,保持胰岛 β 细胞以及亚细胞结构功能完整,从而有效地阻止 STZ 诱发的糖尿病发生。但通络方药的抗氧化作用的机制有待于进一步阐明。如前所述,通络方药由人参、水蛭、全蝎、蜈蚣、土鳖虫、蝉蜕、赤芍等组成,其中水蛭、全蝎、土鳖虫具有抗凝、抗血栓形成的作用,水蛭还能降脂;而人参的主要活性成分人参皂甙以及赤芍的主要活性成分赤芍总甙均具有抗氧化的能力;最近 Chen 等[15]发现每克干重蝉蜕、蜈蚣分别含褪黑素 3 771 ng,248 ng,因此通络方药的抗氧化机制值得进一步研究,评价。根据以往及目前的研究,我们得出如下结论:TLR 是一个至少包含有褪黑素、人参皂甙以及赤芍总甙等抗氧化剂的优化组合,这些抗氧化剂通过协同作用发挥强大的抗氧化效应[16]。

### 参考文献

1  R? sen P,Nawroth PP,King G,et al.The role of oxidative stress in the onset and progression of diabetes and its complications:a summary of a congress series sponsored by UNESCO-MCBN,the American Diabetes Association and the German Diabetes Society[J].Diabetes Metab Res Rev,2001,17:189-212.

2  Yamamoto H,Uchigata Y,Okamoto H.Streptozotocin and alloxan induce DNA strand breaks and alloxan and poly(ADP-ribose) synthetase in pancreatic islets [J].Nature(Lond),1981,294:284-286.

3  Takasu N,Komiya I,Asawa T,Nagasawa Y,Yamada T.Streptozotocin- and alloxan-induced $H_2O_2$ generation and DNA fragmentation in pancreatic islets[J].Diabetes,1991,40:1 141-1 145.

4  Szkudelski T.The mechanism of alloxan and streptozotocin action in B cells of the rat pancrease[J].Physiol Res,2001,50:537-546.

5  Santini SA,Marra G,Giardina B et al.Defective plasma antioxidant defense and enhanced susceptibility to lipid peroxidation in uncomplicated IDDM[J].Diabetes,1997,46:1 853-1 858.

6  Baydas G,Canatan H,Turkoglu A.comparative analysis of the protective effects of melatonin and vitamin E on streptozotocin-induced diabetes mellitus.[J].J Pineal Res,2002,32:225-230.

7  Abdel-Wahab M.H.,and Abd-Allah A.R(2000) Possible protective effect of melatonin and/or desferroxamine against streptozotocin-induced hyperglycemia in mice[J].Pharmacol Res,2000,4:533-537.

8  Yavuz O,Cam M,Bukan N,Guven A,et al.Protective effect of melatonin on beta-cell damage in streptozotocin-induced diabetes in rats.Acta[J].Histochem,2003,105(3):261-266.

9  Santini SA,Marra G,Giardina B et al.Defective plasma antioxidant defense and enhanced susceptibility to lipid peroxidation in uncomplicated IDDM[J].Diabetes,1997,46:1 853-1 858.

10  Lenzen S,Drinkgern J,and Tiedge M.Low antioxidant enzyme gene expression in pancreatic islets compared with various other mouse tissues FreeRad[J].

Bio. Med,1995,20(3):463-466.

11 Wolff SP,Jiang ZY,Hunt JV. Protein glycation and oxidative stress in diabetes mellitus and aging[J]. Free Radic Biol Med,1991,10:339-352.

12 张德刚,赵瑛,夏培金,等. 通络方剂改善糖尿病大鼠周围神经病变作用机制的探讨[J]. 中西医结合学报,4(6):601-605.

13 刘岩,邹俊杰,李文桐,等. 通络方药对糖尿病大鼠肾脏的保护作用[J]. 中国临床康复,10(19):63-65.

14 李文桐,邹俊杰,刘岩,等. 通络方药抗氧化作用及对大血管内皮细胞的保护[J]. 中国临床康复,10(35):54-56.

15 Chen GF,Huo YS,Tan DX,et al. Melatonin in Chinese medicinal herbs[J]. Life Science,2003,73:19-26.

16 Reiter RJ,Tan DX,Terron TM,et al. Melatonin and its metabolites:new findings regarding their production and their radical scavenging actions Acta[J]. Biochimica Polonica,2007,54(1):1-9.

# 肾血流局部调控的耦合数学模型

高辞修[1]　　杨琳[1]　　戴培东[2]　　王克强[1,3]　　许世雄[1]

1.复旦大学力学与工程科学系(上海,200433)

2.复旦大学附属眼耳鼻喉科医院(上海,200031)

3.复旦大学附属中山医院(上海,200032)

【摘要】　目的　通过肾脏血流分配的耦合数学模型,来定性、定量的了解生理及病理状态下肾血流的分配。方法　以哈根—泊苏叶定律和渗透传质方程为基础,应用正常生理及部分肾脏切除状态的血流灌注量、血管管径、肾小管溶质浓度等参数,构建了耦合肌源性调节(myogenic response,MR)、管球反馈机制(tubuloglomerular feedback,TGF)和小管系统的数学模型,模拟其自身调节功能及血流重分配。结果　在肾髓质,对小管系统水分和溶质的重吸收进行了一维扩散—传质模型的构建,得到 TGF 调控下髓袢降支灌注量与远端小管 $Na^+$ 浓度之间的数值对应关系;模拟了灌注压、灌注量的自身调节和血流在皮—髓质的分配,正常生理状态下,皮质、外髓质、内髓质的血流量百分比分别为约 89%、10%、1%;又模拟了灌注量增加时(部分肾脏切除模型)的血流重分配,灌注量增加,皮质血量比例增加,反之则髓质血量比例增加。结论　本模型能够较好反映肾脏的自身调节功能和血流分配,为临床提供了可借鉴的肾功能定性、定量评价方法。

【关键词】　肾;肌源性调节;管球反馈;数学模型

**A mathematical model of renal blood distribution coupling TGF, MR and tubular system**　*GAO Ci-xiu** , YANG Lin , DAI Pei-dong , et al . * Department of Mechanics and Engineering Science , Fudan University , Shanghai　200433 , China*

【Abstract】　**Objective**　The blood distribution of renal microcirculation is an important reflector of its physiological functions. On the purpose of describe its functions both qualitatively and quantitatively. **Methods**　A mathematical model is developed based on Hagan-Possuille law and mass transport, coupling mechanics of myogenic response (MR), tubuloglomerular feedback (TGF) and the tubular system. The parameters, which are derived from experimental references, include blood flow, the vascular luminal radius and solutes concentrations in the tubes. **Results**　In the medulla, the model equations, which are based on conservations of water and solutes for transmural transport, simulate the relationship between the descending limb flow and $Na^+$ concentration of distant convoluted tube. Then the relationship is coupled with cortical MR and TGF mechanics, and the simulation predicts renal autoregulation on its blood pressure and flow, and distribution map in cortical and medulla. The blood redistribution on condition of increased blood flow is simulated as well. **Conclusion**　The present model assessing renal functions qualitatively and quantitatively provides a methodological approach for clinics.

【Key words】　Kidney;Myogenic response; Tubuloglomerular feedback;Mathematical modeling

　　肾脏微循环系统的血流分配是反映其功能活动的重要特征。肾脏血流在皮质髓质各部位的分配与其泌尿、内分泌等功能密切联系。在某些病理情况下,血流量在各部位的分配将改变,该变化又可直接影响泌尿功能[1]。但由于肾脏具有自身调节(autoregulation)功能,外界条件如血压、灌注量在一定范围内变化时,该重要功能可保持其血流量、血压、肾小球滤过率、尿量等生理指标保持相对恒定,而只有在外界条件的变化超出一定范围时,才表现出失调和相关病理特征[2,3]。目前认为,该调节主要通过肌源性调节(MR)和管球反馈(TGF)实现。

　　本文基于相关局部模型的构造和结论,建立肌源性调节、管球反馈、肾髓质小管系统的耦合模型,及全面考虑肾单位肾小球滤过量(single nephron glomerular filtration rate,SNGFR)、远端小管液 $Na^+$ 浓度、TGF、管周阻

基金项目:国家重点基础研究发展计划(国家 973 计划)项目(No.2005CB523302)及上海市重点学科建设项目(No.B112)

通讯作者:许世雄,教授,博士生导师,E-mail:xusx@hatmail.com

力对血流分配的影响,模拟正常情况下的肾脏自身调节功能,并对肾部分缺血状态血流分配变化做出预测,以期为临床提供可借鉴的诊断参考。

## 1 模型与方程

每个肾单位均有其独立的微循环系统,因此可将所有肾单位看作并联结构。微血管系统示意图如图1。本文从微观角度建立肾单位的血液动力血模型,模拟其微循环的血流分配,借此反映宏观的肾脏血流分配特征。该模型分为肾皮质模型和髓质模型两部分:皮质模型模拟肾微动脉血管的肌源性调节、肾小球滤过作用以及致密斑信号对于球前血管阻力的单向调节;髓质模型,即肾小管系统的重吸收和尿浓缩模型,探讨小管灌注量与远端小管氯化物浓度的关系。并由模拟的皮质、髓质各部各微血管的血流量得到肾单位的血流分配。

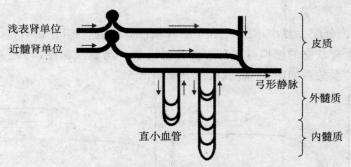

**图 1 肾单位微血管系统示意图**

单个肾小球滤过率、入球小动脉的血液压积 $Hct_A$、出球小动脉的血液压积 $Hct_B$、入球小动脉的血流量 $J_A$、出球小动脉的血流量 $J_B$、入球小动脉的血浆蛋白浓度 $C_A$、出球小动脉的血浆蛋白浓度 $C_E$ 之间存在如下关系[4]:

$$SNGFR = J_A(1-Hct_A)(1-\frac{C_A}{C_E}), Hct_E = 1/(1+\frac{(1-Hct_A)C_A}{Hct_A \cdot C_E}), J_E = J_A(Hct_A+\frac{(1-Hct_A C_A)}{C_E}) \tag{1}$$

肾小球的滤过过程可由下式描述[5]:

$$\frac{K_f}{(1-Hct_A)J_A C_A} = \int_{C_A}^{C_E}\frac{dc}{C^2[P_g-P_b-\pi(c)]} \tag{2}$$

其中 $K_f$ 是肾小球滤过系数,$P_g$ 是肾小球压,$P_b$ 是肾小囊压,$\pi$ 是小动脉血液胶体渗透压。

血液经入球小动脉、肾小球、出球小动脉汇入小叶间静脉,再至弓形静脉。其中近髓肾单位出球小动脉分支形成直小血管

**1.1 肌源性调节** 本文假设,从肾动脉逐级分支的动脉压力逐渐下降。入球小动脉处有参与肌源性调节的一段球前血管通过平滑肌收缩或舒张调节该局部的管周阻力,进而调节灌注量。令球前血管管轴坐标为 z,则其血管内径 $r_A$ 和血压 $P_A$ 是 z 的函数。根据文献[4]的假设,入球小动脉肌源性调节满足:

$$[r^2(1-G\cdot\frac{P_A-P_{AC}}{P})^2-(r^2-1)]^2\frac{dP_A}{dz} = -R_{AC}J_A \tag{3}$$

其中 r 是微动脉管周半径与管腔半径之比,G 是肌源性调节增益[6],$P_C$ 是控制状态即无肌源性调节时的球前血管压,$r_A$ 是球前血管半径。血液流动遵循 Hagan-Possuille 定律,因此还满足:

$$\frac{\pi}{8\eta}r_A(Z)^4\frac{d}{dz}P_A = -J_A(z) \tag{4}$$

**1.2 管球反馈** 位于远曲小管的致密斑感受小管液 $Na^+$ 浓度,调节入球、出球小动脉阻力,影响出球流量,进而影响 SNGFR,这个反馈由肾素、血管紧张素 II 等参加调节[7]。实验表明血管阻力与 $Na^+$ 浓度之间存在指数函数关系[8]。本文参数取值参照文献[4]。将上式得出的管腔半径作为肌源性调节的控制状态半径。另外,两种肾单位(近髓、浅表)响应激素的敏感度不同,血管阻力变化不同,使其血流量并非同比例增加或减少。这在一定程度上影响了皮质-髓质血流分配。本文先模拟了两种肾单位的阻力变化特征,确定了当 r 分别取 1.1 和 1.2 时,入球小动脉管腔半径能够与实验数据[8]较好地符合。

1.3　髓质血流和小管系统模型　对于肾单位小管系统每一根管,即髓袢降支粗段、细段、升支粗段、细段、长、短直小血管降支、升支,集合管的管腔流体和溶质,沿小管液流动方向建立一维的管腔内外扩散传质模型。在外髓质考虑前者的全部髓袢和后者的髓袢升、降支粗段,而在内髓质考虑后者的髓袢升、降支细段。由于髓袢、小血管各段水分重吸收和溶质输运的机制各有特点[9,10],在髓质外带外区、外带内区、内带三个区域的各段小管、小血管分别建立物质输运方程[11~13]。对于所有的髓袢降支、长直小血管降支(延伸至肾盂)、集合管,水分重吸收由管内外浓度差形成的渗透压差驱动。由于直小血管升支为有孔型毛细血管,从各小管重吸收到间质组织的水分最终通过这些小孔回流入直小血管升支。髓袢升支粗段是 $Na^+$ 被重吸收的部位,该主动重吸收的过程用 Michaelis-Menten 动力学表示[14,15]。忽略各溶质的轴向对流,只考虑跨膜扩散和主动运输。所有小管、小血管溶质跨膜输运守恒。

## 2　结　果

2.1　肾的自身调节和血流分配　肾小球压 $P_g$ 和单一肾单位滤过量 SNGFR 随动脉压 $P_A$ 的变化分别如图2。由小管系统模型在正常生理状态的模拟得到直小血管血流量 F 与髓质深度(x)的关系(图3)。SNGFR 与远端小管 $Na^+$ 浓度的对应关系关系如图4。肾脏血液分配如图5。

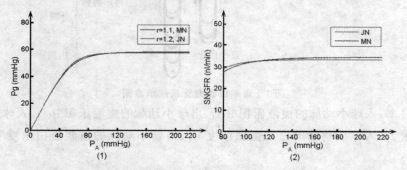

**图2　近髓、浅表肾单位的 $P_A$ 对其小球压 $P_g$、SNGFR 的影响。**

注:(1)肾动脉低血压时($P_A < 80$ mm Hg),肾小球压 $P_g$ 随 $P_A$ 的增加而增加;当 $P_A$ 在[80,220]mm Hg 范围内,$P_g$ 可基本保持恒定;(2)在[80,220]mm Hg 范围内变化时,肾小球滤过率也基本恒定。JN:近髓肾单位;MN:中层和浅表肾单位

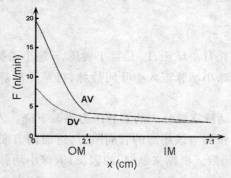

**图3　直小血管降支(DV)、升支(AV)血流量 F 随髓质深度的变化**

注:在降支,血液中部分水分在渗透压驱动下进入间质组织,管腔内血流量随流动逐渐减少;升支回收由肾小管渗透进入间质组织的水分,其血流量随流动逐渐增加,在外髓质尤其明显。OM:外髓质;IM:内髓质。X = 0 cm,皮髓质交界;X = 2.1 cm,髓质内外带交界;X = 7.1 cm,内髓质顶端

2.2　肾部分切除后血流变化的模拟　若肾脏切除部分较大,不能有效代偿时,入球小动脉血流量 $J_A$ 将不再维持正常。$J_A$ 在可能的范围内[170,270 nl/min]变化而 $P_A$ 正常时,皮质血流量($J_C$)和流入髓质的血流量($J_M$)的关系如图6。

## 3　讨　论

利用数学模型模拟肾自身调节功能已广泛开展并逐渐成熟。对于肌源性调节,前期的一系列模型证明,肌源性调节的模拟不能与实验结果很好地吻合,必需同时考虑管球反馈的影响[4]。管球反馈的模型主要致力于球前阻力对远端小管响应这一单向调节的有效性分析[16]参数研究[17]以及频谱分析[18]。肾髓质小管系统的数学模型主要基于流体动力学和管腔膜主动运输来构造,模拟小管液重吸收和尿浓缩。由于髓袢升支

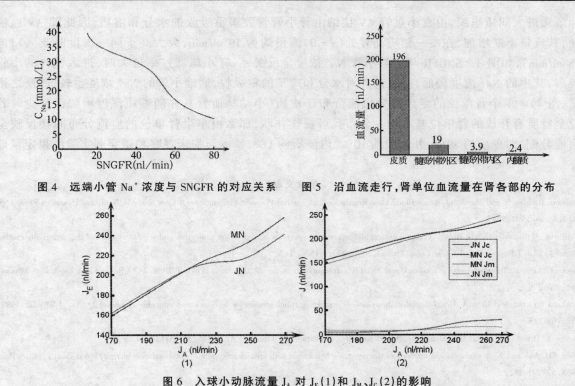

图4　远端小管 Na+ 浓度与 SNGFR 的对应关系　　图5　沿血流走行,肾单位血流量在肾各部的分布

图6　入球小动脉流量 $J_A$ 对 $J_E$(1)和 $J_M$、$J_C$(2)的影响

注:(1)在灌注量增加时,出球小动脉在肾素作用下阻力增加。但近髓肾单位的出球小动脉比浅表肾单位响应更加明显,因此阻力较大。由后者出球小动脉排出血流的比例多于正常时的,分布于皮质的血流百分数也高于正常;(2)灌注量减少时,浅表肾单位向皮质排出的血液减少得较多,此时皮质相对缺血,髓质的血流分配百分比将增加。

粗段 Na+ 的重吸收,肾小球滤出原尿的流量和 Na+ 浓度与远端小管的这些变量之间存在复杂的非线性关系[19,20],临床上对其产生的具体机制仍存在较大争议。所以,需要综合考虑肌源性调节、管球反馈和肾小管重吸收过程的数学模型来模拟该复杂关系,由此确定各机制在其中扮演的角色以及其重要性。以往针对于管球反馈建立的数学模型[16,21,22]主要集中于 TGF 或其部分单向响应,也并未真正将小管系统的重吸收与 TGF 耦合起来,其数值模拟仅取得开环响应,从而不能准确地符合临床观测结果,或全面模拟肾脏自身调节功能。本文先模拟了肌源性调节和 TGF 对于肾脏血流分配的影响和正常调节状态时的血流分布,然后讨论了灌注量变化(肾部分切除)时的血流重分配。

　　为了更好符合生理机制,得到更加完善的模型描述和模拟结果,本文在已有模型的基础上构建了反馈模型,将 MR,TGF 和小管系统的重吸收机制耦合起来进行数值模拟。首先由小管系统的模型得出各小管、小血管的流量(图3)和溶质浓度,以及 SNGFR 与直小血管流量的关系。并将远端小管处的计算结果作为管球反馈的响应信号,代入肌源性调节—管球反馈模型,得到远端小管 Na+ 与 SNGFR 的对应关系(图4),继而得到肾单位在皮质—髓质的血流量分配(图5)。相比单纯考虑 MR 或 TGF 的模型[4,16,21,22],本模型更好反映了肾脏自身调节功能,即 $P_g$ 和 SNGFR 曲线更加平缓(图2)。方程组基于改进的欧拉算法以 Matlab 辅助求解。各降支小管入口处流量、溶质浓度(方程的边界条件)均取自实验数据[15]。

　　肾小球压($P_g$)是决定肾小球有效滤过压的重要因素,若小球压过低,不能形成超滤液,临床表现为无尿或少尿。当肾自身调节功能正常时,在一定动脉压变化范围(80～220 mm Hg)内可维持小球压相对稳定。动脉压 $P_A$ 高于正常值110 mm Hg 时,SNGFR 基本维持在正常值 32 nl/min,低血压时,SNGFR 比正常值略有下降。计算表明,$P_A$ 低于 60 mm Hg,肾小球无法形成有效滤过压,SNGFR = 0(图中未显示)。近髓肾单位(JN)比浅表肾单位(MN)对肾素、血管紧张素稍敏感,在动脉压较低时入球小动脉扩张得较多,但 JN 与 MN 均可有效维持恒定 $P_g$,且差别不大(图2)。直小血管 DV 血液的水分在管腔内外渗透压驱动下扩散进入间质组织,并伴随溶质的重吸收,其流量不断减少。肾小管液的部分水分和溶质进入间质组织,由直小血管 AV 接纳由肾小管管腔膜重吸收的水分和溶质,因此随 AV 血液流动,其流量不断增加,在皮—髓质交界处(x＝0)流量约为 19 nl/min,大大高于同一深度降支入口流量(8 nl/min),如图 3。SNGFR 与远端小管 $Na^+$ 浓度呈反关系,肾小球滤过率较大时,进入髓袢的小管液较多,其中的 $Na^+$ 浓度较低,经过髓袢对水分和离子的重吸收,远端小管的 $Na^+$ 浓度也较低;反之则较高(图 4)。单个肾单位的绝大部分血流分布于皮质(小动脉血管),并随髓质深度增加而减少。若假设全肾所有开放的肾单位基本均一分布且可视作并联,那么由单个肾单位的血流分布间接反映全肾血液分配,即皮质约 89%,外髓质约 10%,内髓质约 1%,基本与临床观察和微穿刺实验结果定量地吻合。

参考文献

1 Holstein-Rathlou N and Marsh NJ. Renal Blood Flow Regulation and Arterial Pressure Fluctuations: A Case Study in Nonlinear Dynamics Physiological Reviews 1994,74(3).

2 Griffin K, Williamson G, and Bidani A. Renal autoregulation: new perspectives regarding the protective and regulatory roles of the underlying mechanisms[J]. Am J Physiol Regul Integr Comp Physiol,2006,290:1 153-1 167.

3 Moore C,Leon C. Tubuloglomerular feedback and SNGFR autoregulation in the rat[J]. Am.J. Physiol.1984,247 (Renal Fluid Electrolyte Physiol. 16):267-276.

4 Aukland K,Knut,and Oien A. Renal autoregulation: models combining tubuloglomerular feedback and miogenic response[J]. Am.J. Physiol.1987, 252;768-783.

5 Steven K. Renal corpuscular hydrodynamics: Digital computer simulation[J]. Pfluegers Arch.348:317-331,1974.

6 Oien AH,Aukland K. A mathematical analysis of the myogenic hypothesis with special reference to autoregulation of renal blood flow[J]. Circ. Res, 1983,52:241-252.

7 Griffin A and Anil K. Progression of Renal Disease: Renoprotective Specificity of Renin-Angiotensin System Blockade Bidani Clin J[J]. Am Soc Nephrol,2006,1:1 054-1 065.

8 Leon C,Moore C. Autoregulation and tubuloglomerular feedback in juxtamedullary glomerulararterioles[J]. Am.J Physiol.1990,258 (Renal Fluid Electrolyte Physiol.27):660-669.

9 Edwards,Au&lie,Pallone TL. Facilitated transport in vasa recta: theoretical effects on solute exchange in the medullary microcirculation[J]. Am.J. PhysioZ.1997,272 (Renal Physiol.41):505-514.

10 Weinstein AM. Mathematical models of renal fluid and electrolyte transport: acknowledging our uncertainty[J]. Am J Physiol Renal Physiol,2003, 284:871-884.

11 Weinstein AM. A mathematical model of the outer medullary collecting duct of the rat[J]. Am J Physiol Renal Physiol,2000,279:24-45.

12 Weinstein AM. A mathematical model of the inner medullary collecting duct of the rat: acid/base transport[J]. Am.J. Physiol.1998,274 (Renal Physiol. 43):856-867.

13 Weinstein AM. A mathematical model of the inner medullary collecting duct of the rat: pathways for Na and K transport[J]. Am.J. Physiol,1998, 274(Renal Physiol.43):841-855.

14 Layton AT,Layton HE. A region-based mathematical model of the urine concentrating mechanism in the rat outer medulla. I. Formulation and base-case results[J]. Am J Physiol Renal Physiol.2005,289:1 346-1 366.

15 Layton AT,Layton HE. A region-based mathematical model of the urine concentrating mechanism in the rat outer medulla. II. Parameter sensitivity and tubular inhomogeneity[J]. Am J Physiol Renal Physiol.2005,289:1 367-1 381.

16 Holstein-Rathlou NH. Wagner AJ, and Marsh DJ. Tubuloglomerular feedback dynamics and renal blood flow autoregulation in rats[J]. Am.J. Physiol,1991,260(Renal Fluid Electrolyte Physiol.29):53-68.

17 Layton HE. Pitman EB,Moore LC. Bifurcation analysis of TGF-mediated oscillations in SNGFR[J]. Am.J. Physiol,1991,261 (Renal Fluid Electrolyte Physiol.30):904-919.

18 Layton HE,Pitman EB,Moore LC. Limit-cycle oscillations and tubuloglomerular feedback regulation of distal sodium delivery[J]. Am.J. Physiol. Renal Physiol,2000,278:287-301.

19 Holstein-Rathlou NH,Marsh DJ. Oscillatio of tubular pressure, flow, and distal chloride concentration in rats[J]. Am.J. Physiol.1989,256 (Renal Fluid Electrolyte Physiol.25):1 007-1 014.

20 Weinstein AM. A mathematical model of rat cortical collecting duct: determinants of the transtubular potassium gradient[J]. Am J Physiol Renal Physiol 2001,280:1 072-1 092.

21 Holstein-Rathlou NH,A closed-loop analysis of the tubuloglomerular feedback mechanism[J]. Am.J. Physiol.1991,261:880-889.

22 Layton AT,Moore LC,Layton HE. Multistability in tubuloglomerular feedback and spectral complexity in spontaneously hypertensive rats[J]. Am J Physiol Renal Physion,2006,291:79-97.

# 通络方剂对糖尿病大鼠肾小球足细胞的 保护作用及其机制研究

孙亮亮[1] 李文桐[1] 王华[2] 冯晓云[1] 张兰予[1] 邹俊杰[1] 石勇铨[1] 刘志民[1]

1.上海长征医院内分泌科　　2.心内科(上海,200003)

【摘要】 目的 采用非遗传性 2 型糖尿病大鼠模型研究通络方剂对肾小球足细胞的保护作用及其可能的机制。方法 SD 大鼠分为正常对照组、糖尿病对照组、通络方剂组和 α-硫辛酸组。干预组大鼠分别予以通络方剂($0.4\ g\cdot kg^{-1}\cdot d^{-1}$)、α-硫辛酸($100\ mg\cdot kg^{-1}\cdot d^{-1}$)灌胃,干预 12 周后处死大鼠,留取血清和尿标本,测定肾重体重比、24 h 尿蛋白定量、BUN、Cr、Alb/Cr 等肾功能指标,留取肾组织标本,体视学方法计数足细胞数量,计算足细胞相对密度,Western Blot 方法检测肾皮质 Nephrin 的表达,同时测定肾皮质 MDA 含量和 SOD 活力。结果 通络方剂组和 α-硫辛酸组大鼠 24 h 尿蛋白定量低于 DM 对照组,足细胞计数和 Nephrin 表达量高于 DM 对照组,差异有统计学意义($P < 0.05$);与 DM 对照组相比,通络方剂组和 α-硫辛酸组大鼠肾皮质 MDA 含量较少,SOD 活力较高($P < 0.05$);2 干预组上述指标相比差异无统计学意义($P > 0.05$)。结论 通络方剂对糖尿病大鼠肾小球足细胞损伤具有保护作用,其机制可能与其抗氧化作用有关。

【关键词】 通络方剂;糖尿病肾病;蛋白尿;足细胞;氧化应激

**Mechanisms and therapeutic effects of Tongluo recipe research on podocyte injury in diabetic nephropathy** *SUN Liang-liang* *, *LI Wen-tong*, *WANG Hua*, *et al* . * *Endocrinology Department of Shanghai Changzheng Hospital*, *Shanghai*, *200003*, *China*

**【Abstract】 Objective** To explore the therapeutic effect and mechanism of Tongluo recipe on podocyte injury in diabetic nephropathy. **Methods** A non-genetic model of type 2 diabetes mellitus was established. The ras were randomized to DM model group, Tongluo recipe treated group, α-lipoic acid treated group and CON group. 24h urinary protein excretion、BUN、Cr、Alb/Cr were determined, and the expressions of nephrin was detected by Western Blotting. By immunohistochemical methods on protein WT-1 marker staining using stereological dissector/fractionator methods in Image-Pro image analysis software counts the number of podocytes, the measurement of glomerular volume, the density of podocytes. **Results** By Tongluo recipe and α-lipoic acid effect, 24-hour urine protein was significantly lower than DM group. Podocyte number count was significantly higher than DM group ( $P < 0.05$ ). MDA content less, the higher the activity of SOD in two drug intervention group rat renal cortex. Nephrin protein expression were high than DM group( $P < 0.05$ ). **Conclusion** Tongluo recipe antioxidants protect podocyte injury in DM rats, such effect may be by reducing oxidative stress in diabetic kidney cortex to achieve.

**【Key words】** Tongluo recipe;Diabetic nephropathy;Proteinuria;Podocyte;Oxidative stress

　　糖尿病肾病是糖尿病微血管并发症,是导致终末期肾病的主要病因之一,肾小球足细胞数量减少、足突裂孔膜蛋白丢失是早期糖尿病肾病的重要改变,并且足细胞损伤在蛋白尿发生、发展中起到了关键作用[1],因此积极寻找有效的对足细胞损伤有直接保护作用的药物具有重要意义。动物实验已证实,通络方剂能有效减少糖尿病大鼠的蛋白尿,为了进一步阐明通络方剂对肾小球足细胞的保护作用及其可能的机制,本研究以非遗传性 2 型糖尿病大鼠模型为研究对象,观察其在糖尿病肾病模型中的治疗作用,重点观察通络方剂对足细胞数量及其足突裂孔膜蛋白 Nephrin 表达的影响。

## 1 材料与方法

1.1 动物模型制备 雄性 SD 大鼠,体重($220 \pm 20$)g,高热量饮食饲养 4 周后,链脲佐菌素(STZ)35 mg/kg 单次腹腔注射,72 h 后测尾静脉血糖 $> 16.7$ mmol/L 确定为糖尿病大鼠模型。

基金项目:国家重点基础研究发展计划(国家 973 计划)项目(No.2005CB523304)

通讯作者:刘志民　LZM@163.com

1.2　动物分组　24只糖尿病大鼠随机分为3组,每组8只,即通络方剂组(DM + TL)、α-硫辛酸组(DM + ALA)和糖尿病模型组(DM),另设正常对照组(CON)大鼠6只。干预12周后处死取肾。处死前留血标本、代谢笼留取24 h尿标本。

1.3　给药方式　通络方剂组:通络方剂(石家庄以岭药业股份有限公司提供)$0.4 \text{ g·kg}^{-1}\text{·d}^{-1}$灌胃,每日1次。α-硫辛酸组:α-硫辛酸(购自Sigma公司)$100 \text{ mg·kg}^{-1}\text{·d}^{-1}$灌胃,每日1次。正常对照组、糖尿病对照组:等体积溶剂(0.05%羧甲基纤维素钠溶液)灌胃,每日1次。

1.4　观察指标　(1)肾功能:血肌酐、尿素氮,24 h尿总蛋白定量测定由长征医院检验科全自动生化仪完成,放免法测定尿白蛋白,并计算尿白蛋白/肌酐比值。(2)肾小球足细胞损伤观察指标:结合免疫组化、体视学方法计数各干预组和对照组大鼠肾小球足细胞绝对数和密度;Western Blot方法检测肾皮质足突蛋白nephrin表达量。(3)肾皮质氧化应激程度观察指标:测定各干预组和对照组大鼠肾皮质MDA含量和SOD活力,MDA含量用硫代巴比妥酸法测定,SOD活力用黄嘌呤氧化酶法测定。

1.5　足细胞计数方法　免疫组化标记足细胞核蛋白WT-1,运用体视框/分合法(disector/fractionator)[2]原理,结合Image-Pro plus 6.0图像分析软件计数每肾小球足细胞数量,计算足细胞相对密度。足细胞密度以每足细胞肾小球体积(glomerular volume/podocyte, GV/P)表示。

1.6　统计学处理　所有数据使用SPSS 11.0软件包进行统计分析,计量资料用 $\bar{x} \pm s$ 表示,统计方法采用单因素方差分析法,组间比较采用LSD法。$P < 0.05$ 为差异有统计学意义。

## 2　结　果

2.1　抗氧化剂对糖尿病大鼠肾脏的保护作用　各干预组、对照组12周后肾重/体重比、血肌酐、尿素氮、24 h尿蛋白定量、尿白蛋白/肌酐比值结果,见表1。通络方剂和α-硫辛酸可显著减少DM大鼠24 h尿蛋白定量和尿蛋白/肌酐比值水平,与DM组比较,差异有统计学意义($P < 0.05$)。

表1　肾功能指标　($\bar{x} \pm s$)

| 组别 | n | 肾重/体重(g/kg) | Scr(μmol/L) | BUN(mmol/L) | 尿蛋白(mg/24 h) | 尿蛋白/肌酐 |
|---|---|---|---|---|---|---|
| CON 组 | 6 | 2.9 ± 0.7 | 35.2 ± 4.2 | 6.7 ± 0.5 | 20.1 ± 4.5 | 5.3 ± 1.9 |
| DM 组 | 6 | 4.9 ± 0.4* | 31.3 ± 2.0 | 8.7 ± 1.7 | 116.0 ± 25.9* | 18.4 ± 9.8* |
| DM + ALA 组 | 6 | 4.8 ± 0.9* | 33.5 ± 4.6 | 7.1 ± 1.3 | 49.9 ± 8.7*# | 10.6 ± 1.7*# |
| DM + TL 组 | 6 | 4.1 ± 0.4*# | 33.0 ± 4.3 | 7.6 ± 2.0 | 78.8 ± 11.9*# | 10.5 ± 3.7*# |

注:与CON组比较,* $P < 0.05$;与DM组比较,# $P < 0.05$

2.2　通络方剂、α-硫辛酸对肾小球足细胞损伤的保护作用　干预组、DM对照组12周后足细胞计数、平均肾小球体积和每足细胞肾小球体积见表2。通络方剂和α-硫辛酸干预12周可改善DM大鼠足细胞数量的减少,与DM对照组比较,差异有统计学意义($P < 0.05$)。而通络方剂和α-硫辛酸对DM大鼠足细胞密度改变不明显,与DM对照组比较,差异无统计学意义($P > 0.05$)。足突蛋白nephrin表达,干预后2组nephrin/actin蛋白条带光密度比值与CON组比较无显著差异($P > 0.05$),与DM组比较差异显著($P < 0.05$),见图1。

2.3　通络方剂、α-硫辛酸减轻肾皮质氧化应激程度　各干预组、对照组MDA含量、SOD活力见表3。通络方剂和α硫辛酸干预12周后可显著减少DM大鼠肾皮质MDA含量,与CON组无统计学意义($P > 0.05$)。通络方剂和α硫辛酸可显著增加DM大鼠肾皮质SOD活力,与CON组无统计学意义($P > 0.05$)。

表2　足细胞计数统计　($\bar{x} \pm s$)

| 组别 | n | PN | mGV($\mu m^3 \times 10^6$) | GV/P($\mu m^3$) |
|---|---|---|---|---|
| CON 组 | 6 | 555 ± 10 | 1.32 ± 0.10 | 2 379 ± 191 |
| DM 组 | 6 | 403 ± 26 | 1.50 ± 0.06 | 3 019 ± 571 |
| DM + ALA 组 | 6 | 518 ± 20* | 1.48 ± 0.30 | 2 865 ± 139 |
| DM + TL 组 | 6 | 515 ± 19* | 1.47 ± 0.40 | 2 863 ± 125 |

注:与DM组比较,* $P < 0.05$

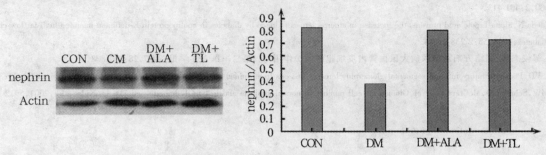

**图 1 干预 12 周后 nephrin 表达量**

**表 3 氧化应激指标** ($\bar{x} \pm s$)

| 组别 | $n$ | MDA($\mu$mol/ml) | SOD(U/ml) |
| --- | --- | --- | --- |
| CON 组 | 6 | 4.88 ± 0.75 | 187.1 ± 11.0 |
| DM 组 | 6 | 6.22 ± 1.14 | 162.4 ± 4.2 |
| DM + ALA 组 | 6 | 4.63 ± 0.86* | 191.9 ± 10.8* |
| DM + TL 组 | 6 | 4.71 ± 0.96* | 180.7 ± 19.7* |

注:与 DM 组比较,* $P < 0.05$

## 3 讨 论

α-硫辛酸是丙酮酸脱氢酶的辅助因子,是参与三羧酸循环过程中不可缺少的物质,它是一种代谢性抗氧化剂[3,4]。近年来,在抗氧化、糖代谢、糖尿病并发症和其他多种疾病治疗方面,α-硫辛酸的重要作用受到了高度关注[5]。本部分研究以非遗传性 2 型糖尿病大鼠为研究对象,比照 α-硫辛酸的抗氧化能力,采用通络方剂进行干预,通过检测肾功能指标、氧化应激水平、足细胞计数、足突相关蛋白,评价通络方剂的抗氧化能力,并观察其对糖尿病肾病足细胞损伤的保护作用。

与本课题组之前的研究结果一致,通络方剂和 α-硫辛酸均可以使糖尿病大鼠 24 h 尿蛋白定量、尿白蛋白/肌酐比值减少,说明通络方剂对糖尿病大鼠肾脏具有一定的保护作用[6];同时,通络方剂使糖尿病大鼠肾皮质 MDA 产生减少,SOD 活力损失减轻,提示通络方剂与抗氧化剂 α-硫辛酸作用机制一致,它对糖尿病肾病的保护作用可能是通过抗氧化应激实现的。

肾小球脏层上皮细胞即足细胞(podocyte),是维持肾小球滤过屏障结构和功能正常的主要细胞之一。大量形态学研究证实,许多肾小球疾病可见足细胞结构异常,包括足突增宽、融合、消失以及足细胞减少。足细胞是终末分化细胞,无增殖、再分化能力,基因突变、免疫因素、血流动力学异常、高糖、高脂及氧化应激均能导致足细胞异常、凋亡和数量减少[7]。足细胞的损伤在糖尿病肾病早期微量蛋白尿期有重要的意义[8]。本研究观察到,糖尿病大鼠尿蛋白增多的同时,肾小球足细胞数量明显减少,且足突相关蛋白 nephrin 表达显著下调。抗氧化剂通络方剂和 α-硫辛酸减轻了糖尿病大鼠足细胞的损伤程度,表现其对足细胞损伤具有一定的保护作用。

通络方剂由人参、水蛭、全蝎、蜈蚣、土鳖虫、赤芍等药物组成。现代药理研究表明,人参具有降血脂、血糖的功能,能延缓糖尿病的发生时间,降低尿糖,提高胰岛神经丛特别是内神经丛的胆碱酯酶活性;已经证实人参皂苷具有抗氧化作用。水蛭有利尿、消除尿蛋白的作用,并能改善微循环;土鳖虫、全蝎具有抗凝、抗血栓形成的作用;赤芍具有降低全血浓度、抑制血小板聚集、降低血小板黏附性、降低纤维蛋白原水平等作用。全方具有扩张血管、抗凝、降低血浓度、改善微循环的作用。本研究中,抗氧化剂通过改善肾脏氧化应激水平,减少足细胞数目的丢失,调节足突相关蛋白 nephrin 表达,从而减轻了糖尿病大鼠的蛋白尿。说明通络方剂对糖尿病大鼠肾小球足细胞损伤具有保护作用,其机制可能与其抗氧化作用有关。

### 参考文献

1 Danda RS, Habiba NM, Rincon-Choles H, et al. Kidney involvement in a nongenetic rat model of type 2 diabetes[J]. Kidney Int, 2005, 68:2 562-71.

2 White KE, Bilous RW. Estimation of podocyte number: a comparison of methods[J]. Kidney Int, 2004, 66:663-667.

3 Borcea V, Nourooz-Zadeh J, Wolff SP, et al. alpha-Lipoic acid decreases oxidative stress even in diabetic patients with poor glycemic control and albuminuria [J]. Free Radic Biol Med, 1999, 26:1 495-1 500.

4 Evans JL, Goldfine ID. Alpha-lipoic acid: a multifunctional antioxidant that improves insulin sensitivity in patients with type 2 diabetes[J]. Diabetes Technol

Ther,2000,2:401-413.

5　Yi X,Maeda N. alpha-Lipoic acid prevents the increase in atherosclerosis induced by diabetes in apolipoprotein E-deficient mice fed high-fat/low-cholesterol diet[J]. Diabetes,2006,55:2 238-2 244.

6　李文桐 邹俊杰等. 通络方剂对糖尿病大鼠血管内皮细胞的保护作用[J]. 第二军医大学学报,2007,28:807-808.

7　D'Agati VD. Podocyte injury in focal segmental glomerulosclerosis: Lessons from animal models (a play in five acts)[J]. Kidney Int,2008,73:399-406.

8　Steffes MW,Schmidt D,McCrery R,et al. Glomerular cell number in normal subjects and in type 1 diabetic patients[J]. Kidney Int,2001,59:2 104-2 113.

# 通心络对"络气虚滞"大鼠血管氧化损伤的保护作用研究

袁凌燕[1,2]　　张红旗[3]　　徐丹令[1]　　王克强[1]　　邹云增[1]　　贾剑国[1]　　李冰玉[1]

孙爱军[1]　　郝颖[1]　　周京敏[1]　　葛均波[1]

1.复旦大学附属中山医院心血管病研究所(上海,200032)
2.上海师范大学体育学院(上海,200234)
3.复旦大学上海医学院解剖组胚系(上海,200032)

【摘要】　目的　从 NADPH—氧化损伤途径,探讨通心络超微粉保护络脉"络气虚滞"大鼠血管内皮的作用机制。方法　选用 8 周龄 SD 大鼠,采用力竭性跑台运动,并结合基础饮食(5 g/100 g 体重)建立气虚症候模型,同时采用 200 ng·kg[-1]·min[-1] 血管紧张素 II 建立大鼠脉络"络气虚滞"的病理症候复合模型,实验分成正常组、模型组和通心络组,每组 10 只。14 d 后观察血 ET、NO、Ang II、IL-6、TNF-α,主动脉内皮形态结构、功能及主动脉内皮核转录因子 kappa B(nuclear kappa B,NF-KB)、血管细胞粘附分子-1(vascular cell adhesion molecule-1,VCAM-1)、内皮一氧化氮合酶(endothelial nitric oxide synthase,eNOS)的表达。结果　模型组见内皮细胞成片脱落,皮下组织和内弹力板裸露,表面粗糙不平,通心络组内皮仅有轻微的损伤,内皮大部分已经修复;模型组血 ET、IL-6、TNF-α 增加,NO 降低,通心络可以增加血清 NO 含量,降低血 ET、IL-6、TNF-α;模型组 p22phox mRNA、NF-κB、VCAM-1 表达增加,eNOS 表达降低,通心络可不同程度地逆转上述变化。结论　通心络可减少血管 NADPH—氧化—炎性损伤,保护血管内皮。

【关键词】　血管紧张素 II;内皮损伤;氧化应激;络脉"络气虚滞";通心络

**Study on inhibiting effect of Tongxinluo on endothelium oxdative injury in rat with "stagnancy of luo-qi of ending-vessel in a deficiency condition".** *YUAN Ling-yan[*], ZAHNG Hong-qi, XU Dan-ling, et al[*]. Institute of Cardiovascular Diseases, Zhongshan Hospital of Fudan University, Shanghai　200032, China*

【Abstract】　**Objective**　To investigate the mechanism aboout Tongxinluo protecting the endothelium injury by observing alteration of arterial endothelial dysfunction, endothelium injury and NADPH-ROS pathways in rat of "stagnancy of luo-qi of ending-vessel in a deficiency condition". **Methods**　The animal model of "stagnancy of luo-qi of ending-vessel in a deficiency condition" was induced by starvation, exhausted exercise fatigue in 8-week-old SD rat and endothelium injury was induced by angiotensin II infused continuously at a rate of 200 ng·kg[-1]·min[-1] for 14 days by an osmotic mini-pump implanted subcutaneously. 18 SD rats are divided into 3 groups: control group, model group and Tongxinluo group( $n = 6$ ). In Tongxinluo group Tongxinluo(5 mg· kg[-1]·d[-1]) was given by gastric tube after angiotensin II pump were used. After treatment of 14 days, The content of endothelin (ET), angiotensin II(Ang II), nitric oxide(NO), interleukin-6(IL-6) and tumor necrosis factor-α(TNF-α) in the blood were examined by radio-immunity or ELISA methods. The morphology of endothelial cell in the thoracic aorta were observed by scanning electron microscope, nuclear kappa B(NF-κB), vascular cell adhesion molecule-1(VCAM-1) and endothelial nitric oxide synthase (eNOS) expression in aorta was measured by immunohistochemistric assays. p22phox mRNA in kidney were quantified with semiquantitative RT-PCR methodology. **Results**　There were marked difference of some serum parameters(Ang II, ET, NO, IL-6, TNF-α) between groups. concentration of plasma Ang II, ET, IL-6, TNF-α increased compared to control group whereas decreased in Tongxinluo group as compared to model group. The same changes were observed in aorta between groups. In model group p22phox mRNA, NF-κB, VCAM-1 expression were increased significantly. Morever eNOS expression in aorta decreased compared to control group. These changes in Tongxinluo group were significantly ameliorated by administration of Tongxinluo. **Conclusion**　The study suggests that Tongxinluo protect endothelium injury by inhibiting NADPH-ROS pathways activation in rat of "stagnancy of luo-qi of ending-vessel in a deficiency condition".

【Key words】　Angiotensin II; Endothelium injury; Oxidative stress; Qi-dificiency; Tongxinluo

　　血管内皮功能障碍是血管性疾病的始动因素和关键环节,氧化应激是损伤血管内皮的重要因素。

基金项目:国家重点基础研究发展计划(973 计划)项目(编号:2005CB523302,2006CB503803)

血管内皮和平滑肌细胞的 NAD(P)H 氧化酶是血管局部活性氧合成的主要酶系,其中 p22phox 蛋白作为 NAD(P)H 氧化酶的重要组成成分—细胞色素 b588 的一个亚单位,在维持酶的活性和产生活性氧的过程中起关键作用。

　　根据脉络"络气虚滞"理论,"络气虚滞"引起的络脉自稳状态功能异常与血管内皮功能障碍具有内在一致性[1],本实验室采用 Ang II(血管内皮损伤因素)结合力竭运动 + 基础饮食(气虚证候因素)已成功制作大鼠脉络"络气虚滞"动物模型。目前"络气虚滞"大鼠血管内皮是否存在 NADPH—氧化—炎性等相关改变,尚未见报道。本研究在前期研究的基础上[2],结合内皮功能障碍的机制,对脉络"络气虚滞"与内皮功能障碍、NADPH—氧化—炎性损伤的相关性进行研究。并基于"络以通为用"的指导思想,进一步观察具有益气活血、搜风通络作用的中药复方制剂——通心络胶囊的作用,探讨通心络对的作用机制。

## 1　材料与方法

**1.1　实验动物分组**　采用 8 周龄雄性 SD 大鼠(中国科学院上海实验动物中心购买),体重 180 ~ 200 g,相对湿度 45% ~ 55%,每天光照 12 h。适应性喂养 3 d 后进行筛选,剔除了不适合运动和运动能力很强的大鼠,淘汰率在 30% 左右。随后随机分为 3 组,每组 10 只,分为正常组、模型组(Ang II + 运动 + 基础饮食)、通心络组(模型 + 通心络)。

　　基础饮食组单笼饲养,实验全过程连续按基础进食量(即成龄大鼠静息状态下日采食量)进食,每只大鼠每日喂饲料 5 g/100 g BW。自由饮水。通心络组在手术埋泵后即给予通心络超微粉 0.8 g/kg 灌胃(临用时以 0.5% 羧甲基纤维素钠混悬)。

**1.2　动物模型的建立**　参考河北以岭医药研究院用同型半胱氨酸结合游泳制作气虚模型的方法[5],本研究采用力竭运动 + 基础饮食(气虚证候因素)结合 Ang II(血管内皮损伤因素)制作脉络"络气虚滞"动物模型。根据预实验达到"气虚"状态的时间和前期内皮损伤结果,实验时间定为 14 d。

**1.2.1**　内皮损伤病理模型制作方法:采用背部埋埴 Ang II 的药物缓释泵,在不升高血压的情况下,损伤内皮,模型稳定[2]。操作如下:大鼠麻醉后,腹卧固定消毒。内皮损伤组在背部皮下埋置 Ang II 缓释泵。药物缓释泵(Osmotic Pump, Model 2 ml)由日本 Alzet 公司生产(美国健康医疗国际公司购买)。Ang II(Acetate salt, Sigma)溶液的配制:按照 200ng/min/kg Ang II 的致内皮损伤剂量和缓释泵的释放速度,计算出 14 d 所需 Ang II 量,加 0.01Mol 醋酸生理盐水至 2 ml。术后肌注青霉素 3 d 预防感染。

**1.2.2**　"气虚"证候模型制作方法:手术后 3 天始施加基础饮食和运动因素,每天根据动物状态,采用跑台运动(20 ~ 30 m/min, 100 坡度)至力竭。力竭标准为大鼠跟不上跑台速度,持续落后电极 30 s,跑步姿势改变,驱赶无效,跑后体征表现为呼吸急促,神情倦怠,腹卧位,对刺激反应迟钝[4]。气虚证候的判定参考全国中西医结合虚证与老年病会议制定的虚证辨证参考[5]。

**1.3　试剂、药品及主要仪器**　通心络超微粉(河北以岭医药研究院),NE、Ang II 试剂盒(北京北方生物技术研究所),NO 试剂盒(南京建成生物工程研究所),IL-6、TNF-αELISA(美国 RD 公司),eNOS(兔抗大鼠),NFKB(p65,小鼠抗大鼠)VCAM-1(兔抗大鼠)多克隆抗体为美国 santa cruze 公司产品,EnVision 试剂(HRP)即用型(丹麦 DAKO 公司),TUNEL(KGA-703),Trizol(invitrogen)RT 试剂盒(TOYOBO)。扫描电镜(Philips XL30ESEM),图像分析系统(Leica 公司)。

**1.4　方法**

**1.4.1**　样品采集:样品采集前 12 h 禁食禁水,氯胺酮麻醉后,经心脏取血,按常规抗凝离心。开胸,快速分离并取下主动脉弓、胸主动脉同一部位分别用作电镜、石蜡切片,肾脏 –70℃ 冻存备用。

**1.4.2**　生化指标测定:采用放射免疫法测定内皮素(Endothelin -1, ET)、血管紧张素 II(Angiotensin II, Ang II);采用硝酸还原酶法测定一氧化氮(nitrogen oxide, NO);ELISA 法测定白介素-6(Interleukin-6, IL-6)和肿瘤坏死因子-α(tumor necrosis factor, TNF-α)含量。均严格按照试剂盒说明书操作。

**1.4.3**　主动脉形态的变化:10% 中性福尔马林灌注固定后,取胸主动脉同一部位,并固定于 2.5% 戊二醛内备用,扫描电镜(Philips XL30ESEM)观察内皮形态。

　　胸主动脉石蜡切片,进行细胞凋亡检测,采用末端脱氧核糖核酸转移酶介导的 dUTP 末端缺口标记法(Tunel 法)原位检测血管壁细胞凋亡:(1)石蜡切片常规脱蜡至水,PBS 漂洗 2 次;(2)加入蛋白酶 K 工作液,

37℃反应 20 min, PBS 漂洗 2 次;(3)浸入封闭液(3% $H_2O_2$)中,室温封闭 10 min, PBS 漂洗二次;(4)样本周围用吸水纸吸干,每个样本滴加 50 $\mu l$ TdT 酶反应液,加盖玻片 37℃避光湿润反应 60 min, PBS 漂洗 3 次,样本周围用吸水纸吸干;(5)滴加 50 $\mu l$ Streptavidin-HRP 工作液,加盖玻片 37℃湿润避光反应 30 min, PBS 漂洗 3 次;(6)滴加 50～100 $\mu l$ DAB 工作液,室温显色反应 10 min;(7)PBS 漂洗 3 次,苏木精复染,镜下观察细胞核呈棕黄着色的为凋亡细胞。

1.4.4 免疫组织化学检测主动脉 eNOS、ICAM-1、NF-κB 的表达:主动脉石蜡切片常规处理后,采用 Envision 法:(1)石蜡切片常规脱蜡至水,PBS 洗 3×3 min;(2)用 pH 6.0 0.01M CB 热诱导修复(微波 3 档 20 min),室温自然冷却,PBS 洗 3×3 min;(3)0.3% $H_2O_2$ 抑制内源性过氧化物酶 20 min,室温;PBS 洗 3×3 min;(4)20% 正常羊血清室温孵育 30 min,不洗;(5)一抗 eNOS(1:100),NFKB(1:80),VCAM-1(1:200)37℃孵育 2 h;PBS 洗 3×3 min;(6)EnVision 试剂(HRP-M/R)37℃ 30 min;PBS 洗 3×3 min;(7)DAB 显色 8～12 min;(8)苏木素衬染,镜下观察,NF-κBp65 以内皮细胞核黄染为阳性细胞,eNOS 和 VCAM-1 以细胞膜和细胞浆黄染为阳性。

1.4.5 逆转录-聚合酶链反应(RT-PCR):取 50 mg 肾脏用 Trizol 试剂提取总 RNA,计测 A260 和 A280 值,以检测纯度并定量。(1)逆转录的合成反应:按说明书操作。(2)引物合成:上海生工合成 P22 引物。上游引物:5'—CGGGCTGTCCTCCACTTACTGC—3',P22 下游引物:5'—TGATGGTGCCTCCAACCTGCG—3',扩增长度 178bp;GAPDH 上游引物:5'ACCACAGTCCATGCCATCAC3',下游引物:5'-TCCACCACCCTGTTGCTGTA-3',扩增长度 452bp。(3)PCR 反应体系(25 $\mu l$):cDNA 1 $\mu l$,上、下游引物各 0.5 $\mu l$,2×PCR mix 12.5 $\mu l$,dd$H_2O$ 10.5 $\mu l$。(4)p22phox mRNA 反应条件:94°×3 min,95°×30 s,52°×30 s,72°×30 s,34 个循环,最后 72°延伸 5 min。PCR 产物用 1.5% 琼脂糖凝胶电泳鉴定,凝胶成像系统进行分析,以 p22phox 吸光度值与 GAPDH 吸光度值的比作为 P22phox mRNA 表达半定量值。

1.5 数据分析和统计处理 采用 SPSS 11.0 统计软件处理,进行独立 $t$ 检验,以 $P < 0.05$ 为有统计学意义。

2 结 果

2.1 大鼠一般状态 正常组大鼠体重稳步上升,至实验结束体重达(258.6±14.5)g;模型组体重下降明显(156.4±5.7)g。正常组小鼠活动如常,毛色光泽;模型组出现明显的倦怠乏力,反应不灵敏,全身毛发枯槁、竖立、色枯,皮毛松弛,背部毛发少光泽,缩肩拱背,精神萎靡,眼睑下垂,反应明显迟钝。

2.2 生化指标 模型组血管活性物质 ET、Ang II 及炎症因子 IL-6、TNF-α 升高,NO 降低,通心络可降低 ET、Ang II、IL-6、TNF-α,升高 NO 水平。见表 1。

表 1 各组血管活性物质、炎症因子测定结果 ($\bar{x}±s$)

| 组别 | ET(pg/ml) | AngII(pg/ml) | NO($\mu mol/l$) | IL-6((pg/ml)) | TNF-α(pg/ml) |
|---|---|---|---|---|---|
| 正常组 | 78.1±11.3 | 210.4±54 | 124.4±47.3 | 35.13±5.3 | 36.7±7.8 |
| 模型组 | 123.8±15.9** | 383.0±48** | 73.6±12.8* | 47.1±5.8** | 44.7±1.9# |
| 通心络组 | 116.2±20.5 | 330.7±53# | 90.6±20.3 | 39.5±7.5 | 38.0±6.8# |

注:与正常组比,* $P < 0.05$;与正常组比,** $P < 0.01$;与模型组比,# $P < 0.05$

2.3 主动脉内皮形态及凋亡 正常组细胞形态呈梭形或不规则形结构,细胞结构轮廓较清晰,中央部隐约可见隆起的细胞核,内皮细胞的长轴与血流的方向一致;模型组内皮细胞成片脱落,皮下组织和内弹力板裸露,表面粗糙不平,有时见血小板和白细胞黏附;通心络组内皮仅有轻微的损伤,内皮大部分已经修复(图 1 见插页 2)。正常组未见 TUNEL 着染,模型组细胞核 TUNEL 标记着染呈棕黄色,络通干预组凋亡现象不明显,局部可见少数细胞 TUNEL 标记着染呈棕黄色。TUNEL 棕黄色阳性信号位于胞核(图 2 见插页 3)。

2.4 主动脉 NF-κB、VCAM-1、eNOS 及肾脏 p22phox mRNA、的表达 正常组主动脉 NF-κB 胞浆中有少量表达,核内无表达,模型组平滑肌细胞核见 NF-κB(p65)阳性表达,通心络组相对模型组表达有所减少(图 3 见插页 3)。正常组主动脉 VCAM-1 无表达,模型组、通心络组内皮层见阳性表达物质,通心络组相对模型组表达明显减少(图 4 见插页 3)。而正常组内皮层可见明显的 eNOS 表达,模型组表达明显减弱,通心络组表达相对模型组有所增强(图 5 见插页 3)。和正常组比,模型组肾脏 p22phox mRNA 表达增加($P < 0.01$),通心络可下调 p22phox mRNA 表达($P < 0.01$)。见图 6。

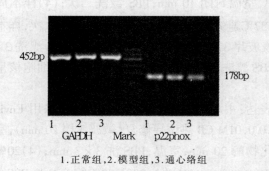

1.正常组,2.模型组,3.通心络组

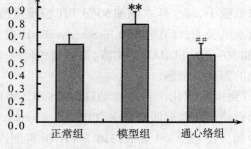

注:与正常组比,** $P < 0.01$;与模型组比,## $P < 0.01$。

**图6　肾脏 P22phox mRNA 表达及 GAPDH 比值半定量直方图**

## 3　讨　论

血管内皮为全身最大的内分泌器官,通过合成和释放一系列血管活性物质进入血液,影响血液的运行和血管的舒缩。内皮细胞通过产生血管活性物质如(NO、Ang II)等调节血管张力及结构。本研究中模型组大鼠血 ET、Ang II 升高,NO 降低,炎症因子 IL-6、TNF-α 升高,血管内皮 eNOS、黏附分子 VCAM-1 表达上调,表明"络气虚滞"大鼠血管内皮出现分泌失衡。本研究还观察到模型组内皮细胞成片脱落,皮下组织和内弹力板裸露,表面粗糙不平,有时见血小板和白细胞粘附,血管细胞凋亡明显。血管内皮损伤后,ET、NO 分泌失常,进一步使血管受损。通心络使内皮损伤减轻,凋亡减少,说明通心络对"络气虚滞"大鼠内皮具有保护作用,通心络可调整失衡的内皮内分泌功能,降低 ET、Ang II、IL-6、TNF-α,升高 NO 水平。

Ang II 处于肾素血管紧张素醛固酮系统的核心地位,循环及局部的 Ang II 作为血管活性肽,介导内皮细胞损伤,诱导内皮细胞凋亡,使内皮功能紊乱,加速动脉粥样硬化和高血压的进展。前期研究证实,Ang II 可导致内皮损伤[6]。为适应现代化的中医药研究领域迫切需要具有中医证候特点的动物模型,尤其是具有中医证候特点的疾病动物模型,即病证结合的动物模型。本实验室采用 Ang II 结合力竭运动 + 基础复制的病证复合模型,已成功制作大鼠脉络"络气虚滞"动物模型,研究发现此复合模型内皮损伤加重。

氧化应激是损伤血管内皮的重要因素,血管内皮细胞和平滑肌细胞的烟酰胺腺嘌呤二磷酸核苷酸(NADH/NADPH)氧化酶是血管局部 ROS 合成的主要酶系,其中 p22phox 蛋白作为 NAD(P)H 氧化酶的重要亚单位,在维持酶的活性和产生 ROS 的过程中起关键作用[7]。研究证实,Ang II 是 NADH/NADPH 氧化酶重要的刺激因子[8],Ang II 通过受体 AT1 上调 NADPH 氧化酶,使氧化应激升高,上调激活核转录因子 NF-κB,诱导靶黏附分子的合成[9]。因此,本研究从 NAPDH 氧化途径,进一步对该模型大鼠血管紧张素 II——活性氧通路与血管内皮功能障碍的相关性进行研究。研究发现与正常组比,模型组肾脏 p22phox mRNA 表达增加,伴有模型组主动脉平滑肌细胞核见 NF-κB(p65)阳性表达。本研究虽没有直接检测 ROS 水平,但从 NADPH 氧化酶亚成分 P22phox 水平和 NF-κB 的,可知"络气虚滞"大鼠体内 NADPH 氧化途径被激活,存在氧化应激升高。

NF-κB 是最早被发现的氧化应激敏感的转录因子之一,NF-κB 的激活被认为是血管内皮细胞受损的始动机制之一[10]。NF-κB 是 P50 和 P65 两个亚单位组成的二聚体,正常情况下,与抑制蛋白结合,以无活性形式存在于胞质内。当细胞受到刺激后,抑制蛋白快速磷酸化及降解并从 NF-κB 二聚体上解离,暴露 p50 亚基上的易位信号和 p65 亚基上的 DNA 结合位点,p65/p50 二聚体借助 p50 从细胞质中易位到细胞核中,借助 p65 作用于靶基因如 ICAM-1、VCAM-1 等黏附分子和细胞因子,使表达增加[11]。本研究检测到模型组胞核内出现 P65,说明模型组 NF-κB 被激活并向核内转移。

本研究还同时发现,模型组主动脉 VCAM-1 表达增加。VCAM-1 是重要的黏附分子,VCAM-1 主要分布于激活的内皮细胞、单核-巨噬细胞等,通过与淋巴细胞、单核细胞等表面的整合素受体(VAL-4)结合,触发内皮细胞与多种白细胞、单核细胞之间由滚动黏附发展到稳定黏附,在动脉粥样硬化的发生发展过程中发挥重要作用[12]。本实验的免疫组化结果显示,模型组主动脉 NF-κB 表达增加,与此同时,VCAM-1 表达亦明显增加,提示 NF-κB 活化与 VCAM-1 表达增加密切相关,这与文献报道一致。通心络组与模型组比较,NF-κB 表达明显减少,VCAM-1 表达亦明显降低,提示通心络超微粉至少部分通过抑制 NF-κB 通路来降低黏附分子的表达,结合通心络降低 P22phox 表达的结果,考虑通心络超微粉抑制 NF-κB 核转位进而降低黏附分子表达的作用与其抗氧化作用密切相关,提示抑制 NF-κB 核转位通路是通心络超微粉抗氧化保护血管内皮的可能作用机制之一。

从 20 世纪 90 年代中后期开始的通络治疗体现了中医学防治血管病变的最新进展,依据络病理论将不同通络药物有机组合研制成代表方剂——通心络胶囊应用于血管病变的治疗,开辟了运用通络方药防治血管病变的有效新途径[1]。通心络是依据络病理论将不同类别通络药物有机组合研制而成的中药复方制剂,由人参、全蝎、蜈蚣、蝉蜕、水蛭、土鳖虫、赤芍、酸枣仁、降香、冰片等药物组成。全方以络虚通补药为主,辅以虫类化瘀通络药、虫类搜风通络药和辛味通络药组方,具有益气活血、搜风通络的作用。"大凡络虚,通补最益",因此"络虚通补"的治法也适用于"络气虚滞"的治疗。本研究发现脉络"络气虚滞"大鼠主动脉出现内皮损伤和凋亡,证实了通心络超微粉对血管内皮具有保护作用,通心络从抗氧化、抗炎症、抗凋亡等多个环节、综合保护了内皮细胞的结构及功能,恢复血管内皮细胞的自适应、自调节、自稳态调节功能,研究结果体现了应用络病理论指导血管病变的科学价值。

## 4 小 结

上述结果提示,"络气虚滞"可使 NADPH 氧化途径激活,使 NF-κB 向核内移位,进而启动 VCAM-1 的表达,同时减少 eNOS 的表达,减少 NO 的合成,使内皮功能失调,出现损伤、脱落、凋亡等。通心络可抑制上述过程,抗氧化进而降低黏附分子是通心络超微粉保护血管内皮的可能作用机制之一。

### 参考文献

1 吴以岭."脉络-血管系统病"新概念及其治疗探讨[J].疑难病杂志,2005,4(5):285-287.

2 张红旗,徐丹令,郝颖,等.用血管紧张素Ⅱ缓释泵制作大鼠血管内皮损伤模型探讨一种大鼠内皮损伤模型的新方法[J].中国临床医学 2007,14(4):451-454.

3 梁俊清,吴以岭,贾振华,等.络气虚滞大鼠动脉组织血红素加氧酶/一氧化碳系统的变化及人参、双参、通心络的干预[J].第二军医大学学报, 2007,28(7):782-785.

4 肖明珠.动物运动性疲劳方法学研究之一[J].中国运动医学杂志,1998,17(4):334-338.

5 柯雪帆,主编.中医辨证学[J].上海:上海中医学院出版社,1987.122.

6 Csaba Szabó,Pál Pacher,Zsuzsanna Zsengellér,et al.Angiotensin Ⅱ-Mediated Endothelial Dysfunction:Role of Poly(ADP-ribose)Polymerase Activation[J]. Molecular medicine,2004,10(1):28-35.

7 Berry C,Humilton CA,Brosonan MJ,et al.Investigation into the sources of superoxide production in human internal mammary arteries[J].Circulation,2000, 101:2 206-2 212.

8 Kalousova M,Zima T,Tesar V,et al.Protein turnover by the proteasome in aging and disease[J].Fee Radic Biol Med,2002,32:1 084-1 089.

9 D.Neil Granger,Thorsten Vowinkel,Thomas Petnehazy.Modulation of the Inflammatory Response in Cardiovascular Disease[J].Hypertension.2004;43: 924.

10 赵峰,室田诚逸,森田育男,等.NF-κB 与疾病[J].生命科学,2001,13(1):11-13.

11 Pueyo ME,Gonzalez W,Nicoletti A.et al.Angiotensin Ⅱ Stimulates Endothelial Vascular Cell Adhesion Molecule-1 via Nuclear Factor-κB Activation Induced by Intracellular Oxidative Stress[J].Arterioscler Thromb Vasc Biol,2000,20:645-651.

12 Chen Y H,Lin S J,Ku H H,et al.Salvianolic acid B attenuates VCAM-1 and ICAM-1 expression in TNF-alpha treated human aortic endothelial cells.J Cell Biochem,2001,82(3):512-521.

# 通心络对 Ang II 引起的肾脏损伤的保护作用研究

袁凌燕[1,2]　张红旗[3]　徐丹令[1]　王克强[1]　邹云增[1]　贾剑国[1]　李冰玉[1]
郝颖　孙爱军[1]　周京敏[1]　葛均波[1]

1.复旦大学附属中山医院心血管病研究所(上海,200032)
2.上海师范大学体育学院(上海,200234)
3.复旦大学上海医学院解剖组胚系(上海,200032)

【摘要】　目的　探讨通心络对肾脏的保护作用及作用机制。方法　8 周龄 SD 大鼠皮下埋置微量泵,缓慢释放 200 ng·kg$^{-1}$·min$^{-1}$的血管紧张素 II(Angiotensin II,Ang II),模拟病理状态下血管紧张素 II 增高所致的肾脏组织损伤。实验分成假手术组、模型组和通心络组,每组 6 只。假手术组仅在背部埋置生理盐水缓释泵,通心络组用通心络灌胃(剂量 5 mg·kg$^{-1}$·d$^{-1}$)。14 d 后采用透射电镜观察肾动脉内皮形态,HE 染色观察肾脏病理结构,TUNEL 染色观察肾脏凋亡,PCR 技术观察肾脏 P22phox、P53 的表达及检测肾脏活性氧水平。结果　在血管紧张素 II 模型中,肾动脉内皮细胞不同程度的充血、肿胀、剥脱。模型组肾小球基质增生,部分肾小球萎缩,有纤维化倾向,肾实质细胞凋亡增加,P53 及 p22phox 表达亦增强,活性氧增加。通心络组内皮损伤减轻,通心络可减轻肾小球损伤,减少肾细胞凋亡,减弱 P53 及 p22phox 表达及活性氧的生成。结论　通心络减轻血管紧张素 II 致的肾脏损伤可能通过减轻肾脏血管损伤及 NADPH 氧化/P53 通路,抑制肾实质细胞凋亡而得以实现。

【关键词】　血管紧张素 II;肾脏损伤;氧化;凋亡;通心络

**Study on protective function of Tongxinluo to kidney by angiotensin II in rat**　*YUAN Ling-yan* * , *ZHANG Hong-qi* , *XU Danling* , *et al* . * *Institute of Cardiovascular Diseases* , *Zhongshan Hospital of Fudan University* , *Shanghai*　200032 , *China*

【Abstract】　**Objective**　To explore whether Tongxinluo protect the renal injury by angiotensin II osmotic pump in rat and the mechanism. **Methods**　18 SD rats are divided into sham group(6 rats) , kidney injury group(6 rats) and Tongxinluo group(6 rats). Angiotensin II osmotic pump at the dose 200 ng·min$^{-1}$·kg$^{-1}$ were embedded in the rat back of endothelium injury group, Physiological saline osmotic pump in the sham group. In treatment group, Tongxinluo(5 mg·kg$^{-1}$·d$^{-1}$) was given by gastric tube after angiotensin II pump were used. All animals were sacrificed in 14th day at the postoperation. The apoptosis and reactive oxygen spices level and mRNA expression of P53 and p22phox in the kidneys were examined by different methods. The morphology of endothelial cell of the renal artery were observed by transmission electron microscope. **Results**　The congestion, swelling, denudation of endothelial cell were seen in the endothelium injury group, but only light changes observed in Tongxinluo group. The level of reactive oxygen spices and P53 mRNA in Tongxinluo group is lower than that endothelium group. Meanwhile the apoptosis phenomenon and histopathological changes were the same. **Conclusion**　Tongxinluo could protect kidney injury by angiotensin II. It maybe execute by inhibiting NADPH-ROS pathways activation and apoptosis in the kidney.

【Key words】　Angiotensin II;Kidney injury;Reactive oxygen spices;Apoptosis;Tongxinluo

　　肾脏血管丰富,血管内皮细胞结构的改变影响肾脏的结构和功能。作为一种重要的血管活性物质,Ang II 参与肾脏血管结构重塑在肾脏纤维化中的作用,引起关注[1]。Ang II 引起血管的 NADPH 氧化酶依赖的活性氧的产生,继而引起内皮细胞功能紊乱及出现凋亡,同样引人关注。然而,无实验证实 Ang II 在引起肾脏纤维化化进程中 NADPH/活性氧/凋亡是否参与其中。20 世纪 90 年代中后期开始的通络治疗体现了中医学防治血管病变的最新进展,将不同通络药物有机组合研制成代表方剂——通心络,开辟了运用通络方药防治血管病变的有效新途径[2]。基于中医"脉络"的概念与现代医学的中小血管及微循环具有同一性[2],因此,本研究拟观察通心络对具有丰富血管的器官——肾脏的干预作用,通心络对 Ang II 引起的肾脏损伤是否具有

基金项目:国家重点基础研究发展计划(国家 973 计划)(No.2005CB523302, 2006CB503802)

保护作用,及对其中的哪些环节产生影响。本研究拟通过微量泵缓慢释放 Ang Ⅱ,模拟病理状态下 Ang Ⅱ 增高所致的组织器官功能或结构的改变,采用 200 ng·kg⁻¹·min⁻¹ Ang Ⅱ,在不不升高血压的情况下[3]通过观察通心络对肾脏血管及肾脏结构、NADPH 氧化/凋亡及凋亡相关基因 P53 表达的影响,探讨 Ang Ⅱ 的非血流动力学因素对肾脏的损伤及探讨通心络的干预作用。

## 1 材料与方法

**1.1 实验动物分组** 采用 8 周龄雄性 SD 大鼠 18 只(中国科学院上海实验动物中心购买),体重 180~200 g,相对湿度 45%~55%,每天光照 12 h。随机分为 3 组,每组 6 只,分为假手术组、模型组(背部埋埴 Ang Ⅱ 的药物缓释泵)、通心络组(Ang Ⅱ + 通心络)。实验共 14 d。模型组的建立:大鼠麻醉后,腹卧固定消毒。内皮损伤组在背部皮下埋置 Ang Ⅱ 缓释泵。药物缓释泵(Osmotic Pump,Model 2 ml)由日本 Alzet 公司生产(美国健康医疗国际公司购买)。Ang Ⅱ(Acetate salt,Sigma)溶液的配制:按照 200 ng·kg⁻¹·min⁻¹ Ang Ⅱ 的致内皮损伤剂量和缓释泵的释放速度,计算出 14 d 所需 Ang Ⅱ 量,加 0.01 Mol 醋酸生理盐水至 2 ml。术后肌注青霉素 3 d 预防感染。假手术组仅在背部埋置生理盐水缓释泵,通心络组在手术埋泵后即给予通心络超微粉 0.8 g/kg 灌胃(临用时以 0.5% 羧甲基纤维素钠混悬)。

**1.2 试剂、药品及主要仪器** 通心络超微粉(河北以岭医药研究院),TUNEL(KGA-703),Trizol(invitrogen),RT 试剂盒(TOYOBO)。透射电镜(Philips XL30ESEM),图像分析系统(Leica 公司)。

**1.3 实验方法**

1.3.1 样品采集:样品采集前 12 h 禁食禁水,氯胺酮麻醉后,经心脏取血,按常规抗凝离心。快速分离并取下肾动脉用作电镜,取肾脏同一部位用作石蜡切片,余下肾脏 –70℃ 冻存备用。

1.3.2 肾脏组织中活性氧化物质的测定方法:将肾组织用 PBS 匀浆,过滤得到细胞悬液($1 \times 10^6$/ml),在细胞悬液中加入乙酰乙酸二氯氢化荧光素二酯(chloromethyl-2,7-dichlorodih ydrofluoresc-ein diacetate,DCFH-DA 或 C400),终浓度为 5 μmol,置于 37℃ 避光孵育 30 min 后,用磷酸缓冲液冲洗 3 遍,再用 PBS 制成 500 μl 的细胞悬液,流式细胞仪上测定过氧化物反应的荧光强度,细胞内可被 ROS 氧化为二氯荧光黄(DCF)而被检测。

1.3.3 透射电镜标本处理:取出肾动脉,肝素生理盐水洗涤。2.5% 戊二醛前固定 2 h,PBS 洗涤 3 次,1% 锇酸后固定 1~2 h。PBS 漂洗 20 min。分别用 70%、80%、90%、100% 梯度丙酮脱水,每次 10 min。Epon812 包埋、烤箱内 45℃(12 h)、60℃(36 h)。半薄切片定位,超薄切片于铜网上。醋酸双氧铀和柠檬酸铅染色。Philips TECNAI-12 型电镜观察拍照。

1.3.4 肾脏凋亡检测:肾脏石蜡切片,进行细胞凋亡检测,采用末端脱氧核糖核酸转移酶介导的 dUTP 末端缺口标记法(Tunel 法)原位检测血管壁细胞凋亡:(1)石蜡切片常规脱蜡至水,PBS 漂洗 2 次;(2)加入蛋白酶 K 工作液,37℃ 反应 20 min,PBS 漂洗 2 次;(3)浸入封闭液(3% H₂O₂)中,室温封闭 10 min,PBS 漂洗 2 次;(4)样本周围用吸水纸吸干,每个样本滴加 50 μl TdT 酶反应液,加盖玻片 37℃ 避光湿润反应 60 min,PBS 漂洗 3 次,样本周围用吸水纸吸干;(5)滴加 50 μl Streptavidin-HRP 工作液,加盖玻片 37℃ 湿润避光反应 30 min,PBS 漂洗 3 次;(6)滴加 50 μl-100 μl DAB 工作液,室温显色反应 10 min;(7)PBS 漂洗 3 次,苏木精复染,镜下观察细胞核呈棕黄着色的为凋亡细胞。

1.3.5 逆转录-聚合酶链反应(RT-PCR):取 50 mg 肾脏组织用 Trizol 试剂提取总 RNA,计测 A260 和 A280 值,以检测纯度并定量。逆转录-聚合酶链反应(1)逆转录的合成反应:按说明书操作。(2)引物合成:上海生工合成 P22 引物。上游引物:5'—CGGGCTGTCCTCCACTTACTGC—3',P22 下游引物:5'—TGATGGTGCCTC-CAACCTGCG—3',扩增长度 178bp;GAPDH 上游引物:5' ACCACAGTCCATGCCATCAC—3',下游引物:5'-TC-CACCACCCTGTTGCTGTA—3',扩增长度 452bp。P53 上游引物:TGGCTCCTCCCCAACATCTTATC,下游引物:CT-TCCTCTGTCCGACGGTCTCTC,扩增长度 297bp。(3)PCR 反应体系(25 μl):cDNA 1 μl,上、下游引物各 0.5 μl,2 × PCR mix 12.5 μl,ddH₂O 10.5 μl。(4)p22phox mRNA 反应条件:94° × 3 min,95° × 30 s,52° × 30 s,72° × 30 s,34 个循环,最后 72° 延伸 5 min。P53 mRNA 反应条件:94° × 3 min,95° × 30 s,55° × 30 s,72° × 30 s,34 个循环,最后 72° 延伸 5 min。PCR 产物用 1.5% 琼脂糖凝胶电泳鉴定,凝胶成像系统进行分析,以 p22phox、P53 吸光度值与 GAPDH 吸光度值的比作为 p22phox mRNA、P53 mRNA 表达半定量值。

**1.4 数据分析和统计处理** 采用 SPSS 11.0 统计软件处理,进行独立 $t$ 检验,以 $P < 0.05$ 为有统计学意义。

## 2　结　果

**2.1　肾动脉透射电镜观察结果**　假手术组见内皮细胞完整,内皮细胞间见有细胞连接,胞核清楚,连于呈波浪形的内弹力版上。在模型组,可以见到内皮细胞不同程度的充血、肿胀、剥脱,在某些部位还可见到内弹力板暴露。但在通心络组仅有轻微的内皮改变,部分区域内皮细胞较完整,病变轻,仅细胞质内线粒体略肿胀,平滑肌细胞未见明显异常。图1(见插页4)。

**2.2　光镜显示**　假手术组结构正常,模型组肾小球基质增生,部分肾小球萎缩,有纤维化倾向。模型组有的肾小球周围的间质充血,肾小球毛细血管扩张,基底膜增厚,见散在红细胞和管型,炎症细胞浸润等病理表现,皮质边缘少量近曲小管上皮水样变。通心络肾小球部分基质轻微增生,小管上皮水样变性减轻。图2(见插页4)。

**2.3　肾脏凋亡结果**　假手术组未见 TUNEL 着染,肾脏内凋亡阳性细胞主要见于肾小管上皮细胞,少数见于肾小球血管内皮细胞。模型组肾小球、近曲小管、远曲小管 TUNEL 标记着染呈棕黄色。通心络干预组凋亡现象不明显,部分见少数细胞 TUNEL 标记着染呈棕黄色。图3(见插页4)。

**2.4　肾脏 ROS 测定结果**　模型组 ROS 增加( $P < 0.01$ ),通心络使 ROS 降低( $P < 0.01$ )。见图4。

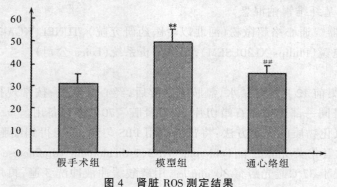

图4　肾脏 ROS 测定结果

注:与假手术组组比,** $P < 0.01$ ;与模型组比,## $P < 0.01$ 。

**2.5　肾脏 P22phox mRNA 测定结果**　模型组 p22phox mRNA 表达增加( $P < 0.05$ ),而通心络降低( $P < 0.05$ )。见图5。

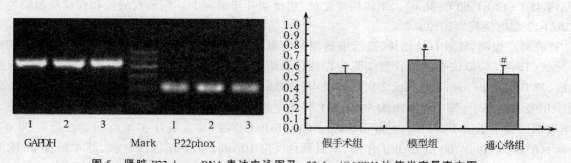

图5　肾脏 P22phox mRNA 表达电泳图及 p22phox/GAPDH 比值半定量直方图

注:与假手术组比,* $P < 0.05$ ;与模型组比,# $P < 0.05$

**2.6　肾脏 P53 mRNA 测定结果**　模型组 p53 表达增加( $P < 0.01$ ),通心络表达降低( $P < 0.01$ )。见图6。

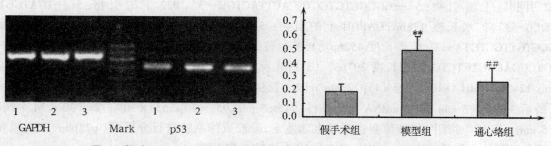

图6　肾脏 P53 mRNA 表达电泳图及 p22phox/GAPDH 比值半定量直方图

注:与假手术组组比,** $P < 0.01$ ;与模型组比,## $P < 0.01$ 。

## 3 讨 论

近年来大量研究揭示,体内肾素血管紧张素系统(RAS)尤血管紧张素 II(Angiotensin II, Ang II)过度激活在肾脏病进展中发挥了重要作用。Ang II 灌注是肾脏病实验研究常用的动物模型,通过微量泵缓慢释放 Ang II,可以模拟病理状态下 Ang II 增高所致的组织器官功能或结构的改变[4]。Navar 等[5]研究发现,Ang II 灌注可导致肾组织中 Ang II 增加数倍。缓释泵在体内具有时效性和稳定性,对药物释放的浓度和时间具有可控性,给予动物损伤及药物研究提供便利。本研究采用 200 ng/kg/min 的 Ang II,在不升高血压的情况下,拟建立肾脏血管内皮损伤模型。肾脏光镜结果显示:模型组肾小球基质增生,部分肾小球萎缩,有纤维化倾向。有的见肾小球周围的间质充血,肾小球毛细血管扩张,基底膜增厚,见散在红细胞和管型,炎症细胞浸润等病理表现。提示采用 200 ng/kg/min Ang II 灌注 14 d,建立的肾脏损伤模型是成功的,与 Marta 等[6]的研究一致。

肾脏是一个具有丰富血管的器官,血管结构的改变无疑会影响肾脏的结构和功能,肾脏血管结构重塑同肾小球硬化、肾间质纤维化的发生发展密切相关。肾脏血管的病变不仅仅是肾小球硬化和间质纤维化的伴随现象,可能是一些肾脏病进展的始动因素,肾脏纤维化是肾脏血管针对外源性或内源性损伤出现的肾脏血管结构重塑的结果。大血管重塑将导致肾脏灌注下降、RAS 激活,这些同肾脏纤维化相关。肾脏纤维化过程中微血管结构的重塑以往已见报道,在老年肾模型和残余肾模型中也证实了肾小球毛细血管内皮细胞的丢失及肾小球毛细血管数量的减少[7,8]。肾小球毛细血管内皮细胞的丢失能够直接影响肾小球的滤过,同时可以激活血小板和凝血系统,这些变化同肾小球毛细血管的塌陷及肾小球硬化的发展相关。

本研究中肾动脉透射电镜观察可见,Ang II 模型组内皮不同程度的充血、肿胀、剥脱,在某些部位还可见到内弹力板暴露。中膜层平滑肌变化不明显,尽管和以往的报道结果有差异[9,10],但 200 ng/min/kg 的 Ang II 可使肾动脉内皮出现损伤。Ang II 是一种重要的血管活性物质,对于血管的结构有着重要影响。许多体内的直接或间接证据提示,Ang II 在肾血管重塑中起重要作用。给 10 周大的雄性 SD 大鼠缓慢注射低剂量的 Ang II($45ng \cdot kg^{-1} \cdot min^{-1}$),10 d 后平均动脉压上升 40 mm Hg(1 mm Hg = 0.133 kPa),并伴有肾脏血管的重塑、肾小球前血管管腔变小、肾小球超滤过系数减少[8]。在 NO 缺乏的高血压肾病模型中[11],给予 4 周 Ang II 受体阻断剂 Losartan 治疗后,出现一些肾脏血管结构重要参数完全恢复。

氧化应激是损伤血管内皮的重要因素。本研究从 NAPDH 氧化途径,进一步对该模型大鼠血管紧张素 II——氧化损伤与肾脏损伤的相关性进行研究。研究发现与假手术组比,模型组肾脏 p22phox mRNA 表达增加,活性氧增加,同时伴有凋亡增加。近年来的研究证实血管的 NADH/NADPH 氧化酶是血管局部 ROS 合成的主要酶系,其中 p22phox 蛋白作为 NAD(P)H 氧化酶的重要亚单位,在维持酶的活性和产生 ROS 的过程中起关键作用[12]。研究证实,Ang II 是 NADH/NADPH 氧化酶重要的刺激因子[13]。Ang II 通过受体其 AT1 上调 NADPH 氧化酶,使氧化应激升高。Ang II 可以诱导血管平滑肌细胞、内皮细胞和肾小管上皮细胞等产生过多的 ROS[14]。肾内氧化应激升高的结果是肾小球细胞凋亡,内皮细胞功能异常[15]。通心络组 P53 及 p22phox 表达减弱及活性氧的生成减少,同时肾细胞凋亡减少。提示通心络通过 NADPH/ROS/P53 途径减少肾脏凋亡。

在肾纤维化进程中,以肾小球固有细胞数目减少为特征。本研究中模型组部分肾小球萎缩,肾实质细胞凋亡增加,并且促凋亡基因 P53 表达增加,表明细胞凋亡参与肾小球损伤。Guo hua 等[16]研究发现,Ang II 通过调节 TGF-B 诱导肾小球血管内皮细胞凋亡,参与高血压肾小球硬化性损伤的病理过程,同时上调 Fas、FasL、Bax 蛋白在肾小球血管内皮细胞质的表达,下调 Bcl-2 表达促进肾小球血管性硬化的发病机制。Cao 等[17]报道,给小鼠注入 Ang II 14 天,可同时诱导近端肾小管上皮细胞的增殖和凋亡,而给予 AT2R 拮抗剂 PD123319 可减弱这种效应,提示 AT2R 的激活与这种诱导凋亡作用有关。本研究中肾脏光镜结果显示:模型组肾小球基质增生,部分肾小球萎缩,有纤维化倾向。我们的实验结果进一步提示,Ang II 使肾脏纤维化进程中细胞数目的减少,至少部分是通过细胞凋亡机制引起的。通心络组凋亡减少,同时观察到肾脏纤维化损伤减轻。提示通心络减轻肾小球损伤、减轻肾小球硬化至少部分通过抑制肾实质细胞凋亡而得以实现。

通心络是依据络病理论将不同类别通络药物有机组合研制而成的中药复方制剂,由人参、全蝎、蜈蚣、蝉蜕、水蛭、土鳖虫、赤芍、酸枣仁、降香、冰片等药物组成。全方以虚通补药为主,辅以虫类化瘀通络药、虫类搜风通络药和辛味通络药组方,具有益气活血,搜风通络的作用。针对"脉络络气虚滞"这一始动因素和基础病理环节和"络虚通补"的原则,方中人参为君药,补益络气,使气旺而行,气行则血行,脉络自易畅通。水蛭化瘀通络、全蝎搜风通络共为臣药。土鳖虫活血通络,佐水蛭搜剔络中之瘀;蜈蚣搜风解痉,蝉蜕息风止痉,佐全蝎搜风解痉以止络脉之绌急;赤芍凉血散血,并制人参之温;酸枣仁养血安神,以防逐瘀伤正,共为佐药。降香、冰片芳香,引诸药入络通窍为使药。诸药配合,益气扶正以固本虚,活血通络搜风解痉以祛邪,气旺而血行有力,脉络畅通,临床脉络虚证自能解除。本研究中观察到通心络可减轻肾小球损伤,减少肾细胞凋亡,减弱 P53 及 p22phox 表达及活性氧的生成。

## 4 小 结

在血管紧张素 II 模型中,肾实质细胞凋亡增加,P53 及 p22phox 表达亦增强,活性氧增加;通心络可减轻肾小球损伤,减少肾细胞凋亡,减弱 P53 及 p22phox 表达及活性氧的生成;提示通心络减轻血管紧张素 II 致的肾脏损伤至少部分通过减轻肾脏血管损伤及 NADPH 氧化/P53 通路,抑制肾实质细胞凋亡而得以实现。

### 参考文献

1 Kang DH, Johnson RJ. Vascular endothelial growth factor:A new play in the pathogenesis of renal fibrosis. Curr Opin Nephrol Hypertens,2003,12:43-49.

2 吴以岭."脉络-血管系统病"新概念及其治疗探讨[J].疑难病杂志,2005,4(5):285-287.

3 张红旗,徐丹令,郝颖等.用血管紧张素 II 缓释泵制作大鼠血管内皮损伤模型探讨一种大鼠内皮损伤模型的新方法[J].中国临床医学,2007,14(4):451-454.

4 Reckelhoff JF, Romero JC. Role of oxidative stress in angiotensin-induced hypertension[J]. Am J Physiol,2003,284:893-912.

5 Navar LG, Harrison Bernard LM. Intrarenal angiotensin II augmentation in angiotensin II dependent hypertension[J]. Hypertens Res,2000,23:291-301.

6 Ruiz-Ortega M, Lorenzo O, Ruperez M, et al. Systemic infusion of angiotensin II into normal rats activates nuclear factor-kappaB and AP-1 in the kidney:role of AT(1) andAT(2)receptors[J]. Am J Pathol,2001,158(5):1 743-1 756.

7 Kand DH, Anderson S, Kim YG, et al. Impaired angiogenesis in aging kidney:potential role of VEGF and TSP-1 in renal disease[J]. Am J Kid Dis,2001,37:607-611.

8 Kang DH, Joly AH, Ohsw, et al. Impaired angioginesis in the remnant kidney model(1):potential role VEGF and TSP-1[J]. J Am Soc Nephrol,2001,12:1 434-1 447.

9 Okamoto K, Kato S, Arima N, et al. Cyclin-dipendent kinase inhibitor P21 waf1, regulates vascular smooth muscle cell hypertrophy[J]. Hypertens Res,2004,27(4):283-91.

10 Edgley AJ, Anderson WP. Evidence for renal vascular remodeling in angiotensin II-induced hypertension[J]. J Hypertens,2003,21(7):1 401-1 406.

11 Boffa JJ, Lu Y, Placiers, et al. Regression of renal vascular and glomerular fibrosis:role of angiotensin II receptor antagonism and matrix metallo proteinase[J]. J Am Soc Nephrol,2003,14(5):1 132-1 144.

12 Berry C, Humilton CA, Brosonan MJ, et al. Investigation into the sources of superoxide production in human internal mammary arteries[J]. Circulation,2000,101:2 206-2 212.

13 Kalousova M, Zima T, Tesar V, et al. Protein turnover by the proteasome in aging and disease[J]. Fee Radic Biol Med,2002,32:1 084-1 089.

14 KIMURA S, ZHANG GX, NISHIYAMA A, et al. Role of NAD(P)H oxidase-and m itochondria-derived reactive oxygen species in cardioprotection of ischemic reperfusion injury by angiotensin II[J]. Hypertension,2005,45:860-866.

15 Morena M, Cristol JP, Senecal L, et al. Oxidative stress in hemodialysis patients:is NADPH oxidase complex the culprit[J]. Kidney Int Suppl,2002,(80):109-14.

16 Guohua Ding, Krishna Reddy, AditiA et al. Angiotensin II induces apoptosis in rat glomerular epithelial cells[J]. Am J Physiol Renal Physiol,2002,283:173.

17 Cao Z, Kelly DJ, Cox A, et al. Angiotensin type 2 receptor is expressed in the adult rat kidney and promotes cellular proliferation and apoptosis[J]. Kidney Int,2000,58:2 437-2 451.

# 络气虚滞大鼠 NEI 网络因子分泌失衡与血管内皮
# 功能障碍之间关系的研究

梁俊清[1]    吴以岭[1]    孙士然[2]    徐海波[3]    吴小莉[1]    张秋艳[1]

魏聪[1]    董晓伟[1]    陈建新[4]    陈静[4]

1.河北以岭医药研究院(石家庄,050035)

2.河北省中医院(石家庄,050017)

3.承德医学院附属医院(承德,067000)

4.中国科学院自动化研究所复杂系统与智能科学重点实验室(北京,100080)

【摘要】 目的  观察络气虚滞大鼠神经内分泌—免疫网络(NEI 网络)相关因子与血管内皮功能的变化,通过运用复杂系统分析方法对血管内皮功能与 NEI 网络相关因子变化之间内在联系的分析,探讨络气虚滞证候条件下血管内皮功能障碍发生的可能机制。方法  清洁级健康雄性 Wistar 大鼠随机分为 3 组(每组 40 只):对照组,高同型半胱氨酸(HCY)组,络气虚滞(SCQDC)组。放免及化学方法检测内皮素(ET)、血栓素 $A_2$(TXA$_2$)、前列环素 $I_2$(PGI$_2$)、血浆肾素活性(PRA)、血管紧张素 II(Ang II)、醛固酮(ALD)、促肾上腺皮质激素释放激素(CRH)、促肾上腺皮质激素(ACTH)、糖皮质激素(GC)、白介素-1β(IL-1β)、白介素-2(IL-2)、白介素-6(IL-6)的水平及血清一氧化氮(NO)含量;ELISA 方法检测去甲肾上腺素(NE)、白介素-10(IL-10)的水平。复杂系统分析方法分析血管内皮功能指标与 NEI 网络因子之间的内在联系。结果  (1)与对照组比较,络气虚滞组 ET-1、TXA$_2$、Ang II、CRH、IL-1β、IL-6 水平显著升高,ACTH 与 GC 水平明显下降。(2)与 HCY 组比较,PGI$_2$、NO 等含量、血浆肾素活性及 GC 水平显著降低,而 Ang II 及 CRH 显著升高,另外 NE 水平也呈现出升高趋势。(3)复杂系统分析结果显示:络气虚滞组 NEI 网络相关指标 CRH、ACTH、GC 及 ALD 与内皮功能指标 ET 之间;Ang II、IL-1 与 ET 之间;ALD 与 PGI$_2$ 之间;ALD 与 NO 之间分别构成了 4 个相互独立的系统,它们之间均是按照复杂系统的最优化原则发生相互联系,并存在递变规律,对照组、HCY 组则不存在这种子系统之间的相互联系。结论  "过劳伤气"所致植物神经功能失调在血管病变中起着重要作用,同时也是导致 NEI 网络紊乱的主要因素,络气虚滞型血管内皮功能障碍与 NEI 网络因子稳态失衡之间存在着密切相关性,后者可能是前者发生、发展的病理生理学基础之一。

【关键词】 络气虚滞;NEI 网络;病理生理学基础;血管内皮功能障碍;复杂系统

The study of relationship between imbalance of NEI net factors and vessel endothelial dysfunction of rats with stagnancy of collateral-qi in a deficiency condition    *LIANG Jun-qing*, *WU Yi-ling*, *SUN Shi-ran*, *et al.* * *Hebei Yiling Pharmaceutical Research Institute*, *Shijiazhuang*    050035, *China*

【Abstract】  Objective  To observe the changes of neuro-endocrine-immunity network(NEI network)related factors and vessel endothelial function of rats with stagnancy of collateral-qi in a deficiency condition syndrome, the complex system findings analysis the relationship between NEI net factors and endothelial dysfunction. Methods  Healthy male Wistar rats of cleanness level were randomly devided into control group; the homocysteine(HCY)Group; the stagnancy of collateral-qi in a deficiency condition(SCQDC)group. Radio-immunity approach was carried out to detect endothelin(ET), thromboxane-$A_2$(TXA$_2$), prostaglandin $I_2$(PGI$_2$), plasma renin activity(PRA), angiotensin II(AngII), aldosterone(ALD), corticotrophin releasing hormone(CRH), adrenocorticotrophic hormone(ACTH), glucocorticoid(GC), and interleukin-1β, 2, 6(IL-1β, IL-2, IL-6) and the content of nitric oxide(NO)in serum;ELISA approach was used to detect NE, IL-10; the complex system findings was used to analysis the relationship between NEI net factors and endothelial function index. Results  (1)Compared with control group, the level of Ang II、CRH、ET-1、TXA$_2$、IL-1β、IL-6 in SCQDC group increased significantly, but the level of ACTH and GC decreased remarkably. (2)

基金项目:国家重点基础研究发展计划(国家 973 计划)项目(No. 2005CB523301)

Compared with HCY group, the content of PGI₂ , NO , PRA , GC decreased, but the content of Ang II 、CRH increased significantly, at the same time , the level of NE also took on a increased tendancy. (3)The complex system findings indicated that the NEI Net indices and endothelial dysfunction indices of the SCQDC group could formulate independent subsystems which were interrelated according to the optimal principle of complicated system(such as: ET and CRH, ACTH, GC, ALD; Ang II and ET, IL-1; PGI₂ and ALD; NO and ALD, four subsystems), while the same interrelation between subsystems was not observed in the control group, the HCY group. **Conclusion** The dysfunction of vegetative nerve caused by overstraining played an important role in the occurrence of vascular diseases, at the same time also indicated that overstrain and damage of qi were the leading factor of causing the disorder of NEI net, and the endothelial dysfunction with stagnancy of collateral-qi in a deficiency condition might be closely related with the imbalance of NEI net which might be one of the pathophysiological foundations of the occurance and development of endothelial dysfunction.

　　**【Key words】** Stagnancy of collateral-qi in a deficiency condition; NEI net; Pathophysiological foundation; Vascular endothelial dysfunction; Complex system

　　自 1977 年 Base-dovsky[1]提出神经内分泌—免疫网络(NEI net)学说以后,进一步拓宽了人们对于生命现象的认识。神经递质、神经肽、激素、细胞因子等信息分子及其受体不仅是 NEI 网络通用的生物学语言,同时也应是气络在分子水平上的生物学基础,气络虚滞引起的脉络舒缩功能及血液运行障碍涵盖了西医学更广泛的 NEI 网络调节功能异常对"脉络—血管"系统及血液运行障碍的影响[2]。那么,络气虚滞时 NEI 网络有何改变? 血管内皮功能障碍与 NEI 网络功能异常的关系如何? 经中国医学科学院医学信息研究所查询 MEDLINE(1966.1～2005.6)、PubMed(2005.1～2005.6)、中国生物医学文献数据库(1978.1～2005.4)、中文生物医学期刊文献数据库(2005.1～2005.6)文献,仅有神经、内分泌、免疫分系统与血管病变相互关系的文献报道,未见 NEI 网络调节功能失常对血管病变影响的报道。为此,本研究首先建立络气虚滞型血管内皮功能障碍动物模型,分别从观察下丘脑—垂体—肾上腺皮质轴、交感—肾上腺髓质系统、肾素—血管紧张素—醛固酮系统、免疫相关因子的变化出发,借助复杂系统分析方法分析络气虚滞时血管内皮功能障碍与 NEI 网络系统异常之间的内在联系,探讨络气虚滞证候条件下血管内皮功能障碍发生的可能机制。

## 1　材料与方法

**1.1　实验材料**　游泳缸(100 cm × 70 cm × 80 cm);FJ-2021 型 γ 计数仪(陕西省西安市 262 厂),促肾上腺皮质激素释放激素、促肾上腺皮质激素、糖皮质激素、血管紧张素 II、醛固酮、IL-6、IL-1β 放免检测试剂盒(中国人民解放军总医院东亚放免所),肾素活性检测试剂盒(中国原子能科学研究院同位素所),IL-10 ELISA 检测试剂盒(美国 BioSource),去甲肾上腺素 ELISA 检测试剂盒(北京晶美生物工程有限公司),蛋氨酸(河北省农科院提供,由河北省实验动物中心制作成 3% 的高蛋氨酸饲料,纯度 99.9%,批号 B7NE-05-0007-MC02)。

**1.2　实验方法**

**1.2.1　实验动物与分组**:健康雄性 Wistar 大鼠,180 只,体质量 220～250 g(购于北京维通利华实验动物中心,许可证号 SCXK2002-0003),随机分为对照组、高同型半胱氨酸(HCY 组)、络气虚滞(SCQDC 组)。

**1.2.2　模型制作方法**:HCY 组喂饲 3% 高蛋氨酸饲料,不限饮食。SCQDC 组于喂饲高蛋氨酸饲料 4 周后,于基础进食(每只成年大鼠于静息状态下的采食量,约相当于自身体重的 5%)条件下行力竭游泳训练,每只造模大鼠在 25～27℃水温的自制游泳缸中,每日强迫负重(按每只造模大鼠自身体质量的 5% 计算)游泳,采取两次游泳法,前后相差 10 min,游泳至力竭为止,以最大限度耗竭动物体力(力竭标准:游泳范围逐渐缩小,动作明显失调、慌张,鼻部在水面上下浮动,头部没入水面下 10 s 不能上浮为力竭标准[3])连续游泳训练 14 d。

**1.2.3　血管内皮功能及 NEI 网络相关因子的检测**:PGI₂、ET、TXA₂、CRH、ACTH、GC、PRA、Ang II、ALD、NE、IL-1β、IL-2、IL-6 放免方法检测;ELISA 方法检测 NE、IL-10 水平,硝酸还原酶法检测血清中 NO 含量。

**1.3　统计学处理及相关性分析方法**　采用 SPSS 11.5 统计软件包,所有数据用均数 ± 标准差($\bar{x} \pm s$)表示,多个样本均数比较用单因素方差分析(One-Way ANOVA),多个样本均数间的两两比较用最小显著差法(significant difference,LSD),若方差不齐则采用 Satterthwaite-t' 检验行两两比较。$P < 0.05$ 为差异有统计学意义。复杂系统分析方法分析各组血管内皮功能指标与 NEI 网络指标变化之间的联系。

## 2 结 果

**2.1 各组大鼠血管内皮功能的变化** 与对照组比较,HCY 组大鼠血浆 Ang II 含量明显升高( $P < 0.01$ );NO 水平显著降低( $P < 0.05$ )。SCQDC 组血浆 Ang II、ET-1、TXA$_2$ 水平均较对照组明显升高( $P < 0.01$ 或 $P < 0.05$ ),而 PGI$_2$、NO 水平则明显下降( $P < 0.01$ ),与 HCY 组比较,Ang II 含量升高更加显著( $P < 0.05$ )。见表1。

**表 1 各组血管内皮功能变化的比较** ( $n = 40$, $\bar{x} \pm s$ )

| 组别 | Ang II(ng/ml) | ET-1(pg/ml) | TXA$_2$(pg/ml) | PGI$_2$(pg/ml) | NO($\mu$mol/gprot) |
|---|---|---|---|---|---|
| 对照组 | 70.27 ± 10.09 | 58.49 ± 8.48 | 224.58 ± 112.58 | 216.29 ± 64.94 | 27.90 ± 12.93 |
| HCY 组 | 140.31 ± 20.43# | 75.93 ± 4.29 | 509.96 ± 323.79 | 144.44 ± 157.46 | 14.05 ± 5.03* |
| SCQDC 组 | 306.13 ± 127.87#△ | 80.31 ± 12.74* | 562.81 ± 134.41# | 104.57 ± 31.56* | 8.91 ± 3.02# |

注:与对照组比较,* $P < 0.05$,# $P < 0.01$;与 HCY 组比较,△ $P < 0.05$

**2.2 各组大鼠 NEI 网络相关因子的变化** 与对照组比较,HCY 组和 SCQDC 组 PRA 显著降低( $P < 0.01$ ),血浆 AngII 水平显著升高( $P < 0.01$ ),2 组之间比较,后者 PRA 水平进一步降低,而 AngII 则明显升高( $P < 0.05$ );PRA 较 SCQDC 组呈现出不同程度的升高,血浆 AngII 显著下降( $P < 0.01$ ),血浆中 ALD 含量明显升高( $P < 0.05$ )。见表2。

**表 2 各组大鼠 PAH-AngII-Ald 系统变化的比较** ( $n = 40$, $\bar{x} \pm s$ )

| 组别 | PRA(pg/ml) | Ang II(pg/ml) | Ald(ng/l) |
|---|---|---|---|
| 对照组 | 0.865 ± 0.251 | 70.269 ± 10.090 | 0.544 ± 0.308 |
| HCY 组 | 0.590 ± 0.175* | 140.301 ± 20.431# | 0.577 ± 0.167 |
| SCQDC 组 | 0.403 ± 0.125# | 306.12 ± 127.867#△ | 0.480 ± 0.223 |

注:与对照组比较,* $P < 0.05$,# $P < 0.01$;与 HCY 组比较,△ $P < 0.05$

**2.3 各组大鼠 CRH-ACTH-GC 系统变化的比较** 与对照组比较,SCQDC 组血浆 CRH 水平显著升高( $P < 0.01$ ),且明显高于 HCY 组( $P < 0.05$ );HCY 组 ACTH 及 GC 水平变化不明显,而 SCQDC 组两者水平较对照组显著降低( $P < 0.05$ ),其中 GC 水平显著低于 HCY 组( $P < 0.01$ )。见表3。

**表 3 各组大鼠 CRH-ACTH-GC 系统变化的比较** ( $n = 40$, $\bar{x} \pm s$ )

| 组别 | CRH(ng/ml) | ACTH(pg/ml) | GC($\mu$g/l) |
|---|---|---|---|
| 对照组 | 4.195 ± 0.599 | 4.431 ± 0.762 | 13.921 ± 1.142 |
| HCY 组 | 4.769 ± 1.913 | 4.270 ± 0.346 | 15.584 ± 1.926 |
| SCQDC 组 | 6.548 ± 1.620#△ | 3.918 ± 0.333* | 10.320 ± 2.992*☆ |

注:与对照组比较,* $P < 0.05$,# $P < 0.01$,与 HCY 组比较,△ $P < 0.05$,☆ $P < 0.01$

**2.4 各组大鼠去甲肾上腺素水平变化的比较** 与对照组(78.448 ng/ml ± 16.487 ng/ml)比较,HCY 组(82.469 ng/ml ± 19.203 ng/ml)和 SCQDC 组(93.690 ng/ml ± 22.388 ng/ml)血浆 NE 含量均有不同程度的升高,其中后者较明显且高于前者。

**2.5 各组大鼠 IL-1β、IL-2、IL-6、IL-10 变化的比较** 与对照组比较,HCY 组和 SCQDC 组 IL-1β、IL-6、IL-10 含量表现出不同程度的上升趋势,其中后者 IL-1β、IL-6 水平显著升高( $P < 0.01$ ),且显著高于 HCY 组( $P < 0.01$ )。见表4。

**2.6 NEI 网络相关因子的变化和血管内皮功能之间的关系(复杂系统分析方法)** 本研究利用复杂系统的分析方法,对 SCQDC 时 NEI 网络相关指标与血管内皮功能指标之间的关系进行了分析,结果显示,NEI 网络指标 CRH、ACTH、GC 及 ALD 与内皮功能指标 ET 之间;Ang II、IL-1 与 ET 之间;ALD 与 PGI$_2$ 之间;ALD 与 NO 之间分别构成了 4 个相互独立的系统,他们之间均是按照复杂系统的最优化原则发生相互联系,并存在递变规律。而正常对照组、HCY 组却不存在该联系。见图1。

## 3 讨 论

生理状态下,NEI 网络的各个子系统之间以自分泌或旁分泌方式维持着网络自身的平衡,并作为一个稳态的整体参与对血管生理活动的调节。然而当机体处于不良应激状况下,可能通过诱发该网络中的某一/些因子的异常变化而触动一系列链条反应,打破该网络的稳态,引起整个网络中各个成员间出现相互扰动,从

表4　各组大鼠 IL-1β、IL-2、IL-6、IL-10 变化的比　　( $n = 40, \bar{x} \pm s$ )

| 组别 | IL-1β(ng/ml) | IL-2(ng/ml) | IL-6(ng/ml) | IL-10(ng/ml) |
|---|---|---|---|---|
| 对照组 | 0.119 ± 0.054 | 0.952 ± 0.121 | 47.040 ± 25.195 | 16.425 ± 5.317 |
| HCY 组 | 0.150 ± 0.083 | 0.930 ± 0.175 | 59.131 ± 28.896 | 50.819 ± 20.964 |
| SCQDC 组 | 0.346 ± 0.101*# | 0.9000 ± 0.150 | 99.671 ± 29.591*# | 53.256 ± 35.151 |

注:与对照组比较,* $P < 0.001$;与 HCY 组比较,# $P < 0.01$

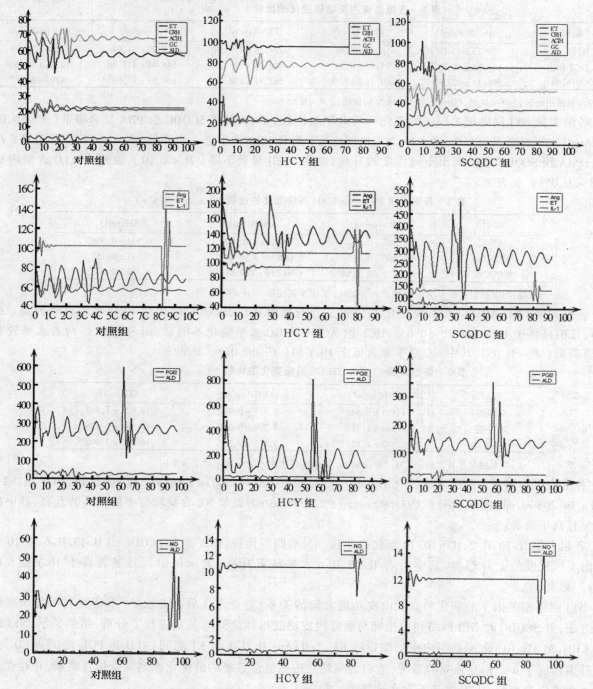

图1　络气虚滞时 NEI 网络相关因子与血管内皮功能之间的关系

而导致其生理调控失衡。这进一步提示各种生理稳态的维持虽然有赖于神经内分泌—免疫网络的调控,但后者也需要在稳态的前提下进行活动,一旦该网络出现紊乱,则机体各组织器官的生理稳态难以维持。本研究以络气虚滞型血管内皮功能障碍动物模型为实验平台,通过观察 NEI 网络相关因子及血管活性物质的变化,借助复杂系统分析方法初步分析并探讨络气虚滞证候条件下血管内皮功能障碍的与 NEI 网络调控失衡之间的内在相关性,以及通络方药作用的可能机制。

3.1 络气虚滞型血管内皮功能障碍大鼠 CRH-ACTH-GC 功能轴的变化 促肾上腺皮质激素释放激素(corticotropinreleasing hormone,CRH)作为应激反应中的关键调节因子,由下丘脑分泌经垂体门脉到达垂体,作用于垂体前叶细胞上高度表达的 CRH-R$_1$,激活腺苷酸环化酶系统,诱导 ACTH、β-内啡肽和其他 POMC 源性肽释放入血,参与调节内分泌、自主神经、免疫和行为反应[4]。生理状态下外周血浆 CRH 的水平很低,但在一些病理情况下,CRH 可表现出一定程度的升高。有研究表明,应用 CRH-R$_1$ 基因敲除鼠发现基础和应激状态下 HPA 轴功能明显受损,强制游泳应激后,血浆 ACTH 和皮质酮的释放较野生型鼠明显减少,这主要与垂体 CRH-R$_1$ 缺失不能保持 ACTH 分泌有关[5]。另有研究证明,边缘系统 CRH-R$_1$ 对调控应激时 HPA 轴反应至关重要,应用选择性边缘系统和前脑 CRH-R$_1$ 缺失鼠(垂体 CRH-R$_1$ 保留)发现,急性制动应激后 90 min,其血浆 ACTH 和皮质酮水平仍显著增高,表明边缘系统 CRH-R$_1$ 在中枢水平对 HPA 轴进行负反馈调控[6]。本部分实验结果显示,SCQDC 组大鼠血浆中 CRH 水平显著高于对照组和 HCY 组;HCY 组 ACTH 水平变化不甚明显,而络气虚滞组则显著降低,同时 HCY 组 GC 水平较对照组虽呈现出一定的升高趋势,但差异无统计学意义,而络气虚滞组较对照组和 HCY 组则显著降低,提示络气虚滞状态下可能存在有下丘脑机能偏亢,而受其调控的垂体及肾上腺皮质功能则不甚活跃,这可能是因为络气虚滞证候出现时,可能存在有垂体中 CRH-R$_1$ 表达下调,而边缘系统和前脑等部位的 CRH-R$_1$ 却出现过表达的现象,一方面垂体 CRH-R$_1$ 表达的减少,不能保持 ACTH 及其下游 GC 的分泌;另一方面,因边缘系统等部位 CRH-R$_1$ 在中枢水平过表达,对 HPA 轴的负反馈调控作用增强,但该推测尚需更多实验进一步予以证实。

3.2 络气虚滞血管内皮功能障碍大鼠 PRA-ANG-ALD 系统的变化 血管紧张素的生成除经典的肾素途径外,血管紧张素原还可在非肾素酶如 tonin 或组织蛋白酶作用下生成 Ang I,AngI 再在胰蛋白酶、组织蛋白酶或食糜酶的作用下进一步转化为 Ang II。本实验结果显示,络气虚滞组血浆 PRA 较对照组显著降低,且进一步低于 HCY 组;HCY 组和络气虚滞组血浆 Ang II 水平均较对照组显著升高,且后者明显高于前者;HCY 组血浆中 ALD 水平无明显变化,而络气虚滞组却呈现下降趋势。提示络气虚滞条件下,PRA-Ang-ALD 系统处于严重的失衡状态,但此种失衡状态,却未呈现出线性变化关系,换言之,Ang II 水平并未随着 PRA 的降低而下降,却表现出反向的上升趋势,同时血浆中 ALD 与肾素具有相同的变化趋势。另外,本实验结果还显示,HCY 组和络气虚滞组血浆 NE 含量均有不同程度的升高,其中后者较前者明显。这提示络气虚滞时可能存在肾上腺皮质功能低下,而交感神经过度兴奋现象。

3.3 络气虚滞血管内皮功能障碍大鼠免疫相关因子变化 特异性免疫应答包括细胞免疫和体液免疫。细胞免疫是由 T 淋巴细胞介导的特异性免疫。成熟 T 细胞可分为表达不同分化抗原群(cluster of differentiation,CD)的 CD$_4^+$ T 细胞和 CD$_8^+$ T 细胞。根据 CD$_4^+$ T 细胞产生的细胞因子种类不同,又将其分为 I 型辅助性 T 细胞(T helper I,Thl)和 2 型辅助性 T 细胞(T helper 2,Th2)。Thl 细胞主要分泌白介素 2( interleukirr2,IL-2)、干扰素-γ( interferon-γ,IFN-γ)和肿瘤坏死因子-β(tumor necrosis factor-β,TNF-β)等细胞因子。Thl 细胞的主要功能是介导与细胞毒和局部炎症有关的免疫应答,参与细胞免疫及迟发型超敏性炎症的形成[7]。Th2 细胞主要分泌 IL-4、IL-5、IL-6 和 IL-10 等细胞因子,Th2 细胞的主要功能是刺激 B 细胞增殖并产生抗体,与体液免疫密切相关。其中 IL-2 为经典的 TH1 类细胞因子,与机体免疫功能的上调密切相关;而 IL-6,IL-10 为 TH2 类细胞因子,可抑制机体的免疫功能,并具有拮抗 TH1 类细胞因子的作用。本研究结果显示,络气虚滞证候条件下 IL-1β、IL-6 含量显著上升。IL-2 水平则呈现出下降趋势,胸腺指数降低。提示络气虚滞证候出现时,机体可存在细胞免疫功能低下,这一现象的出现与长期的交感神经过度兴奋有关。

3.4 络气虚滞血管内皮功能障碍与 NEI 网络调控失衡间的关系 本研究从络气虚滞的病因、病机出发,以血管内皮功能障碍病理模型为基础,通过诱发中医气虚证候,建立了络气虚滞型血管内皮功能障碍动物模型,并对 NEI 网络中的相关因子——PAH 功能轴、RAAS、免疫功能相关因子及血管内皮功能指标进行了检测,结果发现络气虚滞大鼠下丘脑—垂体—肾上腺轴、肾素—血管紧张素—醛固酮系统功能严重失衡,且此种变化呈现了非线性波动,一方面下丘脑及交感神经系统出现了功能偏亢,而受前者调控的垂体及其下游肾上腺皮质功能却未随之作出相应的递变;另一方面与心血管活动调节关系密切的 RAAS 中 PRA 虽然表现出下降趋势,但受其影响的 Ang II 水平却出现了显著的升高趋势,相反其下游由肾上腺皮质球状带分泌的 ALD 水平却表现出了明显的下降趋势。上述变化可能预示着气虚证候的长期存在,可在某种程度上降低了动物抗应激损伤能力,同时以细胞免疫功能低下为主的免疫系统功能紊乱更加恶化,这提示络气虚滞大鼠的 NEI 网络处于严重的紊乱状态,与此同时缩血管和舒血管因子之间亦存在严重的失平衡,但 NEI 网络的上述整体性变化与血管内皮功能的变化之间是否存在某种内在联系及变化规律,是本课题的关注点之一。本研究利用复杂系统的分析方法,对络气虚滞时 NEI 网络相关因子与血管内皮功能相关指标之间的关系进行了分析,NEI 网络相关因子 CRH、ACTH、GC 及 ALD 与内皮功能指标 ET 之间;Ang II、IL-1 与 ET 之间;ALD 与 $PGI_2$ 之间;ALD 与 NO 之间分别构成了 4 个相互独立的系统,他们之间均是按照复杂系统的最优化原则发生相互联系,并存在递变规律。而正常对照组、HCY 组却不存在该联系,提示过劳伤气是导致 NEI 网络紊乱的主要因素,此时血管内皮功能障碍的发生可能与 NEI 网络稳态失衡存在着密切相关性,后者可能是该状态下血管内皮功能障碍发生发展的病理生理学基础之一。尽管本研究仅部分揭示了 NEI 网络稳态失衡对血管内皮功能的影响,但由于 NEI 网络作为多维立体调控网络在保持人体稳态机制中的重要作用,深入探讨其内在的变化规律及其对血管病变影响更需要引起重视。

## 参考文献

1　Base-dovsky H,Sorkin E.Network of immune-neuroendocrine interations[J].Clin Exp Immunol,1977,27(1):1-12.

2　吴以岭.气络-NEI 网络相关性探析[J].中医杂志,2005,46(10):723-726.

3　程志清,姚立,龚文波,等.Wistar 大鼠心气虚证模型的建立与评价[J].中国医药学报,2003,18(11):654-658.

4　Bakshi V P,KalinN H Corticotropin-Releasing homtone and animal models of anxiety gene-environment Interactions[J].Biol Psychiatry,2000,48(12):1175-98.

5　Timp IP,Spanagel R,Sillaber I,et al.Impaired stress response and reduced anxiety in mice lacking a functional corticotrop in releasing hormone rceptorl[J].Nat Genet,1998,19(2):162-6.

6　Aguilera G,Nikodem ova M,Wynn P C,et al.Corticotropin releasing hormone rceptors two decades later[J].Pepfides,2004,25(3):319-29.

7　Rossi GP,Saaedio A,Cesari M,et al.Interactions between endothelin and the renin-angiotensin-aldoslerone system[J].Cardiovascular Research,1999,43:300.

# 通心络超微粉在络气虚滞型内皮功能障碍模型大鼠血清诱导的血管内皮细胞骨架蛋白 F-actin 变化中的作用

高怀林[1] 吴以岭[2] 王玲玲[2] 贾振华[2] 董小伟[2] 王宏涛[2] 刘克剑[2] 朱慧敏[2] 李娟[1]

1. 河北医科大学附属以岭医院(石家庄,050091)
2. 河北以岭医药研究院(石家庄,050035)

【摘要】 目的 通过观察通心络超微粉(TXLU)与络气虚滞型血管内皮功能障碍模型大鼠血清作用内皮细胞后细胞内细胞骨架蛋白 F-actin 的变化,探讨通心络超微粉改善内皮功能,防治动脉粥样硬化(AS)的作用机制。方法 体外培养人脐静脉内皮(HUVEC)细胞株,实验分为空白对照组、20%正常血清组、20%模型血清组、20%模型血清+通心络超微粉组。采用激光共聚焦显微镜和流式细胞仪观察血清作用 6h 后细胞骨架蛋白 F-actin 的形态及含量变化。结果 模型血清作用 6h 后细胞骨架 F-actin 发生明显的破坏,其荧光强度减弱。通心络超微粉预处理后可减少 F-actin 损伤的发生及伴随含量的增加。结论 通心络超微粉可以减弱细胞骨架蛋白 F-actin 的损伤,可能是其改善内皮功能,防治动脉粥样硬化的机制之一。

【关键词】 通心络超微粉;模型大鼠血清;细胞骨架;络气虚滞

Role of Tongxinluo ultramicro-pulverization in reorganization of the vascular endothelial cytoskeleton induced by rat serum of vascular endothelial dysfunction of "stagnancy of collateral-qi in a deficiency condition" *GAO Huai-lin*1 *WU Yi-ling*2 *WANG Ling-ling*, *et al*. *Yiling Hospital Affiliated to Hebei Medical University*, *ShiJiaZhuang* 050091; *Hebei YiLing Pharmaceutical Research Institute*, *ShiJiaZhuang* 050035

【Abstract】 Objective To study the mechanism of improving vascular endothelial function and preventing and curing artherosclerosis(AS) of Tongxinluo ultramicro-pulverization(TXLU) by observing the changes of F-actin in human umbilical vein endothelial cell EUVEC after exposure to rat serum of vascular endothelial dysfunction of "stagnancy of collateral-qi in a deficiency condition". Methods Human umbilical vein endothelial cell EUVEC cultured in vitro was divided into four groups which were divided into control group,20% normal serum group,20% serum of model group and 20% serum of model + TXLU group. The changes of F-actin in form and fluorescence intensity for 6h were observed by LASCM and flow cytometry. Results The significant destruction of F-actin appeared after the effect of serum of model for 6h, and accompanied a weakness of fluorescence intensity. The injury of F-actin can be attenuated and the fluorescence intensity can increase after pretreating of TXLU. Conclusions TXLU can attenuate injury of F-actin, and this may be one of the mechanisms of improving vascular endothelial function and preventing and curing AS.

【Key words】 Tongxinluo ultramicro-pulverization(TXLU); serum of model rats; cytoskeleton; "stagnancy of collateral-qi in a deficiency condition"

内皮细胞形态结构受损和功能改变,导致血管屏障功能的损害,使血液中的脂质等物质更易通过内皮细胞,促进了动脉粥样硬化(AS)的形成[1]。有研究发现,内皮细胞骨架与血管内皮通透性的调节密切相关,对于维持内皮细胞的屏障功能有重要意义[2,3]。F-actin(微丝肌动蛋白)是细胞骨架中的主要收缩蛋白,它的含量减少或重聚,可以使内皮细胞单层的通透性增加,导致血管屏障功能的损害。TXLU 是由人参、水蛭、全蝎等多种纯天然中药精制而成的中药复方制剂,具有补益心气、活血通络的作用,适用于络气虚乏、血瘀络阻者,能改善内皮功能,对冠心病等 AS 性疾病有很好的防治作用[4,5]。但其改善内皮功能是否通过抑制内皮细胞骨架的改变或重组而起作用未见相关报道。因此,本研究以络气虚滞型血管内皮功能障碍模型大鼠血清刺激 HUVEC 为实验模型,通过观察 TXLU 对损伤的内皮细胞骨架的影响,以进一步探讨 TXLU 改善血管内皮功能及防治 AS 的可能机制。

基金项目:国家重点基础研究发展计划(国家 973 计划)项目(No.2005CB523301)

## 1　材料与方法

1.1　主要材料　健康雄性 Wistar 大鼠,体质量 220～250 g 购于北京维通利华实验动物中心(许可证编号:SCXK(京)2007-0001);HUVEC 细胞株(ATCC 编号:CRL-1730):人脐静脉内皮细胞株,购于中国典型培养物保藏中心(武汉大学保藏中心);F12K 培养基购于 Gibco 公司;异硫酸氢荧光素—鬼笔环肽(FITC-phalloidin)购于Sigma 公司;多聚赖氨酸购于 Sigma 公司;通心络超微粉由石家庄以岭药业股份有限公司提供;LSM510 激光共聚焦显微镜(ZEISS);Epics-XLII 型流式细胞仪,美国 Beckman Coulter 公司。

1.2　大鼠血清的制备　络气虚滞型血管内皮功能障碍模型的建立:连续喂养雄性 Wistar 大鼠 3% 高蛋氨酸饲料(不限食)4 周后,施加力竭游泳因素,每只造模大鼠在给予 5% 的上述饲料条件下在 25℃～27℃水温的自制游泳缸(60 cm×40 cm×100 cm)中,每日强迫负重(按每只造模大鼠自身体质量的 5% 计算)游泳,采取 2次游泳法,前后相差 10 min,游泳至力竭为止,以最大限度耗竭动物体力(力竭标准:游泳范围逐渐缩小,动作明显失调,慌张,鼻部在水面上下浮动,头部没入水面下 10 s 不能上浮为力竭标准),连续游泳训练 14 d 络气虚滞型内皮功能障碍模型建立(表现:精神萎靡,眼睑下垂,反应迟钝;全身毛发枯槁,竖立,皮肤松弛,皮下少有脂肪,甚至抓之触骨;鼻尾颜色可见苍白等)。

正常大鼠和络气虚滞型内皮功能障碍模型大鼠分别取血后离心、收集血清,56℃灭活 30 min,而后进行过滤除菌,-20℃保存备用。

1.3　实验分组　实验分 4 组:(1)空白对照组:无血清培养基(F12K)中加入终浓度为 20% 的胎牛血清;(2)20% 正常血清组:无血清培养基(F12K)中加入终浓度为 20% 的正常大鼠血清;(3)20% 模型血清组:无血清培养基(F12K)中加入终浓度为 20% 的模型大鼠血清;(4)20% 模型血清 + 通心络超微粉组:无血清培养基(F12K)中先加入终浓度为 1 μg/ml 通心络超微粉预处理 6h,然后加入终浓度为 20% 的模型大鼠血清。各项观察与检测均在血清作用后 6 h 进行。

1.4　细胞骨架蛋白 F-actin 的荧光染色和观察　将 2 ml HUVEC($1.0×10^5$/ml)接种于微孔小皿(petri 小皿),常规培养 2 d,待细胞融合后,换无血清培养基,继续培养 12 h 进行同步化,根据实验设计刺激 HUVEC,然后冷 PBS 漂洗 2 min×3 次,4% 多聚甲醛 40℃孵育 10 min,冷 PBS 漂洗 2 min×3 次,再用 0.5% Triton X-100 40℃孵育 5 min,冷 PBS 漂洗 2 min×3 次,最后用 5 μg/ml 的 FITC-鬼笔环肽(FITC-phalloidin)40℃避光孵育 40 min,PBS 漂洗 2 min×3 次。50% 的缓冲甘油封片,用激光共聚焦显微镜观察 F-actin 的形态及分布变化。

1.5　通过流式细胞技术检测细胞骨架蛋白 F-actin 的含量　将 3 ml HUVEC($1.0×10^5$/ml)接种于 6 孔板,常规培养 2 d 待细胞融合后换无血清培养基继续培养 12 h 进行同步化,根据实验设计和分组刺激 HUVEC,然后用 37℃的 PBS 漂洗 2 次;0.25% 的胰酶 37℃消化 2～5 min 后;小心吹打每孔的细胞,悬浮后转移至 1.5 ml EP 管中,300 r/min×3 min 离心;PBS 离心洗涤 3 次;70% 酒精悬浮细胞 4℃过夜;PBS 洗涤细胞 3 次;每个样本中分别加入 5 μg/ml FITC—鬼笔环肽(FITC-phalloidin)100 μl 对 F-actin 进行荧光染色,40℃孵育 40 min;洗涤细胞 3 次;最后用缓冲液悬浮细胞,至终体积为 l ml。避光上流式细胞仪检测细胞荧光强度(激发波长 488 nm,发射波长为 520 nm),每组重复 4 次,用测得的荧光强度代表 F-actin 的相对含量。

1.6　统计学方法　采用 SPSS 13.0 软件统计分析。计量数据用均数 ± 标准差($\bar{x}±s$)表示,组间差异用单因素方差分析(One-Way ANOVA 程序)进行分析处理,有显著差异者必要时进一步进行组间两两比较,以 $P$ < 0.05 为差异有统计学意义。

## 2　结果

2.1　F-actin 形态及分布　激光共聚焦显微镜下观察细胞骨架蛋白 F-actin 变化,空白对照组、20% 的正常血清组可见内皮细胞骨架 F-actin 排列整齐,边缘清晰,分布均匀,主要分布在细胞周边,呈连续状态,胞质内应力纤维少;20% 的正常血清组与空白对照组比较,F-actin 的边缘略显模糊;20% 模型血清组内皮细胞骨架蛋白 F-actin 排列紊乱,边缘模糊,胞质内应力纤维明显增多增粗;20% 模型血清加 TXLU 组细胞骨架蛋白 F-actin 与 20% 模型血清组比较形态有明显改善,胞质内应力纤维明显减少,且边缘整齐,F-actin 主要在细胞周边聚集。见图 1。

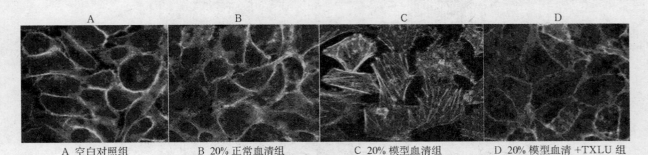

| A 空白对照组 | B 20% 正常血清组 | C 20% 模型血清组 | D 20% 模型血清 +TXLU 组 |

**图 1  内皮细胞骨架蛋白 F-actin 形态及分布变化( × 630)**

2.2  细胞骨架蛋白 F-actin 含量变化  流式细胞仪检测各组 6 h 后细胞 F-actin 含量变化显示,空白对照组 $(1.00 \pm 0.13)$ 与 20% 正常血清组 $(0.97 \pm 0.08)$ 比较无统计学意义( $P > 0.05$);20% 模型血清组 $(0.80 \pm 0.06)$ 与 20% 正常血清组、空白对照组比较均有显著性差异( $P < 0.01$);20% 模型血清 + TXLU 组 $(0.97 \pm 0.05)$ 与 20% 模型血清组比较有显著性差异( $P < 0.01$)。

## 3  讨  论

细胞骨架是维持细胞正常形态与功能的重要结构,F-actin 是细胞骨架中的重要部分,其基本结构单位是纤维状肌动蛋白(F-actin),它由可溶性的球状肌动蛋白单体(G-actin)聚合而成,后者不断地加入或脱落,前者保持着聚合和解聚的动态平衡,维持细胞骨架的形态和功能[6]。F-actin 的完整对于维持内皮细胞的正常功能是必须的,它可形成血管内皮对于一些蛋白质的通透性屏障,所以内皮细胞完整性对于维持血管的正常功能有着重要的意义。F-actin 是细胞骨架中的主要收缩蛋白,它的含量减少或重聚,可以导致细胞紧密连接结构不能维持,从而使内皮细胞单层的通透性增加,导致血管屏障功能的损害,使血液中的脂质等生物大分子物质更易通过内皮细胞,进一步形成泡沫细胞,促进动脉粥样硬化的形成。

本实验发现,运用聚光共聚焦显微镜观察 F-actin 变化显示,20% 模型血清组作用内皮细胞 6 h 后,F-actin 解聚明显,排列紊乱,边缘模糊,胞质内应力纤维明显增多增粗;先用通心络超微粉预处理 6 h,然后加入 20% 的模型大鼠血清作用 6 h 后,F-actin 与 20% 模型血清组比较形态有明显改善,胞质内应力纤维明显减少,且边缘整齐,F-actin 主要在细胞周边聚集,其形态恢复接近正常。说明通心络超微粉有抑制内皮细胞骨架 F-actin 损伤的作用。流式细胞术检测 F-actin 含量显示,20% 模型血清组与空白对照组、20% 正常血清组比较,其含量降低,有显著性差异( $P < 0.01$);20% 模型血清 + TXLU 组与 20% 模型血清组比较,F-actin 升高,有显著性差异( $P < 0.01$),其含量接近空白对照组、20% 正常血清组的平均含量值。从以上实验结果可以看出,通心络超微粉改善内皮功能,防治冠心病等 AS 性疾病的作用机制,可能与其改善 F-actin 形态与分布,保持内皮细胞结构与功能的完整性,发挥其屏障功能有关。

### 参考文献

1  张杰,刘赛,苏玉文,等.血管内皮细胞与动脉粥样硬化的关系[J].中国实用内科杂志,2005,25(2):170-172.

2  Park JH, Okayama N, Gute D, et al. Hypoxia/alycemia increase sendothelial permeability:Role of second messengers and cytoskeleton[J].Am J Physiol,1999,277(6pt):C1066-74.

3  Kuhne W, Besselmann M, Noll T, et al. Disintegration of cytoskeletal structure of actin filaments in energy-depleted endothelial cells[J].Am J Physiol,1993,263(5pt2):H1599-608.

4  王洪巨,黄元伟,孙坚,等.通心络胶囊对不稳定型心绞痛患者血管内皮功能的影响[J].中国中西医结合杂志,2003,23:587-589.

5  赵明奇,刘艳,赵丹阳,等.通心络改善缺血心肌供血的 NO 机制研究[J].中国实验方剂学杂志,2003,9:43-45.

6  张策,黄巧冰,赵克森,等.晚期糖基化终产物刺激下人脐静脉内皮细胞中 F-actin 的形态和分布变化[J].中华老年多器官疾病杂志,2004,3(1):41-44.

# Hotelling T² 检验与多元方差分析在通心络对心梗疗效中的应用

何穗智[1]  杨跃进[3]  吴伟康[2]  吴以岭[4]  谭红梅[2]  何甘霖[5]

刘素芳[1]  欧顺云[1]  邓卓燊  曾百乐[1]

1.中山大学公共卫生学院(广州,510080)

2.中山大学中西医结合研究所(广州,510080)

3.中国医学科学院阜外医院(北京,100037)

4.河北医科大学医药研究院(石家庄,050035)

5.广州医学院(广州,510182)

【摘要】 目的 探讨通心络疗效分析的统计学方法,为开发中医新药提供实验研究的科学论据。方法 采用 Hotelling T² 检验、多元方差分析,分析处理通心络对心肌梗死干预前后的测量资料。结果 多元方差分析结果显示,通心络(TXL)与骨髓间充质干细胞(MSCs)两个因素对 LVEF、ESV、Segments、thickening、defect area 等 5 个指标有统计学意义( $P = 0.000$ , $P = 0.000$ ),且其交互效应具有统计学意义( $P = 0.000$ )。通心络与骨髓间充质干细胞对心肌梗死干预的差异不具有统计学意义。结论 Hotelling T² 检验与多元方差分析用于检验通心络疗效是可行的,结果满意。提示研究者可充分利用多元分析方法为医学科研服务。

【关键词】 通心络;Hotelling T² 检验;多元方差分析

**Application of Hotelling T² test and multivariate analysis of variance in the the efficacy of Tonxinluo on myocardial infarction** *HE Sui-zhi* * , *YANG Yue-jin* , *WU Wei-kang* , *Faculty of Medical Statistics and Epidemiology* , *School of Public Health // Institute of Preventive Medicine* .

【Abstract】 **Objective** To discuss the statistical methods used on analysing the efficacy of Tongxinluo(TXL), which provided the scientific arguments of experimental study for the development of the new Chinese medicine. **Methods** Using Hotelling T² test and multivariate analysis of variance to analyse and treat the measurement data of TXL interfering myocardial infarction(MI) pre and post. **Results** of multivariate analysis of variance showed that, two factors: TXL and Mesenchymal stem cells (MSCs) effect on 5 indices: LVEF, ESV, Segments, Thickening and Defect area, had statistical significance ( $P = 0.000$ , $P = 0.000$ ), moreover their interaction effect also had statistical significance ( $P = 0.000$ ). But the difference of TXL and MSCs interfering the MI had no statistical significance. **Conclusions** Hotelling T2 test and multivariate analysis of variance used for testing the efficacy of TXL was feasible, with satisfactory results. It prompted that researchers could take full advantage of multi-analysis method to services medical research.

【Key words】 Tongxinluo(TXL); Hotelling T² test; multivariate analysis of variance

T² 检验又名 T 平方检验(T² test or Hotelling test),是广义线性模型中的一种假设检验方法[1,2]。动物各项生理生化指标通常受多因素的综合影响,单变量分析已经不能满足多变量数据分析的需要。如何综合评价多变量的效应,T² 检验是一种强有力的工具[2,3]。实验研究中 MRI、SPECT 数据资料之间存在相关性,为了克服单变量分析方法的局限性,本文尝试应用 Hotelling T² 检验与多元方差分析处理通心络对心肌梗死干预前后的测量资料。

## 1 材料与方法

**1.1 动物及分组** 10 月龄的中华小型猪,体重(30±5)kg,由中国农业大学实验动物中心提供。由随机排列表,28 头中华小型猪随机分为 4 组:第 1 组为对照组( $n = 7$ )、第 2 组(单纯使用通心络, $n = 7$ )、第 3 组(单纯

基金项目:国家重点基础研究研究发展计划(国家 971 计划)项目(No.2005CB523305)

MSCs 移植，$n = 7$)和第 4 组(通心络 + MSCs 移植，$n = 7$)。在所有参数成功收集以前，对照组、第 2 组、第 3 组各有 1 只动物死亡，死亡动物数据未纳入统计分析。

**1.2　观察指标**　左室射血分数(LVEF)、左室收缩末期容积(ESV)、室壁运动障碍节段数(segments)、梗死室壁增厚率(thickening)、SPECT 检测心肌灌注缺损面积(defect area)等能测得实验前后数据的 5 个指标。

**1.3　统计方法**　采用 SPSS 软件进行统计分析。数据的预处理，先对各组实验前后数据的差值进行正态性、方差齐性检验。

**1.3.1　Hotelling $T^2$ 检验**[4,5]　Hotelling $T^2$ 检验是一种多元分析中用于配对和成组设计的均向量的检验方法。单一反应变量时，假定变量 X 服从正态分布 $N(\mu, \sigma^2)$，通过样本均数检验零假设 $H_0$ 为 $\mu = \mu_0$，可采用 t 统计量。

$$t = \frac{\bar{x} - \mu_0}{s/\sqrt{n}} \text{ 此式可改写为 } t = \sqrt{n}(\bar{x} - \mu_0)S^{-1} \tag{1}$$

将式公(1)等号两边平方后稍加整理，即 $t^2 = n(\bar{x} - \mu_0)S^{-2}(\bar{x} - \mu_0)$ （2）

当有多个反应变量时，公式(2)中的改为样本均数向量 $\bar{x}$，$\mu_0$ 改为假定的总体均数向量，样本方差 $s^2$ 改为样本协方差矩阵 S，$t^2$ 推广为 Hotelling $T^2$，即

$$T^2 = n(\bar{x} - \mu_0)'S^{-1}(\bar{x} - \mu_0) \tag{3}$$

由于 S 是个矩阵，$S^{-1}$ 表示 S 的逆矩阵。以此为统计量的检验称为 Hotelling $T^2$ 检验。当反应变量只有 1 个，用 P 表示均数向量的维数，即 $P = 1$ 时，在 $Ho: \mu = \mu_0$ 成立的条件下，检验统计量 $F = t^2$。当 $P > 1$ 时，在 $Ho: \mu = \mu_0$ 成立条件下，$F$ 与 Hotelling $T^2$ 有如下关系，$F = \frac{n - p}{(n - 1)p}T^2$，$\upsilon_1 = p, \upsilon_2 = p$ （4）

**1.3.2　多元方差分析**[4,5]　多元方差分析是单变量方差分析和 Hotelling $T^2$ 检验的推广，进行多元方差分析的应用条件是要求各组的方差协方差矩阵相等，即方差齐性以及正态性。多元方差分析常用的统计量有 Pillai 迹，Wilks' λ，Hotelling-Lawley 迹和 Roy 的最大特征根。它们都以组内和组间离差阵有关，且其推断结论大体一致。最常用的是 Wilks' 统计量 λ = W/W + B，其中 W 为合并的组内离差阵，B 为组间离差阵。同样，求得 Wilks' λ，通常将其转换为统计量 $F$，再通过 $F$ 值获得相应的 P 值。

## 2　结　果

**2.1　单变量方差分析**　各组实验前后数据的差值符合正态分布，方差具有齐性。对各组实验前后数据的差值作 2×2 析因设计方差分析，结果见表 1。

表 1　2×2 析因设计方差分析结果　（P 值）

| 处理因素 | LVEF | ESV | Segments | Thickening | Defect area |
|---|---|---|---|---|---|
| TXL | 0.033 | 0.246 | 0.006 | 0.000 | 0.000 |
| MSCs | 0.012 | 0.030 | 0.006 | 0.000 | 0.000 |
| TXL × MSCs | 0.052 | 0.535 | 0.022 | 0.000 | 0.000 |
| 交互作用方式 | | | 协同作用 | 协同作用 | 协同作用 |

注：TXL × MSCs 为 TXL 与 MSCs 交互作用

由表 1 可见，通心络与骨髓间充质干细胞两个因素对 MRI、SPECT 数据的 5 个指标只有 3 个指标的交互效应具有统计学意义($P < 0.05$)。

**2.2　两因素资料的多元方差分析**　对表 1 中交互效应不具有统计学意义的 2 个指标(LVEF、ESV)进行 TXL 与 MSCs 两因素设计的多元方差分析，结果见表 2。

由表 2 可见，多元方差分析 TXL 与 MSCs 主效应的 Defect area、Wilks' Lambda、Hotelling's Trace、Roy's Largest Root 4 种检验统计量的结果相同，说明通心络与骨髓间充质干细胞两个因素对 LVEF 与 ESV 两个指标有统计学意义($P = 0.046, P = 0.045$)，且其交互效应具有统计学意义($P = 0.024$)。类似地，得到通心络与骨髓间充质干细胞两个因素对 LVEF、ESV、Segments、Thickening、Defect area 等 5 个指标有统计学意义($P = 0.000, P = 0.000$)，且其交互效应具有统计学意义($P = 0.000$)。

**2.3　Hotelling $T^2$ 检验**　仅对第 2 组(单纯使用通心络)、第 3 组(单纯 MSCs 移植)两个均数向量进行比较，采用 Hotelling $T^2$ 检验，结果见表 3。

表 2　TXL 与 MSCs 两因素设计的多元方差分析结果

| Effect | | Value | F | Hypothesis df | Error df | Sig. |
|---|---|---|---|---|---|---|
| Intercept | Pillai's Trace | 0.954 | 207.243[a] | 2.000 | 20.000 | .000 |
| | Wilks' Lambda | 0.046 | 207.243[a] | 2.000 | 20.000 | .000 |
| | Hotelling's Trace | 20.724 | 207.243[a] | 2.000 | 20.000 | .000 |
| | Roy's Largest Root | 20.724 | 207.243[a] | 2.000 | 20.000 | .000 |
| TXL | Pillai's Trace | 0.265 | 3.611[a] | 2.000 | 20.000 | .046 |
| | Wilks' Lambda | 0.735 | 3.611[a] | 2.000 | 20.000 | .046 |
| | Hotelling's Trace | 0.361 | 3.611[a] | 2.000 | 20.000 | .046 |
| | Roy's Largest Root | 0.361 | 3.611[a] | 2.000 | 20.000 | .046 |
| MSCs | Pillai's Trace | 0.267 | 3.638[a] | 2.000 | 20.000 | .045 |
| | Wilks' Lambda | 0.733 | 3.638[a] | 2.000 | 20.000 | .045 |
| | Hotelling's Trace | 0.364 | 3.638[a] | 2.000 | 20.000 | .045 |
| | Roy's Largest Root | 0.364 | 3.638[a] | 2.000 | 20.000 | .045 |
| TXL × MSCs | Pillai's Trace | 0.311 | 4.511[a] | 2.000 | 20.000 | .024 |
| | Wilks' Lambda | 0.689 | 4.511[a] | 2.000 | 20.000 | .024 |
| | Hotelling's Trace | 0.451 | 4.511[a] | 2.000 | 20.000 | .024 |
| | Roy's Largest Root | 0.451 | 4.511[a] | 2.000 | 20.000 | .024 |

注：a Exact statistic；b Design：Intercept + TXL + MSCs + TXL × MSCs

表 3　TXL 与 MSCs 两样本单因素设计的多元方差分析结果[b]

| Effect | | Value | F | Hypothesis df | Error df | Sig. |
|---|---|---|---|---|---|---|
| Intercept | Pillai's Trace | 0.979 | 55.072[a] | 5.000 | 6.000 | 0.000 |
| | Wilks' Lambda | 0.021 | 55.072[a] | 5.000 | 6.000 | 0.000 |
| | Hotelling's Trace | 45.894 | 55.072[a] | 5.000 | 6.000 | 0.000 |
| | Roy's Largest Root | 45.894 | 55.072[a] | 5.000 | 6.000 | 0.000 |
| group | Pillai's Trace | 0.188 | 0.277[a] | 5.000 | 6.000 | 0.910 |
| | Wilks' Lambda | 0.812 | 0.277[a] | 5.000 | 6.000 | 0.910 |
| | Hotelling's Trace | 0.231 | 0.277[a] | 5.000 | 6.000 | 0.910 |
| | Roy's Largest Root | 0.231 | 0.277[a] | 5.000 | 6.000 | 0.910 |

注：a Exact statistic；b Design：Intercept + group

表 3 为检验统计量的值,可见 group 中 4 种统计量的 F 值都不具有统计学意义( $P = 0.910 > 0.05$ ),通心络与骨髓间充质干细胞对心肌梗死干预的差异不具有统计学意义。

## 3　讨　论

通心络是在中医络病理论指导下的通络方剂,主要成分为人参、水蛭、全蝎、蜈蚣、蝉蜕、赤芍、冰片等,具有益气活血,通络止痛之功效,临床研究显示有解除冠脉痉挛、保护和改善内皮功能的疗效。以往对于通心络促进心肌梗死恢复效应的分析,仅停留在从不同侧面利用不同指标进行描述,不容易全面和综合分析事件的本质。在进行中医新药的资料分析时,常见的分析方法是采用单因素分析,分别比较各项生理生化指标,缺乏对资料的总体评价,并且当各个统计量不一致时难下结论。此外,计算多个 P 值,又增加了第一类错误。Hotelling $T^2$ 检验与多元方差分析克服了单因素分析的缺点,能将各个领域综合起来比较。

Hotelling $T^2$ 检验及多元方差分析的关系类似于单变量分析的 t 检验和方差分析的关系,多元方差分析可用于多组和两组间比较,用于两组间比较时,Hotelling $T^2$ 检验与多元方差分析结果一致。同样,应用两种方法比较的生存质量资料需服从多维正态分布,且满足方差齐性的要求,方差不齐时,可采用近似 Hotelling $T^2$ 检验,或采用 O'Brien 的非参数法[6]。应用多元方差分析分析中医新药疗效资料,差别具有统计学意义时,要想得出哪两组资料具有差别,需进行两两比较。两两比较时,或分领域采用单因素方差分析进行比较,或采用 Hotelling $T^2$ 检验。要想考察组间优劣,Hotelling $T^2$ 检验和多元方差分析不能满足要求,可以分领域比较或结合其他方法,如 TOPSIS 法、层次分析法和模糊评价法等。

### 参考文献

1　方积乾.医学统计学与电脑实验[M].3 版.上海:上海科学技术出版社,2006.226-237.

2　熊国强.医学科研设计教程[M].北京:科学出版社.2001.10-25.

3　熊国强.肿瘤预后研究中的临床试验研究方法[J].湖南医科大学学报(社科版),2001,3(4):99-101.

4 郭祖超,主编.医学统计学[M].北京:人民军医出版社,1999,187-190.

5 陈峰编著.医用多元统计分析方法.北京:中国统计出版社,2000,9-22.

6 万崇华,方积乾,张玉祖,等.O'Brien 的非参数与参数综合法及其在生命质量资料分析中的应用[J].中国卫生统计,1998,15(4):1-3.

# 人参提取物通过 eNOS-NO 途径防治大鼠
# 血管内皮损伤(摘要)

蓝涛华[1,2]　　吴伟康[1,2]　　吴以岭[3]　　谭红梅[1,2]

1.中山大学中山医学院病理生理教研室(广州,510080)

2.中山大学中西医结合研究所(广州,510080)

3.河北以岭医药研究院(石家庄,050035)

【摘要】　目的　通过建立内皮损伤大鼠模型,探讨人参提取物对血管内皮损伤的防治作用及其可能机制。方法　雄性 SPF 级 SD 大鼠随机分为正常组(C 组)、高同型半胱氨酸组(HHcy 组)、人参组(GS 组)。除正常组外均以蛋氨酸 1 g/kg 灌胃,SST 0.5 g/kg 加入饮水,持续 4 周。正常组予以等量纯水灌胃对照处理。人参组于蛋氨酸灌胃第 2 周开始加服人参提取物 1.2 g/kg,持续 3 周。4 周后取大鼠胸主动脉段进行血管舒张功能检测,检测时加入内皮型一氧化氮合酶(eNOS)抑制剂 L-NAME 和激动剂 A23187,同时取血检测血浆一氧化氮(NO)和血管性假血友病因子(vWF)水平,以评价血管内皮功能状况。结果　在乙酰胆碱(Ach)诱导的内皮依赖的血管舒张反应(EDR)中,GS 组在 $10^{-6}$ mol/L 浓度下其舒张百分比较 HHcy 组有升高;在硝普钠诱导的非内皮依赖的血管舒张反应中,各个硝普钠累积浓度其舒张百分比各组间未见统计学差异( $P > 0.05$ )。L-NAME 预处理后,各组各浓度 Ach 诱导的 EDR 百分比均降低,与 HHcy 组无明显差异( $P > 0.05$ );A23187 诱导的 EDR 中,GS 组舒张百分比较 HHcy 组明显升高。GS 组血浆 NO 值显著高于 HHcy 组;血浆 vWF 值显著低于 HHcy 组。结论　人参提取物对饮食诱导的高同型半胱氨酸血症所致的内皮损伤有防治作用,可以改善内皮依赖性血管舒张功能,升高血浆 NO 水平,降低血浆 vWF 水平,起到保护血管内皮的作用。人参提取物对饮食诱导的高同型半胱氨酸血症所致的内皮损伤的防治作用主要是通过 eNOS-NO 途径实现的。

【关键词】　内皮损伤;同型半胱氨酸;人参提取物;一氧化氮;内皮型一氧化氮合酶

Protective effects of ginseng extract on rats with endothelial dysfunction via eNOS-NO pathway　　*LAN Tao-hua* * , *WU Wei-kang* , *WU Yi-ling* , *et al* . * *Department of Pathophysiology* , *Zhongshan School of Medicine* , *Zhong shan University* , *Guangzhou* 510080 , *China*

【Abstract】　Objective　To investigate whether ginseng extract had a protective effect on endothelium and the possible mechanism.Methods　Male SD rats were randomly divided into 3 groups: Control group , HHcy group and Ginseng(GS) group. HHcy were induced by L-methionine (1g/kg body weight per day) in water and SST( 0.5 g/kg body weight per day) in the tap water for 4 weeks in all rats except the control rats . The control rats were intragastric gavaged by purified water. The Ginseng group were respectively intragastric gavaged ginseng(1.2 g/kg body weight per day) for the last 21 days. Ach-induced endothelium dependent relaxation and SNP induced endothelium-independent relaxation were measured while adding the inhibitor of eNOS (L-NAME) and the activator of eNOS(A23187). The level of plasma NO and vWF were also measured.Results　The percentage of Ach-induced endothelium dependent relaxation(EDR) was higher in GS group , compared with the HHcy group on the concentration of $10^{-6}$ mol/L . There was no significant deviation among 3 groups on the percentage of SNP-induced non-endothelium dependent relaxation . With pretreatment of L-NAME,the percentages of EDR were decreased in all groups. The percentage of A23187-induced EDR was significantly higher in GS group , compared with the HHcy group . Plasma NO level significantly increased in GS group compared with HHcy group , while plasma vWF content decreased significantly.Conclusion　Ginseng extract had a protective effect on HHcy induced endothelial dysfunction by improving the relexic function , increasing plasma NO level and decreasing plasma vWF content.This protective effect is implemented through the eNOS-NO pathway .

【Key words】　Endothelial dysfunction;Hcy;Ginseng extract;NO;eNOS

基金项目:国家重点基础研究发展计划(973 计划)项目(No.2005CB523305)

# 通心络对代谢综合征大鼠主动脉的治疗作用（摘要）

黄晓忠[1]　　余细勇[1]　　林曙光[1]　　林秋雄[1]　　董晖[1]　　费洪文[1]

符永恒[1]　　单志新[1]　　刘晓颖[1]　　吴以岭[2]　　吴伟康[3]

1. 广东省人民医院医学研究中心/广东省心血管病研究所（广州，510080）

2. 河北以岭医药研究院（河北石家庄，050035）

3. 中山大学中西医结合研究所（广东广州，510080）

【摘要】　目的　评价通心络对代谢综合征动物模型治疗后对血管功能的影响及其机制，为未来中药治疗代谢综合征提供实验证据。方法　将体重 300～400 g 的成年自发性高血压大鼠（SHR）40 只随机分为 SHR 普食组（SHR组）、对照组（MS 组）、低剂量通心络（0.2 g/kg）干预组及高剂量通心络（0.8 g/kg）干预组、辛伐他汀干预组（1.2 mg/kg），并将 Wistar 大鼠 10 只做为普食组（Wistar 组），用含 0.1% 丙基硫氧嘧啶的高胆固醇脂饲料喂养 SHR 大鼠 4 周建立代谢综合征动物模型再给予相应药物干预 4 周，在第 4 及第 8 周检测心血管及生化指标。结果　用含 0.1% 丙基硫氧嘧啶的高胆固醇脂饲料喂养后，与 Wistar 及 SHR 组比较，MS 大鼠具有高血压、高血糖及高密度脂蛋白相对降低的特点。通心络及辛伐他汀干预 4 周后与 MS 组比较，空腹血糖、总胆固醇、LDH/HDL 降低，高密度脂蛋白胆固醇升高，C 反应蛋白降低，糖耐量改善。超声心动图示通心络改善心脏收缩功能，剂量依赖性减少颈动脉厚度，改善了主动脉对乙酰胆碱、硝普钠、U46619、A23187、异丙肾上腺素及苯肾上腺素的反应。对乙酰胆碱、硝普钠引起的舒张功能增高（$P < 0.05$），对 U46619 引起的收缩反应增强（$P < 0.05$），对异丙肾上腺素反应增高（$P < 0.05$），对苯肾上腺素引起的收缩反应减弱（$P < 0.05$），对 A23187 的舒张反应增强（$P < 0.05$），辛伐他汀组大鼠主动脉对硝普钠引起的舒张反应增强，对苯肾上腺素引起的收缩反应减弱。通心络剂量依赖性增加 PPARγ 基因表达，减少 NF-κBp65 基因表达。结论　通心络具有改善代谢综合征各种代谢异常状态，特别具有抗动脉硬化，保护血管内皮功能，逆转血管平滑肌功能紊乱等作用，其血管保护机制可能与促进血管平滑肌 PPARγ 及抑制 NF-κB p65 的基因表达有关。通心络是具有多靶点治疗代谢综合征，特别是针对动脉异常是有希望的中药组方。

【关键词】　代谢综合征；中药；通心络；自发性高血压；主动脉；大鼠

**Therapeutic effects of Tongxinluo on aorta of rats with metabolic syndrome**　*HUANG Xiao-zhong , YU Xi-yong , LIN Shu-guang , et al . \* Research Center of Medical Sciences , Guangdong Provincial People's Hospital / Guangdong Provincial Cardiovascular Institute , Guangzhou　510080 , China*

【Abstract】　**Objective**　To evaluate the therapeutic effects and mechanisms of Tongxinluo on metabolic syndrome（MS）rat models, and provide evidences to support the future study of Chinese traditional medicine on MS. **Methods**　Adult spontaneously hypertensive rats（SHR）and Wistar rats（weight: 300～400 g, SHR = 40, Wistar = 10）were randomly divided into six groups: Group SHR（SHR）and group Wistar were fed with standard chow diet, group MS（SHR-MS model）, low and high dosage Tongxinluo treated groups, simvastatin treated group were fed with high fat chow for 8 weeks. SHR were fed with high cholesterol chow containing 0.1% 6-N-propyl-2-thiouracil to make the rat models of MS. Tongxinluo at low（0.2 g/kg）or high dosage（0.8 g/kg）, simvastatin（1.2 mg/kg）was administered for 4 weeks starting from week 5 after start of high cholesterol diet. Rats were monitored with regard to cardiovascular and biochemical parameters at week 4 and week 8. **Results**　Feeding of high cholesterol diet with 0.1% 6-N-propyl-2-thiouracil resulted in higher fasting blood glucose, C reactive protein and fibrinogen, impaired glucose tolerance, and elevated total cholesterol, LDL, and LDL/HDL ratio compared with Wistar and SHRs. The prescription of Tongxinluo and simvastatin on these models for 4 weeks resulted in reduced fasting blood glucose, total cholesterol, LDL/HDL, elevated HDL, reduced C reactive protein, and improved glucose tolerance. Sonography showed improved systolic cardiac function and reduced thickness of right common carotid artery in Tongxinluo treated groups compared with rats in group MS after 4 weeks. The aorta from MS rats treated with Tongxinluo elicited improved response to drugs such as acetycholine, sodium nitroprusside,

基金项目：国家重点基础研究发展计划（国家 973 计划）项目（No.2005CB523305）

U4619, A23187, isoprenaline, and phenylephrine. The cumulative concentration-dependent relaxation to acetylcholine, sodium nitroprusside, isoprenaline and A23187 in Tongxinluo treated groups were significantly improved( $P < 0.05$ ), the cumulative concentration-dependent constraction to phenylephrine was significantly reduced and the contraction to U46619 was significantly improved compared with group MS( $P < 0.05$ ). The cumulative concentration-dependent relaxation to sodium nitroprusside was improved and the contraction to phenylephrine was significantly reduced, and showed no difference in acetylcholine, U46619, A23187, isoprenaline in simvastatin treated group compared with group MS. Treatment of Tongxinluo resulted in a significantly increased aortic peroxisome proliferator-activated receptor-γ and reduced nuclear factor kappa B p65 mRNA expression, simvastatin showed less difference compared with control. **Conclusion**　The prescription of Tongxinluo on metabolic syndrome rat models is associated with improvement of metabolic abnormities of the MS, especially of artery thickening, protection of endothelium and converted abnormities of smooth muscle cells, which demonstrates that Tongxinluo may be effective to the treatment of the metabolic syndrome and the mechanisms of these effects, especially on artery, are partly related to the activation of PPAR-γ and inhibition of nuclear factor kappa B of smooth muscle cells. Tongxinluo is a promising herbal preparation with multiple targets in management of MS, especially on the abnormities of artery.

【Key words】　Metabolic syndrome; Herbal medicines; Tongxinluo; Spontaneously hypertension; Aorta; Rats

# 通心络胶囊对人脐静脉内皮细胞的保护作用(摘要)

吴琳[1,2]　钱孝贤[1,2]　吴以岭[3]　廖火城[1,2]　王敏[1,2]　周彬[1,2]　刘勇[1,2]　吴伟康[1,2]

1.中山大学附属第三医院心血管内科(广州,510000)

2.中山大学中西医结合研究所(广州,510080)

3.河北医科大学医药研究院(石家庄,050035)

【摘要】 **目的** 探讨通心络胶囊对同型半胱氨酸损伤的人脐静脉内皮细胞的保护作用及其对差异性基因的影响。**方法** 体外培养人脐静脉内皮细胞,分为正常组、同型半胱氨酸组(5 mmol/ml)和通心络治疗组(同型半胱氨酸 5 mmol/ml + 通心络 5 mg/ml),以 MTT 法观察内皮细胞的增殖情况。在处理 48 h 后提取细胞总 RNA,采用人类基因组埃菲 U133/2.0 芯片(芯片含 38 500 个基因,47 000 个转录本),观察了同型半胱氨酸损伤内皮细胞后基因表达的改变。**结果** 与正常对照组比较发现,同型半胱氨酸组有 4 343 个基因转录本上调,316 个基因转录本下调;而通心络处理后,有 3 409 个转录本上调,121 个转录本下调;其中参与生物学过程、分子功能和细胞结构的差异基因分别有 700 个、603 个和 210 个。对分子功能的差异性基因分析结果显示,参与催化活性、结合和信号转导的基因分别为 301(47.2%)、171(26.8%)和 43(6.7%)。这些基因与细胞生长、信号转导和氧化应激反应等有关。**结论** 通心络可能通过调节细胞代谢、信号转导等多基因的表达保护内皮功能。

【关键词】 通心络胶囊;内皮细胞;同型半胱氨酸;基因芯片

**Protective effects of Tongxinluo capsule on human umbilical endothelial cells** *WU LIN* , *QIAN Xiao-xian* , *WU Yi-ling* , *et al* . *Department of Cardiology* , *Third Affiliated Hospital* , *Sun Yat-sen University* , *Guangzhou* 510000, *China*

【Abstract】 **Objective** Tongxinluo capsule(TXL) is a medicine consisting of traditional Chinese herbs and insects such as ginseng, leech, centipede, cockroach, scorpio, cicada slough, radix paeoniae rubra and borneol grounded on the Luobing theory. TXL offers a therapeutic potential for treatment of coronary heart disease and ischemic stroke. However, the mechanisms of its action are not completely understood. This study was designed to investigate the protective effect of TXL on human umbilical vein endothelial cells(HUVEC) which were injured by homocysteine(Hcy) and its effects on differentially expressed genes. **Methods** HUVEC cultivated in vitro were divided into three groups: normal group, homocysteine group( treated with homocysteine 5 mmol/ml 48 hours ) and TXL group(treated with homocysteine 5 mmol/ml and TXL supermicro powder 5 mg/ml 48 hours). The cell proliferation ability was determined by MTT array. The total RNA was collected after 48 hours and Affymetrix Gene Chip Human Genome U133 plus 2.0 chip(including 38 500 genes and 4 700 gene transcripts) was used to screen the genes which showed significant changes in gene expression in endothelial cell impaired by homocysteine. **Results** Compared with control group, 4 343 gene transcripts were up-regulated while 316 gene transcripts were down-regulated in homocysteine group. 3 409 gene transcripts were up-regulated while 121 gene transcripts were down-regulated in HUVEC treated with TXL. Among these genes, 700, 603 and 210 gene transcripts have been proved to relate to biological process, molecular function and cellular structure, respectively. Differently expression genes analysis of molecular function displayed that 301(47.2%),171(26.8%)and 43(6.7%)gene transcripts involved in catalytic activity, combination and signal transduction, respectively. These genes related to cellular proliferation, cell signal transduction and oxidative stress. **Conclusion** TXL may protect endothelial function via the regulation of gene expression which involved in cellular metabolism and signal transduction.

【Key words】 Tongxinluo capsule;Endothelial cell;Homocysteine;Gene chip

基金项目:国家重点基础研究发展计划(国家 973 计划)项目(No.2005CB523305)

# 通心络胶囊对人脐静脉内皮细胞的保护
# 作用及其对 Caveolin-1 影响(摘要)

吴琳[1,2]　钱孝贤[1,2]　吴伟康[1,2]　王敏[1,2]　廖火城[1,2]　周彬[1,2]　刘勇[1,2]　吴以岭[3]

1.中山大学附属第三医院心血管内科(广州,510000)
2.中山大学中西医结合研究所(广州,510080)
3.河北医科大学医药研究院(石家庄,050035)

【摘要】 **目的** 探讨通心络胶囊对同型半胱氨酸损伤的人脐静脉内皮细胞的保护作用及其对小凹蛋白-1(Caveolin-1)和内皮型一氧化氮合酶(eNOS)的影响。**方法** 体外培养人脐静脉内皮细胞,分为正常组、同型半胱氨酸组(5 mmol/ml)和通心络治疗组(同型半胱氨酸 5 mmol/ml + 通心络 5 mg/ml),以 MTT 法观察内皮细胞的增殖情况。在处理 48 h 后提取细胞总 RNA,以实时定量逆转录聚合酶链式反应(Realtime RT-PCR)方法比较各组间 eNOS 和 Caveolin-1 mRNA 的表达量。**结果** 通心络可明显改善同型半胱氨酸对内皮细胞的损伤作用。同型半胱氨酸组 eNOS mRNA 表达量显著低于正常组和通心络组;正常组、通心络组之间 eNOS mRNA 表达量无显著性差异。同型半胱氨酸组 Caveolin-1 mRNA 表达显著性高于正常组和通心络组。**结论** 通心络具有改善同型半胱氨酸对血管内皮细胞功能的损伤作用。

【关键词】 通心络胶囊;内皮细胞;同型半胱氨酸;一氧化氮合酶;小凹蛋白

**Protective effects of Tongxinluo capsule on human umbilical endothelial cells and caveolin-1** *WU Lin, QIAN Xiao-xian, WU Wei-kang, et al. Department of Cardiology, Third Affiliated Hospital, Sun Yat-sen University, Guangzhou 510000, China*

【Abstract】 **Objective** Atherosclerosis (AS) is the foundation of the development and progress of cardiovascular disease. Vascular endothelial dysfunction is the initiating agent and important element of atherosclerosis. To date, numerous of investigations have proved that endothelial nitric oxide critically played a crucial role of anti-atherosclerosis through variable pathways. Recent experimental findings suggested that Caveolin-1, the structural protein of endothelial caveolae, was critically involved in the regulation of endothelial nitric oxide synthase (eNOS). The purpose of the study was to investigate the protective effect of Tongxinluo capsule (TXL) on human umbilical vein endothelial cells (HUVEC) which were injured by homocysteine(Hcy) and its effects on eNOS and Caveolin-1. **Methods** HUVEC cultivated in vitro were divided into three groups: control group, homocysteine group (treated with homocysteine 5 mmol/ml 48 hours) and TXL group (treated with homocysteine 5 mmol/ml and TXL supermicro powder 5 mg/ml 48 hours). Real-time reverse transcription polymerase chain reaction (RT-PCR) was performed to detect mRNA expression of eNOS and Caveolin-1. **Results** Tongxinluo capsule dramatically improved the endothelial function impaired by homocysteine. Homocysteine significantly suppressed eNOS but increased Caveolin-1 mRNA expression in HUVECs. Tongxinluo Capsule increased eNOS but decreased Caveolin-1 mRNA expression compared with homocysteine. There were no difference for the expression of eNOS and Caveolin-1 mRNA in both control group and TXL group. **Conclusion** The protective effects of TXL against endothelial dysfunction induced by homosteine may be due to its regulative effect of eNOS and Caveolin-1.

【Key words】 Tongxinluo capsule; Endothelial cell; Homocysteine; Nitric oxide synthase; Caveolin-1

基金项目:国家重点基础研究发展计划(国家 973 计划)项目(No.2005CB523305)

# 通络代表药人参抗血管内皮损伤作用的
# ghrelin 机制研究(摘要)

许志威[1]　蓝涛华[1]　谭红梅[1]　王勇炫[1]　吴伟康[2]　吴以岭[3]

1.中山大学中山医学院病理生理教研室(广州,510080)
2.中山大学中西医结合研究所(广州,510080)
3.河北以岭医药研究院(石家庄,050035)

【摘要】　目的　进一步探讨新发现的内源性血管活性多肽 ghrelin 是否参与了通络代表药物抗血管内皮损伤的作用。方法　雄性 SD 大鼠随机分为正常组(C 组)、高同型半胱氨酸模型组(Hcy)、人参组(RS)及通心络组(TXL)。ELISA 法检测血浆 ghrelin 水平;离体主动脉环技术检测血管内皮依赖性舒缩功能;HE 染色观察血管组织结构变化。结果　与 C 组比较,Hcy 组血浆中的内源性 ghrelin 水平升高($P < 0.05$),与 C 组、Hcy 组比较,RS 组血浆 ghrelin 水平显著升高($P < 0.01$),而 TXL 组 ghrelin 水平与 Hcy 组比较无差异。与 C 组比较,Hcy 组血管内皮依赖性舒张反应明显减弱($P < 0.01$),与 C 组、Hcy 组分别比较,外源性 ghrelin 孵育组血管舒张反应均明显改善($P < 0.05$, $P < 0.01$)。同时,镜下观察 C 组动脉管壁无异常改变,Hcy 组动脉管壁有病理性特征改变,ghrelin 孵育组较 Hcy 组损伤程度轻。结论　(1)内源性血浆 ghrelin 水平在 Hcy 诱导的内皮损伤模型中升高可能是机体的一种代偿性抗损伤反应。(2)ghrelin 具有增强内皮依赖的血管舒张功能,减轻 Hcy 诱导的内皮损伤促血管修复的作用。(3)单味人参与复方通心络相比,前者能明显上调大鼠内源性 ghrelin 水平的作用,人参抗 Hcy 血管内皮损伤的作用很可能与血管活性多肽 ghrelin 介导的信号机制有关。

【关键词】　同型半胱氨酸;内皮损伤;通心络;人参;Ghrelin

**Protective effect of typical herbal medicine for collaterals deoppilation ginseng on damaged endothelium and the mechanisms mediated by ghrelin** *XU Zhi-wei, LAN Tao-hua, TAN Hong-mei, et al. Department of Pathophysiology, Sun Yat-sen University, Guangzhou 510080, China*

【Abstract】　Objective　It showed that the typical herbal medicine for collaterals deoppilation ginseng (RS) and Tongxinluo (TXL) had a protective effect on hyperhomocystine (HHcy) induced endothelial dysfunction by improving the relaxation function by our team. This study is to observe the change of endogenous cardiovascular active peptide ghrelin level induced by homocystine (Hcy), and to discuss the possible mechanisms mediated by ghrelin that RS and TXL affected. Methods　SD rats were divided randomly into 4 groups: control, Hcy, RS, and TXL. After treatment, the level of ghrelin was detected by ELISA; the effect of Ach on isolated rat thoracic aorta in vitro was examined; the vascular tissue slice was observed under microscope after HE staining. Results　Compared with control group, the level of ghrelin in plasma of Hcy group increased obviously($P < 0.05$), after treatment with RS, the level of ghrelin in plasma increased significantly ($P < 0.01$) than control group and Hcy group, but ghrelin level of TXL group had no significance compared with Hcy group; Compared with control group, the effect of Ach on isolated rat thoracic aorta in Hcy group weakened markedly ($P < 0.01$), However, the effect of Ach on isolated rat thoracic aorta in the groups with ghrelin pretreatment were both improved obviously($P < 0.05$, $P < 0.01$) than control group and Hcy group; At the same time, HE staining showed no change with vascular wall tissue in control group, typical pathological changes occurred in Hcy group, while the changes were alleviated obviously in ghrelin treated group. Conclusion　(1)The increase of endogenous plasma ghrelin level was a compensatory self-protective reflection on endothelial damage and dysfunction induced by Hcy. (2)Ghrelin could strengthen the vascular relaxation function, alleviate endothelium damage induced by Hcy and promote endothelium repair. (3)Compared with TXL compound, simple form RS could significantly up-regulate rat endogenous plasma ghrelin, and that the protective effect on vascular endothelium by RS probably is associated with ghrelin mediated signal mechanisms.

【Key words】　Homocystine; Vascular endothelium damage; Tongxinluo; Ginseng; Ghrelin

基金项目:国家重点基础研究发展计划(973 计划)项目(编号:2005CB523305)

# 精氨酸加压素诱导大鼠心肌缺血的模型建立及蜈蚣有效部位的防治作用(摘要)

王勇炫[1]    吴伟康[1]    吴以岭[2]    许志威[1]    蓝涛华[1]    谭红梅[1]

1. 中山大学中山医学院(广州,510080)

2. 河北以岭医药研究院(石家庄,050035)

【摘　要】　目的　探讨精氨酸加压素(AVP)诱导大鼠心肌缺血的模型建立并探讨蜈蚣有效部位的防治作用。**方法**　(1)急性心肌缺血模型的复制:清洁级 Sprague Dawley 雄性大鼠,200～250 g,32 只,中山大学实验动物中心提供。随机分为 4 组:对照组,AVP-1 组(0.2 IU/kg),AVP-2 组(0.5 IU/kg),AVP-3 组(1 IU/kg),分笼饲养,实验前禁食 12 h。予腹腔注射 20% 乌拉坦麻醉(6 ml/kg),AVP-1 组颈静脉注射 AVP 0.2 IU/kg,AVP-2 组颈静脉注射 AVP 0.5 IU/kg, AVP-3 组颈静脉注射 AVP 1 IU/kg,对照组颈静脉注射 1 ml/kg 生理盐水,根据参考文献以心电图 S 波改变作为心肌缺血的指标。测量各组注射 AVP 后即刻、1、2、3、4、5、10、20、30、40、50、60 min 时 S 波,对比注射前的改变幅度。各组大鼠记录心电图后心脏采血处死,取心脏作冰冻切片,观察病理改变。选取心肌缺血造模成功 AVP 剂量。(2)蜈蚣有效部位缓解冠状动脉痉挛的量效观察:清洁级 Sprague Dawley 雄性大鼠,200～250 g,40 只,分为对照组、心肌缺血模型组、蜈蚣有效部位各不同给药剂量组(0.625 g/kg、1.25 g/kg、2.5 g/kg)腹腔注射,连续 3 d,记录心电图 S 波改变幅度。(3)蜈蚣有效部位缓解冠状动脉痉挛的时效观察:清洁级 Sprague Dawley 雄性大鼠,200～250 g,40 只,分为对照组、心肌缺血模型组、蜈蚣有效部位各不同给药时间组(1 d、2 d、3 d)腹腔注射,剂量为 0.625 g/kg,记录心电图 S 波改变幅度。统计学处理:数据采用均数 ± 标准差($\bar{x} \pm s$)表示,采用 SPSS11.5 统计分析软件,组间比较采用单因素方差分析,两两比较采用单 LSD- $t$ 检验。**结果**　与对照组比较,AVP-1 组的 S 波无显著改变,AVP-2 组(0.5 IU/kg)在注射后 S 波改变在 1 min, 2 min, 3 min, 5 min, 10 min, 20 min, 50 min, 60 min 时较对照组压低($P < 0.05$),AVP-3 组(1 IU/kg)的心电图显示 S 波亦在几个时间点较对照组压低。AVP-2 组的心肌组织病理改变较对照组明显严重。选取 0.5 IU/kg 作为急性心肌缺血造模剂量。蜈蚣有效部位抗 AVP 诱导的心肌缺血的最佳剂量为 0.625 g/kg。蜈蚣有效部位抗 AVP 诱导的心肌缺血的最佳时间为 3 d。**结论**　建立了精氨酸加压素诱导的由于冠状动脉痉挛引起的心肌缺血模型,蜈蚣有效部位可能通过缓解冠脉痉挛起到抗心肌缺血的作用,为临床使用蜈蚣治疗心脏病提供实验依据。

【关键词】　精氨酸加压素;蜈蚣有效部位;心电图 S 波

**Effect of centipede on anti-myocardial ischemia in rats induced by arginine vasopressin**　*WANG Yong-xuan* \*, *WU Wei-kang*, *WU Yi-ling*, *et al*. \* *Department of pathophysiology*, *The College of Preclinical Medicine Affiliated to Zhongshan University*, *Guangzhou* 510080, *China*

【Abstract】　**Objective**　To study the effect of centipede on anti-myocardial ischemia in rats induced by arginine vasopressin. **Methods**　(1)Sprague-Dawley male rats(200～250 g) were divided randomly into fourgroup, contral group, AVP-1 group, AVP-2 group, AVP-3 group. Arginine vasopressin was injected into the right jugular vein with the dose of 0.2 IU/kg, 0.5 IU/kg, 1 IU/kg body weight respectively in the three AVP groups, blank control group was injected by normal salin, lead II ECG changes was recorded for the first 1 hour following AVP injection. Changes of S wave was used as an index of ischemic severity, and was measured at 0 s, 1 min, 2 min, 3 min, 4 min, 5 min, 10 min, 20 min, 30 min, 40 min, 50 min, 60 min after AVP injection. myocardial pathomorphological examination were preceded after the myocardial ischemia models being set up for one hour. (2)For choosing the optimal dosage of centipede, Sprague-Dawley male rats(200～250 g) were divided randomly into four group, control group, model group and treating group (different dosage of centipede 0.625、1.25、2.5 g/kg). After 3 days treatment, AVP or normal saline was injected into the right jugular vein. The ECG was recorded. **Results**　Compared with control group, AVP-1 group(0.2IU/kg)didn't cause significant change in ECG;0.5 IU/kg AVP injection increased the amplitude of S wave at 1min, 2 min, 3 min, 5

基金项目:国家重点基础研究发展计划(973 计划)项目(No.2005CB523305)

min, 10 min, 20 min, 50 min, 60 min. etc( $P < 0.05$ ), and cause severe myocardial injury in rats. 1 IU/kg AVP injection also increased the amplitude of S wave at sevral time points. 0.5 IU/kg AVP was chosen as the dose of rat model of cardiac ischemia. The optimal dosage for intraperitoneal injection was 0.625 g/kg body weight. The optimal time for intraperitoneal injection was 3 days.

**Conclusion**　Arginine vasopressin induces the spasmodism of coronary artery and centipede might play an role in the amelioration of myocardial injury in acute myocardial ischemia rats.

【Key words】　Arginine vasopressin; Centipede, ECG, S wave

# 络脉绌急模型大鼠血管及心肌中血管
# 过氧化物酶的表达（摘要）

李劲平[1]　　吴伟康[2]　　吴以岭[3]

1．中南大学药学院(长沙,410013)

2．中山大学中西医结合研究所(广州,510089)

3．河北医科大学以岭医药研究院(石家庄,050035)

【摘要】　目的　血管过氧化物酶是近几年发现的在心血管特异表达的一类过氧化物酶,该类酶在心血管疾病的发生发展中发挥了重要作用,该文研究血管过氧化物酶在络脉绌急模型大鼠中的表达,以期为络脉绌急病理生理机制及药物干预寻找一新的作用靶标。方法　20 只 SD 大鼠,分为正常对照组和络脉绌急组,实验结束时取主动脉及心肌组织,提取总 RNA,RT-PCR 检测血管过氧化物酶表达,以肌动蛋白 β 为内对照。血管过氧化物酶:正向引物 5'-CTG ACC AGC ATG CAT ACG CTG TGG-3',反向引物 5'-CAC TGT GTG GGC CAT GGA GAA CAG-3',β-actin:正向引物 5'-CCT CTA TGC CAA CAC AGT GC-3',反向引物 5'-GTA CTC CTG CTT GCT GAT GC-3'。95℃变性 1 min,然后进入程序 95℃,30 s;62℃,20 s;72℃,1 min;35 个循环,琼脂糖凝胶电泳。结果　血管过氧化物酶在络脉绌急模型大鼠的血管及心肌组织中的表达明显强于正常对照组大鼠,具非常显著性差异( P <0.01)。结论　血管过氧化物酶在络脉绌急病理进程中发挥了重要作用,可以作络脉绌急病理生理和药物开发研究的一个作用靶标。

【关键词】　络脉绌急;血管过氧化物酶;大鼠

**The expression of the VPO1 in heart and vascular wall of rat with jerky collateral syndrome**　*LI Jin-ping\* , WU Wei-kang , WU Yi-ling . \* School of Pharmaceutical Science , Central South University , Changsha　410013 , China*

【Abstract】　**Objective**　Vascular peroxidase 1(VPO1) was a newly observed peroxidase which shows highest tissue expression in heart and vascular wall . VPO1 make a very important role in the course of heart disease . The research study the expression of VPO1 in rat with jerky collateral syndrome . This work could help explaining the mechanism of jerky collateral and the medical marker . **Methods**　There were 20 mouses which allocated into normal group and model group . The total RNA were extracted from the aorta and myocardium . The gene expression of VPO1 were checked with RT-PCR , the gene expression of β-action was used to internal contrast . The sequence of primers of VPO1 were belows:primer 1:5'-CTG ACC AGC ATG CAT ACG CTG TGG-3', primer 2:5'-CAC TGT GTG GGC CAT GGA GAA CAG-3'. The sequence of primers of VPO1 were belows: primer1: 5'-CCT CTA TGC CAA CAC AGT GC-3', primer 2:5'-GTA CTC CTG CTT GCT GAT GC-3'. The PCR parameters were 95℃ for 30s; 62℃ for 20 s, 72℃ for 1min, 35 cycles after denaturing for 1min at 95℃. **Results**　The gene expression of VPO1 in jerky collateral syndrome group was higher than that in normal group( P <0.01). **Conclusion**　VPO1 was a very important role in jerky collateral syndrome, which could be a medical marker .

【Key words】　Jerky collateral syndrome;Vascular peroxidase 1;Rats

基金项目:国家重点基础研究发展计划(国家 973 计划)项目(No.2005CB523305)

# "脉络—血管系统病"辨证诊断标准

(国家 973 计划项目课题组制定,中华中医药学会络病分会通过)

贾振华　吴以岭　高怀林　袁国强　吴相春　魏聪　执笔

## 前　言

1.1　"脉络—血管系统病"概念是基于中医学对"脉"的论述,探讨脉络病变与血管病变相关性而提出。《内经》记载:"八尺之士,皮肉在此,外可切循度量而得之,其死可解剖而视之……脉之长短,血之清浊,皆有大数",可见中医对"脉"的认识基于解剖学的发展,在形态学上与西医学血管是一致的,气血相关的络病理论特色赋予中医学脉与脉络更丰富的内涵。中医"脉"具有双重含义:既是经络系统中以运行血液为主要功能的重要组成部分,又是属于奇恒之府的独立实体脏器,同时循行于脏腑组织的脉络已成为其结构与功能的有机组成部分,其生理和发病也有其特殊性。因而中医提出"胸痹心痛"、"中风偏枯"、"脱疽"等不同病名,与西医学冠心病、缺血性脑血管病、周围血管病基本吻合。"脉络 – 血管系统病"概念的提出有利于发挥中医整体系统的理论优势并结合西医学关于血管病变研究最新进展,寻找其共性发病机制、病理环节并建立辨证诊断标准。

1.2　中医学"脉"包括西医整个血管系统的动脉和静脉系统,"脉络—血管系统病"也有广义与狭义之分:广义的"脉络—血管系统病"涵盖了广泛发生在动静脉系统的各类血管病变,本标准主要涉及狭义的"脉络—血管系统病",即以动脉粥样硬化为主要发病机制的冠心病、缺血性脑血管病、动脉硬化闭塞症等疾病。"脉络—血管系统病"具有共同的发病机制和病机演变规律,络气郁滞(或虚滞)与血管内皮功能障碍为其始动因素并贯穿病变全过程,由此产生的脉络瘀阻与动脉粥样硬化、脉络绌急与血管痉挛、脉络瘀塞与血管堵塞或闭塞成为其共性病理环节,因其所处部位不同而分别表现为心、脑、周围血管等不同疾病,中医均称之为络病(见附录 1 表 1),这为运用络病理论深入开展血管病变研究奠定了基础。

1.3　标准以病理环节为纲,病位、病性、病人、病势为目:病位重在体现局部病理改变及其引起的特征性临床表现;病性则从中医整体系统思维所特有的全身性非特异性症状中反映其证候特征;病人则结合饮食、情志、工作方式和理化检查等危险因素反映中医因人而异的差异化原则;病势从病位、病性、病人综合分析中反映证候轻重及病机趋势,力求把整体与局部、定性与定量有机结合,以利于临床辨证诊断并制定更有针对性的防治方案。

1.4　使用本标准应首先对患者进行详细四诊信息收集及理化检查,并参照标准中所列病位、病性、病人、病势各项填写,根据患者理化检查及临床症状体征分析判定患者所属病理环节,然后依次对该病理环节中病性、病人(危险因素)及病势进行判断;病性部分将患者表现出的各种症状的贡献分(症状右下角分值)相加,结合证候诊断阈值(证候后分值)作出证候判断,症状贡献分大于等于证候诊断阈值该证候诊断即成立;病人部分依据病人危险因素评分表中(见附 2 附录 1 表 2)所列各相关因素评分标准计算;病势部分分为证候轻重和病机趋势,根据判别公式及相关参数列表进行判断(见附录 1 表 3),证候轻、中、重度判断将病位与病性部分中医症状分级分值代入证候轻重判别公式而得出,中医症状分级判断标准见附 4,症状分级分值以该症状的贡献分为基础计算:症状轻度分值即为该症状贡献分,中度分值为贡献分的 2 倍,重度分值为贡献分的 3 倍,舌脉不作分级;病机趋势判断把病位与病性部分中医症状分级分值及病人危险因素评分代入病机趋势判别公式而确定。

## 2　络气郁滞或虚滞与血管内皮功能障碍

基金项目:国家重点基础研究发展计划(国家 973 计划)项目(No.2005CB523301)

2.1　病位　本证为脉络病变由功能性病变向器质性病变发展的早期阶段,以血管内皮功能障碍为主,尚未出现器官受损,可无特征性临床表现。理化检查可见内皮素、一氧化氮等分泌失常,肱动脉介导的内皮依赖性舒张功能(FMD)下降。

2.2　病性

络气郁滞(5):心胸憋闷3,善太息3,烦躁3,情志抑郁3,脉弦2

络气虚滞(6):乏力3,神疲2,心悸2,气短2,懒言1,舌淡1,脉弱1

兼夹证:郁热(7):口干3,口苦3,面红2,溲赤2,便秘2,舌红1,苔黄1,脉数1;痰浊(5):胸脘痞闷3,肢体困重3,形体肥胖1,痰多1,苔白腻2,脉滑1;痰热(4):咳吐黄痰2,口苦2,脉滑数1,苔黄腻1;血瘀(1):舌暗1,脉涩1;阴虚(4):潮热盗汗2,五心烦热2,腰膝酸软2,颧红1,少苔或无苔1,脉细数1;阳虚(7):畏寒3,肢冷3,便溏2,小便清长1,舌淡胖1,脉沉迟无力1。

2.3　病人危险因素评分(参见附录1表3)

2.4　病势(参见附录2):

证候轻重判断:□轻度,□中度,□重度

病机趋势判断:□轻度,□中度,□重度

## 3　脉络瘀阻与动脉粥样硬化

3.1　心络瘀阻

3.1.1　病位　可见左侧胸部或膻中处突发憋闷而痛,可窜及肩背、前臂,可兼心悸,时发时止等,常因情志刺激、饮食、劳累、寒冷等因素诱发。辅助检查可见心电图ST段压低、T波平坦或倒置,或冠脉造影见冠状动脉狭窄。冠心病心绞痛(除外变异性心绞痛)可参考本证辨证。病位评分:胸痛6,胸闷6,心悸4。

3.1.2　病性

络气郁滞(5):心胸憋闷4,善太息3,情志抑郁3,烦躁2,脉弦1。

络气虚滞(6):乏力3,神疲3,气短2,懒言1,心胸隐痛1,舌淡1,脉弱1。

兼夹证:血瘀(3):胸痛如刺如绞痛有定处3,舌紫暗或有瘀斑瘀点3,口唇青紫3,面色晦暗2,脉涩2;郁热(6):口苦3,口干2,面红2,溲赤2,便秘2,舌红1,苔黄1,脉数2;痰浊(4):痰多3,头重如蒙2,口粘腻2,胸脘痞闷2,肢体困重2,体胖1,苔白腻2,脉弦滑1;痰热(3):咳吐黄痰2,口粘腻2,苔黄腻2,脉滑数1;阴虚(7):潮热盗汗3,五心烦热3,失眠3,多梦3,腰膝酸软2,少苔或无苔1,脉细数1;阳虚(5):畏寒3,肢冷3,面色白光白2,面浮肢肿1,小便清长1,舌淡胖1,脉沉迟无力1。

3.1.3　病人危险因素评分(参见附录1表3)

3.1.4　病势(参见附录2):

证候轻重判断:□轻度,□中度,□重度

病机趋势判断:□轻度,□中度,□重度

3.2　脑络瘀阻

3.2.1　病位　可见眩晕、头痛、健忘、失眠、多寐、肢体麻木等症。辅助检查可见眼底动脉硬化,颈部彩超可显示颈内动脉颅外段粥样硬化斑块,经颅彩色多普勒超声(TCD)可评估脑动脉硬化程度,结合CT、MRI检查排除其他脑器质性疾病。脑动脉硬化症可参考本证辨证。

病位评分:头痛6,健忘6,肢体麻木6,眩晕4

3.2.2　病性:

络气郁滞(5):头胀痛3,善太息3,情志抑郁2,烦躁2,脉弦1。

络气虚滞(6):乏力3,气短3,神疲2,懒言2,心悸1,自汗1,舌淡1,脉弱1。

兼夹证:血瘀(2):舌紫暗或有瘀斑瘀点2,面色晦暗2,头痛固定、如刺2,脉涩1;郁热(5):口苦3,溲赤3,口干2,舌红2,苔黄3,脉数1;痰浊(4):痰多2,头重2,体胖2,苔白腻1,脉滑1;阴虚(7):五心烦热4,目涩4,面色潮红3,腰膝酸软2,少苔或无苔3,脉细数1;阳虚(5):畏寒3,肢冷3,小便清长3,舌淡胖1,脉沉迟无力1;痰热(3):咳吐黄痰2,口干1,口苦1,苔黄腻2,脉滑数1

3.2.3病人危险因素评分(参见附录1表3)

3.2.4 病势(参见附录2)

证候轻重判断:□轻度,□中度,□重度

病机趋势判断:□轻度,□中度,□重度

### 3.3 肢体脉络瘀阻

#### 3.3.1 病位

可见患肢发凉怕冷、麻木、酸胀、疼痛,间歇性跛行,趺阳脉搏动减弱等症。彩色超声多普勒、血管造影可见血管闭塞部位及程度。动脉硬化闭塞症Ⅰ、Ⅱ期可参考本证辨证。

病位评分:患肢麻木4,患肢疼痛4,间歇性跛行4。

#### 3.3.2 病性

络气郁滞(3):肢体胀痛2,善太息2,情志抑郁2,烦躁1,脉弦1

络气虚滞(6):乏力3,神疲3,懒言3,面色淡白2,心悸1,疼痛绵绵1,自汗1,舌淡1,脉沉细无力1

兼夹证:血瘀(3):面色晦暗2,肤色紫绀紫黑或紫褐色3,舌紫暗或有瘀斑瘀点3,脉沉涩1;热毒(6):烧灼感3,趾(指)红肿2,便秘2,溲赤2,舌红1,苔黄燥1,脉弦数1;痰浊(4):肢体困重3,体胖2,苔白腻2,脉滑1;阳虚(6):畏寒肢冷2,遇寒痛甚2,肤色苍白或苍黄2,小便清长1,舌淡胖1,脉沉迟无力1;湿热(5):心烦不定2,便秘2,体胖1,苔黄腻3,脉滑数2;阴虚(3):五心烦热2,舌红1,少苔或无苔1,脉细数2。

#### 3.3.3 病人危险因素评分(参见附录1表3)

#### 3.3.4 病势(参见附录2)

证候轻重判断:□轻度,□中度,□重度

病机趋势判断:□轻度,□中渡,□重度

## 4 脉络绌急与血管痉挛

### 4.1 心络绌急

#### 4.1.1 病位
可见左侧胸部或膻中处突发憋闷而痛,可兼心悸,多在夜间或休息时发生。辅助检查可见心电图出现一过性ST段抬高,冠脉造影可证实冠状动脉痉挛。变异型心绞痛可参考本证辨证。

病位评分:胸痛6,胸闷6,心悸4

#### 4.1.2 病性

络气郁滞(4):心胸憋闷3,烦躁3,善太息2,情志抑郁1,脉弦1

络气虚滞(6):乏力3,气短3,神疲2,懒言2,心胸隐痛1,舌淡1,脉弱2

兼夹证:血瘀(3):舌紫暗或有瘀斑瘀点3,口唇青紫2,心痛如刺如绞痛有定处3,面色晦暗2,脉涩2;郁热(7):口苦3,口干3,面红2,溲赤2,心胸灼痛1,便秘1,舌红1,脉数1;痰浊(4):肢体困重3,口粘腻3,痰多2,体胖1,苔白腻1,脉滑1;痰热(3):口苦1,口干1,咳吐黄痰2,苔黄腻2,脉滑数1;阴虚(6):潮热盗汗3,五心烦热3,失眠2,多梦2,腰膝酸软2,少苔或无苔1,脉细数1;阳虚(4):畏寒3,肢冷3,便溏2,面浮肢肿2,冷汗1,小便清长1,脉沉迟无力2。

#### 4.1.3 病人危险因素评分(参见附录1表3)

#### 4.1.4 病势(参见附录2):

证候轻重判断:□轻度,□中度,□重度

病机趋势判断:□轻度,□中度,□重度

### 4.2 脑络绌急

#### 4.2.1 病位
可见一过性眩晕、偏身麻木、半身不遂、言语謇塞、精神恍惚等症,一般不超过24小时,不留后遗症。CT、MRI检查排除出血或缺血性脑血管疾病。短暂脑缺血发作(TIA)可参考本证辨证。

病位评分:一过性眩晕4,一过性偏身麻木6,一过性半身不遂6,一过性言语謇涩6

#### 4.2.2 病性:

络气郁滞(4):心胸憋闷3,善太息3,情志抑郁2,烦躁2,脉弦2

络气虚滞(4):乏力3,气短3,神疲3,懒言2,心悸1,自汗1,舌淡1,脉弱1

兼夹证:血瘀(2):舌紫暗或有瘀斑瘀点2,头痛固定或刺痛1,脉涩1;郁热(6):面红3,目赤3,口苦2,口干 2,舌红 1,苔黄 1,脉弦数 1;痰浊(5):头重如蒙 3,痰多 3,体胖 2,苔白腻 1,脉滑 1;阴虚(4):五心烦热 3,潮热盗汗 3,舌红 1,少苔或无苔 2,脉细数 2;痰热(3):咳吐黄痰 2,口干 1,口苦 1,苔黄腻 2,脉滑数 1。

4.2.3　病人危险因素评分(参见附录 1 表 3)

4.2.4　病势(参见附录 2):

　　证候轻重判断:□轻度,□中度,□重度

　　病机趋势判断:□轻度,□中度,□重度

## 5　脉络瘀塞与血管堵塞或闭塞

### 5.1　心络瘀塞

5.1.1　病位　可见心胸大痛、持续不解,兼心悸、烦躁、恶心呕吐、冷汗、脉结代等症。辅助检查心电图可见 ST 段弓背样抬高、T 波倒置、病理性 Q 波,心脏损伤标志物肌钙蛋白(cTn)T 或 I、血清心肌酶动态改变。急性心肌梗死可参考本证辨证。

　　病位评分:心胸大痛 6,心痛不休 6,胸闷 4。

5.1.2　病性

　　络气郁滞(4):心胸憋闷 3,善太息 3,烦躁 3,情志抑郁 2,脉弦 1

　　络气虚滞(6):乏力 4,神疲 4,气短 3,懒言 3,心悸 2,自汗 1,舌淡 1,脉弱 1

　　兼夹证:血瘀(3):心痛不休固定不移 3,舌紫暗或有瘀斑瘀点 3,口唇青紫 2,脉涩 1;痰浊(5):痰多 4,胸脘痞闷 3,肢体困重 3,体胖 2,苔白腻 2;痰热(3):咳吐黄痰 2,口干 1,口苦 1,苔黄腻 1,脉滑数 1;郁热(7):口干 2,口苦 3,便秘 3,溲赤 3,苔黄 1,舌红 1;阴虚(4):潮热盗汗 3,五心烦热 3,面色潮红 2,口干 1,舌红少苔或无苔 1,脉细数 1;阳虚(5):畏寒 4,肢冷 4,面色㿠白 2,小便清长 2,自汗 1,舌淡胖 1,脉沉迟无力 1;亡阳(5):神志模糊 3,冷汗淋漓 3,四肢厥冷 3,口唇青紫 2,脉微欲绝 3。

5.1.3　病人危险因素评分(参见附录 1 表 3)

5.1.4　病势(参见附录 2):

　　证候轻重判断:□轻度,□中度,□重度

　　病机趋势判断:□轻度,□中度,□重度

### 5.2　脑络瘀塞

5.2.1　病位　可见半身不遂、口舌歪斜、舌强语謇或不语、偏身麻木、神识昏迷等症。CT、MRI 检查可见梗死灶。动脉硬化性脑梗死可参考本证辨证。

　　病位评分:神识昏迷 6,口舌歪斜 4,舌强语謇 4,半身不遂 4

5.2.2　病性:

　　络气郁滞(4):心胸憋闷 3,善太息 3,情志抑郁 2,烦躁 2,头胀痛 1,脉弦 1

　　络气虚滞(4):乏力 4,气短 3,神疲 3,懒言 3,自汗 2,心悸 1,舌淡 1,脉弱 1

　　兼夹证:血瘀(3):舌紫暗或有瘀斑瘀点 3,口唇青紫 2,面色晦暗 1,脉涩 2;郁热(6):口苦 3,面红 3,目赤 3,口干 2,便秘 1,舌红 2,苔黄 2;痰浊(5):痰多 3,体胖 2,鼻鼾痰鸣 2,头重如蒙 2,苔白腻 1,脉滑 1;痰热(3):口苦 1,咳吐黄痰 2,便秘 1,苔黄腻 1,脉滑数 1;阴虚(5):五心烦热 3,潮热盗汗 2,腰膝酸软 2,眩晕 1,少苔或无苔 1,脉细数 2;阳虚(3):畏寒肢冷 2,面色㿠白 2,小便清长 2,便溏 1,舌淡胖 1,脉沉迟无力 12.3。

5.2.3　病人危险因素评分(参见附录 1 表 3)

5.2.4　病势(参见附录 2):

　　证候轻重判断:□轻度,□中度,□重度

　　病机趋势判断:□轻度,□中度,□重度

### 5.3　肢体脉络瘀塞

5.3.1　病位　可见患肢发凉怕冷、麻木、酸胀、间歇性跛行、剧痛、溃疡或坏疽、趺阳脉搏动减弱或消失等症。彩色超声多普勒、血管造影可见血管闭塞部位及程度。动脉硬化闭塞症 III 期可参考本证辨证。

　　病位评分:溃疡或坏疽 6,间歇性跛行 4,患肢疼痛 4。

5.3.2　病性

络气郁滞(5)：肢体胀痛 3，情志抑郁 2，烦躁 2，善太息 2，脉弦 1

络气虚滞(7)：乏力 3，神疲 3，气短 3，懒言 2，肤色苍白或苍黄 2，创口经久不愈 1，心悸 1，舌淡 1，脉沉细无力 1

兼夹证：血瘀(3)：舌紫暗或有瘀斑瘀点 3，肤色紫绀色或紫黑色 3，面色晦暗 2，脉沉涩 1；热毒(5)：烧灼感 3，，趾(指)红肿 2，遇热痛甚 2，，苔黄燥 2，舌红 1，脉弦数 1；痰浊(4)：肢体沉重 3，体胖 2，脘腹痞闷 1，苔白腻 2，脉弦滑 1；湿热(5)：疮面臭秽 2，心烦不定 1，便秘 1，体胖 1，苔黄腻 2，脉滑数 2；阴虚(4)：疮面干黑 2，五心烦热 2，舌红 1，少苔或无苔 1，脉细数 2 阳虚(5)：畏寒肢冷 2，遇寒痛甚 2，疮面淡红不鲜 1，小便清长 1，舌淡胖 1，脉沉迟无力 1。

5.3.3　病人危险因素评分(参见附录1表3)　分

5.3.4　病势(参见附录2)：

证候轻重判断：□轻度，□中度，□重度

病机趋势判断：□轻度，□中度，□重度

诊断：

中医辨证：

西医诊断：

## 附录 1 ："脉络—血管系统病"病理环节、病人危险因素及病势判别模型相关参数

### 表 1 "脉络—血管系统病"共性病理环节与相关疾病参照表

| 病理环节 | | 相关疾病 |
|---|---|---|
| 络气郁滞或络气虚滞 | | 血管内皮功能障碍 |
| 脉络瘀阻 | 心络瘀阻 | 冠心病心绞痛(除外变异性心绞痛) |
| | 脑络瘀阻 | 脑动脉硬化症 |
| | 肢体络脉瘀阻 | 动脉硬化性闭塞症 I、II 期 |
| 脉络绌急 | 心络绌急 | 冠心病变异性心绞痛 |
| | 脑络绌急 | 短暂脑缺血发作 |
| 脉络瘀塞 | 心络瘀塞 | 急性心肌梗死 |
| | 脑络瘀塞 | 动脉硬化性脑梗死 |
| | 肢体络脉瘀塞 | 动脉硬化闭塞症 III 期 |

### 表 2 病人危险因素评分表(依病人危险因素评分表逐项填写，计算危险因素总分)

| 病人因素 | 评分 | 0 分 | 1 分 | 2 分 | 3 分 | 4 分 | 5 分 |
|---|---|---|---|---|---|---|---|
| 年龄(岁) | □ | ≤39 | ~44 | ~49 | ~54 | ~59 | ≥60 |
| 收缩压(mm Hg) | □ | <120 | ~129 | ~139 | ~159 | ≥160 | |
| 空腹血糖(mmol/L) | □ | <5.6 | 5.6~ | 6.1~ | ≥11.1 | | |
| 胆固醇(mmol/L) | □ | <5.17 | 5.17~ | ≥6.20 | | | |
| LDL(mmol/L) | □ | <3.36 | 3.36~ | ≥4.14 | | | |
| HDL-C(mmol/L) | □ | ≥1.04 | <1.04 | | | | |
| 体质指数(Kg/m²) | □ | <24 | 24~ | ≥28 | | | |
| 吸烟 | □ | 无 | 有 | | | | |
| 缺乏活动 | □ | 无 | 有 | | | | |
| 情志失调 | □ | 无 | 有 | | | | |
| 饮食失调 | □ | 无 | 有 | | | | |
| 合计评分 | □ | | | | | | |

**表 3　病势判断模型相关参数列表**

| 病性 | 程度 | 证候轻重参数 | | | 病机趋势参数 | | | |
|---|---|---|---|---|---|---|---|---|
| | | C0 | C1 | C2 | C0 | C1 | C2 | C3 |
| 络气郁滞或虚滞 | 轻度 | / | / | ≤7 | −9.192 | / | 0.168 | 1.520 |
| | 中度 | / | / | 7~28 | −16.511 | / | 0.423 | 1.938 |
| | 重度 | / | / | ≥28 | −35.358 | / | 0.870 | 2.339 |
| 心络瘀阻 | 轻度 | −4.352 | 0.371 | 0.162 | −13.384 | 0.400 | 0.237 | 1.699 |
| | 中度 | −13.713 | 0.647 | 0.406 | −25.798 | 0.686 | 0.469 | 1.879 |
| | 重度 | −33.564 | 0.920 | 0.724 | −48.201 | 0.958 | 0.777 | 2.135 |
| 脑络瘀阻 | 轻度 | −2.461 | 0.202 | 0.052 | −9.821 | 0.204 | 0.088 | 1.310 |
| | 中度 | −8.070 | 0.386 | 0.207 | −17.693 | 0.383 | 0.241 | 1.511 |
| | 重度 | −25.681 | 0.635 | 0.455 | −37.061 | 0.629 | 0.483 | 1.677 |
| 肢体络脉瘀阻 | 轻度 | −3.938 | 0.398 | 0.151 | −15.616 | 0.457 | 0.199 | 1.823 |
| | 中度 | −10.729 | 0.668 | 0.344 | −26.047 | 0.725 | 0.397 | 2.099 |
| | 重度 | −27.155 | 1.008 | 0.631 | −46.394 | 1.092 | 0.689 | 2.305 |
| 心络绌急 | 轻度 | −5.797 | 0.518 | 0.157 | −14.397 | 0.587 | 0.196 | 1.715 |
| | 中度 | −12.835 | 0.745 | 0.384 | −27.937 | 0.839 | 0.435 | 2.261 |
| | 重度 | −29.553 | 1.034 | 0.698 | −48.519 | 1.128 | 0.773 | 2.471 |
| 脑络绌急 | 轻度 | −2.506 | 0.261 | 0.103 | −10.353 | 0.338 | 0.201 | 1.390 |
| | 中度 | −7.391 | 0.477 | 0.298 | −20.130 | 0.550 | 0.411 | 1.794 |
| | 重度 | −25.706 | 0.777 | 0.676 | −43.522 | 0.846 | 0.791 | 2.182 |
| 心络瘀塞 | 轻度 | −2.906 | 0.289 | 0.115 | −14.226 | 0.419 | 0.177 | 1.733 |
| | 中度 | −10.010 | 0.559 | 0.310 | −26.397 | 0.703 | 0.374 | 2.112 |
| | 重度 | −25.993 | 0.758 | 0.586 | −45.118 | 0.906 | 0.644 | 2.329 |
| 脑络瘀塞 | 轻度 | −2.126 | 0.177 | 0.112 | −10.513 | 0.190 | 0.195 | 1.466 |
| | 中度 | −5.895 | 0.348 | 0.271 | −18.246 | 0.373 | 0.370 | 1.764 |
| | 重度 | −21.665 | 0.623 | 0.611 | −40.767 | 0.681 | 0.745 | 2.090 |
| 肢体络脉瘀塞 | 轻度 | −11.213 | 0.714 | 0.208 | −23.228 | 0.821 | 0.227 | 1.790 |
| | 中度 | −23.425 | 0.976 | 0.427 | −38.893 | 1.109 | 0.457 | 1.992 |
| | 重度 | −45.196 | 1.204 | 0.725 | −67.292 | 1.381 | 0.762 | 2.315 |

　　将病位与病性中症状分级分值及病人危险因素得分分别代入证候轻重和病机趋势轻、中、重判别公式,以三者 Y 值最大者作为证候轻重和病机趋势轻、中、重度判定结果,如轻度 > 中度 > 重度则为轻度,余者类推。病势诊断模型相关参数列表中 C0 为常数项,C1 为病位评分,C2 为病性评分,C3 为病人评分;C0 参数值的轻度、中度和重度分别对应模型中的 C01、C02 和 C03,余类推。(络气郁滞或虚滞与内皮功能障碍阶段证候轻重判断 C0、C1 均为 0,判断界点表中已给出)

　　证候轻重判别公式:轻度:$Y = C01 + C11 \times 病位评分 + C21 \times 病性评分$

　　　　　　　　　　　中度:$Y = C02 + C12 \times 病位评分 + C22 \times 病性评分$

　　　　　　　　　　　重度:$Y = C03 + C13 \times 病位评分 + C23 \times 病性评分$

　　病机趋势判别公式:轻度:$Y = C01 + C11 \times 病位评分 + C21 \times 病性评分 + C31 \times 病人评分$

　　　　　　　　　　　中度:$Y = C02 + C12 \times 病位评分 + C22 \times 病性评分 + C32 \times 病人评分$

　　　　　　　　　　　重度:$Y = C03 + C13 \times 病位评分 + C23 \times 病性评分 + C33 \times 病人评分$

## 附录 2:中医症状分级判断标准

　　(参照《中医量化诊断》、《中药新药临床研究指导原则》等制定。)

### 1　病位症状分级标准

　　1.1　心络瘀阻/心络绌急(冠心病心绞痛/变异性心绞痛)

　　胸痛　轻度:每周 2~3 次典型心绞痛发作,每次持续数分钟,一般不需药物控制;中度:每天数次典型心绞痛发作,每次不超过 10 分钟,较重需药物控制;重度:每天数次典型心绞痛发作,每次持续 10 分钟以上,需药物控制,影响日常生活。

　　胸闷　轻度:轻微胸闷;中度:胸闷明显,时有叹息;重度:胸闷如窒,叹息不止。

　　心悸　轻度:数日一次,持续时间较短,不适感轻微;中度:一日数次,持续时间较长,不适感较明显;重度:持续不解,惕惕而动,难以平静,影响生活。

1.2 脑络瘀阻(脑动脉硬化症)

头痛 轻度:轻微头痛,时作时止;中度:头痛可忍,持续不止;重度:头痛难忍,上冲额顶。

健忘 轻度:偶见忘事,尚可记起;中度:时见忘事,不易记起;重度:转瞬即可遗忘,不能回忆。

肢体麻木 轻度:偶有麻木,数日一发,程度轻微;中度:时有麻木,一日一发或数发,尚可忍受;重度:持续麻木难以忍受。

眩晕 轻度:头晕眼花,时作时止;中度:视物旋转,不能行走;重度:眩晕欲仆,不能站立。

1.3 肢体络脉瘀阻(动脉硬化性闭塞症 I、II 期)

患肢麻木 轻度:较平素活动量增大时麻木;中度:平素状态下即时感麻木;重度:持续性麻木。

患肢疼痛 轻度:运动后劳累后出现疼痛;中度:静息状态下,间断出现疼痛;重度:持续性静息痛。

间歇性跛行 轻度:行走≥1 000 m 出现局部不适症状;中度:行走≥500 m 出现不适症状;重度:行走<500 m 即出现不适症状或活动即出现不适症状。

1.4 脑络绌急(短暂脑缺血发作)

一过性眩晕 轻度:头晕眼花,时作时止;中度:视物旋转,不能行走;重度:眩晕欲仆,不能站立。

一过性偏身麻木 轻度:偏身麻木较轻,轻触即有感觉;中度:偏身麻木较重,用力触之尚有感觉;重度:偏身麻木严重,触之完全不知痛痒。

一过性半身不遂 轻度:精细动作不能;中度:抬起困难;重度:活动不能。

一过性言语謇涩 轻度:构音不清,能分辨词句;中度:构音不清,不能分辨词句;重度:有发音,但不能说词。

1.5 心络瘀塞(急性心肌梗死)

心胸大痛 轻度:心胸大痛,尚能忍受;中度:心胸大痛,或向肩背发射,难以忍受;重度:心胸剧痛持续,甚至痛彻肩背,俯仰不安,有恐惧或濒死感。

心痛不休 轻度:胸痛发作,每次持续半小时左右,不用药物尚能忍受;中度:胸痛发作,每次持续数小时以上,较重需药物控制;重度:胸痛发作,每次持续 1~2 天以上,持续不解,需药物控制。

胸闷 轻度:轻微胸闷;中度:胸闷明显,时有叹息;重度:胸闷如窒,叹息不止。

1.6 脑络瘀塞(动脉硬化性脑梗死)

半身不遂 轻度:患肢可移动抬起,但不能抵抗外力,可屈指握空拳,踝趾尚可动;中度:患肢仅水平移动,不能抬起,指微动或屈指不及掌,踝趾不能动;重度:患肢任何轻微活动丧失。

口角歪斜 轻度:微歪,口角及人中似歪,一侧鼻唇沟稍浅,细察方得;中度:歪斜,口角及人中歪斜,一侧鼻唇沟变浅,明显异常;重度:极歪,口角及人中极歪,一侧鼻唇沟消失,常见流涎、口角不能闭拢等症。

舌强语謇 轻度:构音不清,能分辨词句;中度:构音不清,不能分辨词句;重度:有发音,但不能说出。

神识昏迷 轻度:迷糊,似睡非睡,状态朦胧,呼之即醒,深浅反射均正常;中度:昏迷,状似熟睡,呼之微应,深浅反射减弱,瞳孔对光反应存在;重度:昏迷不醒,昏迷极深,呼之不醒,深浅反射消失,瞳孔对光反应迟钝。

1.7 肢体络脉瘀塞(动脉硬化性闭塞症 III 期)

患肢疼痛 轻度:运动后劳累后出现疼痛;中度:静息状态下,间断出现疼痛;重度:持续性静息痛。

间歇性跛行 轻度:行走≥1 000 m 出现局部不适症状;中度:行走≥500 m 出现不适症状;重度:行走<500 m 即出现不适症状或活动即出现不适症状。

溃疡或坏疽 轻度:溃疡在表皮者;中度:溃疡在皮下及肌肉;重度:溃疡在肌肉深层,甚或肌腱骨间。

**2 病性症状分级标准**

2.1 实证类:

2.1.1 络气郁滞证

情志抑郁 轻度:情绪低落,言语减少;中度:忧郁寡言,表情淡漠;重度:悲观失望,沉默不语。

烦躁 轻度:心中略感烦躁,情绪偏急,尚能克制;中度:心中烦躁,情绪急躁,遇事不遂,即易动怒,较难克制;重度:心中极度烦躁,情绪暴躁,动辄恼怒。

善太息　轻度:偶有长声嘘气,数日一次,伴胸闷不适;中度:时有长声嘘气,一日数次,胸闷较明显;重度:长声嘘气不断,胸闷明显。

头胀痛　轻度:头略胀痛,时发时止,或绵绵发作,注意始得,作息略有影响;中度:头胀痛较重,时发时止,或持续发作,不意亦得,情绪不安,作息颇有影响;重度:头胀痛剧,痛势如裂,精神萎靡,或焦躁不安。

心胸憋闷　轻度:偶感心胸部位隐隐胀闷;中度:心胸憋闷,时作时止;重度:心胸持续憋闷胀痛。

肢体胀痛　轻度:较平素活动增大时,肢体胀痛;中度:静息时间断胀痛;重度:静息时持续性胀痛。

### 2.1.2　血瘀证

头痛固定、如刺　轻度:症状轻,时作时止;中度:持续不止,尚可忍受;重度:头痛剧烈,不可忍受。

胸痛如刺如绞、痛有定处　轻度:刺痛绞痛较轻,偶有发作,可自行缓解;中度:刺痛绞痛较重,时作时止,需服药缓解;重度:刺痛绞痛剧烈,持续不止,服药亦难以控制。

面色晦暗　轻度:暗而不垢,有光泽;中度:晦暗略垢,稍有光泽;重度:晦暗而垢,无光泽。

口唇青紫　轻度:唇微现青紫,色调如深静脉,隐隐约约,细察方得;中度:唇青紫较显,色调似浅静脉,稍察即得;重度:唇紫黑色,色调如美兰,一望而知。

肤色紫绀色或紫黑色或见紫褐斑(平卧位观察)　轻度:肤色紫暗,或见紫褐斑,患肢疼痛不剧;中度:肤色紫红,或见干燥、脱屑,疼痛较剧;重度:肤色紫黑、溃破,疼痛难忍。

### 2.1.3　痰浊证

头重如蒙　轻度:微觉头沉;中度:头重似蒙布;重度:头重如戴帽而紧。

痰多　轻度:恶心偶见痰涎清稀;中度:干呕时吐痰涎如唾;重度:呕吐痰涎量多。

鼻鼾痰鸣　轻度:鼻鼾痰鸣,声响不大,或为偶见,细察方得;中度:鼻鼾痰鸣,声响较大,或时有可闻,稍查即得;重度:鼻鼾声响,喉间痰多漉漉声,闻及旁人。

口粘腻　轻度:口微粘腻,不影响食欲;中度:口中粘腻,食欲下降;重度:口中粘腻难受,不欲饮食。

胸脘痞闷　轻度:轻微痞闷,时作时止,不影响工作及休息;中度:痞闷明显但可忍受,时作时止,影响工作及休息;重度:痞闷难忍,持续不解,常需服药缓解。

脘腹痞闷　轻度:脘腹痞闷,注意始得,短暂及过,或为偶发,食欲呼吸多无影响;中度:脘腹痞闷较重,不意亦得,呼吸欠畅,时欲叹息,恙多缠绵,有难受感;重度:痞闷极重,呼吸不畅,时欲叹息,情绪不安。

肢体困重　轻度:稍觉困重,不影响活动;中度:困重较明显,活动减少;重度:困重明显,不欲活动。

体胖　轻度:体重指数 > 25 kg/m²;中度:体重指数 > 30 kg/m²;重度:体重指数 > 35 kg/m²。

### 2.1.4　痰(湿)热证

咳吐黄痰　轻度:痰黄,昼夜 3 ~ 6 口;中度:痰黄,,昼夜 7 ~ 20 口;重度:痰黄,昼夜在≥20 口。

口苦　轻度:口中似有苦味,注意方得,或为偶发,味觉不鲜;中度:口中发苦,如苦果回味,不意亦得,历时较久;重度:口味甚苦,如含苦药,食欲常减。

疮面臭秽　轻度:略有秽臭,面近时可以闻得;中度:秽臭较重,面近时气秽触鼻;重度:秽臭极重,咫尺外亦可闻及,令人掩鼻而离。

### 2.1.5　火热证

口干　轻度:口微干,饮水量不增加;中度:有时口干,饮水量比平时增加 1/2 ~ 1 倍;重度:明显口干,饮水量比平时增加 1 倍以上。

面红　轻度:面微红赤;中度:面红明显;重度:满面通红。

目赤　轻度:轻微红赤;中度:目赤明显;重度:目赤如鸠眼。

心痛如灼　轻度:心胸隐痛有热感,偶尔出现;中度:心胸时痛有热感,尚可忍受;重度:心胸疼痛灼热感明显,难以忍受,持续时间长。

溲赤　轻度:小便稍黄;中度:小便短黄稍热;重度:小便黄赤不利灼热。

便秘　轻度:大便偏干,排便不畅,1 日 1 次;中度:大便坚实,排便较难,2 日 1 次;重度:大便燥结坚硬,排便艰难,3 日以上 1 次。

心烦不定　参见 2.1.1 烦躁。

便秘　参见 2.1.5。

体胖　参见 2.1.3。

### 2.1.6　热毒证

烧灼感　轻度:偶有烧灼感。数日一发;中度:时有烧灼感,一日数发,白天或夜间发作,尚可忍受;重度:持续性烧灼感,不分昼夜,难以忍受。

趾(指)红肿　轻度:趾(指)红肿不痛;中度:趾(指)红肿疼痛可忍受;重度:趾(指)红肿疼痛难以忍受。

遇热痛甚　轻度:遇热疼痛稍加重或热甚疼痛始加重;中度:遇热疼痛加重可忍;重度:遇热疼痛加重不可忍或稍遇热即疼痛加重。

## 2.2　虚证类

### 2.2.1　络气虚滞证:

乏力　轻度:劳则即乏力;中度:动则即乏力;重度:不动亦乏力。

神疲　轻度:精神欠佳;中度:精神不振,勉强坚持日常工作;重度:精神萎靡,不能坚持日常活动。

气短　轻度:活动后气短,气息浅稍短;中度:稍动则感气短,气息短促;重度:不动即感气短,气息浅而短促。

懒言　轻度:不喜多言,不问不答;中度:懒于言语,多问少答;重度:不欲言语,偶语

自汗　轻度:活动后微汗出;中度:不活动即皮肤微潮,稍动则汗出;重度:平素即汗出,动则汗出如水渍状。

面色淡白　轻度:略显淡白;中度:明显淡白,略有光泽;重度:苍白,没有光泽。

心胸隐痛　轻度:隐痛偶尔发作;中度:隐痛时作;重度:隐痛经常发作。

疼痛绵绵　轻度:偶有隐隐疼痛;中度:有时隐隐疼痛;重度:隐痛较明显或绵绵不休。

疮口经久不愈　轻度:疮口不愈超过 2 月;中度:疮口不愈超过 3 月;重度:疮口不愈超过 6 月。

肤色苍白或苍黄　轻度:皮肤略显苍白或苍黄,接近正常肤色;中度:皮肤苍白或苍黄;重度:肤色渐暗。

心悸　分极见 1.1

### 2.2.2　阴虚证:

五心烦热　轻度:心中微烦,手足心微热,或为偶发,细察方得;中度:心烦较甚,手足心发热,或有面热、口渴等症;重度:心神烦躁,手足心发烫。

潮热盗汗　轻度:入暮微热,寐中出汗,醒则汗止,汗量不多,或为偶见;中度:入暮发热,寐中出汗,醒则汗止,汗量较多,或为屡见;重度:入暮发热,寐中出汗,醒则汗止,汗量极多,湿透衣被。

目涩　轻度:偶尔干涩,可自行缓解,不影响视力;中度:间断性干涩,轻微影响视力;重度:经常干涩,严重影响视力。

口干　轻度:轻微口干咽燥;中度:口干咽燥,饮水可缓解;重度:口干咽燥欲饮水,饮而不解。

颧红　轻度:颧颜较常人略红,似有热象,细察方得;中度:颧红明显,如朝霞色,稍察方得;重度:颧赤如火,热象明显,一望可知。

面色潮红　轻度:面微红;中度:面红明显;重度:面红如妆。

眩晕　轻度:头晕眼花,时作时止;中度:视物旋转,行走不利;重度:眩晕欲扑,不能站立。

失眠　轻度:睡眠易醒,或睡而不实,每日睡眠 4～5 h,不影响工作;中度:每日睡眠 < 4 h,但尚能坚持正常工作;重度:彻夜不眠,难以坚持正常工作。

多梦　轻度:有梦,或数日一见;中度:梦多,或每日有梦;重度:睡即有梦,且多乱梦。

腰膝酸软　轻度:腰膝酸软轻微,不影响正常工作;中度:腰膝酸软较重,对工作略有影响;重度:腰膝酸软,影响工作生活,难以坚持。

疮面干黑　轻度:疮面干燥褐紫;中度:疮面暗黑;重度:疮面干黑如漆。

### 2.2.3　阳虚证(含亡阳)

肢冷　轻度:自不觉冷,摸之腕、踝关节以下有冷感;中度:自觉手足发冷,按之腕、踝关节上下有冷感;重度:自觉手足如冰,按之肘、膝关节以下厥冷明显。

畏寒　轻度:轻度畏寒;中度:畏寒较重,得温可解;重度:重度畏寒,得温不解。

冷汗　轻度:时有少量冷汗;中度:汗出较多,局部湿透衣服;重度:冷汗淋漓,汗出不断。

面色㿠白　轻度:面色略淡而浮,肤色较薄有光,细察方得;中度:面色苍白而浮,皮肤薄而有光,稍察即得;重度:面色极度苍白,皮肤薄而光亮,状如白蜡,一望而知。

神志模糊　轻度:淡漠倦睡,注意力不集中,思维欠清晰,呼之能应;中度:神志淡漠,思维不清晰,呼之反应减弱;重度:神志不清,呼之不应。

遇寒痛甚　轻度:遇寒疼痛稍加重或遇寒甚疼痛始加重;中度:遇寒疼痛加重可忍;重度:遇寒疼痛加重不可忍或稍遇寒疼痛即加重。

疮面淡红不鲜　轻度:疮面淡暗不鲜;中度:疮面淡红不鲜;重度:疮面淡白不鲜。

面浮肢肿　轻度:下肢或面目稍浮肿,按之微凹;中度:面目四肢浮肿,按之凹陷能起;重度:全身明显浮肿,按之没指,凹陷不起。

小便清长　轻度:尿色偏淡,略淡于浅黄色,24 h 尿量 2 000～2 200 ml;中度:尿清,似无黄色可见,24 h 尿量 2 200～2 500 ml;重度:尿清如水,全无黄色,24 h 尿量 >2 500 ml。

便溏　轻度:大便不成形,每日 3～4 次;中度:大便稀溏,每日 5～10 次;重度:大便如水样,每日 10 次以上。

# 理 论 研 究

# 从藏象研究的启示论经络研究的辩证思维

李恩

河北医科大学中西医结合研究所(石家庄,050017)

【摘要】 重温《黄帝内经》有关经络的论述,说明经络的涵意;回顾经络研究概况和困惑;从肾藏象的研究,提示藏象研究的指导思想,思考经络研究的思路和方法。

【关键词】 黄帝内经;经络;藏象;方法论

**Application of dialectial thinking in meridian research from the enlightenment of viscera-state study** *Li En . Institute of Integration of TCM-WM , Hebei Medical University , Shijiazhuang    050017 , China*

【Abstract】 This paper revisits the theories on meridians in *The Canon of Internal Medicine* and shows the connotation of meridians;It reviews general situation and perplexity about meridian research. According to the study of the viscera-state doctrine of kidney,which suggesting that the guiding ideology for viscera-state study and thinking of idea and method of meridian research.

【Key words】 The Canon of Internal Medicine;Meridians;Viscera-state;Methodology

经络学说是中医理论的重要组成部分。由于针灸的应用和推广,成为人们认识中医的最早使者。脏腑功能与络络有着密切的关系,构成脏腑功能体系的脏腑经络学说。

经络学说一直是中医界和中西医结合界同仁关注的热点,也是研究的难点。从总的来讲,它和中医理论体系的形成和发展有关。

首先,中医学是以阴阳、五行、天人相应的哲学思想为指导,而形成"哲学思想—理论体系—临床实践"为一体的独特中医学,这在其他科学是非常罕见的。如阴阳、五行、天人相应,本属哲学思想范畴,但它与人体结合起来,便构成了中医理论体系,如肾阴、肾阳;五行的金、木、水、火、土与心、肝、脾、肺、肾结合,说明脏腑的属性,而相生相克,说明其依存和制约的关系,又成为脏腑辨证施治,指导临床实践的法则;天人相应把人的生理和病理变化与四时、昼夜等天干地支联系起来,说明人与自然的统一性。其次,经络学说,现代研究的难点在于解剖形态学与经络功能学的兼容和矛盾,这个问题一直困扰着经络学的研究。第三,经络功能研究与"气"密切联系。"气"是什么? 中西医学认识歧义性较大,又为经络研究增加了一个新问题。

现代经络研究涉及范围很广,观点甚多。近来,赵洪钧编著的《回晔与反思中西医结合二十讲》[1],专门写了一讲《经络学说的原意和现代研究者的困惑》,做了较为客观地分析,可以参考。

## 1 从《内经》有关经络的论述看其原意

《黄帝内经》有关经络的论述,赵洪钧对"经络"一词作了一个统计[1]:《素问》中"经脉"出现了33次,经络出现26次;《灵枢》中"经脉"出现52次,"经络"出现31次。总共经脉出现85次,经络出现57次,该作者认为"经络"一词出现较晚,经络是经脉和络脉的简称。

经络的本意指的是什么? 下面摘录《内经》中10篇有关论述,了解其本意。

1."经脉者,所以行气血而营阴阳,濡筋骨,利关节者也"。(《灵枢·本脏》)

2."夫经脉十二者,内属于脏腑,外络支节"。(《灵枢·海论》)

3."脉者,血之府也"。(《素问·脉要精微论》)

4."黄帝曰:愿闻脉度。岐伯答曰:…此气之大经道也"。(《灵枢·脉度》)

5."经脉为里,支而横者为络,络之别者为孙"。(《灵枢·脉度》)

6."经脉者,常不可见,其虚实也,以气口知之,脉之见者,皆络脉也"。(《灵枢·经脉》)

7."经络之贯通,如环无端"。(《灵枢·邪气脏腑病形》)

8."心主身之血脉"。(《素问·痿论》)

9．"经脉十二者,伏行于分肉之间,深而不见;其常见者,足太阴过于外踝之上,无所隐故也。"(《灵枢·脉经》)

10．"胃之大络,外曰虚里,出于左乳下,其动应衣,脉宗气也。"(《素问·圣人气象论》)

从上所述,说明经脉或经络所指的运行气血的通道,实为现代的循环系统的血管和淋巴系统

《内经》中有关神经的内容主要在(《灵枢·经筋》)有所论述,其他有关与现代所说的神经相联系有待进一步探讨。

## 2　经络研究的目标与困惑及共对策

现代医学研究经络是以实体模型为出发点,把生命看成是一类特殊的物质实体,研究其结构与功能的关系[2],如从循环系统,神经系统等寻找其物质结构,说明其功能。主要表现在以下几个方面:

2.1　寻找人体特殊的经络独立结构　企图发现独立于目前解剖组织学之外的一新的组织结构,说明具有经络的特殊功能。但现在未找到与经络基本相符的未知结构。

2.2　经络与现代解剖生理学相对应研究经络其功能　先后研究了神经系统、血循环系统、结缔组织、组织间液(细胞间液)等作为经络传导气血的通道,从一个侧面说明与经络的作用有关,但仍有一些困惑的问题。如经络的基本功能为循环系统功能,却不能解释针灸效应;有人认为,针灸效应是在于刺激神经干上的敏感神经,解释其疗效为神经理论,但赵洪钧认为,如耳针、头针所刺部位,与十二脉、奇经八脉等毫不相干,还有阿是穴和经外奇穴也与经络无关。

有人认为[3],经络作为气血的通道实为组织间液,通过血液和淋巴系统的循环,把气血精微物质输送到细胞间液,作为中间站再与细胞内液进行营养物质和细胞内物质和能量代谢的产物进行交换,而营养全身,从一个侧面说明经络的功能。

2.3　从已知人体结构探讨未知功能　随着科学技术的发展,对生命科学的认识已进入微观世界,而且日益突出人体的整体性和组织器官相互依存与制约的协调关系,把宏观整体与微观局部结合起来认识生命现象,这正是现代人体实体模型与中医学把生命的基本特征看成是一种特殊现象的唯象模型有机地结合起来的典范,为经络进一步深入研究提供了思路。

《络病学》的建立,在经络学说指导下,发展了有关"络病证治"的理论体系[4]。提出了"气络"与神经、内分泌、免疫调节系统,与"脉络—血管系统",把当前经络研究有关循环和淋巴系统与神经调节系统有机的结合起来了。寻找和发现新的生命活性物质,将促进中医药现代化和整体医学的形成和发展。

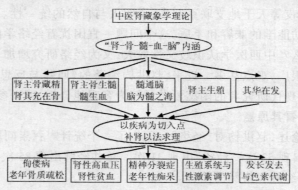

"肾-骨-髓-血-脑"一体论学说

## 3　藏象学研究对经络研究的启示

经络学的研究应从单纯的解剖形态学观点转变为对其功能体系的研究,做到与现代解剖学和生理学的统一。经络可能是已知的神经、血管、体液、内分泌系统以及还未发现未知生命活性物质等,诸多因素共同构成的综合功能系统。

作者通过40年来对中医肾藏象理论内涵的研究,领悟到:对中医藏象的研究要有所发现和创新,必须:以中医形象思维思辨学为指导,以中医基础理论为"体",以现代科学技术和方法为"用",以临床疾病为切入点,以"法"求"理",对能达到尊古而不泥古,创新而不离宗,在继承的基础上,得到发展和创新[5]。

通过中医肾藏象学理论研究,提出"肾—骨—髓—血—脑"一体论学说。可作为研究经络学说内涵和加

以类推扩展的参考。

**参考文献**

1 赵洪钧.回眸与反思中西医结合二十讲[M].安徽:安徽科学技术出版社,2007.111-129.

2 李思.中医学发展的方法与中西医结合研究定位——从"谁主神明"问题讨论引发的思考[J].中国中医基础学杂志,2004,10(6):19-24.

3 谢浩然.中医专科名医百家—经络气道创始人谢浩然论文选集[M].北京:中医古籍出版社,2003.12-16.

4 吴以岭.络病学[M].北京:中国中医药出版社,2006.325-334.

5 李恩.中医肾藏象理论传承与现代研究[M].北京:人民卫生出版社,2007.首页.

# Complementary alternative medicine and traditional Chinese medicine in the U.S. -Role of the theory of channels and collaterals

Chun-Su Yuan, MD, PhD

Tang Center for Herbal Medicine Research, University of Chicago, USA

There is enormous public enthusiasm for complementary aod alternative medicine (CAM) in the U.S. Traditional Chinese medicine (TCM) is an important component of CAM in the west. The TCM, which originated approx. 5 000 years ago and matured around 2 000 years ago, deals with human physiology, pathology, prevention, diagnosis and treatment of different illnesses. In contrast to western medicine, TCM has a more holistic view of the human body, and emphasizes individualization of patient treatment, based on body balance and mind-body interaction. The basic theory of TCM shows its unique understanding of the zang-fu organs, meridians and collateral channels, qi, blood and body fluids, and pathogeny. The theory of channels and collaterals is an important component of the theoretical system in TCM. This theory covers the physiological functions and pathological changes of the channels and collaterals, their interrelations with the zang-fu organs, and is essential in guiding clinical practice. Acupuncture is widely used in the U.S. and it is supported by modern research, while the theory of meridians and collateral channels is often used in acupuncture treatment. Herbal medicines and formulations are a major therapeutic modality in TCM. Most commonly used herbs in the U.S. are European herbs, supported by history of use and modern investigations. Although Chinese herbs are very well known, they have a much smaller U.S. market. The application of the collateral system of TCM in the different medical conditions in the U.S. is still in its early stage. This presentation summarizes several commonly used, important herbal medicines. While single herb and single compound approaches are in favor in the West, herbal formulation used in basic science research and clinical trials are discussed. Standardization strategies to improve herbal medicine quality are proposed. Therapies using herbal medicines based on their main actions in relation to zang-fu organs and channels are explored. The increasing attention currently received by TCM and its theories promotes TCM research in the U.S., and TCM's future depends on research supported development as well as healthcare policies.

Dr. Chun-Su Yuan is the Cyrus Tang Professor in the Department of Anesthesia & Critical Care, Pritzker School of Medicine, and Director of the Tang Center for Herbal Medicine Research, University of Chicago (Website: http://tang-center.uchicago.edu).

Dr. Yuan came to the U.S. from Shanghai, China in 1980 to enter a Ph.D. program at the University of Arizona. In 1983, he passed the U.S. medical board exams for foreign physicians, and started his medical practice in the U.S.

Since 1994, Dr. Yuan has been at the University of Chicago conducting clinical trials investigating the safety and efficacy of novel compounds for new drug development, especially methylnaltrexone for opioid bowel dysfunction (an indication for over $ 1 billion/year market). Methylnaltrexone, the first drug for opioid bowel dysfunction, was approved by the U.S. FDA in April 2008. (Disclaimer: The University of Chicago and Dr. Yuan stand to benefit financially from the development of methylnaltrexone.) Dr. Yuan has also been serving as a physician consultant for many major pharmaceutical companies, law firms, as well as U.S. government agencies.

Dr. Yuan's other major field of investigation is complementary and alternative medicine (CAM), especially herbal medicine research and development with several FDA INDs. He has over 200 publications related to herbal medicine and new drug development. Dr. Yuan also organizes CAM conferences in the U.S. and serves as the primary editor of the

Textbook of Complementary and Alternative Medicine, published by Parthenon/CRC in 2003, and the 2nd edition in 2006 by Informa Healthcare. In addition, Dr. Yuan is the Editor-in-Chief of the American Journal of Chinese Medicine (impact factor 1.12), the oldest alternative medicine journal in the U.S.

# 络病理论与应用研究述评

## 李澎涛

### 北京中医药大学(北京，100029)

**【摘要】**　回顾了络病理论及应用研究的发展历程,并指出了下一步主要研究方向。

**【关键词】**　络病理论;应用研究;述评

**The review on the collateral disease theory and application research**　*LI Peng-tao . Beijing University of TCM , Beijing 100029 , China*

**【Abstract】**　This article reviews the development of the collateral disease theory and application research, and points out the direction which will be done next.

**【Key words】**　Collateral disease theory;Application research;Review

络病理论源于春秋战国时期的《黄帝内经》络脉学说,至清代叶天士针对临床久病难治的状况提出"久病入络"、"久痛入络"学说及相关治法,络病之病机初露端倪。但是,长久以来有关络病的认识仅停留于此,并未在临床应用和理论研究上获得深入发展。近年来,随着一些重大难治病、疑难病对临床困绕的加重,特别是一些复杂性疾病的产生,原有中、西医理论和诊疗手段难以有效解决临床问题,一些新的学说和治疗手段不断涌现。络病的临床实践、系统研究和治疗药物开发,伴随着临床的需求而发展,并日臻完善,形成了一个源于古代,而具有现代生物医学特征,可有效解决临床困境问题的新的医学理论。

## 1　理论研究发源

王永炎院士针对中风病临床的困境问题,在有效解决痰热腑实证候使中风病病死率大幅度下降后发现,获得救治的中风病患者的致残率未获得显著降低。进而大量临床实践总结显示,络病发生与发展在本病的病机演变中,占据了核心地位。进一步观察发现,经典的痰浊、瘀血阻滞络脉不是本病络病产生的核心因素,活血化瘀治疗不能够有效解决该络病的病理过程。临床表现和大量现代病理学研究显示,内生毒邪在中风病络病病机演变中起到了关键性作用,提出了从络脉和毒邪治疗中风病的临床突破点。

与此相应,吴以岭教授对心血管疾病,特别是缺血性心脏病的实践观察发现,从血瘀症和活血化瘀治疗出发的临床治疗方案和方药,临床疗效并不理想。进而观察显示,缺血性心脏病络脉拘急而致不通,是该病发病和发展的核心机制。挖掘古今文献临床和理论研究成果,结合自己的临床实践,提出了搜风解痉通络的治疗大法,创制通心络胶囊,在缺血性心脏病临床上显示了优良的疗效,实现了该病治疗的本质性突破。

## 2　理论创新与实践

络病理论指导的临床实践再次显示,该理论在解决当前心脑血管疾病方面具有显著的优势和特色,它不仅是中医药临床应用理论的深化和发展,还与现代医学理论相得益彰,互为补充,将在重大难治病的研究与临床上发挥创新与发展的推动作用。

我们将王永炎院士关于中风病的络病病机认识,从"毒损脑络"理论出发,从临床实践和现代病理学研究的深入认识上,阐明了"毒损脑络"病机的理论内涵和应用原则。认为中风病"毒损脑络"病机的理论内涵为络损神伤、营卫失和互为因果,其现代生物学基础是脑缺血性炎性反应级联病理过程。这一认识的创新性在于:(1)提出针对"毒损脑络"这一中风病发病和损害的最直接病机的核心治疗环节是解毒通络、调和营卫,与从整体上平熄风火、调理气血、祛痰化瘀互为补充;(2)提出优先解决缺血性中风的炎性反应级联损害过程是减轻早期脑水肿、神经元坏死及有效阻抑迟发性神经元死亡的重要途径;(3)提出改善脑损伤后神经元信息联系再建的脑微环境改变,是促进神经元突起再生和突触再建,影响神经元机能可塑性变化,实现良好康复的重要环节。该病机认识创新了中风病疏通络脉的理论内涵及其方法,有效地指导临床治疗,提高了中风病急性期的治疗效果,相关论文被他引125次。并指导开发了治疗脑梗死的"通络救脑注射液"和治疗脑出血的"安宫清开灵注射液"。上述研究成果获得了国家科学技术进步二等奖。

与此同时,缺血性心脏病从络病论治的临床和基础研究,也实现了理论的飞跃性发展。吴以岭教授领导的学术团队,在络脉拘急病机基础上,广泛实践和探索,从络脉生理功能及络病发病、病机、辨证、治疗等多层次,总结络病发病及病机特点,阐明了络病八大基本病机变化,创立"络病辨证六要"及"络病以通为用"的治疗原则,归纳络病病机为络气郁滞、络脉瘀阻、络脉绌急、络脉瘀塞、络息成积、热毒滞络、络脉损伤和络虚不荣等八大病机与证候特征。并从心脏疾病的整体性角度,进而研发了抗心律失常的参松养心胶囊、治疗慢性心力衰竭的芪苈强心胶囊,扩展了络病理论的应用范围。通络治疗的作用途径研究显示,在"脉络—血管系统病"中的生物效应为:明显改善血管内皮细胞功能;延缓动脉粥样硬化进程,抑制内膜增殖及再狭窄,稳定易损斑块;缓解血管痉挛,保护缺血再灌注后微血管结构和功能完整性,减少缺血区无复流区面积,抑制心室重构,缩小心肌梗死面积等。进而总结临床疗效和病证演变特点,首次提出了络脉绌急—血管痉挛—血管内皮功能障碍紧密关联的创新性中西医结合点。该理论体系的所阐发的学术思想和实践结果,获得国家科学技术进步二等奖,充分表明了该理论学说在推动中医理论发展和创新中的作用。应该说,至此络病理论已经形成了较为完善的理论体系。

## 3 理论丰富与拓展

络病是不同于血瘀症的病机演变过程。由于痰浊和瘀血常常作为广义的经络阻滞不通因素而解释发病过程,因此,界定络病与痰浊瘀血病机之内涵十分必要。络病与血瘀证的本质性区别在于络脉的损伤与否。

血瘀证重在络脉气血出入盈虚交替状态的异常,痰浊、瘀血或在络中或在络外,阻滞了络脉的畅通。痰浊或瘀血并非产生于局部,而是由脏腑气化或经脉气血运行异常所产生并阻滞于络脉局部,导致血络和气络的异常状态,从而表现为疼痛或肿胀。其现代病理学基础是血液流变学异常、血管调节物质代谢紊乱和组织间异常物质的沉积等,导致的脏器缺血反应和组织肿胀。一旦痰浊、瘀血获得清除,则络脉常可较快畅通而恢复脏腑、肌腠之荣养。故属于易治之病机,如临床之头痛、眩晕、胸痹憋闷、胁下痞满及各种脏器、肢体疼痛等病症。

络病重在络脉受损,是属络脉本体损害之病机。是多种因素导致络脉拘急、虚滞和盈虚交替异常,气络与血络功能受损而导致的气血敷布及营卫交会之异常,从而表现为神气游弋及气化之障碍。其现代病理学基础是微炎性反应或微血管病变等导致的脏器实质细胞缺失和微血管物质交换异常。即使导致络脉损伤之致病因素获得清除,该络脉之修复也难以获得迅速实现,此为该病机病症难治之关键,如临床之心痛、痴呆、中风智障、臌胀、喘憋和尿毒泛溢等病症。

基于上述分析,络病与血瘀证病机在通络治法上具有显著的不同。针对瘀血阻络的化瘀通络治法重在祛痰或活血,如祛痰之胆南星、白附子、半夏,活血之红花、桃仁、赤芍等;并辅以行气和血之法,如川芎、枳壳、当归等。其中调谐脏腑之气机常作为祛痰或活血的治本之举,如茯苓、白术、陈皮健脾化湿断生痰之源,柴胡、郁金、川楝子疏肝理气壮血行之根等。针对络病之通络治法则重在调和营卫之枢机,并兼以养血和络。根据火毒损络之轻重常选用凉血解毒散结的生栀子、解毒养血和络的丹参、解毒和络的三七以及凉营解毒的牛黄等从营血角度解毒;从络脉虚滞角度,选用扶助正气、托里护卫的生黄芪、生甘草等,从宣行卫气而畅通营卫之枢机,使络气获得畅行。

在上述理论拓展基础上,应该进一步从络病出发,开展其他脏器的难治病的研究。综观临床需求,我们拟开展和开展了以下研究工作。

### 3.1 毒损肺络病机与严重肺损伤

一般来说,对于肺之疾病多从肺气之改变认识其病机转变,如肺气不宣、肺失肃降、肺气壅实及肺气虚乏等,即或肺阴不足导致的咳喘或肺络损害之咳血也多从肺气失于肃降论治。由此所建立的相关治法在多数肺疾患,如肺炎、支气管炎、哮喘初期等的治疗中显示了可靠的临床疗效,但是,对于严重的肺疾患如急性肺损伤、哮喘重症等的治疗则力不从心。诸如此类病症实为肺体的损伤而导致了肺宣发肃降功能的严重损害。肺为娇脏,朝百脉,并为天阳之气与水谷精气合为宗气之所,宗气乃胸中大气,为呼吸和肢体运动的原动力。而天阳之气来自于肺之纳入在脉外,水谷精气由脾气散精上归于肺在脉中,两者合和之所在肺中之络脉。外感之热邪或寒邪化热过甚,寒邪束肺日久,以及素痰伏积等,均可导致肺体损伤肺络不畅,营卫交会受阻,卫气壅滞化生火毒而损伤肺络,致宗气生成受阻,从而出现呼吸困难喘憋、少气不足以息、体倦乏力以及水道不通的少尿或无尿;同时,因营卫失和,故伴发畏寒身热、自汗等症状。其病理学基础为肺部发生的以肿瘤坏死因子-α 为核心的炎性细胞因子的瀑布式反应对肺泡壁的损伤,肺泡壁毛细血管损伤和肺渗出吸收困难导致气体交换障碍发生低氧血症,见于各种原因引起的急性肺损伤和COPD。解毒通络治法可有效地改善这种病理状态,与针对导致肺气失于宣肃的病机治疗相辅相成,能够显著提高该类疾病的临床疗效。

3.2　毒损肝络病机与肝硬化门脉高压症　　肝硬化是由慢性病毒型肝炎、脂肪肝、酒精与药物等化学性因素导致的肝损伤等迁延不愈发展而来。各种肝损伤的核心病机是脾虚、湿阻、肝郁,历来认为这种病机导致了湿阻血瘀,最终形成肝硬化的病理改变,并将继发的门脉高压症所出现的脾肿大、腹壁静脉怒张等臌胀病变归咎于瘀血阻络之病机。但是,三十余年来的临床实践证实,根据上述病机特征所采用的中药治疗对于改善肝硬化患者的主观症状和体质状态有一定的疗效,却并未使肝硬化的病理进程特别是门脉高压症的发展获得有效的阻抑。现代病理学研究表明,肝硬化门脉高压症不仅是胶原纤维增生分割肝小叶导致肝内血管系统循环异常所致,肝窦内皮细胞受炎性细胞因子刺激而发生肝窦毛细血管化成为肝硬化门脉高压症的更为难以阻抑发生的病理基础。其中的重要发现是转化生长因子 β 为促发胶原纤维增生与肝窦毛细血管化共同的重要刺激因子,而具有解毒通络作用的丹参对该病理过程显示了有效的阻抑作用。因此可以认为,湿阻、肝郁导致了肝络瘀阻,卫气壅滞化生火毒损伤肝络,而肝为藏血之器官,肝络损伤则郁闭,故出现胁下痞块、腹壁青筋暴突,络破则出血量大而色鲜,气郁则臌胀难消,解毒通络之治法取得了良好的临床疗效。但是,当今临床根据现代病理学对肝硬化腹水的认识采用利水之治法脱离了基本病机认识,不仅腹水不消并出现严重的阴虚表现,使得病机更为复杂。

3.3　毒损肾络病机与氮质血症　　氮质血症以及进一步发展到尿毒症是多种肾脏疾病晚期的结局。主要临床表现为乏力萎靡、心悸自汗、少尿或尿多,夜尿频,时有低热,并可见口中异味、身痒、头痛等症,舌淡苔腻,脉细或濡。对此,多数学者从脾肾阳虚、湿蕴三焦病机论治[14],甚至采用大黄等泻下浊毒之治标之法。实践表明,上述认识思路能够有效地改善部分症状,但是对于病情的进展并未获得有效的阻抑。已故著名中医学家赵绍琴教授在氮质血症及尿毒症的治疗上,则擅长以温病学中的卫气营血理论为指导尤有独到见解[15],在此理论指导下的辨证治疗有效地控制或逆转了该病理进程。比较分析发现,前述氮质血症临床表现实为营卫失和之征象,且凸现了卫气敷布受阻,温煦与气化失常的特征。其病机转化实为湿浊蕴结日久致肾络瘀阻,卫气壅滞化毒损伤肾络而形成上述营卫失和的恶性循环病机。其现代病理学基础是慢性肾病肾组织转化生长因子 β 和衍生血小板转化生长因子对肾小球毛细血管基底膜和肾间质毛细血管的广泛破坏。在治疗上,采用生黄芪、丹参、栀子等解毒通络治疗取得了较好的实验室和临床研究结果。

　　可以预见,络病理论将在广泛的领域获得实践和发展,将在推动临床重大难治性疾病治疗上发挥显著的指导作用。

# 对络脉及络病实质的探讨

郭海　龚婕宁　杨进

南京中医药大学(南京,210029)

【摘要】　探讨络脉理论的内涵,认为络脉就是人体具有网络状特点的系统事物,精气神理论和系统藏象学理论对络脉理论具有一定的启示作用,进一步对络脉理论进行分析,认为络脉理论的系统网络观可以揭示许多中医药治疗疾病的机理,进一步深入研究可以为许多疾病的治疗找到更为有效的方法。

【关键词】　精气神理论;系统藏象学;络脉;系统网络

Investigation on essence of collaterals disease and collaterals　GUO Hai, GONG Jie-ning, YANG Jin. Nanjing TCM University, Jiangsu, Nanjing　210029, China

【Abstract】　To investigate the intension of collateral theory and consider that the collateral is the systematic substance which has network structure in human body. The theory of the manifestations of organs and vital substance has enlightenment effect to a certain degree for Luobing theory. Through further analysis, we considered that the point of view of system network of Luobing theory could bring to light of many mechanisms of TCM in treatment of diseases, further study could find more effective way to treat many different diseases.

【Key words】　Essenle qi and spirit theory; System viscera; Collateral; System network

精气神理论是中医的三维观,系统藏象学理论是中医的系统论,二者对于络脉和络病理论的研究具有重要的启发作用,作者对精气神理论、系统藏象学理论以及络脉和络病理论相互关系进行了深入思考,略有所见,愿与各位同道共享。

## 1　络脉理论的内涵

络脉和络病学说是中医理论体系中一门独特的学说,但长期以来络脉学说的内容未被广大临床医家重视,直到近年来吴以岭教授总结并创立了现代的络脉和络病学说,才使传统的络脉和络病学说具有了独特的学术价值和广泛的指导意义。虽然络脉和络病学的研究已经取得了巨大成就,但络脉和络病的许多深层涵义却有待于进一步揭示和阐明。络脉在中医理论中多有记载,不但有别络、孙络、浮络和缠络之异,还有气络、血络以及广义、狭义之分。目前较为统一的认识是络脉有网络的含义,如张立平[1]认为络脉纵横交错,网络全身。王永炎等[2]认为络脉是干支成丛,络中有络、层层叠叠的细密网络,络脉在其形态学上表现为一个网络系统、三维结构。在空间层面上,纵横交错,相互贯通,缠绕成网络。吴以岭[3]也认为络脉结构特点支横别出、逐级细分、络体细窄、网状分布。络脉是广泛分布于脏腑组织间的网络系统,是维持生命活动和保持人体内环境稳定的网络系统[4],可见众多学者都认为络脉的内涵实际是指人体具有网络状特点的系统事物。

## 2　精气神理论与系统藏象学理论对络脉理论的启示

精气神理论、系统藏象学理论和络脉理论都是中医学的瑰宝,三种理论可相互启发,推动中医理论的创新发展。

**2.1　精气神理论的内涵**　精气神理论是中医基础理论的重要组成部分,实际上是中医的物质-功能-精神三维观。精气神理论认为精是人体的物质本原和生命活动的物质基础,人体是在"精"的基础上产生的。精包括形体脏器组织、生殖之精、水谷之精、脏腑之精、血、津、液。精实际指中医学生命物质,是从物质的角度对人和生命的解释。气是生命物质具有的功能或者事物永恒运动的特性[5]。神是生命活动的主宰和生命活动的外在体现。在精气神三者中,精具有气的功能,是言物质而寓功能,同时精也内含有神。气以精为物质基础,是言功能而寓物质,精和气都可以通过神表现出来。如有的学者认为精、气、神三者虽关系密切,但在概念上却泾渭分明,简言之:精指物质基础,气指功能活动,神指其外在表现[6]。中医学通过精气神三维观把人体视为"精气神"三位一体的巨系统,认为人的全部生命活动就是精气神之间的相互作用。精气神是生命活动的基本形式和内容,在正常生理情况下,是相互对立又相互依存,处于一个有利于生命活动的相对平衡的协调状态,如果精气神不能相互为用则会导致疾病的产生,也就是说,疾病状态就是精气神各自内部和相互间的不和谐。根据精气神理论,把人体的疾病大致划归为三大类,精病以物质变化为主,包括脏腑形体组织疾病、血病、津液病、和生殖之精引起的疾病、脏腑之精引起的疾病、水谷之精引起的疾病等;气病以功能变化为主,包括由于气的化生不足或耗散太过而致功能的不足、减退、失常与紊乱等。神病以精和气的异常为基础,包括精神活动异常和感觉、思维等精神情志活动异常,以及生命活动外在表现的异常等疾病。疾病的转化规律通常是由气(功能)病开始,由于气与精和神的关系极为密切,因而在气病的情况下,必然会逐渐影响及精和神的异常。气(功能)病逐渐向精(物质)病转化而逐步加深加重,在这个过程中,神的失常也由轻转重,甚至出现脑所藏之精的异常而导致脑病。

**2.2　中医系统藏象学的内涵**　中医系统藏象学认为通常所讲的肝、心、脾、肺、肾皆指的是系统。各系统既有宏观的系统功能结构,也有着微观的子系统及脏腑组织。通常所讲的心主血脉,主神志功能实际上是心系统的功能,它从解剖学上包括了现代医学心(脑主要言功能)系统、心脏、脉管血液循环系统、淋巴系统、舌味觉系统等子系统。肺系统的肺主气、主宣发和肃降、通调水道、肺朝百脉、主治节功能主要指系统功能,解剖上包括了现代医学的肺呼吸系统、纵隔、甲状腺、甲状旁腺、胸腺、扁桃体等子系统;脾系统的主运化、主升清、主统血主要指系统功能,解剖上包括了现代医学脾、消化系统、胰腺、肌肉系统、腹膜等子系统;肝系统的主疏泄、主藏血功能主要指系统功能,解剖上包括了现代医学的肝、胆、肝外胆道系统、眼视觉系统等子系统;肾系统的藏精、主水、主纳气功能主要指系统功能,解剖上包括了现代医学的骨骼系统、肾、肾上腺、膀胱、泌尿系统、生殖系统、耳听觉系统、神经系统、脊髓、脑(主要从结构言)等子系统,对于这些大系统中子系统的解剖及生理功能的认识都与现代医学基本相同。系统藏象学认为人体是一个有机整体系统,肝、心、脾、肺、肾是二级系统,构成人体的各个脏器、组织或器官是二级系统的子系统,各系在结构上和功能上是不可分割的,每个脏腑系统各自有不同的功能,又有整体系统活动下的分工合作,人体正常生理活动,一方面,要靠各脏腑组织系统发挥自己的功能,另一方面,又要靠脏腑系统间相辅相成的协同作用和相反相成的制约作用。各脏腑组织系统及其相互间的关系则体现了网络状联系。

**2.3　对络脉理论的启示**　精气神理论是中医的三维观,精主要是指物质,气主要指功能,神为生命主宰和外在表现。精气神理论对络脉和络病理论具有一定的启发作用,据此全身的络脉可分为精络、气络和神络,也可以称为物质络、功能络和精神神经络。精络包括形体脏器组织络、生殖之精络、水谷之精络、脏腑之精络、血络、津络、液络等。气络和神络也包括许多具体的分类。人体可视为精络、气络和精神神经络三位一体的巨系统,认为人的全部生命活动就是精络、气络和精神神经络之间的相互作用和相互支持为用。在正常生理情况下,三者既相互对立又相互依存,处于一个有利于生命活动的相对平衡的协调状态。如果精络、气络和神络不能相互为用则会导致疾病的产生。根据精气神理论,把人体的疾病大致划归为三大类,精络病以物质络变化为主,气络病以功能络变化为主,神络病以精络和气络的异常为基础。疾病的转化规律通常是由气络(功能络)病开始,由于气络(功能络)病逐渐向精络(物质络)病转化而逐步加深加重,在这个过程中,神络的失常也由轻转重,甚至出现脑络病。

　　精气神理论与系统藏象学理论结合,则可将人体络脉进一步具体化。如肾系统所包括的肾脏的络脉简称肾脏络,可分为肾脏精络、肾脏气络、肾脏神络。肾脏精络包括了肾脏血络,肾脏脏络和肾脏细胞及细胞间络以及肾脏津液络、肾脏产生精微物质的网络等。肾脏血络指肾脏的动静脉及循环系统,肾脏脏络包括肾脏的皮质和髓质及肾小体与肾小管、锥体组成的网络系统。肾脏细胞及细胞间络指肾脏的细胞内部的网络系统(肾脏胞内络)和各个细胞间组成的网络系统(肾脏细胞间络)。有些肾脏组织可能具有多重的作用,同时属于多个网络系统。吴以岭教授[4]认为肾脏中脉络,在输布血液功能共性的同时,因其与其他脏腑生理功能不同,而突出表现在津血互换、营养代谢两个方面。肾脏作为人体主要的代谢器官,肾小球选择性的滤过血中的水分和小分子物质,同时阻止血液中的有形成分和血浆中的大分子滤出,与上述肾络的功能相符。肾脏气络实指的是肾脏内分泌、免疫等相关的调节网络,中医认为发挥着温煦充养、防御卫护、信息传达、调节控制的作用,可实现脏腑间信息传递与功能协调,维持机体内外环境的稳态。吴以岭教授也认为气络与神经、内分泌、免疫(NEI)网络具有高度相关性和内在一致性。神经、内分泌、免疫3个系统通过各种神经递质、神经肽、细胞因子、激素等进行信息沟通,其细胞表面都有接受这些分子信息的受体,同时也能分泌这些信息分子,从而使三大功能系统形成人体稳态机制的多维立体网络结构。肾脏精络所具有的功能也是肾脏气络的一部分。肾脏神络指肾脏的神经精神网络调控系统。

肝系统所包含的肝脏所具有的络脉称为肝脏络,包括肝脏精络、肝脏气络和肝脏神络。肝脏精络包括了肝脏血络、肝脏脏络、肝脏细胞及细胞间络以及肝脏津液络、肝脏产生精微物质的网络等。肝脏血络指肝脏的动静脉即微循环系统和门脉网络系统等,肝脏脏络包括肝脏的细胞组织形成的肝小叶等组成的网络系统。肝脏细胞及细胞间络指肝脏的细胞内部的网络系统(肝脏胞内络)和各个细胞间组成的网络系统(肝脏细胞间络)。肝脏气络指肝脏的内分泌、免疫等相关的调节网络以及肝脏精络所具有参与蛋白质、脂类、糖类和维生素等物质的合成、转化与分解,以及参与激素、药物等物质的转化和解毒,还包括分泌胆汁,以促进脂肪的消化和吸收,具有吞噬、防御以及在胚胎时期造血功能等网络系统的功能。肝脏的神络指肝脏的神经精神网络调节系统。有些肝脏组织可能具有多重的作用,同时属于多个网络系统。与此同类,其他脏腑也都具有这些类似的网络结构。

中医学历来非常重视人体本身的统一性、完整性及其与自然界的相互关系,认为人体是一个有机整体的网络系统,构成人体的各个脏器、组织或器官同样也是小的网络系统,每个网络系统既有各自不同的功能,又有整体网络系统活动下的分工合作,人体正常生理活动,一方面,要靠各脏腑组织网络系统发挥自己的功能,另一方面,又要靠脏腑网络系统间相辅相成的协同作用和相反相成的制约作用。络病的实质就是个网络系统及相互之间协调关系的紊乱,如王永炎院士认为络病的实质是网络功能或/和结构的失常[2],而络病治疗的根本目的在于保持络脉通畅以恢复其正常功能[3]。

2.4 对系统网络的现代研究 现代医学不仅已经证明了中医系统网络存在的客观性,而且对部分进行了深入研究,正成为科研的热点。如在传统心脏血管网络和普肯耶纤维网的基础上,最近又发现提出了心肌胶原网络,认为心肌胶原网络是一个具有三维空间的连续性网络骨架[7],Weber在总结他人研究成果后将心肌胶原网络(CCN)分为肌外膜胶原网络,肌束膜胶原网络,肌内膜胶原网络3部分,共同维持了心脏结构和功能的完整性。肌外膜CCN分布于心外膜及内膜下,包绕整个心肌,对抗拉力,保护肌节,避免其过分拉长而断裂。肌束膜CCN分布于肌束之间,使心肌纤维排列整齐,防止滑落,从而使得整个心肌收缩、舒张协调,肌内膜CCN则包绕各个心肌细胞及其临近毛细血管,在心肌细胞表面与心肌内骨架系统联结,后者与心肌细胞舒缩僵硬度有关。心内膜CCN尚可能为心肌主动舒张提供能量。胶原蛋白是心肌胶原网络的主要成分。心肌胶原网络在心血管疾病及其并发症的发生、发展过程中所起的作用日益受到重视。

细胞因子是一类由免疫细胞(淋巴细胞、单核巨噬细胞等)和相关细胞(成纤维细胞、内皮细胞等)产生的调节细胞功能的高活性蛋白质多肽分子。由于一种细胞可以产生多种细胞因子,一种细胞因子具有多种生物学活性,多种细胞因子之间存在着生物学活性的相互增强或相互拮抗。它们的这种相互作用可以通过影响免疫细胞及相关细胞分泌细胞因子的种类和数量、诱导靶细胞膜上受体的表达以及结合不同的受体等方式来实现。因此,机体内总是多种细胞因子共同存在,并且通过相互作用而形成一个极其复杂的细胞因子网络。体内某种生物学效应的产生总是多种细胞因子综合作用即细胞因子网络作用的结果,单一细胞因子的生物学效应总是通过其对细胞因子网络的影响来实现。在正常情况下,体内各种细胞因子之间的比例(即细胞因子网络的构成)和作用处于一种相对稳定的动态平衡状态中。而在疾病状态下,这种平衡状态受到破坏,细胞因子网络的调节失衡可能参与了多种疾病的发生和发展。

杨震等[9]研究了慢性心力衰竭细胞因子网络的变化及其与心功能的相关性,认为慢性心力衰竭时细胞因子网络处于失衡状态,炎症因子升高而抗炎因子相对或绝对不足。刘勇军等[10]对休克时肠、肝、肺细胞因子及其网络调节研究,认为细胞因子在休克导致的多器功能障碍综合征(MODS)和急性呼吸窘迫综合征(ARDS)中起重要作用,是全身炎性反应综合征(SIRS)的重要炎性介质,肠、肝、肺是细胞因子的重要释放器官和靶器官。细胞因子在休克后肠、肝、肺病理变化过程中形成复杂的调节网络。研究发现以IL-1、TNF-α和IL-6为代表的炎症因子网络与许多疾病的发生发展密切相关[11]。慢性肝病研究发现因引起慢性肝病的原因不同、肝脏病变程度的不同,细胞因子网络的构成及其作用所产生的生物学效应也不同。总之,在体内由于多种细胞因子相互作用的细胞因子网络的存在,一种细胞因子的减少必然会引起某几种细胞因子的增多或减少[12~14]。

《细胞》杂志发表了耶鲁大学医学院和克里特大学医学院的研究者的研究成果,首次阐明可改变脑高级网络连接强度的分子机制。此项研究不仅证明了人脑认知网络的存在,而且将有助于了解对正常老化的认知缺陷、精神分裂症、双极紊乱和多动症的认知改变等神络疾病。细胞信号转导是近年细胞生物学、分子生物学和生物医学领域研究的热点之一。信号转导异常与恶性肿瘤、生殖与发育、心脑血管疾病、糖尿病、神经精神疾病以及免疫性疾病的发生、发展和预后直接相关。随着我国人口的老龄化,这些疾病的发病率呈逐年上升趋势。针对这些疾病的发病机理及治疗研究是国内外生命科学的重点研究领域。疾病相关分子机理的研究也是新药研究过程中的重要环节,将为创新药物提供主要理论依据和关键技术。华东师范大学生命医学研究所建立了细胞信号网络研究技术平台,对人类重大疾病相关信号网络研究具有重要的理论与实际意义。它围绕国家科技发展中长期目标,瞄准生物医学学科前沿研究领域——细胞信号网络研究,运用生命科学新的理论和技术,揭示细胞信号网络及其相互关系,阐明重大疾病的发病机理。我们最近研究了养肺活血方及其拆方对博莱霉素致大鼠肺纤维化过程中结缔组织生长因子(CTGF)、核转录因子-$\kappa$B(NF-$\kappa$B)、转化生长因子-$\beta$(TGF-$\beta$)、丝裂素活化蛋白激酶 ERK1/2(MAPK ERK1/2)、FAS/FASL 等的信号转导通路表达的影响,初步认为它们相互之间具有一定的网络调节关系,一定程度上也证明了中医络脉和络病学说的科学性。

这些现代研究不仅证明了中医系统网络的客观存在,而且也从更深层次上阐明了某些中医系统网络的功能,更证明了中医理论的科学性。

## 3　络脉应用价值

从以上可见,络脉在人体各脏腑组织功能及其结构形态组成和功能都各有不同,络脉及络病的研究应该更深入到具体的脏腑组织功能及其结构形态组成和功能,才能将中医络脉及络病理论的研究推向微观化和更高层次的宏观与微观结合,才能够更为深刻的理解中医理论的内涵,以便更好的指导临床治疗。中医的气络和神络与现代医学的神经内分泌免疫网络学具有一定相似性,神经内分泌免疫网络学说提出:神经、内分泌、免疫三大系统除了各自独具的经典内容外,共同担负着控制机体内基本生命活动的重要作用,包括呼吸、循环、消化、泌尿生殖和防御。三个系统在体内的分布和作用均十分广泛,其系统内部分别存在着极其严密和精细的调节机制,在细胞、分子和基因水平上构成一个动态平衡的网络,通过相互刺激、相互制约,达到系统内部的自我调制和相对稳定[15]。李泽庚等[16]认为神经—内分泌—免疫网络学说与几千年来中医理论提倡的整体观念可谓不谋而合、殊途同归,并在一定程度上为来源于长期临床实践的中医理论提供了现代医学证据。系统网络观念可以更加深刻地认识中医的证,如沈自尹[17]认为中医证是一种综合性的功能态,有具体的功能网络和调控中心,而这种网络就是神经内分泌免疫网络。

系统网络观念还可以进一步理解中医的治则治法,如在慢性病的治疗中,现代医学单用一种细胞因子、一种细胞因子抗体或其受体拮抗剂均不能有效地阻止疾病的发展过程。中医则通过辨证论治,采用复方从整体上调整细胞因子系统网络,使其构成和所产生的生物学效应趋向正常化,或同时结合采用消除病因等综合措施,取得较好的治疗效果。由于在各种不同的慢性病中,细胞因子系统网络的构成和作用发生了相应的变化而具有自身特点,因此,非常有必要对慢性病中细胞因子系统网络特点的深入研究,可为慢性病的防治提供新思路和新方法。如耶鲁大学医学院和克里特大学医学院的研究者阐明的可改变脑高级网络连接强度的分子机制。不仅证明了人脑认知网络的存在,而且将有助于治疗一些相关疾病如正常老化的认知缺陷、精神分裂症、双极紊乱和多动症的认知改变等的治疗。

总之,络脉理论就是中医学的系统网络观念,是中医学的重要组成部分,进一步深入细致的研究可揭示许多中医药治疗慢性病的机理,同时也可以为更多的疾病找到更为有效的治疗途径,以提高中医药疗效。

**参考文献**

1　张立平.中医络病学初探[J].大理学院学报,2004,3(1):75-77.

2　王永炎,常富业,等.病络与络病对比研究[J].北京中医药大学学报,2005,28(3):1-61.

3　吴以岭.络病治疗原则与通络药物[J].疑难病杂志,2005,4(4):213-214.

4　吴以岭,魏聪,等.从络病学说探讨糖尿病肾病的病机[J].中国中医基础医学杂志,2007,13(9):659-660.

5　魏攀.中医之"气"概念的思考[J].山西中医学院学报,2006,7,5:10-11.

6  孙永红,王洗尘,等.人身"三宝"——精、气、神——浅谈精气神与养生的关系[J].河南中医药学刊,1999,14(3):1-2.

7  张海燕.心肌胶原网络重构的研究进展[J].心血管病学进展,2003,24(5):359-362.

8  Weber KT.Cardiac interstitiumin heart and disease:The fibrillar collagen network[J].JACC,1989,13:1 637-1 652.

9  杨震,刘晓方,等.慢性心力衰竭细胞因子网络的变化及其与心功能的相关性研究[J].中国医药,2006,1,12:705-707.

10  刘勇军,毛恩强,等.休克时肠、肝、肺细胞因子及其网络调节研究进展[J].国际外科学杂志,2006,3(6):429-433.

11  吴洪福.炎症细胞因子网络与疾病[J].青海医学院学报,2003,24(4):267-270.

12  甘乐兵.慢性肝病中细胞因子网络的特点和作用[J].医学综述,2001,7(2):118-119.

13  Cheever AW.Williams ME,Wynn TA,et al.Ati-IL-4 treatment of schisto soma mansoni-infected mice inhibits development of T cells and non-B Non-T cells expressing Th2 cytokines while decreasing egg-induced hepatic fibrosis[J].J Immunol,1994,153(2):753.

14  Kovacs EJ,Dipietro LA.Fibrogenic cytokines and connective tissue production[J].FASED J,1994,8:854.

15  王欣.从神经—内分泌—免疫网络调节探讨中药复方效应机制[J].中医药学刊,2003,21(12):2 055-2 056.

16  李泽庚,张杰根.肺气虚证的神经内分泌免疫网络研究现状及探讨[J].中医药学刊,2005,23(9):1 062-1 064.

17  沈自尹.有关证与神经内分泌免疫网络的研究[J].中医药学刊,2003,21(1):10-14.

# 论络病与温病营血分证

柴守范[1]　杨进[2]

1.南京中医药大学 2005 级研究生(南京,210029)
2.南京中医药大学基础医学院(南京,210029)

【摘要】　就温病营血分证与络病的关系进行探讨,认为络脉是外感温热之邪深入营血分的主要途径,络脉病变是温病营血分证的病理基础,"通"络的治则贯穿于温病营血分证的治疗中,营血分证即是温病后期极期外感温热之邪深入脏腑阴络的一种病理状态,其物质基础是络脉及络脉的病变。

【关键词】　络脉;络病;外感温热之邪;温病营血分证

Discussion on collateral disease and Yingfen and Xuefen syndromes of febrile disease　CHAI Shou-fan*, YNAG Jin. *Nanjing University of Traditional Chinese Medicine, Nanjing 210029, China

【Abstract】　This article explore the relations between Yingfen and Xuefen syndromes of febrile Disease and collateral diseases. We consider that collaterals is the main way of exogenous warm pathogen deep into Yingfen and Xuefen stages; collateral diseases are the basic pathology of Yingfen and Xuefen syndromes of febrile disease, and collateral-dredging therapy runs through the treatment of Yingfen and Xuefen syndromes of febrile disease. Yingfen and Xuefen syndromes of febrile disease is a pathological state that exogenous warm pathogen deep into yin collaterals of viscera in very late-stage of febrile disease, and the material basis of Yingfen and Xuefen syndromes of febrile disease is collaterals and collateral diseases.

【Key words】　Collaterals;Collateral diseases;Exogenous warm pathogen; Yingfen and Xuefen syndromes of febrile disease

　　络病是指邪入络脉而发生的病变,以络脉阻滞为特征,它不是一个独立的疾病,而是多种疾病发展过程中的一种病理状态。邪入络脉标志着疾病的深入和发展,不仅内伤杂病可以"久病入络",感受温热之邪所致多种外感热性病也可发展深入络脉,由于温热之邪为阳邪传变入里迅速,易化燥伤阴,而络脉细小,纵横交错,遍布全身,广泛分布于脏腑组织间,具有把气血津液输布、弥漫、渗灌周身脏腑,发挥行气血而营阴阳,内灌脏腑,外濡腠理的生理功能,所以一旦外感温热之邪客于络脉则容易影响络中气血的运行及津液的输布,致使络失通畅或渗灌失常从而形成络病,营血分证即是温病后期极期外感温热之邪深入脏腑阴络的一种病理状态。因此,温病营血分证与络脉及络脉的病变密切相关。

## 1　络脉是外感温热之邪深入营血分的主要途径

　　人体经络系统以"经"为主干系统,在外通过络脉实现其与筋肉、皮肤的连属,在内通过络脉实现其与脏腑的连属,从而组成了一个包括"外(体表阳络)—中(经脉)—内(脏腑阴络)"三个层面的空间分布规律,而病邪的传变一般是由阳络至经脉,由经脉至阴络乃至脏腑之络,渐次深入[1]。张仲景《伤寒论》论外感风寒之邪先犯肌表,清代叶天士《温热论》中提出"温邪上受,首先犯肺",指出温邪是广泛存在于自然界中的,其侵入途径与伤寒不同。伤寒先犯肌表阳络,而温邪则多以口鼻皮毛为途径侵入人体,直袭肺络,并以络脉为传变的途径。如《临证指南医案·温热门》王案所载,"吸入温邪,鼻通肺络,逆传心包络中",指出了温邪上犯肺络后,继而由肺络深入心包络的传变情况。肺主皮毛,主气属卫,温邪入肺,由经外透肌表之络,故初期有短暂恶寒,但温热之邪化热入里迅速,故发病之后,温邪或顺传阳明经很快见阳明高热气分证,在经气分热邪不解,迅即传入心包络则气分热邪入营入血,或不经阳明气分由肺络直接传入心包络,即所谓"逆传心包络",而出现营血分证,甚或温邪不经卫分而直入营血分,如暑邪可直犯心营内闭心包络发生神昏,称为暑厥。外感温热之邪传入营血的另一条途径是由募原传入三焦,邪从三焦气分入脏腑阴络从而深入营血分。如叶天士所说"夫热邪、湿邪,皆气也,由募原分布三焦,营卫不主循环,升降清浊失司,邪属无形,先着气分……但无形之邪久延必致有形,由气入血,一定理也。"[2]叶天士在《温热论》中将外感温热病的传变分为卫气营血四个阶段,指出"肺主气属卫,心主血属营"、"卫之后方言气,营之后方言血",并言"温热时疠,上行气分,而渐及于血分"[3]、"夫热邪、湿邪,皆气也,由募原分布三焦……邪属无形,先着气分……但无形之邪久延必致有形,由气入血,一定理也"[2],说明外感温热之邪初病在气络,久必入血络,络脉始终是温邪由卫气分深入营血分的主干道,各种温热之邪都具有这样的传变规律。如叶天士在《临证指南医案·幼科要略》中论风温谓:"肺位最高,邪必先伤,此手太阴气分先病,失治则入手厥阴心包络,血分亦伤",指出了风温先伤气络,后伤血络;论暑热说:"暑热邪伤,初在气分,日多不解,渐入血分",说明暑热之邪亦多由气入血;在《临证指南医案·痧疹瘰》中论湿温则认为:"斑疹隐现,是温湿已入血络",可见湿温之邪也由气分延及血络;又在《临证指南医案·疫》杨案中论疫疠说:"吸及疫疠,三焦皆受,久则血分渐瘀",可见疫疠之邪久延也可入血络。

## 2 络脉病变是温病营血分证的病理基础

叶天士针对外感温热之邪所创卫气营血辨证补充了仲景六经辨证的不足,提出了温病后期极期温邪内陷心包络即伤及脑之气络与脏腑脉络的病理类型。卫气营血证候的病机层次反映了外感温热之邪所致病变的浅深,病情的轻重,卫气分阶段多为正邪相争的功能性病变,以脏腑功能障碍为主,病邪的影响侧重于经而不是络,而营血分阶段则代表温热之邪伤及脏腑阴络,以脏腑的实质损害为主,络病的病理逐渐突出并随病邪进展由营入血后络病的病理更为显著,正如叶天士在《临证指南医案》中所言:"其初在经在气,其久入络入血。"

总结叶天士所论外感温热之邪深入营血分的临床表现主要有三种类型:一为神志症状,常可见神昏谵语、神志昏蒙、昏聩不语等;二为动风症状,常见手足抽搐、颈项强直、角弓反张、牙关紧闭、两目上视等;三为血运异常,如热伤络脉之急性出血如咯血、鼻衄、肌衄、便血、吐血等,或血瘀脉络之斑疹、固着不移之刺痛、舌下静脉青筋怒张、舌质瘀暗青紫、口唇青紫等瘀血症状,或脉络瘀滞导致的多脏器损伤所产生的各种症状。而这些营血分证症状群的产生均以络脉的病理变化为基础,如温热之邪熏蒸心包络则见神昏谵语等神志异常的症状;邪热盛于肝络则产生惊厥等热极生风和肝风内动的症状;热毒煎熬,阴血凝结,则有广泛的脉络内瘀血,而表现出一系列瘀血症状;热邪损伤络脉,加之血瘀导致的血不循经而见便血、吐血等急性出血症状;温热之邪耗伤阴血以及各种出血均会导致阴血的亏损,再加上瘀热留结,病邪郁阻于络,使得血不能正常荣养脏腑经络,导致脏腑经络功能的严重障碍,又会加重络脉的损伤和络脉的瘀滞,而这些病变兼并出现相互作用,形成恶性循环,则可能引起全身性广泛出血,或全身血行瘀滞,或气血不能输布,或阳气外脱阴阳离绝等危重症候。

从现代医学的角度来看,外感温热之邪深入营血分多见于伴有实质性病理损害的较为严重的传染性及感染性疾病,其病理实质是感染引起的毒血症、弥散性血管内凝血、微循环障碍、多种细胞器损伤和氧自由基的毒害。传染性及感染性疾病致病之病毒及各种细菌在人体内合成或分泌损害宿主细胞及组织或引起细胞及器官功能紊乱的内毒素,引起人体血管、凝血系统、纤溶系统以及细胞成分的损伤,并可产生对人体有害的中间产物,进一步对人体的凝血机制、心血管系统、神经系统等产生重大影响,从而引起微循环障碍、血管内皮细胞损伤、神经系统病变等病理变化,表现为皮肤广泛性瘀斑,多部位、多脏器、多腔道的出血,弥散性血管内凝血,感染性休克,毒血症,以及神志失常、抽搐等神经系统的症状,严重者可导致死亡[4~6]。这些病理认识均与中医学对外感热病后期极期温热之邪深入络脉的病理变化较为相似,由此而观,外感温热之邪深入营血的临床表现类型中神志症状和动风症状均与传染性及感染性疾病中的高级中枢神经系统障碍有关,主要是中医学脑之气络病变引起的临床表现,血运异常主要与传染性及感染性疾病的血管壁中毒性损害、凝血功能障碍及弥漫性血管内凝血相关,主要是中医学络脉损伤和络脉瘀滞的临床表现。

## 3 "通"络法贯穿于温病营血分证的治疗中

由于外感温热之邪自身的特点,其入营血分深入络脉引起的络脉病变虽然在立法、处方、用药等方面与内伤杂病引起的络病有不同之处,但在治疗过程中还是体现出与通常的内伤杂病引起的络病相同的"通"络法原则,可概括为"清通"、"辛通"、"香透"、"疏通"和"通补"等方法。具体而言,对于温热之邪亢盛,热入心包络出现的神昏谵语、神志昏蒙、昏聩不语等神志异常症状时,治以清心通络宣窍。叶天士认为"既入包络,气血交阻"[3],"上受秽邪,逆走膻中,当清血络以防内闭,然必大用解毒,以驱其秽"[3],治疗时当在清泄热邪的基础上配合芳香逐秽宣窍透络法,药用清宫汤配合牛黄丸、至宝丹、紫雪丹以清心凉营,透络开窍。若温热邪毒壅盛于肝络而致热盛动风者,症见手足抽搐、颈项强直、角弓反张、牙关紧闭、两目上视等时,治以通络熄风法,方以羚角钩藤汤加减,并投以虫蚁类药物,利用虫蚁类药物如全蝎、地龙、蜈蚣等走窜善行之特点,搜剔血络,以熄风止痉通络。温热之邪深入营血,热与血互结于络脉从而引起络脉血瘀、络损出血等一系列血运异常的症状,因此叶天士根据外感温热之邪在营血分阶段的不同病理变化,提出了"乍入营分,犹可透热,仍转气分而解……至入于血,则恐耗血动血,直须凉血散血"的治疗原则[7],指出营分证的治疗在清营凉血的基础上还应配伍轻清宣透之品如银花、连翘、竹叶等以透络转气,使深入营分之热从络脉透出气分而解,而温邪深入营血,营阴和阴血耗伤都比较严重,而津血亏损严重则络脉失于濡养,又会加重络脉损伤和络脉瘀滞,故还当配合以甘寒滋养补阴之品以补通络,因此营分证治当以清营透热通络与凉血养阴通络并进,方用清营汤。对于血分证的治疗则强调在凉血养阴通络的同时,还注意散血通络,这一方面是针对血分证络脉中有广泛瘀血形成的病机特点,另一方面也是为了避免大剂凉血之品可能引起的妨碍血行之弊,方用犀角地黄汤以牛角配生地以清泄络中邪热,滋养络中阴血,芍药配丹皮以清散络中血瘀,四药共凑凉血养阴,散瘀通络之功。而如系湿热之邪深入血络,与宿瘀相搏之"主客浑受",或热入血室等证,则更以琥珀、丹参、桃仁、丹皮、生地黄等化瘀之药以去邪散血通络,有时还以地鳖虫、鳖甲、穿山甲、僵蚕等异类灵动之物搜剔络脉、散瘀破滞,瘀滞除,络脉通则其邪可解。如明代吴又可以三甲散用穿山甲、龟甲、鳖甲、地鳖虫等品治疗"客邪胶固于血脉,主客交浑"证[8],叶天士治痘疮"疠固客气,相混气血"[3],亦用山甲、天虫等搜邪之品,薛生白治疗"湿热证,七八日,口不渴,声不出,与饮食亦不却,默默不语,神识昏迷,进辛香凉泄,芳香逐秽,俱不效,此邪入手厥阴,主客浑受"之证[9],仿吴又可三甲散药用醉地鳖虫、醋炒鳖甲、土炒穿山甲、生僵蚕等虫蚁药物。这种用虫蚁类破滞通络之品去其络脉血瘀的方法,亦为温邪深入厥阴血络的一种重要疗法。

　　营血分证治是叶天士所创卫气营血理论的精华之处,其物质基础是络脉及络脉的病变,络脉既是外感温热之邪发展深入营血分的主要途径,又是受病之所,外感温邪传入营血分的主要病理变化以络脉病变为基础,而且"通"络的治疗法则也贯穿于温病营血分证的治疗过程中。研究络病与外感温热病深入营血分证之间的关系,对临床上指导温病后期极期营血分病变的辨证论治有着重要的意义,而且对更清晰地认识外感重症热入营血导致的络病这一重要病机具有重大的临床价值。

## 参考文献

1　吴以岭.中医络病学说与三维立体网络结构[J].中医杂志,2003,44(6):407-409.

2　潘华信,朱伟常.叶天士医案大全[M].上海:上海中医药大学出版社,2006.

3　叶桂,华岫云.临证指南医案[M].上海:上海科学技术出版社,2000.

4　匡调元.中医病理研究[M].上海:上海科技出版社,1980.

5　叶望云.温病邪入营血分的实验研究[J].中国中医急症,1994(5):227.

6　叶望云等.中医温病营血分证有关微循环障碍的实验研究[J].微循环学杂志,1996,6(3):34-36.

7　叶桂.温热论[M].北京:人民卫生出版社,2007.

8　吴有性.温疫论[M].天津:天津科学技术出版社,2003.

9　王士雄.温热经纬[M].北京:中国中医药出版社,1996.

# 络病诊治若干问题的现代阐释

## 江厚万

中国科技开发院芜湖分院中西医结合研究所(芜湖,241001)

【摘要】 指出络病理论源于中医经络学说。络病研究应该超越古典经络学说的原有水平;应该从超微观层面对络脉的形态结构与功能特性予以解读;应该运用系统中医学观点对络病的发生学机制及中药治疗的作用原理作出现代阐释。

【关键词】 络病理论;中医学;现代阐释

**Contemporary explanation on several problems of diagnosis and treatment in collateral disease** *JIANG Hou-wan . Reasearch Institute of Integration of TCM and Western Medicine , Wuhu Branch of China Sci-tech Development Academy , Wuhu 241001 , China*

【**Abstract**】 Collateral disease theory originates from the traditional Chinese meridian and collateral theory. The author holds that studies on collateral disease should surpass the original level of classical theory, should give explanations on the formation or characteristics from super-micro aspect, and should offer contemporary interpretations on pathogenesis of collateral disease and principles of treatment through Chinese herbs from the systematic view of traditional Chinese medicine.

【**Key words**】 Collateral disease theory;Traditional Chinese medicine;Contemporary interpretations

## 1 络病理论对古典经络学说的超越

1.1 经络学说是中医人体形态病理学的理论模型 《灵枢·海论》云:"夫十二经络者,内属于府藏,外络于肢节","决死生,处百病,调虚实"。《难经·二十三难》云:"经脉者,行气血,通阴阳,以荣身者也"。基于此说,中医学逻辑地得出 3 条结论:(1)经络是联系全身脏腑组织的通道,应该是可视之于解剖刀下的有形结构;(2)机体发生任何病变必然表现为具体相关脏腑经络的特定证候;(3)药有酸苦甘辛咸五味之别与酸入肝、苦入心、甘入脾、辛入肺、咸入肾之性,于是便产生了药物归经之说。

现代研究认为,经络是一种超解剖结构,或者说是一种功能结构[1]。换言之,只有在机体进行生命功能活动的过程中,才能表现为经络功能特性的存在,这种生命功能活动一旦停止,经络也就荡然无存。解剖刀下的尸体,除了可见相关的神经、血管、淋巴管以外别无他物。因此,应该将经络学说认定为中医人体形态病理学的理论模型。

1.2 络病理论对古典经络学说的超越 络病理论认为:遍布全身的络脉使循行于经脉中的气血由线状流注扩展为面状弥散,以充分发挥对整个机体的灌渗濡养作用,络脉是气血流通网络的基层组织[2]。

络病理论虽然源于古典经络学说,但大胆突破了十二经络线性分布的理论束缚,赋予中医理论以新的内涵与新的表述。不言"手少阴心经"如何行走,不研究何药入心入肺,而是将先贤有关络病学的系列论述直接运用于现代心脑血管病的病理解剖学、病理生理学、药理药效学、临床治疗学以及专病专方制剂的应用研究。络病研究的突破性进展,不仅为心脑血管病等疑难病症患者带来福音,也为中医药其他学科的现代研究树立了典范。

## 2 分子生态学对络脉超微结构的解读

2.1 何谓分子生态学 论述分子生态学之前必须阐明与之相关的 2 个概念。1866 年,Love Lock 首先提出生态学概念:研究地球上的生物同其周围环境的关系,认为"生物和其环境组成一个自我调节的反馈系统,对抗不适于生物生态的环境变化";1977 年,Volker Rusch 提出微生态学概念:在细胞水平研究细胞的生物学活性及其所在的环境条件相互作用进行其生命活动的规律;1988 年我国学者向近敏等提出分子生态学(超微生态学)概念:研究生物活性分子在其显示与生命关联的活动中所牵连到的分子生态环境的规律[3]。分子生态学是分子生物学与生态学相融合的边缘学科,它运用现代系统科学方法,从超微观层面入手,既注重研究分子本身的属性、功能、行为,更注重研究分子的生态环境,并试图通过分子调控方法达到治病防变的目的。

2.2　分子生态学对络脉超微结构的解读　络病理论运用络脉瘀阻、络脉绌急、络虚不荣等术语概括了络病的主要病变类型,但只是从病理形态学角度描述了络脉病变过程中的空间构象,缺乏应用的理论深度。分子生态学以超微观视野,突破细胞内外界限,突破实质细胞与间质成分的界限,把机体视为一个分子网络,从更深的层次揭示络脉本身的构成分子及其赖以生存的周围环境分子以及它所载运的体液分子三者之间进行生命活动的行为规律。从思维方式与方法学的角度考察,分子生态学恰恰使以关系本体论为方法论基础的中医学与以实体本体论为方法论基础的西医学从思维的两极走向了统一。

构成络脉(脉管系统)本身的实质细胞与其所载运的体液所含的血细胞的系列研究已成定论,维系络脉系统的环境分子——细胞外基质(extra cellular matrix,ECM)学说则是二十世纪末叶形成的分子生物学的最新理论。研究认为,ECM是指位于上皮或内皮细胞下层、结缔组织细胞周围,为组织、器官甚至整个机体的完整性提供力学支持和物理强度的物质。……(并且)对于其所作用的细胞类型中基因表达的方式,细胞的黏附、扩散及移行等表现都有极其深远的影响[4]。络病的发生,总是不外乎上述三者之中的任何一种或两种或全部分子因素出现异常。如果说络病理论是对古典经络学说的突破,那么分子生态学则是对络病理论的超越和深化。

## 3　系统中医学对络病发生学及其治疗原理的揭示

3.1　络病的发生取决于人体整体功能状态　系统中医学认为,人是宇宙演化的产物,是一种分化系统,是一种"元整体",是整体产生出五脏六腑、四肢百骸、经络络脉,而不是后者组成了前者;人的产生首先是由于能够产生生命体的功能(A)的存在,疾病的发生同样是首先由于功能(A)的异常,发展下去才出现结构及其负载的功能(B)的病变[5]。

络脉是整个经络系统的分支系统,络脉病症虽表现为局部的络脉瘀阻、络脉绌急、络虚不荣等类型,但本质上是整体的下向性功能发生障碍所致。清代医学家王清任指出:"至虚之处,便是留邪之地","元气既虚,必不能达于血管,血管无气,必停留而瘀"。概言之,络脉本身结构的维持与发育必须以整体生命活动的有序进行为前提,络脉病症的发生与否取决于整体功能状态,络脉病症的任何治疗措施亦只有通过整体自组织的主动参与,才能发挥"施治于外,神应于中"的效应。

## 3.2　系统中医学对络病治疗原理的揭示

3.2.1　整体取性原理:系统中医学认为:中药(方剂)所具有的"性"、"味"和功效,都是从中药的或方剂的整体水平取定的,换言之,是运用药的系统质或方剂的系统质治疗机体的系统质病变("证")。所谓"益气祛瘀"、"散血化滞"、"增水行舟"等治疗方药,正是对中药不同活性分子群整合功能的理论概括,不应视其为单一分子功能的叠加。医家吴鞠通有关"以食血之虫,飞者走络中气分,走者走络中血分,可谓无微不入,无坚不破"之论述,同样应该将这里的"食血之虫"理解为具有入络行气散血的"活性分子群"之组合体,倘若提取其中的某种或若干成分用于治疗,它的系统功效必将随虫体的分解而不复存在。

3.2.2　中介调理原理:中药(方剂)在体内的处置,是由若干中介环节进行转化,包括肠道微生物的参与,可以出现一次产物或两次产物甚至三次产物,最后才呈现为治疗功效的[5]。所谓中药成分论则往往忽视或否定中药在体内的这一转化规律,应从理论上予以修正。

3.2.3　负熵性非特异作用原理:现代科学认为中药(原植物)与人都是宇宙演化的产物,都是"生物圈内的多种物质流动的结点,其物质流动是由太阳能所推动,或者说是由太阳能所给予的负熵所推动[6]"。中药与西药的本质区别之一是中药对于机体除了特异作用外还具有"负熵"性非特异作用[7]。

3.2.4　同源同构相容原理:系统中医学认为,包括人和动植物在内的世间万物皆由演化(气化)而来。所谓药食同源其实质含义是共同源自气化,这种与人类同源的天然药物细胞结构与人类的细胞结构更加接近,因而更容易为人体所接受,必然能发挥人工合成药物所不能替代的治疗作用。现代研究发现,水蛭的脉管系统超微结构特点更接近脊椎动物[8]。这可能正是"虫蚁搜剔"作用原理之所在。

参考文献

1　祝世讷.经络的结构是"超解剖"的功能性结构[J].山东中医药大学学报.1997,21(1):6.

2　吴以岭.中医络病学说与心脑血管病[M].北京:中国科学技术出版社,2001.1.

3  向近敏,向连滨,林雨霖,等.分子生态学[M].武汉:湖北科学技术出版社,1996.3.

4  成军.细胞外基质的分子生物学与临床疾病[M].北京:北京医科大学出版社,1996.1.

5  祝世讷.中医系统论与系统工程学[M].北京:中国医药科技出版社,2002.187-326.

6  21世纪100个科学难题编写组.21世纪100个科学难题[M].长春:吉林人民出版社,1999.432.

7  江厚万.气化学说研究现状及其科学价值[J].山东中医药大学学报,2003,27(4):247-249.

8  刘执玉.淋巴学[M].北京:中国医药科技出版社,1996.5.

# 络的功能与药物归经

邱根全[1]　刘昳[1]　党莉莉[2]　蔡云[1]　孙晔[1]

1.西安交通大学第一附属医院中医科(西安,710061)

2.西安市卫生学校(西安,710054)

【摘要】　从古代医家对经络的涵义、解剖认识入手,重点阐述了络的物质基础(络血)与络的功能(络气)的关系。认为经是脏腑间相互联系的通道,络是各个脏腑的最小联络分支生理单位,并对络与药物的归经规律进行了初步探讨。

【关键词】　络的功能;药物归经

**Function of collateral and medicinal herb's meridian tropism**　*QIU Gen-quan* * , *LIU Yi* , *DANG Li-li* , *et al.* * *Department of Traditional Chinese Medicine* , *the First Affiliated Hospital of Xi'an Jiaotong University* , *Xi'an*　710061, *China*

【Abstract】　We mainly discuss the relationship between the material of meridians (meridian blood) and the function of collateral (qi of the collateral) based on the theory of meridians in this article. We believe that meridians are the paths through which the viscera connect to one another, and collateral is the smallest physiological unit. And we also give a brief discussion about the medicinal herb's meridian tropism.

【Key words】　Function of collateral; Medicinal herb's meridian tropism

络病学说已发展数千年,《内经》首次提出"络"的概念并奠定了络脉与络病的基础理论。历代医学家在医疗实践的基础上使络病理论不断发展,并自成体系,如汉代《伤寒论》提出了络病证治的观点,清代名家叶天士提出"久病入络"的理论等。随着现代科学技术在医学领域的渗透应用,吴以岭教授提出并倡导的"三维立体网络系统学说",将络病学上升至趋于完备的理论高度,为中医的辨证论治找到新的理论根据。随着脉络病的深入研究,我们进一步认识到经、络的功能与药物归经治疗有着重要的临床意义。

## 1　古代医学家对经络的认识

1.1　对脉、经络的认识　脉,本义是指血管,《说文解字》解释作"血理分衺行体者"。原写作"眽",又作"衇"。从字形的构造已说明,古人是将水流现象比拟血流。

"经"、"络"名词的出现较"脉"为晚,它是对"脉"作进一步的分析。经,原意是"纵丝",就是直行主线的意思;络,则是网络的意思。《灵枢·脉度》说:"经脉为里,支而横者为络,络之别者为孙。"所说就是将"脉"按大小、深浅的差异分别称作"经脉"、"络脉"及"孙脉"(孙络)。经络的名称,在《史记·扁鹊仓公列传》里就有"中经维络"一语,意思是病邪侵犯(中)到经、维、络——也可称它是经脉、维脉、络脉(奇经八脉中有阴维、阳维,经筋中有维筋)。将"经络"二字连在一起出现,在《汉书·艺文志》有说:"医经者,原人血脉、经络、骨髓、阴阳、表里,以起百病之本……"这里似乎将"血脉"、"经脉"作了区分,其原意也许是将"血脉"作为总的名称,而"经"和"络"是指脉的类别。《灵枢·口问》有"经络厥绝,脉道不通"一语,也是将"经络"和"脉"并提,意思是经脉、络脉的血气厥逆(经气厥逆)或终绝(经气终绝),脉道也就不通畅了。

经脉、络脉,简称为经络。进一步又按气血虚实和阴阳部位的不同,分别称为"虚经"、"盛经"、"阴经"、"阳经"、"阴络"、"阳络"、"大络"、"小络"、"浮络"等。在《素问·调经论》中有较集中的论述。《调经论》还提到"经隧"一名,说"五藏之道皆出于经隧,以行血气;血气不和,百病乃变化而生,是故守经隧焉。"它把"经隧"讲的很重要,正常时运行血气;有病时,诊断治疗都要掌握(守)这个。隧指潜道,"经隧"可理解作经脉内的通道,与"脉道"意义相似。但《调经论》又说:"气有余,则写(泻)其经隧,无伤其经,无出其血,无泄其气"。它要求针刺泻"经隧"而不要损伤"经",不要出血和泄气。似乎"经隧"又指"经"外的通道,那就是"络"。

1.2　解剖知识　《灵枢·经水》说:"若夫八尺之士,皮肉在此,外可度量切循而得之,其死可解剖而视之……

十二经之多血少气,与其少血多气,与其皆多血气,与其皆少血气,皆有大数。其治以针灸,各调其经气"。

## 2 现代中医学家对经络的认识

吴以岭教授对络病学说进行了多年的研究探索,就络病学说的理论提出了"三维立体网络系统",从时空与功能的统一性论述络脉系统,指出络脉与经脉相比空间结构、气血运行时速及循环状态的特殊性,以此为切入点系统研究络脉生理功能及络病发病、病机、辨证、治疗,总结络病发病及病机特点,阐明络病八大基本病机变化,创立"络病辨证六要"及"络以通为用"的治疗原则,对络病在临床的治疗应用起到深远的影响。

## 3 经络的生理功能

经络的生理功能,主要表现在沟通内外、运行气血、调节平衡等三个方面。《灵枢·海论》篇说:"夫十二经脉者,内属于脏腑,外络于肢节。"指出经络内联五脏六腑,外络四肢百骸、五官九窍、经筋皮部,把人体的各个部分,紧密地联系成为一个有机的整体。《灵枢·本藏》篇指出:"经脉者,所以行气血而营阴阳,濡筋骨,利关节者也。"说明经络在沟通内外的同时,还运行着气血,周流不息地传注输布给全身各部的组织、器官,为它们提供营养物质,从而保证人体各部的正常生理活动。由于经络具有上述功能,所以机体某一部分的组织、器官,因某种因素导致功能失常时,就可通过经络进行调整,使其恢复相对的协调和平衡。经络的各种功能都是"经气"作用的结果,因此它们之间是密切联系而不可分割的。

综上所述,"经"是联络五脏六腑的主要干道,各脏腑组织之间既互相联系,又互相影响。如肾水之精以养肝,肝木藏血以济心,心火之热以温脾,脾土之谷以充肺,肺金清肃下行以助肾水,这就是五脏互相资生的生理关系。在病理上常见的如:胆心综合征、肝肾综合征、肝性脑病等都是脏腑之间的病理变化通过"经"来互相影响而产生的结果。临床上若短时间内发生某一脏腑功能缺失,则主要通过"经"的传变来影响相关脏腑的功能,表现为病程短,病情较重。而络的分支直达脏腑组织器官各细小的深层次部位,人体各脏腑器官生理功能的活动都是由络来完成的。从生理和解剖的角度来说,有脑络、心络、肝络、肾络、脾络、胰络、肺络、胆络、小肠络、大肠络、胃络、膀胱络等。因此从临床上讲,病程较长,病情反复发作,缠绵不愈,则易使病邪深入到络,最终影响了脏腑功能,发为疾病。如常见的腔隙性脑梗死、慢性肾小球肾炎。总的来说,在辨证治疗方面,经以宏观为主,而络以微观为主,二者相辅相成,互相联系,互相影响。

## 4 络的物质基础是血与气

**4.1 络血的功能** 生成血液的基本物质主要来源于脾胃中的水谷精微。血循行全身,内至五脏六腑之络,外达皮肉筋骨之络,对全身组织器官之络起着营养和滋润的作用。《难经·二十二难》说:"血主濡之",就是对血的营养和滋润作用的概括。《素问·五脏生成论》说:"肝受血而能视,足受血而能步,掌受血而能握,指受血而能摄。"《灵枢·本脏篇》说:"血和则……筋骨劲强,关节清利矣。"如果血不足,失去了濡养作用,就可能出现视力减退,眼睛干涩,关节活动不利,四肢麻木,皮肤干燥、作痒等病症。

**4.2 络气的功能** 气是构成人体的基本物质,并以气的运动变化来说明人的生命活动。生命活动是以五脏六腑为核心的。《素问·宝命全形论》说:"人以天地之气生","天地合气,命之曰人",即指出人是物质的,是靠天地之气而生养的。《六节脏相论》又说:"气和而生,津液相成,神乃自生",就更说明了人的生命活动也是以气为物质基础的。综上所述,中医学里的气有二个含义,一是指构成人体和维持人体生命活动的精微物质,如水谷之气、呼吸之气;二是指脏腑组织的生理功能,如脏腑之气、经脉之气等。所以《难经·八难》指出:"气者,人之根本也。"分布于人体不同部位的气,各有其特点,皆可称为络气。络气的功能有以下5个方面:

**4.2.1 推动作用:**人体的生长发育,各脏腑、经络的生理活动,血的循行,津液的输布,都要依靠络气的激发和推动。如络气虚则推动作用减退,生长发育就会迟缓,脏腑、经脉的功能就会减退,或者发生血行停滞、水液停留等各种病变。

**4.2.2 温煦作用:**人体所以能维持正常的体温,主要依靠络气的温煦作用的调节。《难经·二十二难》所谓"气主煦之",就是指络气的熏蒸温煦作用。如果络气的温煦作用不正常,失于调节,大多出现畏寒祛冷、四肢不温等症状。

**4.2.3 防御作用:**络气能护卫肌表,防御外邪的入侵。《素问·评热病论》说:"邪之所凑,其气必虚。"这里所说的气,就是指络气的防御作用。外邪已经侵入人体后,络气又能与病邪作斗争,驱邪外出,恢复健康。

**4.2.4 固摄作用:**络气的固摄作用,表现于控制血液,不使溢出脉管之外;控制汗液与尿液,使其有节制地排出;以及固摄精液等等。络气的推动作用于固摄作用是相反相成的。比如,络气对血的作用,一方面络气能推动血的流行,一方面又能统摄血的流行,这样才能使血液得以正常循行。如果络气虚而推动作用减退,可以导致血行不利,甚至产生瘀血;络气虚而固摄作用减退,便将导致出血。

4.2.5　气化作用:气化是指精、气、津、血之间的相互化生。《素问·阴阳应象大论》说:"精化为气"。王冰注《素问·阴阳应象大论》说:"气化则精生,味和则形长。"这是指精气之间的相互化生。

## 5　络病的药物治疗归络

归络是药物性能对机体某部的选择性治疗作用,也是中药的治疗规律所在。药物归络是以脏腑经络学说为基础的。在治病时,首先审证求因,辨别脏腑病变所在,选择相应归属病变脏腑的药物治疗。药物归络与治疗所在病变脏腑关系密切,归络选择得当,药物就能直达病所。络为各个脏腑组织器官最小的路径,那么归某些脏腑组织器官的药物,也归这些组织器官的络。络脉所过,主治所及。

在络病的治疗上,叶天士提出"久病入络"、"久痛入络","初为气结在经,久则血伤入络",在治疗上提出"络以辛为泄"的著名观点,创辛味通络之大法。又提出"大凡络虚,通补最宜"等观点沿用至今。

随着科学技术的发展,对络的研究进一步深入,在药物归络上更应深入细致。如治疗脑病的药物入脑络,治疗糖尿病的药物入胰络,治疗冠心病的药物入心络。又根据络病的特点,如脑络瘀阻,选择入脑络经的桃仁、红花、水蛭、土鳖虫、鸡血藤、勾藤等进行治疗;如络脉空虚,选用补益养荣的人参、鹿茸、阿胶、门冬、紫河车等治疗。胰络病变出现热毒、阴虚、火旺的症状,应选清热解毒、滋阴降火的药物,如黄芩、黄连、黄柏、石膏及沙参、麦冬、元参等药物治疗。目前,药物归络的研究还不够完善,还需通过循证医学进一步搞清楚药物与络的归属关系。

总之,随着络的解剖、生理、病理、病因、治则、药物归络、方剂组成等的深入研究,必将为中医学的临床治疗带来新的思路和方法。

参考文献

1　吴以岭.络病学[M].北京:中国中医药出版社,2006.5.
2　李家邦.中医学[M].北京:人民卫生出版社,2004.5.
3　贺志光.中医学[M].北京:人民卫生出版社,2001.6.
4　李鼎.经络学[M].上海:上海科学技术出版社,2000.5.
5　孙国杰.针灸学[M].上海:上海科学技术出版社,1997.6.
6　吴敦序.中医基础理论[M].上海:上海科学技术出版社,1996.5.

# 络病证治方剂配伍方法构建的思考

张筱军

河北以岭医药研究院(石家庄,050091)

【摘要】 络病学说是研究络病发病特点、病机变化、临床表现、辨证论治、治疗原则及治法方药的应用理论。方剂是联系中医络病诊治的枢纽,是影响疗效的关键环节,可见络病证治方剂配伍法的构建很有必要性,亦有可能性。笔者经过大量文献分析,认为络病方剂中应配化瘀通络药、辛香通络药、行气散结药、化痰祛湿药、熄风止痉药、补益气血药;同时,指出了实验验证的思路和方法,从而为构建络病证治方剂配伍规律,为络病学说的推广和应用提供了一条新的途径。

【关键词】 络病;方剂;配伍

络病学说是中医学术体系的独特组成部分,是研究络病发病特点、病机变化、临床表现、辨证论治、治疗原则及治法方药的应用理论。络病是广泛存在于多种内科疑难杂病和外感重症中的病机状态,建立"络病证治"体系对形成系统完整络病学说,提高多种难治性疾病的临床疗效具有独特学术价值和重要临床指导意义[1]。近年来,随着应用中医络病学说治疗疑难病尤其是心脑血管疾病取得的显著临床疗效,从而引起学术界的重视,并形成近年中医学术研究的热点和焦点。而方剂作为联系中医络病诊治的枢纽,是影响疗效的关键环节,本文就络病诊治方剂配伍方法的构建思路作以浅要探讨,以供同仁参考。

## 1 络病证治方剂配伍方法构建的必要性

通过检索近年来关于络病的研究论文,主要有三大类,即理论研究、络病与现代医学的关系研究、运用络病理论指导疑难病的治疗。然而在诸多的文献中,在对络病用药治疗方面,只停留在"络以通以用"的指导原则上,对于药物,只是按其功能和药性进行了分类,并没有涉及完整的络病证治的组方配伍原则或方法。而肝病[2]、肾病[3]、早搏[4]等众多疾病已有较为完善的方剂配伍方法。对于络病理论指导疑难病治疗的论文中,亦只是针对所要论述的疾病的病因病机,加入适量通络药物,即只是停留在"头痛医头,脚痛医脚"的状态。这往往包含有太多的个人看法及用药经验,不可推而广之,未能使更多的医者受益。"授之一鱼,不如授之一渔",因此,构建络病证治的组方配伍规律十分必要。

## 2 建立络病证治方剂配伍方法的可能性

对于方剂配伍方法的研究,对于指导临床用药及丰富和发展方剂学理论具有重要的意义,受到古今医家的高度重视。而今众多医者在临床选方或组方时,均按照"方以法出"的指导思想。这固然是组方用药的基础,但不难看出,此种思想是在病证确定的前提下而进行的。然而,对于具有特殊疾病的络病,因其为广泛存在于多种内伤疑难杂病和外感重症中的病机状态[5]。因而,如若再用此法,未免无从下手。

由此可见,对于络病证治方剂配伍方法的研究,应另辟行径,即以病类方(因在公开发表的论文中,以络病理论为指导进行疾病治疗的文献已经特别的多[6]),探索规律。虽然作为辨证论治主要工具的中医方剂在临床治疗各种疾病时,大多是以同病异治的形式出现,但疾病自身固有的发生与变化规律仍然会不同程度地体现在该病不同的证(候)中。这就使得通过对于治疗某种疾病古今方剂组成药物的分析,探讨该病治疗方剂的遣药配伍规律成为可能,络病便是其一。本病病因复杂,表现各异,故而虽然均称为络病,但治疗各异。我们可以通过对方剂的研究,发现其组方配伍规律,从而构建出络病证治方剂的配伍方法。

## 3 建立络病证治方剂配伍方法的思路

3.1 方剂配伍规律的初步探讨 按照君臣佐使原则,并参照络病特有的病机特点,构建能为众多医者所应用的络病方剂的配伍方法,从而使祖国传统医学中具有重要的地位和现实意义的络病理论更能广泛的运用于临床,指导诸多疑难病的治疗。笔者通过对目前已发表的在络病理论指导下治疗疑难病症的方药进行了系统分析和总结,认为络病证治方剂的配伍,应从以下几个方面做以考虑。

3.1.1　配化瘀通络药:络脉瘀阻是络病常见的基本病机变化[7],络病"久病入络"、"久痛入络"、"久瘀入络"的发病特点,"易滞易瘀"、"易入难出"、"易积成形"的病机特点,反映了血瘀日久阻络的病机变化。因此,化瘀通络药一般为络病方剂配伍中的君药,常用药物有当归、鸡血藤、桃仁、水蛭、土鳖虫、虻虫等。

3.1.2　配辛香通络药:辛主散,既通阳络,又疏阴络。叶天士谓"络以辛为泄","酸苦甘腻不能入络","攻坚垒,佐以辛香,是络病大旨"。故治络病者以辛为主。在临床中主要用于治疗运行于气络中的络气郁滞,同时也对脉络中血液运行具有疏畅作用。亦可与活血药配伍,既能引诸药直达病灶而发挥药效,又可借其辛香理气、温通血脉以推动气血运行,有利于瘀阻络脉等证的消除。常用药物主要有乳香、细辛、降香、檀香、冰片等。此类药物一般在方中为臣药或佐药。

3.1.3　配行气散结药:邪气稽留络脉,日久瘀血、痰浊结聚成形,息而成积,不通则痛,而发病变。中医所谓积症,既包括邪入五脏阴络留而成积的病变,亦包括一些癥瘤等病症。气为血之母,气行则血行,因而,络病方剂配伍行气散结药必不可少。主要药物有穿山甲、莪术、山楂核、橘核等。

3.1.4　配化痰祛湿药:络脉瘀阻亦可由痰湿而起。虽然痰湿阻络因痰的性质及所处部位而临床表现各异,但其根本的病理变化是相同的。因此,当临床中见到风痰阻络所致之麻木、偏瘫、口眼歪斜等症,要配伍化瘀通络药的同时,亦可加入化痰祛湿药,代表药物有天南星、白附子、白芥子、皂荚、僵蚕等,常在方中用作佐药。

3.1.5　配熄风止痉药:抽搐、痉挛、动摇、震颤主络病的主要表现[8],此类临床症状多由风邪袭络所致,即络脉瘀阻,蕴生热毒,薰蒸日久,则脑之气络功能失常而表现出上述症状。在治疗上,外风宜散,内风宜熄,风之顽疾宜搜风之治,故而常用钩藤、僵蚕、羚羊角、全蝎、蜈蚣、蝉蜕、雷公藤、青风藤等。

3.1.6　配补益气血药:络病日久,营卫失常,气血不充,络道失养。大凡络虚,通补最宜,血肉有情之物皆通灵含秀,擅于培植人身之生气,如鹿茸、龟甲、紫河车、猪脊髓、阿胶、海狗肾、羊肾之属。以阳气生发之物壮阳气、至阴聚秀之物补阴精,培补络道,当有其功。故叶天士云:"余以柔济阳药,通奇经不滞,且血肉有情,栽培身内之精血,但王道无近功,多用自有益。"

3.2　方剂配伍规律的实验证实　实验研究是方剂现代研究的主要方法,即运用现代多学科的先进技术,使方剂研究朝向方剂中各有效物质(有效组成和有效成分)间的内在联系的方向发展,并用现代科学手段阐释新的方剂配伍理论。因此,在络病理论的指导下,通过当今流行的方剂研究方法(如析因分析、正交研究、均衡设计、类聚研究等),进行析方研究,可能会从实验角度验证理论的科学性和合理性。如有人将四逆汤中干姜、甘草逐一减去,发现君药附子能显著增加心输出量,在方中起主导作用,而干姜、甘草的效果却不明显,全方抗心衰效应明显优于单药,从而证明了方剂的优势,且药效并非是简单的加减关系,反映了组方的科学性[9]。对于络病证治方剂配伍规律的实验研究,笔者认可亦可以借鉴此种方法,从而为理论研究提供科学依据。

　　总之,由于重经轻络的历史原因,络病学说没有像脏腑理论、脾肾学说那样发展成完整系统的学术体系并被临床医生熟练掌握及广泛应用,但由于近年运用络病学说治疗心脑血管病取得显著成效而使其重新受到医学界的广泛关注和重视。而直接体现络病学说指导临床治疗效果的便是方剂,因此,构建络病证治方剂配伍规律势必会为络病学说的推广和应用提供更好的途径。

### 参考文献

1　吴以岭.络病学[M].北京:中国中医药出版社,2006,5.

2　殷晓轩.肝病临床处方配伍方法探讨[J].山西中医,2005,21(4):5-7.

3　许陵冬,王钢.治疗慢性肾病中药配伍方法[J].湖北中医杂志,2006,28(3):29-30.

4　陈龙全,赵泽均,陈光银.治疗早搏方剂的配伍方法探讨[J].恩施医专学报,1997,14(1):7-9.

5　吴以岭.络病病机特点与病机变化[J].疑难病杂志,2004,3(5):282-284.

6　刘雪琴.中医络病理论研究进展[J].河北中医,2007,29(7):658-660.

7　吴以岭.络病病机探析[J].中医杂志,2005,46(4):243-245.

8　吴以岭.络病的十大临床表现(一)[J].疑难病杂志,2005,4(2):88-90.

9　杨辉,吴伟康.四逆汤全方及拆方对心衰大鼠血液动力学影响的实验研究[J].新中医,2001,33(11):75-77.

# 《内经》络脉络病理论整理研究

年莉　刘翀羽　王学岭

天津中医药大学(天津,300193)

【摘要】　络脉与络病学说奠基于《黄帝内经》。在全面整理《内经》有关条文的基础上,系统勾画出《内经》对络脉解剖、生理、病因病理、病证及诊断治疗的认识,揭示《内经》时代络脉与络病学说的发展概况。

【关键词】　络脉;络病;络脉生理;络脉病理

Research on the collateral and collateral disease theory of *The Canon of Internal Medicine*　NIAN Li, LIU Xu-yu, WANG Xue-ling. Tianjin TCM University, Tianjin　300193, China

【Abstract】　The collateral and collateral disease theory is based on *The Canon of Internal Medicine*. On the basis of collecting related articles of *The Canon of Internal Medicine* comprehensively, we drew systematicly the outline of the condideration of *The Canon of Internal Medicine* for the collateral anatomy, physiology, etiopatogenesis, symptoms, diagnosis and treatment, and brought to light of the development outline of collateral and collateral disease theory.

【Key words】　Collaterals; Collateral disease; Collateral physiology; Collateral pathology

络脉与络病是中医学理论的重要组成部分。络病学说的再度兴起是中医学理论继承与创新的重要成果。络脉与络病学说奠基于《黄帝内经》,本文将散在于《内经》各篇的络脉与络病理论进行系统整理与研究,冀以对络病学说发展有所裨益。

## 1　《内经》"络"字使用方法

《内经》共计出现"络"字 331 次,其中《素问》169 次,《灵枢》162 次。《内经》"络"字有以下几种使用方法:

1.1　动词　作动词使用,有整理与联络二种含义。

1.1.1　整理、梳理:《素问·阴阳应象大论篇第五》"余闻上古圣人论理人形,列别脏腑,端络经脉……。"这里"端络"并用,具整理、梳理之意。

1.1.2　联络、通达:《内经》"络"字作为动词主要是指连络、通达,多用于描述经脉循行或十五大络循行。例如《素问·太阴阳明论篇第二十九》"足太阴者三阴也,其脉贯胃属脾络嗌……。""络嗌"是指足太阴经脉连络通达于嗌。又如《素问·热论篇第三十一》"阳明主肉,其脉挟鼻络于目;少阳主胆,其脉循胁络于耳……。"该处"络于目"、"络于耳"均是指联络通达于目、耳。

1.2　名词　"络"在《内经》主要作为医学名词使用。

1.2.1　络脉:《内经》"络"主要是指"络脉"。《灵枢·九针十二原第一》"络脉十五"。《素问·征四失论篇第七十八》"夫经脉十二,络脉三百六十五。"

1.2.2　专有名词:"络"在《内经》也作为专有医学名词使用。(1)心胞络。《内经》将"心胞"也称为"心胞络"。例如《灵枢·经脉第十》"心主手厥阴心包络之脉,起于胸中,出属心包络。"《灵枢·经脉第十》"手心主之别……,循经以上系于心包络。"(2)目内外眦,亦称"血络"。《灵枢·大惑论第八十》"五脏六腑之精气,皆上注于目而为之精……,血之精为络。"《黄帝内经灵枢经译释》"络,指眼内外眦的血络。"

1.3　针灸学相关概念

1.3.1　络穴:指针灸穴位中的"络穴"。例如《灵枢·寿夭刚柔第六》"病在阴之阴者,刺阴之荥输;病在阳之阳者,刺阳之合;病在阳之阴者,刺阴之经;病在阴之阳者,刺络脉。"张珍玉《灵枢经语释》注释"络脉是指阳经络穴而言。"

基金项目:天津市卫生局中医、中西医结合专项课题(No.2005068)

1.3.2 络刺：指针灸刺法的一种，"刺络"疗法。例如《灵枢·官针第七》"四曰络刺"。

## 2 络脉概念

何为"络脉"？《灵枢·脉度第十七》"经脉为里，支而横者为络"，明确指出从经脉中分行而出的横行者是络脉，这是现存医学文献中最早的络脉定义。因为络脉"支而横"《灵枢·刺节真邪第七十五》也将其称为"横络"。

## 3 络脉系统结构与生理功能

3.1 络脉系统结构 《内经》认为络脉从经脉横出之后逐渐分层细化，构成树枝样网状结构，并大致描述其结构层次。

3.1.1 十五络脉：《灵枢·九针十二原第一》"经脉十二，络脉十五"，明确指出人体拥有十五条络脉。纵观《内经》全书十五络脉是从经脉中分出的第一层次。

《内经》也将十五络脉称为"大络"。例如《灵枢·经脉第十》"脾之大络"、《素问·平人气象论篇第十八》"胃之大络"。此外，《灵枢·玉版篇第六十》"经隧者，五脏六腑之大络也"，又将"大络"称为"经隧"。后世依据《灵枢·本输第二》"必通十二经络之所终始，络脉之所别处"，又将十五络脉称为"十五别络"。

3.1.2 三百六十五络：《灵枢·邪气脏腑病形第四》"十二经脉，三百六十五络。"《素问·征四失论篇第七十八》"夫经脉十二，络脉三百六十五。""三百六十五络"从数量看上远远多于"十五络脉"，它是"十五络脉"的进一步分支细化。

3.1.3 孙络：《灵枢·脉度第十七》"络之别者为孙。"《说文解字》"孙，子之子也。"王冰注："孙络，小络也，谓络之支别者。"孙脉是从络脉中分化出来的更为细小的分支，应在三百六十五络之下，是《内经》络脉系统的最末端。

以上《内经》从"络脉十五"、"三百六十五络"、"孙络"三个层次描述了络脉的系统结构。为了对络脉系统进行更为生动形象的说明，《内经》还提出以下概念：(1)阴络、阳络：《内经》用阴阳概念将络脉区分为阳络与阴络。《灵枢·百病始生第六十六》"阳络伤则血外溢，血外溢则衄血；阴络伤则血内溢，血内溢则后血。"《素问·经络论篇第五十七》"阴络之色……，阳络之色……。"阳络是指在表、在上的络脉，阴络是指在下、在里的络脉。(2)小络：小络一词出于《灵枢·四时气第十九》，小络与大络相对而言。观《灵枢·四时气第十九》原文，小络泛指孙络。(3)浮络：《素问·皮部论篇第五十六》有"浮络"概念，吴崑注"浮络，浮于皮部之络。"浮络是指位于体表的络脉，属于阳络。(4)血络：《灵枢》有"血络论"专篇，张志聪认为"血络者，外之络脉、孙络"。但是，也有注家认为"血络"泛指络脉。

(5)支络、肢络：《灵枢·刺节真邪第七十五》有"肢络"概念，也称"支络"，均是指四肢的络脉[1]。

3.2 络脉生理功能

3.2.1 参与营血的生成与输送：《灵枢·痈疽第八十一》"肠胃受谷……，中焦出气如露，上注谿谷而渗孙脉，津液和调，变化而赤为血。"《灵枢·血络论第三十九》"新饮而液渗于络，而未合和于血也，故血出而汁别焉。"中焦脾胃化生的水谷精微要渗入孙脉，与津液调和之后化生为营血。故孙脉是营血化生合成的重要场所。

《内经》还指出营血生成之后需要依赖络脉进行输送。例如《灵枢·痈疽第八十一》"血和则孙脉先满溢，乃注于络脉皆盈，乃注于经脉。"营血在孙脉生成之后，注入较大的络脉，最后进入经脉。

3.2.2 渗灌气血：《灵枢·小针解第三》"络脉之渗灌诸节者也。"《素问·针解篇第五十四》"人九窍三百六十五络应野。"张志聪注"人之三百六十五络，犹地之百川流注，通汇于九州之间。"人体络脉遍布周身上下，气血通过络脉渗灌周身百节以发挥营养滋润作用。

3.2.3 贯通营卫：络脉具有贯通营卫之气的作用。例如《素问·气穴论篇第五十八》"孙络三百六十五穴会……以通荣卫。"张景岳《类经》"表里之气由络以通，故以通营卫。"张志聪"盖大络之血气，外出于皮肤而与孙络相遇，是以脉外之卫、脉内之荣相交通于孙络皮肤之间。孙络外通于皮肤，内连于经脉以通荣卫者也。"

3.2.4 沟通表里经脉：络脉具有联络沟通表里两经的作用。例如《灵枢·经脉第十》"手太阴之别，名曰列缺，起于腕上分间……别走阳明也。"说明手太阴络脉行走至阳明经脉，从而沟通太阴与阳明两经的联系。

## 4 络脉与经脉的区别联系

4.1 络脉与经脉的区别 《内经》认为络脉虽然是经脉的分支，但在功能结构等方面与经脉有所区别，正如

《灵枢・小针解第三》所谓"经络各有所主也。"

4.1.1 支而横：《灵枢・脉度第十七》从解剖形态学角度提出络脉与经脉的区别,络脉"支而横",即络脉是经脉的分支,但行走方向与经脉不同,经脉纵行,络脉横行。

4.1.2 肉眼可见：《灵枢・经脉第十》"何以知经脉之与络脉异也？黄帝曰：经脉者,常不可见也……,脉之见者,皆络脉也。……经脉十二者,伏行分肉之间,深而不见……,诸脉之浮而常见者,皆络脉也。"经脉的特点是循行于人体深部,肉眼无法见到。络脉中的一部分行于人体体表,肉眼可以见到,或者说凡是肉眼可以见到的均是络脉。

4.1.3 不能经行大节之间：《灵枢・经脉第十》"诸络脉皆不能经大节之间。"《内经》描述经脉均是纵行于身,可以通过大骨节,络脉由于在人体"横行"而不经行大骨节。

4.1.4 络无常色：《素问・经络论篇第五十七》"夫络脉之见也,其五色各异,青黄赤白黑不同,其故何也？岐伯对曰：经有常色而络无常变也。……阴络之色应其经,阳络之色变无常,随四时而行也。"由于经脉位于人体深部,其色不易随气候发生变化,故"有常色"。络脉有阳络与阴络之分,阴络也位于人体内部,故"阴络之色应其经"。但是,阳络位于体表,其色易随气候发生变化,故"阳络之色变无常,随四时而行也"。

此外,《内经》还指出络脉结构也会因人不同而略有差异。例如《灵枢・经脉第十》"人经不同,络脉异所别也。"《灵枢・通天第七十二》"少阳之人,多阳少阴,经小而络大。"

4.2 络脉与经脉的联系 《内经》认为经脉与络脉之间具有密切联系,二者相合构成经络系统参与人体生命活动。

4.2.1 经络相贯,如环无端：从结构上讲,《内经》认为经脉纵行而络脉横行,二者相合构成一个完整的封闭式的网状结构。例如《灵枢・邪气脏腑病形第四》"上下相会,经络之相贯,如环无端。"《灵枢・动输第六十二》也有类似的论述。

4.2.2 通行气血,调平阴阳：从功能上讲,《内经》认为经脉与络脉均是人体气血运行的通路,是维持阴阳平和的重要条件。例如《素问・五常政大论篇第七十》"夫经络以通,血气以从……,生气以长,命曰圣王。"《灵枢・邪客第七十一》"经络大通,阴阳和得。"

## 5 络脉病因病理

5.1 络脉病因 《内经》认为以下原因均可导致络脉损伤发生病变。

5.1.1 外感邪气：外邪侵袭是引起络脉病变的重要原因,例如《灵枢・九针论第七十八》"四时八风之客于经络之中……"。

5.1.2 内伤七情：情志刺激可以损伤络脉,例如《素问・血气形志篇第二十四》"形数惊恐,经络不通"。

5.1.3 不内外因：饮食劳力可以损伤络脉,例如《灵枢・百病始生第六十六》"卒然多食饮……,起居不节,用力过度,则络脉伤"。

5.2 络脉常见病理 《内经》络脉病理变化主要有以下几种：

5.2.1 邪气在络：外感邪气留滞于络,例如《灵枢・百病始生第六十六》"是故虚邪之中人也,始于皮肤……,留而不去,则传舍于络脉"。

5.2.2 络气不足：《素问・通评虚实论篇第二十八》有"络气不足"记载。《灵枢・脉度第十七》也云"络之别者为孙……,虚者饮药以补之。"说明络脉亏虚,络气不足是络脉的常见病理变化。

5.2.3 络脉绌急疼痛：《素问・举痛论篇第三十九》"寒气客于脉外则脉寒,脉寒则缩踡,缩踡则脉绌急,绌急则外引小络,故卒然而痛。"又云"寒气客于肠胃之间,膜原之下,血不得散,小络急引故痛。"《内经》认为络脉绌急是络脉病理变化之一,而络脉绌急又是产生疼痛的重要原因。

5.2.4 络脉瘀血：纵观《内经》诸篇,瘀血是络脉最常见的病理变化。《内经》又将络脉瘀血称之为"结络",例如《灵枢・阴阳二十五人第六十四》"其结络者,脉结血不行……。"

《内经》还提出络脉瘀血可以产生积块。例如《灵枢・百病始生第六十六》"其着孙络之脉而成积者……。肠胃之络伤则血溢于肠外,肠外有寒汁沫,与血相搏,则并合凝聚不得散,而积成矣。"《素问・举痛论篇第三十九》"寒气客于小肠膜原之间,络血之中,血泣不得注于大经,血气稽留不得行,故宿昔而成积矣。"

5.2.5 络伤出血、络伤瘀血：《灵枢・百病始生第六十六》"阳络伤则血外溢,血外溢则衄血,阴络伤则血内溢,血内溢则后血。"指出络脉损伤导致出血,其中阳络损伤则血从上窍出,阴络损伤血从下窍出。《内经》还指出络脉损伤出血也可以形成瘀血,例如《素问·调经论篇第六十二》"孙络外溢,则经有留血"。

有关络脉病理《内经》还有如下观点:(1)久病在络:《灵枢·寿夭刚柔第六》"久痹不去身者,视其血络,尽出其血。"《黄帝内经灵枢译释》"邪气内阻,久而不愈之病,应视其血络,若有瘀血当祛除之。"此条为后世"久病在络"的理论渊源。(2)经病转络:《灵枢·九针论第七十八》"邪之所客于经,舍于络,而为痛痹者也。"本条说明邪气在经日久可以传入络脉,形成疼痛痹证。这里络脉是指较为深层的络脉,而非"浮络"。(3)由络传经:《内经》认为外感邪气通过络脉向里发展传变。例如《灵枢·百病始生第六十六》"是故虚邪之中人也,始于皮肤,皮肤缓则腠理开,开则邪从毛发入……留而不去,则传舍于络脉,在络之时,痛于肌肉,其痛之时息……留而不去,传舍于经。"《素问·皮部论篇第五十六》"是故百病之始生也,必先于皮毛,邪中之则腠理开,开则入客于络脉,留而不去,传入于经,留而不去,传入于腑,禀于肠胃。"

## 6 络病证候

**6.1 六经络病** 《素问·缪刺论篇第六十三》提出外邪客于六经络脉的症状体征"邪客于足少阴之络,令人卒心痛暴胀,胸胁支满……;邪客于手少阳之络,令人喉痹舌卷,口干心烦,臂外廉痛,手不及头……;邪客于足厥阴之络,令人卒疝暴痛……;邪客于足太阳之络,令人头项肩痛……;邪客于手阳明之络,令人气满胸中,喘息而支胠,胸中热……;邪客于足少阳之络,令人胁痛不得息,咳而汗出……;邪客于足少阴之络,令人嗌痛不可内食,无故善怒,气上走贲上,……;邪客于足太阴之络,令人腰痛,引少腹控;不可以仰息……;邪客于足太阳之络,令人拘挛背急,引胁而痛……;邪客于足少阳之络,令人留于枢中痛,髀不可举……。"以上《内经》提出的六经络病症状的临床意义还有待进一步研究。

**6.2 常见络病** 《内经》提出下列疾病与络脉病变密切相关:(1)久痹。《灵枢·寿夭刚柔第六》"久痹不去身者,视其血络,尽出其血。"(2)心疝暴痛。《灵枢·热病第二十三》"心疝暴痛……,尽刺去其血络。"(3)喘息。《素问·逆调论篇第三十四》"夫起居如故而息有音者,此肺之络脉逆也,络脉不得随经上下……,故起居如故而息有音也。"(4)尸厥。《素问·缪刺论篇第六十三》"邪客于手足少阴太阴足阳明之络,此五络皆会于耳中,上络左角,五络俱竭,令人身脉皆动,而形无知也,其状若尸,或曰尸厥。"《内经》还针对该病提出了具体治疗方药"鬄其左角之发方一寸燔治,饮以美酒一杯,不能饮者灌之,立已。"这也是《内经》唯一一首治疗络病的方剂,方义重在温通血络。

此外,《内经》还特别提出"奇病"发生与络脉密切相关,例如《素问·缪刺论篇第六十三》"今邪客于皮毛,入舍于孙络,留而不去,闭塞不通,不得入于经,流溢于大络,而生奇病也。"《黄帝内经素问释译》奇病是"异于寻常的疾病[2]"。

## 7 络脉、络病与诊断

**7.1 络脉与脉诊** 《内经》指出"络脉调匀"是脉诊的重要条件之一。例如《素问·脉要精微论篇第十七》"诊法常以平旦,阴气未动,阳气未散,饮食未进,经脉未盛,络脉调匀,气血未乱,故乃可诊有过之脉。"

**7.2 络病脉象** 《素问·三部九候论篇第二十》提出络病的主要脉象"其脉代而钩者,病在络脉。"诚然,这一脉象难以反映络脉众多病理改变。

**7.3 络脉望诊** 《内经》提出通过观察络脉诊断疾病。(1)望色。通过观察络脉颜色进行诊断。例如《灵枢·经脉第十》"凡诊络脉,脉色青则寒且痛,赤则有热。"《素问·痿论篇第四十四》"心热者色赤而络脉溢。"(2)望鱼络。通过观看手鱼际之血络诊断疾病。例如《灵枢·邪气脏腑病形第四》"鱼络血者,手阳明病。"《灵枢·经脉第十》"胃中寒,手鱼之络多青矣;胃中有热,鱼际络赤。"(3)观察大络。通过观察十五络脉诊断疾病。例如《灵枢·邪气脏腑病形第四》"三焦病者,腹气满,小腹尤坚,不得小便窘急,溢则水留即为胀,候在足太阳之外大络,大络在太阳少阳之间,亦见于脉。"《灵枢·经脉第十》"十五络者,实则必见,虚则必下。"

## 8 络病治疗

《内经》针对络病病理提出了一些治疗原则与方法。

**8.1 实泻虚补** 《灵枢·脉度第十七》"络之别者为孙,盛而血者疾诛之,盛者泻之,虚者饮药以补之。"指出络病治疗原则和中医其他病证的治疗原则相同,虚则补之,实则泻之。

**8.2 病在血,调之络** 《素问·调经论篇第六十二》"病在血,调之络。"提出血分病变当从络脉入手进行治疗,但是"调络"的具体方法《内经》论述很少。

8.3 活血通络 《内经》认为络脉最常见的病理变化是瘀血,逐瘀通络是其主要治疗方法。

例如《灵枢·阴阳二十五人第六十四》"其结络者,脉结血不行,决之乃行。"张景岳注"决者,开泄之谓也。"《内经》对下列疾病明确提出从络脉瘀血论治:(1)痹证。《灵枢·寿夭刚柔第六》"视其血络,尽出其血。"(2)短气。《灵枢·癫狂第二十二》"短气,息短不属,动作气索,补足少阴,去血络也。"(3)心疝暴痛。《灵枢·热病第二十三》"心疝暴痛,取足太阴厥阴,尽刺去其血络。"

综上所述,《内经》明确阐述络脉为十二经脉的分支,呈树枝状分层结构,包括十五大络、三百六十五络、孙络。《内经》络脉具有多项生理功能,六淫、七情、劳伤均可导致络脉损伤形成络病。络脉病理变化有虚实之异,以瘀血为主要病理。《内经》提出六经络病及与络脉病变密切相关的一系列疾病,并指出络病治疗当补虚泻实,特别注重活血通络。

**参考文献**

1 南京中医药大学.黄帝内经灵枢译释[M].上海科学技术出版社,1986.3:544.
2 南京中医药大学.黄帝内经素问释译[M].上海科学技术出版社,1981.451.

# 试论《黄帝内经》中络病的诊断与治疗

宋俊生

天津中医药大学《伤寒论》研究室（天津，300193）

【摘要】　对《黄帝内经》中络病诊断、治疗进行了整理。从络色、络形及脉象的变化来诊断络病；且对络病的治疗原则及具体病症的治疗方法进行了阐述。为了挖掘祖国医药学的宝贵遗产，探明络脉的诊断与治疗，为今后诊治老年病、多发病、常见病及疑难杂病提供理论依据，且以古人的经验指导临床诊断与治疗。

【关键词】　黄帝内经；络脉；络病；辨证论治

　　《黄帝内经》中对络脉的生理、病理、诊断、治疗有着深刻的论述，因"经络"相连常并称，而散见于各篇，未设专论。本文为了挖掘祖国医药学的宝贵遗产，探明络脉的诊断与治疗，为今后诊治老年病、多发病、常见病及疑难杂病提供理论依据，且以古人的经验指导临床诊断与治疗。特将《黄帝内经》中关于诊断与治疗的论述进行荟萃整理如下：

## 1　络病的诊断

1.1　以络色诊病　参《素问·经络篇》曰："夫络脉之见也，其五色各异，青、黄、赤、白、黑不同，其故何也？…歧伯曰：五色具见者，谓之寒热"。参《素问·皮部论》曰："其色多青则痛，多黑则痹，黄赤则热，多白则寒，五色皆见，则寒热也……。"说明浮络颜色的变化，可诊断疾病。色青主痛；色黑主痹而不通；色黄赤主热；色白为寒；五色俱见主寒热。参《灵枢·经脉》曰："凡诊络脉，脉色青则寒且痛，赤则有热。"又曰："胃中寒，手鱼之络多青矣；胃中有热，鱼际络赤，其暴黑者，留久痹也……"上论述说明，凡诊络脉色青的，是寒邪侵袭，气血凝滞而产生疼痛；络脉色赤的，说明有热象；胃中有寒的，手鱼之络多见青色；胃中有热的，鱼际之络呈现赤色。若手鱼际络突见黑色者，是邪留日久之痹证……。总之，观察人体表面浮浅络脉的颜色，可诊断其病邪属性。

1.2　以络形诊病　参《灵枢·经脉篇》曰："凡此十五络者，实则必见，虚则必下，视之不见，求之上下。"邪气实则血满脉中而明显可见，正气虚则脉络陷下而难见。参《素问·三部九候论》曰："黄帝曰："其可治者奈何？……其病者在奇邪，其邪之脉则缪刺之。上实下虚，且而从之，索其结络脉，刺出其血，以见通之。"如果邪气留于大络，治疗时采取左病刺右，右病刺左的缪刺法；上实下虚的，应该先切脉，随后再行针刺，要寻求络脉郁结所在，刺出其血，以通其气，换言之"结络脉"为络形的变化，是"上实下虚"的诊断依据。参《素问·举痛论》曰"……寒气客于脉外则脉寒，脉寒则缩踡，缩踡则脉绌急，绌急则外引小络"。上论述说明，寒邪客于脉外，就收缩拘挛，且牵扯在外小的脉络，会突然疼痛；得热疼止，若再受寒邪侵袭，疼就难治了。综上述说明观察人体表面络形，可诊断其病性并为治疗奠定了基础，特别是"索其结络脉"，必以"刺出其血"的方法治疗。

1.3　以脉象变化诊络病　参《素问·三部九候论》曰："其脉代而钩者，病在络脉。"从脉的形态变化上可确定是否邪已入络，从而诊断是否络病。

## 2　络病的治疗

2.1　络脉的治则　就络病的治则和治法，《黄帝内经》阐述如下：

2.1.1　刺络放血法：参《灵枢·经脉》曰："诸刺络脉者，必刺其结上，甚血者虽无结，急取之，以泻其邪而出其血，留之发为痹也"。凡针刺各络脉时，必须刺在络脉有血聚结之处，若其邪甚，虽无聚结之象，也应刺络脉，放出恶血，以泻其邪，否则，邪留会发生痹证。

　　参《素问·三部九候论》曰："黄帝曰：其可治者奈何？歧伯曰：经病者，治其经，孙络病者，治其孙络血，血病身有疼痛者治其经络，其病者在奇邪，奇邪之脉则缪刺之。留瘦不移，节而刺之，上实下虚，切而从之，索其结络脉，刺出其血，以见通之。"病在经的，刺其经；病在孙络的，刺其孙络出血；属血病而身疼痛的，就刺其经与络；如病邪留在大络，就左病刺右，右病刺左的缪刺之法治疗；假如体瘦，症状不易变化的，应该酌情刺之；

上实下虚的,应该先切其脉随后再行针刺,要循络脉郁结所在,刺出其血,以通络脉之气。

2.1.2　络脉补泻法:参《素问·调经沦》曰:"神有余,则泻其小络之血,出血,勿之深斥,无中其大经,神气乃平。"又曰:"帝曰:补泻奈何?歧伯曰:形有余则泻阳经,不足则补其阳络。"神有余,就刺其小络出血,不要深刺其经,更不能伤其大经,这样神气就平和了。形有余就泻阳明经之气,形不足就补阳明胃络脉之气。

　　参《灵枢·脉度》曰:"盛而血者疾诛之,盛者泻之,虚者饮药以补之。"络脉盛满说明有淤血,应立即放血去除淤血,邪气盛的用泻法,正气虚的,用药物补之。

　　参《灵枢·寒热病》曰:"刺虚者,刺其去也;刺实者,刺其来也。春取络脉,夏取分腠,秋取气口,冬取经输。凡此四时,各以时为齐。络脉治皮肤,分腠治肌肉,气口治筋脉,经输治骨髓、五脏。"治疗正气虚的证候,应顺着脉气去的方向以补法;治疗邪气实的证候,应迎着脉气来的方向施以泻法;人体阴阳气血与四时气候相应,故四时针刺穴位及进针的深浅都应与四时相应,春季多取络脉间穴位,刺络脉间的穴位可治皮肤的疾病。

## 3　络脉对具体病证的治疗及方法

3.1　寒热的治疗方法　参《灵枢·经脉》曰:"凡刺寒热者,皆多血络,必间日而一取之,血尽而止,乃调虚实。"凡刺发冷发热的病证,都应刺表浅的血络,必要隔日一刺,把瘀血泻尽为止,然后根据体质虚实进行调治。

3.2　腰脊强的治疗方法　参《灵枢·杂病》曰:"腰脊强,取足太阳腘中血络。"腰脊强直,是足太阳经的病证,治疗时,取腘中委中穴的血络,刺其出血。

3.3　肤胀、鼓胀的治疗方法　参《灵枢·水胀》曰:"黄帝曰:肤胀,鼓胀可刺邪?歧伯曰:先泻其胀之血络,后调其经,刺去其血络也。"黄帝问:肤胀,鼓胀用针刺治疗吗?歧伯回答:先用针泻其淤血的络脉,然后再根据虚实的不同调节经脉,但必先刺去其血络上的恶血。

3.4　久痹的治疗方法　参《灵枢·寿夭刚柔》曰:"久痹不去身者,视其血络,尽出其血。"若患久痹症,病难去除的,应观察患部的血络,去除淤血。

3.5　邪在肝的治疗方法　参《灵枢·五邪》曰:"邪在肝……恶血在内,取血脉以散恶血。"邪气在肝,肝藏血,肝病可使淤血留于体内,治疗时可取肝经荣穴,并刺本经血络以散恶血。

3.6　病在血以调络的治疗方法　参《素问·调经论》曰:"病在脉,调之血,病在血,调之络。"病在脉,可以调治其血,病在血,可以调治其络脉。

3.7　淤血凝滞的治疗方法　参《灵枢·经脉》曰:脾之大络,名曰大包,实则身尽痛,虚则百节尽皆纵,此脉若罗络之血者,皆取之脾之大络脉也。

　　如果本络脉发生病变,邪气实,而全身疼痛;属虚则全身骨节皆弛缓无力,脾之络脉较大,各络脉血皆包括,故遇有淤血凝滞的病证,可取脾脏的大络大包穴来治疗。

3.8　既病防变　参《素问·调经论》曰:帝曰:刺留血奈何?歧伯曰:视其血络,刺出其血,无令恶血得入于经,以成其疾"。黄帝问:刺留血的方法怎样?歧伯曰:看准哪有留血的络脉,刺出其血,不要让恶血深入经脉,引起其它疾病,充分说明古人提倡既病防变的治疗思想。

# 浅谈奇经与络脉的区别和联系

张志慧[1]    董淑萍[2]

1.河北医科大学附属以岭医院(石家庄,050091)

2.河北省中西医结合学会(石家庄,050021)

【摘要】 分析了奇经与络脉在循行分布、生理功能、病理机制、发病特点、疾病治疗上存在的区别和联系。

【关键词】 奇经;络脉;区别;联系

**The distinction and relationship between extra meridian and collateral vessels** *ZHANG Zhi-hui . Hebei Yiling Hospital Affi-lated to Hebei Medical University , Shijiazhuang    050091 , China*

【**Abstract**】 Discussed the distinction and relationship between extra meridian and collateral vessels on disposition,physio-logical function,pathological mechanism,on set characteristic and disease therapy.

【**Key words**】 Extra meridian;Collateral vessels;Distinction;Relationship

## 1    从循行分布看奇经和络脉

"奇经八脉"这一名称最早见于《难经》,包括督脉、任脉、冲脉、带脉、阴维脉、阳维脉、阴跷脉、阳跷脉。奇经既不直属脏腑,又无表里配合关系,除督任二脉外,无固定穴位,"别道奇行"故称为"奇经"。奇经的循行虽与十二正经有别,但多从正经分布,又通过交会穴与十二正经各经间有沟通和联络。络脉循行上虽还是沿经散布,但是在十二经脉基础上分支出来十二络,再加上督脉、任脉、脾之大络三络,合称十五络脉。另外还根据大小不同级别分为大络、系络、缠络、孙络、浮络等,相互联系,构成了络脉如环无端,流注不已的循环回路。"经脉为里,支而横者为络,络之别者为孙络"(《灵枢·脉度》)。有人则以奇经八脉为络,《灵枢·经脉》篇列十二经别外,以任脉之尾翳,督脉之长强,脾之大络之大包,合为十五络。除督任二脉明确归于十五络外,其他奇经也有以络命名。如《难经·二十七难》曰"此络脉满溢。"滑伯仁注云:"或曰:'此络脉'三字,越人正指奇经而言也。"冲脉与少阴经通过络脉联系,《灵枢·逆顺肥瘦》说:"其上者,出于颃颡……其下者,注少阴之大络。"如阴跷脉、阳跷脉从足少阴、足太阳经分出,本身就可称做络。《奇经八脉考》中有"阴跷之络"、"阳跷之络"之称。从循行上看,八脉中冲、任、督不但直行,而且横贯,阴阳跷作为少阴与太阳之别纵向直行,阴维在腹部,阳维在肩背与各经相联系,带脉回身一周,横拦腰中,若从纵横论经络,奇经中既有纵行的干线,也有横行的分支,所以有人说奇经八脉具有经和络的双重性。

奇经八脉交错地循行分布于十二经之间,其沟通了十二经脉之间的联系。其将部位相近、功能相似的经脉联系起来,达到统摄有关经脉气血、协调阴阳的作用。督脉与六阳经有联系,称为"阳脉之海",具有调节全身阳经经气的作用:任脉与六阴经有联系,称为"阴脉之海",具有调节全身诸阴经经气的作用;督脉和任脉共同起到调节全身经气的作用。冲脉与任、督脉,足阳明、足少阴等经有联系,故有"十二经之海"、"血海"之称,具有涵蓄二十经气血的作用;带脉约束联系了纵行躯干部的诸条足经,对纵行之经脉运行气血具有约束和调节作用;阴阳维脉联系阴经与阳经,分别主管一身之表里;阴阳跷脉主持阳动阴静,共司下肢运动与寤寐。

络脉从经脉支横别出,诸层细分,网状分布循行周身的络脉系统,具有气血行缓,面性弥散,末端连通,津血互换,双向流动,功能调节。络脉分为经络之络和脉络之络,经络之络运行经气,脉络之络运行血液。在经脉中线运行环流周身的"经气",通过络脉,面性弥散到脏腑肌肤、四肢百骸,激发生命活力,发挥温煦充养、防御维护、信息传达、调节控制作用。脉络之络运行血液,脉络又称血络,是由血脉支横别出、逐层细分的各级分支,遍布肌肤皮毛,四肢百骸,五脏六腑,形成一个密布上下内外的网状结构。在血脉中线运行的血液,由经入络而弥散渗灌到脏腑组织,四肢百骸,发挥营养濡润作用。

奇经和络脉对全身的气血具有调节和渗灌作用,虽然运行途径方式不同,但作为经络系统的重要组成部分,共同起到"气主煦之,血主濡之"的作用。

## 2 从生理功能看奇经和络脉

络脉与奇经八脉循行虽有别于十二正经,但在生理功能上则均弥补了十二正经之间联系的不足。奇经八脉的冲任督带主要行于躯干,冲脉通行十二经,任脉任受阴经,督脉督率阳经,"阳维维于阳","阴维维于阴","带脉状如束带,所以总约诸脉也"。奇经密切了十二正经的联系,对十二经气血阴阳均有调节作用。李时珍则明确提出奇经八脉的功能:"其流溢之气,入于奇经,转相灌溉,内温脏腑,外濡腠理"。奇经八脉将作用性质相同的经组合在一起,并有统率和主导作用。络脉之分布呈网状、树状分布,络脉加强了十二经脉之间的联系。络脉行于正经之间,呈面性分布,呈递着经脉运行的气血,借助其逐级分化,网络全身,起贯通营卫、环流经气、渗灌气血、互化津血的作用,有如河流之支流。奇经联络各经的关系,有如湖泊之与河流。待正经气血满溢时,则流注于八脉,蓄以备用。《难经·二十八难》云:"而人脉隆盛,入于八脉,而不环周。"总之,奇经与络脉在生理功能上均密切了十二正经的联系,对经脉气血有蓄溢调节的作用。若从营卫关系分析,气血之间存在着气能生血,血能生气,气能摄血,血能载气的相互紧密关系,而卫气与营血怎样交融?卫气以其剽疾滑利之性和不受脉道约束之质,而具有得天独厚的快速感传优势,居于诸气感传作用之首。其运行路线多途,无处不到,可广泛感传信息,而运行周身,如环无端的就是络脉的运行特点,只有络脉才能实现卫气布散全身的功能,可见卫气通过络脉与营血交会,并与经气(真气)相通可感传营血和经气接受的信息,从而起到滋润和温养全身的作用。

## 3 从发病特点看奇经和络脉

奇经发病内外因不同,内因可因先天不足或后天失养而致奇经亏虚。外因多与外邪(风、寒、暑、湿、燥、火)疠气侵袭、劳倦内伤、情志因素、痰瘀阻滞、外伤、中毒等因素有关,也可见内外因相兼致病。络脉以病以外因为多见,络脉致病后称为络病,络病作为各种致病因素亦有内外因不同,主要有外邪(风、寒、暑、湿、燥、火)袭络、内伤七情、痰瘀阻络、久病入络、饮食起居、跌仆、金刃伤络等,络病作为临床常见的病理状态,在多种内伤疑难杂病和外感重症的某一阶段均可出现,多种致病因素伤及络脉均可导致络病。奇经八脉为病,以不足虚损者居多,实证较少,其中虚实夹杂者又恒见之。证见气血运行失畅,最终气血亏虚不足,全身筋骨关节失却温煦和濡养出现痿废之象。络脉致病因络脉的生理结构和气血循环特点出现相应的病机特点:易滞易瘀,易入难出,易积成形。

## 4 从病理机制看奇经和络脉

4.1 奇经八脉的证治:奇经八脉证治,古代医家积累了丰富的经验。总的来说,凡女子经、带、胎、产、乳诸疾多从任、督、冲、带四脉论治;里证多从阴维脉论治;表证多从阳维脉论治;奇经八脉的病证实质上也包含各条奇经所统经脉的病理变化。例如任脉与诸阴脉相连,统任一身之阴,任脉的病证也包含了足经的肾、肝、脾病证和手三阴经的肺、心、心包病证。运动功能失调、神志病(如癫、狂、痫、癔、失眠、从瘲)多从督脉、跷脉论治。奇经八脉亏虚,督脉空虚,先天真元之气不足,阴阳失调,机体自稳功能紊乱,机体的免疫功能下降。《素问遗篇·刺法论》指出:"正气存内,邪不可干",《素问·生气通天论》说:"阴平阳秘,精神乃治",指出正气防御卫护功能正常则邪气不易侵犯,阴阳气血平衡则保持生命内环境稳定,所以正气防御卫护功能失常则与免疫功能失调的病理表现基本一致。奇经八脉病证,实则治宜宜通;虚则气血不足,络脉失养,治宜温补、佐以宜通,重用八脉交会穴。正如叶天士在《临证指南医案》中所说:"奇经之病,通因一法,为古贤圣之定例"。

4.2 络脉证治 从络脉与经脉的关系而言,二者基本上是属于一体的,所不同的是经深络浅、经直络横而已。这就决定了络脉的病证具有表浅性、区域性的特点,较少有全身性证候,而这些局部病证又往往是经脉病证的组成部分。所以,络脉病证与经脉病证之间既有区别,又有着十分密切的联系。正因为如此,十二络穴既有单独的病候体现,又可兼治表里两经的病变。络气郁滞、络脉瘀阻、络脉绌急、络脉瘀塞、络息成积、热毒滞络、络脉损伤、络虚不荣是络脉病证最基本的病理变化。根据络脉的分布特点,络脉病理过程可为络脉早期往往为功能性病变向器质性病变发展阶段,从而表现为络气郁滞的病理类型,气病及血,进而出现络脉瘀阻、络脉绌急、络脉瘀塞甚则络息成积等各种病理变化,也可出现瘀热生毒,热毒滞于络脉或损伤络脉的病理改变,瘀阻气血生化之源导致络脉失养。如"脉络—血管系统病变"反映了典型的络病发生发展演变规律。

4.2 奇络同病证治 当然奇经与络脉在病理上也相互影响,出现奇络同病。奇经八脉和络脉的密切联系在正经发病中具有一定的作用。如《素问·痿论》中指出:"阳明为之长,此皆属带脉而络于督脉,故阳明虚则宗筋纵,带脉不引,故足痿不用也。"可见,痿证发病中,奇经络脉均随正经气血虚少而亏虚,且正经累及奇经则与络脉有关。有如江河干流无水,则湖泊支流随之枯竭,湖泊之变常通过支流变化而致。叶天士在《临证指南医案》中论述诸多疑难病时,也强调奇经与络病在病理机制上的相互影响。如在论久痢患者时认为:"由脏腑络伤,已及奇经。"《奇经八脉考》也有奇络同病的论述:"阴跷为病,阴急则阴厥胫直,五络不通。"临床上,也常可见奇经病变累及络脉,最后导致奇络同病的情况。如脊髓空洞症病位在脊髓中,其病之根本在奇经督脉亏虚,而临床症状则为四肢末端感觉的麻木、肌肉萎缩、痛温觉分离,表现为络脉病变的特征。

　　奇经主管全身气血的储蓄和渗灌,络脉主管全身气血的运送与传达。若奇经亏虚,一身之气血不能正常蓄灌,络脉气血失源;奇经亏虚,则督阳不足,一身阳气亏损,鼓动无力,络脉动力乏源,虚则留滞,经气传导功能障碍;奇阳温煦失职,脏腑筋脉失其温养而现痿弱。首先奇经亏虚,真元颓废,真阳虚衰无以湿养脏腑筋脉,真元之气败伤,不能循行经络历行周身激发生命活力。《素问·阴阳应象大论》曰:"阳主动,阴主静"。奇阳虚衰则阳主动、主振奋向上之功能减退,全身活动部位则会出现无力运转活动失调的一派沉寂之象,如眼睑下垂、肢体痿软无力。奇阳温煦功能减退,则出现畏寒、肢冷、自汗。奇阳亏虚,真元颓废,免疫功能下降,络脉中经气运行因虚而发生阻滞,形成病理产物作为内邪反过来阻滞络气畅行。气为血帅,血为气之母,血液生成不足,又缺少络气率行,虚能留滞,虚能滞邪,邪又能滞气,且络愈虚,邪愈滞,所谓"至虚之处,便是留邪之地",以致虚实夹杂,正虚邪恋。络中气机郁滞,血行不畅,或津凝痰结,阻碍络道,均可影响络中气血的运行及津液的输布,从而产生一系列络脉阻滞,病热胶着的病理变化。例如重症肌无力这一自身免疫性疾病,最终导致乙酰胆碱受体减少以及抗体增多,使神经—肌肉接头处突触传递异常是其主要的发病机制之一,这与络气虚滞所致经气传导功能障碍是相吻合的。患者表现为肢体无力不耐疲劳,需休息后得以缓解,乃久病入络,病程缠绵难愈。

## 5　从疾病治疗看奇经和络脉

　　奇经与络脉生理功能和病理关系密切,一些疑难疾病应当奇络并治。一方面,治疗奇经病古人常从络脉入手。如《灵枢》中就有奇经病时从刺血络出血治疗。叶天士明确提出治奇经与治络病的相互关系,是奇络并治的先驱。主张治疗上"通络兼入奇经"。代表用药为鹿角,既可温阳通督,又可活血通络。"病在奇经,以辛香治络"。"奇脉之结实者,古人必用苦辛和芳香,以通脉络;其虚者,必辛甘温补,佐以流行脉络,务在气血调和。"指出奇经实证多用甘辛芳香一类药物来通络,奇经虚证则用辛甘温补的药物来和络,也即通理奇经。另一方面,络病也可从奇经论治。如叶氏对一些久病、频发之络病,多作出"八脉失调"、"奇脉不固"、"八脉空虚"之诊断,治以"宣通奇脉,镇固奇脉,填补下焦"。叶天士将通络与通奇有机地结合起来,治一产后右腿浮肿冷痛病症,认为"冲任先虚,跷维不为用,温养下元,须通络脉";对一产后脉濡、恶露黑紫患者,叶天小又认为"此属络虚,治在冲任,以辛甘理阳"。疑难顽证,常病情缠绵,奇络同病,若能奇络并治,常可起沉疴、祛宿疾。

　　综上所述,奇经与络脉是经络学说的重要组成部分,在循行分布、生理功能、病理变化及治疗方面既有区别也有联系,进一步深入探讨其内在联系,对理论研究与临床指导均具有较高学术价值,尤其在一些疑难病的诊治中,另辟蹊径,达到意想不到的效果。

# 卫气的来源与循行

葛小丽

河北医科大学附属以岭医院(石家庄,050091)

【摘要】 "卫气"作为中医学的重要内容,对于中医学理论的完善具有重要意义。本文通过回顾近几年中医文献中有关卫气理论的论述,对卫气的来源和循行进行了综述。其基本论点:一是"卫气来源"有卫出上焦,卫出中焦,卫出下焦。二是"卫气循行"有营行脉中,卫行脉外;卫行脉外,亦行脉中;昼行于阳,夜行于阴。

【关键词】 卫气;来源;循行

The source and course of defense qi GE Xiao-li . Hebei Yiling Hospital Affiliated to Hebei Medical University , Shijiazhuang 050091 , China

【Abstract】 In Chinese traditional medicine,"defense qi" is important content which palys very important role for consummate of theory of Chinese traditional medicine . By reviewing the discussion of "defense qi" theory in recent few years, we summarized the source and course of defense qi in this artide . Basic opinion:For one thing,"the source of defense qi" include defense qi going out from upper energizer;defense qi originating from middle energizer;defense qi going out from lower energizer . For another,"the course of defense qi" include nutrient qi running inside vessel,defense qi circulating outside the vessel;Defense qi circulating outside the vessel, also circulating in the vessel;defense qi diurnals from yang and nocturnals from yin .

【Key words】 Defense qi;Source;Course

卫气是构成人体和维持人体生命活动的基本物质之一,其功能有护卫肌表,防御外邪入侵;营养脏腑、肌肉、皮毛;调节腠理开合和汗液的排泄,以维持体温的恒定。卫气在中医学中具有非常重要的地位,关于卫气的来源和循行路线存在多种说法。通过对相关文献的阅读,现将各医家的论述作一综述。

## 1 卫气的来源

关于卫气的来源,中医文献有着不同的论述。《灵枢·营卫生会》有"营出于中焦,卫出于下焦"之说,但也有医家主张"卫出于上焦",亦有主张"卫出中焦"者。

**1.1 卫出上焦** 《内经》中有多处论述"卫出上焦"的地方。《灵枢·营卫生会》云:"人受气于谷,谷入于胃,以传于肺,五脏六腑,皆以受气,其清者为营,浊者为卫"。《难经》指出"肺者气""气为卫"。《素问·调经论》说:"阳受气于上焦,以温皮肤分肉之间"。说明上焦对卫气敷布作用。后世医家中首推这一观点的是杨上善,《内经太素》说"营出于中焦,出胃口也,卫出上焦,出胃上口也"。清·莫文泉《研经言》则曰:"人有三气,卫气出于上焦,荣气出于中焦,二者皆气也,二气合行于心肺之间,则积而为宗气"。认定卫出上焦且上焦所指为肺。主张"卫出上焦"的多是从上焦对卫气的布散功能出发。《素问·调经论》说:"上焦不通利,则皮肤致密,腠理闭塞,玄府不通,卫气不得泄越。"就从病理方面指出卫气与上焦的关系。若上焦之气宣发失职,则卫气布散异常,功能降低,开合失度,易招致邪气的侵袭。

**1.2 卫出中焦** 关于"卫出中焦"的说法在《内经》中没有明确的记载,这一主张是近代人在研读《内经》原文的基础上提出来的。《灵枢·营卫生会篇》指出:"人受气于谷,谷入于胃,以传与肺,五脏六腑,皆以受气,清者为营,浊者为卫。"《素问·痹论》亦有"卫者,水谷之悍气也,其气镖疾滑利,不能入于脉也,故循皮肤之中,分肉之间,熏于肓膜,散于胸腹"之描述,这些说明营卫皆是由中焦水谷所化生。《灵枢·五味篇》说:"营卫之行奈何?曰:谷始入于胃,其精微者,先出于胃之两焦,以溉五脏,别出两行营卫之道。"《灵枢·五癃津液别》说:"脾为之卫。"说明卫气与脾胃关系十分密切,营卫之气同生中焦脾胃,同时指出营卫运行之道路各不相同。言卫出中焦多是从卫气滋养补充于中焦出发,脾胃健运则卫气强盛,才能发挥其"温分肉,充皮肤,肥腠理,司开阖"的作用。

1.3 **卫出下焦** 卫出下焦,首见于《灵枢·营卫生会》:"营出于中焦,卫出于下焦"。后世医家中当以张介宾为代表,他以卫气的循行来论述卫出下焦"卫气者,出其悍气之剽疾,而先行于四末分肉之间,不入于脉,故于平旦阴尽,阳气出于目,循头顶下行,始于足太阳膀胱经而行于阳分,日西阳尽则始于足少阴肾经而行于阴分,其气自膀胱与肾,有下而出,故卫出于下焦"。有人认为卫出下焦是《内经》的一贯思想,从《内经·卫气行》:"平旦阴尽,阳气出于目,目张则气上行于头,循项下足太阳……其至于足也,入足心,出内踝下,行阴分,复合于目,故为一周。"又说:"阳尽于阴,阴受气矣。其始入于阴,常从足少阴注于肾,肾注于心……脾复注于肾卫周。"这一原文出发,认为目是指足太阳膀胱经睛明穴,而膀胱是肾之府,卫气循行出于目,而复注于肾,是其所出入皆在于肾。清·石芾南《医原》曰:"宗气积于上焦,营气出于中焦,而卫气则出于下焦"。并解释:"卫气赖下焦阴中真阳,以升出中上二焦,故卫气出于下焦"。说明卫出下焦,且下焦所指为肾。言卫气来源于下焦,是从其"阳"的性质和卫气的温煦功能而言。卫气属阳,是人体阳气的一部分,其性为热,主动,所以才能温分肉,司开合,才具有剽疾滑利的特性。而肾为先天之本,内藏真阴真阳。肾阳是一身阳气之根本,故卫气的这种阳热之性乃根于肾中的元阳。

## 2 卫气的循行

2.1 **营行脉中,卫行脉外** 《灵枢·营卫生会》"营行脉中,卫行脉外","常与营俱行于阳二十五度,行于阴亦二十五度。"这种营卫之脉中脉外严格来说是指营气卫气在全身的分布情况而言。《灵枢·卫气》论营卫运行时也说:"阴阳相随,外内相贯"。营卫之气在运行中相随相伴,营气是脉中实物,卫气是经脉中营血运行过程中表现于外的功能,阴阳互根,相互为用。《内经·痹论》"卫者,水谷之悍气也,其气剽疾滑利,不能入於脉也,故循皮肤之中,分肉之间,熏於肓膜,散於胸腹。"解释为:"皮肤之中分肉之间,谓脉外也。肓膜,谓五脏之间鬲中膜也。""脉外"只是一个相对的概念,它不是单指血脉外侧的狭小空间,而是从中医学的整体观念出发,把人作为一个有机整体来论述。

2.2 **卫行脉外,亦行脉中** 主张这一观点的多是后世医家在临床实践中总结出来的。他们认为营气和卫气应该是在一起的,并不是分居血管内外。营卫可以通过脉道管壁相互渗透。张景岳所说:"卫主气而在外,然亦何尝无血,荣主血而在内,然亦何尝无气。故荣中未必无卫,卫中未必无荣。"明·汪机《石山医案》"营中亦自有卫也""卫行脉外,亦行脉中"。清·俞昌《医门法律》"营中有卫,卫中有营""营卫同行经脉之中"。罗东逸《内经博议》曰:"卫气者,即太阳之盛气……半入经隧之中以和营,而半溢经隧之外以为卫。"谈到经隧内外皆有卫气,说明了卫气所在之实质。这些可以说为这一观点提供了佐证。

2.3 **昼行与阳,夜行于阴** 《灵枢·卫气行》"故卫气之行,一日一夜五十周于身,昼日行于阳二十五周,夜行于阴二十五周,周于五脏。是故平旦阴尽,阳气出于目,目张则气上行于头,循项下足太阳,循背下至小指之端,其散者,别于目锐眦,下手太阳,下至手小指之端外侧。其散者,别于目锐眦,下足少阴,注小指次指之间。别者以上至耳前,合于颔脉,注足阳明,以下行至跗上,入五指之间。其散者,从耳下下手阳明,入大指之间,入掌中。其至于足也,入足心,出内踝下,行阴分,复合于目,故为一周,……其始入于阴,常从足少阴注于肾,肾注于心,心注于肺,肺注于肝,肝注于脾,脾复注于肾为周。"故卫气平旦起于目锐眦,按照手足三阳经的顺序运行,至夜,卫气运行入阴,起始于肾,依次行于肾→心→肺→肝→脾→肾而往复。所谓"昼行于阳"正是指卫气机能在日间趋向于积极的对外的活动状态,而"夜行于阴"则是指卫气机能于夜间趋向于相对的内在的安静状态。所以说"昼行于阳,夜行于阴"只是表明"白昼阳分"(体表)偏多,阴分(脏腑)偏少;夜晚阴分卫气偏多,阳分偏少,"不是卫气有无的问题,而是卫气多少的差别。

　　总之从营卫关系来看,卫气和营气,如影随形,可分而不可离,即所谓"阴平阳秘,精神乃治;阴阳离决,精气乃绝。"有营气的地方,卫气也必然存在。对于卫气的循行,不论哪一种观点都是从一个角度相对而言的,这种相对的思想复合了中医哲学的思想。

　　卫气是中医基础理论的重要内容,对其来源和循行的认识无论是在理论上还是在临床实践中都具有重要的意义。它能使我们更加深刻剖析经义,科学研究卫气学说,有效指导临床实践。

# 从络病理论浅探中风病后血瘀证的辨治

姜超　张秋娟

上海中医药大学附属岳阳中西医结合医院神经内科(上海,200437)

【摘要】 中风导致的中风后血瘀证是目前严重危害人类健康的主要临床常见疾病之一,现存的治疗手段单一,难以取得良效;络病理论是中医药理论重要的组成部分,具有历史悠久、科学独到的优势,临证据其进行中风后血瘀证的辨治常可取佳效。

【关键词】 中风;血瘀证;络病;治疗

Syndrome differentiation of blood stasis after stroke under guidance of collateral disease theory *JIANG Chao, ZHANG Qiujuan. Department of Neurology, Yueyang Integrated TCM and Western Medicine Hospital Affiliated to Shanghai TCM University, Shanghai 200437, China*

【Abstract】 The blood stasis after stroke is one of the major clinical diseases that hazardous to human health, the existing means of single treatment is difficult to obtain good effect; collateral disease theory is an important component of Chinese traditional medicine, with a long history and unique scientific advantages, in accordance to the theory in treating stasis can often get good effect.

【Key words】 Stroke; Blood stasis; Collateral disease; Treatment

中风是目前严重危害人类健康的主要疾病之一,具有发病率、病死率、致残率、复发率均较高,合并症多及治愈率低的特点,给个人、家庭和社会造成了沉重的负担。中风后血瘀证亦在临床中很常见,治疗的手段多样化,而中、西医对其产生的机制、辨治上尚不能明确其机制,以取到良效;纵观中医络病理论的发展,从春秋战国《内经》首次提出"络"的概念,至东汉《伤寒杂病论》开辛温通络、虫药通络用药之先河,到清代叶天士"久病入络、久痛入络"将络病学说推到新高度,再到今天吴以岭教授比较完善的络病理论,无疑这对于临证一些疑难疾患具有重要意义,如中风后血瘀证,西医没有很好的治疗方法或手段,仅仅限于一些活血化瘀的单一的对症性处理,难以取得佳效,笔者曾借助络病理论指导综合治疗中风后血瘀证取得佳效。

## 1 络病理论论治中风病后血瘀证的理论基础

中风病的发作涉及风、火、痰、瘀、虚等多个方面,病机为多种诱因扰动脑络之神、壅滞经络而致神志异常,肢体不遂,或是由于老年体衰,阴阳失调,气血逆乱,直冲犯脑而致;而对于中风后常常出现半身不遂、口舌歪斜等临床表现,一般认为或为风阳内动,挟痰走窜经络,脉络不畅或闭阻;或为气虚无力运血,血行不畅而瘀滞脉络[1]。中风后血瘀证主要是由于气虚运血不行,血行不畅而致脑络不通,其病理产物"瘀血"是中风后血瘀证发生的主要基础。此类患者除了中风后遗留的肢体偏瘫、言语不利、神智异常等症状外,还可见患者局部出现固定疼痛、瘀斑、肿块、出血、肌肤甲错等络病症状;但是强调在已知中风后血瘀的缘由前提下,还应特别注意临证辨寒热及虚实偏盛。热邪、温毒等病邪易致之热证;寒证型中风后血瘀主要因感受寒邪而引起,多见于脑血脉及肢体经络的瘀证。单独的瘀证及气滞所致血瘀,一般属于实证的范畴;由于气虚不行、津亏不运及阳气衰微所导致的病证,以及中风后日久,耗伤正气,兼见气、血、阴、阳亏虚者,属于虚证。但严格说来,中风后瘀证的虚证属于虚实夹杂的病证,虚指气、血、阴、阳亏虚,实即指各种因素所致的瘀血阻滞。故而治疗中风后血瘀证的基本原则是通络安神、活血化瘀。属中风后血瘀证外,兼有其他致病原因或病理变化者,则需配合其他治法。如以虚为主之中风后血瘀,宜配伍益气、养血、滋阴或温阳等治法[2],笔者认为中风后血瘀症多属此类。中医理论体系中的络病理论蕴藏着深刻的理论内涵,其阐明了许多未曾解释或解释不

基金项目:上海市中医脑血管专科基金资助项目(No.2006YSZK003)

清的病理、生理现象,而且还可能将成为防治多种临症疑难疾病的新思路及新手段。尤其是现阶段,秉承中西医结合的特点,络病理论发展、建立了"三维立体网络系统"假说,即经络之络(气络)运行经气,脉络之络(血络)运行血液,共同发挥着"气主煦之,血主濡之"的生理功能。结合现代医学,提出经络之络与神经—内分泌—免疫(NEI)网络,脉络之络与中小血管、微血管特别是微循环之间具有高度相关性的论断[3]。从络病理论看待中风后血瘀证,认为可能是由于中风后患者素体亏虚,病邪乘虚侵入人体之脑络而发病,从而影响络中气血的运行及津液的分布,致使络失通畅或渗液失常,导致瘀血阻络。其病理基础是"络脉痹阻",符合叶天士"久病入络"、王清任"久病入络为瘀"之论。在中医理论上,经络系统贯通人体表里上下、环流气血津液、渗灌脏腑组织,维持着正常的生命活动,也是协调机体内外环境统一和维持机体内稳定的重要结构。络脉具有双向性和满溢灌注的特点,能使经脉中的气血流溢于络脉,又通过散布于脏腑肌腠的气血渗入络脉而灌于络脉[4]。从微观辩证角度,现代影像学亦可提示中医之髓海空虚、络脉失养与现代医学脑发育不全,中医之痰瘀阻络、络破血溢与现代医学脑梗死、脑出血,中医之热毒侵络、痰毒聚络、痰瘀阻络与现代医学脑炎、脑占位性病变之间存在着某种内在、本质的联系[5]。由此可见,中风后血瘀证和络病无论是在中医传统理论,还是在现代医学理论上,其发病原因和病理机制等方面均相似。尽管现代医学之"血管"与中医之络脉不等同,但具有很大的相关性。在生理分布、结构和功能描述上都非常相似。微循环是指微动脉与微静脉之间微血管中的血液循环,对维持组织和器官的生理功能起着重要作用[5];作为循环中的最小机构、功能单位,现代医学中的微循环和中医络病理论的孙络亦具有诸多类似之处,其都是循环的通路、物质交换的场所。显然,无论是微循环障碍或是络脉病变,皆可导致血瘀证;西医的循环障碍,可以作为中医血瘀理论的一个重要的、具体的客观指标,中医学之血瘀证则是对循环障碍一类疾病的病理概括。络病、微循环障碍、血瘀证三者之间有一定内在联系[6]。由此可见,根据中医之络病理论辨证治疗中风后之血瘀证是有其理论根据的,是具有很大的科学性、可行性的,进而推知具有一定的循证依据的。

## 2　络病理论论治中风病后血瘀症的治疗初探

对依据络病理论论治中风病后血瘀症的治疗,在"络从辛为泄"的治则基础上,逐渐演化出辛温通络、补气通络、虫药通络等治则体系。可见在内涵和外延上,中风后血瘀证和络病既相互联系又彼此独立。中风后血瘀证重点反映中风后人体血液瘀滞、黏稠、不畅的状态,络病则主要反映络脉的瘀阻、绌急和络虚不荣病变状况。久瘀虽能入络,导致络脉瘀阻,但血瘀阻络绝非络病的全部。在络病的治疗上,叶天士除用红花、香附、当归等活血药外,还喜用"虫蚁飞走品搜剔"等品。由于中风后血瘀证和络病之间有一定的联系,络脉病变时,具有中风后血瘀证的症状和体征,中风后瘀血证日久属于络病[7]。所以,活血化瘀通络综合疗法既是治疗络病的一个基本方法,亦是治疗中风后血瘀证的重要方法。现代医学亦证实,脑血栓发生的主要病理基础是血管本身的病变,以动脉粥样硬化最为常见,内皮细胞损伤是脑缺血损害的早期病变和基本动因[8]。中风后血瘀证在络病的病理机制中,"络脉失养"产生的血瘀实际上代表了血管内皮细胞、血管平滑肌细胞保护及损伤机制的矫枉失衡过程[9],运用 ASPA 等西医药物进行中风后血瘀证的治疗,针对微循环的血液循环障碍这和络病理论中针对孙络、微络等治病是一致的;然这仅仅是针对有形之络的治疗,对于无形之络的治疗,西医就凸显出其的局限性,也许病患在现代医学的诊疗手段下,检测不出什么具体指证,但患者有其临床症状,在此,就需要采用络病理论之"气络-NET网络"理论[3]进行指导治疗,其符合现代医学神经分子信息学之神经递质传导理论的治疗,目前西医药是没有什么具体治疗的,因此可充分体现出运用络病理论指导中医药综合治疗中风后血瘀证的价值所在。故对于中风后之血瘀证的治疗,笔者认为采用中医药辨证效果更好。中风后血瘀证患者多年老体弱,兼中风后遗症,并见瘀、痹差、气衰、阴阳亏虚之象,故高龄患者选择活血药物时应多选用兼具补养之作用的中药,其补养活血两得,全身机体之气血阴阳冲和则百病自去,机体自安;用活血兼之补养之品,亦常获活血解瘀、补养顾护整体良效,即是明证。笔者据《临证指南医案》之"大凡络虚,通补最宜","藉虫蚁血中搜逐,以攻通邪结"的学术思想,认为以虫药入主机体,化瘀积之疾吞服较之煎服效果更好,《医学衷中参西录》曰:"蜈蚣,走串之力最速,内行脏腑,外而经络,凡气血凝聚之处皆能开之……",《玉楸药解》云:"全蝎…穿筋透骨,逐湿除风……",用突破常规用量吞服蜈蚣、全蝎、僵蚕等药之法,而非常规煎服之剂,这样可以起到更好的活血通络、早日回复脑络之神,以安其后的目的,临证亦确已验证其药效之灵验;亦见虫蚁药性轻灵流通,性善走窜,搜剔络道之邪,专"追拔沉混气血"之功,再佐以补益剂减缓其之峻猛,以无伤正之虞,再者此血肉有情之品皆通灵含秀,以脏补脏,阳气升发之物以壮阳气,至阴聚秀之物以滋阴精,如龟板、鳖甲之品;据"用苦辛和芳香,以通络脉",采用如泽兰、郁金、石菖蒲、川芎等物以辛味药芳香走窜络道,"宣畅气血",有形之络无形之络兼治之。总之,生理病理上脑络、气血与脑神有着密切的关系,要达到最终治疗中风后血瘀证,笔者认为综合的"疏通脑络"是关键;中风病发病后,络伤、毒损、营卫失和互为因果,形成恶性循环,修复脑络畅通极为困难,显然治疗中风后血瘀证不能仅局限于活血化瘀的单一化治疗,还须综合解毒和络、调和营卫等法,多方位综合调治。在具体治疗中运用络病理论思维,重视调和营卫,卫气宣通,毒邪则易驱除;营气和利,络脉修复的物质源泉才会源源有续,不会枯竭[10]。临证据此辨证论治,常取佳效。

## 3　辨治举偶

患者,女,75 岁,2007 年 7 月 4 日诊治。曾因脑梗死 4～5 次入院治疗,好转后出院;近半年来不经意间发觉自己嘴唇上下呈黑紫色,伴头晕、脚麻、耳鸣、夜寐差,门诊监测血压 110/70 mm Hg。刻诊:精神稍差,疲乏,饮纳尚可,二便无异常,舌暗苔黑紫、舌边有瘀痕,脉象沉细而涩。在外院作相关检查,除 CT 可见"基底节区陈旧梗死灶"外余未发现其他明显异常,遂转我院寻中医治疗。据络病理论之"气络—NET 网络"理论,遂辨为中风后之气虚血瘀证,按照络病理论拟通络理气、活血化瘀、滋阴养血安神为法,解毒和络、调和营卫为用,以血府逐瘀汤和酸枣仁汤加减综合调理治疗:熟地 12 g,桃仁 12 g,红花 9 g,川芎 12 g,茯苓 9 g,酸枣仁 30 g,粉丹皮 12 g,丹参 20 g,麦冬 12 g,石斛 12 g,炙大黄 3 g,远志 12 g,广郁金 12 g,益智仁 12 g,夜交藤 30 g,甘草 6 g,7 剂,水煎服用,每天 2 次,并嘱患者自行以全蝎粉 3 g、蜈蚣 1 条碾粉分吞服之。经加减治疗 2 月余患者唇色恢复基本正常,夜寐可,神安,偶有头晕发作,舌色淡而略黯,脉象缓而略滑,余无其他不适。

### 参考文献

1　王永炎.中医内科学[M].上海:上海科技出版社,1997:124-132.
2　邓铁涛.中医诊断学[M].上海:上海科技出版社,1984:101-104.
3　吴以岭.气络—NEI 网络相关性探析[J].中医杂志,2005,46(10):723-726.
4　印会河.中医基础理论[M].上海:上海科技出版社,1984:118-119.
5　雷燕.络病理论探微[J].北京中医药大学学报,1998,21(2):19.
6　刘兰印,杨慧萍.血瘀证从络论治探析[J].中医药信息,2005,12(6):94.
7　姜春华.活血化瘀研究新编[M].上海:上海医科大学出版社,1990:139.
8　罗玉敏.内皮细胞与脑缺血[J].国外医学脑血管疾病,1998,6(5):271.
9　李岩,赵雁,黄启福,等.中医络病的现代认识[J].北京中医药大学学报,2002,25(3):1.
10　李维革,韩宁.从络病理论探讨中风病微观病机[J].辽宁中医药大学学报,2006,8(6).

# 营卫与血管舒缩的相关性及其在偏头痛治疗中的应用

林咸明　　何丽华　　张爱军

浙江中医药大学附属第三医院(杭州,310009)

**【摘要】**　为探索偏头痛的中医发病机制及治疗新方法。以《灵枢·营卫生会》"营在脉中,卫在脉外"理论为基础,结合现代医学有关偏头痛是血管异常舒缩导致的血管炎性致痛假说,试以阐明营气卫气在调控脉管舒缩与血管内皮功能的相关性。提出:(1)营卫失和导致头部血管异常舒缩及脉管区域炎性反应是偏头痛发作的病理基础;(2)营卫失和日久导致头部脉管—络脉病变是偏头痛反复发作的主要原因;(3)调和营卫气血治疗偏头痛具有切实的理论基础和临床效用,在创新性、适用性、有效性方面具有一定的优势。

**【关键词】**　营气;卫气;血管内皮;偏头痛;桂枝汤

偏头痛是一种原发性颅内外血管舒缩和神经功能调节失常所引起的反复发作性疾病,临床以一侧或两侧搏动性头痛为特点,目前治疗尚无特效方法和药物,近年来中医药对本病的治疗已显示出一定优势[1]。笔者根据《灵枢》的营卫、气血、经脉、络脉理论,结合中医针灸治疗偏头痛文献及临床体会,求新求变,尝试性地提出偏头痛发病之"营卫失和"理论,并确立"调和营卫"的治则,以期在偏头痛的理论研究和临床治疗找到新的突破口,提高中医药治疗偏头痛的疗效。

## 1　营气卫气与血管舒缩的相关性

**1.1　营卫的生理特性**　《灵枢·营卫生会篇》曰:"谷入于胃,以传与肺,五脏六腑,皆以受气,其清者为营,浊者为卫。"这里所谓"清"和"浊"主要是从功能上的差异而言。"清"是指营气的作用比较柔和,这里的"浊"是指卫气作用的慓悍滑利,无所不到。营气和卫气均来源于中焦脾胃所化之水谷精微,只是其组成、分布、功能不同而已。"卫主气","营主血",卫属阳而营用阴,阳主外而阴主内,故从所处位置而言,有"营行脉中,卫行脉外"之说。营气、卫气,一阴一阳,阴阳互根,卫阳靠营阴的内守而不逸脱,营阴靠卫阳的护卫而不泄漏,共同维持不同部位功能的协调平衡。

人身之气对人体产生的保卫功能称之为卫气。卫气行于全身的各个部位,内至脏腑,外至肌肉、皮毛,无处不到。卫气迅疾滑利,运行脉外,达于皮肤之中,分肉之间以温煦肓膜,散布胸腹,循行不息。在体表,能温煦肌肉、皮毛、抵御外邪;在体内,能温煦五脏、六腑;在血脉,与营气共同主司血管正常的血液运行。故《灵枢·本藏》:"卫气者,所以温分肉、充皮肤、肥腠理、司开合者也","卫气充则分肉解利,皮肤调柔,腠理致密矣",即阐明了卫气具体功能的不同体现。

营气,是行于脉中之气,与血液一同在脉中运行,故又称为血中之营气。《素问·痹论》云:"营者,水谷之精气也。和调于五脏,洒陈于六腑,乃能入于脉也。故循脉上下,贯五脏,络六腑也。"又《内经》云:"壅遏营气,令无所避,是谓脉。""壅遏"就是把它限定在一定的范围之内运动,不能逃逸,所以说脉是营气运行的管道,人称"营为血中之气",营气是推动血液运行的动力。所以营气正常对保证血液的产生、运动及功能都有着重要意义。

**1.2　"营在脉中,卫在脉外"在调节血管舒缩功能中的体现**

**1.2.1　血管内皮在调控血管舒缩功能中的作用:**血管内皮存在于血液与血管壁界面,由其分泌的重要的血管活性物质主要有 NO 和 EC,前者具有舒张血管作用,后者具有收缩血管的功能,二者之间的平衡调节对血管的舒缩功能及血管结构的保护具有重要意义。近年对血管内皮的结构和功能研究表明,血管内皮被认为是人体最大而且功能异常活跃的内分泌、旁分泌器官[2]。其主要功能表现在:(1)调节血管舒缩;(2)调节血管平滑肌细胞(vessel smooth muscle cell,VSMC)的生长、增殖和移行;(3)调节血管的抗炎或促炎性反应作用;(4)维持血液的流动性及避免出血的功能。

已有研究表明一氧化氮、血管内皮素-1（ET-1）可能是偏头痛的致病分子。ET-1是近年来发现的一种由血管内皮细胞分泌的具有强烈而持久缩血管作用的多肽。偏头痛患者急性发作期血浆ET含量显著高于健康者[3]，而ET-1是其主要的在血循环中存在的形式[4]。已有研究表明，头部血管是ET最敏感的效应器官之一，ET可以引起头部血管强烈而持续性收缩。偏头痛患者血浆ET-1浓度在发作期显著增高，在间歇期其浓度仍处于高水平状态，可以认为ET-1的代谢紊乱参与了偏头痛发作的病理生理过程，并可能是引起其颅内外血管异常收缩状态的原因之一。

NO主要在血管张力的快速变化中起作用。近年发现它在偏头痛和其它头痛产生机制中是一个十分关键的因子。NO水平在头痛发作期增高，提示它可能与偏头痛的产生有关。Satchielli等[3]对无先兆偏头痛患者颈静脉血中NO水平进行监测，发现头痛发作1h首先达高峰，以后逐渐下降，提示NO是头痛的诱发因子之一。NO对偏头痛的起始发作起激发作用，同时对偏头痛状态的维持起主要作用。血管及血管周围神经末梢或脑组织释放的NO是头痛分子触发点，广泛影响疼痛信息传递，最为重要的是其作为体内关键信使分子和效应分子，同时在血管扩张中起到重要的递质调节作用[5~9]。

1.2.2 营卫之气调和是血管维持正常舒缩的关键：中医学认为，正常血液的循行有赖于心气的推动、血液的充盈、脉管的通畅等要素，其中的营卫之气功能的正常和调和对保持脉管的畅利、血液的充盈等起着十分重要的作用。营包括营气和营阴，营阴是直接或间接构成血液的组分，是血液充盈的前提条件，同时营气又是鼓动血液流行的动力。卫气具"剽疾滑利"之特性，流行于脉外，控制脉管的过度扩张，防止血液的外渗；"营行脉中，卫行脉外"，营气和卫气一阴一阳，一充一遍，共同调节血液的充盈度和脉管的舒缩和扩张的平衡，维持脉管的正常生理功能，脏腑组织器官才能保持正常的功能活动。

气血是构成人体及维持人体生命活动的最基本物质。气血的充盈、心气的推动是维持血管正常舒缩的首要条件。卫气对脉管中血液运行的影响，与西医学微血管外包绕神经丛和神经旁丛调节血管舒缩及局部血液运行的认识是一致的，其缩血管神经纤维和舒血管神经纤维分别能引起血管平滑肌收缩和舒张，能改变血管的舒缩状态，影响血液的流行。营气注于脉中，成为血液的组成部分并与血液伴行，发挥着气的"和调"、"洒陈"作用，与存在于血管壁的血管内皮细胞分泌的活性物质及激素所发挥的功能相类似，影响着血液的运行和血管的舒缩，如具有舒血管功能的一氧化氮与具有缩血管功能的内皮素之间的协调平衡对维持血管正常舒缩状态具有重要作用。

营卫失和则脉管流行不利，脉管及其附属的各部脉络气血运行阻滞。《灵枢·脉度》云："经脉为里，支而横者为络，络之别者为孙。"孙络是络脉的最小终末单位，遍布于脏腑、肌肤之中，具有渗灌气血、互渗津血、贯通营卫、保证经气环流的作用。即孙络是营卫二气交汇、协调气化之处，是营卫气血津液输布贯通的枢纽。由于孙络位于络脉系统的终末环节，有分支细小、分布广泛、气血流动缓慢的生理特点，决定了其病理变化多易阻滞而致营卫气血不得贯通，失于调和。头部细小络脉当属孙络，是络脉的一部分，它既反映着络脉的基本属性，又具有其特殊的生理、病理特征。网络状交错于头窍的络脉，为气血最盛之所，充实脑髓，营养脑神。《素问·八正神明论》云："血气者，人之神。"说明气血是神产生的物质基础。气血对头窍的温煦、充灌、濡养作用，是通过经脉的传输，终由纵横交错的络脉渗灌作用而实现，是维系脑髓神机正常功能状态的基本条件。《灵枢·营卫生会》所指出的营卫调和则昼精而夜瞑，营卫失和则昼不精而夜不瞑；营卫阳气虚馁，脑络失养，不能发挥脑之统感官、司运动的作用，可导致痒、痛、偏身麻木等局部病变。营气和卫气的协调作用在脉管生理功能的体现即相当于血管内皮功能。因此，营卫调节渗灌津血以充实脑髓，是神机运动的物质基础；营卫调节敷布阳气于脑络以温煦脑神，为神机运动的原动力，一旦营卫失调，则头部及脑络气血阴阳失衡，脑神失养，失养则滞，滞则不通，不通则痛。

1.2.3 营卫不和日久则病久入络：络者，络脉也，是由经脉支横别出的分支，包括十二正经、奇经八脉的别络；络脉中最细小的分支—孙络；络脉内至脏腑、外至四肢肌腠、蹊谷肉节，犹如网络，纵横交错，无所不至，具有沟通表里内外，贯通营卫气血津液，濡灌脏腑组织等功能。头部络脉是输送血液及清扬之气的通道，对脑神的正常生理功能有着重要的作用，营气和卫气在其中的调节至关重要。营卫皆属于阳气，一行于脉内以血主事，一行于脉外以津主事。两者通过络脉相互贯通，气化乃生，相互配合，调节气血津液，保持阴平阳秘的生理常态。络脉是营卫气血津液贯通的枢纽，也是营卫交会气化的场所。《灵枢·经脉》："饮酒者，卫气先行皮肤,先充络脉,络脉先盛,故卫气已平,营气乃满,而经脉大盛。"卫气的一个重要性质是骠悍滑疾,能应急而起,快速到达病所,充盛络脉,卫气至营气亦至。营卫以络贯通交会,气化乃生,经脉气血因之充盈。络脉渗灌血气的动力来源于营卫。盖营兼卫之能,能泌津液,注之于脉化血;卫有营之用,能肥腠理,司控腠理开合,营卫相谐共同推动络中血气的渗灌。津血同源异流,一在脉外组织,一在脉内循行,而营卫则通过络脉交感媾化互渗津血,血渗脉外为津,津还络中为血,津血不断处于动态平衡之中。《灵枢·脉度》曰:"阴脉荣其脏,阳脉荣其腑,……,其流溢之气,内灌脏腑,外濡腠理。"营气主行脉内,泌津液化血,津液不足时,营气亦济泌血中之水济津。卫主行脉外之气,司腠理开合,济泌津液以助脏腑组织吸清排浊。两者相互为用,济渗津血内灌脏,外濡腠理。营卫气化泌渗作用实现了血与津液在脉内外的交换。络脉是营卫气血津液输布贯通的枢纽,络体细小,分布广泛。营卫由络而贯通,发挥泌津液,调气血的作用。若各种原因导致营卫之气不和,必将影响营卫的功能,对脉管的调节作用减弱或功能失调。络脉内外的气血津液的运行输布排泄代谢的紊乱,导致不同程度的络中气滞、血淤或津阻等病变。

如果说血管内皮功能的正常是血管正常舒缩的重要方面,那么运行于脉管内外的营气和卫气的调和是保持脉管畅利的重要条件。感受外邪、情志过极、过劳等原因导致营卫之气失和必然影响脉管的血液流行,可致血管收缩、痉挛或异常扩张,出现气血瘀滞、瘀血、渗血等,这一现象日久可致络脉的病变,所以说络病是营卫失和日久的必然结果。正如叶天士提出"久病入络"、"久痛入络",认为邪气袭人后,其传变途径"由经脉继及络脉",又说"初为气结在经,久则血伤入络"、"经年宿病,病必在络"。

**1.2.4　调和营卫法是调节脉管—络脉正常舒缩的有效方法**:调和营卫法是笔者以营气卫气与血管内皮功能在调节血管舒缩功能方面的相关性理论为基础,指出营卫不和是各种脉管病变的重要原因之一,认为调和营卫法是治疗各种脉管(或络脉)病的可行方法之一。通过调和营卫使得气行血畅,阴平阳秘,从而调节血管舒缩,改善血管舒缩异常的情况,最终达到对相关疾病治疗或改善症状的目的,是在深化营卫理论及拓展营卫理论应用范围的基础上提出的新观点。研究表明,调和营卫法可改善血管内皮的功能变化,从而发挥血管舒缩的调节作用。《伤寒论》桂枝汤被誉为调和营卫的"天下第一方",桂枝汤以桂枝为君,助卫阳,通经络,芍药为臣,益阴敛营,敛固外泄之营阴。桂芍合用,营卫同治,是调和营卫的基本结构和代表方剂。原方用于伤寒表虚所致的营卫不和之证,后世广泛应用于营卫不和的诸多病症。有研究提示桂枝汤可降低高血压大鼠主动脉 ET 含量。桂枝汤对 ET 的调节实乃通过调和营卫而达,营卫调和则动脉中 ET 水平下降,血管收缩得到缓解。可见营气卫气协调可对血管内皮功能、血管的舒缩等起到生理性的调节作用。所以营卫和脉管和,脉管和则气血和,则脏腑四肢百骸皆趋和顺矣。故调和营卫之法是使脉管通利的可行和有效方法,也是调节病络的方法之一。《素问·气穴论》曰:"孙络三进六十五穴会……以通营卫",张景岳《类经》注云:"营卫之气,由络以通,故以通营卫。"《素问·三部九候论》指出:"其病者在奇邪,奇邪之脉则缪刺之,留瘦不移,节而刺之。上实下虚,切而从之,索其结络脉,刺出其血,以见通之。"《内经》"络病治血"的论述成为后世活血化瘀通络疗法之基本法则,"络以通为用"的治疗目的也成为后世各种络脉病变治疗重在"通"的理论渊源。调和脉管和脉络的营卫之气即是"通",气血通则营卫和,营卫和则气血运行正常,血管舒缩亦正常。

## 2　调和营卫法在治疗偏头痛中的应用

**2.1　现代医学对偏头痛的认识**　偏头痛属于血管性头痛,是由于颅内外血管舒缩功能障碍所引起的一种反复发作性头痛。偏头痛的发病机制目前有血管源学说、皮层扩散性抑制学说(cortical spreading depression, CSD)及三叉神经血管反射学说等,其中的血管源学说获得大多数学者的认同。该学说认为偏头痛是一组由血管舒缩功能异常所引起的头痛,其主要病理过程是血管舒缩功能障碍,包括初期累及颅内外血管,头部动脉痉挛性收缩,由于头部及脑缺血不同部位出现不同的先兆症状;接着出现脑及头部血管的扩张,主要累及颈外及颅外动脉,引起头痛;继而出现水肿期,由于血管持续扩张,导致血管壁局限性水肿,血管内容物及炎性因子渗出,引起血管壁周围的炎性反应,头痛剧烈,并由搏动性转化为持续性。笔者结合自己前期的实验研究、临床观察,并结合现代神经科学的发展成果,认为偏头痛的发病机制可以概括为:(1)5-HT 的代谢紊乱是偏头痛的发病基础——体质因素;(2)大脑皮层某些区域的扩散性放电是偏头痛发病的始动因素;(3)脑血管过度扩张和脑膜无菌性炎性反应引起的疼痛是偏头痛发作的关键病理环节。5-HT 的代谢紊乱说明此类患者的具有特殊的体质特征,部分患者具有明显的家族遗传史;皮层扩散性抑制表明患者有先兆诱发的大脑皮层异常放电,在部分偏头痛患者中发现脑电图的异常放电现象;偏头痛患者的疼痛符合炎性痛的特征,非甾体类抗炎药对此类疼痛有效即说明这一疼痛的特征。

**2.2 头部脉管** 络脉营卫不和是偏头痛发病的关键 《灵枢·营卫生会》"营在脉中,卫在脉外"的理论,表明营气和卫气的功能发挥在调节血管舒缩功能中起着重要的作用,营卫和则脉管畅利,各种原因导致机体营卫枢机不利则影响脉管的功能,也影响血液的正常运行。外感风寒湿之邪、素体痰湿蕴盛以及肝阳亢盛等,均可导致机体的气机运行,体现在脉管系统则可表现为脉管的营卫之气不和,导致脉管的舒缩功能异常,表现在偏头痛患者,即可出现头部的脉管气血运行不利,日久可使头部络脉病变而出现"不通则痛"、"不荣则痛"的病理过程,所以本人认为"风、寒、湿、火、痰、瘀"等病邪使脉管营卫不和,气血不通,气滞血瘀,引起本病的发作。

络病理论认为,偏头痛的实质由营卫不和所致之络病。络脉是气血运行的通路,也是病邪传变的途径,久病入络往往表现为络气郁滞,并进而引起络脉瘀阻、绌急、瘀塞、损伤、不荣等各种病机变化,络病作为多种致病因素引起的病机状态,又成为继发性致病因素引起所在脏腑的病变。"久病入络",疼痛是络病最常见的临床表现,各种致病因素引起络病的主要病理机制是气血运行障碍,络脉失于通畅。清代程国彭《医学心悟》说"通则不痛,痛则不通",清代陈修园《医学三字经》说"痛不驼,气血壅,通不痛,调和奉","痛则不通,气血壅滞也",均强调了气血瘀滞不通是导致疼痛的主要原因。故叶天士《临证指南医案·诸痛》云:"积伤入络,气血皆瘀则流行失司",华玉堂注认为"络中气血,虚实寒热,稍有留邪,皆能致痛",指出疼痛为络病最突出的临床表现。

**2.3 桂枝汤加减调和脉管—络脉之营卫气血** 紧扣脉管—络脉系统营卫不和是偏头痛发作的关键环节这一思想,笔者临床以桂枝汤加减用于偏头痛缓解期的治疗,并取得明显疗效。桂枝汤方桂枝助卫阳,通经络,解肌发表。芍药益阴敛营,敛固外泄之营阴。生姜辛散表邪,大枣益气补中,姜枣相配,补脾胃、调和营卫。桂芍合用,一治卫强,一治营弱,共奏调和营卫之功。全方使营卫和,气血畅,则偏头痛从根本上得以治疗。同时偏头痛患者病情常迁延日久,反复发作,"营卫不和"日久,头部络脉气血蕴滞失和,出现络脉病变,所以,偏头痛患者之头痛特征符合络病之典型特征,故在上方的基础上必须加入通络之品。结合虫类祛风通络、藤类活血通络的特点,参以全蝎、蜈蚣、鸡血藤等通调络脉之气血,共奏协调头部阴阳、气血,从而达到调和脉管—络脉的营卫气血之目的,乃是治络之法。

**参考文献**

1 陈奇.中药药理研究方法学[M].北京:人民卫生出版社,1994:302.

2 Papaclopoulos SM,Gillert IL,Webb RC,et a1.Characterization of contractile responses to endothelin in human cerebral arteries:inplications for cerebral vasospasm[J].Neurosurgery,1990,26(5):810-813.

3 Satchielli P,Alberti A,Condini M,et a1.Nitric oxide metabolites,pmstaglandins and trigeminal vasoactive peptides in internal jugularvein blood during spontaneous migraine attacks[J].Cephalalgia,2000,20(10):907-918.

4 Shimomura T,Murakami F,Kotani K,et a1.Platelet nitric oxidemetabolites in migraine[J].Cephalalgia,1999,19(4):218-222.

5 Lin Q,Palecek J,Paleckova V,et a1.Nitric oxide mediates the central sensitization of primate spinothalamic tract neurons[J].Neurophysiol,1999,81(3):1 075-1 085.

6 Ashina M,Bendtsen L,Jensen R,et al.Nitric oxide inducedheadache in patientswith chronic tension type headache[J].Brain,2000,123:1 830-1 837.

7 刘婷,张毅,秦彩玲,等.桂枝汤降压作用机制初探—对血浆及组织中ET,NT含量的影响[J].中国药学杂志,2005,40(6):421-422.

8 杨立民,吕丹.偏头痛病机与治疗体会[J].中华实用中西医杂志,2005,18(5):743-743.

9 Buzzi MG,Moskowitz MA.The trigemino-vascular systemand migraine[J].Pathol Biol Paris,1992,40:313-317.

# 浅谈从络辨证论治高脂血症

陈金亮　　胡军勇

河北以岭医院(石家庄,050091)

**【摘要】**　根据络脉的发病特点,简要地分析高脂血症的络脉辨证及方药。

**【关键词】**　高脂血症;络脉辨证

　　高脂血症和血脂异常的发生率呈逐年升高的趋势,它与动脉粥样硬化的形成和发展有密切关系,及时降低过高的血脂对防治冠状动脉心脏病、脑血管病、慢性肾脏小动脉硬化等疾病有重要意义。

　　中医虽无高脂血症的病名,但中医认为,高脂血症与先天禀赋和后天恣食肥甘关系密切,病变脏器主要牵涉肝、脾,病机主要有气虚、气郁、血瘀、痰饮等。明代医家孙一奎首先提出痰的生成与"血浊"相关,他在《赤水玄珠》中说:"若血浊气滞,则凝聚而为痰。痰乃津液之变,遍身上下,无处不到。"故很多医家多从痰论治。从中看出,这种无处不到的无形之痰是流注于血脉,形成浊血,聚于血脉,浸渍脉道而致高脂血症。可见高脂血症的直接病位是在络道,络道遍身上下,无处不到,影响到机体各个脏腑。浊血浸渍脉道与现代医学的血脂增高后导致心、脑、肾等重要脏器动脉粥样硬化一系列病变具有一致性。

　　络道(脉)中运行气血。其发病特点有虚实之分。络气之虚证,由先天不足,后天失养。凡少气无力,动则汗出或自汗不止,神疲、嗜睡等证;凡气之郁者,胸闷、善太息易怒者,均应从气论治。血源于水谷精微,通过脾胃化生、输布,注之于脉,营养五脏六腑、四肢百骸。若运行失常,流动受阻,则变生瘀血。瘀血之发生主要由久病络脉受伤,血行不畅,痰血交阻,精气不通。治疗宜以"血实决之"为原则,凡肢麻、舌紫或皮肤紫斑、络脉暴张,需从瘀论治。高脂血症绝大多数有头部症状,多有眩晕症状,《丹溪心法·头眩》有"无痰不作眩"之论。痰是脏腑功能失调后的病理产物,痰浊之邪易瘀阻于络,故有学者指出其治痰应贯彻始终。现依据络病理论对高脂血症进行辨证分型。

## 1　络气虚滞型

　　症状:体型肥胖,四肢乏力,动则气喘、头昏困倦,餐后嗜睡,自汗善忘,舌质淡、舌苔白,脉无力。治则:补脾益气,通络降脂。

　　方药:加味六君子散加减(黄芪、党参、茯苓、炙甘草、法半夏、木香、砂仁、泽泻、虎杖、石菖蒲、莲子心)。此证型多见于老年患者,血压正常或偏低,若兼有纳差者加山楂、神曲、鸡内金;舌苔白厚腻者加藿香、佩兰、苏叶、白蔻;下肢困楚者加木瓜、川牛膝、秦艽;动则汗出者加防风、白术、萱草根、煅龙骨、煅牡蛎;遗精者加益智仁、白蒺藜、桑螵蛸;手足不温者加附子、干姜、肉桂。

## 2　络气郁滞型

　　症状:两胁或胸腹胀满,善太息,头痛头胀,失眠,易怒,口苦心烦,神思不宁,面部色素较重,舌质红、舌苔黄或干燥,脉弦紧。

　　治则:理气解郁,通络降脂。

　　方药:加味逍遥散加减(柴胡、茯苓、当归、薄荷、川朴、香附、郁金、儿茶、虎杖、丹皮、赤芍、生地黄)。此类型患者多数容易激动,血压常在临界状态,女性多数伴有更年期症状。头痛面赤佐夏枯草、珍珠母、生龙骨、生牡蛎;眩晕佐菊花、天麻、钩藤;气滞重者佐木香、香橼、佛手、郁金;苔厚腻、失眠佐酸枣仁、半夏、浙贝母。药物均需用食醋焖润后阴干再加工成粉末服用。

## 3　痰浊阻络型

　　症状:肥胖,表情淡漠,痰涎壅盛,胸脘痞满,恶心,肌肤不仁,头重如裹,神疲嗜睡,舌质淡、苔腻,脉濡或缓。

治则:燥湿化痰,通络降脂。

方药:十味温胆汤加减(陈皮、苍术、半夏、茯苓、丹参、石菖蒲、远志、浙贝母、竹茹、泽泻、丹参)。痰涎盛者加葶苈子、苏子、白芥子;痰滞化热者加黄芩、大黄、山栀子;恶心者加苏梗、代赭石、藿香、佩兰、旋复花;肌肤不仁者加当归、赤芍、川芎、全虫、蜈蚣;无虚候者,切忌补益。

## 4 血瘀阻络型

症状:面色晦滞,头或躯体刺痛,固定不移,体表或舌边尖青紫斑,肌肤甲错,语謇,记忆力障碍,四肢麻木或如蚁行,脉细弦或涩。

治则:活血祛瘀,通络降脂。

方药:桃红四物汤加减(桃仁、红花、当归、川芎、生地黄、丹参、石菖蒲、儿茶、山楂、鸡内金)。症状常在一个部位滞留持久,头顶症状重者加藁本;脑后症状重者加羌活;头两侧痛者加柴胡、郁金;面部如蚁行者加白附子、蜈蚣、全蝎;躯体及四肢麻木者加乌梢蛇、秦艽;下肢酸楚者加木瓜、川牛膝、鸡血藤;失语、记忆力减退者加牛黄、麝香、葛根等。

高血脂也已成为临床各科疾病的交叉危险因素,各科都强调积极的降脂治疗,因此许多医务工作者都在努力寻找有效的防治措施。其临床症状较多,病程较长,常常虚实夹杂,老年患者往往兼有较多的合并症,攻补要兼备,伐邪不忘扶正。总之,整体治疗、守方治疗是本证的治疗原则,改变膳食结构,低脂饮食仍然是降脂的关键。

# 运用络病学理论治疗慢性肾功能衰竭的思路与方法探讨

朱虹　钱静　王树槐

扬州大学医学院（扬州，225001）

**【摘要】** 结合络病学理论阐述慢性肾衰竭的病机和治疗方法。认为痰瘀浊毒内郁，肾络受损是该病的病理基础。提出养肾络、固肾络、通肾络是治疗该病的主要方法。并指出临证时应圆机活法。

**【关键词】** 慢性肾衰竭；络病理论

慢性肾衰竭(chronic renal failure, CRF)通常认为是由于肾小球血液动力学的改变和脂质代谢异常等因素所致的肾实质纤维化过程[1]。慢性肾衰竭属中医学的"水肿"、"腰痛"、"癃闭"、"关格"等疾病范畴，其病因病机主要责之于外感、内伤之邪，沿络脉侵袭，致使肺之通调水道、脾之运化水湿以及肾阳之蒸腾气化功能失调，从而出现虚实夹杂的证候变化。络病学是在继承传统中医脏腑经络理论的基础上，以络病理论为指导，分析、研究各种疾病在其发展变化过程中的病理特点，并据此提出治疗原则和治法方药的临床学科，是中医学术体系的独特组成部分[2]。慢性肾衰竭在其发生发展过程中，血流动力学和血液流变学的改变贯穿始终，肾络受损，变证丛生，本文就运用络病学理论治疗慢性肾衰竭的思路与方法作探讨如下。

## 1 痰瘀湿(浊)毒内郁，肾之络脉受损，邪气盛正气虚是慢性肾衰竭的病理基础

**1.1 正气亏虚，肾络受损是慢性肾衰竭的主要发生机制** 中医学认为，慢性肾衰竭的各种发生原因均可致使肺脾肾功能的衰败，气化功能失司，气机升降失宜，水湿、湿(浊)毒内生，壅塞三焦。六淫之邪，侵犯人体，由表入里，邪气沿络脉顺传，伤及肺脏，致肺失宣肃；抑或禀赋素虚、七情内伤，痰、瘀内生，伤及脾肾。上述原因均可造成正气亏虚，正虚为根本，并由此而产生水湿、湿(浊)毒、瘀血等病理产物，致气机逆乱、络脉阻滞，出现邪实的病理改变，邪实为标。慢性肾衰竭的发生发展过程是一个比较长的阶段，因实致虚，继之又因虚致实，虚实夹杂，加重损害。疾病日久，"久病入络"；加之湿(浊)毒不得及时排出体外，阻于络脉。因此，无论是何种致病因素，反复、长期、持续地侵及肾脏，致肾功能下降，肾脏排泄功能严重受损，致使含氮化合物及其他代谢废物潴留体内，水液代谢紊乱，血液循环动力学和血液流变学的均有所改变，机体正气不足，肾小球滤过率(glomerular filtration rate, GFR)降低、肾小球毛细血管内血流量减少或凝血，并衍生水湿、湿浊、瘀血等继发性致病因素，终可使气机逆乱，损伤肾气，络脉受阻，虚实夹杂，肾脏的津液代谢、营养代谢等功能受到损伤，从而使肾小球微血管的功能发生改变，亦即所谓"肾络受损"[3]。又可进一步加重肾功能的损害。

**1.2 肾络受损是慢性肾衰竭的重要病理变化** 肾络既损，肾功能的正常发挥亦会受到极大的影响，而且也可波及其他脏器，百变由生，出现复杂、多变的临床证候。

**1.2.1 肾络受损，肾脏自身功能失调：** 肾络在沟通肾脏与其他脏器的相互联系、保证肾脏的血液正常供应、维护肾脏功能正常发挥方面，起到了积极的作用。肾络受损，最直接的影响就是肾脏血液供应减少，肾脏功能的发挥受到限制，其调节津液代谢、温煦脏腑组织器官的功能下降，出现少尿(无尿)、腰膝酸软冷痛、形寒肢冷等症状。

**1.2.2 肾络受损，津血运行不畅，聚结壅塞：** 津、血正常的运行、输布，与络脉有极为密切的关系。肾络受损，津血运行不畅，"血不利则为水"，痰瘀湿(浊)毒内郁，聚结壅塞，互结肾络，导致络脉阻滞，肾络瘀阻。络脉的凝滞不通，脏腑组织血气供应障碍，阻滞经气运行，络外络周出现继发性病理改变，可加重肾脏功能障碍、形质损害，出现定位病变。

**1.2.3 肾络受损，波及他脏：** 肾络受损，痰瘀湿(浊)毒内郁，气机升降受阻，脏腑功能受到影响；同时痰瘀湿(浊)毒之邪可以随络脉停滞于任何脏器，从而导致脏腑受损。《景岳全书·癃闭》中明确指出："……则上侵脾胃而胀，外侵肌肉而为肿，泛及中焦则为呕，再及上焦则为喘，……。"何廉臣《重订广温热论》亦指出："溺毒入

血,血毒上脑之候:头痛而晕,视物朦胧,耳鸣耳聋,恶心呕吐,呼吸带有溺臭,间或猝发癫痫状,甚或神昏痉厥,不省人事,循衣撮空,舌苔起腐,间有黑点。"

## 2 养肾络、固肾络、通肾络是治疗慢性肾衰竭的主要方法

络病是广泛存在于内伤疑难杂病和外感重症中的病机状态。其内涵是指疾病发展过程中不同致病因素伤及络脉,导致络脉功能障碍及结构损伤的自身病变。外延则同时包括导致络脉病变的致病因素及络脉病变引起的继发性脏腑组织病理变化[2]。实际上,慢性肾衰竭就是以络脉受损、络脉瘀阻、络虚不荣为主要病理特征的疾病。慢性肾衰竭虚实夹杂、病程较长,"久病入络",容易影响络脉之气血的正常运行及络脉所载之津液的正常输布,致使络脉的畅通功能、渗灌功能失常,从而形成诸多变证。因此,治疗慢性肾衰竭运用养肾络、固肾络、通肾络之法,既可培本固元,又可移邪外出,对于缓解症状、保护残余肾功能、延缓病情发展、提高生存治疗有积极的作用。

2.1 养肾络,保护残余肾功能　慢性肾衰竭的病理过程是呈进行性的肾实质损害,致使肾脏不能维持其基本功能,从而出现氮质血症、代谢紊乱等临床综合征。肾络具有运行气血、渗灌濡养等功能,络中气血充沛,输布渗灌功能正常,则肾脏功能正常发挥。养肾络,就是通过补充肾之气血阴阳,使肾络得荣,肾小球微血管功能逐步修复,增加肾脏的灌注量,降低体内非蛋白氮的含量,改善微循环,促进组织修复与再生,提高 GFR,排出毒素,降低血钾,使肾周围组织水肿减轻,达到改善肾血流,恢复肾损伤,保护肾功能。同时,养肾络还可以提高机体免疫功能和应激能力,增强抗感染能力。常用养肾络的药物,如附子、肉桂、鹿茸、地黄、山茱萸、枸杞子、菟丝子、何首乌、鳖甲等。

2.2 固肾络,控制病情的传变　慢性肾衰竭,肾既损,各种代谢产物不能通过肾络及时排出体外,壅塞三焦,气机受阻,或溢于它络,随络脉停滞于任何脏器,使脏腑功能受到影响。固,即维系、约束之意。固肾络,即是通过对肾脏机能的调节,逐步修复肾脏作为人体主要代谢器官的功能,使肾的气化功能得到恢复,维系并不断加强肾络的渗灌功能,约束各种营养物质在肾络中的输布、运行,使湿(浊)毒、瘀血等代谢产物循常道排出体外,不溢于它络而生变证。固肾络可以使肾小球选择性的滤过血中的水分和小分子物质,阻止血液中的有形成分和血浆中的大分子滤出。同时,重视对原发病的治疗,维系肾络的作用,维护肾脏功能,控制可逆因素。因此,固肾络不仅可以培本固元,更能既病防传,控制疾病的传变。一般用于固肾络的药物有:人参、胡桃肉、山药、白术、茯苓、仙灵脾、桑寄生、续断等。

2.3 通肾络,延缓肾脏纤维化　对慢性肾衰而言,无论由何种原因所引起,最终均涉及肾脏血流动力学和血液流变学的改变,导致微循环障碍、GFR 降低等,各种代谢产物在体内蓄积,加剧肾小球内皮细胞损伤,激活凝血系统,使血液呈高凝状态。而肾小球毛细血管内的反复凝血,刺激内皮细胞和系膜细胞增生,导致肾小球硬化和肾小管间质纤维化,肾脏不断萎缩。通肾络,就是通过化瘀祛痰(湿)的治疗方法,使肾络得通,改善肾血流,降低肾小球微血管的凝血水平,延缓肾脏纤维化的发生。通肾络可使血行气畅,气机条达,气化则湿(毒)亦化,水不自行,气化则能行;水不自化,气化则能化。气化则阳升阴降,清升浊化,湿毒之邪从二便而解。若《金匮要略》所云:"大气一转,其气乃散"。亦即张景岳所谓:"水之入也,由气以化水,故有气斯有水,水之出也,由水以达气,故有水始有溺,经曰气化则能出焉。"常用通肾络的药物,有:当归、桃仁、赤芍、丹皮、大黄、泽兰、益母草、降香等。

## 3 谨察病机,圆机活法

慢性肾衰竭的基本病理特点是正虚邪实,虽然养络、固络、通络是治疗慢性肾衰竭的主要方法,但在临床实践中,过用养络、固络之剂则有留邪之弊,久以通络之法亦有耗正之忧。应当辨病辨证综合一体化治疗,仔细分析病机,根据慢性肾衰竭不同阶段的病机特征,灵活运用,圆机活法,精确配伍,多途径给药,才能使处方用药与肾络受损的基本病机、各个阶段的病机特征丝丝入扣,方可收到满意的疗效。

**参考文献**

1　姚源璋,王晓光.肾脏病诊治[M].上海:上海科学技术出版社,2006.303.

2　吴以岭.络病学[M].北京:中国中医药出版社,2006.40.

3　吴以岭,魏聪,贾振华,等.从络病学说探讨糖尿病肾病的病机[J].中国中医基础医学杂志,2007,13(9):659-660.

# 依《络病学》理论辨治糖尿病周围神经病变

高玉芳

河北医科大学附属以岭医院(石家庄,050091)

【摘要】 应用络病理论分析了糖尿病周围神经病变的病理机制,进而总结了以络病辨证论治该病的具体方法,并对 92 例患者进行了临床观察。

【关键词】 糖尿病周围神经病变;络病理论

《络病学》是由现代中医学者吴以岭教授历经 20 余年的学术研究成果主持编写的,络病辨证就是以络病理论为依据,是继中医脏腑、经络、八纲、气血、六经、三焦辨证之后的一种新的辨证方法,为糖尿病周围神经病变提供了新的辨证思路。

## 1　络病与糖尿病周围神经病变的关系

糖尿病周围神经病变是在高血糖状态下,神经组织缺血、缺氧,多元醇通路活性增高,山梨醇的蓄积,蛋白非酶糖化,自由基损伤,及神经因子的减少,血流变学改变及维生素缺乏等代谢紊乱所至,主要的病理改变为血管内皮细胞增生、水肿,纤维蛋白或血小板聚集,微血管基底膜增厚使血管腔狭窄,血管痉挛,毛细血管管腔阻塞,微循环障碍和组织缺血,神经滋养血管血流量降低,神经再生能力下降,最终导致血管神经性病理性改变,使得运动神经和感觉神经传导速度明显异常,属于中医络脉损伤。中医认为络脉内络脏腑外连经筋皮肤,沟通上下内外,构成四通八达的信息传导网,纵横交错网络全身,由此可见,糖尿病周围神经病变的发病机理是就是络病学的"三维立体网络系统"发生障碍,使感应传导信息的调节机能失去失衡,不能把气血津液输布到组织器官。络脉是病邪侵入的通路,也是营卫气血津液输布环流的通路,络病就是邪入十五别络、浮络、孙络之后引起的病变。邪客络脉,容易影响络中气血津液的运行与输布,致使络脉失于畅通或渗灌失常,络气的温煦充养、防御卫护、信息传达、调节控制功能失调。糖尿病日久,气阴两虚,阴损及阳,气虚无力推动血液,血行不畅,邪乘虚而侵入络脉,致络脉绌急,筋脉肌肉失养,络虚不荣,"不荣则麻则痛";"久病入络",络脉瘀阻"不通则痛"。正如叶天士所说:"病久气血推行不利,血络之中,必有瘀凝,故致病气缠绵不去。其瘀滞之邪,久存脉道,络中气血阻滞不通,必猝然而痛。"《素问·举痛论》云:"经脉流行不止,环周不休……泣而不行,客于脉外则血少,客于脉中则气不通,故卒然而痛"。因此消渴病日久则有四肢末梢对称性感觉麻木、蚁行、灼热或肢冷如冰,呈针刺、钻凿样疼痛,且夜间加重,白天或行走后减轻,也有的肢体痿软,步履困难,其病位在脉络肌肉。

## 2　从络病辨证论治糖尿病周围神经病变

糖尿病周围神经病变属"痹证"、"痿证",是由消渴日久,伤及络脉,即所谓"久病入络"。其基本病理变化是络气郁滞、络脉瘀阻,络脉绌急、络虚不荣等,根据临床症状特点分 5 型辨证论治。(1)络虚不荣、筋脉失养型:症见:口干,乏力,气短,汗出,肢体麻木,有蚁行、踩棉感,面色苍白,舌淡少苔,脉沉细。治宜益气养血,舒筋通络。方药:黄芪桂枝五物汤合补阳还五汤加减。(2)肝肾两虚,络脉绌急型。症见:口干苦,头晕目眩,耳鸣,手足麻木,四肢挛急,抽痛,腰膝酸软,视物模糊,舌红少苔,脉弦细。治宜滋补肝肾,缓急止痛。方药:独活寄生汤合芍药甘草汤加减。(3)阳虚寒凝,瘀血阻络型。症见:手足恶冷如冰,喜温恶寒,冷热感迟钝,针刺样铅凿样疼痛,夜间加重,行走减轻,口唇足色紫暗,舌质有瘀斑,脉沉细。治宜温阳散寒,活血通络。方药:当归四逆汤加减。(4)中气不足,痰湿阻络型。症见:体倦乏力,肥胖气短,懒言、手足麻木,肢体萎软或肌肉萎缩,行走困难,食少便溏,舌淡苔白腻,脉滑或细。治宜补中益气,祛痰通络。方药:补中益气汤合指迷茯苓丸加减。(5)肝胆湿热,蕴阻脉络型。症见:口干苦、头晕,目赤,耳鸣,下肢沉重,烧灼感,疼痛不能触摸,恶热喜冷,舌边红,苔黄腻,脉滑数。治宜清利肝胆湿热,疏泄经络。方药:龙胆泻肝汤加减。

## 3 临床应用

我院收治 2 型糖尿病周围神经病变 92 例,其中男 54 例,女 38 例,年龄 37~83 岁,糖尿病病程 2~25 年,神经病变病程 1~10 年,伴心、脑、眼、肾并发症的 68 例。症状表现肢体疼痛、麻木、蚁行、发凉,四肢末梢感觉异常或障碍,浅感觉、震动觉及腱反射减弱或消失。肌电图检查:感觉神经及运动神经传导速度减慢。在控制好血糖的基础上,依络病理论,结合症状、体征辨证论治,络虚不荣、筋脉失养型 22 例;肝肾两虚,络脉绌急型 18 例;阳虚寒凝,瘀血阻络型 19 例;中气不足,痰湿阻络型 17 例;肝胆湿热,蕴阻脉络型 16 例。治疗 30 d 后,显效 40 例占 43.5%;有效 42 例占 45.6%,无效 10 例占 10.9%。见表 1,表 2。

**表 1　92 例治疗前后症状变化　(例)**

| 症状 | 例数 | 显效 | 有效 | 无效 | 有效率(%) |
|---|---|---|---|---|---|
| 疼痛 | 92 | 36 | 44 | 12 | 86.9 |
| 麻木 | 83 | 32 | 40 | 8 | 86.7 |
| 感觉异常 | 78 | 30 | 33 | 5 | 80.7 |

**表 2　92 例治疗前后 NCV 的变化　($\bar{x} \pm s$, m/s)**

| | MCV | | SCV | |
|---|---|---|---|---|
| | 腓总 N | 腰 N | 腓肠 N | Z 中 N |
| 治疗前 | 37.5 ± 5.3 | 33.7 ± 5.3 | 49.3 ± 8.8 | 44.3 ± 9.0 |
| 治疗后 | 47.0 ± 5.9* | 39.8 ± 4.9* | 31.8 ± 8.9* | 49.1 ± 6.0 |

注:与治疗前比较,* $P < 0.01$

## 4 治疗体会

中医络病学说是中医学术体系的重要组成部分,它起源于我国经典医著《黄帝内经》,形成于清代名医叶天士,他提出了"久病入络","久痛入络"的著名论断。中医有经脉和络脉之分,络脉是由经脉支横别出的各级分支,络即网络之意,络脉是分支,深部和浅部皆有,把经脉运行的气血输布环流到脏腑组织、肌肤腠理,发挥沟通联络,濡养温煦脏腑与四肢百骸的作用。糖尿病周围神经病变乃消渴日久,久病入络,络脉瘀阻,气血运行不畅,津液代谢障碍,导致气机阻滞,湿浊内停,痰浊、瘀血痹阻脉络,引起皮脉肌肉筋骨并发症。故在络病辨证的基础上,还根据理化检查指标有针对性的选择通络药物,使其发挥应有的疗效。如肌电图测定的感觉神经损害传导速度降低,四肢麻木,冷热感迟钝加桂枝、细辛、天麻、葛根、黄芪、当归、地龙等益气养血通络,增强神经传导的敏感性。运动神经受损传导速度减慢,肌力减弱,痿软无力,选用黄芪、茯苓、牛膝、仙茅、仙灵脾、全蝎,健脾补肾,活血通络,可使周围神经节段性脱失的髓鞘较好地修复、再生,改善其传导功能。若血流异常,血黏稠度增高,红细胞变形能力降低,血小板聚集性增强,微循环灌注不足,不论临床有无瘀血症状,均可选用活血化瘀药丹参、川芎、桃仁、泽兰、红花、鸡血藤、苏木,用以改善血流变,增加红细胞变形能力,抗自由基损伤,抑制脂质过氧化物,提高 $Na^+$、$K^+$、ATP 酶活性,若餐前血糖高者可选用葛根、人参、黄芪,营养胰岛 β 细胞,增加胰岛素分泌量。餐后血糖升高者加葛根、生地、黄连促进糖原合成,抑制和延缓肠道葡萄糖的吸收,从而降低餐后血糖。高胰岛素血症,高脂血症者加决明子、丹参、泽泻、海藻、黄连增加胰岛素的敏感性,降低血脂。糖化血红蛋白升高者加黄芪、太子参、丹皮、丹参。

# 以络病学说论治抽动秽语综合征的思路

周朝进

浙江省乐清市中医院(乐清,325600)

【摘要】　结合现代医学对抽动秽语综合征的认识,探讨了应用络病学说论治该病、思路和方法。

【关键词】　抽动秽语综合征;络病学说

## 1　现代医学的认识

抽动秽语综合征(multipletics-coprolalia syndrome)也称为 Gilles de la Tourette 综合征,是临床较为常见的儿童行为障碍综合征,通常出现于 2～21 岁,男孩多见。

1.1　病因及发病机制　尚不完全清楚,可能与遗传因素、脑内 DA 能递质过剩或 DA 受体超敏有关。患者同胞或后代可有部分遗传表现,已归因于一个具有不同外显率的常染色体显性基因。与种族、产期异常及产伤等无关。但精神紧张、不良环境等亦可能诱发或加重此病。

1.2　临床表现　早期绝大多数患者表现反复迅速的不规则肌肉抽动(运动痉挛),少部分为发声痉挛。所有的患者最终都会出现不同程度的不自主抽动和发声痉挛。运动痉挛最先累及面部,表现眨眼、皱眉、用力吸气等,继之摇头、仰颈、耸肩、扭身、投掷、踢腿等;发声痉挛是喉肌痉挛发出的怪声,如犬吠声,也有类似咕哝、嘘声、清喉、咳嗽等声音。有时说粗俗、淫秽语言(秽语症),模仿他人语言和动作(模仿语言、模仿动作)和复述词或短语(重复语言)。痉挛严重程度及受累肌群可随时间而表现不同,也会发生感觉性痉挛,如压力感、痒感、热感和冷感等。以上各组症状,有人同时出现,有人是先有一组症状,一段时间后换一组或加一组症状。抽动发作时意识清楚,用意识可以短暂控制,入睡后抽动消失,情绪紧张时加重,注意力集中于阅读或操作时减轻。感冒、精神紧张等可诱发和加重,无神经系统定位体征。其中约半数患儿伴有多动症。日久则影响记忆力,使学习落后,严重者因干扰课堂秩序而停学。

1.3　诊断　1980 年美国精神病学会出版的《精神障碍诊断和统计手册》第 3 版(DSM－Ⅲ)关于抽动-秽语综合征的诊断标准:(1)症状开始于 2～21 岁;(2)重复性不自主快速无目的的动作,涉及多组肌肉;(3)多发性发音抽动;(4)可受意识控制约数分钟至数小时;(5)数周或数月内症状可有波动;(6)病程持续至少 1 年。

1.4　西医治疗　多以多巴胺能受体拮抗剂,可改善症状,若有效须无限期地连续服药。如用氟哌啶醇(halo-peridol)。但不良反应包括锥体外系运动障碍、静坐不能、口干、视物模糊及胃肠道障碍等;又如可乐定(cloni-dine),虽可改善运动痉挛或发声痉挛,但会出现常见不良反应包括镇静、唾液过多或过少和腹泻;其他药物,如酚噻嗪类对控制痉挛有效,如氟奋乃静、氯硝西泮、卡马西平等[1]。上述西药不良反应大,又要长期服用,效果不甚理想。而且是对未成年儿童给药,严重影响儿童心身健康,家长也十分担心,本病是当前儿科一大疑难杂症。

## 2　以络病学说辨证论治

2.1　病因病机　中医历代文献无此病名,历代中医学者根据其证候,将本病归于慢惊风、惊厥、抽搐、痉症、肝风证等范畴,目前尚无中医学统一病名。

本病大多起的儿童时期,一般 5～7 岁起病,90% 的病例为 10 岁以前起病,男性多于女性,男女发病之比 3～4:1[2]。

诚如《诸病源候论》云:"小儿脏腑之气软弱";《小儿药证直诀》云:"五脏六腑,成而未全……全而未壮。"性禀"稚阴稚阳","纯阳之体",脏腑娇嫩,形气未充,而肝常有余,肝主风属木,风善行而速变。这是小儿的生理特质。

根据流行病学调查,本病患儿,平日多有偏食习惯,喜食偏食辛辣炙炸、油腻食品、膨化食品,如炸鸡腿、烧烤、方便面、快餐食品等。同时又喜欢沉迷于电脑、电视小儿节目或游戏机等过分刺激,精神紧张的活动。

恣食辛辣油炸之品,多助热、燥内生,"阳盛则热"(《素问·阴阳应象大论》),热盛生火,火热之性燔灼上炎,"诸躁狂越,皆属于火"(《素向·至真要大论》)。"燥胜则干"(《素向·阴阳应象大论》),易伤津液。又,患儿沉迷电子游戏等,精神过于紧张,"故悲哀愁忧则心动,心动则五脏六腑皆摇"(《灵枢·口问篇》),脏腑气机失常而损气,气阴不足;肝失疏泄,郁而化火;火、热、燥内灼津液,津伤液少则筋脉失于濡润,炼液成痰;火热内盛,燔灼肝经,热极生风,肝风内动。风、火、痰窜动入络,以致颜面部抽搐,抽动不止。风、火、痰上扰而心神不宁。正如《素问·至真要大论》说:"诸热瞀瘛,皆属于火","诸风掉眩,皆属于肝","诸躁狂越,皆属于火。"

综上所述,本病临床所见,其病机是本虚标实,虚实挟杂。其本在于气阴(津)两虚,五脏关于心、肝、脾,其标关系风、火、痰;其位在于阻络致瘛。

**2.2 治疗方法** 根据对本病的病因病机的讨论分析和10多年临床体会,笔者认为本病,病机:气阴两虚,风痰阻络。治法:养阴安神、平肝熄风、豁痰通络。基本方:抽动宁汤(颗粒):北沙参、茯苓、麦冬、白芍、僵蚕、蝉衣、生蝎、天麻、天竺黄、胆星、葛根、钩藤、龙齿、珍珠母、炙甘草。方解:方中北沙参、麦冬、茯苓、白芍,以养阴安神;僵蚕、蝉衣、全蝎、葛根、钩藤、天麻,能熄风通络;龙齿、珍珠母、天竺黄、胆星,以镇惊豁痰,白芍、炙甘草、葛根、钩藤以柔肝解痉。服法:水煎服,每日1剂。水煎2汁,合并2煎汁,分2~3次服用,或采用免煎中药颗粒剂,每日1剂,开水冲化成1杯,分2~3次服用。医嘱:2个月为1疗程,可连续治疗2个疗程,或至症状控制后停药,服药期间忌食辛辣油炸食品,禁止电子游戏机活动。

## 3 体 会

10多年来,笔者以络病学说探讨指导抽动秽语综合征的论治,用自拟抽动宁汤(颗粒),以养阴安神,平肝熄风,豁痰通络为法,不但能控制多发性抽动,消除喉声,时能增强记忆力,集中注意力,增加食欲,改善睡眠,消除易惊、遗尿等症状。起到增强体质,全面调节,不再复发的作用,充分体现了中医治疗的整体观念。经治疗后,最快2周开始有效,最慢4周显效,一般治疗第1疗程后,均有不同程度的好转,至第2疗程显效增多;至第3疗程抽动基本停止,喉声消失。故之获得较为满意的临床疗效。

若本病迁延日久,虽经数月治疗,风痰渐去,但久病多气阴虚亏,络脉则失濡养,而见头面部络脉拘挛,肌肉蠕动,神倦等症,我们多用加减复脉汤或大定风珠等加减,以滋阴熄风,柔肝养络为治,每收良效。

中医中药治疗抽动秽语综合征是一种安全有效的方法,但应与良好的教育、环境、正确的心理指导相结合。医师、患者、家长、老师要密切配合,让儿童轻松愉快地学习生活,特别是建立良好的生活方式,禁食香燥辛辣油炸食品,少玩电子游戏,少看电脑、电视等。本病预后绝大多数良好,但应及时治疗,一般治疗6个月才不易复发。

## 4 典型病例

患者,男性,12岁,1996后3月12日初诊。其母代诉,患儿自8岁起出现眨眼、挤眉、摇头、口角抽动等动作,间或交替出现皱鼻、耸肩,有时候不禁频频发出"嗯嗯"叫声。先后到附近各大医院求治,服用过多种西药,均未获效,特来我院诊治。细参脉证,患儿发育正常,现就读小学四年级,上进心强,成绩良好。但平时食纳不佳,有偏食习惯,喜食辛香干燥食品,夜寐不深,时有梦呓、介齿、盗汗。平日易感冒,疲乏,烦躁易怒,便结溲黄。舌红苔薄黄,脉来弦数。患儿素体气阴不足,过食香燥,痰热内积,久郁化火生风,肝风挟痰上扰阻络,而现掉眩抽搐之象,诊为慢性多发性抽动症。治以自拟抽动宁汤,并嘱其忌食辛辣香燥之品。服药7剂后,抽动诸症大有好转,叠进原方7剂,抽动诸症大减,精神舒展,纳良转香,夜寐亦安,继服14剂,诸症消失。为巩固疗效防止复发,再服14剂,后以黄芪生脉饮善调补。随访至今未复发。

### 参考文献

1 吴以岭,赵新民,刘增祥.神经内科疾病[M].北京:医药科技出版社,2007.
2 邹治文,文胜.朋肝论治多发性抽动症400例[J].中华中医药杂志,2006,21(1):38-39.

# 肠腑络病辨证在肠梗阻辨证中的应用

梁彦　　孙莉

北京市中关村医院中医科(北京,100080)
北京市中关村医院社区中心(北京,100080)

【摘要】 应用络病理论对肠梗阻进行了辨证,通过对各证型主证及病机的分析,进一步印证了络病理论的临床实用性。

【关键词】 肠梗阻;络病辨证

肠腑络病辨证在《络病学》有关书籍中尚未见述及,我们在学习络病理论及治疗肠梗阻的临床实践中初步有所体会。

肠腑包括大小肠,位居下焦,属于六腑,主吸收营养精华,传导排泄糟粕,水液的分清泌别,《灵枢》有"下焦者,别迴肠,……成糟粕而俱下于大肠,而成下焦。"中医认为六腑气血以下为常,以通为顺,逆则生变。肠腑传导失常,络脉瘀滞不通造成大便不畅或不通则出现肠梗阻。小大不利,属于急症,此为肠腑病变的特点之一。以往中医辨证仅限于脏腑辨证,而我们结合络病理论进行肠腑络病辨证可以使中医辨证从宏观到微观又深入一步,对肠梗阻所引起的络脉病变开始有所重视。这一点在肠梗阻外科手术中发现肠坏死阶段肠系膜动静脉均出现不同程度的病变可以得到印证。

## 1 肠腑络气郁滞(或虚滞)

主证:腹胀腹痛,胀重于痛,重则全腹胀满,叩之如鼓,疼痛部位不定,时痛时止,呕吐频繁,苔白、脉弦。若腹胀腹痛不甚,腹软,伴气短乏力则为虚滞。病机分析:若六淫外侵、七情过极,或痰瘀阻滞,均可使络脉气机升降出入变化失常而致络气郁滞,络气郁滞是络脉病变由功能性病变向器质性病变发展的早期阶段。气聚则痛,气逆于上则呕吐频繁,气滞于中则全腹胀满,病机属肠腑络气痞塞,清浊相混,壅滞不通。络气也可因虚而滞,虚而留滞,则是气虚引起的气化及气的升降出入失常、气机紊乱的功能性病机状态,即叶天士所谓"虚气留滞","络虚则痛"。故见腹胀腹痛而不甚,乏力气短。可见于部分性肠梗阻、早期机械性单纯性肠梗阻或早期动力性肠梗阻。

## 2 肠腑络脉瘀阻

主证:腹痛攻撑或腹痛如刺,痛有定处,胀无休止,局部拒按,或可触及痛性包块,或吐、便咖啡样物,舌暗红或瘀斑,脉涩。病理属梗阻肠壁已有不同程度的血运障碍,可见于肠系膜动脉栓塞或肿瘤性肠梗阻。病机分析:络脉瘀阻往往在络气郁滞(或虚滞)久病不愈基础上发展而来,是由功能性病变发展为器质性损伤的重要病程阶段。病机为肠腑瘀血滞留,结块,血不循经。由于气虚运血无力,或气滞血行不利,导致气血津液输布障碍,津凝为痰,血滞为瘀,痰瘀阻滞络脉,所谓"久病入络"、"久痛入络"、"久瘀入络",这是络脉病变程度较为严重的病理状态。络脉瘀阻可导致脏腑组织血气供应障碍,又可阻滞经气运行,引起脏腑功能失调。

瘀阻气血不通而痛:"通则不痛,痛则不通。"疼痛是络病突出的临床表现,久病入络,络脉瘀阻者更为常见。如络脉瘀阻进一步加重可致肠腑络脉瘀塞。络脉瘀塞是指由各种因素引起的络脉完全性阻绝或闭塞。由于络脉的主要生理功能为运行气血,络脉的完全性堵塞或闭塞导致络中气血阻绝不通,脏腑肢体失于气血的温煦濡养而见各种临床症状。

## 3 肠腑络脉绌急

主证:发病急骤,腹痛剧烈,腹冷喜暖,辗转反侧,腹胀便秘,面色青晦,舌质淡,苔薄白,脉沉紧或沉迟。病理相当于肠痉挛或粘连性肠梗阻、肠扭转等机械性肠梗阻早期。

病机分析:寒主凝涩。寒邪凝滞肠间,气不得通,血不得散,故见疼痛,寒邪为患,则见腹冷喜暖,络脉绌急是指感受外邪、情志过极、过劳等各种原因引起的络脉收引、挛缩、痉挛状态。络脉是气血运行的通道,如六淫外邪、情志等各种因素导致的气滞、血凝、痰结络脉,皆可形成络脉的绌急状态,使络脉血气运行不畅,绌急挛缩而痛。络脉绌急可在络脉瘀阻的基础上发生,也可单独为患,络脉绌急则进一步加重络脉瘀阻,络脉瘀阻则更易引起络脉绌急,二者有时可互为因果,有时可单独为患。

气络病变所致绌急常表现为肌肉、肺之气道、胃肠发生的痉挛拘急状态,胃肠络脉绌急常因受寒引起脘腹疼痛突然发作,脉络绌急与西医学之血管痉挛基本类似。

## 4 肠腑热毒滞络

主证:腹痛拒按,腹胀痞满,身热口臭,口干唇燥,大便秘结,小便黄赤,甚者神昏谵语,苔黄干或燥刺,舌质红绛,坚敛苍老,脉洪数或弦数,病理相当于腹膜炎,或手术后合并麻痹性肠梗阻,或机械性肠梗阻发展至血运障碍,细菌性腹膜炎。

病机分析:滞络之热毒有内外之分,外则由感受温热火毒疫疠之邪,内则为络瘀化热,毒由内生。病机为热毒郁闭肠腑,腑气不通,则见上证。热毒阻滞导致肠腑的络脉功能障碍,津血互换及营养代谢功能严重受损甚则中止,脏腑组织代谢废物不能通过络脉排出体外而形成内毒,内毒积蓄于体内又进一步损伤络脉,导致病情加重。

## 5 肠腑湿浊阻络

主证:脘腹胀满拒按,水走肠间,漉漉有声,或腹部移动性浊音阳性。苔腻,脉弦滑。病理相当于单纯性肠梗阻。

病机分析:湿阻络道,气机郁滞则见腹胀拒按,津停脉外而为水肿,络脉末端是津血互换的场所,血液渗于脉外则为津液,津液进入脉络则为血液的组成部分,当气化功能失常时,津血互换功能障碍,过多的血液渗出于脉外则为水肿。

## 6 肠腑气(阳)阴(血)不足

主证:腹胀腹痛不甚,腹软,气短乏力或畏寒肢冷,口干不欲饮,舌淡或暗,苔白或少或剥苔。脉沉或细或无力。

病机分析:肠梗阻发病,因吐泻发热、热毒瘀血常易导致气(阳)阴(血)损伤,络体损伤失养,络脉运行气血输布渗灌功能失常,导致络脉虚滞,不荣则虚,不通则痛,络虚则痛故痛常为隐隐作痛,绵绵而痛而不甚,气虚故虽梗阻而腹软,气短乏力,气损及阳则见畏寒肢冷,阴虚故口干不欲饮。

值得注意的是肠腑气血阴阳不足在症状上有时往往不明显,舌苔脉象的变化则具有关键的作用。

综上所述,络病是广泛存在于内伤疑难杂病和外感重症中的病机状态,虽各有不同,但其病机的共同之处在于络脉输布渗灌气血的功能受到障碍,即"不通"是络脉病变的共性。不通的病因则有因虚、因实、因外邪、因内伤、因痰湿、因瘀血之不同,不通的病变状况也各有差异,把握其病机共性有助于加深对络病实质的理解,掌握不同病机的特殊性,就能够更好地针对疾病进行治疗。肠梗阻作为肠腑疾病之一,无论是病机还是疾病特点,都与络病理论密切相关。络病辨证具有新的视野和新的内容,肠腑络病辨证具有的对肠腑络脉病因病机认识与传统的中医辨证相结合可以使中医辨证有所发展,有所提高,更能切中病机,提高疗效。

# 肝络与乳腺癌

宋俊莲

天津市东丽区东丽医院中医科(天津，300300)

**【摘要】 目的** 乳腺癌中医学称为"乳岩"，其病与五脏、七情有关，肝气气郁为主要病因。肝经络末端行于乳下，络脉运行的时速与循环状态与脏气、经脉的功能密切相关。肝气失调，木郁克土，脾困乏运，痰湿阻于肝络乳房。病气由经入络、由气及血、症积成形。乳房是多种激素的靶器官，乳房的发育、生理、病理与生殖因素、性激素的水平有关。肝对女子经、胎、产等内分泌均有促进作用，肝肾亏损、冲任失调，易"正气虚成岩"。乳腺癌潜伏期长、易转移，与气络发病缓慢病在血分，阴气为病的沉苛顽疾相吻合。治疗以通为用，方法各异，用药应靶向多选用归肝经之品。

**【关键词】** 肝郁；内分泌失调；瘀血痰毒

乳腺癌中医学称为"乳岩"，其病名与病机在传统医学中早有记载，《医宗金鉴》中讲："乳岩由肝脾两伤，气郁凝结而成。"《外科全集》中讲："乳岩是阴寒结痰，因哀哭忧愁，患难惊恐所致。"陈实功《外科正宗》中讲："忧虑伤肝，思虑伤脾，积想在心，所愿不得志者，致经络痞涩，聚结成核。"朱丹溪讲："乳岩是人有忧怒抑郁，朝夕积累，脾气消阻，肝气横逆，遂成隐核如棋子。""痰挟瘀血，逐成巢囊。"从诸家的论述中得出乳岩与五脏、七情有关，尤为肝气气郁为本病的主要原因。

## 1 脏气与经气、络气息息相关

人体以五脏为中心通过经络系统地把五官九窍、四肢百骸等全身组织器官有机地联系在一起，构成表里上下沟通，通过气、血、津、液的作用，维持人体的生命。经络与脏腑之气息息相关，脏腑之气是人体一身之气所派生，一身之气分布某一脏腑部分，是通过"经气环流系统"的基层组织 – 分布于脏腑的"气络"布散而至，脏腑之气集中体现了该脏腑的功能，如心气、肺气、肝气……[1]。"行气血"是经络的主要功能，络脉是从经脉支横别出，逐级细分，由大到小，络体狭窄，纵横交错，血流缓慢，网状流注不已。络脉中有血气，血气必须于络脉而营运周身网络表里。络脉布散血血，津液提供营养交换是按一定的时速和常度敷布渗灌气血，维持人体环境的稳定。络脉作为经络中的末端有机组成部分，其运行气血的时速和循环状态对生命机体的健康与否同样至关重要[2]。

## 2 肝气与乳房发病

五脏之中肝是气血调节的枢纽，藏魂与人体的精神活动有关，肝以阴血为主，体阴用阳，以气为用，主升、主散、主动。《内经》中讲："足厥阴之脉，挟胃属肝……上贯隔，布胁肋，斜上行至乳下。"乳房发病与肝气有关。脾胃是调节人体气机升降的枢纽。只有肝气条达宣畅气行，脾阳才能顺利升发，升阳布清。清气上升，诸湿不生，外湿宣泄，内湿得化，热邪也随之发之、排之。《儒门事亲》中讲："痰饮之所得，其来有五，有愤怒而得者，有困乏所得者，有思虑而得者……"窦汉卿《疮疡经验全书》中讲："乳岩乃阴极阳微，虚阳积而与，血无阳安能散。"朱丹溪认为："气血冲和，万病不生，一有拂郁，诸病生焉，故人身诸病多生于郁。"当机体的心理压力过大、七情过激、外邪侵袭、饮食起居失调、房室劳倦，或内、外因相结合都会影响肝气正常的生发、条达、宣泄、脾困乏运，痰湿阻于气络，络病是病因传递的，首先影响气络，其次是血行。气属阳生于阴，血属阴而生于阳，气主清而主动，血主静而主浓浊，气为血之始，血为气之母，气无血不载，血无气不行，气为血之帅，气行则血行，气滞则血瘀，血瘀气亦郁，血少气亦衰……气病则血病[2]。脏气的病变致使"经络环流系统异常"，经络气血为之紊乱，留饮成痰，聚血成瘀。因为络脉在完成津液互换，双向流动的同时，这种功能调节的循环输布状态与经脉中气血线性规律运行，显然只有是与所处脏腑功能状态而调节气血运行的时速与常度。络气发病与本脏密切相关。肝气失调，络气受阻影响微循环，局部血流不畅致淤血形成。故有"久病入络，气血皆窒"之说。其病由经入络,由气及血,由浅入深,也是肝络病变由功能性病变向器质性病变发展的早期阶段。乳房发生的病理变化,微观地反映出肝络病变的部位及病情的深浅轻重。

## 3 肝内分泌与乳房

女子以气血为本,以血为用,女子以肝为先天,肝对女子经、胎、产等内分泌均有促进作用。推测肝与神经递质激素释放等内分泌有关。乳腺是多种激素的靶器官,乳房的发育及生理、病理均与生殖因素、月经、孕产、性激素内、外源性激素、雄激素、催乳素水平有关。女子十四而经行,四十岁"阴气自半",四十九岁而经断。随着年龄的增长,同时表现出内分泌方面的差异及较低的基础代谢和总能量代谢[3]。说明女子精血难成易损早衰的生理过程。《景岳全书》中讲:"肝肾不足及虚弱失调之人,多有积聚之病……。"从中医所论述的肝从功能而言,它包括了现代医学的神经—内分泌—免疫及血液系统和消化系统等,有的学者认为肝脏对女子内分泌活动的作用超出了肾脏,人体的精神、情志、消化以及气血的运行于肝藏血与疏泄功能密切相关[4]。"邪之所凑,其气必虚"《素问.评热论》"正气虚则成岩"《外证医编》自身的精血亏损,冲任失调,免疫功能下降。围绝经期过多的服用维生素 A、E 或绝经后使用雌激素替代疗法等,均有可能导致内分泌紊乱成为乳腺癌的病因。

## 4 乳腺癌为络病

乳腺癌原发灶一般具有恶性度低和生长发展缓慢的生物学特征。其潜伏期长,乳腺癌原发灶平均倍增时间为 166.3 d,一个癌细胞增殖 $10^9$ 个癌细胞,体积达 $1~cm^3$ 需要数年甚至更长的时日[5]。乳腺癌缓慢的发病为久病入络伤血的络病特点。《诸病源候论·卷四十·妇人杂病诸侯四凡五十论·十痈候》中说:"乳中隐核,不痛不痒,""乳中结聚成核,微强不甚大,硬若石状。"癥积属络病的临床表现之一,病属血分,阴气为病。叶天士讲:"初病气结在经,久则血伤入络,""病久、痛久,则入血络。"乳腺肿瘤的生长、扩张、淋巴转移,血行转移,由大到小,由里达表,直至牵及脏腑发病,病邪深锢难愈。《临证指南医案积聚》中讲:"积而不移是阴邪所聚,""络之为病贼邪深伏始不易察,渐行至著,发则不可收,且药饵难及病灶。"肝络为病的乳腺癌具有其他肿瘤发病隐匿初起无症状,病变弥漫易转移,治疗难度大疗效欠佳的共性。

## 5 乳腺癌从络病辨证施治

整体与局部并治是中医药的优势,因为乳腺癌在早期即完全有可能发生血行转移,而且其几率比过去想象的要高,这一概念使我们从一开始便注意到患者全身治疗的重要性。辨证施治又是个性化治疗的一种形式。乳腺癌其病变发展具有动态性、阶段性、复杂性。临床表现出不同的征候类型。除脏腑、经络、辨证外,要以阴阳、寒热、表里、虚实为纲,辨证病位、病程、病势、邪气的属性,正气的盛衰。本病位肝肾精亏,脾虚乏运,正虚为本,痰瘀互结,热毒滞络,邪客为标。吴以岭教授概括了络病病机易滞易瘀、易入难出、"易积成形"。根据络病病机,遵循络病治疗大法"络以通为用。"但治疗方法又有所异,舒肝解郁理气通络,清热凉血解毒通络,祛瘀化痰消积通络等法,驱除病因直接通络,抑制肿瘤的生长和转移。

理气、化郁、通络、凉血、解毒、散结的药物应靶向多选用归肝经之品,如橘叶、夏枯草、蒲公英、藤黄、山慈菇、漏芦、王不留行、穿山甲、露蜂房等。其中如蒲公英具有抗炎促进吞噬细胞吞噬功能,增强细胞免疫和体液免疫。漏芦具有促进淋巴细胞转化,提高机体免疫力,可间接或直接抑制癌细胞生长,证实有抗肝癌、胃癌、乳腺癌活性作用[6]。目前中草药抗肿瘤血管的生长,消灭肿瘤细胞有一定的局限性,需要联合其他抗肿瘤药物共同完成。

**参考文献**

1 吴以岭.络病学[M].北京.中国科学技术出版社,2004.10:16.
2 吴以岭.络病学基础与临床研究[M].北京.中国科学技术出版社,2006.10:50.
3 韦小飞,黄清春.试论肝与类风湿性关节炎病因病机及治疗的相关性[J].中医杂志,2007,(48)1:9.
4 刘冬岩,董联坤.女性衰老过程中不同阶段的衰老机理及其防治思路[J].中医杂志,2002,(45)11:863.
5 唐金海.乳腺癌综合诊治规范化手册[M].南京:江苏科学技术出版社.
6 唐先平,高凤玲,王振卿.肿瘤临床常用中药指南[M].科学技术文献出版社.2005,11:83-85.

# 络病学在肝硬化治疗中的应用

徒康宛¹  杨进²

1.南京中医药大学 2007 级硕士研究生(南京,210046)
2.南京中医药大学基础医学院(南京,210046)

【摘要】 络病学思想广泛地应用于临床各种疑难杂症的辨证治疗中,运用络病学理论来分析肝硬化形成过程中的机理特点,阐明肝硬化典型临床表现的内在特征,以期更好地指导临床,体现络病学特色。

【关键词】 络病学;肝硬化

源自于《黄帝内经》,应用于《伤寒杂病论》,发展于《临证指南医案》的络病学随着中医学的发展越来越体现出自身独特的理论体系优势,广泛地应用于临床,尤其是对于各种疑难杂病病因病机的认识,临床用药原则的指导等方面产生了重要影响。本文就络病学思想在肝硬化病因病机认识,病情发展过程,临床治法治则,选方用药等方面的应用加以论述,以期更深入的理解络病学思想内涵及其重要意义。

## 1 络病与肝硬化的相关性

络病学说是研究络病发生发展及诊断治疗规律的应用理论。而络病是以络脉损伤为基础,以气血瘀阻为特征,以脏腑功能障碍为临床表现的一系列病症。肝硬化(cirrhosis of liver)是一种以肝组织弥漫性纤维化、假小叶和再生结节形成为特征的慢性肝病。临床上有多系统受累,以肝功能损害和门静脉高压为主要表现,晚期常出现消化道出血、肝性脑病、继发感染等严重并发症。根据其临床表现中医多归为"鼓胀"、"单腹胀"、"积聚"、"胁痛"、"黄疸"等范畴。引起肝硬化的原因很多,在我国主要是由乙型和丙型肝炎病毒感染引起。运用络病学思想就肝硬化形成机理、病变过程及典型临床表现加以分析,可以看出在整个病变过程中所体现的络病学特点。

### 1.1 肝硬化的形成过程体现了"久病入络"的思想

在我国,肝硬化的主要类型是肝炎后肝硬化,这种类型肝硬化多是因为湿热疫毒(肝炎病毒)长期作用于机体,久留不去,致肝脏受损,肝络气滞,气血运行失和,进而由气及血,致肝之脉络瘀阻,同时湿热之邪最易伤及脾胃,致脾不运化,痰湿内生,凝血与痰湿蕴结,阻滞血络而成痞块[1]。正如叶天士所云:"初为气结在经,久则血伤入络"[2]。现代医家姜春华说:"肝硬化以瘀血为先";关幼波认为"肝硬化本于气虚血滞",而湿热疫毒稽留血分为标;刘树农则指出:"肝阴虚,湿热之邪留恋及络脉瘀阻,实为肝硬化所共有的三个基本因素,而此三者又是相互影响,互为结果[3]。可见历代医家都认识到了肝硬化形成过程是致病因子稽留体内反复作用人体的过程,而最终总能出现"络脉瘀阻"、"稽留血络"等病理变化。

### 1.2 肝硬化的临床表现符合络病的典型临床特征

典型的肝硬化患者临床表现多有:脘腹痞胀或腹泻,面色黧黑,巩膜轻中度黄染,肝掌和蜘蛛痣,以及鼻、皮肤、黏膜下、牙龈出血,发展至后期可出现双下肢水肿、腹水、消化道出血等严重并发症。通过分析,我们发现这些临床表现均符合络病的典型临床特征。

#### 1.2.1 出血

《灵枢·百病始生》中说:"阳络伤则血外溢,……阴络伤则血内溢……"[4]。肝硬化早中期患者出现肝功能不全或伴脾功能亢进时,常因各种凝血因子合成不足及血小板减少而出现鼻出血、牙龈出血,甚至黏膜下出血等阳络损伤的表现;肝硬化中晚期伴门脉高压综合征时,食管、胃底静脉或痔静脉丛破裂而造成内出血,此时病邪已达阴络而预后不佳。

#### 1.2.2 结聚或包块

肝硬化患者早中期多可见肝脏肿大,而后期往往肝脏缩小而质韧硬,但在各期肝硬化时多可见到脾脏不同程度的肿大。这些症状的出现多是因气郁血结、津液凝聚导致脉络瘀阻日久而成。

#### 1.2.3 水肿、腹水

在肝硬化失代偿期则往往出现腹水或伴双下肢水肿,腹大如鼓而自觉痞满不适。"血不利则为水",脉络瘀阻日久难免出现腹水或下肢水肿。

## 2　络病学在肝硬化治疗原则方面的指导意义

络病学认为肝硬化的基本病机是肝之络脉瘀阻,本病的根本是肝的络脉病变,虚实夹杂,但总以通络为基本的治疗原则,通络之法又当活用变通,具体的有补虚通络、行气通络、活血通络、利水通络等法。本病早期宜舒肝和胃健脾而行气通络;中晚期则宜健脾利水而化瘀通络,甚至峻剂逐水。同时疾病晚期往往出现肝肾阴虚、脉络失荣之象,故又可用滋养肝肾、润络化瘀之法。这里需要强调的是需将通络法与传统的活血化瘀法区分开来。清代叶天士云:"理气逐血,总未能讲究络病功夫。"以肝炎后肝硬化为例,其形成过程中湿热疫毒久稽,与气血混为一所,单用活血化瘀法往往效果不佳且易伤正,叶天士仿《金匮要略》旋覆花汤之意,于活血化瘀药中加入搜风剔络之虫蚁类药,谓:"取用虫蚁有四,意谓飞者升,走者降,灵动迅速,追拔深混气血之邪。"[2]同时叶天士还认识到对络病的治疗非一般通经理气药而能奏效,而必须以"辛润通络"合"虫蚁搜剔"之法,这又是他把张仲景《金匮要略》旋复花汤和鳖甲煎丸用药法灵活运用的结果。而鳖甲煎丸现已广泛的用于治疗各型肝硬化。肝喜条达性善疏散,《内经》亦云:"肝欲散,以辛补之……",将"辛味通络"法与传统的活血化瘀法结合起来用于肝硬化的治疗,无疑是络病学对中医治则治法的一种创新,更重要的是具有实际的临床意义。

## 3　络病学丰富了肝硬化治疗的选方用药

肝硬化在不同阶段,其病机及症候表现差异明显,但总属本虚标实之候,治疗上应明辨本虚标实主次,随证治之。

肝硬化早中期阶段多表现为肝络郁滞,或肝络瘀阻的症候,甚或伴发湿热蕴结、热毒滞络而致发黄的表现。肝络郁滞时多出现脘腹胀满、胸胁胀痛等症,多选逍遥散、柴胡舒肝散等方以舒肝健脾、理气通络,同时酌加活血通络之品如益母草、当归等,借其辛散之性,舒肝气而祛气滞。如刘渡舟在治疗早期肝硬化时自拟"柴胡鳖甲汤",方中亦加用红花、茜草、土元之品以活血通络,临床收到很好疗效。邓铁涛治疗肝硬化自拟方"软肝煎"中亦加用大剂量鳖甲、土鳖虫以搜经剔络,软坚通络。朱良春治肝硬化自拟方"复肝丸"在扶正同时亦不忘加用地鳖虫和营通络,郁金、姜黄疏利肝胆,理气活血。一般来说,临床常用疏肝理气药有:青皮、陈皮、香附、郁金、元胡、枳壳、川楝子、腹皮子、香橼、木香、乌药等,而此类药大多或辛温或辛润,符合"辛味通络"的用药特点。活血之品多选用丹参、赤芍、泽兰等,若病情发展至肝络瘀阻阶段而出现肝脾肿大,多选用桃仁、红花、三棱、莪术、炒山甲、生牡蛎等软坚散瘀之品。更加蛰虫、土元、干蟾皮等虫类药搜经剔络以除病邪。

可见活血通络法广泛地应用于肝硬化的临床治疗,而现代研究确实证实了这种治法的合理性。现代医学认为肝硬化的基本病例特点是肝细胞变性坏死后,出现纤维组织增生,肝细胞结节状增生,假小叶形成,三种改变交错进行。在这种病变基础上肝内血管网发生异常吻合且血管网减少,这便成为肝功能不全和门脉高压症的发生基础。这与中医肝郁血滞、瘀阻络脉的病机是颇一致的。

研究表明,通络化瘀法不仅可以扩张肝内血管,改善肝细胞供血,提高肝细胞耐缺氧能力,对受损肝细胞亦有修复作用;同时具有抑制纤维母细胞形成,减少胶原物质的分泌,抑制肝纤维组织增生,促进正常免疫功能和抑制异常免疫反应的作用。

肝硬化伴发黄疸时多是因湿热蕴结、热毒滞络而致,但此时病情多为终末期阶段,肝胆络脉瘀滞的因素亦不应忽视。此时更用活血通络之品做退黄之用。关幼波认为:"治黄必治血,血行黄易却"[1],其活血以治黄的经验具体可分为凉血活血、养血活血、温通血脉3种方法。关老认为活血药的退黄优点如下:(1)可以加速黄疸的消退;(2)有利于肝脾肿大的回缩;(3)活血即可祛瘀,祛瘀即可生新。可见此时应用通络祛瘀之品可以收到一举多得的疗效。

肝硬化中晚期出现腹大如鼓,甚则消化道出血等症状时,多有肝肾亏虚、脉络失荣、水湿内停的表现。故在治疗上在固本扶正的同时,亦加用通络活血利水之品,去有形之实邪而做到标本兼顾。此期出现的消化道出血等问题,在急性期控制出血后,平时见食管、胃底及痔静脉曲张,腹壁青筋暴露,舌质瘀暗等血瘀络阻之象时,亦加用桃仁、鳖甲、牡蛎、三棱、莪术、穿山甲、马鞭草等以软坚化瘀。研究表明,此时加用祛瘀通络软坚及舒肝通络之品,食管、胃底静脉曲张、腹壁静脉曲张诸症皆可减轻或消失,X线检查可以证实,对肝脾二脏(尤其是脾脏)有一定的回缩作用。而对于肝硬化后期出现的脉络虚损症状,首先应当分清属肝肾阴虚还是脾肾阳虚,辨别孰轻孰重,而分别加用生地、沙参、当归、麦冬等润络化瘀之品或是加用附子、桂枝、干姜、茯苓等温阳化气之品。

　　总之,络病学思想在肝硬化形成,病机阐释及临床治疗方面的应用,体现出了一种崭新的临床思维模式。它不仅在宏观上整体辨治考虑到了肝硬化本身的疾病特点,更可贵的是从微观"络脉"病变的角度兼顾到局部的发病规律,从而弥补了中医注重整体辨证而局部探讨不足的缺陷。

参考文献

1　北京中医学院.关幼波临床经验选[M].北京:人民卫生出版社,2006:130-131,24-25.

2　清·叶天士.临证指南医案[M].上海:上海科技出版社,1959:235,455.

3　姚光弼.临床肝脏病学[M].上海:上海科学技术出版社,2004:925-926.

4　田代华、刘更生整理.灵枢经·百病始生第六十六[M].北京:人民卫生出版社,2005:131.

# 慢性乙肝从络病辨治初探

尹跃成[1] 翟强渠[2]

1.江苏省淮安市尹氏中医研所络病科(淮安,223400)

2.江苏省涟水县人民医院中医科(涟水,223400)

【摘要】 慢性乙肝从络病辨治。其中慢迁肝,络气虚为其病之本,当治以补通,习用四君子汤加黄芪、郁金、蚂蚁为基础方,适当加入清热解毒利湿之剂;慢活肝,络气郁滞为其病之本,当治以通补,以小柴胡汤去姜枣加丹参、赤芍、郁金、蚂蚁为基础,相机加入清热利湿之品。

【关键词】 乙型肝炎,慢性;络病辨治

"正虚邪进"因各种原因导致机体抵抗力下降,HBV乘机侵入人体后,即在肝细胞内复制,继而释放出HBV颗粒甚至形成病毒血症,并由此引发一系列免疫—炎性反应,导致肝组织损伤。若免疫低下则病情较轻微,易形成慢性迁延性肝炎或病毒携带者。若抑制性T细胞功能紊乱失衡,自身抗体产生过多而致肝细胞不断被破坏,则表现为慢性活动性肝炎,甚至引发肝坏死。

因为慢性乙肝,既有HBV在肝细胞内复制,又有机体的免疫反应。所以单纯用对HBV敏感的清热解毒药来治疗,临床已证实其效果不理想;又因为慢性乙肝虽有免疫病理,但就免疫来调整、增强免疫,在临床上同样也达不到预期的目的,有的甚至越调越乱、越重;还有,对慢性乙肝的治疗,一直重"脉络"而轻"气络",所以久治不愈。

值此,笔者依据"久病入络"的理论,对慢性乙肝从络病辨治,却取得了良好的效果。几年来,笔者收治了多例乙肝患者,不但症状体征大都消失,肝功能复常,HBV-DNA阴转率达86.3%。

## 1 "络气虚"是HBV得以侵入人体并能长期在肝细胞内复制,临床上表现为病毒携带和慢性迁延性肝炎的病理基础和前提条件,补气、通络是清除体内HBV的根本大法

"真气"是人体生命的根本动力。"络气"是"真气"的一个组成部分。"络脉"中线性运行环流周身的经气,通过支横别出,逐级细分,网状分布的络脉,而弥散到脏腑、四肢百骸,激发生命动力,发挥温煦充养,防御护卫,信息传达,调节控制作用。

人体的抗病能力不仅与真气、卫气、水谷之气的盛衰有关,而且与气机运行及脏腑功能的相互协调有关。"经气环流系统"与人体神经、内分泌、免疫系统均有密切的联系。"神经、内分泌、免疫网络是生物机体内存在的精密复杂的调节,是一种多维立体网络调控机构,是神经、内分泌、免疫三大信息传递系统,通过信息联系调节着各脏器、系统的功能,使它们的活动在空间和时间上严密组织起来,互相配合,互相制约,从而达到整体功能的协调统一,即所谓"整合调节"。这对于整体水平上维持机体稳态及正常生理功能和健康具有极其重要的意义。

"络气虚"即运行经气的"经气环流系统"末端的"气络"空虚。络中气虚不能布散周身,不能通过神经、内分泌、免疫网络的整合调节、协调一致,不易发挥温煦防御卫的功能。就乙肝而言,大部分患者表现为纳差、乏力、畏寒、腹胀、便溏等,这些与脾虚为主的HBV携带和慢性迁延性肝炎的临床表现基本一致。

络气虚,当治以补通。当用四君子汤加黄芪、蚂蚁、桑寄生、仙灵脾等为基础方。在具体临证中,再视患者湿热的具体情况酌情选加疏肝清利之剂。如能长期坚持服用,多能根治。

"脾旺四季不受邪"。脾气足,络气充。现已证实,四君子汤不但可补脾益气,还能增强机体的免疫功能。慢乙肝轻者(慢迁肝),周围血$CD_4^+$绝对值比对照组低,$CD_8^+$较对照组增高。$CD_4^+$降低可诱导TS功能降低,$CD_8^+$增高可使TC增强,这样就引起了细胞免疫功能的紊乱。近代实验证实,四君子汤可增加机体外周血淋巴细胞数,升高$CD_4^+$绝对值和$CD_4^+/CD_8^+$比值。同时,黄芪、蚂蚁可调整细胞免疫紊乱,这样,既可提高TC的

杀伤力,又能提高 TS 的抑制力,在一定程度上减轻细胞免疫应答对肝组织细胞的伤害,加上选用具有抑制 HBV 的清热利湿解毒中药,其疗效自当进一步提高。邓铁涛独具慧眼善用四君子汤加减治乙肝,并多次取得肝功复常、HBsAg 阴转的实例。

## 2 "络气郁滞"是慢活肝的病理基础。治当"通补",以补治其络气虚,以通治其脉络郁滞

"络气郁滞"指络气输布障碍,升降出入气机失常。六淫外进,七情过激,或痰淤阻滞均可致之。其中气络郁滞与神经、内分泌、免疫网络功能障碍相类似,而脉络郁滞则可导致脉络的自适性、自调节异常。气络郁滞引起的脉络舒缩功能及血液运行障碍包括更广泛的神经体液调节障碍对脉络血管系统及血液运行障碍的影响。络气郁滞是络脉病变由功能性向器质性发展的早期阶段。慢活肝的免疫病理主要表现为辅助性 T 细胞亚群之间的功能紊乱,由于 $Th_1$ 不足,分泌干扰素-γ 减少,Tho 向 $Th_2$ 分化加强而诱发、加强体液免疫,整体表现为细胞免疫功能低下,体液免疫亢进。由于抗体生成过多,低下的细胞免疫消化不了大量的 HBsAg 与抗-HBs 结合物,这些免疫复合物(clc)一方面不断引发新的免疫—炎性反应,持续伤害肝细胞,一方面其又沉着在肝内血管内皮上,启动肝内微血管内皮损害的过程,乃致形成肝脏血供障碍,肝细胞变性、坏死大于增生,肝内纤维增生等共存的复杂局面。使肝病由功能性障碍向器质性损害渐进。这个过程的本质酷似《络病学》的络脉郁滞。

综上所述,络气空虚,主要表现为正气不足,免疫低下,而络气郁滞则是在络气不足的基础上由调节功能紊乱,络脉郁滞,进一步加重免疫功能紊乱。不断渐进地损害机体抗病能力和对损伤的修复功能。

依《络病学》之有关理论,络脉郁滞当治之以调,治之以通,治之以补,即调其不调,通其络气郁滞,补其络气之虚。综观古方,唯"小柴胡汤"可当此任。小柴胡汤去姜枣加郁金、蚂蚁、丹参、赤芍为基础方,另据湿热之具体情况,相机增入清利之品,临床常常取效。

日本将小柴胡汤作为免疫激活剂而常规用于慢性肝炎的治疗。《中医名方精释》用其治疗"经气郁阻不畅"。国内多位学者报导其能保肝、降酶、降脂、利胆、抗肝纤、抗菌、抗变态反应等等。笔者认为,其种种作用都是围绕能诱生干扰素,调节细胞免疫和体液免疫为轴心而发生的,再相机增入清利之品,其效更彰。

## 3 注 意

(1)临诊时首先要权衡邪正关系,确立祛邪和扶正之比重;(2)再则权衡湿热之偏胜,确立祛湿和清热之比重。(3)守方,促其量变到质变。(4)注意顾护肝阴,肝体阴而用阳,对疗程长的患者,要即时发现阴虚的苗头,及时适当顾护之。

# 络病学对妇科临床有重要指导意义

左占国　高翠枝

河北省兴隆县三道河乡洒河南卫生院(兴隆,067300)

【摘要】　通过对中医妇科上百种病症的归纳与思考,结合络病学原理,总结出胞络辨证四法。应用于妇产科疾病的诊断与治疗,可达到异病同治、持简驭繁的辨证效果,实践证明,络病学理论对妇科临床有重要指导意义。

【关键词】　妇科;络病学;胞络辨证四法

中医妇科由于其"经孕产乳"特殊生理功能特点,所患病症可达上百种,且具有病因病机复杂,病种多样,易诊难治等特点。包括月经病、带下病、妊娠病、产后病及妇科杂病,在临床辨证治疗上,中西医内科均感棘手,特别是不孕症,妇科肿瘤等疾病更是凤愿难了。近年来通过对妇科生理病理内在规律性的归纳,根据络病学原理,在临床实践活动中,除运用传统辨证方法外,并总结出了胞络辨证四法,用于妇产科病症的辨证论治,疗效满意,是值得借鉴的一种妇科辨证方法。

## 1　络病学理论系统回顾

1.1　络病学理论的起源、发展与完善　络病概念的提出起源于《黄帝内经》,发展于清代,完善于今朝,现代学者吴以岭教授在传承历代先贤络病学术思想的基础上结合现代医学认识,出版了宏篇巨著《络病学》。对络病发病特点、病机变化、临床表现、辨证论治、治疗原则及治疗方药等方面做出了科学、系统、全面的阐释,在络病理论体系中,创造性的提出了"三维立体网络系统"对络脉络病从动态时空、生理功能及络病发病、病机、辨证、治疗诸方面做出了系统论述,并创立了"络病辨证六要"及"络以通为用"的治疗原则,对临床治疗疑难性和难治性疾病具有很高的指导价值。

1.2　络脉络病及其内涵　吴以岭在其《络病学》中指出络脉是广泛分布于脏腑组织间的网络系统;络病是广泛存在于内伤疑难杂病和外感重证中的病机状态。其内涵是指疾病发展过程中不同致病因素伤及络脉导致的络脉功能障碍及结构损伤的自身病变。根据以上阐述,在妇产科生理病理中也同样存在着广泛的络脉络病基础。

1.3　络病学病因病机及其特点　吴以岭教授将络病病因归纳为外邪袭络、内伤七情、痰瘀阻络、病久入络、饮食起居跌仆、金刃伤络五大类。主要病机为络气郁滞、络脉瘀阻、络脉绌急、络脉瘀塞、络息成积、热毒滞络、络脉损伤、络虚不荣8个层面。病机特点为易滞易瘀、易入难出、易积成形。妇产科疾病与上述络病学病因病机及其特点有很多相同之处。

1.4　络病主要临床表现,辨证六要及治疗原则　吴教授将络病的主要临床表现概括为疼痛、癥积、出血、水肿等11个方面。将络病辨证六要表述为"辨发病因素,辨病程久暂,辨阴阳表里,辨寒热虚实,辨气病血病、辨络形络色"。同时提出"络以通为用"的治疗原则,这对胞络疾病的临床辨治极具启发作用。

1.5　通络治疗用药特点及常用治疗药物　《络病学》中的通络药物特点为辛味通络,虫药通络及络虚通补。将治疗药物分为流气通络、化瘀通络、散结通络、祛痰通络、祛风通络、解毒通络和荣养络脉7大类,大多为妇科疾病所适用。

## 2　中医妇科学的发展概况

2.1　古代先贤对妇科学理论的阐释　关于女子胞、胞脉、胞络等概念的提出,最早见于两千多年前的《黄帝内经》,将其列为奇恒之腑,子宫之名首见于《神农本草经·紫石英》"主女子风寒在子宫",汉代张仲景在《金匮要略》中就提出用桂枝茯苓丸治癥瘕,近代王叔和在《平妊娠分别男女将产诸症第一》提出:"肾名胞门、子户。尺中之脉按之不绝法妊娠也。三部脉浮沉正等。按之无绝者有娠也"。金元四大家之一的寒凉派代表刘完素在《素问病机气宜保命集·妇人胎产论》中提出"妇人童幼天癸未行之间,皆属少阴;天癸即行,皆从厥阴论之;天癸已绝,乃属太阴经也。"来说明肾肝脾三脏对不同年龄段妇女生理病理的密切关系。清初傅山认为:"妇科病主要在肾、肝、脾、血、气和冲、任、督、带的失常,并告诉后人处方用药要针对这些脏腑和经脉进行调理",清末唐容川在《血证论》中论为"血所以运行周身者,赖冲、任、带三脉管领之"而血海胞中由肝主司,冲、任、带三脉又为肝所属。故素有女子以肝为先天之说。而《素问·奇病论》则提出"胞络者、系于肾"。《素问平热论》提出胞脉者:"属心而络于胞中,月事不来者胞脉闭也。"《校注妇人良方为:"冷入胞络则脉不通"》。两千多年来,不同时代的中医学家,从提出概念到形成体系,从阴阳、脏腑、气血、经络以女性生殖器官的解剖,月经生理、妊娠与产育等诸方面进行阐释并行成了理论体系,内容丰富、体系完善的《中医妇科学》应用于教学与临床。

2.2  妇女的特殊生理特点及其与脏腑气血经络的密切关系  妇女的特殊生理特点是"经、孕、产、乳",需特别注意的是经期、孕期、产褥期、哺乳期及绝经前后期卫生,所患病症离不开月经病、带下病、妊娠病、产后病和症瘕不孕等杂病五大类,与五脏、气血、经络密切相关。胞宫是多气、多血之脏,素有血室之称,为络病易发之所,离不开肺主气之功能,因为气为血帅,对血的运行起到统摄推动作用,心主血,脾统血,肝藏血,肾精生血。肾主生殖,肾气盛则天癸至,只有五脏和调,太冲任脉通盛,才能保证经孕产乳功能正常。妇女以血为用,血是月经的物质基础,气具有生血、摄血、行血之功能,气血和调则经候如常,气滞血瘀则发生病理改变,易致癥瘕积聚等病。胞为血脏、冲为血海、任主胞胎、督脉贯脊属肾,能维系一身元气,称之为"阳脉之海"。冲、任、督同起于胞中一源三岐,皆约于带脉,各司其职,调解着月经的产生和维持其正常生理现象。综上所述,天癸、脏腑、气血、经络(主要是冲任督带脉)在妇女"经孕产乳"生理中各有其重要作用,但均须通过子宫来完成,通过胞脉、胞络、任冲与脏腑、气血相联系,来完成其生理功能。

2.3  妇产科病因病机  寒热湿邪、内伤七情、生活所伤、体质禀赋等因素是其主要病因,作用于正虚之体而引起胞宫、胞脉、胞络相关病变。其病机主要见于脏腑功能失常、气血失调,直接损伤冲任引起胞宫、胞脉、胞络相关病理改变,从而导致妇产科疾病,出现经带胎产诸多病症。如不孕症以肾虚、肝郁、痰湿、血瘀为病机辨证层次。又如崩漏,明代方约之提出的塞流、澄源、复旧三法是谨守病机辨证论治的典范。

2.4  妇产科疾病辨证要点  除根据经带胎产等临床表现的特征作为主要依据外,就是遵从中医学病因、脏腑、气血、经络等辨证方法。由于现代医学的迅猛发展人们对不孕症、妇科肿瘤的认识更加清晰,传统医学也开始重视微观辨证。如何从上百种妇科疾病中找出其发病与病因病机的规律性,以更简捷的方法来提高临床辨治水平,故根据《络病学》原理,结合妇科生理特点病因病机从阴阳、脏腑、气血、痰瘀几方切入,总结出胞络辨证四法,应用于妇科临床,可明显提出辨治效果。

## 3  胞络辨证四法

### 3.1  胞络失荣

3.1.1  胞络精(气)虚:腰酸腿软、头晕耳鸣、精神不振、小便频数或余沥不净、舌质淡、苔薄白、脉沉细弱、常见病症有月经先后不定,量或多或少,闭经不孕,子宫发育不良、胎萎不长、胎动不安、滑胎、阴挺下脱等。

3.1.2  胞络阳虚:腰脊酸痛,畏寒腹冷,尿意频数,夜间尤甚,五更泄泻,性欲减退或身体浮肿,腰以下为甚,舌质淡黯而嫩,苔薄白而润滑,脉沉迟而弱,尺脉尤甚。常见病症有:崩漏、经行泄泻、带下清稀、妊娠水肿、宫寒不孕等。

3.1.3  胞络阴虚:头晕耳鸣、颧红咽干、五心烦热、失眠盗汗、小便短赤、大便干、足跟痛、舌质红、有裂纹、少苔或无苔或花剥苔。常见病症有:月经先期、量少色红、崩漏、闭经、绝经前后诸证、妊娠心烦、不孕、胎动不安、缺乳等病。

分析:胞络失荣为胞中精气阴阳不足,胞络失于荣养的证候。经言:"胞络者,系于肾。"肾藏精,主生殖,内寓真阴真阳。胞络失荣可理解为肾精阴阳不足的局部表现,胞络失荣的局部表现可以反映整体阴阳平衡状况。胞络精虚可造成生殖机能减退,早衰,闭经不孕,滑胎等病。阳气具有温煦机体,促进气化等作用,阳虚则寒,胞络阳虚可见行经泄泻、带下清稀、妊娠水肿、宫寒不孕、性欲淡漠等病。妇女以血为用,血属阴,失于肾阳温煦则寒凝胞脉,可见月经后期量少,色黯有块,经行腹痛等症。肾阴肾阳是妇女生殖的基本物质,阴虚可造成胞络滋润不足,阴虚内热迫血外出可见月经先期、量少或崩漏、不孕、缺乳及绝经前后诸证。

3.2  胞络气滞  胸胁、下腹胀痛,痛无定处,甚则气聚成块,但推之可移,按之可散,苔薄白,脉弦;若气机郁滞日久化火可见头晕头痛、耳鸣口苦、心烦易怒、苔薄黄、脉弦数。常见病症有月经后期或前后无定期,痛经、经行乳胀、子肿、缺乳、瘕聚等病。

分析:气是构成人体的基本物质,是脏腑经络等组织器官进行生理活动的物质基础。以升降出入为基本运动形成来实现其生理功能。女子以肝为先天,肝主情志为气之枢机,肝的藏血功能与疏泄作用相互协调则经带正常,肝气郁结最易导致胞络气滞而出现痛经、瘕瘕积聚等病。

### 3.3 胞络血瘀

下腹疼痛,痛有定处,状如针刺,甚则积结成块,按之痛甚,推之不移,肌肤甲错,舌质紫黯或边有瘀点、脉沉弦或沉涩。常见病症有:痛经、闭经、崩漏、异位妊娠、瘕积、产后腹痛、恶露不绝、色黯有块等。若为胞络痰阻可见形体美肥、带下腥稀、闭经不孕等症。

分析:血是维持人体生命活动的重要体液之一,只有在脉络中运行才能发挥它的生理效应,血属阴而主静,故血的运行需依赖于气的固摄推动作用,由于气滞、气虚、寒凝、热灼、胞络损伤均可导致血瘀。另外由于血液本身浓、黏、凝、聚流动缓慢、瘀阻胞络,形成胞络血瘀,而见血症、痛证、月经不调、闭经、瘕瘕肿块等病。

### 3.4 络息成积

下腹胞中有结块、触之不移或胀或痛或伴有出血及带下异常,舌质紫或有瘀斑,脉细涩,严重者出现月经期、色、量、质的改变,还可见五色带下,具有臭气,面色无华、倦怠乏力、形体消瘦等表现,常见的病症有:子宫肌瘤、卵巢囊肿、子宫内膜癌、宫颈癌等胞络瘕瘕范畴的相关疾病。

分析:络息成积指各种原因引起胞宫结聚成形的病症,《千金药方》称之为症积,主要由气滞、血瘀、痰湿阻络所致,按之柔软活动者,多属良性,预后较好。症积伴疼痛,有长期出血或五色带下,具有臭气,形全消瘦,面色灰黯者多为恶症,预后不良。辨证重在辨气病血病,新病久病,络息成积为时较久,久病多虚,治疗要遵循"衰其大半而止"的原则,以免过则伤正。

## 4 结 论

通过对络病学理论回顾和中医妇科学发展现状的思考,结合临床观察,根据病因病机提出胞络辨证四法,旨在为妇产科疾病诊断治疗提供更加简便实用的辨证方法,以达到持简驭繁,异病同治之目的。实践证明,在络病辨证四法原则指导下组方选药,可明显缩短病程,提高疗效,特别是对提高胞络瘕瘕、不孕证、肿瘤等妇科杂病的治疗水平大有裨益,说明胞络病变亦有规律性可循,病因病机与络病理论相同,辨证治则与络病理论相通,虽然各科有其生理病理上的特点,发病表现亦有各差异,这是其特殊性,就是一般规律而言络病学说在临床各科中均有很强的普适性。络病学对辨治妇科疾病具有重要指导意义。

# 白塞病从络病论治

李振国¹　　张义芳²

1.河北医科大学附属以岭医院风湿免疫科；2.检验科(石家庄，050091)

【摘要】　目的　根据中医络脉的分布与生理功能，依据白塞病的症状特点与特殊的病变部位，以及病理改变，提出白塞病从络病治疗的新观点，阐述其病因病机，并从临床分为热毒蕴结、侵淫络脉，湿热壅盛、络脉阻滞，络(气)虚湿阻、邪郁化热，阴虚热郁、邪阻血络，脾肾阳虚、寒滞络脉等5个类型证治，为白塞病的治疗提供了新的思路与方法。

【关键词】　白塞病；中医络病；病因病机；临床证治

白塞病又称白塞氏综合征，是一种原因不明的、慢性进行性全身自身免疫性疾病。临床主要表现为反复发作的口腔溃疡、生殖器溃疡、虹膜睫状体炎的三联征。也可见到皮肤、黏膜、胃肠道、关节、心血管、泌尿、神经等系统多器官受损的症状表现。笔者在多年的临床实践中观察到本病的发生与中医络脉的病理密切相关，从络病入手论治，收效颇佳。此不揣浅陋，将白塞病从络病论治以及其病因病机、证治分型做一浅述。

## 1　白塞病病位在络

1.1　中医络脉的组成及其生理功用　络脉是经脉支横别出的分支部分的统称，又称为大络。络脉的干线部分分为2大类：(1)是从体表络穴分出的"别络"，为十四络；(2)是从体内经脉别出的"大络"，为五脏六腑之大络。二者是经脉气血营养体内外组织器官的重要通道，互为补充，缺一不可。络脉从经脉分出后，又逐层细分，形成由别络或大络至孙络的各级分支组成的网络系统，即别络或大络之后又逐级细化分层为系络、缠络、孙络等网络层次，孙络为络脉系统的最小单位，统称为络脉系统[1]。依据络脉的络属不同，又有脏络、腑络如"脾络"、"心包络"、"阴络"、"阳络"等称谓。络脉在循行上沿经布散，纵横交错，从大到小，呈树状、网状，广泛分布于脏腑组织之间，形成一个满布全身内外的网络系统，构成了络脉如环无端、流注不已的循环回路，是脏腑内外整体性协调联系的重要结构。正是由于络脉这种密如蛛网、遍及全身的组织结构和分布特点，才实现了络脉贯通营卫、环流经气、渗灌血气等生理功能。

1.2　白塞病从络病论治的依据

1.2.1　白塞病基本病理改变具有中医络病的病理特征：络脉系统是维持机体体内气、血、津正常输布的功能性网络，一旦邪客络脉则容易影响络中气血的运行及津液的输布，引起不同程度的络中气滞、血瘀或津凝等病理变化而构成络病。而且日久延虚，虚气留滞、血瘀津凝等常常相互影响，互结互病，积久蕴毒，毒损络脉，进而败坏肌体，变生诸病。由此可见气滞、湿阻、血瘀、络损为络病的基本病理。

白塞病以细小血管炎改变为特征，组织病理学改变的特点是：血管炎有渗出和增生两种改变，渗出性改变为管腔充血，管壁水肿，内皮细胞肿胀，纤维蛋白沉积等；增生性病变是内皮细胞和外膜细胞增生，管壁增厚，有时有肉芽肿形成[2]。这些病理特征具有中医热毒侵络(管腔充血)、络脉阻滞(内皮细胞和外膜细胞增生，管壁增厚)、络(气)虚湿阻(管壁水肿，内皮细胞肿胀)、瘀阻血络(血栓)等病理特征。

1.2.2　白塞病的主病变部位有特定经脉络属：白塞病的病变部位主要是口腔(包括舌)、阴部和眼。这些病变部位在中医经络学中均有相关的经脉络属。如：口腔与脾、胃、心脉有关。《诸病源候论·口舌症候》云："脾与胃和，胃为足阳明，其经脉起于鼻，环于口。其支脉入络于脾，脾胃有热，气发于唇。"又云："足太阴为脾之经，其气通于口。

足阳明为胃之经，手阳明为大肠之经，此二经脉并夹于口"。又谓："心气通于舌，……脾气通于口。脏腑热盛，热乘心脾，气冲于口与舌，故令口舌生疮也。阴部与肝、肾关系密切，因为肝经之脉绕阴器，循少腹，肾开窍于二阴。目，主要与肝经相关，肝开窍于目。

1.2.3 白塞病缠绵难愈符合久病入络理论：白塞病临床表现为疮疡、斑疹、局部红肿疼痛等病症,且有反复发作,病情缠绵,久病难愈的特点。《临证指南医案》云:"初为气结在经,久则血伤入络","久病在络,气血皆窒"。《医林改错》尝曰"久病入络为瘀"。白塞病病久缠绵难愈符合中医久病入络的论点。

## 2 中医病因病机

本病的病机主要是湿热毒邪蕴结络脉。而湿热的形成有内因、外因两个方面。外因主要是感受淫邪毒气,内因主要是脏腑功能失调,尤以肝、脾、肾三脏功能失调为主,致湿热毒邪蕴结于脏腑,沿经循络上攻于口、眼,下注于外阴,而引发本病。

2.1 感受湿热毒邪 感受湿热毒气,或热病余毒未尽,与湿浊相合,或久卧潮湿之地,湿毒侵袭肌肤,蕴久化热,致热毒内聚,湿热毒邪循经沿络上攻于口、眼,下注外阴,遂发为溃疡;湿热伤及络脉,热蕴血瘀,则肢体皮肤出现红色结节压痛明显。

2.2 湿热内蕴 情绪紧张,忧思郁虑致肝失条达,气郁化火,或肝脾不调,湿热内蕴,或过食肥甘厚味、辛香燡而致脾胃损伤,酿成脾胃湿热,湿热循经络上蒸下注而患本病。

2.3 脾虚夹湿 患者素体脾虚或长期服用苦寒药,以致脾阳受损,脾失控运,则水湿留聚,积久而为湿热毒邪,循经沿络流注眼、口、下阴引发本病。

2.4 阴虚内热 肝藏血,肾藏精,肝肾同源,精血互生。若素体阴虚或热病后期邪热伤阴耗液,或房事不节,命门火动,真阴不足致阴亏虚火扰动,夹湿熏蒸于内外而成本病。

2.5 病久阴损及阳,而致脾肾阳虚,寒邪凝聚脉络也可引起该病。

## 3 从络病证治临床分型

3.1 热毒蕴结、侵淫络脉(多见于急性发作期) 症见:口腔、生殖器或肛门周围溃疡,疡面红肿疼痛,两目红赤,皮肤斑疹,红赤。可伴发热,关节红肿疼痛,心烦急躁,口干喜饮,溲赤便干。舌体胀,质红,苔黄,脉数。治法:清热利湿,解毒宁络。常用方剂清瘟败毒饮加减,药用:银花、连翘、蒲公英、黄连、黄芩、黄柏、生石膏、知母、玄参、生地、丹皮、甘草、丹参等。

3.2 湿热壅盛、络脉阻滞(多见于急性发作期) 症见:溃疡红肿,覆有脓苔,皮肤病变红肿,关节肿痛,目哆增多。或有发热汗出,口苦黏腻,纳呆脘闷,大便不爽。舌体胀,质绛,苔黄腻,脉弦滑。治法:清利湿热,解毒通络。常用方剂龙胆泻肝汤加减,药用:茵陈、青蒿、青黛、苦参、川柏、土茯苓、猪苓、赤小豆、丹参、陈皮、半夏、荷梗、枳壳等药。

3.3 络(气)虚湿阻、邪郁化热(见于慢性缓解期或不典型的发作期) 症见:溃疡偶发,痛势不甚,皮肤结节暗红或不红,肢体困倦,神疲乏力,目不欲睁。或兼见关节酸胀,口黏纳呆,女子兼见带下白浊,经期血行滞涩不畅。舌质嫩胖,舌苔厚腻,时兼黄腻,脉缓力弱。治法:益气化湿,疏络散滞。选用茵陈五苓散合蒿芩清胆汤加减,药用:白术、苍术、猪苓、土茯苓、泽泻、桂枝(肉桂)、茵陈、青黛、黄柏、丹参、赤芍、枳壳等药。

3.4 阴虚热郁、邪阻血络(见于慢性缓解期或不典型的发作期) 症见:溃疡点状发作,局部红润,有轻度灼痛,四肢兼见皮疹、结节红斑或痛或痒,五心烦热,目涩羞明。或伴肢体困倦,虚烦汗出,口干咽燥,头晕耳鸣,失眠健忘,女子经前有复发先兆,心绪不宁。舌质嫩红,舌苔薄黄少津,脉细数。治法:养阴清热,调血和络。常用方剂知柏地黄汤等加减,药用:青黛、川柏、知母、生地、玄参、麦冬、玉竹、白薇、地骨皮、赤白芍、丹参、枸杞等药。

3.5 脾肾阳虚、寒滞络脉(见于慢性缓解期或不典型的发作期) 症见:溃疡散发,色淡、疼痛不著,皮肤结节无色或青紫,形寒肢冷,四末不温,双手遇冷变青紫苍白;或见肢体困倦,神疲欲寐,纳少,大便溏薄,小便清长,腰膝酸软,带下清稀,月经期错后或闭经,舌质嫩胖色暗淡。舌苔白,脉沉弱。治法:通阳化气、温络活血。常用方剂黄芪枝桂汤加减,药用:黄芪、党参、苍白术、桂枝、肉桂、干姜、附片、赤白芍、丹参、甘草等。

**参考文献**

1 王进.论络脉[J].辽宁中医药大学学报,2007,9(6):3-4.

2 张乃峥.临床风湿病学[M].上海科学技术出版社,1999,258-263.

# 干燥综合征络病理论探析

张水艳

河北以岭医院风湿科(石家庄,050091)

**【摘要】** 通过广泛搜集整理历代医家有关论述及当代关于干燥综合征(SS)文献的基础上,运用络病理论并结合免疫学探析 SS 疾病发生发展的病理机制。指出"气阴两虚"是 SS 的发病基础,"燥热伤津、痰瘀互结"是 SS 的主要病理环节,"络息成积"是 SS 的主要病理改变。并指出腺体的气络与 NEI 免疫网络具有高度相关性和内在一致性,是气络与血络、气络与 NEI 网络的统一。

**【关键词】** 干燥综合征;燥证;燥痹;燥毒

干燥综合征(Sjögren's syndrome,SS)是一种以侵犯唾液腺、泪腺等外分泌腺体为主的慢性炎性反应性自身免疫性疾病。患者常以明显的口眼干燥、反复发生的腮腺肿大及关节疼痛等为主要临床表现,病情轻重不一。中医古籍中并无关于 SS 独立病名的记载,多在疾病中依据其病机、症状归于"燥证"、"燥痹"、"燥毒"的范畴。

早在《内经》中即指出燥邪为病的主要病理特点和治疗原则,从整体上奠定了燥证理论基础。《素问·阴阳应象大论》说:"燥胜则干",这是燥邪致病的基本特性。仲景论燥,燥证多为继发。燥之所成,皆因热邪伤阴而来,是一种继发性表现,与燥邪单独发病有所不同。治疗上,仲景提出急下存阴、泻下救阴、益气养阴、滋阴润燥等治疗原则,并制定出白虎汤、承气汤等代表方剂,治疗热病伤阴或内科杂病等所见燥证。不仅开燥证治疗之先河,而且为燥证辨治奠定了坚实的理论与临床基础。路志正不仅明确地提出"燥痹"的病名,且反复强调:"燥痹以阴血亏虚、津枯血燥、筋脉关节失濡为主要病机。治疗当以滋阴润燥为急,即有兼夹之邪,也应在滋阴润燥的基础上佐以祛邪,不可喧宾夺主。"

当代中医药工作者在辨治方面,有从肺论治者,如钱垠[1]、戴恩来[2]、刘正堂等[3],采用益气养阴、宣肺通络法治疗 SS;亦有从脾论治者,如张占铸[4],认为该病重在健脾;从三焦论治者,如叶海军[5],认为上燥在肺,中燥在脾胃,下燥在肝肾;从气论治者,如潘利[6],认为本病发生与气虚、气机失调有关,故从气论治,重在补气、调畅气机,如宣降肺气、调理脾胃之气、滋养肝气、补益肾气、通经络之气。董振华[7]及马武开[8]等倡导叶天士"久病入络"的观点,提出 SS 瘀血致燥之说,注重活血化瘀药物在本病中的应用。

但两千多年中医文献中缺乏从络脉及络病角度详细阐述干燥综合征的病机与治疗的论述,这与中医学发展史上重经轻络,络脉庞大繁杂以及历史环境条件的限制有关,使其未形成系统的体系,未在疑难病治疗中发挥其应有的学术价值。笔者对此病从络病辨治取得较好疗效。现探析如下。

依据络病学说研究的理论框架——"三维立体网络系统"[9],经脉系统按其运行气血的不同分为"经气环流系统"和"心脉血液循环系统"[10],"经气环流系统"末端的网络分支为经络之络(气络),"心脉血液循环系统"末端的网络分支为脉络之络(血络),经络之络运行经气,脉络之络运行血液,从而形成遍布全身的网络系统。

气络之络运行经气,发挥着温煦充养、防御卫护、信息传达、调节控制的作用,实现脏腑间信息传递与功能协调,维持机体内外环境的稳态。脉络之络运行血液,在脉络的末端渗灌而发挥其供血供气、津血互换、营养代谢的作用。气络与神经—内分泌—免疫(neuro-endocrine-immunity,NEI)网络具有高度相关性和内在一致性[10]。SS 的病理改变主要是外分泌腺受损,分布于外分泌腺体的脉络为各脏腑脉络分出网络的分支,受各脏腑脉络功能影响,亦有气络和血络之分。

从外分泌腺的组织生理来看,腺体发育过程中与淋巴组织有密切关系,尤其是涎腺。腺体表面及其实质内均混有淋巴组织,因此腺体组织细胞的发育及病变多与免疫相关[11]。腺体的分泌过程是一个复杂而又精确控制的过程,涉及到神经和体液系统的参与。自主神经系统的激动引起神经纤维末梢释放神经递质是刺激分泌的信号,而腺体从细胞膜到细胞内多种系统和机制的参与共同构成分泌的反应。腺体亦有其内分泌功能,由腺体合成并分泌入血的肽类物质达 30 种以上,常见涎腺分泌的激素样物质或调节肽有:表皮生长因子、神经生长因子、腮腺激素、紧张素、促红细胞生成素等[11]。因此腺体的气络当归属于对腺体细胞的生长、分化、凋亡及腺泡分泌功能等起刺激和调控等作用的信号分子,包括神经递质、细胞因子及其相应受体等物质及其功能,如 T、B 淋巴细胞、$CD_4^+$ T、$CD_8^+$ T 以及血管活性肽、P 物质、Ach 等。

腺体组织细胞的生长、发育、代谢,腺体的分泌功能及其所分泌的液体的能量来源及组成成分均由分布于腺体表面及其深部的血管系统提供所需。腺体所分泌出来的液体称为初始液体,其组成成分与血浆十分相似(与传统中医学所说的津血互换具有同一性)[11]。此液体流经导管系统时导管系统可进一步分泌蛋白质和有机质等物质,同时又对液体中的电解质成分进行调整。有机物与无机物的分泌是由不同的神经系统、不同的受体、不同的细胞内信号传递系统控制的。可见腺体的血络当归属为分布于腺体的血管系统及其所分泌液体,如泪液、唾液、胃液、肠液、汗液等,其功能有赖于气络的推动、温煦及固摄等气化功能。

因此从现代研究来看:腺体是在神经、内分泌、免疫等各种信息因子作用下分泌液体以供人体组织器官利用,发挥着滋养、濡润、营养代谢、清洁等作用,是气络与血络、气络与 NEI 网络的统一。

## 1 "气阴两虚"是原发性干燥综合征的发病基础

SS 属中医燥证,经云"诸涩枯涸干劲皱揭,皆属于燥",多由年迈体衰、素有阴亏、大病久病过后之人,日久不复而致体内阴血暗耗;或外感燥毒,积聚体内,耗伤津液,内外合邪,导致津液不足,病久其气本虚,又气随津泄,血随津枯,终致气阴两虚。

气血津液是通过经络运行至脏腑,脏腑之间及脏腑与形体官窍又是通过经络联系形成一个整体,而经络中的阳络又为六经皮部的有机组成部分,阴络随其分布脏腑区域而成为该脏腑组织结构的有机组成部分,故又有心络、肺络、脾络、胃络、肝络、肾络、脑络等。又因分布于外分泌腺体的脉络为各脏腑脉络分出网络的分支,受各脏腑脉络功能的影响,所以腺体络脉的病变与脏腑诸窍络脉病变密切相关。诸脏络脉气阴两虚,不仅皮毛孔窍干燥失润,且脏器机能失常,除口眼干燥,咽食干性困难外,可见干咳、声音嘶哑、呼吸困难、纳呆、腹胀、厌食、黄疸、水肿等症。

从气的功能分析,津血的生成、输布以及津血互换均有赖于气的气化功能。经气具有温煦充养、防御卫护、信息传达、调节控制等功能,使在脉中运行的血液渗灌而发挥其供血供气、津血互换、营养代谢的作用,是气化功能的体现。而主运行经气的络脉—气络与 NEI 网络具有高度相关性和内在一致性,故气阴两虚不仅导致腺体经气的温煦充养、信息传达及调控作用失常,而且使其血液的濡养滋润、津血互换的功能障碍,从而激发一系列病理变化。SS 是在气阴两虚日久的基础上产生的组织器官干燥失润的病理变化,因此气阴两虚是 SS 的发病基础。

## 2 "燥热伤津、痰瘀互结"是原发性干燥综合征的主要病理环节

综上所述,病本为内外之邪所致气阴亏虚。气虚,气化功能失常,则津血的生成乏源、输布障碍,终至阴虚。气虚阴伤,津乏液少,阴不治阳而阳亢盛于外,则虚热内生,津伤更甚。津枯血虚,致脏腑不荣,机体失润,则内燥乃成。气阴亏虚又易招致外燥。由于当今人为破坏,环境污染较重,导致全球气候变暖,燥热偏盛,燥盛成毒。现代医学中的病原微生物如病毒等对人体的侵袭、农药和化肥等对食品的污染、化学药品的不良反应、噪声和电磁波对人体的干扰等因素,亦可成为外来之燥毒。内外合邪,燥热伤津,终致阴虚津涸,津凝为痰。

在津血的关系上,又有津血同源之说。津血同源而异流,津在脉外,血在脉内,津液入于脉内成为血液的组成部分,血液渗出脉外则成为津液,而津血的互换需在络脉系统末端完成。阴虚必然津亏液少,不能充盈络脉,以致络脉涸涩,不能载血循经畅行,血液涩滞不畅,而致瘀血内停。痰浊、瘀血一旦形成,又阻碍气机,致津液不能敷布,则燥证愈甚,燥盛成毒。气虚气结,血滞成瘀,痹阻经络。经气不行,络脉不通,久致痰瘀互结为患。

痰、瘀搏结,相互胶着,外而阻于经络关节,则关节肿痛甚或变形、僵硬,上则口眼诸窍及皮毛失养,见口眼干燥,口鼻皲揭,皮毛焦枯,甚则腺体肿大,状如蛙脸,或累累如串珠,内则蕴伏于五脏六腑,暗伤津阴,见干

咳少痰,短气而喘。血液衰少而致血行涩滞,阴虚燥热,虚实夹杂,缠绵难愈。故燥热伤津、痰瘀互结是 SS 的主要病理环节,二者常相互影响加速本病的发生发展。

### 3 "络息成积"是原发性干燥综合征的主要病理改变

　　络息成积是邪气稽留络脉,络脉瘀阻或瘀塞,瘀血与痰浊凝聚而成形的病变。《灵枢·百病始生》论述积之形成时说"虚邪之中人也,始于皮肤……留而不去,传舍于肠胃之外,募原之间,留着于脉,稽留而不去,息而成积。或著孙脉,或著络脉,或著经脉"。指出邪气久聚络脉,稽留不去,息而成积的病理变化。又说"肠胃之络伤,则血溢于肠外,肠外有寒汁沫与血相搏,则合并凝聚不得散而积成亦"。此论明确指出癥积乃由凝血不散与津液涩渗著而形成。血在络中运行,津血在络脉末端互渗互换,津血的凝滞显然属于络脉瘀阻的病变所致。

　　痰、瘀胶结阻滞络脉,甚则瘀塞不通,瘀血痰浊凝聚蕴结,产生脏腑组织继发性的病理改变,即络息成积的病机变化。络外、络周之变又反过来影响络脉,从而形成恶性循环。西医学认为 SS 病理改变既包括外分泌腺淋巴细胞的进行性浸润,亦包括腺体外血管炎。随病变加重,腺体上皮增生、破坏、萎缩、被增生的纤维组织取代,血管炎性破坏最终可致动脉闭塞,又反过来加重腺体组织缺养而成恶性循环。这与络脉病变引起的络息成积的继发性病理变化是一致的。SS 腺体肿大、分泌功能失常即属于脉络痰凝、瘀阻、瘀塞而致络息成积的病理变化,亦包括由于络病引起的继发性病理改变,如肺肝纤维化、萎缩性胃炎、皮肤和内脏血管炎等,同时也包括发生在脏腑组织外的占位性病变,如假性淋巴瘤。

　　综上所述,SS 属于本虚标实之证。"气阴两虚"是 SS 的发病基础,"燥热伤津,痰瘀互结"是 SS 的主要病理环节,"络息成积"为 SS 的主要病理改变,为络脉病变导致的继发性病理变化,成为 SS 发展加重的关键因素,这与 SS 病理发展过程中淋巴细胞进行性浸润及免疫调控机制失常相吻合。

#### 参考文献

1　钱垠,金实.从肺论治干燥综合征[J].南京中医药大学学报,2002,18(5):268-269.
2　戴恩来,王庆胜.从肺论治干燥综合征体会[J].甘肃中医学院学报,2005,22(2):9-10.
3　刘征堂,金实,于佐文.中医药治疗干燥综合征的思路评析[J].中医药学刊,2004,22(9):1 714.
4　张占铸.治疗干燥综合征重在健脾浅识[J].中医药学刊,2004,22(4):703.
5　叶海军.从三焦论治干燥综合征[J].辽宁中医杂志,2004,31(6):477.
6　潘利.从气论治干燥综合征的思路探析[J].湖北中医杂志,2005,27(10):15.
7　董振华.活血化瘀法在干燥综合征中的运用[J].北京中医,2001,20(3):9-11.
8　马武开.干燥综合征的中医病因病机探讨[J].中医药研究,2000,16(4):2.
9　吴以岭.络病学[M].北京:中国科学技术出版社,2004.10:35-64,85-112.
10　吴以岭.气络-NEI 网络相关性探析[J].中医杂志,2005,16(10):723-726.
11　马大权.涎腺疾病[M].北京:人民卫生出版社,2002.10:2.30.71.

# 结合经络理论探讨湿疹临床辨证体系

李建伟　李斌指导

上海中医药大学附属岳阳中西医结合医院皮肤科（上海，200437）

【摘要】　皮肤病的临床辨证是一个从广义辨病到局部辨证,从辨脏腑到辨经络的全方位体系。本文以湿疹一病为例,阐述了这一体系,强调了经络辨证特别是十二皮部理论在局部辨证中的意义

【关键词】　湿疹;经络理论

与中医内科相比,皮肤病临床不但要重视整体观念的辨证论治,同时更注重局部辨证施治,此外,辨病施治,包括中医之病和西医之病,也是临床诊疗不可缺少的关键环节。笔者长期随师侍诊,结合诸多医家的经验和跟师体会,将广义辨病、整体局部辨证,以及疾病的发展演变规律有机融合为一个辨证体系指导临床实践,特别是将经络辨证中关于十二皮部的理论引入到皮肤病局部辨证中去,使病变脏腑的确定更为明确,治疗更具针对性,本文结合"湿疹"一病,论述如下。

## 1　广义的皮肤病辨病方法

辨中医之病:从病因上看,湿疹的发生与外感六淫之邪中的"风、湿、热、毒"关系密切,在内因上,同时与先天禀赋、七情内伤、饮食劳倦不可分割,因此,在治则上,依据中医定义"标本"的方法,外因属于"标",内因属于"本",急则治本、缓者治标,对于湿疹炎性渗出较重的急性湿疹者,区分"湿、热、毒"而以祛邪为主,分别治以"祛风"、"燥湿、化湿、渗湿、利湿"、"清热、泻火、解毒、凉血"等方法;对于炎性渗出较轻,或者形成鳞屑、苔藓样变、迁延日久不愈的亚急性、慢性湿疹者,则考虑内因,重在脏腑辨证。在脏腑辨证中,结合《内经》病机十九条之"诸湿肿满,皆属于脾",以"脾"为核心,采用"五脏推移"的方法,"有者求之,无者求之;盛者责之,虚者责之。必先五胜,疏其血气,令其条达,而致和平",即是说,湿疹该病,牢牢把握"脾主运化"而去湿的关键,以"健脾化湿、淡渗利湿、芳香醒脾化湿、清热燥湿"为主线(根据症候,各有侧重),着眼点始终不离"脾脏",同时结合兼证,脾虚日久累及肾阳而脾肾阳虚,则配合"温阳利水"药物,湿热结于膀胱,则选用"清热利尿"药物,同样,对于脾虚日久"母病及子"而累及肺脏,则"益肺气、助宣发",湿热壅肺,宜"清金化痰",对于脾的虚实所致的"子病及母",累及"心"者,宜采用"清心、化痰、滋阴益气"以安神定志,脾病反侮与肝者,宜"清肝、平肝、疏肝、养肝",此即为"五脏推移"。临床上常见一些湿疹患者并发有胃肠等消化系统症状,也与"诸湿肿满,皆属于脾"的病机特征相吻合,此外还有一些患者,无论是舌象、脉象,均没有脾脏病变的表现,那就要结合其他与脾相关的脏腑,考虑其阴阳气血的盛衰,"疏其血气,令其条达",调理五脏平衡,"而致和平",即"有者求之,无者求之;盛者责之,虚者责之"。关于"五脏推移"相关脏腑的把握,具体治则药物的运用,除了根据症候、舌脉外,与传统内科疾病论治相比,皮肤病也有其自身特点。

辨西医之病:就病因而言,有过敏、遗传、感染等,对于过敏性疾病,古今医家均认为与体质关系密切,《景岳全书·卷之四十四·烈集》载:"当以人为先,因证次之。若形气本实,则始终皆可治标;若形质原虚,则开手便当固本。"还有医家认为与"邪之所凑,其气必虚"及"邪之所凑其气乱"有关,但是无论是讲到体质(内经记载有"五行"之人,阴阳属性各有不同),还是"正气"和"邪气",均与阴阳有关,对于过敏性疾病总在"平调阴阳",例如接触性皮炎,发病较急,红斑渗出明显,"清热"、"凉血"、"祛风"药物宜急用祛邪,慢性湿疹有过敏引起者,则宜"补肾扶正"与"祛风驱邪"同用;对于遗传性疾病,则应注意调补先天,例如"特异性皮炎",肾之阴阳为五脏阴阳之根本,枸杞子、菟丝子、女贞子等药物则为必选之品;对于感染引起的湿疹,"清热解毒除湿"的药物当为首选,如五味消毒饮等。除结合病因外,也可参考西医病理,急性期为"真皮浅层毛细血管扩张",宜"清热、凉血、活血、去湿";慢性期"表皮棘层肥厚,角化、真皮浅层毛细血管壁增厚,胶原纤维变粗",宜"活血、行气、逐瘀、散结"。此外,还可结合疾病的自身特征和中药的药理学特性加减应用,例如光敏感性疾病,

加青蒿;表皮异常增生疾病如银屑病,加白花蛇舌草、蛇六谷、蛇莓、菝葜等;大剂量生地、甘草有类激素作用;徐长卿可以治疗胃肠道疾病,酌用可减轻寒凉药物对胃的刺激;生山楂、茶树根可以治疗皮脂溢出过多的疾病。

## 2　皮肤病的辨证方法

此为诊疗体系的第二阶段,是在通过辨病明确脏腑和病邪性质的基础上,分析痰饮、水湿、瘀血、湿热等病理产物(同时又是新的致病因素),考虑气血津液的异常对于机体的整体影响,这也是皮肤病区别于内科疾病的一个重要特点,有些疾病,包括湿疹,泛发全身,或者躯干、四肢,病变范围较广,涉及多脏腑,则在调理脏腑的同时,首先要去除这些病理因素,"祛风、清热、除湿",这也是的皮肤科用药以"清热去湿"为主要特点的原因,度过急性期,则以调理脏腑为主,祛邪为辅,需要注意的是,调理脏腑要根据上述"五脏推移"的方法,明确重点脏腑,把握主要矛盾,兼顾其他。关于明确重点脏腑,上面谈到了症候、舌脉,但症候有虚实、舌脉有真假,尤其是脉象,医者"心中了了、指下难明"的情况很常见,根据皮肤病有明显可见的皮肤损害这一特征,局部辨证,尤其是结合经络辨证,对于提高临床诊疗水平具有重要意义。

## 3　局部经络辨证方法

十二皮部是十二经脉功能活动反映于体表的部位,也是络脉之气散布之所在,与经络的不同之处,在于经脉是呈线状分布,络脉是呈网状分布,而皮部则着重于"面"的划分。祖国医学认为凡是经络的局部疾患,多与其统辖的皮部有一定关系,《素问·皮部论》载:"邪客于皮,则腠理开,开则邪人客于络脉,络脉满,则注入经脉,经脉满,则入舍于腑脏也.故皮者有分部不与而生大病也";说明病邪由皮部——络脉——经脉——脏腑的传变规律,同样,临床上也存在着"久病入络"的情况,脏腑病变日久,气血不足,经脉失养,络脉空虚,见"真脏色",如劳累肾虚所致的"黑眼圈"等,也即:脏腑有疾可以通过经络的途径反映到体表皮部,而体表受到刺激时,亦可以通过经络将其冲动传导于相关的脏腑,这些都充分说明了十二皮部与十二经脉、五脏六腑络属关系,奇经八脉病变涉及多脏腑,对复杂性疾病具有指导意义。

根据发病的不同,临床主要由下几型。

3.1　头部湿疹　根据经络理论,"头为诸阳之会",手足六阳经均在头面部相交接,同时,根据人体阴阳的划分,头在上属阳,为清窍,风热之邪"易伤阳位",可见,无论是病位、还是病邪性质均与阳热有关,与足阳明胃经、手阳明大肠经、足太阳膀胱经、手太阳小肠经、足少阳胆经、手少阳三焦经关系密切,针对不同的部位,可以再次具体细分,例如头皮湿疹与足太阳膀胱经、足少阳胆经、足厥阴肝经关系密切,在治疗中可适当加用"清利膀胱"、"疏肝利胆"的药物;面部湿疹,在额部则清泄阳明胃之热,在口唇部则清泄大肠、胃之热,在颧颊部则清心肝之热;耳部湿疹,与三焦、胆、小肠、胃均有关,结合其他症候,选择关系最密切的脏腑。如果整个头部泛发湿疹,则说明热泻炽盛,病及六阳经,在清泄六阳经(清热凉血解毒药物)经脉之热的同时,根据经脉传变的特点(太阳-阳明-少阳),以通腑(胃和肠,属手足阳明经,为三阳经中阳气最盛者)邪热为主,不同的病理阶段,兼顾疏风去热、清利肝胆。本阶段的药物选择是在上面的辨病、辨证基础上进行的,以下均是如此,一方面可以进一步明确病变脏腑,抓住主要矛盾,另一方面也使治疗更具针对性,从而提高疗效。

3.2　乳头湿疹　与足厥阴肝经、足阳明胃经关系密切。治疗中适当加入"疏肝、调肝、达肝、清肝"的药物和"清胃、养胃、益气活血"的药物。

3.3　脐窝湿疹　肚脐系先后天,与脾、胃、肾关系密切。在经脉上,与任脉、带脉直接相关,同时与冲脉、督脉间接相连,此外,还有足三阴经(肝经、脾经、肾经)在脐下交接。因此,脐窝湿疹的治疗相对复杂,要辨别病程中各个阶段先后天脾与肾的不同侧重,肝、脾、胃、肾的不同侧重,虚与实的不同侧重。

3.4　下肢湿疹　主要与足三阴经、足三阳经相关。根据湿疹的部位来确定病变的经脉和脏腑,有时,病变范围较大,涉及几条经脉,可单见内侧或外侧病变,内侧病变在足三阴经,涉及肝脾肾,根据经脉传变规律和人体阴气的盛衰不同(脾经—肾经—肝经),病情有轻到重,病程较短,亚急性期重在脾,病程长,顽固性则重在肝肾;外侧病变在足三阳经,涉及胃经、膀胱经、胆经,根据经脉传变和阳气盛衰规律(阳明胃经—太阳膀胱经—少阳胆经),病情有轻到重,急性发作重在胃肠湿热,继续发展可致湿热结于膀胱之腑,或升降失常,横逆肝胆,胆汁排泄异常,根据不同阶段、不同病程从而各有侧重。有时可以累及下肢全部静脉,那么仍依据经脉的传变规律和阴阳气血的盛衰(胃经—脾经—膀胱经—肾经—胆经—肝经),结合病程和症候选择侧重点;

3.5　上肢湿疹　主要与手三阳经、手三阴经相关。方法根据皮损部位和经脉传变规律分析同上。

3.6　阴囊湿疹　主要与肝、脾、肾足三阴经关系密切,尤其是肝经"络阴器","泻肝""疏肝"、调理三脏功能是关键。

## 4　演变与转归

　　疾病一般的传变规律可以结合十二经脉气血流注的顺序和伤寒六经传变的顺序分析,根据阴阳气血的盛衰变化,二者有共同之处,在临床实践中,循经传、越经传、逆经传均有可能出现,当结合症候(辨病)、舌脉、皮损部位综合分析。一般阴经传入阳经则说明正气渐复、易治、愈后好;阳经传入阴经则说明正气不足而病邪入里、难治、预后差。在皮肤病中,对于具有特定发病部位的疾病,均可尝试经络辨证的应用。

# 从络论治男科病的经验

阮金玉

北京市朝阳区南磨房社区卫生服务中心(北京,100022)

【摘要】　从络论治是中医治则中的一个重要内容。诸多疑难急重危杂病,每每用此而获效。在中医络病理论指导下,从络论治前列腺痛,勃起功能障碍、男性不育、不射精、前列腺增生(癃闭)、精索静脉曲张等,取得满意效果。

【关键词】　男科病;络病理论;从络论治

## 1　前列腺痛

前列腺痛是会阴、睾丸、阴茎、小腹、耻骨上区、腰骶及肛门等疼痛不适为主要临床表现的综合征,可伴有排尿困难、尿不尽、尿滴沥以及尿频、尿急、尿痛等排尿异常等改变。其特点是病情经年累月,缠绵难愈,反复发作。其主要病因病机为肾虚湿热瘀阻寒凝,湿热寒凝瘀阻为标,肾虚为本。脉络瘀阻贯穿始终。正如叶天士所说:"病入血络,经年延绵","久痛必入络,气血不行"。现代医学研究也证实:本病经过长期的病理过程,可导致前列腺腺管、腺泡及间质充血水肿、腺管阻塞、腺液滞留、炎性反应、间质纤维化、出现前列腺硬化、前列腺痛。其病因病机复杂,或因情志郁结,气机不畅,气滞血瘀,瘀阻脉络,或因饮食辛辣,肥甘厚味,嗜食烟酒,湿热蕴结,瘀阻脉络;或房室损伤,精室瘀滞,败精滞留,精浊瘀血互结,瘀阻脉络;或登车远行或坐姿长久,腺体充血循环障碍,瘀阻脉络。总之,瘀阻脉络是基本病机,从络论治是关键治法。方用行瘀活络汤加减。方药组成:柴胡、当归、赤芍、木香、土鳖虫、琥珀、甘草、麻黄、丝瓜络、路路通。加减:湿热重加败酱草、鱼腥草、白花蛇舌草、土茯苓等。络阻痛甚加《医学衷中参西录》活络效灵丹(乳香、没药、丹参、当归)炮山甲。寒凝加肉桂、附子、炒茴香,痰聚加昆布、白芥子、蜈蚣。肾虚加生地、山萸肉、肉苁蓉、淫羊藿等。

病案举例:患者,29 岁,已婚,2006 年 6 月 13 日初诊。因尿频尿痛,大便秘结,小腹肛门坠痛,阴囊潮湿 2 年,加重 3 d 来诊。既往有前列腺炎史。查前列腺液 WBC 20～30 个/HP,卵磷脂小体极少。脉弦滑,舌红苔黄腻。

西医辨病分型:慢性前列腺炎急性发作,前列腺痛。

中医辨病辨证:淋证,热淋,湿热下注,脉络瘀阻。

治疗法则:清热利湿,行瘀活络。

方药:行瘀活络汤合草薢分清饮加减:柴胡 10 g,当归 10 g,赤芍 10 g,土鳖虫 15 g,生甘草 10 g,败酱草 15 g,鱼腥草 15 g,川草薢 15 g,乌药 10 g,瓜蒌 10 g,生大黄(后下)10 g,金钱草 15 g,元明粉(分冲)3 g,石苇 15 g,水煎服 7 剂。6 月 20 日复诊主诉:大便通、尿频、尿痛诸症明显减轻,偶有尿不尽感,舌红苔黄脉弦。上方去大黄、元明粉加琥珀粉(分冲)3 g。水煎服 14 剂。7 月 3 日三诊来诉:尿不尽感诸症已除,复查前列腺液 WBC2～3 个/HP 卵磷脂小体少量。上方药量加 3 倍,同时再加炮山甲 30 g,麻黄 30 g,生黄芪 90 g,琥珀 70 g,配丸药巩固。

## 2　男性不育症

男性不育症是因男方原因造成女方不能生育者。病因病机复杂。国内学者有"肾精瘀"之说[1]。病位在肾,与肝脾有关,证分虚实。实证多有痰浊、湿热、气滞、血瘀。虚证多为气血两虚,肾精亏损,肾阳虚衰等。临床常以精亏、血少瘀阻合而为病多见。治当补肾生精、健脾养血、活络赞育。方用四物汤、五子衍宗丸、六味地黄丸、抗免疫方[2]合方加减治疗,多能收到满意效果。

病案举例:患者,31 岁,2006 年 11 月 3 日初诊。结婚 3 年未育,爱人生殖器官、生殖功能检查正常。患者外生殖器发育正常,睾丸、附睾无肿大压痛,无精索静脉曲张,无腮腺炎、睾丸炎史,无食棉子油史,无烟酒嗜好。多次精液检查不正常。末次化验精子密度 $12 \times 10^6$ 个/ml,活动力 31%,抗精抗体阴性。自觉腰膝酸软,少腹坠痛,身倦乏力,失眠健忘,性功能减退。舌质紫暗,舌下脉络青紫,脉沉细无力。

西医辨病分型:原发不育,弱精少精症。

中医辨病辨证:男性不育,精亏血少,脉络瘀阻。治疗法则:补肾生精、健脾养血、活络赞育。方药:四五六抗合方加减:生黄芪 30 g,当归 15 g,赤芍 15 g,白芍 15 g,木香 10 g,淫羊藿 10 g,菟丝子 30 g,枸杞子 10 g,川芎 10 g,生地黄 10 g,熟地黄 10 g,山药 10 g,山萸肉 10 g,覆盆子 10 g,五味子 10 g,益母草 10 g,车前子 10 g,川续断 15 g,水煎服 14 剂。11 月 17 日复诊,诉腰痛身倦诸证减轻,偶感少腹隐痛。上方药量增 3 倍,加人参 30 g,冬虫夏草 20 g,紫河车 90 g,生蒲黄 30 g,鹿茸 30 g,肉苁蓉 60 g,肉桂 30 g,蛇床子 30 g,按药典配丸药连服 3 个月,诸证消失,复查精液常规正常。后随访其妻怀孕,育一子,健康。

## 3 勃起功能障碍

勃起功能障碍(俗称阳痿),传统治法多从补肾壮阳论治,临床实践中,瘀阻脉络并不少见。从络论治效果颇佳,或辨证论治基础上稍加活络之品,如大蜈蚣、马钱子、海马等通络药可事半功倍。国内专家研究,无论寒凝、热郁、气滞、情志、外伤、久病、虚劳、饮食起居等,都会引起血瘀[3],瘀阻脉络,勃起障碍。现代研究也证实:阳痿的病理过程是阴茎海绵体充血、充盈不足所致。在络病理论指导下,从络论治,屡用屡效,常用四逆散等加减,同时送服启萎乐胶囊(鹿茸、海马、雄蚕蛾、大蜈蚣、马钱子、人参、沉香、肉桂、当归、甘草)。

病案举例:患者,27 岁。勃起功能障碍 2 年。自购治萎药物,具体用药不详。未见明显效果。现症:阳痿不举,头晕耳鸣,心烦急躁,少腹胀满。舌红苔白脉弦。

西医辨病分型:勃起功能障碍,功能型。

中医辨病辨证:阳痿,肝气郁结,肾阳不展,瘀阻脉络。治疗法则:舒肝解郁,益肾通阳,活络启萎。方药:四逆散加减:柴胡 10 g,当归 10 g,赤芍 10 g,白芍 10 g,炒枳壳 10 g,远志 10 g,石菖蒲 10 g,九香虫 10 g,肉苁蓉 15 g,阳起石 15 g,淫羊藿 10 g,川牛膝 10 g,川续断 15 g,生地黄 15 g,熟地黄 15 g,水煎服日 1 剂。上方随证加减月余,同时加服启萎乐胶囊以巩固。肝气得舒,肾阳得展,脉络得通,阳痿不举,得以治愈。

## 4 不射精症

不射精症是男性性功能障碍中一种常见病症,也是造成不育症的常见原因。中医论治多从郁、从湿、从热、从虚论治,有一定效果,从络论治者少。多年临床实践证明,从络论治,立法遣药,通络贯彻始终以效果满意。解郁通络,清热通络,益肾通络……络通则气通血通,百病因络通而愈。常用通络药:大蜈蚣、丝瓜络、橘络、马钱子、路路通、赤芍、麻黄、远志、当归、沉香等。

病案举例:患者,26 岁,结婚 1 年,房事不能射精,先后就医,从补肾从湿从热论治,未曾显效。现症:射精不能、烦躁、失眠、少腹胀满。

西医辨病分型:不射精症,功能型。

中医辨病辨证:不射精症,郁阻脉络。治疗法则:解郁通络。

方药:柴胡 10 g,当归 10 g,炙麻黄 5 g,石菖蒲 10 g,远志 10 g,蜈蚣 2 条,沉香块 5 g,丝瓜络 15 g,肉桂 3 g,夜交藤 30 g,马钱子粉(分冲)0.6 g,甘草 10 g,鸡血藤 30 g,水煎服日 1 剂。药进 3 剂,依法行事。患者喜而告知成功射精。以后随访,未再复发,且已喜得贵子。

## 5 前列腺增生症

前列腺增生症是中老年男性常见疾病,常引起尿路梗阻,发病率随年龄增长而增加。30～40 岁开始增生。50 岁约占 50%。60 岁以上占 60%,70 岁以上占 70%,80 岁以上约占 80%～100%[4]。因其腺体增生,尤其两侧叶和中叶增生,突入膀胱或尿道内,压迫膀胱颈或尿道,引起下尿路阻梗,出现排尿困难,尿无力,尿等待,尿路变细,尿频数(尤其夜间),甚至尿潴留,肾盂积水,尿毒症等。中医隶属"癃闭"范畴,基本病机是肾虚络阻,血结水停。治疗大法是益肾通络,化瘀行水。常用益肾通关汤加减调理。药为:炙麻黄,莱菔子,琥珀块,防风,防己,生地,熟地,椒目,炮山甲,大黄,葶苈子,土鳖虫,浙贝母,甘草。加减:气虚加生黄芪,人参,西洋参;血虚加当归,首乌,阿胶;阴虚加鳖甲,龟板,麦冬,天冬;阳虚加苁蓉,鹿茸,肉桂;血瘀加三棱,莪术,山楂核;痰聚加昆布,海浮石;血尿加大蓟,小蓟,血余炭,仙鹤草,三七。

病案举例:患者,73 岁,小便不利,少腹胀满,大便秘结,舌红苔黄腻,脉弦滑,B 型超声示前列腺增生,尿潴留(残余尿 30 ml)。患者畏惧手术,要求中医诊治。

西医辨病分型:前列腺增生合并尿潴留,便秘。

中医辨病辨证:癃闭,肾虚瘀阻,腑络不通。

治疗法则:急则治标,缓则治本,六腑以通为顺。先畅通腑络,再益肾消症。方用益肾通关汤加厚朴 10 g,元参 20 g,黑丑 10 g,白丑 10 g,元明粉 3 g(分冲)药进 2 剂,大便通,小便利,少腹胀满明显减轻。应患者要求,以此方为主加减,配丸以巩固。随访,患者自服药后加生活调整,维持 11 年,未曾复发。

## 6 精索静脉曲张

精索静脉曲张是精索蔓状静脉丛的伸长、扩张、迂曲。好发 20 ~ 30 岁。发病率约占青年男子 15%[5]。临床主要表现:阴囊重坠胀痛不适,胀痛可放射到同侧腹股沟区及下腹,以左侧多见,劳累久站久行、咳嗽(腹压增加)均可加重。平卧或休息可缓解,部分患者可伴精子数量少,活力下降,畸形增多而致男性不育。诊断分三级,即 Vulsalva's 方法:I 级:精索静脉曲张不能摸到,但 Vulsalva's 试验时可出现;II 级:精索静脉曲张可摸到,但不能看见。III 级:精索静脉曲张大且可见,容易摸到。

中医辨证:肝经郁滞,瘀阻脉络。治疗法则:舒肝解郁,化瘀通络。方用血府逐瘀汤加减:柴胡,当归,赤芍,桃仁,红花,桔梗,川牛膝,生地,五灵脂,丝瓜络,川芎,浙贝,木香,丹参。

病案举例:患者,29 岁。结婚 3 年未育。爱人检查正常。患者两侧精索静脉曲张,右侧 I 级,左侧 II 级。精液常规检查,精子 $12 \times 10^6$ 个/ml,活动率 30%,畸形率 56%。小腹及阴囊坠胀不适。患者畏惧手术,要求中医诊治。

西医辨病分型:男性不育,双侧精索静脉曲张(左 II 右 I)。

中医辨病辨证:男性不育,双侧精索静脉曲张,肝经郁滞,脉络瘀阻。

治疗法则:舒肝解郁,理气活血,通络赞育。

方药:血府逐瘀汤加减。柴胡 10 g,赤芍 10 g,当归 10 g,川芎 10 g,木香 10 g,皂刺 6 g,桔梗 10 g,浙贝 10 g,川牛膝 10 g,丝瓜络 10 g,元胡 15 g,红花 10 g,紫丹参 10 g,生地 10 g,水煎服 14 剂。复诊:自觉阴囊坠胀不适好转,曲张同前。上方量加 3 倍合五子衍宗,六味地黄丸加炮甲 30 g,紫河车 60 g,按药典配丸药,连服 3 月后,精液检查正常,精索静脉曲张症状好转,坚持服丸药巩固,随访其妻怀孕,足月生一子,健康。

## 7 讨 论

络病理论是中医学理论体系中较重要、较独特的组成部分,始见于《内经》,实践于汉代张仲景,形成于清代叶天士,发展于现代之吴以岭教授,为此作了大量、全面、深入的研究工作,且硕果累累,完全相信在不久的将来,必将为人类的健康作出更大贡献。

络脉是营卫气血、津液输布、环流周身内外上下最小通路,络脉细小,络支众多,络用最大,网络周身,通达内外上下。络病是邪客络脉,造成其功能失调所出现的病证,其主要病理变化特点是络脉瘀阻、络脉绌急、络虚不荣、络息成积等。最终而成迁延难愈的 顽症痼疾。络病与血瘀证既有联系又有区别,无论在生理功能、病理变化、治疗法则均有异同。广义络病包括经络之络和脉络之络的病变。络脉病变包括血瘀证,治血瘀证用化瘀通络、治络病则既用化瘀通络法,而更多的治络方法又用到了如祛痰通络、辛香通络、搜风通络、荣养络脉等诸多治法,可见络病从病机到治疗比血瘀证具有更广泛的科学内涵[6]。

在络病理论指导下从络论治男科病,列举 6 种男科常见疑难杂症,治法已涉及理气通络、活血通络、祛风通络、利湿通络、解毒通络、辛香通络、益气通络,及调肝、健脾、益肾、泻腑等诸般治法。从药理而论:(1)调节中枢神经:人参有加强大脑皮层的兴奋过程,能兴奋垂体分泌促性腺激素,加速大鼠的性成熟过程,使已成熟的雌性大鼠动情期延长[7]。(2)性激素及促性激素方面:淫羊藿,辛甘性温,入肝肾二经,具有性激素样作用,可以使雌性小鼠子宫增重,$F_2$(17β – 雌二醇)含量升高,雌性小鼠血清 T 含量升高[8]。菟丝子为滋补肝肾,固精明目的常用中药,临床疗效肯定。可使幼龄小鼠及阳虚小鼠的睾丸和附睾增重,表明其具有一定的促性腺激素样作用[9]。(3)对睾丸及精囊腺、前列腺的影响:海马、淫羊藿、蛇床子等可增加小鼠前列腺、睾丸、提肛肌的重量[10]。马静等用鹿茸、冬虫夏草、人参、枸杞等药精制成生精胶囊,能增加去势小鼠性器官重量,改善肾阳虚症状,提高雌鼠受孕率及胎仔数,说明该药具有改善肾阳虚、促进动物生育能力的作用。(4)免疫功能的促进作用:人参、白术、枸杞等有增强体液免疫的作用[11]。鹿茸、黄芪对青老年小鼠淋巴细胞 ANNE(酸性 α - 醋酸萘酯酶)有增强作用。其他,如丹参、赤芍等活血、祛瘀药具有改善微循环、促进组织缺氧、缺血造成损害的修复[12]。蒲公英、败酱草、白花蛇舌草、虎杖、车前子等清热解毒、利湿泄浊药对支原体有抑制作用[13]。麻黄性温,李士材《本草图解》谓"其气味俱薄,能通九窍",药理有兴奋中枢神经的作用[14]。蜈蚣:张锡纯云:"蜈蚣走窜之力最速,内而脏腑,外而经络,凡气血凝聚之处皆能开之";炮山甲,味咸性微寒,归肝、胃经,功能活血散结,通经下乳。临床报导,治前列腺增生,穿山甲片(炙)与肉桂按 6:4 制成散剂口服,每次 10 g,每日 2 次,蜜水冲服,20 d 为 1 疗程。共治 45 例,结果近期痊愈 29 例,好转 13 例,无效 3 例,总有效率为 93.3%[14]。

总之,络病理论为男科病从络论治提供了一些借鉴,开阔了一些思路。

## 参考文献

1　徐福松,黄馥华.男科纲目[M].南京:南京大学出版社,1993:413.

2　董振华,季元,范爱平.祝谌予经验集[M].北京:人民卫生出版社,1999:11-31.

3　王阶,陈可冀.关于血瘀症诊断研究若干方法问题[J].中医杂志,1989,(30):50.

4　程泾等.实用中西医结合不孕不育诊疗学[M].北京:中国中医药出版社,1999:836.

5　陈和亮.实用中医男科临床手册[M].上海:上海中医药大学出版社,2006:172.

6　张以领.络病是区别于血瘀证及新研究领域[J].疑难病杂志,2006,5(3):190.

7　金志春.中华药性方大全[M].武汉:湖北科学技术出版社,1996:332.

8　王菲,郑杨,肖洪彬,等.择时服用淫羊藿对性激素水平的影响[J].中国中医杂志,2001,42(10):619-620.

9　林惠彬,林建强,林建群,等.山东四种菟丝子补肾壮阳作用比较[J].中成药,2002,24(5):354-356.

10　许世凯.性药学[M].上海:上海中医学院出版社,1989:355-362.

11　马静,许池军,李仕先,等.生精胶囊补肾壮阳作用的实验研究[J].中国实验方剂学杂志,2001,7(6):39-40.

12　张耀泉.精索静脉曲张方治疗精索静脉曲张 162 例疗效观察[J].新中医,2003,35(1):450.

13　陈志强,江海身.中国男科专病[M].北京:人民卫生出版社,2001:397.

14　陈仁寿.国际药典中药实用手册[M].徐州:江苏科学技术出版社,2004:452.

# 基于"络病"理论的膝骨关节病的特征与临床治则浅析

杨嘉珍

广西壮族自治区人民医院(南宁,530021)

**【摘要】** 根据中医络病理论,研究膝骨关节病病证的特征及其病理变化、诊断规律的高度相关性,探讨通络药物的筛选与配伍规律。

**【关键词】** 膝骨关节病;络病证;临床特征;临床治则筛选

络病理论是研究络病发病特点、病理变化、诊治规律的应用理论,是中医学术体系的独特组成部分。其随着长期的医疗实践逐渐形成,并不断的充实与发展。

## 1 "络病"理论的基本内容

### 1.1 络系统生理结构与功能

1.1.1 络系统结构:中医络病理论认为经络由经脉与络脉组成,经络是运行全身气血、联系脏腑肢节、沟通上下内外的通路。经脉有一定的循行路线,而络脉则较经脉细小,纵横交错,网络全身。从经脉分出的支脉称为别络,从别络分出的细小络脉为孙络,分布在体表的称浮络。别络可加强十二经脉中互为表里经脉之间的联系,并对其它络脉有统率作用;从别络分出的孙络、浮络从小到大,遍布全身,使循行于经脉中的气血,流注于全身上下,以充分发挥其对机体的灌渗濡养作用。所以络脉是气血流通的基层组织结构。

1.1.2 络系统的生理功能:①加强了十二经脉中相为表里的两条经脉之间的联系:通过阴经别络走向阳经和阳经别络走向阴经的途径,沟通和加强了相为表里的两条经脉之间在肢体的联系。②别络对其他络脉有统率作用,通过任脉的别络散布在腹部,督脉的别络散布在背部,脾之大络散布在胸胁部,因而加强了人体前、后、侧面的统一联系。③灌渗气血以濡养全身:从别络分出的孙络、浮络、从小到大,遍布全身,呈网状扩散,使在经络中运行的气血,由线状流行扩展为面状弥散,对整体起着营养作用。

### 1.2 络系统的基本病理变化

络脉气血津液运行输布的功能紊乱会导致络中气机郁滞、血行不畅、或津液停滞等病变。日久则气、津、痰、血互结,变生诸病,邪客于络脉,营卫气行受阻,络脉闭塞,气机阻滞,则出现疼痛、痹证。营卫气机受阻,血行不畅,血滞为瘀血。营卫运行失度,气化受阻,津液不化,聚于络脉内外,导致水肿、痰饮等病。络病日久,营卫虚,致气、血、津互结为积聚,《素问·举痛论篇》"寒气客于小肠膜原之间,络血之中,血泣不得注于大经,血气稽留不得行,故宿昔而成积矣。"积聚血不足则络脉失养,或皮肤麻木,或肢体不用、或疼痛、痿痹。络愈虚则邪愈滞,邪愈滞则络脉的功能愈受影响,以致虚实夹杂,正虚邪恋。络脉损伤:若跌打损伤,饮食起居不节,可以致络脉营卫损伤,导致血液不循常道而溢出脉外,则发为血证,络毒蕴结:经病、脏腑病日久,病邪累及于络脉,气虚、津停、血瘀、痰凝,壅阻络道,久则凝聚成毒,邪毒瘀久,深伏于孙络浮络则形成病势缠绵、反复难愈的病理特点。

## 2 膝骨关节病症基于"络病理论"的病机理论概说

### 2.1

络系统是濡养骨骼组织的结构和功能载体络脉是经脉的分支,具有贯通营卫、灌渗气血、濡养组织的生理功能,是内外沟通的桥梁。络系统中的浮络、孙络是络脉的最小终末单位,遍布于脏腑、肌肤中,是与腠理、组织进行气血交换的主要场所。网络交错于骨骼组织的骨络,为气血所充盛之处,充养骨髓。气血对骨骼的温煦、充灌、营养作用,是通过经脉的转输,而最终由骨络的渗灌作用而实现。

### 2.2

骨络损伤、气滞血瘀、骨络失养是膝骨关节病的病理基础,骨骼组织所需的营养成分是依赖骨络输送到骨组织内,而发挥营养作用。膝骨关节病患者,由于外伤损伤,气滞血瘀,骨络失养,致使络损脉阻,而出现膝关节痛等病症。因而骨络失养是膝骨关节病的病理基础。

## 3 探讨膝骨关节病"络病"理论病机的意义

络病理论揭示了骨络是骨组织的功能结构载体,其功能的正常是骨组织功能正常的基本保证。骨络损伤,以致气滞血瘀,是导致膝骨关节病发病的直接原因。

## 4 膝骨关节病的特征

中医辨证显示,膝骨关节病病证临床谱广泛,诊治必须采取多层次、多因子协同分析的方法,否则难以概括证候的全部内涵。因此,结合络病的发病特点与基础疾病的规律性表现,可为判定此病的特征提供依据。一般而言,在膝骨关节病的演变过程中,络脉瘀滞、虚滞是疾病的早期阶段,络脉瘀阻则是络脉病变程度较为严重的病理阶段。其中疼痛,麻痹,癥积,水肿是膝骨关节病临床表现的特征。

**4.1 疼痛** "久痛入络"。膝痛是膝骨关节病最常见的临床表现。络中气血虚,寒热内阻皆能致痛。络虚之痛,痛势绵绵,活动加剧,休息缓解,喜按喜揉;络实之痛,痛势较剧,拒绝按揉。前者为络中气血不足,失于濡润温煦,络脉不畅所致;后者多为有形之邪阻滞脉络。

**4.2 麻木不仁** 膝、腰肢体痹阻,肌肤麻木不仁为痰浊瘀血阻滞脉络,或津血渗灌失常所致。痰浊偏重者,肢体麻木时轻时重,疼痛不著,舌淡暗脉弦。络脉瘀滞偏重者,麻木持续不减,兼有疼痛,舌黯瘀斑。气血失荣之麻木,常伴有心悸气短,神疲懒言,四肢乏力。

**4.3 癥积** 癥积既往多指有形之邪。此类病变主要指伴有退行性、增生、硬化等病理损害,或出现占位性病变。

**4.4 水肿** 一般而言水肿多属气病。脏腑气化功能失常,津渗脉外聚而成水。络脉末端是津血互换的场所,血瘀脉络,津血互换功能障碍,血不利则为水,从而出现膝肿症状。

## 5 药物及治法筛选的基本原则

膝骨关节病病证的改变主要涉及"虚"与"瘀"两个关键环节。因而,治疗的根本目的在于保持络脉通畅。所谓"络以通为用",即采取入络药物,以利气血运行功能的恢复,达到"通"之目的。临床应用通常分为2类:(1)祛邪通络,"祛菀陈莝"。主要针对风邪、痰浊、血瘀、水湿等病理因素。药物选择如辛温通络、辛润通络、辛香通络、虫蚁搜络等。(2)扶正理虚、养脏和络。通过调理脏腑气血阴阳,气机升降出入,以助通络。多选择补气通络、辛甘通补、滋润通络等药物。

**5.1 辛通畅络法** 辛香走窜,能散能行,行气通络。络病治疗常以辛味为主。所谓"络以辛为泄"。辛药走窜通络,既可透达络邪使之外出,又可引其他药物达于络中以发挥作用。本法适用于膝骨关节病病痰瘀之邪郁滞络气,膝部或肿、或麻、或痛,部位不固定,症状时轻时重,按之无形,舌淡苔薄白,脉弦之证。有辛香通络之降香、麝香、檀香、乳香;辛温通络之细辛、麻黄、桂枝、薤白;辛润通络之当归尾、桃仁、旋覆花等。辛通畅络有别于单纯的活血化瘀。

**5.2 化瘀通络法** 化瘀通络法主要适用于久病久痛络脉瘀阻,闷痛刺痛,或结为癥积,或肢体痹痛。此为膝骨关节病在迁延日久基础上,发生的病邪结聚成形的病理变化,瘀血、水湿、浊毒等病理产物,蕴结闭阻肾络形成积之证。非草木药物所能奏效,惟虫类通络药物性善走窜,剔邪搜络,散结化积,独擅其功。虫类能功专"追拔沉混气血之邪","搜剔络中混处之邪"以化瘀通络,瘀去而生。临床常用药如全蝎、蜈蚣、地龙、蝉蜕、蜂房、乌梢蛇、白花蛇、水蛭、虻虫等。现代药理研究普遍证实,该类药物一般具有抑制血栓形成,降低血小板聚集性和黏附性等作用。

**5.3 搜风通络法** 主要用于久病不愈,风邪入络、痰瘀互结,络脉细急,肢体一过性疼痛麻木,或肢端青紫麻木疼痛,四末不温者。药物选择虫蚁搜络药或藤类通络药。前者常用全蝎、蜈蚣、地龙、蝉蜕、露蜂房、乌梢蛇、白花蛇舌草等,重在搜风解痉通络;后者常用雷公藤、络石藤、忍冬藤、青风藤、鸡血藤等,重在祛风散结通络。

**5.4 络虚通补法** 适用于脉络失于荣养的证候。络脉失荣,络中气血不能维持正常的调和流畅。要予以益气补血,养阴填精,荣养络脉,以补药之体作通药之用,适当配伍通络祛滞之品。络虚通补类药物,益气常用人参、生黄芪,取其大补元气,气旺而行;温通督脉首选鹿茸督阳充沛,则经流络充;阴血涩少,络道失荣者,治以麦门冬、沙参滋阴生津;当归、阿胶养血活血,滋荣络脉。同时配伍藤类通络药如鸡血藤之类,行血滞,通络脉。现代药理研究证实,许多络虚通补中药,对血液与血管病变具有双重改善作用。

**参考文献**

1　吴以岭.络病学[M].北京:中国科学技术出版社,2004:152-157.

# 实验研究

# 活血潜阳方对自发性高血压大鼠左室心肌间质重构的影响

符德玉　青淑云　杨秀青

上海中医药大学附属岳阳中西医结合医院心内科(上海,200437)

【摘要】　目的　探讨活血潜阳方对实验性自发性高血压大鼠(SHR)心肌间质重构的影响及可能的作用机制。方法　WKY组大鼠20只,SHR大鼠72只随机分为4组。饲养1周后,SHR对照组及WKY组给予纯净水,中药组给予活血潜阳浸膏溶液,西药组予缬沙坦溶液,中西药合用组予活血潜阳溶液加缬沙坦溶液。分别观察血压、心脏质量指数(HWI),左心室肥厚指数(LVMI),并进行电镜及光镜观测。结果　活血潜阳药及缬沙坦均可明显抑制血压的升高,合用效果更好;活血潜阳药、缬沙坦均可降低HWI、LVMI;光镜显示各组胶原含量较治疗前增多,电镜显示与对照组比较实验各组的心肌超微结构改善明显,中西药合用更为显著。结论　活血潜阳方对改善心肌间质重构有一定作用。推测此作用是其改善高血压、LVH的重要机制之一。

【关键词】　自发性高血压;心室重构;活血潜阳方;大鼠

Effect of Huoxueqianyang medicament on the reconstitution of left ventricle myocardial intertitium in spontaneous hypertension rats　FU De-yu, QING Shu-yun, YANG Xiu-qing. Department of Cardiology, Yueyang TCM Hospital Affiliated to Shanghai TCM University, Shanghai　200437, China

【Abstract】　Objective　To investigate the effect and its mechanism of Huoxueqianyang medicament on the reconstitution of left ventricle myocardial intertitium in spontaneous hypertension rats. Methods　20 WKY rats were used as control group, and 72 SHR rats were randomly divided into 4 groups. After one week. the rats in SHR group and WKY group were fed with purified water, while the rats in TCM group were fed with Huoxueqianyang extract, and the rats in western medicine group were given valsartan, and the rats in TCM combined with western medicine group were administrated with Huoxueqianyang extract combined with valsartan. The blood pressure, HWI, LVMI were detected, and the collagen content and microstructure of myocardium were observed by light and electron microscope. Results　Both Huoxueqianyang medicament and valsartan could inhibit obviously the increase of blood pressure, and the effect was even better if both drugs were used together. Both Huoxueqianyang medicament and valsartan could decrease HWI, LVMI; light microscope showed that the content of collegen in all the groups was increased, as compared with that before treatment, and electron microscope showed that the improvement of myocardial ultramicroconstitution in experimental groups was much more obvious than that in control group, especially in TCM combined with western medicine group. Conclusion　Huoxueqianyang medicament has obvious effect on the reconstitution of left ventricle myocardial intertitium to some extent, which may beone of the mechanisms that improve hypertension and LVH.

【Key words】　Spontaneous hypertension; Ventricle reconstitution; Huoxueqianyang medicament; Rats

减低心肌间质重构是逆转左室肥厚(left ventricular hypertrophy, LVH)、控制高血压心血管并发症的重要环节。本课题组既往研究[1~3]发现活血潜阳方(活血化瘀平肝潜阳祛痰)可降低高血压患者的血压和左室肥厚程度,一定程度控制自发性高血压大鼠(SHR)的血压升高,并改善左室肥厚形态学指标。本文进一步探讨活血潜阳方对SHR心肌左室大体结构和间质超微结构的影响。

## 1.材料与方法

1.1　研究对象　清洁级雄性9周龄的SHR 72只,同龄雄性WKY大鼠20只均由中科院上海分院斯莱克实验动物有限公司提供(许可证号:SCXK 沪 2003—0003),饲养于上海中医药大学实验动物中心清洁级实验室(许可证号:SCXK 沪 2004—0005)。

1.2　实验药物　活血潜阳浸膏粉(丹参、水蛭、勾藤、石决明等)由南京军区总院制剂室制备,每克含生药7.82 g,用蒸馏水配制成0.84 g/ml浓度混悬液;对照药物缬沙坦(规格:80 mg/粒;批号:国药准字 X0205)由北

基金项目:国家自然科学基金项目(No.30572381)

京诺华公司惠赠,用蒸馏水配制成 2 mg/ml 浓度溶液。

1.3　主要仪器　ALC-NIBP 无创尾动脉血压测量分析系统(上海奥尔科特生物科技有限公司);日立 H-600 电镜(日本日立公司);OLYMPUS 光学显微镜(日本 OLYMPUS 公司);LKB-V 切片机(瑞典 LKB 公司);HANG-PING FA1004 电子天平(上海天平仪器厂)。

1.4　分组及给药方法　SHR 大鼠采用随机数字表法随机分为 4 组:SHR 对照组、中药组、西药组、中西药合用组,每组 18 只。适应性饲养 1 周后开始实验。SHR 对照组和 WKY 组均予纯净饮用水灌胃,中药组予活血潜阳浸膏溶液($42$ g 生药·$kg^{-1}$·$d^{-1}$),西药组予缬沙坦溶液($30$ mg·$kg^{-1}$·$d^{-1}$),中西药合用组以活血潜阳浸膏溶液($42$ g 生药·$kg^{-1}$·$d^{-1}$)加缬沙坦溶液($20$ mg·$kg^{-1}$·$d^{-1}$)。每周测体质量 1 次,调整灌胃量。其中中西药合用组灌胃中呛死 1 只。实验大鼠给予相同的标准饲料和纯净水喂养,饲养在恒温($22 \pm 1$)℃,恒湿($55 \pm 10$)%,人工光照明暗各 12 h 的安静的清洁级饲养室内。给药 7 周后每组随机取一半大鼠处死采样,给药 14 周后将余下大鼠处死采样。

1.5　观测指标

1.5.1　血压测定:实验前及给药 7 周、14 周后的上午 9~12 时,将大鼠 39℃预热 15 min,测定其清醒、安静状态下尾动脉收缩压(SBP)和舒张压(DBP),每只均连续测量 3 次,取平均值。

1.5.2　心脏质量(HW)和左心室质量指数(LVMI):称取大鼠体质量(BW)后,以 3% 戊巴比妥钠行大鼠腹腔麻醉(50 mg/kg),迅速取出心脏,4℃生理盐水经主动脉逆行灌洗,以滤纸吸干,剪去大血管,称取 HW;沿房室环剪去左右心房,沿室间隔剪去右心室游离壁,将左室游离壁和室间隔准确称重,作为左心室质量(LVW)。HW、LVW 与 BW 的比值分别作为心脏质量指数(HWI,单位 mg/kg),左心室肥厚指数(LVMI,单位 mg/kg)。

1.5.3　光镜观察:取左心室游离壁中部心肌标本约 1 $mm^3$ 大小,石蜡切片,1% 酸性品红和 0.5% 饱和苦味酸染色。常规封片后,在 OLYMPUS 光学显微镜观察并摄片,采用 HPIAS-1000 高清晰度病理图文分析系统进行半定量研究,计算胶原容积分数(CVF),其中 CVF = 胶原面积/总面积,所有标本均随机取 3 个视野测量,计算其均值。

1.5.4　电镜观察:取左心室游离壁中部心肌标本约 1 $mm^3$ 大小放入 2.5% 戊二醛溶液中固定 2 h,将固定好的样品切成小块用 1 mol/L 磷酸缓冲液冲洗 3 次,再用 1% 锇酸固定 2 h。将固定好的样品用 1 mol/L 磷酸缓冲液冲洗 3 次,再用 50% 乙醇 15 min、70% 乙醇 15 min、90% 乙醇 15 min、90% 丙酮 15 min、100% 丙酮 30 min 进行脱水。然后用 1:1 包埋剂和 100% 丙酮浸透 2 h,再放入包埋剂中浸透 2 h,将浸透好的样品放入聚合器中进行聚合。使用 LKB-V 切片机进行切片,用醋酸铀染色 30 min,柠檬酸铅染色 15 min。电镜下观察心肌超微结构。每个切片随机取 10 个视野,计算成纤维细胞总数。

1.6　统计学处理　应用 SPSS 13.0 软件进行统计分析,计量数据以均数 ± 标准差表示,组间比较用 $q$ 检验(单因素方差分析),同组治疗前后比较用 $t$ 检验。$P < 0.05$ 表示差异有统计学意义。

## 2　结　果

2.1　SBP、DBP 的变化　SHR 各组大鼠血压均高于同龄 WKY 大鼠($P < 0.01$)。活血潜阳中药和缬沙坦均可明显抑制 SHR 血压随周龄升高的趋势。活血潜阳中药对 SHR 收缩压、舒张压增高均有一定的改善作用,在治疗 7 周时降压效果不及西药缬沙坦($P < 0.05$),在治疗 14 周后与西药差异无统计学意义($P \geqslant 0.05$)。中西药合用在治疗 7 周时降压效果较单用活血潜阳中药或缬沙坦未显示出优势($P > 0.05$),可能与其剂量有关;但治疗 14 周后显示出其改善收缩压效果优于单用西药缬沙坦的趋势,其差异无统计学意义($P > 0.05$),降低 SHR 收缩压、舒张压均优于单用活血潜阳中药,差异具有统计学意义($P < 0.05$)。结果见表 1、表 2。

实验大鼠各组治疗前后血压变化趋势见图 1、图 2。

2.2　HWI、LVW 的变化　SHR 对照组 LVMI、HWI 显著高于同龄的 WKY 大鼠(均 $P < 0.01$)。活血潜阳中药、缬沙坦和两药合用治疗 7 周均可降低 HWI、LVMI,但与正常 WKY 大鼠的差异仍有统计学意义($P < 0.05$ 或 $P < 0.01$)。治疗 14 周后,3 个治疗组的 LVMI 均显著低于 SHR 对照组(均 $P < 0.01$),接近于正常 WKY 大鼠($P > 0.05$)。结果见表 3。

表1 各组大鼠治疗前后收缩压变化 ($\bar{x} \pm s$, mm Hg)

| 组 别 | $n$ | 治疗前 | 治疗 7 周 | $n$ | 治疗 14 周 |
|---|---|---|---|---|---|
| WKY 正常组 | 20 | 139.00 ± 11.68 | 141.70 ± 9.10 | 10 | 141.80 ± 13.20 |
| SHR 对照组 | 18 | 188.28 ± 8.45** | 205.67 ± 16.37**◇◇ | 9 | 212.78 ± 11.66**◇◇ |
| 中药组 | 18 | 187.78 ± 8.84** | 193.44 ± 19.74**☆△ | 9 | 193.78 ± 10.89**☆▲ |
| 西药组 | 18 | 187.75 ± 5.80** | 181.33 ± 17.89**☆☆ | 9 | 180.33 ± 20.07**☆◇ |
| 中西合用组 | 17 | 188.53 ± 6.84** | 186.89 ± 20.71** | 9 | 178.22 ± 14.13**☆☆ |

表2 各组大鼠治疗前后舒张压变化 ($\bar{x} \pm s$, mm Hg)

| 组别 | $n$ | 治疗前 | 治疗7周 | $n$ | 治疗 14 周 |
|---|---|---|---|---|---|
| WKY 正常组 | 20 | 109.35 ± 12.09 | 109.45 ± 9.53 | 10 | 111.80 ± 12.85 |
| SHR 对照组 | 18 | 138.94 ± 7.94** | 155.89 ± 14.52**◇◇ | 9 | 161.00 ± 7.04**◇◇ |
| 中药组 | 18 | 140.56 ± 7.76** | 145.50 ± 16.59**▲ | 9 | 147.56 ± 9.14**☆▲ |
| 西药组 | 18 | 137.11 ± 8.87** | 136.94 ± 14.58**☆☆ | 9 | 138.44 ± 16.56**☆ |
| 中西合用组 | 17 | 141.23 ± 7.65** | 141.06 ± 16.08** | 9 | 134.67 ± 11.76**☆☆ |

注:与 WKY 正常组比较,* $P < 0.05$,** $P < 0.01$;与 SHR 对照组比较,☆ $P < 0.05$,☆☆ $P < 0.01$;与西药组比较,△ $P < 0.05$,△△ $P < 0.01$;与中西合用组比较,▲ $P < 0.05$,▲▲ $P < 0.01$;与治疗前本组比较,◇ $P < 0.05$,◇◇ $P < 0.01$。

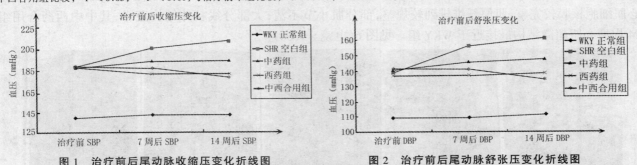

图 1 治疗前后尾动脉收缩压变化折线图　　　图 2 治疗前后尾动脉舒张压变化折线图

表 3 治疗 7 周和 14 周各组大鼠 LVM、HW、LVMI 和 HW/BW ($\bar{x} \pm s$, mg/g)

| 组 别 | 例数 | 7 周 HWI | 7 周 LVMI | 例数 | 治疗 14 周 WHI | 14 周 LVMI |
|---|---|---|---|---|---|---|
| WKY 对照组 | 10 | 3.20 ± 0.16 | 2.33 ± 0.09 | 10 | 3.48 ± 0.13 | 2.36 ± 0.09 |
| SHR 对照组 | 9 | 3.96 ± 0.24** | 2.99 ± 0.13** | 9 | 3.99 ± 0.12** | 3.05 ± 0.11** |
| 中药组 | 9 | 3.81 ± 0.14**△△ | 2.72 ± 0.12**☆ | 9 | 3.41 ± 0.23☆☆ | 2.58 ± 0.12**☆☆ |
| 西药组 | 9 | 3.52 ± 0.11**☆☆ | 2.58 ± 0.13**☆ | 9 | 3.28 ± 0.23☆☆ | 2.42 ± 0.17☆☆ |
| 中西合用组 | 8 | 3.63 ± 0.06**☆ | 2.72 ± 0.08**☆☆ | 9 | 3.35 ± 0.15☆☆ | 2.51 ± 0.10☆☆ |

注:与 WKY 正常组比较,* $P < 0.05$,** $P < 0.01$;与 SHR 对照组比较,☆ $P < 0.05$,☆☆ $P < 0.01$;与西药组比较,△ $P < 0.05$,△△ $P < 0.01$;与中西合用药组比较,▲ $P < 0.05$,▲▲ $P < 0.01$;治疗 7 周与 14 周本组比较,◇ $P < 0.05$,◇◇ $P < 0.01$。

不同治疗对各组大鼠 HWI 和 LVMI 的影响见图 3、图 4。

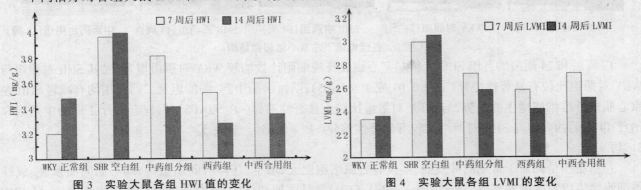

图 3 实验大鼠各组 HWI 值的变化　　　图 4 实验大鼠各组 LVMI 的变化

2.3 光镜下左室心肌间质形态学观察结果　VG 染色结果显示:心肌胶原呈粉红色,肌纤维呈黄色,分布于心肌内冠状动脉周围,向细胞间质呈放射状分布。治疗 7W 后,SHR 对照组胶原分布最多,中药组胶原有所减少,而西药组胶原纤维较中药组减少更显著,中西药合用组胶原分布与西药组相近,WKY 对照组胶原分布最少。治疗 14W 后,各组胶原含量均较 7 周后增多,SHR 对照组胶原增加最多,中药组胶原有所增加,但程度小于西药组,中西药合用组纤维增加最少,WKY 对照组胶原分布增多不明显。见表 4。光镜下各组大鼠左室心肌间质见图 5(见插页 4)。

表 4　治疗 7 周和 14 周各组大鼠左室心肌 CVF　$(\bar{x} \pm s,\%)$

| 组　别 | n | 7 周 | n | 14 周 |
| --- | --- | --- | --- | --- |
| WKY 对照组 | 10 | 2.82 ± 0.25 | 10 | 3.09 ± 0.20 |
| SHR 对照组 | 9 | 4.01 ± 0.35** | 9 | 5.98 ± 0.85**◇◇ |
| 中药组 | 9 | 3.18 ± 0.33**☆☆ | 9 | 3.53 ± 0.35**☆☆ |
| 西药组 | 9 | 3.12 ± 0.30**☆☆ | 9 | 3.80 ± 0.58**☆☆▲◇◇ |
| 中西合用组 | 8 | 3.07 ± 0.23**☆☆ | 9 | 3.28 ± 0.38☆☆◇ |

注:与 WKY 正常组比较,$^*P < 0.05$,$^{**}P < 0.01$;与 SHR 对照组比较,$^☆P < 0.05$,$^{☆☆}P < 0.01$;与西药组比较,$^△P < 0.05$,$^{△△}P < 0.01$;与中西合用药组比较,$^▲P < 0.05$,$^{▲▲}P < 0.01$;治疗 7 周与 14 周本组比较,$^◇P < 0.05$,$^{◇◇}P < 0.01$。

**2.4　电镜下左室心肌超微结构改变**　WKY 对照组:干预 7 周和 14 周后均见心肌细胞核膜完整,肌原纤维排列基本规整,肌小节清楚,线粒体结构基本正常,线粒体膜完好;SHR 对照组:7 周后心肌细胞核膜不完整,肌原纤维排列紊乱,部分断裂、溶解,肌小节不清,线粒体肿胀,成纤维细胞增多,14 周后肌原纤维排列紊乱、断裂及线粒体肿胀进一步加重;SHR 中药组、西药组及中西药合用组与 SHR 对照组比较,7 周和 14 周后均见心肌细胞核膜较完整,肌原纤维排列较规整,部分肌小节不清,大部分线粒体结构正常;其中中西药合用组 14 周后心肌超微结构最接近于 WKY 组。见图 6(电镜 × 3000):

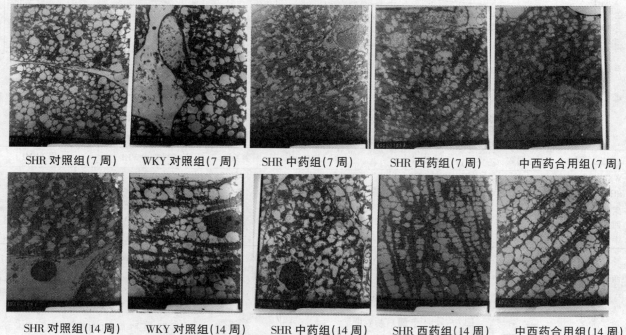

| SHR 对照组(7 周) | WKY 对照组(7 周) | SHR 中药组(7 周) | SHR 西药组(7 周) | 中西药合用组(7 周) |

| SHR 对照组(14 周) | WKY 对照组(14 周) | SHR 中药组(14 周) | SHR 西药组(14 周) | 中西药合用组(14 周) |

图 6　各组电镜下左室心肌超微结构

17 周龄和 24 周龄的各组 SHR 大鼠左室心肌成纤维细胞计数均较 WKY 对照组增多,尤其 SHR 对照组与 WKY 对照组比较有显著性差异($P < 0.01$ 或 $P < 0.05$);活血潜阳中药、缬沙坦及二药合用均有减轻 SHR 左室心肌成纤维细胞增生的趋势,与 WKY 对照组比较无显著性差异($P > 0.05$),但仅有治疗 7 周的中药组和治疗 14 周的西药组与 SHR 对照组比较有显著性差异($P < 0.05$)。见表 5。

## 3　讨　论

左室肥厚是高血压常见的并发症,不仅有心肌细胞肥大、增生,还伴有间质重构,即心肌间质水肿、成纤维细胞增生以及细胞外基质(extracellular matrix,ECM)含量增加和结构、成分的变化。研究发现[4],心肌 EMC 的主要成分是 I、III 型胶原,由心肌间质成纤维细胞合成。胶原处在不断代谢更新、降解重塑的动态平衡中,胶原代谢的失衡导致间质的重构,异常的间质构成了心肌细胞的不利环境,使心肌细胞的结构和功能发生异常[5]。因而减低间质重构是改善 LVH、控制高血压心血管并发症进展的关键。

表 5   不同疗程电镜下(3×1000 倍)成纤维细胞计数各组比较   ($\bar{x} \pm s$,个/视野)

| 组别 | 7 周 | 14 周 |
|---|---|---|
| WKY 对照组 | 1.40 ± 0.94 | 1.35 ± 0.88 |
| SHR 对照组 | 2.20 ± 1.11** | 2.10 ± 2.02* |
| 中药组 | 1.50 ± 0.76☆ | 1.80 ± 0.77 |
| 西药组 | 1.80 ± 0.83 | 1.45 ± 0.94☆ |
| 中西药合用组 | 1.85 ± 0.88 | 1.60 ± 0.88 |

注:与 WKY 正常组比较,* $P<0.05$,** $P<0.01$;与 SHR 对照组比较,☆ $P<0.05$,☆☆ $P<0.01$;与西药组比较,△ $P<0.05$,△△ $P<0.01$;与中西合用药组比较,▲ $P<0.05$,▲▲ $P<0.01$;治疗前后自身比较,◇ $P<0.05$,◇◇ $P<0.01$。

目前中医理论中虽无关于高血压 LVH 间质重构病因病机的论述,但董昌武等[6]提出肝肾阴虚是 LVH 发病的基础,心络痹阻是 LVH 发病关键的病机理论,进而提出滋阴降火、活血通络对治疗原发性高血压病 LVH 具有重要意义。本课题组发现血瘀、阳亢、痰浊为大多数高血压 LVH 患者的共同表现和共同发病环节[7],而作为 LVH 形成关键之一的心肌间重构与高血压 LVH 具有发病环境和临床表现的同一性,因而推测其亦属以肝肾阴虚为本,痰瘀阻滞为标的本虚标实之证。活血潜阳方由丹参、水蛭、勾藤、石决明等组成,具有活血化瘀、平肝潜阳、瘘祛痰浊的作用,治疗高血压 LVH 间质重构可谓药证合拍。

本方重用丹参、石决明活血潜阳以为君药,辅以水蛭、钩藤加强化瘀、平肝。丹参,味苦,性微寒,入心肝经,不仅"能破宿血,补新血"(《本草纲目》),且"补心定志、安神宁心,治健忘怔忡、惊悸不寐"(《滇南本草》),为活血养心之良药。现代医学发现丹参含有重要的心血管活性成分丹参酮 IIA,且具有改善微循环、抗缺氧、抗缺血作用。水蛭,《神农本草经》谓其"逐恶血,淤血,月闭,破血瘕积矣",可加强丹参的活血化瘀之功。石决明"平肝潜阳、清肝明目",《医学衷中参西录》称其"为凉肝、镇肝之要药"。钩藤"熄风止痉,清热平肝",配石决明,共显平肝潜阳之效。佐以滋水涵木、健脾祛痰之药,共奏活血化瘀、平肝潜阳、祛痰湿之效。前期研究[8,9]发现该方降压作用虽不及西药西拉普利,但对临床症状的改善和对 LVH 的逆转均显著优于西拉普利,且可降低 SHR 心肌间质胶原 I、III 蛋白表达。本研究显示该方对 SHR 的血压控制虽不及缬沙坦,但对逆转 LVH、降低心肌间质胶原含量、减少成纤维细胞增生的作用与缬沙坦无显著性差异。综上所述,可以推测活血潜阳方改善心肌间质重构是其改善高血压 LVH 的重要机制之一。

该方与缬沙坦合用降压、逆转 LVH、减少成纤维细胞增生的作用方面未显示出明显协同效果,考虑两药作用机制可能有部分拮抗,也不排除与两药合用时缬沙坦剂量不足有关。但治疗 14 周的长疗程中西药合用组 SBP、DBP、CVF、电镜下心肌超微结构改变均显示出较两药分别使用更好的趋势,提示活血潜阳中药、缬沙坦长期合用对改善心肌间质重构效果更佳。具体机制还需进一步研究。

**参考文献**

1   符德玉,罗海明,周端,等.活血潜阳法治疗高血压左心室肥厚的临床研究[J].上海中医药杂志,2003,37(12):6-9.

2   符德玉,周端,顾仁樾,等.活血潜阳胶囊对自发性高血压大鼠的降压作用及其血液流变学和心室肥厚形态学的影响[J].新疆中医药,1998,16(1):39-41.

3   符德玉,马宇滢,陈汝兴,等.丹蛭降压方对自发性高血压大鼠左心室肥厚的影响[J].中医急症,2004,13(10):679-680.

4   Pauschinger M,Doerner A,Remppis A,et al.Differential myocardial abundance of collaen type I and type III mRNA in dilated cardiomyopathy effect of myocardial inflammation[J].Cardiovasc Res,2000,37:123-127.

5   荆志成,韩志岩,徐希奇.心脏间质[J].中国分子心脏病学杂志,2002,2(1):43-19.

6   董昌武,廖圣宝,高尔鑫.原发性高血压左室肥厚病机探析[J].安徽中医学院学报,2006,25(5):1-3.

7   符德玉,陈汝兴,何建成.高血压左心室肥厚临床论治[J].中国中医急症,2002,25(5):1-3.

8   符德玉,罗海明,黄蔚,等.活血潜阳方治疗血瘀、阳亢证高血压病患者左心室肥厚的临床研究[J].上海中医药杂志,2003,37(12):6-9.

9   符德玉,马宇滢,周端,等.活血潜阳方对自发性高血压大鼠心肌间质胶原 I、III 蛋白表达的影响[J].中西医结合心脑血管病杂志,2004,2(6):332-333.

# 通心络胶囊对大鼠急性缺血再灌注损伤心肌的
# 保护作用及信号转导

李菊香　　万磊　　夏子荣　　苏海　　肖鲁闽　　吴延庆　　吴清华　　程晓曙

南昌大学第二附属医院心内科(南昌,330006)

【摘要】　目的　探讨通心络胶囊对缺血再灌注损伤大鼠心肌的保护作用及其机制。方法　大鼠随机分为6组( $n$ 均 =6):(1)对照组;(2)缺血-再灌注组(IR组);(3)通心络1组(小剂量0.1 g·kg$^{-1}$·d$^{-1}$);(4)通心络2组(大剂量0.5 g·kg$^{-1}$·d$^{-1}$);(5)大剂量通心络 + LY294002组;(6)大剂量通心络 + PD98059组。LY294002、PD98059分别是PI3K/Akt、ERK1/2信号通路阻断剂,摘取大鼠心脏后进行离体 Langendorff 灌流,平衡15 min,结扎30 min,再灌60 min。恒压灌注,多导生理记录仪分别记录心率、心律,左室收缩压(LVSP)和左室内压力的变化速率( ± dp/dtmax),计算冠脉流量。灌流液检测 LDH、CK、MDA 水平及 SOD 活力。氯化三苯基四氮唑(TTC)溶液染色法测定心肌梗死范围,显微镜观察心肌病理变化,并取心室肌检测 iNOS mRNA 和 eNOS mRNA 表达。结果　IR组心律失常较对照组增多,LVSP和 + dp/dtmax、-dp/dtmax 明显下降,冠脉流量减少,心肌 iNOSmRNA 和 MDA 增加,而心肌 eNOSmRNA 和 SOD 减少,通心络能使 IR 大鼠心功能明显改善,冠脉流量增加,心肌 eNOSmRNA 和 SOD 减少增加,而2信号通路阻断剂均能阻断通心络的部分作用。结论　通心络对缺血再灌注损伤心肌有保护作用;并通过上调 eNOSmRNA 表达,下调 iNOSmRNA 表达,调控 NO 的合成;同时减少 MDA 的生成,增加 SOD 的产生,减少氧自由基的生成,抑制心肌损伤。

【关键词】　心肌损伤;缺血再灌注;大鼠;通心络;信号通路;氧化应激

The protective effect and signal transduction of Tongxinluo capsule on acute ischemic reperfusion injury myocardium in rats　LI Ju-xiang, WAN Lei, XIA Zi-rong, et al . Department of Cardiology, The Second Affiliated Hospital of Nanchang University, Jiangxi, Nanchang　330006, China

【Abstract】　Objective　To investigate the protective effect and mechanism of Tongxinluo capsule on acute ischemic reperfusion injury myocardium in arts. Methods　36 rats were randomly divided into 6 groups( $n$ =6).(1)control group;(2)ischemia-reperfusion group (IR group);(3)Tongxinluo group 1(low-dose, 0.1 g·kg$^{-1}$·d$^{-1}$);(4)Tongxinluo group 2(high – dose, 0.5 g·kg$^{-1}$·d$^{-1}$);(5)High-dose Tongxinluo + LY294002 group;(6)High-dose Tongxinluo + PD98059 group. LY294002, PD98059 were PI3K/Akt, ERK1/2 signal pathway blockers respectively. After the heart of rats was taken, isolated Langendorff reperfusion was conducted, balance 15 min, ligation 30 min, reperfusion 60 min. heart rate, heart rhythm, LVSP, ± dp/dtmax were recorded by multipulchannel physiological recordor. The levels of LDH, CK, MDA and activity of SOD were detected. The area of myocardial infarction was tested by TTC staining, and myocardium pathological changes were observed by light microscope, and the expression of iNOS mRNA and eNOS mRNA in myocardium was detected. Results　The arrhythmia in IR group was increased, as compared with that of control group, LVSP and + dp/dtmax,-dp/dtmax were obviously decreased, flow volume of coronary artery was decreased, the expression of iNOSmRNA and MDA in myocardium was increased, while eNOSmRNA and SOD in myocardium was decreased. Tongxinluo could improve obviously the cardiac function of IR rats, increase the flow volume of coronary artery, decrease eNOSmRNA and SOD, furthermore, two signal pathway blocker could block the part effect of Tongxinluo. Conclusion　Tongxinluo can protect ischemic reperfusion injury myocardium and regulate the synthesis of NO by upregulating the expression of eNOSmRNA and downregulate the expression of iNOSmRNA, meantime, which can increase SOD and reduce the oxygen free radical, and relieve myocardial injury.

【Key words】　Myocardial injury; Ischemia-reperfusion; Rats; Tongxinluo; Signal pathway; Oxidant stress

大量的基础和临床研究证实,缺血心肌再灌注后,缺血心肌细胞损伤会加重,心肌功能障碍进一步受损、代谢异常以及心肌超微结构的改变进一步加重,即心肌缺血再灌注(IR)损伤[1]。再灌注损伤机制复杂,可通过多种途径产生,氧自由基的作用是 IR 的重要发病环节,是细胞衰老和死亡的重要因素,心肌细胞凋亡与 I/

R密切相关,研究心肌细胞凋亡的保护因素是当前的热点。通心络胶囊具有活血化淤的作用,有报道[2]能逆转心肌梗死后的心肌重塑。本研究利用离体 Langendorff 缺血再灌注心脏,通过观察通心络对离体缺血再灌注心脏心肌梗死的质量,再灌注心律失常,心功能的影响,以及心肌的病理改变等,心肌 SOD、MDA 及 eNOSmRNA 和 iNOSmRNA 表达的变化,并观察使用信号通路阻断剂后通心络的作用;从离体器官水平,研究通心络是否对缺血再灌注心脏的心肌损伤具有保护作用,并初步探讨其作用机制。

## 1 材料与方法

### 1.1 仪器与试剂
阻断剂 LY294002 和 PD98059(Promega,USA),Langendorff 心脏灌流成套设备和多导生理记录仪(成都仪器厂),PCR 试剂(Promega,USA),DNA 聚合酶(TaKaRa Ex TagTM)、RNA 酶抑制剂(Ribonuclease Inhibitor0)和随机引物(Random Primer)(宝生物工程(大连)有限公司),逆转录酶(M-MLV Reverse Transcriptase)(Promega USA),通心络胶囊(石家庄以岭药业股分有限公司生产)。

### 1.2 实验动物及分组

1.2.1 离体灌注心脏模型制备:SD 大鼠称重后,腹腔注射肝素钠 0.2 g/只,戊巴比妥钠(40 mg/kg)麻醉后,开胸取出心脏,保留一定长度的的主动脉,心脏置于预冷的 Kerb's 液,迅速主动脉插管,悬挂连接 Langendorff 心脏灌流装置。立即给予恒定的灌注压 80 cm $H_2O$,灌流液为预先 95% $O_2$,5% $CO_2$ 混合气饱和的 37℃改良的 Kerb's 液,pH 调至 7.4 左右。经主动脉行 Langendorff 逆行灌注[3]。平衡灌注 15 min 后,在左心耳的下缘、肺动脉圆锥的左缘之间穿刺进针,用 4-0 丝线围绕左冠状动脉打一活结,通过丝线拉紧和松开活结建立离体心脏缺血再灌注模型。

从左心耳插入乳胶薄壁球囊导管至左心室,球囊内充水 0.1 ~ 0.2 ml 使压力保持在 2 ~ 10 mm Hg,导管的另一端连接压力换能器,连接生理多导记录仪和计算机信号采集系统,分别记录平衡灌流结束、缺血 30 min、再灌注后 60 min 测定心率、心律,左室收缩压(LVSP)和左室内压力的变化速率( ± dp/dtmax)等。计算冠脉流量,结合灌注压计算冠脉阻力。留取灌流液检测 LDH、CK、MDA 水平及 SOD 活力。

1.2.2 大鼠分组( n 均 = 6):成年健康 Spradgue-Dawley 雄性大鼠,体质量 280 ~ 350 g,南昌大学医学院动科部提供(动物合格证:021-9602)。适应性喂养 1 周,自由饮水摄食。分别以小剂量(0.1 $g \cdot kg^{-1} \cdot d^{-1}$)和大剂量通心络(0.5 $g \cdot kg^{-1} \cdot d^{-1}$)喂饲 2 周,然后进行缺血再灌注。(1)对照组:平衡灌注 120 min;(2)缺血-再灌注组(IR 组):平衡 15 min,结扎冠脉 30 min,再灌 60 min;(3)通心络 1 组(小剂量组):平衡 15 min,结扎冠脉 30 min,再灌 60 min;(4)通心络 2 组(大剂量组):平衡 15 min,结扎冠脉 30 min,再灌 60 min;(5)大剂量通心络 + LY294002 组:平衡 15 min,5 $\mu$mol/L LY294002 灌注 30 min,结扎 30 min,再灌 60 min;(6)大剂量通心络 + PD98059 组:平衡 15 min,10 $\mu$mol/L LY294002 灌注 30 min 结扎 30 min,再灌 60 min。LY294002,PD98059 分别是 Akt/PI3K、ERK1/2 通路阻断剂。

### 1.3 观察指标

1.3.1 心功能测定:(1)心率、心律;(2)冠脉血流量、冠脉阻力、左室压力、左室 ± dp/dt$_{max}$。

1.3.2 心肌梗死范围测定:心脏缺血再灌注结束后,迅速从 Langendorff 装置取下心脏,分离出左室心肌并横切成 4 片,置入 2%氯化三苯基四氮唑(TTC)磷酸缓冲液(pH7.4)中,37℃水浴 15 min,非梗死区染成砖红色,坏死区不染色呈灰白色,然后置于 10%中性甲醛中固定过夜,分离坏死区与非坏死区后称质量,梗死范围以坏死区心肌质量占左室心肌质量的百分比表示。

1.3.3 生化检测:(1)乳酸脱氢酶(LDH)、肌酸激酶(CPK)含量测定:在右心房上部剪一小口收集平衡灌注 20 min,缺血 30 min 及再灌注后的冠脉循环流出液,全自动生化分析仪测定 LDH、CPK 的含量。(2)超氧化物歧化酶(SOD)活力检测:按上述方法收集灌流液,按试剂说明书加试剂处理后在 550 nm 处测光密度,根据公式计算总 SOD 活力。(3)丙二醛(MDA)水平检测:收集灌流液,按试剂说明书操作,在 560 nm 处测光密度,根据公式计算总 MDA 活力。

1.3.4 心肌组织 iNOS、eNOSmRNA 表达:RT-PCR:β-actin A5'-TGC CTG GGT ACA TGG TGG-3'S 5'-TGC CGC ATC CTC TTC CTC-3';eNOS mRNA A5'-CCG GCT GCC ACC TGA TCC TA-3',S5'-AAC ATG TGT CCT TGC AGG CTC-3'。iNOS mRNA A5-AGC TCC CCA TTC TGA AGC CC S 5'-TGG AGC ACG CTG AAC CAC CTC。S 代表正义引物,A 代表反义引物。各组大鼠灌注结束后分离出左室心肌,-80℃保存。取心肌标本,剪碎,置于清洁、

干燥的 5 ml 组织匀浆器,加入 0.6 ml TrzolTMreagent,匀浆 15 min,室温孵育 5 min 以使核蛋白体完全分离,加入 Trizol 裂解细胞提取总 RNA,逆转录后 PCR 扩增、电泳,Syn Gene 凝胶成像分析系统扫描分析条带。

## 2 结果

**2.1 通心络对缺血再灌注心律失常的影响** IR 组在缺血期间出现早搏、短阵心动过速等心律失常;再灌注期间心率变慢,频繁的早搏、心动过速,甚至发生室颤等恶性心律失常。再灌注前经通心络灌注预处理,无论缺血前或缺血后,心律不齐均出现晚,仅出现偶发的早搏,再灌注后早搏的次数明显减少,心动过速发生的次数少和持续时间短( $P < 0.05$ )。分别加用信号通路阻断剂 LY294002(Akt/PI3K 阻断剂),PD98059(ERK1/ERK2 阻断剂)灌注,能够抑制通心络的改善心律失常作用,心律失常再次增加,出现明显的早搏、心动过速( $P < 0.05$ ),甚至发生室颤。见表 1。

**表 1 缺血再灌注心律失常发生情况** ( $n = 6$ )

| 组别 | 早搏发生率 | 心动过速 | |
| --- | --- | --- | --- |
| | | 发生率 | 累计持续时间(min) |
| 对照组 | 2/12 | 0/12 | 0 |
| IR 组 | 12/12* | 12/12* | 12.6 ± 1.1* |
| 通心络 1 组 | 6/12# | 6/12# | 4.6 ± 0.5# |
| 通心络 2 组 | 5/12# | 5/12# | 3.5 ± 0.3# |
| LY294002 组 | 11/12△ | 10/12△ | 8.2 ± 0.6△ |
| PD98059 组 | 12/12△ | 11/12△ | 8.9 ± 0.7△ |

注:与对照组比较,* $P < 0.01$ ;与 IR 组比较,# $P < 0.05$ ;与通心络组比较,△ $P < 0.05$

**2.2 离体心脏缺血再灌注后冠脉流量的变化** 各组大鼠离体心脏 IR 前冠状动脉流量、冠脉阻力基线值差异无统计学意义( $P > 0.05$ )。缺血 30 min 后,冠状动脉流量除通心络组下降不明显外,其他组均明显下降,而冠脉阻力则显著增加。再灌注 60 min 后,IR 组冠脉流量虽有所恢复,但较缺血前明显下降(8.1 ± 0.7 vs 10.8 ± 0.9)ml/min。2 个通心络组再灌注 60 min 后冠脉流量稍有下降,但与缺血前比较,无统计学差异( $P > 0.05$ )。而与 IR 组比较,再灌注明显多于 IR 组,冠脉阻力明显下降,表明无论通心络在小剂量或大剂量处理后,均可以明显改善缺血再灌注心脏的血液供应。而 LY294002 和 PD98059 能阻断通心络以上效应。见表 2。

**表 2 各组离体心脏缺血再灌注后冠脉流量** ( $\bar{x} \pm s$ ,ml/min, $n = 6$ )

| 组别 | IR 前 | 缺血-再灌注 | |
| --- | --- | --- | --- |
| | | 缺血 30 min | 再灌注 60 min |
| IR 组 | 10.8 ± 0.9 | 6.7 ± 0.7 | 7.7 ± 0.7 |
| 通心络 1 组 | 11.5 ± 0.8 | 9.1 ± 1.1* | 10.2 ± 0.9* |
| 通心络 2 组 | 10.9 ± 0.8 | 7.8 ± 0.7 | 9.5 ± 1.1* |
| LY294002 组 | 11.0 ± 1.0 | 7.3 ± 0.6 | 7.9 ± 0.7# |
| PD98059 组 | 11.2 ± 0.9 | 7.6 ± 0.6 | 8.0 ± 0.7# |

注:与 IR 组比较,* $P < 0.05$ ,与通心络组比较,# $P < 0.05$

**2.3 通心络对缺血再灌注大鼠左室压力(LVSP)的影响** 各组缺血前 LVSP 无差异。与缺血前比较,IR 组心脏缺血 30 min 后,LVSP 明显下降,再灌注 30 min 后,LVSP 进一步下降,随后虽有所恢复,但再灌注 60 min 后,仍低于灌流前。通心络处理后,LVSP 较 IR 组明显改善,但通心络的这种效应被 2 种通路阻断剂部分阻断,见图 1。

**2.4 通心络对缺血再灌注大鼠心肌收缩性的影响** 缺血前各组心肌的收缩性无明显差异,+ dp/dtmax 均在 3 500 mm Hg 左右,IR 组心脏缺血 30 min 后,+ dp/dtma 明显下降,再灌注 30 min 后,+ dp/dtma 进一步下降,随后虽有所恢复,但再灌注 60 min 后,仍低于灌流前。2 组通心络处理后,再灌注 30 min,+ dp/dtma 较 IR 组改善,但无统计学意义,再灌注 60 min 后,+ dp/dtma 明显高于 IR 组,表明无论通心络在小剂量或大剂量处理后,均可以明显改善缺血再灌注心脏的心肌收缩性,但通心络的这种效应被 2 种通路阻断剂阻断。见图 2。

**2.5 通心络对心肌梗死范围的影响** IR 组的心肌梗死范围为(38.6 ± 4.62)%,通心络 1 组和通心络 2 组心肌梗死范围分别是(22.5 ± 3.2)% 和(23.7 ± 2.8)%,均明显小于 IR 组( $P < 0.05$ )。通心络处理后分别给予 LY294002 和 PD98059 处理,均能部分消除通心络处理的这种保护作用。见图 3。

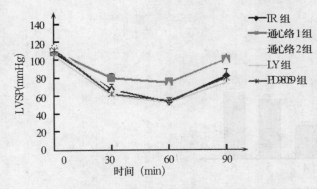

图 1 大鼠左室压力(LVSP)的变化( $n=12$ )

注:与 IR 组比较, $^*P<0.05$ ;与通心络组比较, $^\#P<0.05$

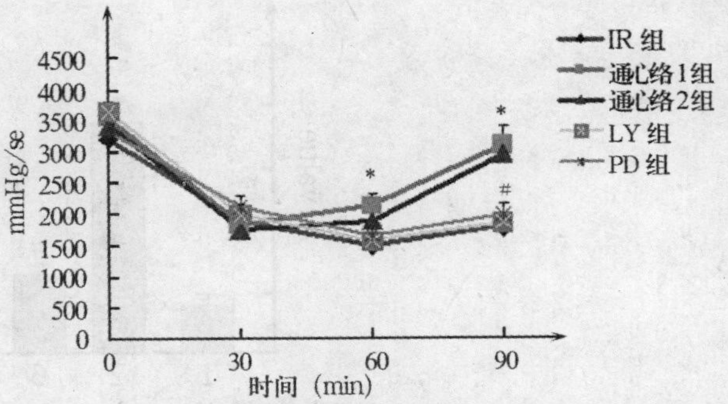

图 2 大鼠心肌收缩性 + dp/dtmax 的变化

注:与 IR 组比较, $^*P<0.05$ ;与通心络组比较, $^\#P<0.05$

2.6 各组缺血及再灌注后冠脉循环流出液 LDH、CPK 的含量变化 各组离体 I/R 前 LDH、CPK 基线值差异无统计学意义。再灌注 60 min 后,IR 组 LDH、CPK 进一步升高,与再灌注前比较有显著的差异性(248 ± 22 vs 68 ± 11,852 ± 56 vs 136 ± 11, $P$ 均 < 0.05)。2 通心络组再灌注 60 min 后 LDH、CPK 均较 IR 组下降,但与缺血 30 min 后比较,仍有升高。而 LY294002 和 PD98059 能部分阻断通心络的以上效应。见表 3。

2.7 通心络对缺血再灌注心肌 iNOSmRNA 表达的影响 与对照组相比,心脏缺血再灌注后,心肌 iNOSmRNA 表达较对照组明显上调(1.89 ± 0.06 vs 0.42 ± 0.03, $P<0.05$ ),无论通心络在小剂量或大剂量处理后,心肌 iNOSmRNA 表达均较 IR 组明显下调(0.64 ± 0.05 vs 1.89 ± 0.06, $P<0.05$ )、(0.64 ± 0.05 vs 1.89 ± 0.06, $P<0.05$ );通心络处理后分别给予通路阻断剂 LY294002 和 PD98059 处理,iNOSmRNA 表达又明显上调(1.14 ± 0.06 vs 0.64 ± 0.05, $P<0.05$ )、(1.28 ± 0.07 vs 0.64 ± 0.04, $P<0.05$ )。表明能够减少缺血再灌注心肌 iNOSmRNA 表达,见图 4。

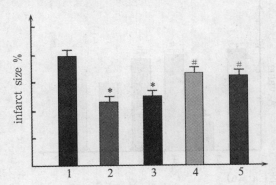

图 3 各组心肌梗死范围的比较( $n=6$ )

1.缺血再灌注组;2.通心络 1 组;3.通心络 2 组;
4.LY294002 组;5.PD98059 组

注:与 IR 组比较, $^*P<0.05$ ;与通心络组比较, $^\#P<0.05$

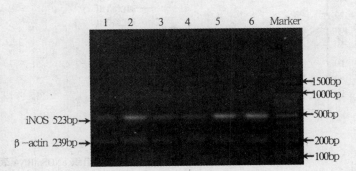

图 4 心肌组织 iNOSmRNA 表达( $n=6$ )

1.对照组;2.缺血再灌注组;3.通心络 1 组;
4.通心络 2 组;5.LY294002 组;6.PD98059 组

表 3 各组冠脉循环流出液 LDH、CPK 的含量变化 ( $\bar{x}\pm s$ ,IU/L, $n=6$ )

| 组 别 | 基线值 | | 缺血 30 min | | 再灌 60 min | |
|---|---|---|---|---|---|---|
| | LDH | CPK | LDH | CPK | LDH | CPK |
| IR 组 | 18 ± 6 | 56 ± 7 | 68 ± 11 | 137 ± 11 | 249 ± 22$^\triangle$ | 852 ± 56$^\triangle$ |
| 通心络 1 组 | 21 ± 7 | 57 ± 6 | 45 ± 9 | 88 ± 13$^*$ | 168 ± 16$^*$ | 568 ± 52$^*$ |
| 通心络 2 组 | 22 ± 5 | 55 ± 9 | 67 ± 12 | 132 ± 10 | 176 ± 18$^*$ | 613 ± 56$^*$ |
| LY294002 组 | 21 ± 5 | 56 ± 7 | 62 ± 11 | 112 ± 10 | 220 ± 16$^\#$ | 736 ± 61$^\#$ |
| PD98059 组 | 20 ± 6 | 57 ± 8 | 63 ± 12 | 115 ± 9 | 214 ± 24$^\#$ | 723 ± 70$^\#$ |

注:与 IR 组比较, $^*P<0.05$ ;与通心络组比较, $^\#P<0.05$ ,与缺血 30 min 比较, $^\triangle P<0.05$

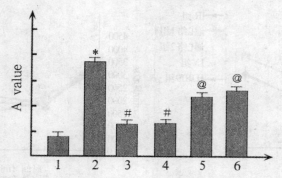

注:与对照组比较,* $P < 0.01$;与 IR 组比较,# $P < 0.05$;与通心络组比较,△ $P < 0.05$

**2.8　通心络对缺血再灌注心肌 eNOSmRNA 的影响**　与空白对照组相比,缺氧复氧组 eNOSmRNA 表达明显下调($0.58 \pm 0.05$ vs $1.97 \pm 0.15$, $P < 0.05$),通心络干预后与缺氧复氧组相比 eNOSmRNA 表达明显上调($1.89 \pm 0.16$ vs $0.58 \pm 0.05$, $P < 0.05$)、($1.85 \pm 0.07$ vs $0.58 \pm 0.05$, $P < 0.05$),而阻断剂 LY294002 和 PD98059 则抑制 eNOSmRNA 的表达($1.16 \pm 0.06$ vs $1.97 \pm 0.15$;$1.22 \pm 0.05$ vs $1.97 \pm 0.15$, $P < 0.05$)。见图 5。

**3　讨　论**

　　缺血导致心肌损害,而再灌进一步加重其损害,通过改善心肌氧供和限制心肌细胞"自溶"来减少梗死面积;同时引起心脏局部细胞因子网络的失衡及某些细胞因子、黏附分子的过度表达,增加心肌损伤,在一定程度上降低了再灌注的疗效[4]。但与此同时机体为应对缺血再灌注损伤的打击,研究表明[5,6],在心肌缺血再灌注损伤过程中,有大量氧自由基产生,并参与再灌注心肌损伤和再灌注心律失常,心肌的抗氧化酶活性也发生明显变化发现再灌注开始。

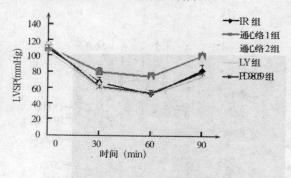

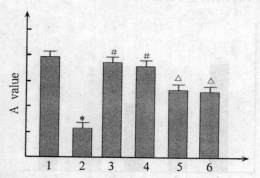

**图 5　心肌组织 eNOSmRNA 表达( $n = 6$ )**

1.对照组;2.缺血再灌注组;3.通心络 1 组;4.通心络 2 组;5.LY294002 组;6.PD98059 组

与 VS 对照组,* $P < 0.01$;与 I/R 组比较,# $P < 0.05$;与通心络组比较,△ $P < 0.05$

　　本研究在离体器官水平进行心肌损伤与保护研究,排除了在体心脏的全身神经体液因素和其它器官的相互影响,能够较为准确地观察某些因素对心脏的直接影响,为进一步进行机制的研究提供了较好的基础。研究发现再灌注开始,左室收缩压、左室心肌收缩性不但不改善,反而比缺血时有所减弱,冠脉流量减少,而冠脉阻力则增加。而无论小剂量或大剂量通心络喂饲 2 周后,均明显减轻缺血再灌注后心肌损伤,减少再灌注心律失常的发生,特别是室性心动过速等恶性心律失常的发生,明显缩小心肌梗死面积,降低冠脉阻力,增加冠脉灌流量,改善心肌收缩性,而大剂量组似较小剂量效果要好,而使用 ERK1/2 和 PI3K 信号通路阻断剂,可取消通心络预处理对心脏的保护作用。表明通心络对缺血再灌注损伤的心肌有保护作用。

　　通心络改善心肌缺血再灌注损伤的机制目前尚未明了。本研究发现离体缺血再灌注心脏,灌流产生的MDA 明显多于对照组,MDA 是氧自由基与不饱和脂肪酸反应后生成的代谢产物,间接反映体内自由基的水平。SOD 较对照组减少,SOD 为氧自由基的天然清除剂,能有效地清除氧自由基,使氧自由基控制在一定的水平。因此,SOD 减少,使氧自由基在体内蓄积,心肌梗死范围扩大,冠脉流量减少,左室收缩功能减弱。而通心络预处理组,SOD 较 IR 组增加,MDA 减少,心功能得到改善。进一步说明氧自由基与 IR 损伤有关,而通心络减轻再灌注损伤的机制部分与减少氧自由基的产生有关,并通过上调 eNOSmRNA 表达,减少 iN-OSmRNA,调控 NO 的合成,抑制心肌损伤。本研究还发现 PI3 -K 通路和 ERK1/2 通路阻断剂明显抑制通心络对缺血再灌注心脏的作用,两阻断剂组心律失常发生率明显高于通心络组,左室收缩末压、左室压力最大上升速率以及冠脉流量明显低于通心络组,说明 PI3-K 和 ERK1/2 通路参与了通心络的心脏保护作用。

### 参考文献

1 Buja LM. Myocardial ischemia and reperfusion injury[J]. Cardiaovasc Pathol, 2005, 14, 170-175.

2 曾和松,刘正湘,马业新. 通心络抑制缺氧诱导的血管内皮细胞凋亡及机制[J]. 中华实验方剂学杂志, 2004, 6(3):542-545.

3 Motterlini RM, Samaja M, Tarantola R, et al. Functional and metabolic effects of propionyl-carnitine in the isolated perfused hypertrophied rat heart[J]. Mol Cell Biochem, 1992, 116:139-145.

4 Saeed SA, Waqar MA, Zubairi AJ, et al. Myocardial ischemia and reperfusion injury: reactive oxygen species and the role of neutrophil[J]. J Coll Physcians Surg Pak, 2005, 15(8):507-514.

5 Kevin LG, Novalijia E, Stowe DF, et al. Reactive oxygen species as mediator of cardiac injury and protection: the relevance to anesthesia practice[J]. Anesth Analg, 2005, 101:1 275-1 287.

6 Bandyoadhyay D, Chattopadhyay A, Ghosh G, et al. Oxidative stress-induced ischemic heart disease: protection by antioxidants[J]. Curr Med Chem, 2004, 11 (3):369-387.

# 通心络超微粉对糖尿病大鼠心肌病变干预
# 作用的实验研究

刁学织　　王晓梅

辽宁医学院附属第一医院心内科(锦州,121001)

【摘要】　目的　探讨通心络超微粉对链脲佐菌素(STZ)糖尿病大鼠心肌病变的干预作用,为临床用药提供实验依据。方法　取 SD 大鼠随机分为 3 组:正常对照组,糖尿病心肌病变组(DCM 组)和通心络干预组(TXL 组)。DCM 组和 TXL 组大鼠采用尾静脉注射 STZ 制作糖尿病大鼠模型,普通饲料喂食 6 周后证实糖尿病心肌病变模型制备成功。随后 TXL 组加喂通心络超微粉(1.43 g 生药/g 干粉)0.5 $g \cdot kg^{-1} \cdot d^{-1}$,持续 6 周。实验末观察心率、左心收缩压(LVSP)和左室舒张末压(LVEDP)、左室内压最大上升和下降速率($\pm dp/dt_{max}$)。测定血糖、血清 NO、MDA 含量。检测心肌细胞凋亡指数,Bcl-2,Bax 及 P53 基因蛋白表达。光学显微镜观察心肌纤维。电镜测定毛细血管基底膜厚度。结果　DCM 组大鼠较正常对照组大鼠心率、LVSP、$\pm dp/dt_{max}$ 明显降低(均 $P < 0.01$),LVEDP 明显升高($P < 0.01$),血清 NO 明显降低($P < 0.01$),血清 MDA 明显升高($P < 0.01$),心肌细胞凋亡指数明显增高($P < 0.01$),Bcl-2 表达明显减少($P < 0.01$),Bax 及 P53 表达明显增加($P < 0.01$),毛细血管基底膜厚度增加。TXL 组大鼠较DCM 组大鼠 + $dp/dt_{max}$ 升高($P < 0.05$),心率、LVSP、$-dp/dt_{max}$ 明显升高(均 $P < 0.01$),LVEDP 明显降低($P < 0.01$),血清 NO 明显升高($P < 0.01$),血清 MDA 明显降低($P < 0.01$),心肌细胞凋亡指数明显下降($P < 0.01$),Bcl-2 表达明显增多($P < 0.01$),Bax 及 P53 表达明显减少($P < 0.01$),毛细血管基底膜厚度减少。TXL 组大鼠较正常对照组大鼠心率无统计学意义($P > 0.05$),LVSP、$\pm dp/dt_{max}$ 明显降低(均 $P < 0.01$),LVEDP 明显升高($P < 0.01$),血清 NO 明显降低($P < 0.01$),血清 MDA 明显升高($P < 0.01$),心肌细胞凋亡指数明显增高($P < 0.01$),Bcl-2 表达明显减少($P < 0.01$),P53 表达明显增加($P < 0.01$),Bax 表达减少($P < 0.05$),毛细血管基底膜厚度增加。结论　通心络超微粉可以通过多种途径有效延缓糖尿病心肌病变的发展。

【关键词】　通心络超微粉;糖尿病心肌病;细胞凋亡;基底膜厚度

**Effect of TXL superfine powder on diabetic myocardiopathy in rats: experiment study**　*DIAO Xue-zhi*, *WANG Xiao-mei*. *Department of Cardiology*, *Affiliated Hospital of Liaoning Medical College*, *Jinzhou*　121001, *China*

【Abstract】　**Objective**　To study the effect of TXL superfine powder on diabetic myocardiopathy and establish the experimental foundation for clinical application. **Methods**　SD rats were randomly divided into 3 groups: DCM guoup(fed with normal diet for 6 weeks after injecting vena caudails with streptozocin to establish DCM model), TXL group(perfused into the stomach with TXL superfine powder at the dose of 0.5 $g \cdot kg^{-1} \cdot d^{-1}$ for 6 weeks after establishment of DCM model), and normal control group (perfused into stomach with norrmal saline once daily for 6 weeks). At the end of the experiment, cardiac catheterization was performed to measure the hemodynamics indexes: HR, LVSP, LVEDP, $\pm dp/dt_{max}$. The content of serum glucose, malondialdehyde (MDA) and nitric oxide (NO) in serum were detected with colorimetry. Pieces of myocardium tissue were taken out to undergo capillary basement by transmission electron microscopy, apoptosis with TUNEL method and related gene expression(Bax, Bcl-2, P53) with immunohistochemical technique and histopathological examination by microscopy. **Results**　Compared with the control group, the levels of serum glucose, MDA, LVEDP, apoptosis index and the expression of Bax, P53 increased significantly($P < 0.01$) in the DCM group; and the levels of serum NO, LVSP, $\pm dp/dt_{max}$, the thickness of CBM and the expression of Bcl-2 decreased significantly($P < 0.01$) in the DCM group. Compared with DCM group, the levels of MDA, LVEDP, apoptosis index and the expression of Bax, P53 decreased significantly($P < 0.01$) in the TXL group; and the levels of serum NO, LVSP, $-dp/dt_{max}$, the thickness of CBM and the expression of Bcl-2 increased significantly($P < 0.01$) in the TXL group, the levels of $+ dp/dt_{max}$ increased ($P < 0.05$). Compared with the control group, the levels of serum glucose, MDA, LVEDP, apoptosis index and the expression of P53 increased significantly($P < 0.01$) in the TXL group, the expression of Bax increased ($P < 0.05$), and the levels of serum NO, LVSP, $\pm dp/dt_{max}$, the thickness of CBM and the expression of Bcl-2 decreased significantly($P < 0.01$) in the DCM group, there is no change of heart rate in the DCM group. **Conclusion**　TXL superfine powder can markedly prevent myocardium from damage through many paths.

　　【**Key words**】　Tongxinluo superfine powder；Diabetic myocardiopathy；Apoptosis；CBM

　　糖尿病心肌病(DCM)是指糖尿病患者心肌细胞原发性损伤引起广泛的结构异常,最终引起左心室肥厚、舒张期和(或)收缩期功能障碍的一种疾病状态[1],由 Rubler 于 1972 年最早提出。近年大量研究证实 DCM 是一类独立的病理生理状态。它以舒张期和(或)收缩期功能障碍导致的收缩性心力衰竭为主要临床表现。本文对通心络超微粉对糖尿病大鼠心肌病变的干预作用进行了研究,现报道如下。

# 1　材料与方法

## 1.1　实验材料

**1.1.1　动物来源**：健康雄性 SD 大鼠 42 只,鼠龄 7～8 周,体质量 180～220 g,由辽宁医学院实验动物中心提供。

**1.1.2　药品来源**：链脲佐菌素(STZ)购自美国 Sigma 公司；通心络超微粉由河北以岭药业提供；果糖胺试剂盒购自北京海奥万信生物技术有限公司；NO、MDA 试剂盒购自南京建成生物有限公司；TUNEL 试剂盒购自北京博奥森生物技术有限公司。

**1.1.3　实验设备**：LEICA-RM2135 石蜡切片机(德国莱卡公司),JEM-1200EX 透射电子显微镜(日本电子公司)；上海 721 型分光光度计；心电图机、电子天平、高速离心机等。

## 1.2　实验方法

**1.2.1　模型设备和实验分组**：健康雄性 SD 大鼠 42 只,随机分出 8 只作为正常对照组,其余以 1% STZ 溶液 45 mg/kg 一次性尾静脉注射,临用前用 0.5 mmol/L 的枸橼酸-枸橼酸钠缓冲液(pH 4.5)试剂稀释。正常对照组注入等量容积上述缓冲液。注射后 72 h 采尾静脉血测血糖,血糖浓度大于 16.7 mmol/L 者为糖尿病大鼠模型成功。糖尿病模型形成后,普通饲料喂食 6 周,随机抽取大鼠 10 只,取心肌组织观察微细结构,糖尿病心肌病变模型形成标准为：心肌肌原纤维排列紊乱,局部断裂明显,肌丝成分减少,间质胶原纤维增生；心肌内微血管内皮细胞明显肿胀,核染色质边集,基底膜出现不规则明显增厚,微血管瘤形成；线粒体肿胀变形、嵴稀疏,排列紊乱,结构不清。余 24 只糖尿病大鼠随机分为 2 组：糖尿病心肌病变对照组(DCM 组)和通心络干预组(TXL 组),每组 12 只。

**1.2.2　给药**：正常对照组(8 只)：生理盐水每天灌胃 1 次,连续 6 周；TXL 组：糖尿病大鼠心肌病变模型制备成功后,开始将通心络超微粉(1.43g 生药/g 干粉)0.5 g·kg⁻¹·d⁻¹,每天灌胃给药 1 次,连续 6 周；DCM 组：生理盐水每天灌胃 1 次,连续 6 周。

**1.2.3　指标测定**

**1.2.3.1　血糖测定**：采取大鼠尾静脉血用美国强生 SureStep Plus(稳步倍加型)血糖检测仪检测血糖。

**1.2.3.2　血流动力学测定**：大鼠腹腔注射 20% 乌拉坦 0.5 ml/kg 麻醉,分离出右侧颈总动脉,远心端结扎,近心端剪口,将插入连接于压力转换器上的内径 1 mm 聚乙烯医用塑料管送入左心室,稳定 3 min 后记录心率(HR)、左心收缩压(LVSP)和左室舒张压(LVEDP)、左室内压最大上升和下降速率(±dp/dt_max)。

**1.2.3.3　血清 NO 和 MDA 浓度测定**：心功能测量完毕后,经颈动脉插管取血,以 3 000 r/min 离心 10 min,分离血清,-20℃保存。采用比色法测定。

**1.2.3.4　心肌细胞凋亡及凋亡基因相关蛋白表达**：取心肌石蜡包埋保存,切片后(5 μm)用 TUNEL 法原位标记心肌细胞凋亡细胞核,光镜下观察凋亡心肌细胞核成棕黄色,每只大鼠随机取 4 张切片观察,每张切片计数 5 个高倍视野(400×)中的凋亡阳性细胞核数/总细胞核数,取其平均值为细胞凋亡指数。免疫组化法检测 Bcl-2、Bax 及 p53 基因蛋白表达,每只大鼠随机取 5 张切片观察,每张切片计数 5 个高倍视野(400×),计算其平均灰度值。

**1.2.3.5　电镜观察**：取血完毕后,迅速取出心脏,冰盐水冲洗,取左室前壁心肌切成 1 mm³ 大小的组织块,标本经 3% 戊二醛前固定,1% 饿酸后固定,逐级酒精、丙酮脱水,环氧树脂包埋,制备超薄切片,铅铀染色,电镜观察毛细血管基底膜。取各组大鼠心肌电镜毛细血管照片各 10 张(100×300 倍),选择基底膜横断区域,每个毛细血管选择 10 个点,分别测量基底膜厚度,取其平均值。

1.2.3.6　HE 染色:常规石蜡切片脱蜡后,行 HE 染色,光镜下观察心肌微细结构。

1.3　统计学分析　病理形态学资料采用对比描述分析,采用 SPSS 13.0 分析软件进行统计分析,计量资料采用均数 ± 标准差 ($\bar{x} \pm s$)表示,组间比较采用单因素方差分析,两组间比较用 LSD 法,$P < 0.05$ 差异有统计学意义。

## 2　结果

大鼠尾静脉注射 STZ 72 h 后,血糖均大于 16.7 mmol·L$^{-1}$,大鼠糖尿病模型制备成功。6 周后观察心肌微细结构发现,心肌肌原纤维排列紊乱,局部断裂明显,肌丝成分减少,间质胶原纤维增生;心肌内微血管内皮细胞明显肿胀,核染色质边集,基底膜出现不规则明显增厚,微血管瘤形成,大鼠糖尿病心肌病变模型制备成功。

2.1　大鼠的一般情况　大鼠糖尿病模型制备成功后,逐渐出现多饮、多尿、多食、消瘦等症状,毛发失去光泽,精神不振,活动力下降。8 周后,出现爪部溃疡、白内障等并发症。DCM 组因感染或糖尿病加重死亡 4 只,余 8 只进入实验;TXL 组因灌胃死亡 2 只,麻醉过重死亡 2 只,余 8 只进入实验;正常对照组无大鼠死亡。

2.2　血糖、血清 NO 和 MDA 浓度　与正常对照组相比,TXL 组和 DCM 组血糖显著升高(均 $P < 0.01$),血清 NO 显著降低(均 $P < 0.01$),血清 MDA 显著升高(均 $P < 0.01$),与 DCM 相比,TXL 组组血糖差异无统计学意义。血清 NO 显著升高,血清 MDA 显著降低(均 $P < 0.01$)。见表 1。

表 1　2 组大鼠血糖、血清 NO 和 MDA 比较　($\bar{x} \pm s$)

| 组　别 | $n$ | 血糖(mmol/L) | NO(umol/L) | MDA(nmol/L) |
|---|---|---|---|---|
| 对照组 | 8 | 5.0 ± 0.5 | 26.8 ± 4.0 | 2.5 ± 1.0 |
| TXL 组 | 8 | 26.0 ± 3.2* | 21.2 ± 2.0*# | 7.1 ± 0.8*# |
| DCM 组 | 8 | 26.0 ± 3.8* | 11.2 ± 0.8* | 9.7 ± 1.0* |

注:与对照组比较,* $P < 0.01$;与 DCM 组比较,# $P < 0.01$

2.3　血流动力学变化　与正常对照组相比,TXL 组和 DCM 组 LVSP、± dp/dt$_{max}$ 显著下降(均 $P < 0.01$),LVEDP 显著升高(均 $P < 0.01$),DCM 组 HR 显著下降($P < 0.01$),TXL 组 HR 差异无统计学意义;与 DCM 组相比,TXL 组 HR、LVSP、-dp/dt$_{max}$ 显著升高(均 $P < 0.01$),LVEDP 显著下降($P < 0.01$),+ dp/dt$_{max}$ 下降($P < 0.05$)。见表 2。

表 2　2 组心功能比较　($\bar{x} \pm s$)

| 组　别 | $n$ | HR(次/min) | LVSP(mm Hg) | LVEDP(mm Hg) | + dp/dt$_{max}$(mm Hg/s) | -dp/dt$_{max}$(mm Hg/s) |
|---|---|---|---|---|---|---|
| 对照组 | 8 | 223.38 ± 10.34 | 128.07 ± 7.51 | 4.91 ± 0.47 | 3809.17 ± 142.23 | 3411.55 ± 175.35 |
| TXL 组 | 8 | 213.63 ± 11.5△ | 107.58 ± 6.09*△ | 7.68 ± 0.93*△ | 2960.58 ± 384.64*# | 2483.39 ± 355.35*△ |
| DCM 组 | 8 | 191.75 ± 10.62* | 89.38 ± 5.97* | 9.65 ± 0.94* | 2561.37 ± 320.49* | 1989.89 ± 248.76* |

注:与对照组比较,* $P < 0.01$;与 DCM 组比较,# $P < 0.05$,△ $P < 0.01$

2.4　心肌细胞凋亡指数　与正常对照组(0.9 ± 0.8)%相比,TXL 组(17.0 ± 1.8)%和 DCM 组(29.0 ± 2.4)%心肌细胞凋亡指数明显升高(均 $P < 0.01$);与 DCM 组相比,TXL 组心肌细胞凋亡指数明显下降($P < 0.01$)。

2.5　Bcl-2、Bax 与 p53 基因蛋白表达　光镜下,可见 Bcl-2、Bax 基因蛋白在心肌细胞胞浆内成棕褐色颗粒状结构,细胞核不着色;p53 基因蛋白表达定位于心肌细胞胞浆内和细胞核内,成棕褐色颗粒状结构。与对照组相比,TXL 组和 DCM 组 Bcl-2 基因蛋白表达的灰度值显著升高(均 $P < 0.01$),DCM 组 Bax、p53 基因和 TXL 组 p53 蛋白表达的灰度值显著降低($P < 0.01$),TXL 组 Bax 基因蛋白表达的灰度值降低($P < 0.05$);与 DCM 组相比,TXL 组 Bcl-2 基因蛋白表达的灰度值显著降低(均 $P < 0.01$),Bax、p53 基因蛋白表达的灰度值显著升高($P < 0.01$)。见表 3。

2.6　电镜观察毛细血管基底膜　电镜下,可见 DCM 组毛细血管管腔狭窄,内皮细胞肿胀、变形,向管腔形成指状突起,核染色质边集,基底膜出现不规则增厚。正常对照组(115 ± 10)nm、< TXL 组(148 ± 22)nm < DCM 组(247 ± 28)nm,$P$ 均 $< 0.01$。TXL 组大鼠毛细血管内皮细胞肿胀,基底膜增厚减轻。

表 3 3组 Bcl-2、Bax 与 p53 基因蛋白的灰度值比较 $(\bar{x} \pm s)$

| 组 别 | n | Bcl-2 | Bax | p53 |
|---|---|---|---|---|
| 对照组 | 8 | 195.5 ± 1.6 | 201.9 ± 1.4 | 204.3 ± 1.9 |
| TXL组 | 8 | 197.8 ± 1.0[#][△] | 200.3 ± 1.7[#][△] | 196.0 ± 2.4[#][△] |
| DCM组 | 8 | 205.2 ± 1.8[#] | 191.4 ± 1.0[#] | 191.2 ± 2.7[#] |

注:与对照组比较,* $P < 0.05$,# $P < 0.01$;与 DCM 组比较,△ $P < 0.01$

**2.7　HE 染色**　光镜下,可见正常对照组心肌细胞呈短圆柱状,有分支,细胞核位于细胞中央,细胞界限清晰,结构正常。DCM 组肌纤维排列稀疏、紊乱,心肌细胞呈短圆柱状,有分支,胞浆溶解呈空泡或网状,细胞界限模糊,可见心肌细胞断裂,微血管管腔狭窄。TXL 组肌纤维排列较整齐,偶有肌纤维断裂,细胞结构基本正常。

## 3　讨　论

DCM 是糖尿病的主要并发症之一,是导致糖尿病患者死亡的主要原因之一[2]。它是以心肌细胞肥大及凋亡,间质纤维化和血管壁增厚为主要特征的一种特异性心肌病[3]。MDA 是脂质过氧化的分解产物。长期高血糖状态下,大鼠心肌活性氧(ROS)大量产生,体内多元醇代谢通路亢进,超氧自由基产生过多,且清除氧自由基的酶(SOD、GSH-Px)因非酶性糖基化反应活性降低,对自由基的清除减少,不饱和脂肪酸在自由基攻击下产生脂质过氧化物(LPO)及其代谢产物 MDA。MDA 水平可反映组织中脂质过氧化的程度。谢宁等[4]发现糖尿病时血清 MDA 水平升高,这一结果与本实验所见相同。NO 由 L-精氨酸(L-Arg)在 NOS 的催化下产生,是内皮细胞释放的最强的舒血管物质。实验结果显示,DCM 组血清 NO 水平明显降低,与文献报道一致[5]。应用通心络后,TXL 组大鼠血清 MDA 水平显著降低,血清 NO 水平显著升高。说明通心络可以调节和改善自由基代谢平衡从而调节 DCM 大鼠体内的异常氧化应激机制;可以改善微血管循环功能。

细胞凋亡是在自身调控基因作用下,启动自身内部机制,通过激活内源性 DNA 内切酶而进行的一种主动死亡过程。糖尿病病人及 STZ 诱导的糖尿病大鼠模型中,心肌细胞凋亡增多[6,7]。本结果显示 DCM 组大鼠心肌凋亡细胞数目明显升高,此与 Backlund 报道一致[8]。证实了在糖尿病及其并发症的发生和发展过程中,细胞凋亡起着重要作用[9]。应用通心络超微粉后,TXL 组心肌凋亡细胞数目显著减少,提示通心络可以抑制糖尿病大鼠心肌细胞凋亡。与凋亡相关的蛋白增多,其中 P53、Bax 以及 Bcl-2 蛋白是目前公认的影响细胞凋亡的重要因素。Bcl-2 是一种抑制凋亡的线粒体内膜蛋白,主要功能是促细胞生存,延长细胞寿命,抑制细胞凋亡;Bax 为 Bcl-2 家族中的一员,与 Bcl-2 不同,Bax 是细胞凋亡的促进因子,能促进细胞凋亡的发生。因此,在细胞凋亡增强时 Bax 表达增强,Bcl-2 表达减弱,而细胞凋亡减弱时 Bax 表达减弱,Bcl-2 表达增强。Kirshenbaum 等[10,11]研究心肌细胞凋亡的分子调节机制,结果证实 P53 基因为心肌细胞凋亡的激活因子,并且指导促凋亡基因 Bax 的转录,而且由 P53 激活的心肌细胞凋亡可以被抗凋亡基因 Bcl-2 所阻断,支持了 Bcl-2 是一个强有力的抗凋亡因子。刘欣等[12]研究显示,糖尿病(DM)时,P53、Bax 表达增加,与本结果一致;吴建宇等[13]研究显示 Bcl-2 在 DM 大鼠表达减少,本结果显示 Bcl-2 表达在 DM 大鼠增加,故 Bcl-2 在 DM 大鼠中的表达问题有待进一步研究。应用通心络后,TXL 组大鼠心肌细胞中 P53、Bax 表达减弱、Bcl-2 表达增强,与模型组比较差异有显著性( $P < 0.01$ )。提示通心络可是通过调节 P53、Bax、Bcl-2 表达抑制心肌细胞凋亡。

DCM 是糖尿病严重的微血管并发症之一,但是目前对于微血管病变的研究大都集中在糖尿病肾病和视网膜病变,对 DCM 的报道较少。本实验从超微结构观察中发现,DCM 组大鼠心肌毛细血管内皮细胞肿胀、变形,基底膜增厚,管腔变窄,这些可进一步发展成毛细血管无灌注,导致心肌细胞缺血,缺氧。TXL 组大鼠的上述改变有明显减轻,提示通心络对 DCM 大鼠心肌微血管具有明显的保护作用。

HE 染色结果显示,与对照组大鼠比较,DCM 组大鼠的心肌结构遭到明显的破坏,TXL 组的大鼠心肌结构较 DCM 组有所好转。提示通心络可以延缓 DCM 对大鼠心肌细胞结构的破坏。

随着心肌细胞凋亡增多,异常氧化应激损伤和微血管基底膜增厚,DCM 最终会引起左心室肥厚、舒张期和(或)收缩期功能障碍。文献报道,STZ 诱导糖尿病大鼠心肌细胞心功能改变发生在 6 ~ 14 周[14]。葛敏等[15]、符丽娟等[16]发现糖尿病大鼠 12 周末时心脏的收缩功能和舒张功能均发生障碍,表现为 LVSP 显著降低,LVEDP 显著升高,±dp/dtmax 显著降低,这与我们的观察一致。HR 的快慢影响心室充盈期的长短,从而调节心室舒张末压。本实验 DCM 组大鼠 HR 显著减慢证实了心室舒张末压的这一调节途径。应用通心络后,TXL 组大鼠 LVSP 显著升高,LVEDP 显著降低,±dp/dt$_{max}$ 升高,且-dp/dt$_{max}$ 升高比+dp/dt$_{max}$ 升高明显,提示通心络能够改善 DCM 大鼠心脏舒缩功能障碍,尤其是舒张功能。其作用可能与增加血清 NO 含量,减少 MDA 含量,减少毛细血管基底膜厚度,增加 Bcl-2 蛋白表达,减少 Bax、P53 蛋白表达从而减少心肌细胞凋亡有关。

中医认为,"脉络"从脉逐层细分遍布全身的结构特点与西医学从大血管分支而出的中小血管、微血管及微循环的认识基本一致,它们在解剖形态学上具有同一性。遍布全身的"脉络——血管系统病"有着共同的发病机制和病机演变规律,引起所处部位不同而分别表现为心、脑、周围血管等不同疾病,中医均称之为络病[17]。络病的各种病机变化其实质为"不通",故提倡"络以通为用"的治疗原则。通心络由水蛭、全蝎、土鳖虫、蜈蚣、蝉蜕、人参、赤芍、冰片等组成的中成药,具有活血、通络、解痉之功效,可以用于防治 DCM。采用超微粉碎技术,对 5 味虫类药进行超微粉碎,有利于有效成分的溶解和释放,使疗效发挥更充分。

另外,有研究报道通心络可以延缓心肌纤维化,心肌纤维化是 DCM 舒张收缩功能逐渐恶化的重要机制,通心络能否改善 DCM 心肌纤维化有待进一步研究。

### 参考文献

1　Sajad A,Billal,Rajdeep S,et al.Diabetic cardiomyopathy:mechanisms, diagnosis and treatment[J].Clin Sci,2004,107:539-557.

2　Laakso M.Hyperglyeaemia and cardiovascular disease in type 2 diabetes[J].Diabetes,1999,48(5):937-942.

3　钟明,张运,等.缬沙坦逆转糖尿病大鼠心肌间质纤维化的作用[J].中华医学杂志,2006,86(4):232-236.

4　谢宁,张雪松,等.洋参御糖丸对实验性糖尿病大鼠心肌 SOD 活性与 MDA 含量的影响[J].河南中医学院学报,2007,22(4):25-27.

5　徐一甄,方京冲.一氧化氮与糖尿病大鼠心脏病变关系[J].复旦大学学报,2001,28(50):441-442.

6　Frustaci A,Kajusture J,Chi menti C,et al.Myocardial cell death in human diabetes[J].Circ Res,2000,87:1123-1132.

7　Lu C,Wei L,Guang wu W,et al.Hyperglycemia-induced apoptosis in mouse myocardium mitochondrial cytochrome c-mediated caspase-3 activation pathway[J].Diabetes,2002,51:1938-1948.

8　Backlund T,Palojoki E,Saraste A,et al.Sustained cardiomyocyte apoptosis and left ventricular remodelling after myocardial infarction in experimental diabetes[J].Diabetologia,2004,47(2):325-30.

9　Rai mondi L,De Paoli P,Mannucci E,et al.Rest orati on of cardi omyocyte functi onal p roperties by angi otensin II receptor blockade in diabetic rats[J].Diabetes,2004,53(7):1 927-1 930.

10　Parlakpinar H,Sahna E.Protective effect of caffeic acid phenet hylester(CAPE)on myocardial ischemia-reperfusion induced apoptoticcell death[J].Toxicology,2005,209(1):1-14.

11　Qin Y,Vanden Hoek TL.Caspase dependent cytochrome crelease and cell deat h in chick cardiomyocytes af ter simulated ischemiareperfusion[J].Am J Physiol Heart CircPhysiol,2004,286(6):2 280-2 286.

12　刘欣,赵秀兰,等.糖尿病大鼠心肌细胞凋亡及凋亡相关蛋白表达研究[J].中国心血管杂志,2005,10(1):4-7.

13　吴建宇,唐凤华,等.灵芝孢子粉对糖尿病大鼠心肌细胞 Bax、Bcl-2 基因表达影响[J].海峡医药,2007,19(9):19-21.

14　Thompson EW.St ructural manifestions of diabetic cardiomyopathy in the rat andit s reversal by insulin treatment[J].Am J Anat,1988,182:270-282.

15　葛敏,刘彤,等.绞股蓝总苷对糖尿病心肌病大鼠心脏功能的影响[J].沈阳药科大学学报,2007,24(60):355-359.

16　符丽娟,王洪新,等.氨基胍对糖尿病大鼠心脏功能及心肌超微结构的影响[J].中国临床药理学与治疗学,2004,9(9):1 037-1 040.

17　吴以岭,"脉络-血管系统病"新概念及其治疗探讨[J].疑难病杂志,2005,4(5):285-287.

# 临床研究

# 参松养心胶囊对心律失常的整合调节作用

浦介麟

中国医学科学院阜外心血管病医院

【摘要】 本文结合心律失常的药物治疗进展,分析当前西药治疗心律失常的难点和窘境,结合参松养心胶囊对于快速性和缓慢性心律失常的良好治疗作用,分析了整合调节治疗心律失常的重要意义,探讨了中药在抗心律失常治疗方面的优势和特点。

【关键词】 心律失常;参松养心胶囊;整合调节

The integrated regulation effect of Shensongyangxin capsule on arrhythmia  *PU Jie-lin . Fuwai Cardiovascular Disease Hospital , Chinese Academy of Medical Science , Beijing   100037 , China*

【Abstract】 This article , combinning the medicine therapy progress of arrhythmia , analysising the difficult and dilemma of current western medicine treatment for arrhythmia , combinning with the good treatment of Shensongyangxin capsule for the rapid and slow arrhythmia , analysis the importance of integrated regulation for the therapy of arrhythmia , and discuss the advantages and characteristics of traditional Chinese medicine in the treatment of arrhythmic .

【Key words】 Arrhythmia ; Shensongyangxin capsule ; Integred regulation

## 1 概 述

恶性室性心律失常可以致死,治疗的方法不外乎药物治疗和器械治疗,就目前的科学技术,根治性射频消融仅限于非器质性心脏病者有效;而恶性心律失常绝大多数源于结构和/或遗传基因的病因,对这类心律失常,射频消融无法避免其复发,ICD 治疗仅限于防止心律失常引发的猝死而无法抑制心律失常的发作。因而,对恶性心律失常的有效药物治疗方案仍是临床追求的目标。

由于早期的抗心律失常药物评价基于正常动物的心脏,以此获得的结果照搬到人类心脏,偏差很大。上世纪 70 年代的追求目标是寻找耐受性好的抗心律失常药,80 年代发展起来了耐受性好、治疗早搏十分有效的钠通道阻滞剂。然而一个 1989 年提前终止的心律失常抑制试验(cardiac arryhthmia suppression trial , CAST),给当时的钠通道阻滞剂几乎致命的打击。因为该试验发现使用钠通道阻滞剂使心肌梗死患者病死率增加 2 ~3 倍。后来被人们所熟知为"抗心律失常药的促心律失常作用"。在 CAST 试验中所检验的只是钠通道阻滞剂,其增加猝死风险的原因可能是该药诱发心肌传导减慢及其通道阻滞程度的不均一性,增加了复极离散。因此,钠通道阻滞剂在器质性心脏病中几乎丧失了治疗的地位。

在钠通道阻滞剂因增加猝死风险而暗然失色之后,人们企图以增加心肌不应期为目标来开发新药。由 KCNH2 编码的心脏快速激活延迟整流钾电流通道($I_{kr}$)就是很好的靶点,该电流是心肌复极的主要电流,抑制之将延迟心肌复极,使动作电位时程和不应期延长。这样,$I_{kr}$ 通道阻滞剂的临床使用同样出现了促心律失常作用,表现为多形性室速或称"尖端扭转性室速",与安慰剂相比,$I_{kr}$ 通道阻滞剂并没有降低死亡率,因而也没有达到意想的地位。

显然,一概阻滞某一离子通道的药物临床效果并不理想,理论上只有抑制病态通道电流才可能是理想的抗心律失常药,即该电流在正常心脏不存在的或者很小,它的出现是心律失常发生真正的根源或者说是电学基质。然而,这样的抗心律失常药还只是在研发之中。因此,多离子通道阻滞剂(如胺碘碘),能一定程度上减小心肌的电学离散,促心律失常作用较小,尽管其明显的心外不良作用,仍然是目前临床上治疗恶性心律失常惟一较为安全的药物。

基金项目:国家重点基础研究发展计划(国家 973 计划)项目(No.2005CB523310)

非离子通道阻滞剂能明显抑制恶性心律失常减少死亡率的认识是近年来在心律失常治疗领域的一大进步,它最早是从 β 受体阻滞剂在抗心律失常作用中得到的认识和启发,近年发现其他非离子通道阻滞剂诸如血管紧张素转化酶抑制剂,血管紧张素受体拮抗剂,HMG－CoA 还原酶抑制剂(他汀类)等。这一类药可能成为新的热点。不得不提的是,鉴于上述观点,中医药的发掘,药方优化组合、纯化工艺提高,可望达到多离子通道阻滞和非离子通道调节的综合效果,创造出更合理的新药。这是中医药事业发展的新方向。

## 2　心律失常发生的细胞电生理学机制

心律失常的发生无外乎心肌细胞本身电学异常或细胞与细胞间的传导异常。前者与自律性异常相关的心律失常有关,往往是细胞内钙离子平衡失调,可以表现为自发冲动而致的心动过速或者有时需要一个触发激动而诱发心动过速,这个触发激动可发生在心率较慢时(如长 QT 间期综合征)或者较快时(如儿茶酚胺性多形性室性心动过速),后者则与“折返”形成相关。折返可发生在局部心肌细胞(称为“微折返”),它与心房、心室颤动有关;也可发生在大块心肌和整个心室或心脏(称为“大折返”)。如果这种折返途径衡定(如预激综合征)就能行射频消融治疗。如果折返途径不衡定(如心室颤动),就需要用药物来改变折返环路的电生理学特性,终止颤动。值得提出的是,心电学的不均一性也是心律失常发生的电学基础。它更容易发生在有基础疾病的心脏(如心脏扩大,心肌肥厚),可以发生在组织结构正常的心脏。基因异常,药物作用,心搏频率甚至温度都对心电学的不均一性有影响,促成心律失常的发生。

“心律失常易感心脏”是指心脏内存在心律失常发生的基质。这些包括:解剖性折返,心肌内疤痕,纤维化、心律失常综合征相关单基因异常;心律失常的触发因素包括:肾上腺素能神经兴奋、急性心肌缺血发作、室壁张力增强、使用致心律失常药物等。“心肌的重塑”指的是心脏病的存在或者心律失常本身诱发心肌的重塑,使心律失常更容易发生。这样,预防或逆转心肌的重塑成为抗心律失常药物治疗的靶点。快速心室激动早期可导致钙离子通道等蛋白表达下降,后期可引起心力衰竭,心肌梗死边缘区的心肌肥厚也是心肌重塑的表现,使心肌更倾向于发生心律失常。

## 3　非离子通道阻滞剂的抗心律失常作用及其机制

心脏的机械牵张、炎性反应、氧化应激,心房肌细胞代谢,细胞外基质的重塑和纤维化等参与了心律失常的发生过程,并成为心律失常药物治疗的新靶点。非离子通道阻滞剂包括 β 受体阻滞剂、他汀类药物、血管紧张素转换酶抑制剂/血管紧张素受体拮抗剂、多聚不饱和脂肪酸类药物,加速细胞间电传导的药物等。这些药物的抗心律失常作用基于对参与心肌细胞电学和结构重塑的受体和细胞信号转导途径的干预,由于这些药物不直接阻滞离子通道,无致心律失常的不良作用。

3.1　β 受体阻滞剂在心律失常治疗中的地位　β 受体阻滞剂治疗心血管疾病的作用机制是多方面的:(1)防止儿茶酚胺的心脏毒性作用;(2)抗肾素-血管紧张素-醛固酮系统的不良作用;(3)抗心肌缺血作用;(4)改善心脏功能,减轻和逆转心肌细胞重塑;(5)降低血压,减轻心脏后负荷,调节交感/迷走神经系统的兴奋性;(6)抗凝血、抗血小板聚集作用;(7)抗动脉粥样硬化作用,降低心肌氧化应激等;(8)防止缺血引起的心肌细胞电活动不均一性增加、传导下降、心肌细胞之间的信号传递性能下降等潜在的致心律失常作用。因此,β 受体阻滞剂能达到其他抗心律失常药物不能达到的效果。β 受体阻滞剂能够逆转交感神经激活对离子通道的作用,减少 $Ca^{2+}$、$Na^+$ 的内流,减少 $K^+$ 的外流,由于离子通道作用广泛,使其兼有三类抗心律失常药的作用,对多种原因引起的心律失常都具有治疗作用。

β 受体阻滞剂的抗心律失常作用已被多个大型临床实验和荟萃分析证实,最新的研究显示,收缩功能不全的心力衰竭患者使用 β 受体阻滞剂可以有效预防房颤的发生;术后应用 β 受体阻滞剂则能够显著降低手术诱发房颤和房扑的风险;美国和欧洲心脏协会(AHA/ESC)2004 年房颤治疗指南将 β 受体阻滞剂推荐为预防术后房颤的首选药物。此外,初发房颤用药物或电转复后长期小剂量用 β 受体阻滞剂易于维持窦性节律;服用 β 受体阻滞剂的房颤患者电转复的成功率也比较高。对于已发生房颤的患者,β 受体阻滞剂和钙离子拮抗剂联用以控制心室率。

3.2　他汀类药物的抗心律失常作用　动物实验证实了他汀类药物降脂之外的心血管效应:他汀类药物具有抗炎、抗氧化、抗纤维化、调节基质金属蛋白酶活性的作用,以及通过激活过氧化物酶体激活受体产生的代谢保护作用对折返维持的心律失常有一定的治疗作用。他汀类药物对心脏电生理、结构、自主神经及代谢都有一定程度的影响,这些效应能够改善心肌的重塑,消除心律失常发生的条件,从而发挥抗心律失常的作用。

3.2.1　他汀类药物预防心房颤动的作用:25%～40%的房颤发生与心房的炎性反应有关,尤其是术后房颤。而房性快速型心律失常的维持也常常与心房炎性瘢痕形成有关。他汀类药物可能通过抗炎作用抑制房颤引发的心房重构而延缓房颤的进展。多个小规模的观察性研究和大型回顾性分析提供了大量他汀类药物预防房颤发生的临床证据,表明他汀类药物的抗炎作用可能是预防房颤发生最主要的机制。

3.2.2　他汀类药物预防室性心律失常的作用:近年来,多个大型的临床试验证实他汀类药物降脂之外的心血管效应之一就是降低心力衰竭患者房性和室性心律失常的发生率,因而能够降低心力衰竭患者发生恶性心律失常和猝死的风险。Vyas等证实他汀类药物能降低冠心病埋藏式心律转复除颤器植入术后患者室速/室颤或心脏猝死的发生风险;Fonarow等证实早期他汀类药物的使用可以降低急性心肌梗死患者心源性休克、心律失常、心脏猝死、心脏破裂的发生率,提示他汀类药物可能减少恶性室性心律失常的发生;Lorenz等证实他汀类药物可降低非ST段抬高型心肌梗死后非持续性室速患者的病死率。因此,心力衰竭患者早期应用他汀类药物对于减少室性心律失常的发生是有益的。

3.3　ACEI/ARBs的抗心律失常作用　肾素—血管紧张素—醛固酮系统的持续激活对心血管系统具有很大的危害,不仅可以导致心脏重构,也可能导致各种类型的心律失常,尤其在房颤发生及发展过程中起重要作用。ACEIs和ARBs具有全面的心脏保护作用,目前已经成为一种新型的抗心律失常药物,在房颤的治疗中逐渐受到重视,ACEIs或ARBs不仅能有效预防新发房颤,而且有利于房颤转复的患者窦性节律的维持,但对于已经发生房颤的患者,ACEIs或ARBs不能直接使患者转复窦性节律。

　　ACEIs和ARBs的抗心律失常机制可能有以下方面:(1)血管紧张素Ⅱ增加心房压力,心房牵张可导致心房不应期缩短和心房内传导时间延长,从而增加房性快速型心律失常的发生率。ACEIs通过降低血管紧张素Ⅱ的水平降低心房牵张,ACEIs还可以直接降低心房的压力,从而有效预防房颤的发生;(2)血管紧张素Ⅱ具有直接促进心脏电重构的作用,ACEIs和ARBs通过阻断血管紧张素Ⅱ防止心房电重构的发生,从而预防房颤的发生;(3)在大鼠试验中发现,血管紧张素Ⅱ显著增加心房和心室肌细胞的钙超载,心房肌细胞的血管紧张素Ⅱ受体多于心室肌细胞。因此,血管紧张素Ⅱ在房性心律失常和室性再灌注心律失常的发生过程中扮演了重要角色。ACEIs和ARBs阻断血管紧张素Ⅱ有效防止这类心律失常的发生;(4)房性早搏在阵发性和慢性房颤发生的过程中起了重要作用,Holter监测表明房颤发生前多伴有房性早搏的发生。ACEIs能够减少左室功能不全和心力衰竭患者的房性早搏,从而降低心力衰竭患者发生房昌的危险,ACEIs能够延长阵发性房颤向持续性房颤的转变时间,有利于房颤的转复。(5)血管紧张素Ⅱ促进纤维化,导致心肌纤维增生,降低胶原酶的活性,使心肌的顺应性下降,这些改变为折返性心律失常的发生提供了条件。ACEIs和ARBs阻断血管紧张素Ⅱ的作用,在一定程度上逆转心脏重构,降低心律失常发生机率;(6)ACEIs能够抑制血管紧张素Ⅱ激活的心肌细胞外信号转导途径,减轻心脏的电生理异常,从而发挥抗心律失常的作用。

　　ACEIs或ARBs的抗心律失常作用尤其是预防房颤的循证医学证据已经比较充分,SOLVD、Val-HeFT、CHARM、TRACE、LIFE等大型回顾性分析或临床试验部分证实了ACEIs或ARBs预防房颤发生的积极作用;Jibrini等对来自世界各地包括55 971人的11个随机、平行对照临床试验进行荟萃分析后发现,ACEIs或ARBs使高血压病和心肌梗死患者发生房颤的风险分别降低23%和11%;而ACEIs或ARBs非常显著的降低电复律房颤患者和心力衰竭患者房颤发生的风险(RR值分别为0.491和0.684)。近期的两个荟萃分析也显示应用ACEIs或ARBs能够降低约50%新发房颤的风险,但术后应用ACEIs或ARBs房颤的发生没有显著降低。关于ACEIs或ARBs对房颤及其他抗心律失常的预防作用有待于进一步研究证实。

## 4　心律失常治疗的整合调节是中医药发展的方向

　　整合调节的概念原本就存在于中医辨证论治中,在络病理论指导下研究创新的中药参松养心胶囊,经过处方的优化组合、纯化工艺的提高,达到了多离子通道阻滞和非离子通道整合调节的综合效果。西医对心律失常的治疗尚无整合调节的概念,而对于心律失常的治疗应该对疾病、患者、治疗手段进行综合考虑,综合治疗心律失常的触发因素和发生基质。

　　参松养心胶囊抑制多种心脏离子通道的作用与胺碘酮类似。采用全细胞膜片钳记录技术,探讨参松养心胶囊干粉提取溶液对大鼠心室肌动作电位的影响。结果显示,0.5%参松养心药物溶液抑制 $I_{Na}$ 电流—具有

Ⅰ类抗心律失常药的作用;抑制 $I_{Ca}$ ,L电流—具有Ⅳ类抗心律失常药的作用;阻滞 $I_K$ 电流—具有Ⅲ类抗心律失常药的作用;阻滞 $I_{Kto}$ 电流—具有奎尼丁样调节作用;阻滞 $I_{K1}$ 电流—具有抑制心肌细胞自动除极作用。

以岭药业汇集全国20多家医院由南京医科大学曹克将教授、北京阜外医院浦介麟教授和北京朝阳医院杨新春教授牵头进行了全方位参松养心胶囊的抗心律失常随机双盲对照研究,发现参松养心胶囊治疗室性早搏优于美西律,而且研究结果提示参松养心胶囊不仅能治疗早搏,同时能很好地改善临床症状。参松养心胶囊有效治疗缓慢性心律失常显著提高平均心率每分钟7次。参松养心胶囊预防阵发房颤的有效率同心律平,有效率分别为(58%对62%)。

因此,参松养心胶囊是一种具有广泛抗心律失常谱的安全有效的多离子通道阻滞的复方中药制剂。

# 通心络胶囊对短暂性脑缺血发作患者血浆溶血磷脂酸含量变化的影响

刘南海  黄晓峰  彭文杰  刘春棋  江丽霞

赣南医学院第一附属医院(赣州,341000)

【摘要】 目的  探讨 LPA 在 TIA 发生过程中的作用和通心络对其血浆 LPA 含量的影响,及通心络在 TIA 治疗中的作用及其机制。方法  选取经临床和辅助检查的 TIA 患者 92 例,随机分为通心络胶囊治疗组、阿司匹林治疗组、合用通心络胶囊及阿司匹林治疗组 3 组。全部患者于发病 24 h 内及治疗 1 个月结束时测定血浆 LPA 含量。观察通心络胶囊对 TIA 患者血浆 LPA 含量变化的影响,并随访 6 个月内 TIA 发作频次和出血性并发症的发生率。结果  3 组患者治疗后较治疗前血浆 LPA 含量均明显降低( $P < 0.01$ ),以合用治疗组最为显著。合用治疗组 TIA 发作频次较通心络胶囊治疗组、阿司匹林治疗组低( $P < 0.05$ );3 组患者出血并发症发生率极低。结论  TIA 患者血浆 LPA 增高明显,通心络与阿司匹林均可显著将之并可减少 TIA 发作,二者合用效果更佳。

【关键词】 脑缺血,暂时性;溶血磷脂素类;通心络胶囊;阿司匹林

**Effect of Tongxinluo capsule on LPA contents in plasma in patients with transient ischemia attack**  *LIU Nan-hai*, *HUANG Xiao-feng*, *PENG Wen-jie*, *et al*. *First Hospital Affiliated to Gannan Medical College*, *Jiangxi*, *Gannan*  341000, *China*

【Abstract】 Objective  To evaluate the effect of Tongxinluo capsule on LPA contents in plasma in patients with transient ischemia attack (TIA), and mechanism of treating transient cerebral ischemia. **Methods**  92 patients with TIA were randomly divided into Tongxinluo capsule treatment group, aspirin treatment group, combination of Tongxinluo capsule and aspirin treatment group. LPA in plasma in patients were measured in 24hrs of attack and a month after treatment. Frequency of attack and incidence rate of hemorrhagic complication was followed up within six months. **Results**  LPA contents in three groups were significantly decreased in comparison with those pretreatment ( $P < 0.01$ ). The effect of combination of Tongxinluo capsule and aspirin treatment group was the best. Frequency of attack in combination of Tongxinluo capsule and aspirin treatment group was less than those in Tongxinluo capsule treatment group, aspirin treatment group ( $P < 0.05$ ). Incidence rate of hemorrhagic complication was extremely low in three groups. **Conclusion**  LPA in plasma in patients with TIA was obvious higher; Tongxinluo capsule and aspirin can decrease attack of TIA, combination of and aspirin has better effect.

【Key words】  Cerebral ischemia, transient; Lysophospholipid; Tongxinluo capsule; Aspirin

目前认为微栓塞和血流动力学改变是短暂性脑缺血发(transient ischemic attack, TIA)发病的主要机制。溶血磷脂酸(lysophosphatidic acid, LPA)是一个有 1-脂酰-甘油-3-磷酸形式的分子家族,在缺血性脑血管病的发生中起了重要的作用[1]。通心络胶囊是根据中医络病理论研制而成的中药复方制剂,具有益气活血、通络止痛等功效[2]。近年来的研究表明,通心络可以扩张血管、改善血液循环、降血脂、抗凝、抑制血小板聚集和粘附,具有较好的治疗缺血性心脑血管疾病的作用。本研究通过观测通心络胶囊对 TIA 的治疗作用及其对患者血浆 LPA 的影响,进一步探讨在通心络在 TIA 治疗中的作用及其机制,LPA 在预防缺血性脑血管病发生过程中的作用。

## 1 资料与方法

1.1 临床资料  选自 2004 年 9 月—2007 年 9 月在我院神经内科门诊或住院的 TIA 患者共 92 例,全部病例均符合第四届全国脑血管病学术会议制定的诊断标准,经头颅 CT 或磁共振成像进一步确诊,并排除心房颤动、先天性心脏病、冠心病等。所有病例随机分为通心络胶囊治疗组、阿司匹林治疗组、合用治疗组(同时予通心络胶囊和阿司匹林治疗)3 组。其中通心络胶囊治疗组 31 例,其中男 17 例、女 14 例,平均年龄(59.2 ± 7.4)岁,阿司匹林治疗组 31 例,其中男 16 例,女 15 例,平均年龄(58.5 ± 6.9)岁;合用治疗组 30 例,其中男 16 例,女 13 例,平均年龄(59.4 ± 8.6)岁。3 组病例在年龄、性别、TIA 发作类型上经统计学处理,差异无显著性

意义( $P > 0.05$ ),具有可比性。

1.2 方法 3组患者在治疗期间均进行常规降血压、降血脂、降血糖治疗,不使用其他抗血小板、抗凝治疗及其他活血化瘀的中成药。通心络组同时加服用通心络胶囊,每次 4 粒,每天 3 次,连续服药 8 周。在阿司匹林组同时加服阿司匹林肠溶片,每次 100 mg,每天 1 次,连续服药 8 周。合用组同时加服用通心络胶囊,每次 4 粒,每天 3 次,阿司匹林肠溶片,每次 100 mg,每天 1 次,连续服药 8 周。全部病例均分别于发病 24 小时内及治疗达 1 个月时空腹采取静脉血 4 ml,置于抗凝管中,于 30 min 内离心分离出血浆,LPA 测定套装试剂盒购自北京泰福仕科技开发公司,参照试剂盒说明操作。随访全部患者 6 个月内 TIA 发作的频次(以 TIA 发作的例数和次数之和计算)及出血并发症例数(包括脑出血、牙龈出血、消化道出血)。

1.3 统计学方法 采用 SPSS 11.0 软件进行统计分析,计数资料以率表示,行卡方检验;计量资料以均数 ± 标准差( $\bar{x} \pm s$ )表示,组内采用 $t$ 检验,组间比较采用团体 $t$ 检验, $P < 0.05$ 为差异有显著性意义。

## 2 结 果

2.1 治疗前后 3 组患者血浆 LPA 含量的比较 3 组患者治疗后血浆 LPA 含量较治疗前均明显降低,差异有显著性意义( $P < 0.01$ )。组间比较:合用治疗组血浆 LPA 含量降低最为明显,其次为通心络胶囊治疗组。合用治疗组与通心络胶囊治疗组、阿司匹林治疗组比较差异有显著性意义( $P < 0.05$ ),通心络胶囊治疗组与阿司匹林治疗组比较差异无显著性意义( $P > 0.05$ ),见表 1。

表 1 治疗前后 3 组患者血浆 LPA 含量的比较 ( $\bar{x} \pm s$ , $\mu mol/L$ )

| 组别 | 例数 | 治疗前 | 治疗后 |
| --- | --- | --- | --- |
| 通心络治疗组 | 31 | 4.91 ± 0.92 | 2.56 ± 1.03* |
| 阿司匹林治疗组 | 31 | 4.55 ± 0.98 | 2.49 ± 0.99* |
| 合用治疗组 | 30 | 4.67 ± 0.94 | 1.52 ± 0.85*# |

注:与治疗前比较, * $P < 0.01$ ;与通心络治疗组、阿司匹林治疗组比较, # $P < 0.05$

2.2 治疗后 3 组患者 TIA 发作频次比较 TIA 发作频次通心络治疗组 13 例次,阿司匹林治疗组 17 例次,合用治疗组 7 例次。合用治疗组 TIA 发作频次较通心络治疗组、阿司匹林组治疗低,差异有显著性意义( $P < 0.05$ ),通心络治疗组与阿司匹林治疗组比较差异无显著性意义( $P > 0.05$ )。

2.3 治疗后 3 组患者出血并发症的比较 3 组患者中仅阿司匹林治疗组发生牙龈出血 1 例,未发生脑出血及消化道出血。

## 3 讨 论

随着人们生活水平的提高和生活方式的改变,近十几年来缺血性脑血管病——脑梗死的发病率越来越高,而 TIA 作为脑梗死的警告信号给我们应对脑梗死的发生起了相当积极的作用。LPA 主要是由活化的血小板产生[1,3],在低密度脂蛋白轻度氧化成为氧化低密度脂蛋白的过程中也可以产生溶血磷脂酸。LPA 有加速动脉粥样硬化、增加血管内皮细胞的通透性、诱导血管平滑肌细胞迁移、增殖,导致血管形态的重塑等功能,从而促进脑梗死的发生[3]。近年来的研究发现,TIA 发病时,血浆 LPA 的含量明显增高。LPA 由活化的血小板及轻度氧化的低密度脂蛋白(ox-LDL)产生后,反过来又能激活血小板诱导血小板的聚集和黏附,形成正反馈效应,促进血栓形成。目前很多学者认为 LPA 可以作为血栓形成前的一种标志物,表明血栓形成的启动和发生[4-6]。

长期反复发作的 TIA 多数是由于动脉粥样硬化斑块的不稳定,频繁破裂,从而导致反复微栓子的形成与溶解。检测其血浆 LPA 含量往往增高明显。本研究发现 TIA 发作时血浆 LPA 含量明显增高,通过口服通心络胶囊和(或)阿司匹林干预治疗,发现通心络和阿司匹林均可以减少 TIA 的发作,同时血浆 LPA 含量显著降低,且二者合用时效果更佳。通心络胶囊减少 TIA 的发作,防止脑血栓形成与其抗凝、降血脂、抑制血小板聚集和黏附作用有关[7]。至于通心络胶囊是否有类似 LPA 抑制剂的作用,直接减少、抑制 LPA 在血栓形成过程中的作用,还有待于进一步研究来证实。合用通心络胶囊、阿司匹林片优于单用通心络胶囊或阿司匹林片,其原因我们认为可能是通心络胶囊对阿司匹林抵抗的 TIA 患者治疗有效。3 组出血并发症的发生率极低,表明临床应用较为安全。如果该结果能够得到大样本研究的支持,则可以主张合用通心络胶囊和阿司匹林来防治缺血性脑血管病。

## 参考文献

1　Karliner JS. Lysophospholipids and the cardiovascular system[J]. Biochim Biophys Acta, 2002, 1582(1-3): 216-21.

2　吴以岭. 络病学[M]. 北京: 中国科学技术出版社, 2004.

3　Lynch KR, Macdonald TL. Structure-activity relationships of lysophosphatidic acid analogs[J]. Biochim Biophys Acta, 2002, 1582(1-3): 289-94.

4　刘南海, 朱祖余, 曾繁银, 等. 溶血磷脂酸在缺血性脑血管病早期诊断和治疗中的价值[J]. 临床荟萃, 2004, 19(17): 979-981.

5　Siess W, Zangl KJ, Essler M, et al. Lysophosphatidic acid mediates the rapid activation of platelets and endothelial cells by mildly oxidized low density lipoprotein and accumulates in human atherosclerotic lesions[J]. Proc Natl Acad Sci U S A, 1999, 96(12): 6931-6.

6　Rother E, Brandl R, Baker DL, et al. Subtype-selective antagonists of lysophosphatidic Acid receptors inhibit platelet activation triggered by the lipid core of atherosclerotic plaques[J]. Circulation, 2003, 108(6): 741-7.

7　杨春娟. 通心络对不稳定性心绞痛患者血脂影响的临床观察[J]. 中国中西医结合急救杂志, 2004(11): 238.

# 通心络对不稳定型心绞痛患者 VEGF 和 ET-1 水平的影响

陆竞秋

安徽合肥市公安局安康医院(合肥,230032)

【摘要】 目的　探讨通心络治疗动脉粥样硬化的机制。方法　80 例不稳定型心绞痛患者随机分为常规治疗组(未服用通心络及任何调脂药物,40 例)和通心络组(760 mg,3 次/d,40 例),测定治疗前及治疗后 14 d 患者血清血管内皮生长因子(VEGF)和内皮素(ET)水平的变化。结果　通心络组患者治疗后 14 d 血清 ET、VEGF 水平与治疗前比较,差异有统计学意义( $P < 0.01$ );治疗后 2 组比较,差异有统计学意义( $P < 0.01$ )。结论　短期通心络治疗可明显降低不稳定型心绞痛患者血清 ET 和 VEGF 水平,并可改善斑块稳定性及达到抗动脉粥样硬化的作用。

【关键词】 心绞痛,不稳定型;血管内皮生长因子;药物治疗

Effect of Tongxinluo on serum endothelin and vascular endothelial growth factor level in patients with unstable angina pectoris　*LU Jing-qiu . Ankang Hospital of the Public Security bureau of Hefei City . Anhui Province , Hefei　230032 , China*

【Abstract】 Objective　To observe the influence of Tongxinluo on serum VEGF level in patients with unstable angina pectoris. Methods　80 patients with unstable angina pectoris were randomized to Tongxinluo group(760 mg, Tid, $n = 40$ )and control group(no lipid-lowering drugs, $n = 40$ ). Serum levels of ET and VEGF were detected before and after treatment. Results　Serum levels of ET and VEGF were significantly decreased by Tongxinluo( $P < 0.01$ ). Conclusion　Tongxinluo decreased serum level of ET and VEGF in patients with unstable angina pectoris, whereas it may benefit to atherosclerotic plaque stabilization .

【Key words】　Angina, unstable; Vascular endothelial growth factor; Drag therapy

血管内皮细胞功能障碍与冠心病发生、发展密切相关。血管内皮生长因子(VEGF)和内皮素(ET-1)与血管新生包括斑块内血管新生密切相关[1]。因此,在发生急性冠状动脉综合征过程中,血清内皮素(ET)和血清 VEGF 水平的变化对于判断急性冠状动脉综合征的发展、预后以及药物疗效具有一定的指示作用。本研究选取此类患者接受通心络短期治疗,观察治疗前后血浆 ET-1、血清 VEGF 水平的变化,以探讨通心络抗动脉粥样硬化的机制。

## 1　资料与方法

1.1　研究对象　2005 年 1 月—2007 年 12 月,在我院住院的部分不稳定型心绞痛患者 80 例,均符合不稳定型心绞痛诊断标准:近 48 h 内有静息或自发性心绞痛发作至少 1 次,但无心肌坏死的心肌酶谱改变,同时伴有心电图 ST 段压低或 T 波改变。研究对象排除标准:WHO-ISH 血压分类在 2 级(中度)或以上的高血压,肿瘤,肝脏疾病,严重感染性疾病,自身免疫性疾病,外周动脉粥样硬化性疾病,近半年无重大外伤手术史。所有患者在入院前 2 个月内未服用任何调脂药物,入院次日晨抽血检查后随机分为 2 组:常规治疗组 40 例,通心络组 40 例。常规治疗组女性、吸烟者和高血压及冠心病家族史的比例略多于通心络组,但差异均无统计学意义( $P > 0.05$ ),见表 1。

表 1　2 组患者一般资料比较

| 组　别 | 例数 | 性别(男/女) | 年龄(岁) | 吸烟史(%) | 高血压及冠心病家族史(%) |
|---|---|---|---|---|---|
| 常规治疗组 | 40 | 23/17 | 66 ± 6 | 42.1 | 23.6 |
| 通心络组 | 40 | 22/18 | 65 ± 7 | 43.6 | 20.1 |

1.2　治疗方法　常规治疗组患者予常规药物治疗,未服用任何调脂药物;通心络组患者予常规药物治疗加通心络胶囊 760 mg,3 次/d。所有研究对象治疗前及治疗后 14 d 抽血检查 ET 及 VEGF 水平。

1.3　检测指标　ET 采用放免法,VEGF 的测定采用酶联免疫吸附法(ELISA),试剂盒由美国 R&D System 公

司提供,其检测灵敏度为 15 ng/L,测定重复性好,变异系数 < 9.5%。

**1.3 统计学处理** 应用 SAS 统计软件包进行统计分析,各统计指标均进行正态性检验,正态分布计量资料以均数 ± 标准差($\bar{x} \pm s$)表示,治疗前后及组间比较采用 $t$ 检验。计数资料比较采用 $\chi^2$ 检验,$P < 0.05$ 为差异有统计学意义。

## 2 结 果

**2.1 血清 ET、VEGF 水平比较** 2 组治疗后均较治疗前降低,且通心络组降低更明显($P$ 均 < 0.01)。见表2。

**表2 2组患者治疗前后血清 ET VEGF 水平比较** ($\bar{x} \pm s$,ng/ml)

| 组 别 | 例数 | ET | | VEGF | |
|---|---|---|---|---|---|
| | | 治疗前 | 治疗后 | 治疗前 | 治疗后 |
| 常规治疗组 | 40 | 124 ± 8 | 103 ± 13* | 250 ± 117 | 230 ± 89* |
| 通心络组 | 40 | 120 ± 9 | 78 ± 13*# | 290 ± 114 | 177 ± 35*# |

注:与治疗前比较,* $P < 0.01$;与常规治疗组比较,# $P < 0.01$

**2.2 不良反应** 所有入选者均完成试验,通心络组 3 例出现胃肠道反应,但肝肾功能均为正常水平,常规治疗组无不良反应出现。

## 3 讨 论

动脉粥样硬化斑块破裂伴血小板凝集致使管腔闭塞的血栓形成是不稳定型心绞痛的特征,但冠脉收缩在不稳定型心绞痛的发病机制中也起重要作用。血栓形成和血小板凝集生成的物质可诱发冠脉收缩,而内皮细胞扩张血管功能受损也参与冠脉收缩[2]。

血管内皮细胞的标志性物质主要有:一氧化氮(NO)、PGI₂、内皮素(ET)、t-PA、PAI-I、vWF、血管紧张素转化酶(ACE)、循环内皮(CEC)、抗内皮细胞抗体(AECA)与抗心肌抗体(AMA)等。内皮细胞产生的缩血管因子和舒血管因子之间的平衡,是内皮细胞功能正常的标志,内皮细胞功能障碍即失去了这种平衡,其中最主要的是内皮依赖性血管舒张功能异常。

通心络胶囊是在中医络病理论指导下的通络方剂。主要成分为人参、水蛭、全蝎、土鳖虫、蜈蚣、蝉蜕、赤芍、冰片等,具有益气活血、通络止痛之功效。临床研究显示有解除冠脉痉挛、保护和改善内皮细胞功能的疗效。通心络治疗组治疗后患者血清 ET、VEGF 水平显著下降,与治疗前比较差异显著($P$ 均 < 0.01),与对照组比较差异显著($P < 0.01$)。提示通心络可较好改善冠心病心绞痛患者的内皮功能,与文献报道相符[3]。

本结果显示不稳定型心绞痛患者短期服用通心络后血清 VEGF 水平显著下降,提示通心络可能有一定的改善斑块稳定性的作用,这与部分药物如他汀类对 VEGF 水平影响所报道结果是类似的。中药对细胞黏附分子等炎性因子有显著的抑制作用,因此中西医结合治疗动脉粥样硬化等慢性炎性疾病的思路正越来越受到关注。

有研究报道[4] ET、VEGF 可促进心肌内血管新生,改善缺血心肌灌注。但是,由于组织学分型中 IV 级以上的粥样斑块更易于导致急性冠状动脉综合征,所以从临床角度考虑增加斑块的稳定性可能较单纯促进侧支循环具有更重要的意义。通心络对急性冠状动脉综合征尤其是急性心肌梗死患者血清 VEGF、ET 水平的影响,以及中医络病理论在临床的运用,都需要今后进一步深入的研究。

**参考文献**

1 Bochkov VN,Philippova M,Oskolkova O,et al.Oxidized phospho-lipids stimulate angiogenesis via autocrine mechanisms,implicatinga novel role for lipid oxidation in the evolution of atherosclerotic le-sions[J].Circ Res,2006,99(8):900-908.

2 Yao JS,Shen F,Young WL,et al.Comparison of doxycycline andminocycline in the inhibition of VEGF-induced smooth muscle cellmigration[J].Neurochem-Int,2007,50(3):524-530.

3 王景明,孙奕.肾衰宁对系膜细胞产生细胞间黏附分子的影响[J].天津医药,2006,34(3):183-184.

4 吴以岭,游佳华,袁国强,等.通心络超微粉对高脂饮食兔胸主动脉 NA-κB、细胞间黏附分子 1 及血管细胞黏附分子 1 表达的影响[J].中华心血管病杂志,2007,35(3):271-274.

# 比索洛尔联合通心络治疗冠心病心绞痛61例疗效观察

窦红宇

北京市二龙路医院内科(北京,100032)

【摘要】 目的 探讨比索洛尔联合通心络治疗冠心病心绞痛的临床疗效。方法 将122例冠心病心绞痛患者随机分为治疗组61例,对照组61例。对照组给予硝酸酯类、他汀类降脂药及阿司匹林等常规治疗;治疗组在常规治疗的基础上加用通心络及比索洛尔。疗程6个月,观察治疗前后心绞痛发作次数、心绞痛分级、心电图ST-T变化及动态心电图的改善情况。结果 治疗组治疗后心绞痛改善总有效率明显优于对照组( $P < 0.05$ ),心电图及动态心电图改变亦优于对照组( $P < 0.05$ )。结论 比索洛尔和通心络联合用于冠心病心绞痛患者疗效提高。

【关键词】 比索洛尔;通心络;心绞痛

**Clinical observation of Tongxinluo capsule and bisoprolol on angina pectoris due to coronary heart disease** *DOU Hong-yu , Department of Interal Medicine , Erlonglu Hospital , Beijing 100032 , China*

【Abstract】 **Objective** To observe the clinical effect of Tongxinluo capsule and bisoprolol on angina pectoris due to coronary heart disease. **Methods** 122 patients were randomly divided into two groups. 61 patients in control group were routely given nitrosorbid , metoprolol and aspirin. 61 patients in treatment group were administrated Tongxinluo capsule and bisoprolol on the basis of routine treatment. The change of angina , electrocardiogram and total effective rate were observed before treatment and after half years in both groups. **Results** There was a significant difference between two groups( $P < 0.05$ ). In the total effective rate and changes of ECG. **Conclusion** Tongxinluo capsule and bisoprolol has definite effect on angina pectoris due to coronary at heart disease.

【Key words】 Bisoprolol ; Tongxinluo capsule ; Angina

目前 β 受体阻滞剂治疗冠心病心绞痛的疗效已得到公认。通心络胶囊是近年来心血管领域广泛应用的中成药制剂。我们用选择性 $β_1$ 受体阻断剂比索洛尔与通心络联合治疗冠心病心绞痛61例,疗效较好,现报告如下。

## 1 资料与方法

1.1 一般资料 收集我院 2005 年 5 月—2008 年 5 月门诊和住院的冠心病患者,从中选择符合 WHO 诊断标准 122 例冠心病心绞痛患者,其中男 68 例,女 54 例,年龄 45 ~ 75(66 ± 8)岁,病程 0.5 ~ 5 年。其中陈旧性心肌梗死 11 例,合并高血压 16 例,合并糖尿病 9 例,合并高脂血症 13 例。排除标准。(1)严重肝、肾、造血系统疾病;(2)精神病患者;(3)对所服药物过敏或因药物不良反应不能按规定服药者;(4)有 β 受体阻滞剂禁忌证者。

1.2 治疗方法 将 122 例患者按就诊或住院顺序随机分为 2 组,对照组给予硝酸酯类、他汀类降脂药及阿司匹林等常规治疗,治疗组在常规治疗的基础上加用比索洛尔(北京朗依制药有限公司出产,商品名为洛雅)2.5 ~ 5 mg 口服,每日 1 次;通心络胶囊口服,每次 3 粒,每日 3 次,疗程 6 个月。

1.3 观察指标 疗程前后行血尿常规、肝肾功能、电解质、血钙、心电图及动态心电图检查。观察 2 组患者心绞痛分级(治疗总有效率)、心电图及动态心电图 ST-T 改变。服药期间每周记录心绞痛发作次数、检测血压、心率、询问不良反应。

1.4 疗效判断标准 (1)心绞痛评定。按加拿大心脏病学会的劳力性心绞痛分级标准,改善 2 级及以上为显效,改善 1 级及以上为有效,无改善或加重为无效。(2)心电图评定。显效:静息心电图恢复正常。改善:静息心电图缺血性 ST 段下降,治疗后回升 1.5 mm 以上,或主要导联 T 波变浅达 50% 以上或 T 波由平坦转直立。无改变:静息心电图与治疗前基本相同。加重:静息心电图 ST 段较治疗前下降 ≥0.5 mm,主要导联倒置 T 波加深≥50%或直立 T 波变平坦,或平坦 T 波转为倒置。

**1.5 统计学方法** 采用 SPSS 11.0 统计学软件,计量数据以均数±标准差($\bar{x}\pm s$)表示,采用 $t$ 检验;计数资料以率表示,采用 $\chi^2$ 检验。$P<0.05$ 为差异具有显著性。

## 2 结 果

**2.1 心绞痛、心电图改善情况** 见表1。

表1 2组心绞痛分级比较 [例(%)]

| 组 别 | 例数 | 心绞痛疗效 | | | | 心电图疗效 | | | |
| --- | --- | --- | --- | --- | --- | --- | --- | --- | --- |
| | | 显效 | 有效 | 无效 | 总有效 | 显效 | 有效 | 无效 | 总有效率 |
| 治疗组 | 61 | 33(54.1) | 22(36.1) | 6(9.8) | 55(90.2)* | 20(32.8) | 34(55.7) | 7(11.5) | 54(88.5)* |
| 对照组 | 61 | 23(37.7) | 17(27.9) | 21(34.4) | 40(65.6) | 11(18.0) | 17(27.9) | 33(54.1) | 28(45.9) |

注:与对照组比较,* $P<0.05$

**2.2 动态心电图发作性 ST-T 改变** 治疗组治疗后,发作性 ST-T 改变平均发作频次下降、平均总持续时间和平均最长持续时间缩短。见表2。

表2 2组动态心电图发作性 ST-T 改变比较 ($\bar{x}\pm s$)

| 组 别 | | 平均发作频次(次) | 总持续时间(min) | 平均最长持续时间(min) |
| --- | --- | --- | --- | --- |
| 治疗组 | 治疗前 | 15.2±2.7 | 123.6±23.4 | 47.6±12.7 |
| ($n=61$) | 治疗后 | 5.8±2.3*# | 71.5±12.7*# | 23.5±13.4*# |
| 对照组 | 治疗前 | 14.6±4.3 | 118.9±22.6 | 46.3±11.9 |
| ($n=61$) | 治疗后 | 10.4±2.7 | 88.4±11.5 | 32.6±11.7 |

注:与治疗前比较,* $P<0.05$;与对照组治疗后比较,# $P<0.05$。

**2.3 不良反应** 治疗组未出献不良反应,对照组6例服药后面红、头昏,2组治疗前后血尿常规、肝肾功能及血清钾、钠、氯、钙均无异常变化。

## 3 讨 论

冠心病心绞痛是临床常见的心血管疾病,是指急性暂时性心肌缺氧引起的以发作性胸痛为主要表现的临床综合征。心电图主要表现为以 R 波为主的导联上 ST 段压低、T 波倒置或低平以及超急性期的 ST 段抬高等改变。动态心电图可表现为发作性 ST-T 改变。心电图和动态心电图可较客观地反映病情的发展及转归[1]。

目前缓解心绞痛的药物主要有硝酸酯类、β 受体阻滞剂、钙拮抗剂等。硝酸酯类药物如消心痛、硝酸甘油等,可促使血管壁产生一氧化氮(NO),直接松弛各种平滑肌,尤其是血管平滑肌,除直接扩张冠状动脉,增加冠脉血流量外,还可通过降低周围血管阻力,减少静脉回流,减少心肌收缩力和耗氧量,从而缓解心绞痛发作。其作用迅速有效,但长期应用易出现耐受现象致药效下降,且有面红、反应性心率增快和搏动性头痛等不良反应。普遍认为 β 受体阻滞剂能降低心血管病的病死率,改善心肌缺血,降低缺血性心脏病发作的危险性[2]。因此选用疗效确切的 β 受体阻滞剂及其他药物治疗顽固性心绞痛患者具有重要意义。比索洛尔属高选择性 $\beta_1$ 受体阻断剂,$\beta_1:\beta_2$ 为 75:1,无内在拟交感活性和膜稳定作用;主要通过减慢心率、改善心肌氧代谢、降低心肌耗氧量、提高运动耐量、使正常心肌和缺血心肌血流重新分配、降低血管内皮细胞的减切应力、改善血液湍流及降低血黏度等机制,减少冠状动脉粥样斑块破裂及血栓形成的危险性[3]。它能抑制或降低心肌对交感神经兴奋或儿茶酚胺的反应性,降低休息或活动时的心率和血压与心率乘积,通过负性变时/变力效应减少心肌耗氧量,并可改善缺血区供氧,抑制氧自由基的产生,减少内皮细胞的损失,阻止内皮细胞 NO 产量的下降,发挥抗心肌缺血缓解心绞痛作用,控制症状好,且无耐受现象。

中医认为,冠心病心绞痛病位在心之络脉,病机为心络郁滞、心络郁阻、心络绌急及络虚不荣等。各种研究显示,通心络胶囊具有活血化瘀、促进血管新生、抗炎、抗氧化及斑块稳定作用等。通心络胶囊选用益气药与虫类通络药相配伍,化瘀通络,搜风解痉,可明显缓解冠心病心绞痛、减少发作频率及发作持续时间、改善缺血心电图[4]。同时,通心络胶囊还具有调节血脂、改善血管内皮功能的作用[5]。据文献报道,通心络胶囊具有保护血管内皮、抑制血小板聚集、扩张冠状动脉、改善冠脉循环的作用[6]。同时还有改善缺血性 ST 段下移、降低总缺血负荷的作用[7]。

　　本临床观察结果显示,使用通心络联合比索洛尔治疗冠心病心绞痛,临床疗效(以心绞痛分级表示)确切,治疗组总有效率亦高于对照组( $P < 0.05$ ),心电图显效率和总有效率高于对照组( $P < 0.05$ ),动态心电图发作性 ST-T 改变的平均发作频次减少、平均总持续时间以及平均最长持续时间缩短,治疗后对照组与治疗组相比差异均有显著性( $P < 0.05$ )。提示两药合用治疗冠心病心绞痛疗效显著,该治疗方案值得推广。

**参考文献**

1　郭艺芳,Phyllis K,Stein,等.β-受体阻滞剂对血小板凝聚性近日节律的影响[J].中华心血管病杂志,2002,30(3):528-530.

2　邵晓坤,何建平.通心络联合倍他乐克治疗冠心病心绞痛的临床观察[J].医学文选,2005,12(6):912-913.

3　钱学贤,胡大一,李天德.现代冠心病监护治疗学[M].2版.北京:人民军医出版社,2003:108-110.

4　吴以岭.络病学[M].北京:中国科学技术出版社,2004:308-309.

5　张艳慧,吉梅,张艳玲,等.通心络胶囊对血脂异常患者内皮功能影响的临床研究[J].疑难病杂志,2005,4(2):92-93.

6　肖文良,戴华,姜志安,等.通心络胶囊对不稳定心绞痛患者 VonWillebrand 因子和纤维结合蛋白的影响[J].疑难病杂志,2002,1(2):69-70.

7　高素环,董仁寿.通心络胶囊治疗无症状心肌缺血的临床观察[J].疑难病杂志,2003,2(3):134-135.

# 冠心病介入术后炎性反应和血管内皮功能变化及通心络的干预作用

黎明江　杨新红　王跃龄　陈元秀　江洪

武汉大学医学院人民医院心内科(武汉,430060)

【摘要】 目的 观察冠心病心绞痛患者介入治疗后炎性因子和内皮功能变化及通心络的干预作用,并探讨其临床意义。方法 60 例入选患者接受 PCI 术后分为常规治疗组和常规治疗加通心络组,采用超声多普勒测量治疗前后肱动脉内皮舒张功能,并测定其 CRP,ICAM-1,IL-10 等炎性因子。结果 通心络组和对照组与健康人的血清各炎性因子比较,均有显著差异( $P < 0.01$ )。治疗组 ICAM-1、CRP 经治疗后下降,IL-10 升高( $P < 0.05$ )。与对照组比较,通心络组以上 3 种炎性因子改变更为显著( $P < 0.01$ 和 $P < 0.05$ )。通心络组治疗后 FMD 明显改善,且较对照组差异显著( $P$ 均 $< 0.01$ ),而 NMD 则只在通心络组中治疗后有改善,比对照组变化显著( $P < 0.05$ )。结论 冠心病患者血清炎性因子明显高于健康对照组,通心络可在常规治疗基础上更显著降低其炎性反应,且改善血管内皮功能。

【关键词】 冠心病;炎性因子;内皮功能;通心络

The changes of inflammatory reaction and blood vessel endothelium function after interventional therapy for coronary heart disease as well as the intervention effect of Tongxinluo  *LI Ming-jiang , YANG Xin-hong , WANG Yue-ling , et al . Department of Cardiology , People's Hospital of Medical Collage of Wuhan University , Hubei , Wuhan   430060 , China*

【Abstract】 **Objective** To observe the changes of inflammatory reactionand blood vessel endothelium function after interventional therapy for coronary heart disease as well as the intervention effect of Tongxinluo, and its clinical significance. **Methods** 60 patients who were operated by PCI were randomly divided into control group and Tongxinluo group. The diastolic function of patients' brachial artery was detected by ultrasound Doppler, and the inflammatory factors including CRP, ICAM-1, IL-10 were determined. **Results** There were significant differences in serum inflammatory factors betweenTongxinluo group as well as control group and healthy subjects group( $P < 0.01$ ). After treatment ICAM-1 and CRP were decreased, while IL-10 was increased in both groups, but the changes in Tongxinluo group were much more obvious than those of control group( $P < 0.01$ or $P < 0.05$ ). After treatment the improvement of FMD in Tongxinluo group was more obvious than that of control group( $P < 0.01$ ), while the change of NMD was found only in Tongxinluo group, furthermore, there was a significant difference between two groups( $P < 0.05$ ). **Conclusion** The serum inflammatory factors in patients are obviously higher than those in healthy subjects, and Tongxinluo can reduce the inflammatory reaction obviously and improveblood vessel endothelium function.

【Key words】 Coronary heart disease; Inflammatory factors; Tongxinluo

冠状动脉粥样硬化是一个多种致病因素导致以血管壁内皮功能失调为首发改变,继而触发级联反应的慢性炎症过程。近年许多基础和临床研究发现,炎症反应是动脉粥样硬化的始发因素,并介导了整个斑块发展与事件链的主要因素,减轻或消除炎症反应是稳定易损斑块的关键[1,2]。通心络胶囊基于中医络病理论研制而成,具有益气活血、通络止痛的功效。晚近大量现代研究方法报道了通心络具有扩张血管、改善血管内皮功能和调脂等作用[3]。但对于其调节炎症反应及其具体机制,尤其是在冠心病冠状动脉介入治疗术当中有哪些有益作用,目前研究很少。本文旨在观察 60 例冠心病心绞痛患者冠状动脉介入治疗前后多种炎症因子以及药物介导的动脉内皮舒张功能等有关指标,评价通心络胶囊对患者术后血管炎症反应及内皮功能的改善作用,并探讨其临床意义。

## 1 资料与方法

1.1 对象 研究对象为 2006 年 6 月—2007 年 6 月在我院心内科住院并接受冠状动脉介入手术的冠心病患者 60 例,其中男 45 例,女 15 例,年龄 41 ~ 78(58 ± 11)岁。冠心病诊断符合美国心脏病学会(ACC)和美国心脏病协会(AHA)制定的标准。60 例分为常规组和通心络胶囊组。2 组患者年龄、性别、吸烟、体重指数、血压、血脂、血糖、UAP、AMI 等方面均匹配,差异无统计学意义($P > 0.05$)。此外,选取进行健康体检的健康成人 30 名为正常对照组,男 20 名,女 10 名,年龄 39～70(57 ± 10)岁。所有患者均排除急慢性感染、全身免疫结缔组织疾病、恶性肿瘤、血液系统疾病和严重肝肾功能异常等状况。

**1.2 治疗方法** 常规组和通心络组均予常规治疗,包括溶栓、抗凝剂、血管紧张素转换酶抑制剂、β-受体阻滞剂、硝酸酯类、他汀类、阿司匹林等。通心络组在 PCI 术后常规治疗基础上加服通心络胶囊(石家庄以岭药业股份有限公司生产),3 粒/次,3 次/d,连续服用 12 周。12 周后再抽血复查 2 组的 ICAM-1、CRP 和 IL-10 水平。PCI 术:采用 Cruentzig 建立的常规方法进行,药物支架类型及规格根据病变血管狭窄情况而定。成功标准为术后血管开通且无残余狭窄,冠状动脉血流分级 3 级,未导致急性心肌梗死或需要紧急外科搭桥术的并发症。

**1.3 辅助检查** 治疗前后均于清晨抽血检测肝、肾功能、血电解质、血常规、血脂各项及尿常规。选择性冠状动脉造影(SCA)使用 GE INOVVA 2000 数字平板 X 线机,采用传统 Judkins 方式行 SCA,以 4 主支(LCA、RCA、LAD 及 LCFX)中 1 支以上管腔狭窄≥50% 和(或)可见附壁血栓即确诊为冠心病。

**1.4 炎性因子测定** 标本处理:空腹 12 h 后,于清晨采集肘静脉血 5 mL 加入 10 ml 肝素抗凝离心管中,摇匀,3 000 r/min,离心 10 min,取上清液 -80℃冷冻待检。(1)ICAM-1 检测:采用酶联免疫吸附法测定,严格按照试剂盒的程序操作。以 μg/L 为浓度单位,灵敏度为 0.2 μg/L,批内及批间误差 ICAM-1 为 2.91%、8.43%。(2)CRP 浓度测定:采用免疫浊度法,用日立 7060 全自动生化分析仪测定,试剂盒由四川迈克生物技术公司提供。(3)IL-10 测定:采用 ELISA 法检测 IL-10,按照试剂盒说明进行操作,样品和标准品显色后用自动酶标仪检测 450 nm 处的 OD 值,再经标准品曲线换算出每孔样品的相应浓度。

**1.5 内皮功能测定** 采用文献 Celermajer 等[5] 报道的方法进行。使用 HP Sonos 5500 彩色多普勒超声诊断仪,探头频率 50Hz. 检查前患者停用扩血管药 24 h 以上,平卧休息 10 min,测得肱动脉基础内径($D_0$)后,行反应性充血试验,将血压计袖带置于靶动脉远端,充气加压至 300 mm Hg,4 min 时放气,60～90 s 间测得反应性充血的肱动脉内径($D_1$);休息 10 min 后,舌下含服硝酸甘油 0.5 mg,3～4 min 时再测肱动脉内径($D_2$)。血流介导的肱动脉内皮依赖性舒张功能(FMD) = $(D_1 - D_0)/D_0 \times 100\%$,硝酸甘油介导的肱动脉内皮非依赖性舒张功能(NMD) = $(D_2 - D_0)/D_0 \times 100\%$。

**1.6 统计学处理** 统计分析使用 SPSS 11.0 软件,计量资料以均数 ± 标准差($\bar{x} \pm s$)表示,组间比较进行方差分析,$P < 0.05$ 为差异有统计学意义。

**2 结 果**

**2.1 炎性因子的变化** 通心络组和常规组与对照组的血清各炎性因子比较,均有显著差异($P < 0.01$)。常规组 ICAM-1、CRP 经治疗后下降,IL-10 升高($P < 0.05$)。与对照组比较,通心络组 3 种炎性因子改变更为显著($P < 0.01$ 和 $P < 0.05$)。见表 1。

表 1 各组患者血清中 ICAM-1、CRP 及 IL-10 的变化 ($\bar{x} \pm s$)

| 组别 | ICAM-1(μg/L) | | CRP(mg/L) | | IL-10(ng/mL) | |
|---|---|---|---|---|---|---|
| | 治疗前 | 治疗后 | 治疗前 | 治疗后 | 治疗前 | 治疗后 |
| 通心络组 | 231 ± 60 | 160 ± 50#△ | 13.1 ± 4.4 | 5.9 ± 1.8#▲☆ | 336 ± 30 | 468 ± 31#△☆ |
| 常规组 | 238 ± 57 | 193 ± 60*☆ | 12.9 ± 4.1 | 8.8 ± 3.0*☆ | 324 ± 27 | 388 ± 24*☆ |
| 对照组 | 154 ± 41 | | 4.7 ± 2.1 | | 287 ± 20 | |

注:与治疗前比较,* $P < 0.05$,# $P < 0.01$;与常规组治疗后相比,△ $P < 0.05$,▲ $P < 0.01$;与对照组比较,☆ $P < 0.01$

**2.2 血管内皮功能的变化** 通心络组治疗后 FMD 明显改善,且较常规组差异显著($P$ 均 < 0.01),NMD 则只在通心络组中治疗后有改善,也比常规组变化显著($P < 0.01$)。见表 2。

**3 讨 论**

PCI 术是目前临床上冠心病对症治疗的重要措施之一,晚近大样本多中心研究显示尽管该方法不能减少患者的心源性死亡、再梗死及心力衰竭的发生,但对临床症状和生活质量却有明显改善作用[6]。PCI 因其对血管内皮结构和功能的机械破坏以及触发炎性反应等病理生理机制,即使采用药物涂层支架,术后的冠脉血栓等心脏事件的发生率仍是有待解决的临床课题。因此,有学者提出 PCI 术后加强以具有抗炎性反应、保护内皮及降脂作用的综合药物治疗才能从病因学上巩固并维持 PCI 术产生的有益血流动力学作用,预防远期相关心脏事件的发生。本研究观察了冠心病患者在 PCI 术后接受常规治疗的基础上,加用近年新研发的作用于心血管的中药通心络胶囊进行 12 周规范疗程治疗后,其血清中炎性因子的改变和血管内皮功能的改善情况,结果显示,冠心病治疗组患者循环血清中的炎性因子较对照组显著升高。尽管常规组 ICAM-1、CRP 治疗后有所下降,IL-10 升高( $P < 0.05$ ),但通心络组 3 种炎性因子的治疗前后变化,以及与常规组比较仍有显著差异( $P < 0.01$ 和 $P < 0.05$ ),这提示通心络更能显著降低冠心病患者 PCI 术后的血管炎性反应。

表2  2组患者血管内皮功能的改善情况  ( $\bar{x} \pm s$ )

| 组别 | 基础内径(mm) | | FMD(%) | | NMD(%) | |
| --- | --- | --- | --- | --- | --- | --- |
| | 治疗前 | 治疗后 | 治疗前 | 治疗后 | 治疗前 | 治疗后 |
| 通心络组 | 4.8±0.9 | 4.86±0.9 | 3.85±1.8 | 8.9±4*# | 3.85±1.8 | 8.9±4.1*# |
| 常规组 | 4.6±0.8 | 4.68±0.8 | 3.69±2.1 | 3.7±2.0 | 16.00±6.0 | 16.00±7 |

注:与治疗前比较, $^* P < 0.01$ ;与常规组比较, $^\# P < 0.01$ 。

目前观点认为,冠心病的发生和发展是内皮功能失调和炎症反应相互作用导致的一种动态过程,炎性介质是冠心病发生发展的始动因素[7]。越来越多的实验和流行病学证据表明,炎性反应与冠心病密切相关,炎性反应标志物和内皮功能有可能成为冠心病危险性的有效预测指标并为其治疗提供新的方法。其中 CRP、ICAM-1 和 IL-10 已被认为是评价炎症与冠心病关系的可靠临床指标[3,7]。现已明确 CRP 对促进动脉粥样硬化和内皮细胞的炎性反应具有直接的影响[3]。研究表明只有能同时降低 CRP 的调脂药物才能真正稳定并且逆转粥样斑块[8]。

内皮细胞的炎性反应增加选择素、ICAM-1 的表达,促进单核细胞的黏附作用。前炎性因子如 IL-1β 和肿瘤坏死因子(TNF-α)能通过诱导表达黏附分子 ICAM-1,可介导单核细胞、淋巴细胞、中性粒细胞与血管内皮细胞黏附,促进内皮细胞损伤、血管功能障碍,导致斑块不稳定[1,3]。据报道,冠状动脉循环中 ICAM-1 的变化反映冠状动脉炎性反应活动程度,参与斑块的不稳定[5]。本研究也发现 2 组患者在接受治疗后其血清中 ICAM-1 水平均明显下降,且通心络组较常规组下降更明显,说明通心络胶囊能显著降低冠心病患者 PCI 术后血循环中的 ICAM-1 水平。同时,通心络还显著增加了患者血清 IL-10 的浓度,由于后者是一种炎性抑制因子,能全面抑制免疫细胞合成与释放炎性细胞因子,以及 IL-1β 等受体的表达,具有消除炎性和减轻血管损伤,以及保护内皮的作用。

据文献报道通心络胶囊稳定易损斑块的主要机制不仅在于显著降低血脂、血浆纤维蛋白原,更重要的是它可抑制多种炎性因子的表达[3,7]。因此,对 PCI 术后靶血管病变处以及其他部位斑块内皮功能的保护和抗炎性反应作用,可能是通心络改善患者 PCI 术后症状和长期预后的主要机制之一。这种作用可能是通过多种途径实现的,这也是该中药多种有益复方成分的优势所在。

现代医学认为,血脂中危害程度最大的氧化低密度脂蛋白(ox-LDL)能活化内皮细胞,并通过减少细胞间一氧化氮(NO)的浓度,改变内皮细胞的生物学活性[3]。CRP 也能通过减少 NO 的产生及抑制其生物活性而加重内皮功能障碍[2,3]。络病理论认为冠心病属络病范畴,基本病机为络脉淤阻与络脉绌急。络脉绌急与内皮功能障碍,NO 下降和内皮素升高具有高度相关性。通心络胶囊的主要成分为人参、水蛭、全蝎、蜈蚣、蝉蜕、土鳖虫、赤芍、冰片等,代表药通心络采用化瘀通络和搜风解痉虫药组方,具有抗凝、抑制血小板聚集和黏附、抗血栓形成、保护血管内皮功能等作用。有研究发现,通心络可能通过抗凝、降低血清内皮素和部分细胞黏附分子水平、提高 NO 水平等途径改善血管内皮功能,提高临床疗效[3]。

本结果显示,冠心病患者循环血中 ICAM-1、CRP 水平明显增高,经通心络胶囊干预治疗后其循环血中 sICAM-1 和 CRP 水平明显下降,内皮功能经通心络治疗后明显改善,优于常规组,说明通心络胶囊在一定程度上可以稳定冠状动脉的斑块,可能减少冠心病患者心血管事件的发生,为临床抗动脉硬化、稳定冠状动脉斑块寻找新的治疗方法提供了思路,可望作为冠心病 PCI 术后治疗的常规药物之一。

### 参考文献

1  Lippy P.Inflammation in atherosclerosis[J].Nature,2002,420:868-874.

2  Vema S,Anderson TJ.Fundamentals of endothelial function for the clinical cardiologist[J].Circulation,2002,105:546-549.

3  黄照和,潘兴寿,黄显南,等.急性冠脉综合征病人血清黏附分子和 C 反应蛋白水平及通心络的干预作用[J].中西医结合心脑血管病杂志,

2007,5:7-10.

4　Cruentzig AR. Nonoperative dilation of coronary artery stenosis Percutaneous transluminap coronary angioplasly[J]. N Engl J Med,1979,301:68-81.

5　Celermajer DS,Sorensen KE,Gooch VM, et al. Noninvasive detection of endothelial dysfunction in children and adults at risk of atherosclerosis[J]. Lancet,1992,340:1 111-1 115.

6　Hochman JS,et al. Coronary Intervention for Persistent Occlusion after Myocardial Infarction-The Occluded Artery Trial (OAT)[J]. N Engl J Med,2006,355:1 056-1 065.

7　林开敏.炎症因子在冠心病事件中的临床价值[J].心血管病学进展,2007,28:81-84.

8　Nissen SE,Tuzcu EM,Schoenhagen P, et al. Effect of intensive compared with moderate lipid-lowering therapy on progression of coronary atherosclerosis:a randomized controlled trial[J]. JAMA,2004,291:1 071-1 080.

# 通心络胶囊治疗冠心病心绞痛的疗效观察

游辉中

江西省新余市人民医院心内科(338000)

【摘要】 目的 观察通心络胶囊治疗冠心病心绞痛的疗效及不良反应。方法 将88例冠心病心绞痛患者随机分组为通心络组45例和对照组43例。对照组采用硝酸酯类、阿司匹林、β受体阻滞剂和血管紧张素转换酶抑制剂或钙拮抗剂等治疗;通心络组在以上治疗基础上加用通心络胶囊。4周后比较总有效率、不良反应。结果 通心络组显效23例(51.1%),有效18例(40.0%),总有效率为91.9%;对照组显效19例(44.2%),有效14例(32.6%),总有效率为76.8%。2组比较,通心络组总有效率明显优于对照组(P < 0.01),且不良反应轻微。结论 通心络胶囊治疗冠心病心绞痛效果明显。

【关键词】 冠心病;心绞痛;通心络胶囊;疗效

Therapeutic effect of Tongxinluo capsule on angina pectoris caused by coronary heart disease YOU Hui-zhong. Department of Cardiology, People's Hospital of Xinyu City, Jiangxi, Xinyu 338000, China

【Abstract】 Objective To observe the therapeutic effect of Tongxinluocapsule on angina pectoris caused by coronary heart diseaseMethods 88 patients with angina pectoris caused by coronary heart disease were randomly divided into two groups. 43 patients in control group were treated by nitrate, aspirin, βreceptor blocker, angiotension convertase inhibitor and calcium antagonist, while 45 patients in treatment group, on the basis of control group, were treated with Tongxinluo capsule. After 4-week treatment, the total effective rate and reverse reaction were compared between two groups. Results The obvious effective rate in Tongxinluo group was 51.1%(23 cases), effective rate was 40.0%, and the total effective rate was 91.9%, while which was 44.2%(19 cases), 32.6(14 cases) and 76.8% respectively. The total effective rate in treatment group was superior to that of control group(P < 0.01), with little reverse reaction. Conclusion Tongxinluo capsule is effective in treating angina pectoris caused by coronary heart disease.

【Key words】 Coronary heart disease; Angina pectoris; Tongxinluo capsule; Efficacy

冠心病心绞痛是目前常见和较严重的心血管疾病之一,其严重影响人类健康。随着人们生活水平提高和寿命的延长,冠心病心绞痛的发病率呈上升趋势;为此,冠心病心绞痛的治疗显的尤为重要。我院于2006年12月—2007年12月应用通心络胶囊治疗冠心病心绞痛患者45例,现将临床治疗情况及效果介绍如下。

## 1 资料与方法

1.1 病例选择 根据国际心脏病学会和世界卫生组织关于缺血性心脏病的诊断标准[1],将确诊的冠心病心绞痛患者88例,随机分为2组,通心络组45例,男32例,女13例,年龄36~75(56±5)岁,对照组43例,男30例,女13例,年龄38~76(55±6)岁。以上患者均排除急性心肌梗死、严重心肺功能不全、严重心律失常、肝肾功能不全、造血系统疾病及对通心络胶囊过敏者。2组患者的性别、年龄无明显差异(P > 0.05),具有可比性。

1.2 治疗方法 对照组常规使用硝酸酯类、阿司匹林、β受体阻滞剂和血管紧张素转换酶抑制剂或钙拮抗剂等治疗;通心络组在上述治疗基础上加服通心络胶囊(石家庄以岭药业股份有限公司生产)4粒,每日3次。均治疗4周。

1.3 观察项目 治疗前后心绞痛血压、心率、心电图、肝功能、肾功能及血、尿常规的变化。

1.4 疗效评定标准 参照1979年卫生部制定的标准评定。显效:体力活动耐量增加,心绞痛发作次数减少80%以上,心电图ST段下移明显改善 > 0.2 mV;有效:心绞痛发作次数和硝酸甘油耗量减少50%以上,心电图ST段下移 ≤ 0.2 mV,T波由倒置变浅或低平;无效:心绞痛发作次数及硝酸甘油耗量不减少,心电图无明显变化。总有效率为显效加有效之和。

1.5　统计学处理　计数资料以率表示,采用 $\chi^2$ 检验,$P < 0.05$ 为差异有统计学意义。

## 2　结　果

2.1　总有效率比较　通心络组显效 23 例(51.1%),有效 18 例(40.0%),总有效率为 91.1%。对照组显效 19 例(44.2%),有效 14 例(32.6%),总有效率为 76.8%。通心络组明显优于对照组($P < 0.01$)。

2.2　不良反应　2 组患者治疗 4 周后肝肾功能无明显变化,血尿常规也未见异常,血压心率也无明显波动;通心络组有 2 例在服用期间有上腹部不适感,经改为餐后服药后上述症状缓解。

## 3　讨　论

冠心病心绞痛是由冠状动脉病变而导致冠状动脉供血不足,心肌急剧的、暂时的缺血与缺氧所引起的临床综合征。而冠状动脉病变主要以冠状动脉粥样硬化为主,先是由冠状动脉内皮细胞受损而致内皮功能障碍,内膜增生、增厚,随后脂质在内膜沉积而形成冠状动脉粥样硬化;在此基础上又有冠状动脉痉挛或粥样硬化斑块破裂[2],血小板聚集,血栓形成等而引起心肌供血不足,出现心绞痛等临床表现

通心络胶囊主要由人参、水蛭、全蝎、土鳖虫、蜈蚣、蝉蜕、赤芍、冰片等组成。是多种天然中药经精致加工而成的超微粉胶囊,具有益气活血,通络止痛的功效。据临床试验证实,通心络胶囊能扩张冠状动脉,增加冠状动脉血流量,改善心肌供血,从而增加心肌供氧,纠正心绞痛时心肌氧供失衡;同时增加左室功能,加强心肌泵血功能而达到抗心绞痛作用;还能调节血脂,延缓冠状动脉粥样硬化的发展过程[3]

研究证实,通心络胶囊具有保护缺血的心肌和血管内皮损伤的作用。这与通心络胶囊具有较强的氧自由基清除能力,可减轻氧自由基所介导的脂质过氧化反应;具有调节免疫炎性因子和内皮细胞间蛋白的能力,可抑制氧化反应激反应对抗氧化和抗氧化损伤的作用;以上作用减轻了心肌缺血所致的损伤,保护心肌缺血后血管内皮细胞的屏障功能和完整性。同时通心络胶囊具有稳定冠状动脉斑块的作用,也有减轻或预防左室心肌重构和改善心肌微环境的作用。

综上所述,通心络胶囊治疗冠心病心绞痛效果确切,这与其扩张冠状动脉、改善心肌血供、保护缺血心肌、抗血管内皮损伤、延缓冠状动脉粥样硬化的发展过程等作用有关。

### 参考文献

1　国际心脏病学会及世界卫生组织临床命名联合专题组.缺血性心脏病命名及诊断标准[J].中华内科杂志,1981,20(4):254.
2　陈灏珠.实用内科学[M].2 版.北京:人民卫生出版社,2005:1 467-1 479.
3　刘建勋,尚晓泓,王刚,等.通心络胶囊对实验性心肌缺血、心律失常及实验性高血脂的影响[J].中国中西医结合杂志,1997,17(7):425-428.

# 通心络治疗慢性稳定性心绞痛的临床观察

陈友佳　田云飞

江西省赣州市人民医院(赣州市,341000)

**【关键词】** 心绞痛,稳定性;通心络

本文通过在我院住院慢性稳定性心绞痛患者观察通心络胶囊的治疗效果,现报道如下。

## 1 资料和方法

**1.1 病例选择** 确诊为慢性稳定性心绞痛的患者58例。其中男性28例(48%),女性30例(52%);合并高血压29例,高脂血症13例,糖尿病13例,陈旧性心肌梗死者15例。所有入选病人随机分为2组:治疗组30例,对照组28例。2组用药前一般情况无显著差异($P > 0.05$),具有可比性。

**1.2 治疗方法** 2组均行常规抗心绞痛治疗(阿司匹林、氯吡格雷、β受体阻滞剂、他汀类、钙通道拮抗剂和硝酸酯类等药物)。治疗组加服通心络胶囊3粒,每日3次,共3个月。

**1.3 随访情况** 所有患者于开始治疗后定期门诊随访,填写调查表格,主要内容有心绞痛发作次数、每次发作持续时间、运动耐量的情况(6 min 步行试验)将患者步行的距离划为4个等级:1级少于300 m,2级为300 ~ 374.9 m,3级为375 ~ 449.9 m,4级超过45.0 m。级别越低心功能越差。达到3级与4级者,可说心脏功能接近或已达到正常。

**1.4 观察指标** 观察每周心绞痛发作情况及不良反应和治疗前后心电图变化。心绞痛发作频率以次/周表示,心绞痛发作持续时间以 $\bar{x} \pm s$ 表示,6 min 步行距离以米(m)表示。

## 2 结果

**2.1 心绞痛治疗效果** 以心绞痛发作终止或频率降低、心绞痛持续时间缩短或运动耐量改善(6 min 步行距离)定为治疗有效。2组患者治疗后心绞痛发作改善情况见表1~3。

**表1 2组患者治疗前后心绞痛发作改善情况比较 ［例(%)］**

| 组别 | 例数 | 显效 | 有效 | 无效 | 总有效率 |
|---|---|---|---|---|---|
| 治疗组 | 30 | 18(60.0) | 10(33.3) | 2(6.7) | 28(93.3)* |
| 对照组 | 28 | 14(50.0) | 9(32.1) | 5(17.9) | 23(82.1) |

注:与对照组比较,* $P < 0.05$

**表2 2组患者治疗前后心绞痛发作情况比较 ($\bar{x} \pm s$)**

| 组别 | 发作频率(次/周) | | 持续时间(min/次) | |
|---|---|---|---|---|
| | 治疗前 | 治疗后 | 治疗前 | 治疗后 |
| 治疗组 | 13.2±1.4 | 2.8±2.5* | 8.9±1.9 | 2.9±1.6* |
| 对照组 | 10.9±0.8 | 4.4±1.9 | 9.6±2.0 | 4.4±2.2 |

注:与对照组治疗后比较,* $P < 0.05$

**表3 2组患者治疗前后运动耐量改善情况(6 min 步行距离)比较 ［例(%)］**

| 组别 | 例数 | 明显改善 | 改善 | 无改善 | 总改善率 |
|---|---|---|---|---|---|
| 治疗组 | 30 | 10(33.3) | 19(63.4) | 1(3.3) | 29(96.7)* |
| 对照组 | 28 | 7(25.0) | 15(53.5) | 6(21.5) | 22(78.5) |

注:与对照组比较,* $P < 0.05$

**2.2 不良反应** 服药观察期间及其后随访所有入选患者,仅1例患者诉上腹部不适,服用保护胃黏膜药后症状缓解。治疗后血、尿、便常规,肝、肾功能等检查均未发现异常。

## 3 讨论

心绞痛是由于暂时性心肌缺血引起的以胸痛为主要特征的临床综合征,通常见于冠状动脉至少一支主

要分支管腔直径狭窄≥50%的患者,当体力活动或精神应激时,冠状动脉血流不能满足心肌代谢的需要,导致心肌缺血诱发心绞痛发作,休息或含服硝酸甘油可缓解。慢性稳定性心绞痛是指心绞痛发作的程度、频度、性质及诱发因素在数周内无显著变化的患者。

通心络胶囊含有全蝎、水蛭、蜈蚣、土鳖虫和蝉蜕五种虫类通络药物,并以人参、赤芍、冰片等组方。全蝎通络止痛,蜈蚣、水蛭、土鳖虫通络活血,蝉蜕可镇静解痉。人参能补益元气,赤芍行瘀止痛,冰片开窍醒神。

现代药效学研究表明:通心络胶囊能明显减轻急性心肌缺血程度,缩小心肌缺血范围,减小心肌梗死区域。增加冠脉血流量,扩张冠脉血管,能够增强左室作功而不增加心肌耗量,可明显改善垂体后叶素所致冠脉痉挛性心肌缺血,抑制氯仿引起的室性心律失常,从而减少心脏事件发生。

上述观察结果显示,每天口服通心络胶囊9粒,连续服用3个月,治疗慢性稳定性心绞痛总有效率高达93.3%。表现为每周心绞痛发作次数显著减少和每次心绞痛发作时间明显缩短,并显著改善患者的运动耐量。

因此,通心络胶囊是治疗慢性稳定性心绞痛的一剂良药。与常规抗心绞痛药合用,相互协同,可提高对慢性稳定性心绞痛的疗效,值得临床推广应用。

# 通心络胶囊治疗高血压肾损害患者120例疗效观察

莫云秋　伍松姣　王强

广西中医学院附属瑞康医院(南宁,530011)

【摘要】　目的　探讨通心络对高血压肾损害患者尿微量白蛋白(Alb)和尿 $\beta_2$-微球蛋白($\beta_2$-MG)的影响。方法　高血压患者240例,随机分为2组:对照组120例,常规西药治疗3个月;通心络组120例,常规西药 + 通心络治疗3个月。分别于治疗前和治疗后测定收缩压、舒张压、尿Alb和尿 $\beta_2$-MG。结果　治疗后2组尿ALB和尿 $\beta_2$-MG水平均较治疗前明显降低( $P < 0.01$ ),且通心络组比对照组下降更明显( $P < 0.01$ )。结论　通心络胶囊具有显著改善高血压患者肾损害的作用。

【关键词】　肾损害;高血压;通心络胶囊

**The clinic therapeutic effect of Tongxinluo capsule on renal damage in patients with hypertension**　*MO Yun-qiu , WU Song-jiao , WANG Qiang . The affiliated Ruikang Hospital of Traditional Chinese Medical College , Nanning　530011 , China*

【Abstract】　**Objective**　To discuss the effect of Tongxinluo capsule for urin-microalbumin(Alb)and urin-$\beta_2$-microglobul in ($\beta_2$-MG) in hypertension patients with renal damage . **Methods**　240 hypertension patients were divided to two groups randomly , one group (120 examples) were treated by routine western medicine , as the control group , for three months ; the other group(120 examples) treated with western medicine and Tongxinluo capsuler simultaneously for three months . then the contractive pressure , diastolic pressure , urin-Alb and urin-$\beta_2$-MG before and after treatment were measared . **Result**　Urin-Alb and urin-$\beta_2$-MG levels decreased significantly after treatment in both groups( $P < 0.01$ );the changes in Tongxinluo group were lower than those in the control group( $P < 0.01$ ). **Conclusion**　Tongxinluo capsule could relive renal damage of hypertension patients significantly .

【Key words】　Renal damage ; Hypertension ; Tongxinluo capsule

高血压病是临床常见的慢性病,肾脏为其主要的靶器官之一。近来由于高血压病患者日益增多,高血压肾损害的发病率也有明显上升。尿微量白蛋白(Alb)和尿 $\beta_2$-微球蛋白($\beta_2$-MG)是反映高血压早期肾损伤的敏感指标[1]。原发性高血压肾损害,是导致终末期肾病患者迅速增长的主要原因之一,我国高血压患病众多,控制率极低,故高血压导致的肾损害将逐年增加。早期治疗肾损害有重要的临床意义。本文应用通心络胶囊对高血压患者肾损害的影响进行了研究。现报道如下。

## 1　资料与方法

**1.1　一般资料**　选取2007年2月—2008年3月在我院心内科住院和门诊的原发性高血压患者240例,按随机数字表法分为2组,每组120例。对照组120例,男76例,女44例,年龄42~70(58±12)岁,病程1.5~10.2(5.3±2.9)年;通心络组120例,男79例,女41例;年龄41~69(58±12)岁,病程1.6~11.3(5.4±1.9)年。原发性高血压的诊断标准符合2004年中国高血压防治指南[2],排除并发严重高血压、脑卒中、严重肝肾功能不全、感染性疾病、结缔组织疾病、恶性肿瘤、近期创伤及手术史者。

**1.2　治疗方法**　对照组:根据患者的病情进行常规西药治疗,选用福辛普利钠片10 mg,每天1次,共3个月。通心络组:在福辛普利钠片常规治疗基础上给予通心络胶囊(石家庄以岭药业股份有限公司生产,每粒0.26 g)3粒,每日3次,共3个月。治疗前2周未接受药物治疗,所有患者治疗前3日每日测血压3次,9次平均血压值作为治疗前基础血压。治疗结束后3日的血压平均值为治疗后的血压。

**1.3　尿Alb和 $\beta_2$-MG测定**　治疗前及治疗后分别采用免疫散射比浊法测定尿Alb和 $\beta_2$-MG浓度,放免药盒由北京原子高科核技术应用股份有限公司提供,用SN-695A型放免测量仪测量。测定尿Alb的24 h尿液收集于加有防腐剂(10 ml甲苯)的清洁容器中,测定 $\beta_2$-MG的尿标本为晨6时饮水500 ml后1 h尿液。

**1.4　统计学分析**　用SPSS 13.0统计软件进行统计学处理,计量数据采用均数 + 标准差表示,2组间比较采

用 $t$ 检验,$P < 0.05$ 为差异有统计学意义。

## 2 结 果

**2.1 一般资料** 2 组患者性别、年龄、体质量指数、血压及吸烟情况比较差异无统计学意义,具有可比性。

**2.2 尿 Alb、$\beta_2$-MG 水平比较** 2 组治疗后尿 Alb 和 $\beta_2$-MG 水平较治疗前均明显降低($P < 0.01$),通心络组比对照组下降更明显,差异有统计学意义($P < 0.01$)。2 组收缩压和舒张压治疗前后比较均有显著改善($P < 0.01$),但治疗后差异无统计学意义($P > 0.05$)。见表 1。

**表 1  2 组治疗前后血压和尿 ALB、$\beta_2$-MG 水平比较** ($\bar{x} \pm s$)

| 组 别 | | 间缩压(mm Hg) | 舒张压(mm Hg) | 尿 Alb(mg/L) | 尿 $\beta_2$-MG($\mu$g/L) |
|---|---|---|---|---|---|
| 对照组 | 治疗前 | $158 \pm 11$ | $104 \pm 7$ | $132 \pm 28$ | $216 \pm 50$ |
| ($n = 120$) | 治疗后 | $130 \pm 6^*$ | $85 \pm 7^*$ | $85 \pm 18^*$ | $142 \pm 36^*$ |
| 通心络组 | 治疗前 | $157 \pm 11$ | $103 \pm 7$ | $134 \pm 29$ | $221 \pm 49$ |
| ($n = 120$) | 治疗后 | $130 \pm 10^*$ | $86 \pm 7^*$ | $56 \pm 14^{*\#}$ | $114 \pm 31^{*\#}$ |

注:与治疗前比较,$^* P < 0.01$;与对照组比较,$^\# P < 0.01$

**2.3 不良反应** 通心络胶囊组有 9 例患者出现轻度上腹部不适,改为饭后服用后症状缓解,不影响用药。

## 3 讨 论

高血压持续 5~10 年,即可引起肾脏小动脉硬化(弓状动脉及小叶间动脉内膜增厚,入球小动脉玻璃样变),管壁增厚,管腔变窄,进而继发肾实质缺血性损害,造成良性小动脉性肾硬化症,患者出现尿蛋白阳性,待血肌酐、尿素氮增高时,肾脏病变已经进入失代偿期,临床情况已不可逆转。因此早期发现并治疗高血压肾损害具有重要的临床意义。而微量白蛋白尿可作为判断高血压患者肾损害进展的可靠指标。正常肾小球可有小分子蛋白和极小分子蛋白滤过,但大部分被肾小管重吸收,正常尿中仅有极少量小分子和较大分子蛋白。当高血压持续存在,引起肾小球毛细血管压力升高,导致高灌注及肾小球滤过膜和肾小管损伤,当肾小球受损时,首先是白蛋白滤过增多。因此尿中微量白蛋白成为肾小球是否受损及了解受损程度的主要指标。$\beta_2$-MG 是体内有核细胞包括淋巴细胞、血小板、多形核白细胞产生的一种小分子球蛋白,其分子量为 11 800,正常人血中 $\beta_2$-MG 浓度很低,可自由通过肾小球,然后在近曲小管内几乎全部被重吸收,因此尿中很少。近曲肾小管功能受损害时,近曲小管重吸收减少,$\beta_2$-MG 从尿中排出增多,尿 $\beta_2$-MG 浓度升高。

通心络是根据中医络病理论研制的新药,其主要成分为全蝎、蜈蚣、蝉蜕、水蛭、土鳖虫和人参,将搜风解痉虫类和活血化瘀虫类药联合应用,具有降脂、抗凝,抑制血小板形成,降低血小板聚集和黏附力,抗血栓形成、镇痛、扩张血管和保护内皮功能等作用;临床药理研究表明,通心络能有效地降低总胆固醇及低密度脂蛋白水平,升高高密度脂蛋白,延缓动脉粥样硬变的进程,有利于消除动脉粥样硬化斑块[3,4]。通心络用于高血压病肾损害患者,有改善肾脏血流动力学、增加肾脏血流量的作用,从而减少白蛋白在肾小球的滤过和增加近曲小管重吸收 $\beta_2$-MG,从而减少尿 Alb 和 $\beta_2$-MG 的排泄。我们应用通心络胶囊与降压药联合治疗高血压病肾损害,经临床观察,其对尿 Alb 和 $\beta_2$-MG 的影响明显优于单用降压药者,且不良反应少,是预防和治疗高血压病肾损害的有效方法,值得临床进一步推广应用。

**参考文献**

1 沈丹,哈黛文,孔萍.原发性高血压患者血尿 $\beta_2$-MG、IgG、尿白蛋白的变化[J].高血压杂志,2002,10(1):59-61.

2 中国高血压防治指南修订委员会.2004 年高血压防治指南(实用本)[J].高血压杂志,2004,12(6):483-486.

3 吴以岭.中医络病学说与心脑血管病[M].北京:中国科学技术出版社,2001.1.

4 张清德,魏宗德.通心络胶囊对冠心病患者血脂及内皮素的影响[J].中国心血管杂志,2006,11(1):20-23.

# 通心络对肺心病急性加重期患者血浆内皮素、 一氧化氮、降钙素基因相关肽的影响

王以炳　夏蕾　谢艳丽　杨玉梅　刘莉敏

武汉科技大学附属医院呼吸内科(武汉,430064)

【摘要】 目的 探讨通心络胶囊对肺心病急性加重期患者血浆 ET、NO 和 CGRP 的影响。方法 将住院肺心病急性加重期患者随机分成常规组、联用组,治疗前后抽血检测 NO、CGRP 及 ET,并与健康组比较。结果 肺心病急性加重期患者血浆 NO 和 CGRP 显著低于健康组( $P < 0.01$ ),ET 显著高于健康组( $P < 0.01$ );2 组治疗前后 NO、CGRP 和 ET 均明显改善( $P < 0.05$ 或 $P < 0.01$ ),联用组与常规组治疗后比较差异有显著性( $P < 0.05$ )。结论 通心络胶囊治疗肺心病的临床疗效可能为减少 ET,升高 NO 和 CGRP。

【关键词】 肺心病急性加重期;NO;CGRP;ET;通心络

The influence of Tongxinluo on the plasma ET, NO and CGRP of patients with cor pulmonale in acute exacerbation stage WANG Yi-bing, XIA Lei, XIE Yan-li, et al. Department of Respiratory, Affiliated Hospital of Wuhan University of Science and Technology, Wuhan 430064, China

【Abstract】 Objective To investigate the influence of Tongxinluo capsule on the plasma ET, NO and CGRP of patients with cor pulmonale in acute exacerbation stage. Methods The consecutive patients were randomly assigned to two groups as observe group and controll group and one health subject group. The plasma NO, CGRP and ET were compared in observ and controll groups before and after treatment, and also compare the differences between two patient groups. Results There were significant differences between two patient groups, and between patient groups and health subject group. The plasma NO, CGRP of patients with cor pulmonale were significantly lower than that of health subjects ( $P < 0.01$ ), and the plasma ET of patient groups were significantly higher than that of health subjects ( $P < 0.01$ ); there were significant differences between observe group and controll group after treatment ( $P < 0.05$ ). Conclusion Tongxinluo capsule can control the secretion of ET, and raise levels of NO and CGRP.

【Key words】 Cor pulmonale acute exacerbation stage; Nitrous oxide; Calcitonin gene-related peptide; Endothelin; Tongxinluo capsule

血管内皮细胞(VEC)损伤是肺动脉高压的始动环节,肺心病为肺动脉高压所致。内皮素(ET)、一氧化氮(NO)、降钙素基因相关肽(CGRP)在其发病过程中起着重要作用[1,2]。通心络胶囊具有干预上述因子的作用,用于治疗肺心病的报道甚少。本研究旨在探讨通心络胶囊对肺心病急性加重期患者血管内皮功能的影响及治疗作用。

## 1 资料与方法

1.1 临床资料 按 1980 年全国第三次肺心病会议制订的慢性肺心病诊断标准,选择 2003 年 1 月—2005 年 1 月本院呼吸科住院的肺心病急性加重期患者 100 例,男 79 例,女 21 例;年龄 56～85(68±6)岁。除外高血压、糖尿病、肾病、冠心病。按入院先后顺序随机分为常规用药对照组和常规用药加用通心络胶囊联用组,2 组间年龄、性别及病情程度差异无显著性( $P > 0.05$ ),具有可比性。健康组为本院健康体检者,45 例,其中男 35 例,女 10 例;年龄 50～80(66±7)岁。

1.2 治疗方法 常规组均予以吸氧、抗感染、祛痰平喘等常规治疗。联用组在常规治疗的基础上加用通心络胶囊(石家庄以岭药业股份有限公司生产,批号 030139)3 粒,3 次/d,疗程 2 周。2 组于治疗前、治疗 2 周后抽血测定血浆 NO、CGRP、ET 含量。健康组不治疗,1 次抽血检测。

1.3 检验指标 取空腹肘静脉血 7 ml,分别以 2 ml(测 NO)、3 ml(测 CGRP)、2 ml(测 ET)注入含 10% 依地酸二钠 30 $\mu l$ 和抑肽酶 40 $\mu l$ 的特定试管中混匀,4℃高速离心 10 min。分离血浆低温保存待测。NO 测定用

Greiss 法,利用 Greiss 重氮反应在酸性环境下,测定 NO 的代谢产物硝酸盐和亚硝酸盐浓度而间接计算体内 NO 水平。CGRP、ET 采用放射免疫法测定(试剂盒购自解放军总医院东亚免疫技术研究所),浓度用 µg/ml 表示。

**1.4　统计学方法**　计量资料采用 $\bar{x} \pm s$ 表示,组间比较用 $F$ 检验,$P < 0.05$ 为差异有统计学意义。

## 2　结　果

常规组及联用组血浆 NO 和 CGRP 显著低于健康组($P < 0.01$),ET 显著高于健康组($P < 0.01$);2 组治疗后与治疗前比较,NO、CGRP 和 ET 均明显改善($P < 0.05$ 或 $P < 0.01$),联用组改善更为显著,与常规组治疗后比较,差异有显著性($P < 0.05$),见表 1。

**表 1　治疗前后肺心病常规组、联用组与健康组血浆 NO、CGRP、ET 含量比较**　($\bar{x} \pm s$,µg/ml)

| 组　别 | 例数 | 治疗前 | | | 治疗后 | | |
| --- | --- | --- | --- | --- | --- | --- | --- |
| | | NO | CGRP | ET | NO | CGRP | ET |
| 健康组 | 45 | $111 \pm 66$ | $80 \pm 17$ | $48 \pm 9$ | $111 \pm 66$ | $80 \pm 17$ | $48 \pm 9$ |
| 常规组 | 50 | $36 \pm 21^*$ | $23 \pm 10^*$ | $89 \pm 12^*$ | $61 \pm 24^\#$ | $35 \pm 12^\#$ | $63 \pm 12^\#$ |
| 联用组 | 50 | $43 \pm 21^*$ | $24 \pm 10^*$ | $90 \pm 20^*$ | $80 \pm 29^{\triangle\blacktriangle}$ | $57 \pm 14^{\triangle\blacktriangle}$ | $56 \pm 9^{\triangle\blacktriangle}$ |

注:与健康组比较,$^*P < 0.01$;与治疗前比较,$^\#P < 0.05$,$^\triangle P < 0.01$;与常规组比较,$^\blacktriangle P < 0.05$

## 3　讨　论

肺心病的发病中心环节为肺动脉高压形成。VEC 损伤是肺动脉高压形成的始动因素,VEC 损伤后所发生的一系列病理生理变化,尤其是缩血管和舒血管物质产生失衡是肺心病进展的重要因素。NO 是由 VEC 合成的一种酶催化的生物活性物质,其前体是 L-精氨酸,具有强有力扩张血管作用,并抑制血小板黏附和聚集,是机体内重要的信息分子和效应分子[2]。CGRP 主要由中枢神经、心血管及肺组织的神经纤维产生,具有强大的舒张血管作用。CGRP 对缺血缺氧心肌和内皮细胞具有保护功能,并抑制血管平滑肌细胞增生[3,4]。ET 是由血管内皮细胞合成分泌的活性肽,主要分布于心、脑、肝、肾及胃肠道、肺、气管等组织,以肺内含量最高,具有强烈的收缩血管作用,同时还是气管、支气管平滑肌的收缩剂,可引起肺血管持续收缩,血管阻力增加,诱导肺部血管的异常增生和重构,促进肺动脉高压形成,而 CGRP 能拮抗 ET 的生物效应[5]。在正常生理状态下,血浆 NO、CGRP、ET 水平保持相对恒定,共同调节肺血管舒缩功能。ET 水平与肺动脉高压呈正相关,与 $PaO_2$ 呈相关;NO、CGRP 水平与肺动脉高压呈负相关,与 $PaO_2$ 呈正相关[2]。

本结果显示肺心病急性加重期患者血浆 NO、CGRP 含量较健康组显著降低,而 ET 显著升高。治疗 2 周后,2 组患者血浆 ET 含量都显著下降,但均未恢复到健康组水平,可能是随着肺部炎性反应、血气状态逐渐好转,刺激肺血管内皮分泌 ET 的因素减少,血浆 ET 随之下降,但病变未完全消除,所以 ET 仍然高于健康组水平。但加服通心络胶囊治疗 2 周的患者,血浆 ET 下降幅度显著大于常规治疗组,提示通心络胶囊具有促进肺心病急性加重期患者血浆 ET 含量回降的调节作用。治疗 2 周后,所有患者血浆 NO、CGRP 含量都较治疗前显著升高,且亦未达到健康组水平,究其原因与上所述,因致血浆 NO、CGRP 含量下降的病变未完全消除。加服通心络胶囊者 NO、CGRP 含量和升高幅度显著超过常规治疗者,说明通心络胶囊可能具有促进 NO、CGRP 产生,提高肺心病急性加重期患者血浆 NO、CGRP 含量作用[6]。

通心络胶囊由人参、水蛭、全蝎、土鳖虫、蜈蚣、蝉蜕、赤芍、冰片等十二味益气及虫类通络药物为主研制而成的中药新制剂,具有益心气,活心血,通心络,使气旺血行,络脉畅通。而肺心病心力衰竭期症属心肺气虚,运血无力,心络瘀阻,治疗上可予以行气、活血、化瘀、通络。文献报道[7,8]运用通心络可改善肺心病急性加重期患者的病情,其机制可能为控制 ET 分泌,升高 NO 和 CGRP。

**参考文献**

1　Bell D,McDemott BJ. Calcitonin gene-related peptide in the cardiovascular system:characterization of receptor populations and their physiology significance [J]. Pharmacol Rev,2003,48(6):253.

2　白冲,韩一平,刘中令,等.肺心病患者血浆内皮素一氧化氮降钙素基因相关肽的研究[J].中华结核和呼吸杂志,1998,21(7):407-410.

3　葛华,王璇,赵雅琳,等.通心络对高血压大鼠血管内皮功能的保护作用[J].中国心血管杂志,2006,11(2):89-91.

4　Jamali AH,Tang WH,Khot UN,et al. The role of angiotensin receptor blockers in the management of chronic heart failure[J]. Arch Intern Med,2001,161(10):667-672.

5　徐金升,丁翠敏,孙太学.内皮素、心钠素与肺心病[J].国外医学呼吸分册,1998,18(2):108.

6　李燕屏,刘炳烦,江慧琳,等.通心络胶囊对肺心病患者血浆内皮素、降钙素基因相关肽的影响[J].中华急诊医学杂志,2003,12(7):468-469.

7　吴晓晖,马铮.通心络胶囊治疗慢性呼吸衰竭急性发作期30例观察[J].现代中西医结合杂志,2004,13(11):1470-1471.

8　周永瑞,谭永福,王疏影.通心络胶囊治疗慢性肺心病31例临床观察[J].西南军医,2006,8(4):127.

# 通心络胶囊治疗慢性肺源性心脏病所致心衰疗效分析

李廉　　余建国

浙江省湖州市南浔区中西结合医院(湖州,313009)

【摘要】　目的　探讨通心络胶囊治疗慢性肺心病的疗效。方法　70 例患者随机分为治疗组 35 例和对照组 35 例,2 组均按常规治疗,治疗组加用通心络胶囊 2~4 粒、每日 3 次,1 年后进行观察比较。结果　临床症状减轻,射血分数(EF):治疗组治疗前($48 \pm 11$)%、治疗后($54 \pm 9$)%,( $P < 0.05$);对照组治疗前($50 \pm 12$)%,治疗后($53 \pm 12$)%,( $P < 0.05$)。结论　通心络胶囊治疗慢性肺心病有效。

【关键词】　肺心病,慢性;通心络胶囊;疗效

Analysis on efficacy of Tongxinluo capsule in treating heart failure caused by chronic cardiopulmonary disease　*LI Lian, YU Jian-guo. Integrated TCM and Western Medicine Hospital of Nanxun District, Huzhou City, Zhejiang Province, Huzhou 313009, China*

【Abstract】　*Objective*　To investigate the effect of Tongxinluo capsule on the treatment of chronic cardiopulmonary disease caused by COPD. **Methods**　70 cases of chronic cardiopulmonary disease caused by COPD were randomly divided into two groups, patients in control group( $n = 35$) were treated by routine therapy, patients in treatment group( $n = 35$) were treated by combination of routine therapy and Tongxinluo capsule($2 \sim 4$ pills, three times a day). The therapeutic course was a year in both groups. **Results**　Clinical symptom was improved after treatment in both groups. EF after treatment ($54 \pm 9$)% was higher than that before treatment ($48 \pm 11$)% in treatment group ( $P < 0.05$). EF after treatment ($53 \pm 12$)% was higher than that before treatment ($50 \pm 12$)% in control group ( $P < 0.05$). **Conclusion**　Tongxinluo capsule has a good effect in treating chronic cardiopulmonary disease caused by COPD.

【key words】　Cardiopulmonary disease, chronic; Tongxinluo capsule; Therapeutic effect

慢性肺心病多由慢性阻塞性肺病(CDPD)长期缺氧所致肺动脉内皮和平滑肌细胞学和分子生物学的改变。由于肺通气不足、肺血管床减少,肺循环阻力增加,血液黏稠度增高,产生肺动脉高压从而加重右心负担,使右心室肥大、扩张、逐渐形成肺心病。该病终末期心功能失代偿,严重影响患者的生活质量。我科自 2004 年 8 月—2006 年 1 月对肺心病患者采取了在传统常规疗法上加用通心络胶囊治疗,取得满意疗效,现报道如下。

## 1　资料与方法

1.1　一般资料　70 例患者均为 COPD 导致的慢性肺心病,符合(1)COPD 诊断标准[1];(2)根据病史,胸部 X 线摄片,心电图均符合肺心病诊断及心功能分级诊断[1];(3)除外出血性疾病。将 70 例患者随机分为 2 组,2 组患者临床资料差异无显著意义( $P > 0.05$),具有可比性。见表 1。

表 1　2 组患者一般资料比较　(例)

| 组　别 | 例数 | 男 | 女 | 中位年龄(岁) | 慢性肺心病病程 | | | 心功能分级 | |
| --- | --- | --- | --- | --- | --- | --- | --- | --- | --- |
| | | | | | ~5 年 | ~10 年 | >10 年 | II 级 | III 级 |
| 治疗组 | 35 | 24 | 11 | 65.4 | 8 | 18 | 9 | 26 | 9 |
| 对照组 | 35 | 26 | 9 | 64.7 | 9 | 17 | 9 | 26 | 9 |

1.2　治疗方法　2 组均按常规治疗,治疗组患者加服通心络胶囊(石家庄以岭药业股份有限公司)2~4 粒,每日 3 次;对照组患者进行常规治疗,疗程均为 6 个月。治疗前行心功能分级,心脏彩色超声检测,以后每 6 个月复诊 1 次,共 2 次。纪录体力活动情况,依从性调查及不良反应,疗程结束时复查心脏彩色超声,测心脏射血分数(EF)。

1.3　统计学方法　计量资料以($\bar{x} \pm s$)表示,组间比较采用 $t$ 检验,计数资料采用 $\chi^2$ 检验,$P < 0.05$ 为差异

有统计学意义。

## 2 结 果

**2.1 EF 比较** 治疗前对照组为$(50 \pm 12)\%$,治疗组为$(48 \pm 11)\%$;治疗后对照组为$(53 \pm 12)\%$,治疗组为$(54 \pm 9)\%$。2 组 EF 差异无统计学意义($P > 0.05$),治疗后较治疗前均增加,差异有统计学意义($P < 0.05$)。

**2.2 不良反应** 治疗组有 5 例(占 14.3%)服药期间有上腹部不适、反酸及轻度恶心,改餐后即刻服药症状消失,无皮肤、黏膜出血,无肝、肾功能异常。

## 3 讨 论

　　慢性肺源性心脏病主要由长期慢性缺氧导致肺循环阻力增加、血液黏度增大,引发肺动脉高压形成,使右心室结构和(或)功能发生改变,从而导致心衰的形成。通心络胶囊是据中医络病理论研制而成的中药复方制剂。主要由水蛭、全蝎、蜈蚣、土鳖虫、蝉蜕、人参等组成。人参为君药、补益心气;水蛭、全蝎活血解痉通络;土鳖虫、蜈蚣等逐淤通络、搜风解痉。经现代医研究表明、其可能作用机制如下:(1)降低血黏度、抑制血小板聚集,改善血液高凝状态。(2)降低血浆内皮素(ET)水平,升高血管内皮细胞—氧化氮(NO)含量,使 ET/NO 平衡,纠正内皮功能紊乱,解除血管痉挛[3~5]。(3)降低血管外周阻力,促进循环,增强心脏泵功能[2,6]。(4)升高组织型纤溶酶原激活剂(tPA)水平,降低组织型纤溶酶原抑制物(PAI)水平,利于血栓溶解。由此可见,通心络胶囊具有多靶点、多方位、多层次的作用机制,具有解除肺血管痉挛,降低肺血管阻力 ,改善肺循环和强心作用。上述结果显示,COPD 所致慢性肺心病在常规治疗基础上加用通心络治疗,可提高患者右心室射血分数、明显改善心功能,提高生活质量。

　　综上所述,通心络胶囊治疗慢性肺心病,可以降低血黏度,有效减缓肺心病形成的各个环节,降低肺动脉压,改善肺通气和心功能,体现通络中药标本兼治疗作用特点,且治疗方便易行,未见明显不良反应。

### 参考文献

1 叶任高.内科学[M].第 5 版.北京:人民卫生出版社,2001.15-21,155-156.
2 梅运涛.通心络胶囊对急性脑梗死患者全血黏度及纤维蛋白原变化的影响[J].河南实用神经病杂志,2003,6(6):61.
3 韩会萍,张秀荣.通心络胶囊对不稳定心绞痛患者内皮功能的影响[J].现代中西医结合杂志,2004,13(3):307.
4 梁铁军,张才擎,张伟,等.通心络胶囊对不稳定型心绞痛患者血浆内皮素和降钙基因相关肽的影响[J].中国中西医结合杂志,2002,22(6):435-436.
5 王宁,奚肇庆,邓颖,等.通心络胶囊对急性脑梗死 ET,CGRP 及 NO 的影响[J].江苏中医药,2004.25(6):18-19.
6 丁丽,杜维霞.通心络胶囊治疗脑梗死 68 例临床疗效观察[J].中医药学报,2004.32(2):31-32.

# 通心络联合低分子肝素治疗进展型脑卒中

李玲

山西省忻州市人民医院神经科(忻州,034000)

【摘要】 目的　观察通心络联合低分子肝素钠治疗进展型脑卒中的临床疗效和安全性。方法　将44例进展型脑卒中患者随机分为治疗组和对照组,2组均给予口服肠溶阿司匹林,静脉输注疏血通,治疗组加用通心络及低分子肝素钠,治疗前和治疗后予以评分,并做头颅CT、血常规、出凝血时间、纤维蛋白原,且观察皮肤黏膜、齿龈、胃出血情况。结果　治疗组总有效率80.0%,对照组总有效率66.2%,差异有统计学意义($P < 0.05$)。且治疗组治疗后神经功能缺损评分改善优于对照组($P < 0.05$)。结论　通心络胶囊联合低分子肝素钠治疗进展型脑卒中有效、安全。

【关键词】　通心络胶囊;低分子肝素钠;进展型脑卒中

**Clinical observation on the therapeutic effect of Tongxinluo integrated with low-molecular-weight heparin sodium on progressive cerebral infarction**　*LI Ling . Department of Neurology , the People Hospital of Xinzhou City , Shanxi Province , Xinzhou 034000 , China*

【Abstract】　**Objective**　To observe the therapeutic effect of Tongxinluo integrated with low-molecular-weight heparin sodium on progressive cerebral infarction . **Methods**　Forty-four patients with progressive cerebral infarction were randomly divided into two groups . The patients in control group were treated by routine treatment . The patients in treatment group , on the basis of control group , were treated by Tongxinluo and low-molecular-weight heparin sodium . The therapeutic effects were evaluted in both groups before and after treatment . **Results**　The therapeutic effect of treatment group was superior to that of control group ( 80.0% vs 66.2% ) , there was significant differences in effective rate between treatment group and contral group ( $P < 0.05$ ) . **Conclusion** Tongxinluo integrated with low-molecular-weight heparin is effective in treating progressive cerebral infarction which can improve nervous function defect and enhance therapeutic effect .

【Key words】　Tongxinluo capsule ; Low-molecular-weight heparin ; Progressive cerebral infarction

进展型脑卒中是指发病后患者神经功能缺失症状在48小时内或更长时间逐渐进展或呈阶梯式加重[1]。其致残率、病死率比一般卒中高,属难治性脑血管疾病,临床上较为常见。我院用通心络与低分子肝素钠治疗进展型卒中取得了很好的疗效,现将结果报道如下。

## 1　资料与方法

1.1　临床资料　2005—2008年我科明确诊断进展型卒中住院患者44例(TIA、RIND、脑栓塞除外),男28例,女16例,年龄36~80岁,平均62岁。44例均行头部CT检查,40例行TCD检查。将44例患者随机分为2组,治疗组20例,男12例,女8例。对照组24例,男14例,女10例。2组年龄、性别及病程差异均无统计学意义($P > 0.05$),具有可比性。

1.2　治疗方法　2组均给予口服肠溶阿司匹林100 mg,晚饭后服用。静脉输注疏血通,根据病情选用脱水剂甘露醇、钙离子拮抗剂、他汀类降脂药。治疗组在上述常规治疗的基础上加用通心络(石家庄以岭药业股份有限公司)3粒,每日3次,餐后口服,观察4周为1疗程。低分子肝素钠(吉林华康药业股份有限公司)5 000单位,腹壁皮下注射,每12 h 1次,连用7 d。治疗前后观察肢体的肌力及语言功能,头CT、血常规、出凝血时间、纤维蛋白原、血脂、血糖、肝肾功能等各项检查。观察终点为发生梗死面积扩大、死亡及严重出血。治疗期间详细记录病情变化及各种指标的变化。

1.3　观察指标　(1)治疗前后肢体肌力、语言、吞咽等功能变化情况,观察症状改善的程度,持续的时间。(2)治疗前后头颅CT测定梗死面积的变化。(3)给药前后血常规尤其是血小板数值以及出凝血时间、纤维蛋白原。(4)治疗前后观察皮肤黏膜、齿龈、胃出血情况。

1.4 疗效评定标准 所有病例治疗前和疗程结束后按"脑卒中患者临床神经功能缺损评分标准"(1995)评分,神经功能改善率等于(治疗前总分 - 治疗后总分)/治疗前总分×100%。疗效按"临床疗效评分标准"[2]分为(1)基本治愈:神经功能缺损改善率91%~100%,病残程度0级;(2)显著好转:改善率46%~90%,病残程度1~3级;(3)好转:改善率18%~45%;(4)无变化:改善率 - 17%~17%;(5)恶化:改善率 > - 17%。总有效率 = (基本治愈 + 显著好转)/总例数×100%。

1.5 统计学处理 计数资料以率表示,采用 $\chi^2$ 检验;计量资料以 $\bar{x} \pm s$ 表示,采用 $t$ 检验。$P < 0.05$ 为有统计学意义。

## 2 结 果

2.1 疗效比较 治疗组20例基本治愈6例(30.0%),显著好转10例(50.0%),无效4例(20.0%),总有效率80.0%。对照组24例,基本治愈4例(16.7%),显著好转12例(50.0%),无效8例(33.3%),总有效率66.2%。2组比较差异有统计学意义( $P < 0.05$ )。

2.2 神经功能缺损评分 2组治疗前神经功能缺损评分差异无显著性意义( $P > 0.05$ ),治疗后较治疗前神经功能缺损评分差异有统计学意义( $P < 0.01$ ),治疗后2组间比较差异有统计学意义( $P < 0.05$ )。

2.3 不良反应 发病后2周治疗组无梗死面积继续扩大及死亡情况发生,对照组发生梗死面积扩大,临床症状加重4例,2组比较有统计学意义( $P < 0.05$ )。2组用药前后血常规、出凝血时间、肝肾功能、血脂均无明显变化,治疗组纤维蛋白原不同程度降低,2组均无死亡发生。治疗组腹壁皮肤瘀斑5例,且无1例发生上消化道出血、脑出血等并发症。

## 3 讨 论

进展型脑卒中是在脑动脉硬化的基础上发生不稳定斑块(软斑、溃疡斑),纤维组织增生及钙盐沉积,其内多有动脉壁坏死,极易脱落,造成栓塞的反复发生,导致进展型卒中。研究表明,脑梗死时由于多种因素综合作用,缺血区脑组织存在血管收缩痉挛,血浆纤维蛋白原明显增高,存在凝血纤溶异常,低分子肝素钠具有抑制血小板黏附和聚集作用,同时能够明显降低纤维蛋白原的水平,具有溶解血栓的作用,能有效防止血栓的形成,阻止病情的进展。与普通肝素相比,有一些潜在新的优越性,包括更强大的抗血栓形成作用,更长的半衰期,更高的皮下注射生物利用度,减少出血不良反应并且不需要实验室抗凝监测等优点。通心络是由人参、水蛭、赤芍、全蝎、蜈蚣、土鳖虫等组成的中药复方制剂。基础研究显示,其可降低兴奋性氨基酸毒性,减轻自由基损伤和细胞内钙超载及脑组织炎性损伤,促进脑毛细血管新生及改善脑组织血供,可增强纤溶活性。临床研究尚可减轻脑水肿,缩小梗死范围,有一定的脑保护作用,并可显著提高患者的日常生活能力。通过对比观察,通心络与低分子肝素钠联合治疗进展型卒中总有效率显著,优于对照组,值得临床推广应用。

**参考文献**

1 郭玉璞.神经病学[M].北京:人民卫生出版社,2006:740

2 全国第四届脑血管病学术会议.脑卒中患者临床神经功能缺损程度评分标准(1995)[J].中华神经科杂志,1996,29(6):381-382.

# 通心络胶囊对缺血性脑卒中二级预防的疗效

刘素蓉　　曹瑾

西安交通大学第二附属医院中西医结合科(西安,710004)

【摘要】　目的　观察通心络胶囊在缺血性脑卒中二级预防中的作用。方法　将60例首发缺血性脑卒中患者随机分为2组:通心络胶囊＋阿司匹林组和阿司匹林组。采用比浊法测定2组患者在治疗前后的血小板聚集率,观察2组患者服药期间缺血性卒中的复发率、病死率及不良反应,并做统计学分析。结果　通心络胶囊＋阿司匹林组血小板聚集率的改善优于阿司匹林组($P < 0.05$),且阿司匹林抵抗与阿司匹林半抵抗的总发生率及缺血性脑卒中3年内复发率、病死率均低于阿司匹林组($P < 0.05$),2组不良反应比较,差异有统计学意义($P < 0.05$)。结论　通心络胶囊可以增强患者对阿司匹林的敏感性。2药协同抑制血小板聚集作用对缺血性脑卒中的二级预防有一定的临床疗效,且不良作用较单用阿司匹林少。

【关键词】　通心络胶囊;缺血性脑卒中;二级预防

The study on on effect of Tongxinluo capsule in secondary prevention of ischemic stroke　*LIU Su-rong , CAO Jin . Department of Integrated TCM and Western Medicine , the Second Hospital Affiliated of Xi' an Jiantong University , Xi' an　710004 , China*

【Abstract】　**Objective**　To observe the effect of Tongxin luo capsule in secondary prevention of ischemic stroke . **Methods** Sixty patients with acute cerebral infarction were randomly divided into two groups:aspirin plus Tongxinluo capsule and aspirin group . platelet aggregation rate of the patients in two groups were determined by turbidimetry before and after the treatment . the occurrence of secondary stroke , death and side effects were observed and statistically analysed . **Results**　The platelet aggregation rate was better in aspirin plus Tongxinluo capsule group than in aspirin group( $P < 0.05$ ) . Compared with aspirin group , the overall incidence of aspirin resistance and aspirin semiresponders , the recurrence rate of ischemic stroke , and the mortality rate within three years were all lower in aspirin plus Tongxinluo capsule group( $P < 0.05$ ) . There were significant differences in side effects between the two groups( $P < 0.05$ ) . **Conclusion**　Tongxinluo capsule can enhance the sensitivity of aspirin . It has some clinical effects for the secondary prevention of ischemic stroke by synergistic inhibition effect on platelet aggregation of the two drugs , in addition , had less side effects than aspirin alone .

【Key words】　Tongxinluo capsule;Ischemic stroke;Secondary prevention

缺血性脑卒中是一类危害人类健康的常见病、多发病,其发病率、致残率及复发率均很高。二级预防是缺血性脑卒中有效而重要的预防手段,可以减少复发,降低卒中花费和社会负担,其主要措施为抗血小板治疗[1],目前,以阿司匹林最为常用。通心络胶囊是由人参、水蛭、全蝎、土鳖虫、蜈蚣、蝉蜕、赤芍、冰片为主要成分的中成药,具有益气活血、化瘀通络的作用,用于缺血性脑卒中急性期及恢复期的治疗[2,3],现研究表明其也具有抑制血小板聚集作用[4]。笔者应用通心络胶囊对缺血性脑卒中进行二级预防,并取得了满意的疗效,现报道如下。

## 1　资料与方法

1.1　临床资料　本研究选择2003年1月—2005年12月间在本院中西医结合科住院的首发缺血性脑卒中患者作为研究对象。入选标准(1)符合1995年全国第4次脑血管会议通过的急性脑梗死诊断标准[5]并符合中医中风病、中经络、气虚血瘀络阻型诊断[6];(2)行头颅CT或MRI证实存在与临床相符的责任病灶并确诊梗死面积小于3 cm×3 cm。排除标准:(1)阿司匹林过敏、哮喘;(2)严重心、肺、肝、肾、血液系统疾病及活动性出血者;(3)血小板计数 $> 450 × 10^9$/L或 $< 100 × 10^9$/L;(4)目前有明确活动性消化性溃疡者;(5)近4周内有内脏手术史(包括活体组织检查)和外伤;(6)其他需持续使用及近4周内使用过阿司匹林和/或抗凝制剂者;(7)入选前2周内使用过除阿司匹林外的非甾体类抗炎药物(NSAIDS);(8)近3周内或观察期间使用过其他益气活血通络类中药制剂者;(9)难以随访及不能完成3年疗程者。将入选的60例患者随机分为2组,其

中通心络胶囊 + 阿司匹林组 30 例,男 17 例,女 13 例,年龄 44 ~ 74(61 ± 11)岁。阿司匹林组 30 例,男 19 例,女 11 例,年龄 50 ~ 73(63 ± 10)岁。2 组间年龄、性别、合并症等资料差异无显著性差异($P > 0.05$),具有可比性。

**1.2 治疗方法** 阿司匹林组给予肠溶阿司匹林片,100 mg,每日 1 次口服。通心络胶囊 + 阿司匹林组给予肠溶阿司匹林片,50 mg,每日 1 次口服;通心络胶囊(每粒 0.38 g)2 粒,每日 3 次,口服。2 组均根据就诊时间、病情决定是否应用溶栓、降纤治疗,对病情伴发的脑水肿、高血压、糖尿病、各种感染进行相应的处理。

**1.3 血小板聚集率测定**

**1.3.1** 主要仪器:血小板聚集仪(TYXN-91 型)(上海通用医疗仪器公司产品)。

**1.3.2** 试剂:血小板聚集诱导剂:二磷酸腺苷(adenosine diphosphate,ADP),浓度 5 μmol/L,花生四烯酸(arachidonic acid,AA),浓度 500μg/ml,由北京普利生公司提供。

**1.3.3** 方法:采用比浊法。患者在标准情况下,空腹静脉取血 5 ml 置于 2 ml,0.13 mmol/L 的枸橼酸钠的抗凝管中,先以 1 000 r/min 离心 10 min 吸取富血小板血浆,再以 3 000 r/min 离心 15 min 吸取贫血小板血浆,以贫血小板血浆做对照,在富血小板血浆中加入 ADP 和 AA 两种不同的诱导剂,按产品说明操作。

**1.4 阿司匹林抵抗标准[7]** 500 μg/ml AA 诱导的血小板平均聚集率 ≥ 20%,同时 5 μmol/L ADP 诱导的血小板平均聚集率 ≥ 70%者为阿司匹林抵抗(AR);阿司匹林半抵抗(ASR)标准:符合 AR 条件之一即可。

**1.5 观察方法及疗效评定标准** 患者均 3 个月随访 1 次,随访方式为门诊、书信、电话,按要求填写登记表。治疗期间每 6 个月检测血常规、凝血酶谱 1 次。结束治疗前复查血小板聚集率及入院时的各项常规检查。追踪观察 3 年间观察每例患者在用药期间的缺血性脑卒中的发生次数、死亡例数及不良反应,统计缺血性脑血管病的复发率、病死率和不良反应。

**1.6 统计学方法** 应用 SPSS 11.5 软件进行数据处理。计量资料采用均数 ± 标准差($\bar{x} ± s$)表示,2 组间比较采用 $t$ 检验,计数资料以率表示,比较用 $\chi^2$ 检验。$P < 0.05$ 为差异有统计学意义。

**2 结 果**

**2.1 血小板聚集率的比较** 治疗前 2 组 ADP 和 AA 诱导的血小板聚集率均无显著性差异($P > 0.05$),治疗后 2 组 ADP 和 AA 诱导的血小板聚集率均较治疗前下降($P < 0.01$),与阿司匹林组相比,通心络胶囊 + 阿司匹林组 2 种不同诱导剂诱导的血小板平均聚集率均下降($P < 0.05$),见表 1。

表 1 2 组治疗前后不同诱导剂诱导的血小板聚集率比较 ($\bar{x} ± s$,%)

| 组别 | 例数 | ADP | | AA | |
|---|---|---|---|---|---|
| | | 治疗前 | 治疗后 | 治疗前 | 治疗后 |
| 通心络胶囊 + 阿司匹林组 | 30 | 82 ± 8 | 55 ± 9*# | 22 ± 13 | 14 ± 6*# |
| 阿司匹林组 | 30 | 80 ± 11 | 72 ± 10* | 22 ± 13 | 19 ± 9* |

注:与治疗前比较,* $P < 0.01$;与阿司匹林组比较,# $P < 0.05$。

**2.2 AR 和 ASR 的发生情况比较** 通心络胶囊 + 阿司匹林组较阿司匹林组 AR 及 ASR 的发生率降低($P < 0.05$),见表 2。

**2.3 缺血性脑卒中的 3 年复发率、病死率比较** 通心络胶囊 + 阿司匹林组 3 年期间的复发率 6.7%(2/30)、病死率 3.3%(1/30),阿司匹林组分别为 16.7(5/30)、6.7%(2/30),2 组比较有统计学意义($P < 0.05$)。

**2.4 不良反应比较** 通心络胶囊 + 阿司匹林组胃肠道反应 2 例,阿司匹林组胃肠反应 3 例,皮疹 1 例,脑出血 1 例,与通心络胶囊 + 阿司匹林组比较,不良作用较多($P < 0.05$)。

表 2 2 组 AR 和 ASR 的发生情况比较 [例(%)]

| 组别 | 例数 | AR | ASR | 总发生率(%) |
|---|---|---|---|---|
| 通心络胶囊 + 阿司匹林组 | 30 | 2(6.7) | 5(16.7) | 23.4* |
| 阿司匹林组 | 30 | 3(10.0) | 11(36.7) | 46.7 |

注:与阿司匹林组比较,* $P < 0.05$

**3 讨 论**

目前,许多资料已经证实了抗血栓药物预防脑卒中复发的有效性[8]。小剂量阿司匹林可通过持久地抑制血小板环氧化酶(COX)的活性,抑制花生四烯酸(AA)代谢转化成血栓素 $A_2$ 的合成,从而产生较强的抗血小板聚集作用,它对急性脑梗死的预防作用已被肯定,并广泛的应用于缺血性脑血管疾病的二级预防[9]。近年来,临床上出现应用阿司匹林治疗不能充分抑制血小板聚集功能而导致临床血栓事件发生的现象,即 AR 现象[10]。因其发生机制复杂,现尚无公认的防治方案。缺血性脑卒中在祖国医学中属于"中风"范畴,据中医络病理论,"大者为经,小者为络",脑部血液循环以络脉为主,它是脉络淤血所致,而络气郁滞是中风发病的始动环节,可引发脑络瘀阻或脑络绌急,形成缺血性脑卒中。治宜益气活血、化瘀通络。通心络胶囊是运用络病理论,根据"络以通为用"的治疗原则研制的中药复方制剂。其中人参为君药,能补益心气,促进血液循环,使气旺血行,其有效成分人参皂甙对实验性鼠大脑缺血、缺氧有保护作用[11]。水蛭、全蝎、土鳖虫、蜈蚣、蝉蜕为臣药,水蛭活血通络,其有效成分水蛭素具有强大的抗凝抗栓活性,是迄今为止世界上最为强大的凝血酶天然抑制剂,具有抗凝、纤溶、抑制血小板凝聚、降低全血比黏度及降血脂等药理作用[12]。全蝎解痉通络,具有抗凝和抑制血小板活化等抗血栓作用[13]。土鳖虫逐瘀通络,具有抗凝血酶的作用[14]。蜈蚣搜风解痉,蝉蜕熄风止痉,五虫并用充分发挥了虫类药物搜风通络、活血解痉、推陈出新之功效。加入具有散血行瘀,抑制血小板和红细胞聚集、抗凝和抗血栓、抗动脉粥样硬化等作用的赤芍[15]为佐药,具有芳香通窍,引诸药入络的冰片为使药,故该方可以降低血黏度,降脂抗凝,改善微循环,增加脑血流量,降低脑血管阻力,明显改善脑缺血所致的脑组织损伤,成为临床上治疗脑梗死有效的药物。

本研究测定通心络胶囊+阿司匹林组和阿司匹林组2组患者血小板聚集率,结果显示阿司匹林联用通心络胶囊与单用阿司匹林比较均下降,通心络胶囊+阿司匹林组中患者 AR 及 ASR 例数的减少具有统计学意义,提示通心络胶囊通过对 ADP 和 AA 途径的抑制,改善了小剂量 AR 现象。已有有学者认为,对于 AR 的人群,可以考虑结合具有扶正化浊、祛瘀解毒通络功效的中药进行治疗以充分发挥中药多途径、多靶点、多层次整体调节的优势,解决 AR 问题[16]。本研究在结束时,统计2组患者缺血性脑卒中复发率、病死率的结果显示:阿司匹林联用通心络胶囊组患者的复发率、病死率明显低于单用阿司匹林组的患者,说明加用通心络胶囊后可以更有效的预防缺血性脑卒中的再次发生,减少病死率。2组不良反应比较通心络胶囊+阿司匹林组为2例,阿司匹林组为5例,具有差异性( $P < 0.05$ )。此结果不仅说明联合应用通心络胶囊后的安全性高于单用阿司匹林,而且说明祖国医学中药方剂的组成,既不是药物的简单堆砌,也不是药效的单纯相加,而是按"君、臣、佐、使"组成的。这种制方用药之法和中医学的脉象经络学说具有一致性,具有朴素系统的整体结构,具有重点突出、主次分明;动静结合、阴阳平衡;扬长避短、选优制胜等特点。通心络胶囊中的人参作为君药,有大补元气之功,不仅益心气,使气旺血行;而且健脾气,使脾能正常发挥统血之功,以制约五虫峻猛之药性,防止耗血、动血,出现血液或溢于脉络之外或渗于肌肤之下,从而使全方具有活血不动血、活血不留瘀之效。除此之外,人参的调治脾胃之功在张仲景时期已取得良好疗效,本药中取人参益阴生津之功,以制约在应用大量活血破血之品后而造成的耗气伤阴,尤其是脾气胃阴,从而使脾胃能够正常发挥收纳运化之功。总之,本临床研究发现加用通心络胶囊对缺血性脑卒中的二级预防取得良好的疗效,是基于通心络胶囊可改善患者小剂量 AR,增强患者对阿司匹林的敏感性,并与阿司匹林协同抑制血小板聚集的作用。但是样本量较小,还有待于进一步大规模的临床观察研究。

## 参考文献

1 Sacco RL, Adams R, Albers G, et al. Guidelines for prevention of stroke in patient with ischemic stroke or transient ischemic attack: a statement for healthcare professionals from the American Heart Association/American Stroke Association Council on Stroke: co-sponsored by the Council on Cardiovascular Radiology and Intervention[J]. Stroke 2006, 37(2): 577-617.

2 任金生, 杨秋霞. 通心络胶囊治疗急性脑梗死的疗效观察[J]. 中国实用神经疾病杂志, 2008, 11, (4): 62-63.

3 王薇. 通心络胶囊对脑梗死康复期治疗作用评价[J]. 疑难病杂志, 2006, 5(5): 331-333.

4 刘芳, 李金, 王新德. 通心络胶囊对脑梗死患者血小板聚集功能的影响[J]. 中国中西医结合杂志, 2008, 28(4): 303-306.

5 中华神经学会, 中华神经外科学会. 各类脑血管疾病诊断要[J]. 中华神经科杂志, 1996, 29(6): 379-381.

6 国家药品监督管理局. 药品临床试验管理规范[M]. 北京: 中国医药科技出版社, 1999: 100-123.

7 Lev EI, Patel RT, Maresh KJ, et al. Aspirin and clop idogrel drug response in patients undergoing percutaneous coronary intervention: the role of dual drug resistance[J]. J Am Coll Cardiol, 2006, 47(1): 27-33.

8 Antit hrombotic Trialist s' Collaboration. Collaborative meta-analysis of randomized trials of antiplatelet therapy for prevention of death, myocardial infarction, and stroke in high risk patients[J]. BMJ, 2002, 324(7329): 71-86.

9 杨卫红, 林敬明. 阿司匹林对缺血性卒中二级预防的大型临床试验[J]. 国外医学脑血管疾病分册, 2002, 10(4): 271-274.

10　Weber A A,Przytulski B,Schanz A,et al.Towards a definition of aspirin resistance:a typological app rocch［J］.Platelets,2002,13(1):37-40.

11　赵文莉,张立实,李宁.人参皂甙的药理及毒性作用研究进展［J］.国外医学卫生学分册,2008,35(3):165-169.

12　Ruef J,Katus HA.New antithrombotic drugs on the horizon［J］.Expert Opin Investig Drugs,2003,12(5):781-797.

13　彭延古,雷田香,李路丹,等.全蝎提取液对家兔实验性动脉血栓的影响［J］.微循环学杂志,2006,16(4):59-60.

14　肖汉扬,李刚,吴骏综.土鳖虫药理作用最新研究进展［J］.医学信息,2005,18(8):1 029-1 030.

15　阮金兰,赵钟祥,曾庆忠,等.赤芍化学成分和药理作用的研究进展［J］.中国药理学通报,2003,19(9):965-969.

16　张仁岗,张军平.阿司匹林抵抗的产生机制与防治策略［J］.中西医结合学报,2007,5(3):259-262.

# 通心络胶囊及脑蛋白水解物注射液治疗
# 脑动脉硬化症伴记忆障碍 36 例疗效观察

李广印　　李秀芝

山东省济宁市任城区李营医院(济宁,272075)

【摘要】　目的　观察通心络胶囊、脑蛋白水解物注射液治疗脑动脉硬化症伴记忆障碍患者的临床疗效。**方法**　将 70 例脑动脉硬化症记忆障碍患者随机分为治疗组和对照组,其中治疗组 36 例,对照组 34 例,2 组患者均给予阿斯匹林肠溶片 75 mg,每晚 1 次口服,在此基础上,对照组加用吡拉西坦 0.8 g/次,3 次/d,口服,复方丹参注射液 16 ml 静脉滴注,每日 1 次;治疗组加用通心络胶囊 3 粒/次,3 次/d,口服,脑蛋白水解物注射液 30 ml 稀释于生理盐水中缓慢静脉滴注,每日 1 次。2 组均治疗 28 d。分别于治疗前和治疗后测定并比较两组患者的记忆商评分。**结果**　治疗前 2 组患者记忆商分值间差异无显著性意义( $P > 0.05$ ),治疗后差异有显著性意义( $P < 0.05$ );治疗组患者治疗前后差异有显著性意义( $P < 0.05$ ),而对照组患者无显著性意义( $P > 0.05$ )。**结论**　通心络胶囊、脑蛋白水解物注射液治疗脑动脉硬化症伴记忆障碍患者,疗效确切,能显著改善患者的记忆功能。

【关键词】　硬化,脑动脉;记忆障碍;通心络胶囊;脑蛋白水解物

**Therapeutic effect of Tongxinluo capsule combined with cerebrolysin vital injection on cerebral arteriosclerosis complicated by dysmnesia**　*LI Guang-yin , LI Xiu-zhi . Liying Hospital of Rencheng District , Shandong , Jining　272075 , China*

【Abstract】　**Objective**　To observe the therapeutic effect of Tongxinluo capsule combined with cerebrolysin vital injection on cerebral arteriosclerosis complicated with dysmnesia . **Methods**　70 patients with cerebral arteriosclerosis complicated by dysmnesia were randomly divided into two groups,36 cases in treatment group and 34 casesin control group . All the patients were treated with aspirin 75 mg,once a day in the evening . In addition the patients in control group were treated with piracetam 0.8g once , 3 times a day,and compound Danshen injection 16ml by intravenous drop,once a day,while the patients in treatment group were treated Tongxinluo capsule 3 pills once,3 times a day,and cerebrolysin vital injection 30ml in NS by intravenous drop,once a day, with a treatment course of 28 daysfor both groups . The memory scoring in both groups was detected and compared . **Results**　There was no significant difference in memory scoring before treatment between two groups( $P > 0.05$ ),but there was a significant difference after treatment between two groups( $P < 0.05$ ). In treatment group,there was a significant difference in memory scoring of treatment group before treatment and after treatment( $P < 0.05$ ),however,there was no significant differencein control group( $P > 0.05$ ). **Conclusion**　Tongxinluo capsule combined with cerebrolysinvital injection is effective in treating cerebral arteriosclerosis complicated by dysmnesia,whichcan improve obviously patients' memory function .

【Key words】　Arteriosclerosis, cerebral artery;Memory disturbance;Tongxinluo capsule;Cerebrolysin vital

　　2002 年 6 月—2007 年 8 月我们应用通心络胶囊、脑蛋白水解物注射液治疗脑动脉硬化症伴记忆障碍患者 36 例,取得了较好疗效,现报道如下:

## 1　资料与方法

**1.1　一般资料**　2002 年 6 月—2007 年 8 月收治的脑动脉硬化症伴记忆障碍患者 70 例,随机分为 2 组,治疗组 36 例,男 21 例,女 15 例,年龄 53 ~ 76 岁,中位年龄(63 ± 7)岁,中位病程(7 ± 3)年。并发症:高血压病 23 例,高脂血症 19 例,糖尿病 6 例,冠心病 18 例,有卒中史 12 例。对照组 34 例,男 19 例,女 15 例,年龄 55 ~ 73 岁,中位年龄(62 ± 7)岁,中位病程(6 ± 3)年。并发症:高血压 21 例,高脂血症 18 例,糖尿病 5 例,冠心病 16 例,有卒中史 11 例。2 组患者性别、年龄、病程及并发症相似,具有可比性。

**1.2　病例入选及排除标准**　所有患者均符合脑动脉硬化症的诊断标准[1]:(1)年龄≥45 岁;(2)具有持久而固定的高级神经活动功能减退,如记忆力减退、倦怠或失眠、易激动或易疲劳、性格改变等,且随脑力与体力活动而有间歇性加重;(3)有脑缺血表现,如眩晕、耳鸣、头痛;(4)具有一定且弥漫的脑损害症状和体征(如肢

端麻木);(5)具有全身性动脉硬化症的旁证(如眼底动脉硬化Ⅱ级以上,主动脉弓增宽,冠心病或颞动脉、桡动脉壁变硬等)。排除标准:(1)患者有急性或难以控制的疾病,如严重的心、肝、肾功能异常;(2)诊断为精神障碍;(3)低血压;(4)过敏体质和(或)药物过敏史。

**1.3 治疗方法** 2组患者均给予阿斯匹林肠溶片75 mg口服,每晚1次。在此基础上,对照组加用吡拉西坦0.8 g/次口服,每日3次;复方丹参注射液16 ml加入5%GS或0.9%NS 250 ml中静脉滴注,每日1次。治疗组加用通心络胶囊(石家庄以岭药业股份有限公司生产)3粒/次口服,每日3次;脑蛋白水解物注射液30 ml加入0.9%NS 250 ml中缓慢静脉滴注,每日1次。2组疗程均为28 d。

**1.4 记忆功能测评方法** 分别于治疗前、后用韦氏记忆量表[2]评定患者的记忆商.采用龚耀先教授修订的甲式韦氏记忆量表评估记忆.包括1～100、100～1、累加、记图、再认、再生、联想、触摸、理解、背数10个分测验,根据手册分别计算各测验的量表粗分,最后计算总量表分并查表得出记忆商数)。

**1.5 统计学方法** 所有数据采用SPSS 10.0软件包处理,计数资料以$\bar{x} \pm s$表示,2组间比较采用$t$检验,$P < 0.05$为差异有显著意义。

**2 结 果**

2组治疗前患者记忆商分值(对照组为71±14,治疗组为71±15)差异无显著性意义($P > 0.05$),治疗后(分别为76±14、86±16),差异有显著性意义($P < 0.05$),且治疗组患者治疗前、后差异有显著性意义($P < 0.05$)。

**3 讨 论**

脑动脉硬化症的病理生理机制在于因脑动脉粥样硬化、小动脉硬化、细动脉透明变性等脑动脉壁变性而引起的脑部供血障碍和脑细胞弥漫性缺血性改变[3]。中医认为本症的发生主要是年老肾精亏虚、瘀血阻络、痰浊上犯、闭阻清窍所致[4]。改善脑部血液循环、营养脑细胞是治疗脑动脉硬化症的关键。通心络胶囊是应用络病理论与通络药物治疗心脑血管病的代表性方药,由人参、水蛭、全蝎、蜈蚣、蝉蜕、赤芍、酸枣仁、降香、冰片等组成,方中人参能补气促进血液循环,可达气行血行之效,水蛭破血化瘀,入血分而不伤血;全蝎、蜈蚣、蝉蜕,解痉止痉、通经疏络,赤芍活血养血、化瘀通络,酸枣仁养血安神并防逐瘀伤正,降香、冰片芳香通窍并引诸药入络。现代药理研究证实,通心络胶囊能降脂抗凝、改善血液流变学、抑制血小板聚集及血栓形成,稳定动脉粥样硬化斑块,抑制动脉粥样硬化进程,降低脑动脉硬化及脑梗死患者的血浆内皮素,升高一氧化氮、降钙素基因相关肽水平,从而起到调节血管内皮功能、缓解脑血管痉挛,改善脑组织缺血、缺氧状态,促进血液循环、保护脑细胞、恢复神经缺损功能等作用[5]。脑蛋白水解物注射液是一种大脑所特有的肽能神经营养药物,能透过血脑屏障进入神经细胞,能以多种方式作用于中枢神经,调节和改善神经元的代谢,促进突触形成,诱导神经元的分化,并进一步保护神经细胞免受各种缺血和神经毒素的损害。促进脑内蛋白质的合成,影响呼吸链,具有抗缺氧的保护能力,改善脑内能量代谢,激活腺苷酸环化酶和催化其它激素系统,提供神经递质、肽类激素及辅酶前体。上述2药联合应用可避免单纯应用血管扩张药物或脑代谢激活药物的缺陷,具有治疗与营养受损神经元的双重功效,既可改善脑动脉硬化症患者的脑部供血又可营养神经细胞,故能促进患者记忆功能的恢复,改善认知功能,提高患者生活质量。本结果表明,治疗组患者治疗后记忆障碍明显改善,记忆商评分较治疗前显著提高,优于对照组,表明通心络胶囊、脑蛋白水解物注射液治疗脑动脉硬化症伴记忆障碍患者疗效确切,有很好的推广价值。

**参考文献**

1 中华神经精神科杂志编委会.脑动脉硬化症诊断标准[J].中华神经精神科杂志,1978,11:128-129.
2 龚耀先,江达威,邓君林,等.修订韦氏记忆量表手册[M].第2版.长沙:湖南医科大学出版社,1989:1-8.
3 史玉泉,周孝达.实用神经病学[M].上海:上海科学技术出版社,2004.821-831、954-956.
4 董建勇,赵晓薇.中医药治疗脑动脉硬化症研究进展[J].甘肃中医学院学报,2001,1(18):51-54.
5 吴以岭主编.络病学[M].北京:中国科学技术出版社,2004.277-280,1 079-1 081.

# 通心络治疗脑萎缩 80 例

赵福润

山西省中医院神经科(太原,030000)

【摘要】 目的　观察通心络治疗脑萎缩的临床疗效。方法　80 例脑萎缩患者服用通心络胶囊 2 粒/次,2 次/d,疗程 1 个月。连服 3 个疗程,观察治疗后的总有效率。结果　80 例患者经治疗,基本治愈 10 例,显效 38 例,有效 24 例,无效 8 例,总有效率为 90.0%。结论　通心络胶囊治疗脑萎缩疗效确切。

【关键词】 脑萎缩;通心络胶囊

　　脑萎缩是指各种原因所引起的脑组织结构体积缩小,脑实质减少,脑质量减轻,细胞数目减少,脑回变平,脑沟增宽增深,脑室、脑池和蛛网膜下腔扩大。中医学认为脑为元神之府,只有脑髓滋养,脑髓充足,才能神气清灵;髓海不足,则神呆气钝,失却清灵,故其病因病机有髓海空虚、气血亏虚、痰蒙脑窍、瘀阻脑络;西医学对脑萎缩病因病理的认识则由于年老血液成分的异常等因素,血液黏稠度增高,血液缓慢、血流量减少,正常的机能活动所需的能量减少且年老微循环发生障碍,微循环网血液不畅;老年人动脉含氧降低,使脑细胞陷于相对缺氧,可引起脑细胞合成各种酶和神经传导质及量减少均可导致脑萎缩。此外,遗传在本病的发生过程中也起了一定作用,衰老的过程、代谢障碍、内分泌机能减退等因素也与发病相关。我们用通心络治疗脑萎缩 80 例取得较好疗效,现报告如下。

## 1 资料与方法

1.1　临床资料　80 例均为 2007 年 3 月—2008 年 6 月住院和门诊患者,其中男 52 例,女 28 例;年龄 60 ~ 69 岁 26 例,70 ~ 82 岁 54 例;病程 1 年 14 例,2 年 38 例,3 年 28 例。

1.2　治疗方法　通心络胶囊 2 粒,每日 3 次,1 个月为 1 疗程,共计 3 个疗程,疗程间停药 10 d。

1.3　疗效标准　基本治愈:神经系统体征基本消失,康复到生活基本上能自理。显效:神经系统体征大部分恢复,生活部分自理。好转:神经系统体征有缓解,生活不能自理。无效:治疗前后症状体征无变化。

## 2 结果

　　基本治愈 10 例(12.5%),显效 38 例(47.5%),有效 24 例(30.0%),无效 8 例(10.0%),总有效率为 90.0%。治疗 1 个疗程 28 例,2 个疗程 29 例,3 个疗程 16 例,4 个疗程 7 例。

## 3 讨论

　　通心络胶囊是由人参、水蛭、全蝎、土鳖虫、蜈蚣、蝉蜕、赤芍、冰片等组成的中药复方制剂,具有益气活血、通络之功效,主要机理为改善大脑循环,促进大脑营养代谢。现代医学表明,人参有效成分为氨基酸、微量元素和人参苷。人参苷具有较强的正性肌力的保护作用,能改善微循环,增强毛细血管的抵抗力从而改善脑血管的代谢,抗脑血管老化。人参能兴奋中枢神经系统,加强神经冲动的传导,调节大脑皮层兴奋和抑制过程的平衡,对老年人智能减退有明显的改善作用。临床观察通心络胶囊治疗脑萎缩疗效较好,需要进一步大量观察。

# 通心络胶囊治疗偏头痛 60 例疗效观察

马云枝

河南中医学院第一医院(郑州,450008)

**【摘要】** 观察通心络胶囊治疗偏头痛的临床疗效。**方法** 治疗组 60 例采用通心络胶囊治疗,每次 3 粒,每日 3 次口服,治疗 2 周,症状改善者减为每次 3 粒,每日 2 次,维持治疗 12 周;对照组用盐酸氟桂嗪,每晚口服 10 mg,维持治疗 12 周。**结果** 治疗组总有效率 90.0% 高于对照组总有效率 66.7%,差异有统计学意义( $P < 0.01$ )。**结论** 通心络胶囊对偏头痛疗效确切。

**【关键词】** 偏头痛;通心络胶囊;盐酸氟桂嗪

偏头痛是指反复发作的一侧或两侧搏动性头痛[1],为临床常见病、多发病,患病率为 985.2/10 万,年发病率为 79.7/10 万[2]。国外发病率男为 3.4% ~ 6.1%,女为 12.9% ~ 17.6%,女性多于男性[3]。自 2005 年 6 月起,我们应用通心络胶囊治疗偏头痛 60 例,取得良好疗效,现报告如下。

## 1 资料与方法

**1.1 一般资料** 所有病例均来自 2007 年 6 月—2008 年 6 月河南中医学院一附院门诊,符合 1988 年国际头痛协会标准,排除高血压、脑外伤后综合征及脑内器质性病变患者。中医辨证按照谢道珍[4]主编的《神经内科手册》中"偏头痛"的辨证方法将患者分为肝阳上亢型(27 例)、痰浊上扰型(23 例)、风痰阻络型(37 例)、气滞血瘀型(31 例)及其他证型 2 例。120 例随机分成治疗组和对照组,治疗组 60 例,其中男 29 例,女 31 例,年龄 15 ~ 65 岁,中位数 36.7 岁,中位病程 9.5 年;对照组 60 例,男 28 例,女 32 例,年龄 18 ~ 64 岁,中位数 37.0 岁,中位病程 10.3 年。2 组的性别、年龄、病程等资料无显著性差异( $P > 0.05$ ),具有可比性。

**1.2 治疗方法** 治疗组用通心络胶囊(石家庄以岭药业有限公司生产),每次 3 粒,每日 3 次口服。治疗 2 周,症状改善者减为每次 3 粒,每日 2 次;对照组用盐酸氟桂嗪 10 mg,每晚口服;2 组维持治疗 12 周,治疗期间停用一切其他疗法。

**1.3 疗效判定** 疗效评定标准采用孙增华等[5]制定的"偏头痛诊断、疗效评定标准意见"中的记分法,着重头痛发作次数、程度、持续时间。疗效评定包括控制、显效、有效、无效 4 种情况。控制:疗程结束无发作性头痛症状,停药 1 月不发病;显效:治疗后积分减少 50%;有效:治疗后积分减少 25 ~ 50% 以上;无效:治疗后积分减少 20% 以下。

**1.4 统计学方法** 采用 SPSS 13.0 软件进行分析。计量资料采用均数 ± 标准差表示,组间比较采用独立 $t$ 检验,与治疗前基础值进行比较采用配对 $t$ 检验,计数资料采用 $\chi^2$ 检验。$P < 0.05$ 为差异有统计学意义。

## 2 结 果

治疗前 2 组评分无显著性差异( $P > 0.05$ ),治疗后差异具有统计学意义( $P < 0.01$ ),治疗组低于对照组( $P < 0.01$ ),见表 1。治疗组总有效率为 90.00% 高于对照组 66.67%,差异有统计学意义( $P < 0.01$ ),见表 2。

表 1　2 组治疗前后评分改善情况比较　( $\bar{x} \pm s$ )

| 组别 | 例数 | 治疗前平均积分 | 治疗后平均积分 |
|---|---|---|---|
| 治疗组 | 60 | 17.70 ± 2.70 | 11.33 ± 3.01[*#] |
| 对照组 | 60 | 18.31 ± 2.73 | 15.47 ± 2.70[*] |

注:与治疗前比较,[*] $P < 0.05$ ,与对照组比较,[#] $P < 0.01$

表2　2组临床疗效比较　[例(%)]

| 组别 | 例数 | 控制 | 显效 | 有效 | 无效 | 总有效率(%) |
|------|------|------|------|------|------|------------|
| 治疗组 | 60 | 10(16.7) | 28(46.7) | 16(26.7) | 6(10.0) | 90.0* |
| 对照组 | 60 | 6(10.0) | 24(40.0) | 10(16.7) | 20(33.3) | 66.7 |

注:与对照组比较,* $P < 0.01$

## 3　讨　论

偏头痛是一种临床上常见疾病,反复发作,治疗效果欠佳。现代医学对偏头痛的病因尚不明确,可能与遗传、饮食、精神、内分泌与激素代谢等因素有关,其发病机理主要存在血管学说、神经学说等。[6]对于该病的治疗,现代医学主张在急性发作时多采用麦角胺制剂或非固醇类消炎镇痛药;缓解期多采用5-羟色胺拮抗剂(如苯噻啶)或钙离子拮抗剂(如盐酸氟桂嗪)预防发作。盐酸氟桂嗪作为钙离子拮抗剂,可选择性抑制脑血管平滑肌及脑神经细胞钙离子的过度内流,降低细胞内钙离子浓度,并抑制血小板释放的5-羟色胺、前列腺素等介质,可改善血管痉挛,改善血液黏度和红细胞变形性,对普通型和典型偏头痛均有效。

偏头痛属祖国医学"头风"、"偏头风"、"头痛"等范畴。《内经》认为头痛由风邪上犯巅顶,侵袭经络,清阳受阻、气血不畅而致。后世医家进一步认识到该病与痰、瘀有关,如朱丹溪认为"头痛多主于痰",叶天士对于头风常用虫蚁搜逐血络、宣通阳气之法;王清任则补充了瘀血致病说,指出"查患头痛者无表证,无里证,无气虚,痰饮者,忽犯忽好,百方不效,用血府逐瘀汤一剂而愈",今人王永炎将偏头痛归于经络疾病范畴,认为该病为脉络不畅、细急而病[7]。因此,偏头痛病位在于头部癫顶经络,病因病机多责之风、痰、瘀为患。由于该病病程较长,往往反复发作,"久病入络",络脉瘀阻,清窍闭塞,则使头痛更缠绵难愈。

通心络胶囊是由益气活血及搜风通络的虫类药组成的中成药,方中虫类药物可搜风剔痰,化瘀通络,人参扶正益气,使气旺血行,治疗偏头痛,可使清阳升、痰瘀除、络脉畅通,故能获得满意疗效。现代药理学研究也表明通心络胶囊可降低血脂、血液黏稠度,改善微循环,增加脑血流量,降低脑血管阻力;同时能抑制血小板的聚集,减少内皮素的分泌,调节血管的收缩扩张,并有止痛作用。本结果发现该药可缓解头痛,减少发作频率,缩短发作持续时间,改善临床症状,且未发现明显的不良反应,患者耐受性好。因此该药对于急性期的治疗以及缓解期的预防具有一定的价值,值得临床推广。

## 参考文献

1　王维治.神经病学[M].第5版.北京:人民卫生出版社,2004:248.

2　朱建贵.偏头痛从肝论治经验[J].中医杂志,1996,37(11):659.

3　阎海.偏头痛诊治大成[M].第1版.北京:学苑出版社,1996:17.

4　谢道珍,孙怡.神经科内科手册[M].第1版.北京:中医古籍出版社,2001:314-315.

5　孙增华,杨玉金.偏头痛诊断、疗效评定标准意见[J].中风与神经疾病杂志,1995,12(2):110.

6　陈宝田.头面部疼痛诊断治疗学[M].第1版.北京:北京科学技术出版社,2003:60-67.

7　王永炎.中医内科学[M].第6版.北京:科学技术出版社,1994:344-351.

# 通心络胶囊治疗 46 例颈动脉粥样硬化疗效观察

王宝亮　　赵贝贝

河南中医学院第一附属医院(郑州,450000)

　　**【摘要】　目的**　观察通心络胶囊对颈动脉内中膜及血脂的干预作用。**方法**　92 例患者随机分为 2 组,每组 46 例。对照组针对基础病进行治疗,治疗组在基础病的治疗之上加服通心络胶囊 3 粒,每日 3 次,疗程为 6 个月。治疗前后以彩色多普勒超声观察颈动脉内中膜的变化以及血脂的变化。**结果**　治疗组治疗前后在改善颈动脉内中膜厚度和降低血脂水平比较,差异有显著意义( $P < 0.05$ )。对照组治疗前后差异无统计学意义( $P > 0.05$ )。治疗后,2 组间比较差异有显著意义( $P < 0.05$ )。6 个月后随访,治疗组脑血管事件的发生率低于对照组( $P < 0.05$ )。**结论**　通心络胶囊能有效地改善颈动脉内中膜的厚度以及降低血脂水平。

　　**【关键词】**　通心络;颈动脉粥样硬化;颈动脉内中膜;血脂

　　研究表明,有 70% ~ 79% 的缺血性脑卒中患者系由颈动脉粥样硬化引起。颈动脉内—中膜(Intima-media thickness,IMT)增厚认为是颈动脉早期粥样硬化的标志。本文旨在研究通心络对颈动脉内-中膜厚度及血脂水平的干预并探讨其可能具有的作用机制,现将研究结果报道如下。

## 1　资料和方法

**1.1　一般资料**　2007 年 2 月—2007 年 9 月在河南中医学院第一附属医院神经内科门诊及住院治疗的经彩色多普勒超声检查证实有颈动脉粥样硬化斑块形成的患者 92 例,92 例患者已排除有心瓣膜病变、心房纤颤等心律失常、心力衰竭;既往有脑出血史及出血倾向。将其随机分为 2 组。治疗组 46 例,男 33 例,女 13 例,年龄 42 ~ 75 岁。其中高血压 21 例,糖尿病 13 例,脑梗死 11 例,冠心病 8 例,高血脂 33;对照组 46 例,男 30 例,女 16 例,年龄 43 ~ 77 岁。其中高血压 23 例,糖尿病 12 例,脑梗死 10 例,冠心病 12 例,高血脂 34 例。2 组在性别、年龄、基础病等方面差异无统计学意义( $P > 0.05$ ),具有可比性。

**1.2　治疗方法**　对照组给予针对基础疾病的治疗,治疗组除基础病治疗外,给予通心络胶囊(石家庄以岭药业股份有限公司生产)3 粒(1.14 g)口服,每日 3 次,疗程均为 6 个月。2 组患者在治疗期间均停用影响血脂代谢的药物,饮食习惯、生活方式均与治疗前保持一致。

**1.3　检测指标**

**1.3.1　颈动脉超声检测**:所有病例均采用美国 GEvivid7 型超声显像系统,探头频率为 7.5 MHz。受检者取仰卧位,双肩垫枕,头颈尽量仰伸使颈部充分显露,头转向被检查的对侧,探头置于颈部,自下而上,先纵切颈动脉后横切,仔细观察颈动脉内径、血管壁、内—中膜厚度,有无斑块,斑块的形态、大小、性质及管腔是否狭窄及狭窄程度。判断标准:颈动脉内膜中层厚度(IMT)为管腔内膜交界面到中膜与外膜交界面之间的垂直距离。采用国内通用标准:(1)正常:IMT < 1.0 mm;(2)异常:以动脉内膜毛糙、IMT ≥ 1.0 mm 为颈动脉硬化;以 IMT ≥ 1.3 mm,并有局限性隆起者为动脉粥样硬化斑块形成;动脉管腔狭窄率 ≥ 60% 者为动脉狭窄。斑块形成者根据斑块回声强度和组织病理学研究分为:(1)较为均匀的低回声脂质型软斑块;(2)中等回声的纤维型斑块;(3)强回声或伴声影的钙化型硬化斑块;(4)回声强弱不等的溃疡型混合斑块。其中纤维型斑块和钙化型硬化斑块统称为硬斑[1]。在本研究中,记录双侧 CCA、BIF、ICA 的 6 处粥样硬化斑块最大 IMT,取其平均值。IMT 不区分软硬斑块,亦不考虑斑块的长度。

**1.3.2　血脂测定**:抽血前 3 d 禁高脂饮食,禁食 12 h 后抽取静脉血。采用酶法在全自动生化仪上测定血清总胆固醇(TC)、三酰甘油(TG)、低密度脂蛋白-胆固醇(LDL-C)浓度。

**1.4　统计学方法**　应用 SPSS 13.0 统计软件,计量资料用均数 ± 标准差( $\bar{x} \pm s$ )表示,组间比较采用 $t$ 检验,计数资料采用 $\chi^2$ 检验, $P < 0.05$ 为差异有统计学意义。

## 2 结 果

**2.1 IMT及血脂变化**　治疗组颈动脉IMT变薄,管腔内径增加,血脂水平下降($P < 0.05$);对照组治疗前后各指标对比无明显差异($P > 0.05$)。见表1。

**表1 2组治疗前后LMT血脂比较** ($\bar{x} \pm s$)

| 组别 | | 例数 | IMT(mm) | TC | TG | LDL-C |
|---|---|---|---|---|---|---|
| 治疗组 | 治疗前 | 46 | 1.30 ± 0.42 | 6.4 ± 1.1 | 2.5 ± 1.4 | 4.0 ± 0.8 |
| | 治疗后 | 46 | 1.18 ± 0.21*# | 5.4 ± 0.8*# | 2.0 ± 1.1*# | 2.6 ± 0.9*△ |
| 对照组 | 治疗前 | 46 | 1.32 ± 0.24 | 6.5 ± 1.1 | 2.5 ± 1.3 | 3.9 ± 0.6 |
| | 治疗后 | 46 | 1.31 ± 0.15 | 6.3 ± 1.17 | 2.4 ± 1.2 | 3.7 ± 0.5 |

注:与治疗前比较, * $P < 0.05$ ;与对照组比较, # $P < 0.05$, △ $P < 0.01$

**2.2 药物不良反应**　观察期间患者的肝肾功和血尿常规未有异常发生,并且未发现与药物相关的不良反应。

**2.3 半年后随访**　治疗组发生脑梗死3例,对照组发生脑梗死8例。

## 3 讨 论

颈动脉内—中膜的增厚是颈动脉早期粥样硬化的标志,超声是一种灵敏度高、检查方便、无创伤、重复性好的检查手段,可以早期发现病变,提高动脉粥样硬化的检出率,对于早期诊断,预防和治疗具有重要的指导意义。目前的研究表明动脉粥样硬化主要是在血管内皮损伤、炎症因子、脂质沉着等因素及环节的共同作用下形成,进一步导致心、脑血管疾病的发生。颈动脉粥样硬化在临床中常表现为头晕、头痛、行走不稳等脑供血不足症状和短暂性脑缺血发作,属于中医学中的"眩晕"、"头风"等范畴。其病位在血脉,从病机方面认为属痰浊、血瘀。多由于痰浊、瘀血停滞,其性稠浊,注于血脉,则血行凝滞。痰、瘀既是病理产物,又是进一步致邪的重要原因。石家庄以岭药业根据中医络病理论研制的通心络胶囊由人参、水蛭、全蝎、檀香、土鳖虫、蜈蚣、蝉蜕、赤芍、冰片等组成的中药复合制剂,其具有益气活血,通络解痉的功效[2]。人参为其君药,现代药理学研究表明,人参皂苷为其主要成分,能促进蛋白质RNA、DNA的生物合成,调节胆固醇的代谢,对家兔高脂血症可以产生有益的调节作用,可降低总胆固醇、三酰甘油和脂蛋白,从而降低动脉壁脂质[3]。全蝎、水蛭等虫类药搜风通络、活血解痉,赤芍等活血化瘀。现代药理学研究证实活血化瘀类的药物具有降脂作用。本研究表明,通心络胶囊可以明显改善颈动脉内中膜的厚度,降低血脂水平。治疗前后比较,差异有显著意义($P < 0.05$)。目前的动物实验和临床观察表明通心络具有扩张脑血管,降低血黏度、总胆固醇、三酰甘油和稳定斑块等功效。毕轶等[4]建构实验性家兔主动脉AS模型,观察通心络对AS斑块血管内皮生长因子(VEGF)表达的影响,发现通心络组VEGF信号强度显著低于高脂饮食组,结果提示通心络胶囊可以在一定程度上减少AS斑块AEGF的表达,延缓AS斑块形成的进程,具有稳定斑块的作用。因此,通心络胶囊作为临床上广泛应用的中成药,其疗效确切,能有效地改善颈动脉内中膜厚度以及降低血脂,对稳定斑块、缩小斑块和降低心脑血管疾病事件发生有确切疗效。

**参考文献**

1　任卫东,唐力.血管超声诊断基础与临床[M].北京:人民卫生出版社,2005.97-105.

2　周玉风.通心络胶囊对冠心病高脂血症患者脂蛋白及血脂的影响[J].河南中医学院学报,2003,2(18):49-51.

3　SHAH PK.Plaque disrupion and thrombosis: potential role of inflammation and infection[J].Cardiol Rev,2000(1):31-39.

4　毕轶,马亚兵,高海青.通心络抗动脉粥样硬化研究进展[J].中国心血管病杂志,2005,10(2):142-143.

# 通心络联合阿托伐他汀钙治疗颈动脉粥样
# 硬化的临床疗效观察

刘凌 肖纯

湖南省长沙市旺旺医院(长沙,410000)

【摘要】 目的 研究通心络胶囊联合阿托伐他汀钙治疗颈动脉粥样硬化的临床疗效。方法 对 92 例确诊为颈动脉粥样硬化的患者随机分成对照组和治疗组,对照组 46 例单用阿托伐他汀钙,治疗组 46 例在此基础上加用通心络胶囊,观察治疗 3 个月、6 个月后患者颈动脉粥样斑块、颈总动脉内中膜厚度(IMT)、血脂、纤维酶原激活物抑制剂(PAI-1)、D-二聚体(D-dimer)的变化。结果 治疗组稳定颈部动脉斑块及改善血脂、PAI-1、D-二聚体水平明显优于对照组($P < 0.05$ 或 $P < 0.01$)。结论 通心络胶囊和阿托伐他汀钙合用对有效调控血脂、凝血、纤溶系统平衡,消退动颈动脉粥样硬化有更好的疗效。

【关键词】 通心络胶囊;颈动脉粥样斑块;超声检查

目前我国心脑血管疾病发病率呈快速上升态势,正严重威胁人们的生命健康及生活质量。动脉粥样硬化是大多数心、脑血管疾病的主要病理基础,而颈动脉粥样硬化的形成,则是缺血性脑卒中的高危因素[1~3]。通过通心络胶囊对颈动脉易损斑块及血脂和凝血、纤溶系统的影响,探讨其防治心脑血管疾病的可能机制。

## 1 资料与方法

1.1 一般资料 选择 2006 年 5 月—2007 年 11 月在我院门诊及住院的经过颈动脉超声检查确定有动脉硬化斑块的患者 92 例,其中男 49 例,女 43 例,年龄 59 ~ 72(65 ± 7)岁,随机分成对照组和治疗组。两组患者的年龄,性别,吸烟史,危险因素,无统计学差异($P > 0.05$)。选择对象排除标准:有脑梗死病史,心肌梗死病史,近期发生过心绞痛,明显肝、肾功能损害,恶性肿瘤,严重感染,播散性血管内凝血,最近应用过抗凝药物。所有患者未使用过对纤溶系统有影响的药物。

1.2 治疗方法

1.2.1 给药方法:所有患者均停服降脂药 1 个月或未服用过降脂药物。对照组给予阿托伐他汀钙(阿乐,北京嘉林药业股份有限公司提供)10 mg,每日 1 次。治疗组在基础治疗上加用通心络胶囊(石家庄以岭药业股份有限公司生产)4 粒,每日 3 次,均连服 6 个月。治疗期间,不服用同类或其他调脂药等对动脉粥样硬化有影响的药物。

1.2.2 检测方法:2 组患者均于治疗前后分别采取清晨空腹肘静脉血,测定 TC、TG、HDL、LDL、PAI-1 及 D-二聚体,按常规方法取血清、血浆,TC、TG、HDL、LDL 检测采用比色法(试剂由上海复星长征医学科学有限公司生产)。D-二聚体、PAI-1 检测用酶联检测分析法(ELISA)(试剂由上海太阳生物技术公司生产),均严格按照试剂盒说明书操作。

1.2.3 颈动脉超声检查:由 1 名心内科及 1 名超声科医生采用 HP-1500 型彩色多普勒超声诊断仪,探头频率为 7.5 MHz。患者取头后仰卧位,头部稍偏向非检查侧,从近锁骨端开始向上,沿颈动脉走行,从颈前、颈外、颈后 3 个角度纵向检查双侧颈总动脉、颈动脉分叉和内颈动脉,然后将探头转 90°,沿血管走行显示其横断面。测定 IMT,记录颈动脉粥样硬化斑块的性质。

1.3 颈动脉粥样硬化斑块类型的判断标准 根据超声检查特征将斑块分为:硬斑、软斑、混合型[4]。硬斑即斑块回声增强,伴有声影;软斑即斑块回声为等回声或弱回声,其后不伴有声影;混合型即斑块内强弱回声不等,可伴有部分回声,形态不规则,表面粗糙,或呈"火山口"型。

1.4 观测项目 (1)检测治疗前、治疗 3 个月及 6 个月后患者 TC、TG、HDL、LDL、PAI-1 及 D-二聚体的含量并观察其变化。(2)观察治疗前、治疗 3 个月及 6 个月后颈动脉斑块性质及颈总动脉 IMT 变化,同时观察治疗前后肝肾功能变化,并记录是否出现不良反应。

1.5　统计学方法　采用 SPSS 11.0统计软件对资料进行分析,计量数据以 $\bar{x} \pm s$ 表示,组间比较采用 $t$ 检验,计数资料以率表示,采用 $\chi^2$ 检验,$P < 0.05$ 为差异有统计学意义。

## 2　结果

　　治疗结束时,有8例患者口服通心络胶囊后有胃部不适等胃肠道反应,但均能耐受,并服完疗程,无严重不良事件发生。82例完成全程服药及3个月,6个月后超声、血液检查,2组随访率分别为86.9% (40/46)和91.3% (42/46)。

2.1　TC、TG、HDL、LDL、PAI-1 及 D-二聚体的变化比较　2组在治疗3个月后比较,TC、TG、LDL、均较治疗前有明显下降,HDL 较治疗前升高( $P < 0.05$ ),但组间 PAI-1 和 D-二聚体差异无统计学意义( $P > 0.05$ );2组在治疗6个月后比较,治疗组各项指标均明显改善并超过对照组( $P < 0.01$ )。见表1。

表1　2组治疗前后血脂及纤溶酶抑制物、D-二聚体的变化比较　　$(\bar{x} \pm s)$

| 组　别 | | CHO(mmol/L) | TG(mmol/L) | HDL(mmol/L) | LDL(mmol/L) | PAI-1(ng/L) | D-dime($\mu$g/L) |
|---|---|---|---|---|---|---|---|
| 对照组 | 治疗前 | 5.7±0.5 | 2.1±0.5 | 1.5±0.2 | 4.0±0.1 | 78±4 | 510±34 |
| ( $n = 40$ ) | 治疗3个月 | 5.0±0.8* | 1.9±0.2* | 1.6±0.2* | 3.7±0.3* | 71±7 | 478±46 |
| | 治疗6个月 | 4.2±0.5* | 1.5±0.5* | 2.1±0.4* | 3.0±0.5* | 61±6 | 427±36 |
| 治疗组 | 治疗前 | 5.8±0.8 | 2.3±0.5 | 1.25±0.5 | 4.0±0.5 | 80±4 | 504±43 |
| ( $n = 42$ ) | 治疗3个月 | 5.2±0.1* | 1.9±0.2* | 1.42±0.3* | 3.2±0.5* | 61±7 | 489±52 |
| | 治疗6个月 | 4.0±0.5#△ | 1.1±0.5#△ | 1.6±0.2#△ | 2.8±0.3#△ | 45±6#△ | 310±42#△ |

注:与治疗前比较,$^*$ $P < 0.05$,$^#$ $P < 0.01$;与对照组比较,$^△$ $P < 0.01$。

2.2　颈动脉彩超情况　2组治疗前斑块超声比较及颈总动脉内中膜厚度无统计学差异( $P > 0.05$ )。治疗3个月后比较,治疗组中硬斑增加,有明显统计学差异( $P < 0.05$ );治疗6个月后,治疗组硬斑进一步增加,IMT 厚度明显减少,2组间有统计学差异( $P < 0.01$ )。见表2。

表2　2组治疗前后颈动脉彩色超声变化

| 组　别 | | 硬斑(例) | 软斑(例) | 混合斑(例) | IMT(mm) |
|---|---|---|---|---|---|
| 对照组 | 治疗前 | 12 | 19 | 9 | 1.4±0.3 |
| ( $n = 40$ ) | 治疗3个月 | 16* | 17 | 7 | 1.4±0.1 |
| | 治疗6个月 | 24# | 9* | 7 | 1.2±0.5* |
| 治疗组 | 治疗前 | 13 | 19 | 10 | 1.4±0.5 |
| ( $n = 42$ ) | 治疗3个月 | 19* | 15 | 8 | 1.3±0.1 |
| | 治疗6个月 | 31#△ | 7#△ | 4#△ | 0.8±0.5#△ |

注:与治疗前比较,$^*$ $P < 0.05$,$^#$ $P < 0.01$;与对照组比较,$^△$ $P < 0.01$

## 3　讨　论

　　世界卫生组织报道全球死亡率最高首推心脑血管疾病,颈动脉粥样硬化是脑血管疾病的重要危险因素。其病理机制主要是血管内皮损伤、动脉粥样斑块的破裂促使血小板聚集及血栓形成[5-8]。多项研究证明 PAI-1 可促进平滑肌细胞增生和迁移,促进血管狭窄处新内膜生成;D-二聚体是体内高凝、继发纤溶状态标记物,可作为体内高凝状态和纤溶亢进的标记物,越来越多的证据表明脂质代谢紊乱及 PAI-1、D-二聚体的增高导致颈动脉粥样斑块的发生及发展[6,9,10]。通心络胶囊是一种以全蝎、水蛭、土鳖虫、蜈蚣、蝉蜕、赤芍、人参、冰片等5种虫药为主方的多种纯中药复方制剂,不但继承以往活血化瘀的虫类药,更加用了搜风解痉虫类药并采用先进的超微粉技术,使动物药的细胞破膜,促进有效成分溶解释放回收,保证了多种生物物质和活性,减少了服用后的胃肠道反应,已经证实通心络具有益气通血,活血化淤,降低血脂血黏度,抑制血小板聚集作用。通心络胶囊方中人参为君,补益心气,使气旺血行;全蝎、蜈蚣、蝉蜕搜风通络,温煦血脉;土鳖虫可降低血小板聚集性及黏附率,增加体内纤溶酶活性,延缓动脉粥样硬化形成。本结果显示,治疗6个月后,治疗组与对照组比较,有明显调节血脂、降低 PAI-1 及 D-二聚体浓度,稳定颈动脉粥样斑块,与文献报道一致[11,12]。通心络胶囊的疗效机理可能在于降脂、调节凝血、纤溶系统平衡,进而防止不稳定斑块破裂、血栓形成,而且不良反应少,疗效肯定,对动脉粥样斑块有确切的治疗作用。长期应用是防治心脑血管疾病的理想药物。

参考文献

1　Nagai Y,Kitagawa K,SakaguchiM,et al. Significance of earlier carotid atherosclerosis for stroke subtypes[J]. Stroke,2001,32:1 780-1 785.

2　Ouboul P,Elbaz A,Koller C,et al.Common carotid artery intima-media thickness and brain infarction[J].Circulation,2000,102:313-318.

3　王传英,温敏,刘丽.通过颈动脉彩超探讨颈动脉粥样硬化与脑梗死间的关系[J].临床医药实践,2006,15(7):500-502.

4　杨华.实用颈动脉与颅脑血管超声诊断学[M].2版.北京:科学出版社,2002:179-181.

5　Sitzer M,Muller W,Sieler M,et al.Plaque Ulceration and Lumen Thrombus are the main sources of cerebral microemboli in high-grade interal carotid artery stenosis[J].Stroke,1995,26(9):1 227-1 235.

6　Eliasziw M,Smith RF,Singh N,et al.Further comments on the measurement of carotid stenosis from angiograms.North American Symptomatic Carotid Endarterectomy Trial（NASCET）Group[J].Stroke,1994,25(12):2 445-2 454.

7　Young B,Moore WS,Robertson JT,et al.An analysis of perioperative surgical mortality and morbidity in the asymptomatic carotid atherosclerosis study.ACAS Investigators.Asymptomatic Carotid Artheriosclerosis Study[J].Stroke,1996,27(12):2 216-2 224.

8　Kappelle LJ,Eliasziw M,Fox AJ,et al.Importance of intracranial atherosclerotic disease in patients with symptomatic stenosis of the internal carotid artery.The North American Symptomatic Carotid Endarterectomy Trail[J].Stroke,1999,30(2):282-286.

9　Liapis C,Kakisis J,Papavassiliou V,et al.Hemostatic function and carotid artery disease[J].International Angiology,2004,23(1):14-17.

10　Smith A,Patterson C,Yarnell J,et al.Which hemostatic markers add to the predictive value of conventional risk factors for coronary heart disease and ischemic stroke? The Caerphilly Study[J].Circulation,2005,112(20):3 080-3 087.

11　汪效松,雷惠新,张旭,等.脑梗死患者血浆t-PA、PAI-1及D-二聚体含量变化及临床意义[J].疑难病杂志,2007,6(8):483-484.

12　王杏儒,崔玉红,赵明哲.缺血性脑血管病患者纤维蛋白原浓度与颈动脉粥样硬化相关性研究[J].疑难病杂志,2007,6(8):485-486.

# 通心络联合洛伐他汀治疗高脂血症的临床观察

陶智虎

湖北省当涂县人民医院(当涂,243100)

【摘要】 目的 观察通心络联合洛伐他汀治疗高脂血症的临床疗效。方法 80 例患者随机分为 2 组,治疗组口服通心络和洛伐他汀,对照组单纯口服洛伐他汀,观察 2 组患者治疗前后血脂各项指标以及肝肾功能、血糖、血、尿、便常规,并比较 2 组的总有效率。结果 2 组治疗后均能有效调节血脂,降低 TC、TG、LDL-C,升高 HDL-C,而治疗组的作用明显优于对照组( $P < 0.05$ )。治疗组与对照组总有效率分别 82.1% 和 62.8%,2 组比较差异有显著意义( $P < 0.05$ ),治疗组出现的不良反应与对照组无明显差异( $P > 0.05$ )。结论 通心络与洛伐他汀联合应用是治疗高脂血症的较好方法。

【关键词】 高脂血症;通心络胶囊;洛伐他汀

高脂血症是由于脂肪代谢或运转异常,使血清胆固醇或三酰甘油的水平高于正常。研究表明,血清总胆固醇(TC)或低密度脂蛋白胆固醇(LDL-C)升高是冠心病和缺血性脑卒中的独立危险因素之一[1,2]。因此,使血脂水平恢复其正常状态有重要的临床意义。目前降血脂的药物种类繁多,其降脂功能及不良反应也各不相同。本研究通过中西医结合的方法,观察应用通心络和洛伐他汀联用治疗高脂血症的疗效。

## 1 资料与方法

1.1 一般资料况 45 例均来自我院门诊或住院患者,男 26 例,女 19 例,年龄 42 ~ 75 岁,中位数 49.8 岁,病程 3 ~ 15 年;对照组 35 例,男 20 例,女 15 例,中位年龄 48.5 岁,病程 4 ~ 15 年;2 组患者的年龄、性别病程无明显差异( $P > 0.05$ ),具有可比性。

1.2 诊断标准 高脂血症诊断标准:总胆固醇(TC)≥6.19 mmol/L,或三酰甘油(TG)≥2.25 mmol/L,和高密度脂蛋白胆固醇(HDL-C)≤1.04 mmol/L。

1.3 用药方法 对照组给予洛伐他汀 20 mg/d,(商品名,俊宁,扬子江药业,国药准字 H10980272 号);试验组口服通心络(国药准字 Z19980015 号)2 粒,每日 3 次 + 洛伐他汀 20 mg/d。治疗期间要求低盐低脂饮食,饮水量相对稳定,4 周为 1 疗程。

1.4 观察指标 治疗前后 2 组均同时测定 TC、TG、HDL-C、LDL-C、肝肾功能及血糖,血、尿、便常规。

1.5 疗效标准 显效:TC 下降 20% 或 TG 下降 40%;有效:TC 下降 10% ~ 20% 或 TG 下降 20% ~ 40%;无效:未达到有效标准者[3]。

## 2 结 果

2.1 生化指标 试验组 TC、TG、LDL-C、DLD-C 治疗后优于治疗前,且低于对照组( $P$ 均 $< 0.05$ )。见表 1。

2.2 疗效比较 试验组总有效率高于对照组( $P < 0.05$ )。见表 2。

2.3 不良反应 试验组 ALT 升高 2 例,对照组 1 例,未见其他不良反应。

表 1　2 组治疗前后血液生化参数的变化　( $\bar{x} \pm s$ ,mmol/L)

| 组　别 | | TC | TG | HDL-C | LDL-C |
|---|---|---|---|---|---|
| 试验组 | 治疗前 | 7.4 ± 0.9 | 3.7 ± 0.7 | 1.19 ± 0.20 | 2.88 ± 0.86 |
| ( $n = 45$ ) | 治疗后 | 6.2 ± 0.9*# | 3.4 ± 0.8*# | 1.37 ± 0.30*# | 2.85 ± 0.45*# |
| 对照组 | 治疗前 | 7.5 ± 0.9 | 3.6 ± 0.7 | 1.13 ± 0.29 | 3.03 ± 0.65 |
| ( $n = 35$ ) | 治疗后 | 6.8 ± 0.8* | 2.8 ± 0.8* | 1.46 ± 0.29* | 2.45 ± 0.25* |

注:与治疗前比较,* $P < 0.05$ ;与对照组比较,# $P < 0.05$

表2  2组临床疗效比较  （例）

| 组　别 | 例数 | 显效 | 有效 | 无效 | 显效率（%） | 总有效率（%） |
|---|---|---|---|---|---|---|
| 试验组 | 45 | 15 | 22 | 7 | 33.3 | 82.1[*] |
| 对照组 | 35 | 9 | 13 | 13 | 25.7 | 62.8 |

注：与对照组比较，[*] $P < 0.05$

## 3  讨 论

实验证实，纠正脂类代谢紊乱可逆转动脉粥样硬化的过程及形成粥样斑块，从而降低心脑血管疾病的发病率和病死率。因此，迅速纠正脂类代谢异常是防止心脑血管疾病的主要环节[4]。

通心络胶囊主要由人参、水蛭、全蝎、土鳖虫、蜈蚣、蝉蜕、赤芍、冰片等益气及虫类药物为原料制成，已证实具有扩张冠脉，缓解冠脉痉挛，增加冠脉血流，减少心肌耗氧，降低血脂，抗凝，改善内皮功能等作用[5]，从而改善心脑循环供血，迅速缓解胸闷，气短，心悸，头昏，乏力。

近20年临床研究显示，他汀类是当前防止胆固醇血症和动脉粥样硬化疾病非常重要的药物[6]。根据 ATP III 指南制定后公布的临床试验证据，对于高危患者（冠心病等危症），建议其治疗原则作以下修改：极高危患者，其 LDL-C < 1.82 mmol/L 的靶标可作为选择；对于 LDL-C ≥ 2.60 mmol/L 的患者起始即同时给予降 LDL-C 的药物治疗和治疗性生活方式的改变。他汀类药物有较好的降脂和内皮保护作用[7]，常规剂量的他汀类降低 LDL-C 最大效果不超过50%，治疗降低的最大效应来自起始剂量，而剂量的加倍，LDL-C 仅降低 5%~7%，而不良反应则加倍，大剂量他汀类治疗的医疗费用显著增高[8]。

本研究表明，通心络胶囊具有调节血脂，降低 TC、TG、LDL-C，升高 HDL-C，保护血管内皮，抗动脉粥样硬化的作用。通心络胶囊与洛伐他汀均能有效降低 TC、TG、LDL-C，两药联合可增强降脂幅度，提高疗效，而没有增加不良反应，适用于心脑血管病变的一级预防和二级预防。因此，两药联用是治疗高脂血症的较好方法，值得临床推广。

### 参考文献

1  刘静,赵冬,吴兆苏,等.低密度脂蛋白胆固醇与心血管病发病关系的前瞻性研究[J].中华心血管病杂志,2001,29(9):561-565.

2  李莹,陈志红,周北凡,等.血脂和脂蛋白水平对我国中年人群缺血性心血管病事件的预测作用[J].中华心血管病杂志,2004,32(7):643-647.

3  Ross R. Atheresclerosis-An inflammatory disease[J]. NEngl J Med,1999,340:115-126.

4  吴以岭.中医络病学说与心脑血管病[M].北京:中国科学技术出版社,2001:33-39.

5  王明,等.水蛭,丹参对实验性动脉粥样硬化及纤溶系统的影响[J].心肺血管病杂志,1996,5(1):52-55.

6  诸骏仁.正确认识合理使用调脂药物[J].中华心血管病杂志,2001,29(12):705-706.

7  Crundy SM,Cleeman JI,Merz CN,et al. Implications of recent clinical trials for the national cholesterol education program adult treatment panel III guidelines[J]. Ciculation,2004,110:227-239.

8  Jones P,Kafonek S,Lauroal L,et al. comparative dose efficacy study of atorvattin versus simvastatatin,pravastatin,lovastatin,and fluvastatin inpatients with hypercholesterolemia(the CURVES study)[J]. Am J Cardiol,1998,81:582-587.

# 通心络胶囊防治老年糖尿病性缺血性糖尿病足

杨少勇　　周建华

广西壮族自治区江滨医院(南宁,530021)

【摘要】　目的　探讨通心络胶囊治疗老年糖尿病性缺血性糖尿病足的疗效。方法　对老年糖尿病性缺血性糖尿病足存在危险因素而未出现足溃疡的门诊患者,随机分为通心络胶囊治疗组56例,常规治疗组53例。治疗组在临床常规治疗的基础上加用通心络胶囊3粒,每日3次,治疗2年。结果　治疗组优于对照组,差异有统计学意义( $P < 0.01$ )。结论　老年糖尿病应用通心络胶囊治疗,可减少缺血性糖尿病足的溃疡及坏疽的发生。

【关键词】　老年糖尿病;通心络胶囊;缺血性糖尿病足

缺血性糖尿病足是糖尿病严重并发症之一,在老年人糖尿病尤甚。为观察通心络胶囊治疗老年糖尿病性缺血性糖尿病足的疗效,我院自2004年1月—2008年6月对老年糖尿病性缺血性糖尿病足存在危险因素而未出现足溃疡的门诊患者采用通心络胶囊治疗,取得较好的疗效。现报道如下。

## 1　资料与方法

**1.1　临床资料**　老年糖尿病的诊断根据患者年龄 > 60岁并符合1999年WHO糖尿病的诊断标准;病例选择:患者患侧皮肤灰暗,冷凉,痛、温度觉差,足背动脉搏动减弱,但没有出现溃疡及坏疽。109例患者随机分为治疗组和对照组,其中治疗组56例,对照组53例。治疗组56例,男35例,女21例,病程2.8~12.2年,中位数5.7年;对照组53例,男30例,女23例,病程3~12年,中位数5.6年;2组患者性别、年龄、病程无显著性差异( $P > 0.05$ ),具有可比性。

**1.2　治疗方法**　治疗组与对照组患者均采用饮食、运动、降糖药物治疗,严格控制血在正常范围;治疗组在饮食、运动、降糖药物不变的情况下,加服以岭药业有限公司生产的通心络胶囊3粒,每日3次,治疗2年后进行统计学处理。

## 2　结　果

治疗组56例中溃疡形成16例,无溃疡40例,足溃疡率28.6%;对照组53例中溃疡形成35例,无溃疡18例,足溃疡率66.0%。2组比较差异有统计学意义( $P < 0.01$ )。

## 3　讨　论

糖尿病足的溃疡及坏疽的高危险因素有周围血管神经病变、植物神经病变、以往有足溃疡史、足畸形、合并肾脏病变、老年人、糖尿病史等,对于这些高危险因素的防治相当重要。老年糖尿病性缺血性糖尿病足的发生尤为多见,主要是周围血管神经病变所致。毛细血管基底膜增厚是由于血管管腔狭窄,内膜粗糙,血管弹力和收缩力降低,血流不畅,致组织缺血缺氧、红细胞变形性差、血液流变学异常,血管内皮损伤等因素易引起毛细血管基底膜增厚,并有透明样物质沉积,从而引起微血管病变[1]。糖尿病患者由于血管病变,引起神经营养障碍和缺血性神经炎[2]。通心络胶囊含全蝎、水蛭、蜈蚣、土鳖虫、蝉蜕5种虫类,加上冰片、赤芍药、人参具有降脂、抗凝,增强纤溶活性,维护血管畅通的作用;同时还能纠正内皮功能紊乱,防止内膜增生,解除痉挛,维护血管正常功能[3]。现代医学表明通心络胶囊中人参、水蛭可以降低血脂,有抗凝作用,而将血糖控制在正常范围是防治糖尿病性肢体缺血性病变的基础,在有效控制血糖、调节糖代谢的基础上,老年糖尿病应用通心络胶囊治疗,减轻胰岛素抵抗,改善微循环,保持血管畅通,可减少老年糖尿病性缺血性糖尿病足的溃疡及坏疽的发生。

### 参考文献

1　Maji D. Prevention of microvascular and microvascular complicationsin diabetes mellitus[J]. J lndian Med Assoc,2004,102(8):426-428,430.

2　Steeper R. A critical review of the aetiology of diabetic neuropathic ulcers[J]. J Wound Care,2005,14(3):101-103.

3　陈阳,胡蕴刚,朱福.通心络胶囊联合依那普利治疗2型糖尿病肾病临床观察[J].疑难病杂志,2003,2(5):277.

# 通心络胶囊防治糖尿病早期肾病的临床观察

徐庆海 毕业东 刘洪正

天津市汉沽区中医医院内科(300480)

【摘要】 目的 观察通心络胶囊治疗糖尿病早期肾病的疗效。方法 正常人对照组(健康人)40例,血糖控制稳定的糖尿病患者80例随机分为通心络治疗组40例,常规组40例。检测0周、12周半胱氨酸蛋白酶抑制剂(Cys-C)、超敏C反应蛋白(Hys-CRP)、胆固醇(TC)与高密度脂蛋白(HDL-C)比率来观察变化。结果 治疗组与常规组Cys-C、hs-CRP比较0周、12周有显著差异($P < 0.05$),尤其治疗组12周时Cys-C变化明显,而TC:HDL-C 2组均无显著差异($P > 0.05$)。结论 血糖控制稳定的糖尿病患者用通心络胶囊治疗能够有效防治早期肾病。

【关键词】 通心络;糖尿病 Cys-C、hs-CRP、TC;HDL-C

糖尿病血管病变严重影响患者的预后和生存,其病变基础是由于血管内皮细胞的炎性损伤,高血脂引起的动脉粥样硬化。糖尿病时,糖基化水平增强,氧自由基生成增加,血管通透性增高,脂蛋白易于沉积于血液基底膜,致微循环障碍,内皮细胞损害,导致血管功能障碍和动脉粥样硬化形成。通心络利用络病学理论,通过抗氧化消除氧自由基的作用改善微循环,从而防止血管内皮细胞损伤。本研究通过检测半胱氨酸蛋白酶抑制剂,超敏C-反应蛋白,胆固醇、高密度脂蛋白比率来验证通心络改善微循环,降低糖尿病微血管损害风险的临床价值。

## 1 资料与方法

**1.1 病例选择** 正常对照组:随机挑选40例体检健康者,男25,女15例,年龄30~60岁,除外肝、肾、内分泌和心脑血管疾病。按中国糖尿病防治指南规定的糖尿病诊断标准确定的糖尿病患者,选择80例血糖控制稳定患者:新发病、病程6~12个月,血压≤139/89 mm Hg,均未使用ACEI类、钙离子拮抗剂、降压药及他汀类贝物特降脂药,分成通心络治疗组(40例)和常规组(40例),其中通心络治疗组男24例,女16例,年龄35~64岁;在常规治疗基础上加胺通必络4粒,3次/d;常规组男25例,女15例,年龄37~66岁,按常规治疗糖尿病。3组均观察12周。3组组间性别、年龄比无显著差异($P > 0.05$)。具有可比性。

**1.2 试剂和仪器** Cys-C、hs-CRP试剂由芬兰Orion公司生产,胆固醇、HDL-C试剂由Sysmex公司生产。仪器为Sysmex生产的CHEMIX-180全自动生化仪。质控品:芬兰Orion公司生产标准品:芬兰Orion公司生产。

**1.3 检测方法** 受检者禁食12 h,次日晨8:00采集静脉血,分离血清。Cys-C、hs-CRP采用免疫透射必浊法测定;TC采用酶法测定;HDL-C采用均相免疫抑制法测定。参考值:Cys-C < 1.02 mg/L,hs-CRP < 1 mg/L,TC/HDL-C < 3.4。

**1.4 统计学处理** 应用SPSS 10.0软件进行检验,计量资料以$\bar{x} \pm s$表示,组间比较采用方差分析,计数资料采用$\chi^2$检验,$P < 0.05$为差异有统计学意义。

## 2 结 果

**2.1 血清各指标的测定** 见表1。

表1 血清、hs-CRP、TC:HDL-C指标测定 ($\bar{x} \pm s$)

| 组别 | Cys-C(mg/L) | | hs-CRP(mg/L) | | TC/HDL-C | |
|---|---|---|---|---|---|---|
| | 0周 | 12周 | 0周 | 12周 | 0周 | 12周 |
| 对照组 | $0.82 \pm 0.31$ | $0.78 \pm 0.21$ | $0.77 \pm 0.54$ | $0.76 \pm 0.52$ | $3.41 \pm 0.39$ | $3.52 \pm 0.42$ |
| 治疗组 | $1.02 \pm 0.25^*$ | $0.81 \pm 0.23^{\#\triangle}$ | $1.53 \pm 0.29^*$ | $1.31 \pm 0.42^{*\triangle}$ | $4.13 \pm 0.26^*$ | $4.12 \pm 0.33^*$ |
| 常规组 | $1.03 \pm 0.22^*$ | $1.05 \pm 0.31^*$ | $1.51 \pm 0.33^*$ | $1.81 \pm 0.39^*$ | $4.11 \pm 0.24^*$ | $4.25 \pm 0.53^*$ |

注:与对照组比较,$^* P < 0.01$);与0周比较,$^\# P < 0.05,0.01$;与常规组比较,$^\triangle P < 0.05$

**2.2 治疗组及常规组Cys-C比较** 见表2。

表 2　治疗组及常规组 Cys-C 比较　（例）

| 组　别 | 例数 | 显效 | 有效 | 无效 | 有效率(%) |
|---|---|---|---|---|---|
| 治疗组 | 40 | 21 | 14 | 5 | 87.5* |
| 常规组 | 40 | 17 | 12 | 11 | 72.5 |

注:与常规组比较,* $P < 0.05$

## 3　讨　论

　　微血管损伤是糖尿病主要并发症,临床上表现为肾脏的损害,主要病理改变是肾基底膜增厚、肾小球系膜区细胞外基质沉积,导致弥漫性和结节性肾小球硬化。在糖尿病时,由于胰岛素分泌不足,导致血脂异常,脂蛋白与相应抗体形成复合物,高血糖使糖基化水平增加,氧自由基生成增加,使脂质过氧化物(LPO)明显增加,LPO 可引起血管通透性增高,在红细胞、内皮细胞、单核吞噬细胞等分泌的细胞因子的作用下,使脂蛋白复合物沉积于血管基地膜,引起血管内皮炎性损伤,炎性细胞大量渗入引起肝脏急性时相蛋白 C 反应蛋白的产生。

　　本结果发现糖尿病患者其 hs-CRP 均高于正常对照组( $P < 0.01$ )。糖尿病时,脂蛋白脂肪酶活性减低,使脂代谢发生紊乱,胆固醇与高密度脂蛋白胆固醇比率能够更好反映脂质代谢情况。其与 hs-CRP 联合检测对评价血管内皮炎性损伤程度及预测血管病变性疾病风险有一定应用价值[1]。美国的一项前瞻性研究显示,hs-CRP < 0.1 mg/L,TC：HDL-C 比值 < 3.4,其心血管疾病发生的危险性最低[2,3],而 hs-CRP > 1.2 mg/L,TC：HDL-C 比值 > 4.7 时,其心血管疾病发生的危险性提高 4 倍。

　　Cys-C 是一种低分子量的碱性非糖化蛋白质,可自由通过肾小球滤过膜。肾脏是其惟一消除器官,在体内使 Cys-C 保持恒定,受年龄、性别、炎性反应等疾病影响较小,肾小管上皮细胞重吸收后被完全分解代谢,对肾小球滤过率有微小变化比较敏感[4]。随着检测手段的不断完善,Cys-C 作为肾脏早期损害的检测指标已越来越得到认可[5]。

　　通心络胶囊防治血管病变的系统效应是:(1)对血液的治疗作用,能够抑制血小板聚集和血栓形成,明显延长凝血时间,改善血流变学,符合"脉络—血管系统病"理论基础;(2)显著提高血清中超氧化物岐化酶(SOD)和谷胱甘肽(GSH)活性,抑制还原型辅酶 II(NADPH)氧化酶活性,减少了氧自由基对血管内皮的损伤,调整 NO 和内皮素的分泌,同时有效抑制内皮细胞的过度凋亡,从而使肾血管内皮炎性损伤减轻,肾小球基底膜得到修复[6,7]。

　　本结果表明:Cys-C、hs-CRP、TC：HDL-C 比值在早期发现糖尿病微血管损伤方面有诊断价值;通心络在治疗糖尿病早期肾病损伤方面有显著作用。

### 参考文献

1　翁维明,牛华,郑慧雅,等.血清超敏 C 反应蛋白、铁和血液流变学指标检测在冠心病中的应用[J].中国微循环杂志,2001,6:142-143.
2　赵季红,张利华,薛玉生,等.冠心病 C 反应蛋白及甘油三酯/高密度脂蛋白胆固醇比值变化的研究[J].心脏杂志,2001,13:130-132.
3　刘海波,高润霖,陈纪林,等.血清 C 反应蛋白水平对冠心病介入治疗术中、术后并发症的预测价值[J].中国循环杂志,2000,105:264-365.
4　黄群等.血清胱抑素 C 在 II 型糖尿病不同肾损害期的变化及其临床意义[J].临床内科杂志,2006,23,7:476-477.
5　章毅,王永志,根据血清胱抑素 C 浓度推测肾小球滤过率的临床应用[J].中国血液净化杂志,2004,3:655-657.
6　葛华,王璇,赵雅琳,等.通心络对高血压大鼠血管内皮功能的保护作用[J].中国心血管杂志,2006,11(2):80-91.
7　赵明奇,刘艳,赵丹洋,等.通心络改善缺血心肌供血的 NO 机制研究[J].中国实验方剂学杂志,2003,9(6):43-45.

# 通心络治疗面神经麻痹 22 例疗效观察

阮金玉

北京市朝阳区南磨房社区卫生服务中心(北京,100022)

　　【摘要】　目的　观察通心络治疗面神经麻痹疗效。方法　44 例随机分为 2 组,治疗组 22 例采用常规治疗基础上加通心络,对照组 22 例常规治疗,参照北京地区中医常见病证诊疗常规标准评价临床疗效。结果　治疗组总有效率 95.5%,与对照组(68.2%)比较,差异有统计学意义( $P < 0.05$ )。结论　通心络胶囊治疗面神经麻痹疗效满意,值得临床推广应用。

　　【关键词】　通心络胶囊;面神经麻痹;临床疗效

　　面神经麻痹,是神经内科常见的一种疾病,以口眼歪斜为主要症状,发病急速,为单纯的一侧面颊筋肉板滞、麻木、瘫痪,漱口漏水,不能蹙额、皱眉、露齿、鼓腮等,中医认为是脉络空虚,感受风寒湿热之邪而发病,笔者采用常规药物加通心络胶囊治疗,取得满意疗效,报道如下。

## 1　临床资料

1.1　一般资料　44 例均为门诊病人,符合《北京地区常见病证诊疗常规》面瘫标准[1],男 26 例,女 18 例,年龄 18 ~ 66(35 ± 9)岁,病程 1 ~ 40 d,排除中枢性、外伤性、耳源性面神经麻痹,按就诊先后随机分为治疗组和对照组,各 22 例。2 组一般资料比较差异均无统计学意义( $P > 0.05$ ),具有可比性。

1.2　方法　治疗组,常规治疗基础上加通心络胶囊(河北以岭医药集团生产),每次 3 粒,每日 3 次;对照组:常规治疗(甲钴胺注射液 500 μg 肌肉注射,每日 1 次;维生素 $B_1$ 口服,每次 300 mg,1 日 3 次;急性期口服地塞米松 5 mg,每日 1 次,连服 1 周),对有高血压、糖尿病等病患者应继续用相应药物治疗,2 组疗程均为 4 周,治疗期间禁用与治疗药物效用相同的中西药。

## 2　疗效标准与治疗结果

2.1　疗效标准　参照《北京地区中医常见病证诊疗常规》面瘫标准制定,即治愈:临床症状全部消失;显效:临床症状消失 50% 以上,有效:临床症状消失 30% 以上;无效:临床症状无改善。

2.2　治疗结果　治疗组:临床治愈 5 例,显效 16 例,无效 1 例,总有效率 95.5%;对照组:临床治愈 2 例,显效 13 例,无效 7 例,总有效率 68.2%。2 组总有效率比较治疗组优于对照组。

## 3　讨　论

　　周围性面瘫,又称面神经麻痹,是面神经非特异性炎性反应所致的周围性面瘫,病因尚不明确,部分患者因局部受风或着凉引起局部营养神经痉挛,导致神经组织缺血水肿,受压而发病。

　　面神经麻痹,隶属中医“中经络”、“口眼歪斜”、“面瘫”范畴,多因正气不足,脉络空虚,风邪挟寒、湿、热乘虚而入,气血痹阻、络脉不通所致,通心络胶囊由人参、赤芍、水蛭、土鳖虫、全蝎、蜈蚣、蝉蜕和冰片等纯中药精心研制而成,具有补气、活血、化瘀、驱风、通络等功能,使经络气血得以运行,经脉得以濡养,寒气得以祛除,正气得以恢复,面瘫因此而获效。

　　通过以上观察说明通心络胶囊加常规药物治疗,临床疗效显著,值得深入研究,临床推广应用。

### 参考文献

1　王永火,谢阳谷,曹洪欣,等.北京地区中医常见病证诊疗常规[M].北京:中国中医药出版社,2007.304-305.
2　吴以岭.经病学[M].北京:中国科学技术出版社,2004.278.

# 通心络胶囊对高血压病伴糖尿病患者血小板活化因子和炎性因子以及内皮功能的影响

陈章强

江西省人民医院心内二科(南昌,330006)

【摘要】　目的　探讨超微粉通心络胶囊对原发性高血压(EH)伴糖尿病(DM)患者血小板活化和血管炎性因子以及内皮功能的影响。方法　100 例 EH 合并 DM 患者随即分为超微粉通心络胶囊治疗组(简称通心络组 50 例)和常规治疗组(简称常规组 50 例),2 组病例在入院后次日凌晨分别空腹抽肘静脉血用乳胶免疫增强比浊法试剂盒测定血清高敏 C 反应蛋白(hs-CRP)的水平;用散射比浊法测定血浆纤维蛋白原(Fib-C)的水平;采用流式细胞仪检测血小板活化指标 CD62p 及糖蛋白(GP)IIb/IIIa 受体复合物的表达水平;用放射免疫测定法测定血浆内皮素 1(ET-1)的表达水平;用酶法测定血浆一氧化氮(NO)的含量。选择健康体检者 50 例作对照,超微粉通心络胶囊治疗 8 周后复查上述指标与对照组进行比较。结果　EH 合并 DM 患者血清 hs-CRP 和血浆 FIB-C、CD62p 及 GPIIb/IIIa 较对照组明显增高(均 $P < 0.01$);通心络和常规治疗 8 周后,收缩压和舒张压均有降低( $P < 0.05$) ),hs-CRP、FiB-C、CD62p、GPIIb/IIIa 以及 ET-1 均有显著下降(均 $P < 0.01$),而且通心络组较常规组降低更明显(均 $P < 0.05$),使 NO 升高更明显( $P < 0.05$)。结论　通心络可以抑制 EH 合并 DM 患者血小板激活和血管炎性反应,改善血管内皮功能,对防治高血压合并糖尿病引起血栓性疾病的并发症具有重要作用。

【关键词】　通心络胶囊,超微粉;高血压;糖尿病;炎性反应;血小板活化;血管内皮功能

**The effects of Tongxinluo capsule on platelet activity and vascular inflammation as well as vascular endothelium in patients with hypertension accompanied by diabetes mellitus**　*CHEN Zhang-qiang . Department of Cardiology , Jiangxi Province People' Hospital , Nanchang　330006 , China*

【**Abstract**】　**Objective**　To explore the effects of Tongxinluo capsule(TXL) on platelet activity, vascular inflammation and function of endothelium in patients with essential hypertension(EH) accompanied by diabetes mellitus(DM). **Methods**　100 patients with EH and DM were divided into TXL group(50 patients) and control group(50 patients), then examined the blood levels of high sensitivity C-reactive protein(hs-CRP), Fibrinogen C(FIb-C), CD62p, glucose protein(GP)IIb/IIIa as well as endothelium 1 (ET-1), nitric oxide(NO), before treatment in both group, Then the patients in TXL group received Tongxinluo capsule treatment for 8 weeks(4 capsule tid), and compared the results with conventional treatment group. **Results**　The patient' blood levels of hs-CRP, FIb-C, CD62p, GPIIb/IIIa, ET-1 increased and NO decreased significantly( $P < 0.01$), compared with control group (all $P < 0.01$). The systolic and diastolic blood pressure decreased(both $P < 0.05$), as well as the serum levels of hs-CRP, FIb-C, CD62p, GPIIb/IIIa and ET-1 decreased significantly (all $P < 0.05$), NO increased( $P < 0.05$) compared with control group. **Conclusion**　Tongxinluo capsule can inhibit the platelet activity, vascular inflammation and protect the vascular endothelium function in patients with EH and DM, probably playing an important role in prevention of thrombotic diseases.

【**Key words**】　Tongxinluo capsule; Hypertension; Diabetes mellitus; Inflammation; Platelet activity; Endothelium function

　　近年研究表明,高敏 C 反应蛋白(high sensitivity C-reactive protein, hs-CRP)和血浆纤维蛋白原(fibrinogen C, FiB-C)与动脉粥样硬化的形成和血栓的发生密切相关,是心血管疾病的独立危险因素,可预测心血管事件[1,2]。P 选择素(CD62p)是血小板活化因子,被认为是预测心血管事件强有力的指标。原发性高血压(essential hypertensive, EH)是冠心病的高危险因素,糖尿病是冠心病的等危症。2005 年《中国高血压防治指南》也把 hs-CRP 纳入高血压危险因素范围,认为其预测心血管事件的能力与 LDL-C 一样强。通心络胶囊对原发性高血压伴糖尿病患者 hs-CRP、FiB-C 和 P 选择素有何影响? 尚未见文献报道。

## 1　资料与方法

**1.1　临床资料**　按照 2005 年《中国高血压防治指南》和《中国糖尿病防治指南》的诊断标准,选择我院 2007

年 2 月—2008 年 6 月门诊和住院高血压病患者 100 例,门诊 55 例,男 35 例,女 20 例;住院患者 45 例,男 25 例,女 20 例,年龄 35～85(57±7)岁。排除标准:(1)继发性高血压;(2)高血压危象和高血压脑病;(3)甲状腺疾病,胰腺炎,肝肾功能不全;(4)恶性肿瘤,未按时服药。对照组 50 例,为在我院体检的健康人员,其年龄、性别构成与研究组相比差别无统计学意义( $P > 0.05$ )。具有可比性。

1.2　用药方法　常规治疗组给予一线口服降血压药物(钙拮抗剂,血管紧张素转换酶抑制剂、噻嗪类利尿剂等)和降血糖药物治疗。通心络组在常规治疗的基础上,加用超微粉通心络胶囊(每粒含生药 0.26 g,石家庄以岭药业股份有限公司产品)4 粒,每天 3 次,8 周为 1 疗程,治疗 8 周后 2 组检测 hs-CRP、FIb-C、CD62p 和糖蛋白(GP)IIb/IIIa 受体复合物的表达水平。

1.3　观察指标

1.3.1　血小板表面活性标志蛋白 CD62p 和糖蛋白(GP)IIb/IIIa 受体复合物:标本采取批量测定,采取流式细胞仪(美国 MK-3 公司)检测(试剂盒购自上海太阳生物技术公司,批内变异 3%,批间变异 5%。),计算其阳性表达率(%)。

1.3.2　高敏 C 反应蛋白测定:常规空腹采静脉血,用免疫散射比浊法测定(试剂盒购自美国德灵公司,按说明书上方法操作)。

1.3.3　纤维蛋白原的测定:常规空腹采静脉血,枸橼酸钠抗凝,分离血浆,采用散射比浊法测定(试剂盒购自美国贝克曼库尔特公司,按说明书上方法操作)。

1.3.4　内皮功能的测定:用放射免疫测定法测定(ET 放射免疫盒购自解放军总医院,按说明书操作);用酶法测定血浆 NO 的含量(按晶美生物工程技术有限公司提供的试剂盒说明操作)。

1.4　统计学处理　用 SPSS11.0 统计软件包,计量数据采用均数±标准差( $\bar{x} \pm s$ )表示,组间比较采用方差分析, $P < 0.05$ 为差异有统计学意义。

2　结果

2.1　血压、血糖、肾功能及血脂的变化　常规组和通心络组治疗前基本相同,治疗后 SBP、DBP 均有降低( $P$ 均 $< 0.01$ ),但通心络组血压下降更明显( $P < 0.05$ ),2 组血糖、肾内功能及血脂治疗后无显著性差异( $P > 0.05$ )。见表 1。

2.2　hs-CRP、FIB-C、CD62p、GP IIb/IIIa、内皮素 1(ET-1)和一氧化氮(NO)水平受体的变化　常规组、通心络组 hs-CRP、FIb-C、CD62p、GPIIb/IIIa 受体复合物以及 NO 的表达水平较对照组明显增高(P 均 $< 0.01$ ),NO 水平下降( $P < 0.01$ );治疗 8 周后,其血浆 hs-CRP、FIB-C、CD62p 和 GPIIb/IIIa 以及 ET-1 的表达水平均有下降( $P < 0.05$ ,或 $P < 0.01$ ),NO 升高( $P < 0.01$ );但与常规组相比,通心络组对血浆 hs-CRP、FIB-C、CD62p 和 GPIIb/IIIa 以及 ET-1 的表达水平降低更著( $P$ 均 $< 0.05$ ),NO 升高更显著( $P < 0.05$ ),见表 2。

表 1　通心络胶囊对 EH 合并糖尿病患者血压、血糖、肾功能及血脂的影响　　( $\bar{x} \pm s$ )

| 组别 | 例数 | | SBP(mm Hg) | DBP(mm Hg) | BS(mmol/L) | BUN(mmol/L) | Cr(μmol/L) | TG(mmol/L) | TC(mmol/L) | HDL-C(mmol/L) | LDL-C(mmol/L) |
|---|---|---|---|---|---|---|---|---|---|---|---|
| 对照组 | 50 | | 125±8 | 75±6 | 4.8±0.6 | 5.8±1.0 | 88±14 | 1.2±0.3 | 4.3±0.6 | 1.3±0.2 | 2.7±0.6 |
| 常规组 | 50 | 治疗前 | 167±8 | 96±6 | 12.5±0.5 | 7.5±1.2 | 111±14 | 1.8±0.2 | 5.4±0.5 | 1.1±0.1 | 3.1±0.5 |
| | | 治疗 8 周 | 135±6* | 75±7* | 5.7±0.7 | 6.3±1.4 | 90±16 | 1.5±0.2 | 4.4±0.5 | 1.2±0.2 | 2.8±0.7 |
| 通心络组 | 50 | 治疗前 | 164±7 | 98±6 | 12.9±0.7 | 7.7±1.3 | 108±12 | 1.7±0.2 | 5.5±0.2 | 1.0±0.2 | 3.2±0.6 |
| | | 治疗 8 周 | 128±6*# | 69±6*# | 5.5±0.4 | 5.9±1.6 | 89±14 | 1.2±0.2 | 4.0±0.3 | 1.2±0.4 | 2.5±0.4 |

注:与治疗前比较, $^*$ $P < 0.01$ ;与常规组比较, $^\#$ $P < 0.05$

表 2　通心络胶囊对 EH 合并糖尿病患者 hs-CRP、FIB-C、CD62p、GP IIb/IIIa、ET-1 和 NO 水平的影响　　( $\bar{x} \pm s$ )

| 组别 | 例数 | | hs-CRP(mg/L) | FIB-C(g/L) | CD62p(%) | GPIIb/IIIa(%) | ET-1(ng/L) | NO(μmol/L) |
|---|---|---|---|---|---|---|---|---|
| 对照组 | 50 | | 2.5±0.5 | 0.9±0.4 | 4.7±1.8 | 10.9±2.5 | 45±6 | 64±10 |
| 常规组 | 50 | 治疗前 | 4.9±1.3△ | 3.8±0.5△ | 12.6±7.2△ | 38.7±8.5△ | 98±10△ | 42±10△ |
| | | 治疗 8 周 | 3.7±1.2* | 2.8±0.6* | 9.5±4.6* | 28.3±8.4# | 72±4# | 60±12# |
| 通心络组 | 50 | 治疗前 | 4.6±1.4△ | 3.4±0.5△ | 12.9±8.2△ | 38.1±9.6△ | 102±10△ | 45±10△ |
| | | 治疗 8 周 | 2.7±0.8#▲ | 1.8±0.4#▲ | 6.7±5.4#▲ | 18.9±5.6#▲ | 53±7#▲ | 72±10#▲ |

注:与治疗前比较, $^*$ $P < 0.05$ , $^\#$ $P < 0.01$ ;与对照组治疗后比较, $^△$ $P < 0.01$ ;与常规组比较, $^▲$ $P < 0.05$

3　讨论

自 1996 年以来欧美等国家已经开展多次前瞻性研究,认为 hs-CRP 不仅是体内重要的炎性介质,也是血脂紊乱、高血压和糖尿病的独立危险因子[1,2]。hs-CRP 是细胞因子白细胞介素-6 诱导肝脏合成的急性时相蛋白,在炎性反应和组织损伤发生后 2～12 h 血中浓度明显增高,hs-CRP 参与血栓的形成,而血栓是心肌梗死、脑卒中和其他血栓性疾病的主要原因。高血压病尤其合并糖尿病患者,其血管内皮损伤,血小板激活或高凝状态导致血浆中 hs-CRP 水平显著升高,并为 CRP 参与血栓形成和诱发动脉粥样硬化等血管病变提供可能。有文献报道[2,3],高血压患者血浆 hs-CRP 较正常对照组明显升高。本结果表明,高血压患者血浆 hs-CRP 水平较对照组明显升高,与文献报道一致。这表明高血压合并糖尿病患者血管壁存在炎性反应。

血小板活化是血栓前状态的重要指标。CD62p 为活化血小板膜糖蛋白,是反映血小板活化的特征性标志物,GPIIb/IIIa 可更直接反映血小板的活化状态;纤维蛋白原属于 II 类肝脏急性时相蛋白,是肝脏合成的血浆糖蛋白,在凝血酶作用下变成纤维蛋白,GPIIb/IIIa 与纤维蛋白原结合是多种因素引起血小板聚集的最后共同通路。因此检测这些指标可了解血小板活化程度。本结果表明,高血压并糖尿患者血小板膜糖蛋白 CD62p 和 GPIIb/IIIa 以及 FiB-C 水平明显增加,这说明高血压并糖尿病患者血小板活化程度已显著升高,与文献报道一致[2]。

内皮素-1(ET-1)是血管内皮细胞合成的主要缩血管因子,NO 是血管内皮细胞合成的主要血管舒张因子。血管内皮功能损伤时 ET-1 升高,NO 下降,两者比例失调将导致血管舒缩功能异常。本组高血压并糖尿病患者血浆 ET-1 高于对照组,NO 低于对照组,与文献报道一致[2]。因此,该结果表明高血压并糖尿病患者血管内皮受到一定程度的损伤,也表明 ET-1/NO 比例的失调可能是高血压病发病机制及心血管事件的重要原因。

超微粉通心络胶囊是以岭药业应用现代高科技制药工艺——超微粉技术应用于通心络处方中,有明显提高疗效减少不良反应,其主要成分为全蝎、蜈蚣、水蛭、土鳖虫、蝉蜕等 5 种虫类,加上人参、冰片、赤勺等药物。临床研究表明具有纠正内皮紊乱改善血管内皮功能[4,5]。现代药理学研究显示[6],通心络胶囊所含水蛭、全蝎、蜈蚣、土鳖虫等虫类物质,具有类水蛭素作用,可直接抑制凝血酶,抑制细胞外基质合成、分泌以及炎性细胞聚集,具有抗血小板聚集和抗血栓形成的作用。人参皂苷能促进乳鼠心肌 DNA 合成,改善心肌细胞能量代谢,抗氧化、抗血小板聚集和抑制血栓素形成等作用。赤芍具有抑制血小板聚集及平滑肌增生,升高 NO 和降低 ET-1 的水平,从而改善血管内皮功能等作用。

冰片能提高其他药物的血药浓度,促进胃肠道吸收。诸药合用可起到标本兼治的目的。本研究也表明,超微粉通心络胶囊治疗 8 周后可以降低高血压病患者的血压水平,这可能与降低血浆 ET-1 和升高 NO 水平有关;另外,超微粉通心络胶囊还可以显著降低炎性因子 hs-CRP 和血小板活化因子 CD62p、GPIIb/IIIa 及 FIB-C 的水平,且比常规治疗组降低更明显,其降低血压和抗炎以及改善血管内皮功能的机制可能与以上药理作用有关。因此,超微粉通心络胶囊具有抗血栓和抗炎性反应及改善血管内皮功能,对防治动脉粥样硬化和血栓性疾病的形成具有重要的临床价值,值得进一步研究。

**参考文献**

1　Clearfield MB.C-reactive protein:a new risk assessment tool for cardiovascular disease[J].J AM Osteopath Assoc,2005,105(9):409-416.

2　袁洪,李轶男,张梦玺.老年高血压病患者血管内皮损伤、血小板活化及炎症因子的改变[J].中国动脉硬化杂志,2001,9(3):255-256.

3　骆杰伟,陈慧,吴小盈,等.高血压病血瘀证患者高敏 C 反应蛋白的临床分析[J].中国中西医结合杂志,2006,26(7):648-650.

4　肖文良,戴华,姜志安,等.通心络胶囊对不稳定型心绞痛患者血管内皮细胞保护作用的研究[J].中华心血管病杂志,2002,30:268-268.

5　钱孝贤,陈燕铭,刘勇,等.通心络治疗稳定型心绞痛的临床疗效及对内皮功能的影响[J].中国病理生理杂志,2006,22:1698-1701.

6　梁日新,黄璐琦,刘菊福,等.川芎和赤芍对高脂血症大鼠降脂、抗氧化及血管内皮细胞功能的实验观察[J].中国实验方剂学杂志,2002,8:43-45.

# 通心络和壮阳起痿颗粒对肾虚血瘀型阳痿的临床分析

卞廷松[1,2] 徐福松[1] 周华[2]

1.南京中医药大学(210041)

2.江苏省常州市中医院(213003)

【摘要】 目的 评价通心络和起痿壮阳颗粒治疗肾虚血瘀型阳痿(ED)的疗效。方法 将入选的 72 例肾虚血瘀型 ED 患者服用通心络和起痿壮阳颗粒,6 周后检查 IIEF-5 评分、血总睾酮和 NPT 阴茎勃起时血容量。结果 治疗后 IIEF-5 评分、血总睾酮和 NPT 阴茎勃起时血容量等均有好转。结论 通心络合起痿壮阳颗粒是治疗肾虚血瘀型 ED 的有效药物。

【关键词】 通心络胶囊;肾虚;血瘀;阳痿

近年来,通心络具有活血通络,并有扩张血管的作用[1]。为评价通心络治疗肾虚血瘀型 ED 的疗效,我们选择性功能障碍肾虚血瘀型患者,应用通心络联合起痿壮阳颗粒治疗并进行观察,现将临床初步研究结果报告如下:

## 1 资料与方法

1.1 一般资料 收集 2005 年 9 月—2008 年 5 月门诊求治的肾虚血瘀型 ED 患者。入选标准:(1)有或无勃起能力,勃起强度不坚,或性欲低下。部分患者插入后不足 2 min 即射精;(2)病程在半年以上,有固定配偶,(3)IIEF-5 评分 < 20 分;(4)服药期间每周至少 1 次性生活;(5)患者同时伴有阳事不举,早泄,腰膝酸软,舌质紫黯或有瘀点,脉涩尺弱;(6)生殖器和第二性征正常,无肝、肾疾患,无泌尿生殖系炎症及无精神疾患;(7)无服用通心络的禁忌证。本组 72 例患者均符合上述标准。年龄 23 ~ 54(33 ± 3)岁。根据 ED 病因分为心理性 29 例,神经性 7 例,内分泌性 23 例,混合性 13 例。72 例均自愿接受治疗。

1.2 治疗方法 将选择的病例服用通心络合起痿壮阳颗粒。起痿壮阳颗粒处方:生杭芍 30 g,肉苁蓉 10 g,枸杞子 10 g,生黄芪 20 g,郁金 10 g,全当归 10 g,柴胡 10 g 等(由江阴天江药业有限公司生产)120 ml/次,2 次/d,早晚餐后 2 h 服用,3 月为一疗程;通心络服用 3 片,每日 2 次。要求患者在服药期间至少每周 1 次性生活,连续服药 6 周后评价治疗效果。

1.3 观察指标 (1)IIEF-5 评分;(2)测量血总睾酮;(3)利用伟力夜间阴茎勃起监测仪进行夜间阴茎勃起功能监测(NPT);(4)不良反应。

1.4 疗效判断标准 连续服药 2 个月,期间在性刺激条件下,引发阴茎勃起,完成性生活。6 周后采用 IIEF-5 问卷进行勃起功能评估,评分 > 21 分或评分比治疗前升高 > 10 分为有效;评分无改变或仍 < 21 分者为无效。

1.5 统计学分析 采用 SPSS 11.0 软件包分析,计量资料以 $\bar{x} \pm s$ 表示,不同时间比较采用配对 $t$ 检查。$P < 0.01$ 为差异有统计学意义。

## 2 结 果

2.1 疗效比较 血睾酮水平低于正常范围 9 例,其余 63 例位于正常范围。治疗前后 IIEF-5 评分有显著升高($P < 0.01$),血睾酮水平明显升高($P < 0.01$)。患者夜间勃起时阴茎血容量的增加亦由治疗前的(156 ± 34)%升高到(211 ± 27)%($P < 0.01$)。见表 1。无效 25 例,有效 47 例,有效率为 65.3%。服药后有 49 例(68.1%)患者自述有不同程度的勃起强度增加或(和)性欲增强,或(和)性交频率增高。

2.2 不良反应 患者有嗜睡、乏力、口干现象 15 例,但症状轻微。症状多出现在服药治疗初的前几周,服用一段时间后逐渐消失。

表 1　通心络联合起痿壮阳颗粒治疗前后比较　　$\bar{x} \pm s$

| | 治疗前 | 治疗后 |
|---|---|---|
| IIEF-5 评分(分) | 11.6±2.4 | 19.8±4.1[*] |
| 血总睾酮(nmol/L) | 4.3±2.2 | 7.6±3.5[*] |
| NPT 阴茎勃起时血容量增加(%) | 156±34 | 211±27[*] |

注:与治疗前比较,[*] $P < 0.01$

## 3　讨　论

当今社会,生活节奏加快,社会压力和工作压力大,形志过劳,应酬增加,夜生活过多,以致情志变化过激,肾气内虚致病者增多,日久血脉不通而致肾虚血瘀型 ED。

阴茎勃起是一个复杂的血管活性过程,受许多神经及激素的影响[2]。近年开辟了许多治疗 ED 的新途径,口服药为最简单也是最受欢迎的治疗措施。

通心络由人参、水蛭、全蝎、土鳖虫、蜈蚣、蝉蜕、赤芍和冰片等组成,研究表明:通心络有益气活血、通络之功能,可以增加血管血流量,改善血管血供,恢复受损的血管内皮功能等作用[3~6]。作者将通心络用于治疗男性功能障碍,主要表现在能够勃起强度,同时具有延长勃起时间的作用。

本结果表明,经通心络和起痿壮阳颗粒治疗后 IIEF-5 评分、血总睾酮和 NPT 阴茎勃起时血容量均较治疗前明显改善( $P < 0.01$ )。治疗后有 65.3% 的患者勃起时间延长,68.1% 的患者有不同程度的勃起强度、性欲、性交频率增强。服用通心络后无明显不良反应,仅少数患者有乏力、口干现象,并且症状轻微。不良反应多出现在服药治疗的前几周,服用一段时间后不良反应逐渐消失。

通心络和起痿壮阳颗粒对治疗肾虚血瘀型 ED 有一定疗效,不良反应少,安全,可应用于临床。但由于该方案缺少临床对照研究,尚待进一步深入观察。

### 参考文献

1　吴以岭.络病治疗原则与通络药物[J].疑难病杂志,2005,4(4):213-215.

2　Tom FL. Physiology of penile erection and path physiology of erective dysfunction and priapis m. Campbell's Urology. seventh Edition[J]. USA:Saunders Co, 1998,1 167-1 168.

3　卞廷松,徐福松,杨光,等.聚精颗粒联合通心络胶囊对死精子症的初步观察//吴以岭,主编.络病学基础与临床研究[M].北京.中国科学技术出版社,2005.392-394.

4　Hugo JH, Bemaudin MM, Bellail A, et al. Hypoxia-induced vascular endothelial growth factor expression precedes neovascularization after cerebral[J]. American journal of pathology,2000,156(3):965-976.

5　秦鉴,刘红健,吴国珍,等.通心络胶囊抑制再灌注心肌细胞凋亡的实验研究[J].中药材,2003,26(11):801-804.

6　贾真,顾复生,薛一帆.通心络胶囊治疗冠心病变异性心绞痛临床疗效及对内皮功能的影响[J].中国中西医结合杂志,1999,19(11):651-652.

# 通心络胶囊治疗坐骨神经痛 28 例疗效观察

俞梅[1]　俞钧钜[2]

1.浙江省绍兴市中医院(绍兴,312000)
2.浙江省诸暨市街亭中心医院(诸暨,311800)

**【关键词】** 通心络胶囊;坐骨神经痛

本组采用通心络胶囊治疗坐骨神经痛效果明显,现将 28 例治疗结果报告如下。

## 1 资料与方法

**1.1 观察对象** 本组坐骨神经痛 28 例,男 16 例,女 12 例,年龄 37 ~ 58 岁,其中腰椎间盘突出症 24 例,感染 2 例,梨状肌综合征 2 例。

**1.2 治疗方法** 所有患者口服通心络胶囊 4 片,每天 3 次,疼痛重者加服非类固醇类抗炎药(NSAID),腰椎间盘突出症患者卧硬板床 2 周。感染者加抗生素治疗。

**1.3 疗效评定** (1)显效:疼痛与体征消失;(2)有效:疼痛症状与体征减轻;(3)无效:疼痛与体征无改善。

## 2 结 果

见表 1。

表 1　不同病因所致坐骨神经痛疗效比较　[例(%)]

| 指 标 | 例 | 显效 | 有效 | 无效 |
|---|---|---|---|---|
| 腰椎间盘突出症 | 24 | 20(83.3) | 3(12.5) | 1(4.2) |
| 感染 | 2 | 1(50) | 1(50) | 0 |
| 梨状肌综合征 | 2 | 2(100) | 0 | 0 |
| 合计 | 28 | 23(82.1) | 4(14.3) | 1(3.6) |

## 3 讨 论

坐骨神经是由腰$_4$ ~ 骶$_3$神经根组成,是全身最长最粗的神经,经臀分布于整个下肢,大部分在腘窝处分成胫神经和腓总神经,支配股肌和所有小腿肌肉,传导小腿和足外侧皮肤感觉。坐骨神经痛好发于成年人,青壮年多见,沿坐骨神经有压痛,行走活动及牵拉坐骨神经可使疼痛加剧[1]。疼痛分布区域开始为下腰部疼痛或臀部疼痛,并沿坐骨神经通路从股后向小腿后外侧,足背外侧沿足底区放射性疼痛,有钝痛、灼痛、刺痛或锥痛。这是一种常见的神经科疾病,现在的医学病因研究中由于腰椎间盘突出引起者最多,有少数患者病因还不清楚。一般起病急,痛苦甚,虽有按摩、理疗、药物止痛及激素等法治疗,但治疗仍比较棘手。

坐骨神经痛中医属痹证、腰痛、痿证范畴。其内因多为肾气亏损,精血不足,髓海空虚,骨失所充,经脉失养,外因责之风寒湿邪,留滞经络。陈修园《医学三字经》中把疼痛机制概括为:"痛不通,气血寒,通不痛,调和奉。"其主要病机是因正气不足,感受风寒湿外邪,兼操劳受损,导致气血不利,痹阻经脉关节。

通心络胶囊是由人参、水蛭、全蝎、土鳖虫、蜈蚣、蝉蜕、赤芍、冰片等组成的中药复方制剂,具有益气活血,搜风通络之功效[2]。方中重用人参大补元气为主药,水蛭、全蝎、土鳖虫、蜈蚣、蝉蜕通经活络为佐药,配合赤芍等益气活血,搜风通络药物为辅药。现代药理学研究表明,人参能改善微循环,增强毛细血管抵抗力,使微血管周围渗血减少或消失;赤芍具有显著的抗血栓、抗血小板聚集作用,能加快血液流动。我们用通心络胶囊治疗坐骨神经痛,取得良好疗效,可能与通心络胶囊的益气活血、搜风通络的作用有关。本法具有药源广、价格低廉、简单易行等优点。

**参考文献**

1 侯熙德.神经病学[M].第 3 版.北京:人民卫生出版社,1997.87.

2 吴以岭.中医络病学说和心脑血管病[M].上海:中国科学技术出版社,2001.268.

# 通心络胶囊治疗缺血性心脑血管病的临床研究进展

李丹萍

天津市第四中心医院中西医科(天津,300140)

**【关键词】** 心脑血血病;通心络胶囊

　　通心络胶囊以中医络病理论为指导,将益气通络、辛香通络,化淤通络,搜风通络等通络药物有机组方,强大的通络作用,对络病病因和络病引起的继发病理改变均有良好的改善作用,现代药理学研究表明,通心络胶囊具有血液保护、血管保护、心脑保护三重作用,从而能更有效地防治心脑血管病。

## 1 血液保护(祛除络病之因)

　　血液是"脉络——血管系统病"发病的重要参与因素[1]。各种高危因素往往通过影响血液成分和性质改变引起血管疾病,大量研究表明通心络能抑制血细胞聚集和血栓形成,明显延长凝血时间,改善血液流变学,调节脂代谢紊乱等作用,从而改善血液的浓黏、凝滞状态[2],直接祛除络病之因从而达到血液保护作用。

**1.1 降脂** 血脂异常作为动脉硬化(AS)和冠心病发生、发展密切相关的危险因素,其中低密度脂蛋白胆固醇(LDL-C)升高,高密度脂蛋白胆固醇(HDL-C)降低与心血管事件的发生高度相关。张清德等[3]将60例冠心病伴高脂血症患者随机分为治疗组(30例)和对照组(30例),2组基础治疗相同,治疗组在对照组治疗基础上加服通心络胶囊,治疗4周后观察2组患者血脂、内皮素及临床症状的变化。结果显示与对照组比较,治疗组在降低总胆固醇(TC)、三酰甘油(TG)、低密度脂蛋白胆固醇(LDL-C)、内皮素(endothelin,ET)、载脂蛋白B(ApoB)、脂蛋白(a)[LP(a)]和升高载脂蛋白A(ApoA)/ApoB比值方面疗效更为显著,2组升高高密度脂蛋白胆固醇(HDL-C)的疗效相似。证实通心络胶囊可有效调节冠心病伴高脂血症患者血脂水平,改善内皮功能。将96例血脂异常患者随机分为2组:治疗组给予通心络胶囊口服,对照组给予血脂康胶囊口服,观察治疗2个月后,测定血脂和ICAM-1和VCGM-1的含量。结果显示通心络胶囊治疗后患者血清TC、TG、ET、ICAM-1和VCAM-1明显降低,HDL、NO显著升高,且优于对照组。提示通心络通过调血脂可减少ICAM-1和VCGM-1生成从而保护内皮功能[4]"

**1.2 抑制血栓形成改善血液流变学** 对32例缺血性心脑血管病在常规西药治疗基础上,加服通心络胶囊。结果显示治疗后甲皱微循环明显改善,微动脉管径增宽、微血流速度加快、红细胞聚集减轻、白色微小血栓消失,较治疗前形态、流态、管襻周围积分值及总积分值明显下降($P < 0.01$)。红细胞聚集指数、血浆黏度、全血黏度(低切值)较用药前改善($P < 0.01$),同时患者临床症状明显好转。证实:通心络胶囊可明显改善冠心病患者微循环及降低血液黏稠度,从而能有效地治疗冠心病心绞痛[5]。将74例患者随机分为2组,对照组采用西医常规治疗,治疗组在对照组治疗基础上加用通心络胶囊口服,4周为1疗程;观察两组疗效及血液流变学各项指标变化。结果显示治疗组总有效率及显效率高于对照组,其全血低切黏度、纤维蛋白原等指标改善亦优于对照组。证实:通心络胶囊治疗冠心病心绞痛合并高黏血症疗效确切[6]。张波茹[7]将30例患者给予通心络治疗2个疗程后观察临床疗效和血液流变学改善情况,结果显示30例患者中治愈19例,好转9例,总有效率93.3%,各血液流变学指标均较治疗前有显著改善($P < 0.05$)。实验研究证实:通心络胶囊能明显扩张血管,改善血管内皮功能,降低全血黏度、血浆黏度、血小板聚集性,溶解纤维蛋白原,增加脑血流量,抗血栓形成。

## 2 血管保护(直接通络)

　　治疗心脑血管病的通心络,应用络虚通补,化淤通络搜风通络,和辛香通络等药组成直接通络,治疗脉络—血管系统病,改善内皮功能抗动脉硬化,解除血管痉挛,促进微血管新生,建立侧支循环等功能达到血管保护。

2.1　改善内皮细胞功能抗动脉硬化　　正常情况下,内皮细胞释放以一氧化氮(NO)为代表的内皮衍生舒张因子(SDRF)和以内皮素(ET)为代表的收缩因子(ECRF),两者形成血管内在的自身调节稳态体系[8]。它参与凝血和抗凝血、溶栓和抗溶栓,能收缩和舒张血管、刺激和抑制细胞生长、激活和灭活一些血管活性物质等。它在动脉粥样硬化和冠心病的发生、发展中起重要作用。观察通心络胶囊对冠心病(CHD)患者血管内皮功能的影响。方法:选择 68 例 CHD 患者,随机分为通心络组和复方丹参组,各为 34 例,观察 2 组治疗前后血浆一氧化氮(NO)和内皮素(ET)的水平变化。结果:通心络组治疗后 ET 水平明显下降,NO 水平明显升高,与治疗前相比差异有显著性( $P < 0.01$ ),与复方丹参组比较差异也有显著性( $P < 0.01$ );复方丹参组治疗前后差异无显著性。结果提示通心络胶囊有缓解冠心病症状、改善血管内皮功能的作用。方中人参补益心气,使心气旺而运血有力,心络自通;水蛭含有多种生物活性物质,其主要成分水蛭素是目前作用最强的凝血酶抑制剂;全蝎解痉通络;土鳖虫逐瘀通络;蜈蚣搜风通络;蝉蜕熄风解痉;赤芍药活血散血止痛;冰片芳香通窍,引诸药直达病所。全方共奏补气活血、通络逐瘀之功效。对冠心病心绞痛患者血液的浓、黏、聚凝状态有拮抗作用,从而防止血栓形成延缓动脉硬化发生,减少冠心病心绞痛临床突法事件[9]。通心络可明显降低血清可溶性细胞间黏附分子 1 和血管细胞黏附分子 1 水平。其机制可能与通心络的内皮保护功能有关。通心络能减轻内皮损伤,使细胞间黏附分子 1 和血管细胞黏附分子 1 表达减少,血清可溶性细胞间黏附分子 1 和血管细胞黏附分子 1 水平降低。同时,细胞间黏附分子 1 水平降低后,通过减轻炎性反应,使白细胞聚集,单核—巨噬细胞移行内皮下,摄取氧化修饰低密度脂蛋白转化为泡沫细胞的过程减弱,延缓了动脉粥样硬化的发生和发展,这也可能是其具有防治动脉粥样硬化的机理之一[10]。

2.2　解除血管痉挛促进缺血区微血管新生促进侧支循环建立　　陈德明等观察通心络对冠心病患者(CHD)血管内皮依赖性舒张功能的影响,其应用高分辨率血管外超声检测通心络胶囊治疗 80 例冠心病患者 12 周前后肱动脉内皮依赖性血管舒张功能,与对照组 80 例比较。结果显示治疗组 12 周前后血流介导的内皮依赖性血管舒张功能明显增加[ $(4.1 \pm 1.5)\% : (8.7 \pm 1.0)\%$ ]( $P < 0.01$ ),对照组 12 周前后无显著意义[ $(4.1 \pm 1.2)\% : (4.3 \pm 1.0)\%$ ]( $P > 0.05$ )。结论:通心络胶囊具有改善血管内皮依赖性舒张功能。目前亦有大量研究显示:在缺血性心脏病中,血管内皮生长因子(VEGF)可刺激侧支血管形成即所谓的"治疗性血管新生"[4],可能有利于缺血性心脏病侧支循环的建立,该过程亦与其促进血管内皮细胞增殖密切相关。通心络主要由人参、水蛭、全蝎、土鳖虫、蝉蜕、蜈蚣、芍药、冰片等组成。有益气活血通络,祛风解痉止痛,促进血管新生作用[11]。陈鹏毅等[12]用通心络胶囊治疗冠状动脉粥样硬化性心脏病心绞痛 50 例,观察其治疗前后对内皮素(ET)、丙二醛(MDA)、C 反应蛋白(CRP)的影响结果显示解除痉挛。通心络能够明显降低血清 ET、MDA 和 CRP,进而保护血管内膜,清除血管壁粥样斑块扩张冠状动脉,增加冠脉血流量,改善微循环,改善急性心肌缺血程度,改善左心室功能,使心脏泵血功能加强而起到显著的抗心绞痛的作用。张万玲等[13]观察通心络胶囊治疗冠心病心绞痛的临床疗效。方法:120 例冠心病患者随机分为 2 组,对照组给予西药常规治疗,治疗组在常规治疗基础上加通心络胶囊。结果:心绞痛疗效治疗组总有效率 93.33%,对照组总有效率 80%,2 组比较差异显著( $P < 0.05$ );治疗组心电图有效率 70% 明显高于对照组 46.67%( $P < 0.05$ )。通过临床观察表明通心络的特点是合用重用虫草类药,如水蛭、全蝎、蜈蚣等,均有破血逐瘀,熄风止痉功效;如水蛭减少纤维蛋白的含量,而方中人参可大补元气,增加心输出量和冠脉血流量,抗心肌缺氧、缺血,调节心律,减少 $O_2$ 白由基损伤,并有抑制血小板凝集、降血脂、抗动脉粥样硬化缓解血管痉挛等。通心络胶囊不仅能够保护和维持急性心肌梗死后再灌注时心肌微血管的完整性,而且还有促进毛细血管再生的作用,这对于侧支循环的建立,以及实现心肌梗死、脑梗死、动脉闭塞症后组织有效再灌注及改善糖尿病微血管病变等具有十分现实的意义[13,14]。周莉华等[15]探讨通心络胶囊在急性脑梗死中的临床应用价值。其将 59 例急性脑梗死患者随机分为治疗组和对照组,其中对照组 28 例,予常规治疗即丹参 20 mg 静脉滴注,每天 1 次,疗程 2 周。治疗组 31 例,在常规治疗基础上予通心络胶囊 3 粒口服,每天 3 次。通过观察,治疗组 2 周后临床神经功能缺损改善明显优于对照组( $P < 0.05$ ),表明通心络胶囊可有效改善急性脑梗死患者临床症状;同时治疗组治疗前后 ROI 比值比较有统计学差异( $P < 0.05$ ),对照组治疗前后 ROI 比值比较无统计学差异( $P > 0.05$ ),提示通心络胶囊能较好地改善脑部血流灌注,促进临床神经功能早期康复。经现代医学研究表明,其可能的作用机制如下:(1)降低血黏度,抑制血小板聚集,改善血液高凝状态。(2)降低血浆内皮素水平(ET),升高血管内皮细胞一氧化氮(NO)含量,使 ET/NO 平衡,纠正内皮功能紊乱,解除血管痉挛。(3)降低血管外周阻力和脑血管阻力,降低血黏度,减轻循环阻力,增强心脏泵功能,改善脑灌注水平。(4)促进侧支循环建立,利于改善脑梗死灶周围缺血半影区血供,缩小梗死体积。

2.3　保护缺血区微血管功能与结构完整性　通心络胶囊既治疗络脉瘀阻之缺血性心脑血管的动脉硬化,又能缓解络脉绌急之心脑血管痉挛,重在调整心脑脉络病变,显然与活血化瘀一途。因此,通心络胶囊不仅可治疗络脉瘀阻,降脂抗凝,增强纤溶活性,保持血管通畅,而且可以治疗络脉绌急,改善内皮功能,解除血管痉挛,抑制动脉硬化,稳定和消退动脉硬化斑块,保护再灌注损伤和微血管完整性,预防心室重构和心肌细胞凋亡等[16]。减少缺血心肌—再灌注损伤,保持心肌微血管的完整性,改善缺血心肌,恢复心肌细胞功能,成为目前的关注热点[17]。通心络可保护血管功能与结构的完整性。有研究结果显示:在西医常规治疗的基础上合用通心络胶囊,可显著降低 6 个月时 2DE 的空壁运动节段指数(降低 22.5%)和 DISA SPECT 心肌显像填充异常指数,效果明显优于对照组。提示通心络胶囊可以缩小心肌梗死面积,并较对照组明显;可使室壁运动异常节段恢复时间提前,且总恢复率也较对照组显著高,可显著改善室壁运动节段指数,且恢复时间也优于对照组;还可显著改善左心室舒张末容积,减少心肌重构,且恢复左心室舒张末容积的程度和时间皆优于对照组;通心络胶囊可显著改善左心室整体收缩功能,恢复时间也明显优于对照组;通心络胶囊可显著降低血中丙二醛的浓度,提高 NO 水平,从而降低过氧化自由基对心肌细胞的损伤,改善血管内皮细胞依赖性舒张功能。因此,上述结果可能与通心络胶囊具有抗缺血心肌—再灌注损伤、保护微血管内皮细胞功能、与结构完整性抑制细胞"凋亡"的药理特点有关[18]。

## 3　心脑保护(修复络病继发的病理改变)。

通心络干预治疗可修复络病继发的病理改变,提高肌体自适应、自调节、自修复能力,使络脉网络系统的不平衡状态得以改善,达到不同层次的动态平衡,起到心脑保护的作用。

3.1　缩小心梗面积　越来越多的证据表明,从动脉粥样硬化开始到最后斑块破裂的结局均有炎性反应的参与。IL-6 是一种促炎性细胞因子,循环中的 IL-6 是由许多细胞包括激活的巨噬细胞和淋巴细胞分泌的。IL-6 还可诱导肝脏产生血浆纤维蛋白原,促进血栓的形成;IL-6 促进心肌细胞表达 ICAM-1、增强中性粒细胞和心肌细胞的黏附作用,促进中性粒细胞释放氧自由基,加重心肌细胞的损伤;而 IL-6 还可诱导肝脏产生大量急性反应产物如 hs-CRP,这已视为冠脉综合征的发病机理之一[19]。本研究结果显示:在急诊 PCI 治疗的基础上合用通心络,可平缓抑制 IL-6 mRNA 表达,而这种变化与 hs-CRP 含量变化一致。其可能的机制是通心络通过影响 IL-6 mRNA 的表达,具有益气、活血化淤、搜风解痉通络的通心络,可减少自由基生成,加速氧自由基清除,缩小心肌坏死的范围,降低细胞凋亡指数[20]。氧自由基产生过多或清除能力降低是导致心肌缺血—再灌注损伤的主要机制之一,因此减少自由基生成或增加自由基清除对再灌注损伤有一定的保护作用。研究发现,通心络胶囊可减少丙二醛合成与释放,从而减少自由基生成,并加速氧自由基清除,有明显的心肌保护作用[21]。研究也发现通心络胶囊可增加 GSH-PX 活力,减少 MDA 生成,减少氧自由基的生成。通心络胶囊可增加 NO 的合成与释放,可减少内皮素(ET)的合成与释放,从而改善微血管循环功能。有研究证实通心络可能通过提高内皮源性一氧化氮合酶(eNOS)基因表达,增强 eNOS 的活性而升高 NO 水平,达到改善缺血心肌供血作用。证明通心络能明显减少缺氧所致血管内皮细胞凋亡,其机制可能与通心络逆转缺氧诱导的 Caspase-3 活性增加有关。研究还发现通心络胶囊改善或减轻心肌缺血再灌注损伤后心肌细胞肌膜肿胀、破损、肌浆凝集等病理改变。赵明中等[22]研究发现,通心络胶囊干预后心肌坏死范围缩小、细胞凋亡指数下降,且有剂量依赖性;同时发现通心络胶囊干预后可下调心肌细胞 Bax 蛋白表达,并上调 Bcl-2 蛋白表达,表明其抑制心肌细胞凋亡作用可能与其参与调节凋亡相关基因的表达有一定关系[23]。

3.2　抑制心室重构提高室壁运动异常节段恢复率　有研究结果显示,AMI 患者 5～6 个月后其运动异常节段中自发改善率为 36% 略高于 Rogers 的 31%;实施溶栓和 PCI 5～6 个月后,运动异常节段自发改善可达56%[24]。随着 AMI 的深入研究,发现再灌注损伤对缺血心肌细胞功能恢复影响十分显著,不仅早期可以加重缺血心肌的坏死,而且可导致心室重构、心肌凋亡和心功能不全的发生,影响预后。又研究连续观察 AMI 患者 CVR 后 2DE 的结果显示早期血运成功再通,但在自发改善的对照组中有 LVEDV 的增加、LVEF 的降低,即 LVEDV 在 90 d(3 个月)内呈持续性增加,7 d 时即显著增加,90 d 时达到高峰;运动异常节段自第 1 周(7

d)开始呈进行性恢复,3~6个月时达到高峰。在用通心络干预中,LVEDV 在 1 个月(30 d)内呈持续增加,1 周(7 d)内增加显著,1 个月达到高峰,但增加程度低于对照组;运动异常节段也自第 1 周开始呈进行性恢复,恢复程度明显优于对照组,1~3 个月时达到高峰,明显早于对照组;虽整体收缩功能改善也明显落后于异常节段恢复时间,但明显早于对照组。可见干预后不仅 LVEDV、LVEF 和运动异常节段提前恢复,且改善水平显著高于对照组。6 个月后 2 组 LVEDV 和 LVESV 均有轻度增加,虽与前者无显著差异,但提示心室重构在 6 个月后仍在发生,符合早期容量和压力导致的重构和晚期神经体液调节因素导致的心室重构发生的特点[2],所不同的是通心络胶囊干预后重构程度较轻。血运重建后常规抗 AMI 药物治疗 6 个月,对照组中运动异常节段自发性改善为 51.68%,应用通心络胶囊干预治疗后运动异常节段总恢复率高达 70.0%。心室重构减轻,左心室的整体收缩功能改善明显。可见通心络胶囊对预防和治疗再灌注损伤,对保护和挽救缺血心肌和微血管功能是十分有益的[25]。近年研究提示:心力衰竭主要改变是心室结构的变化,而死亡的决定因素并非只是由于某种生化缺陷所致的泵功能低下。因此心室重构才是心力衰竭的特征,是心力衰竭患者发病和死亡的决定因素[26]。陈伟等[27]报道,通心络胶囊可以在一定程度上靠调控 β 受体密度,增加心肌细胞环腺苷酸(cAMP)的含量,减轻心室重构,以改善心脏的舒缩功能。本研究资料亦表明,通心络用于心力衰竭的治疗,能明显改善患者的心脏泵血功能,增加心排血量,使心脏收缩功能好转。加服通心络胶囊后,患者 LVDD 改善更为明显( P < 0.05),与常规疗法比较,LVEF FS 改善有明显差异( P < 0.05),说明通心络胶囊可明显改善左心室的收缩功能,并对心力衰竭患者的长期预后可能有积极的意义[28]。

3.3 减少脑梗死面积保护脑神经元超微结构 通心络胶囊(石家庄以岭药业有限公司生产)是人参、水蛭、全蝎、土鳖虫、蜈蚣、蝉蜕、赤芍和冰片等组成的中药复方制剂。动物实验表明,通心络通过清除自由基,抑制钙内流、减轻钙超载,抑制缺血早期小胶质细胞的活化,抑制炎性介质和氧自由基的释放,抑制细胞凋亡等多个途径,达到减少神经毒性物质的释放,减轻脑水肿,减轻大鼠缺血再灌注损伤和减少脑梗死面积的作用。临床观察均已证实其具有降低胆固醇和低密度脂蛋白的含量,降低血液黏度及改善血液高凝状态,提高耐缺氧能力,减小梗死面积和梗死程度,减轻血管痉挛,改善心脑供血,增加脑供血不足患者的血流速度,降低血管外周阻力,改善血流动力学,提高脑灌注水平,从而治疗脑梗死[29]。Tm 为血管内皮细胞损伤的标记物,由血管内皮细胞合成并分布于其表面,是一种具有抗凝功能的跨膜糖蛋白。一些研究证实通心络具有内皮细胞保护功能,所以使用通心络组 Tm 的值明显降低,也间接说明通心络对内皮细胞的保护作用。另外,凝血酶与 Tm 结合后激活蛋白 C 形成凝血酶-Tm-PC 复合物,此系统在抗凝体系中起重要作用,所以 Tm 的降低也间接说明纤溶系统活性的增强,缺血状态的改善 t-PA 升高有助于血栓的溶解,而 PAI 对 t-PA 有中和抑制作用,故 PAI 的降低有助于 t-PA 升高且发挥作用,所以通心络升高 t-PA,降低 PAI 的作用有助于血栓的溶解。Hey 是一种含硫氨基酸,可因酶的功能障碍或缺陷而升高,在氧化过程中可产生大量的氧自由基而损害内皮细胞。通心络可能通过改善代谢酶的功能,使内皮细胞功能改善,Hey 下降。ACA 包括 3 种抗体:IgA、IgG、IgM。ACA 可抑制 PGI 的产生,使花生四烯酸和 PGI 平衡破坏,使 PC 聚集,导致血栓形成,ACA 尚可活化内皮细胞,产生损害内皮的抗内皮抗体,引起内皮的代谢紊乱等等。总之,通心络对 t-PA、PAI、Tm、Hey 的影响是显著的,对 D-dimer、ATI 有一定的影响,能显著改善脑梗死患者的神经功能,提高生活能力[30]。急性脑梗死病灶是由中心坏死区及周围的缺血半暗带组成。中心坏死区由于严重的完全性缺血,可致脑细胞死亡;而缺血半暗带内仍有侧支循环存在,尚有大量可存活的神经元,如果血流恢复,损伤是可逆的。改善侧支循环供血,保护这些神经元是脑梗死治疗成功的关键。脑梗死患者使用改善脑循环活血化瘀的药物,可缓解缺血、缺氧,使其临床症状、神经功能缺损评分得以好转。祖国传统医学认为,卒中之病理基础是气滞血瘀、经络受阻所致,与现代医学认为血栓形成是血性凝固物质堵塞管腔,血流缓慢及障碍的观点相吻合。通过 SPES-TROI 病灶区域及其镜像区域平均放射性计数的改善,随之使 SNSS 评分得以改善。这比较直观地反映了通心络具有促进局部脑血流,改善脑微循环,增加缺血及半影区的局部供血,防止缺血及半影区神经元迟发性损害,缩小梗死体积的作用,从而使临床症状得以好转,神经功能缺损评分获得改善[31]。综上所述,大量的研究表明,通心络在血管病变防治过程中发挥着多途径、多机制的显著疗效。通络治疗"脉络—血管系统病"的系统效应——自适应、自调节、自修复、自稳态在血管病变这一复杂系统中并不是单独存在的而是相互联系、相互作用的具有多靶点、多方位、多层次的作用机制,是防治缺血性心脑血管病的中医良药。今后若能从其他方面进一步深人探讨通心络活血通络的本质,解释其良好的临床疗效,为更好地促进此制剂在心脑血管疾病的临床应用提供更可靠的理论依据,使其科学价值更加显著。

参考文献

1　吴以岭.络脉血管系统相关性研究[J].中医杂志,2007,48(1):5-8.

2　吴以岭.经络病理论科学求证[M].北京,中国科学技术出版社,2007.9-10.

3　张清德,魏宗德,等.通心络胶囊对冠心病患者血脂及内皮素的影响[J].中国心血管杂志,2006,2(11),6.

4　赵焕东,王齐冰.通心络胶囊对高胆固醇病人单核内皮细胞黏附功能的影响[J].中西医结合心脑血管杂志,2006,1(4),11.

5　陈文实,张朝武.通心络胶囊联合单硝酸异山梨酯片治疗冠心病心绞痛98例[J].安徽中医临床杂志,2003(5):80-81.

6　刘秀娟,王丽华.通心络胶囊治疗不稳定心绞痛临床疗效观察[J].中国民康医学,2006,8(18):402-403.

7　张波茹.通心络胶囊治疗淤血头痛30例临床观察//吴以岭,主编.络病学基础与临床研究(2)[M].北京:中国科学技术出版社,2006.

8　谢东明,危小军,等.通心络胶囊对老年冠心病心绞痛合并高黏血症观察[J].陕西中医,2006,27:2.

9　尤跃杰,杨跃进,陈可冀,等.通心络胶囊在急性心肌梗死血重建后的有效性和安全性研究[J].疑难病杂志,2004,3(4):193-196.

10　李星群.通心络胶囊对冠心病患者可溶性细胞间黏附分子1和血管细胞黏附分子的影响[J].中国动脉硬化杂志,2005,1(13):780-781.

11　王文健,傅晓东,等.通心络促血管生成作用的实验研究[J].疑难病杂志,2003,2(1):2-4.

12　陈鹏毅,陈文玲,等.皮素、丙二醛、C反应蛋白影响的临床研究[J].河北中医,2005,(27)9,210.

13　张万玲,朱卫华.通心络胶囊治疗冠心病心绞痛60例[J].陕西中医,2005,26:11.

14　王文健,傅晓东,陈伟华,等.通心络促血管生成作用的实验研究[J].疑难病杂志,2003,2(1)2-4.

15　周莉华,关丽洁,等.通心络胶囊治疗急性脑梗死的临床研究[J].中国老年学杂志,2006,6(26):508-509.

16　王艾肖,赵莉.通心络胶囊治疗缺血性心脑血管病105例临床观察[J].河北中医,2005,(27):11.

17　尚晓泓,王刚,刘建勋,等.通心络胶囊对心脏血流动力学及心肌耗氧量的影响[J].中国中西医结合杂志,1997,17(8):487-489.

18　尤跃杰,杨跃进,等.通心络对急性心肌梗死患者再灌注后心肌和微血管的保护性研究[J].中华心血管病杂志,2005,5(33):70-72.

19　Miyao Y,Yasur H,Ogawe H,et al.Elevated plasma IT-6 levels in patients with acute myocardial infarction[J].Am heart J,1993.126:1 299-1 303.

20　张健伟,杨大成.通心络对急性心肌梗死急诊PCI患者再灌注损伤的保护性研究[J].中国医药导报,2006,3(21):8-9.

21　韩会萍,张秀荣.通心络胶囊对不稳定型心绞痛患者内皮功能的影响[J].现代中西医结合杂志,2004,4(13):307.

22　赵明中,高承梅,张宇洋,等.通心络胶囊对缺血再灌注心肌细胞凋亡及相关基因蛋白表达的影响[J].中华心血管病杂志,2000,28:206.

23　尤士杰,杨跃进,等.通心络对急性心肌梗死患者再灌注后心肌和微血管的保护性研究[J].中华心血管病杂志,2005,5(33):52-53.

24　Elhendy A,Trocino G,Salustri A,et al.Low-dose dobutamine echocardiography and rest redistribution thallium-201 tomogtaphy in the assessment of spontaneous recovery of left ventricular function after recent myocardial infarction[J].Am heart J,1996,131:1 088-1 996.

25　尤士杰,扬跛进.通心络胶囊在急性心肌梗死血运重建后的有效性和安全性研究[J].疑难病杂志,2004,4(4):6-7.

26　Cohn JN.Structural basis for heart failure-ventricular remodeing and its phmn,acoh,gicul inhibition[J].Cireulation,1995,91(10):2 504-2 507.

27　陈伟,顾仁樾,朱平,等.通心络调控大鼠β受体系统干预心室重构的实验研究[J].疑难病杂志,2002,1(1):14.

28　张晓峰,肖翠君.通心络胶囊对冠心病心力衰竭患者甲状腺激素水平影响的临床研究[J].疑难病杂志,2005,3(4),44-45.

29　吴以岭.络病学[M].北京:中国科学技术出版社,2004.422-449.

30　胡文立,徐雯华.通心络对急性脑梗死治疗作用的基础和临床研究[J].疑难病杂志,2002,12(1):28.

31　郑城东.通心络胶囊对脑梗死患者局部脑血流影响研究[J].白求恩军医学院学报,2004,2(2):12-13.

# 用半胱氨酸蛋白酶抑制剂 C 评价通心络对糖尿病微血管病变的防治作用

刘洪正　刘刚　徐庆海　毕业东

天津市汉沽区中医医院(天津,300480)

【摘要】 目的　探讨半胱氨酸蛋白酶抑制剂 C(cystatin C)的检测对通心络防治糖尿病微血管病变的临床价值。方法　随机选择40例健康人为正常对照组,80例糖尿病血糖控制稳定者,再分为通心络治疗组和对照组;80例糖尿病血糖控制不稳定者,分为通心络治疗组和对照组,分别于治疗前和治疗12周测定 cystatin C,评价通心络治疗的临床效果。结果　糖尿病患者 cystatin C 明显高于正常对照组( $P < 0.01$ ),应用通心络后治疗组与对照组 cystatin C 水平差异有显著统计学意义( $P < 0.01$ )。结论　以 cystatin C 作为评价指标,通心络对糖尿病微血管病变有明显防治效果。

【关键词】 糖尿病;微血管病变;半胱氨酸蛋白酶抑制剂 C;通心络

　　微血管病变是糖尿病的重要并发症,严重影响患者的预后和生活质量,目前临床缺乏有效的防治药物[1],通心络是根据中医络病学理论配制而成的中成药,它可以通过抗氧化消除氧自由基的作用改善微循环,从而防止血管内皮细胞损伤。笔者通过检测半胱氨酸蛋白酶抑制剂 C(cystatin C)来验证通心络防治糖尿病微血管病变的临床价值。

## 1　资料与方法

1.1　临床资料　正常组(N)40例为健康者,其中男25,女15例,中位年龄48.5岁,血糖水平低于6.1 mmol/L,并除外肝、肾、内分泌和心脑血管疾病;治疗组均为按中国糖尿病防治指南规定的糖尿病诊断标准确定的糖尿病患者,按中国糖尿病控制指南规定糖化血红蛋白 <7.0% 为血糖控制稳定的标准。选择80例血糖控制稳定患者,分为通心络治疗组($CD_1$)和对照组($D_1$),其中 $CD_1$ 组男24例,女16例,中位年龄46.2岁;$D_1$ 组男25例,女15例,中位年龄45.8岁;血糖控制不稳定患者80例,分为通心络治疗组($CD_2$)和对照组($D_2$),其中 $CD_2$ 组男24例,女16例,中位年龄46.2岁;$D_2$ 组男25例,女15例,中位年龄48.6岁。以上各组间性别、年龄比较,差异无统计学意义( $P > 0.05$ )。

1.2　试剂和仪器　cystatin C 试剂(芬兰 Orion 公司),质控品(芬兰 Orion 公司),标准品(芬兰 Orion 公司)。通心络(石家庄以岭药业股份有限公司)。仪器为 Sysmex 生产的 CHEMIX-180 全自动生化仪。

1.3　治疗方法　全部观察者均经临床筛查诊断来确定,建立跟踪信息卡,N组在观察期内保证不使用任何影响血脂及循环的药物,糖尿病患者选择新诊断病史在1~2年内,在观察期同时按常规糖尿病治疗方案进行处理,但均不使用 ACEI 类降压药及他汀类、贝特类降脂药。使用通心络2组是在原糖尿病治疗基础上加服通心络胶囊4粒,3次/d。5组共观察12周,在空腹12 h 后次日早晨8时采取静脉血液标本,分离血清并及时进行 cystatin C(采用颗粒增强免疫透射比浊法)测定,cystatin C 参考值 <1.02 mg/L。

1.4　统计学方法　应用 SPSS 10.0 软件进行检验,计量资料以标准差表示,组间比较采用 $F$ 检验。以 $P < 0.05$ 为差异具有统计学意义。

## 2　结　果

　　糖尿病患者无论血糖控制稳定与否,在病史1年以内 cystatin C 高于 N 组,且血糖控制不稳定的患者升高更为明显。经过12周的通心络治疗后,无论血糖稳定与否,均能够显著降低糖尿病患者的 cystatin C 水平,尤以血糖稳定的 $CD_1$ 组更显著( $P < 0.01$ )。见表1。

表 1　5 组患者血清 cystatin C 的测定　$\bar{x} \pm s$

| 时间 | N 组 | CD$_1$ 组 | D$_1$ 组 | CD$_2$ 组 | D$_2$ 组 |
|------|------|-----------|----------|-----------|-----------|
| 0 周 | $0.82 \pm 0.31$ | $1.02 \pm 0.25$[#] | $1.03 \pm 0.22$[#] | $1.32 \pm 0.52$[#△] | $1.29 \pm 0.41$[#△] |
| 12 周 | $0.78 \pm 0.21$ | $0.81 \pm 0.23$[*#] | $1.12 \pm 0.31$[*#] | $1.03 \pm 0.42$[*#△] | $1.37 \pm 0.62$[*#△] |

注:与 0 周比较,[*] $P < 0.05$;与 N 组比较,[#] $P < 0.01$;与 CD$_1$、D$_1$ 组比较,[△] $P < 0.05$

## 3　讨　论

通过观察发现,糖尿病控制稳定与不稳定组未经通心络治疗者 cystatin C 12 周后显著升高,差异有明显统计学意义( $P < 0.01$, $P < 0.05$)。2 组经通心络治疗后 cystatin C 均有明显下降,与 0 周比较差异有统计学意义( $P < 0.01$)。糖尿病控制稳定组 0 周与 12 周 cystatin C 差异有统计学意义( $P < 0.05$)。在较好地控制血糖水平的基础上,使用通心洛等改善微循环类药物对减少糖尿病微血管损害有很好作用。

微血管损伤是糖尿病主要并发症,临床上主要表现为肾脏等器官的损害,主要病理改变是肾基底膜增厚、肾小球滤过压增高和肾小球系膜区细胞外基质沉积,导致弥漫性和结节性肾小球硬化。在糖尿病时,由于胰岛素分泌不足,导致血脂异常,脂蛋白与相应抗体形成复合物,高血糖使糖基化水平增加,氧自由基生成增加,使脂质过氧化物(LPO)明显增加,LPO 可引起血管通透性增高,在红细胞、内皮细胞、单核吞噬细胞等分泌的细胞因子的作用下,使脂蛋白复合物沉积于血管基地膜,引起血管内皮细胞炎性损伤,肾小球基底膜增厚。

cystatin C 是一种低相对分子量的碱性非糖化蛋白质,可自由通过肾小球滤过膜,肾脏是其唯一代谢器官,在体内生长速率恒定,受年龄、性别、炎性反应等因素变化影响较小,肾小管上皮细胞不分泌,其重吸收后被完全分解代谢。对肾小球滤过率有微小变化比较敏感[2]。随着检测手段的不断完善,cystatin C 作为肾脏早期损害的检测指标已越来越得到认可,它能激活中性粒细胞,使炎性介质介导炎性反应,进一步加重血管内皮损伤[3]。笔者研究发现,糖尿病患者其 cystatin C 水平高于 N 组( $P < 0.01$)。

通心络被证明能显著提高血清中超氧化物岐化酶(SOD)和谷胱甘肽(GSH)活性,抑制还原型辅酶 II(NADPH)氧化酶活性,减少了氧自由基对血管内皮细胞的损伤,调整 NO 和内皮素的分泌,从而使肾血管内皮炎性损伤减轻,肾小球基底膜得到修复[4,5]。

cystatin C 检测方法经过几十年的不断探索,放射免疫法、荧光免疫法、酶联免疫测定法均被采用过,但因各种原因不能用于临床大批量标本的测定。颗粒增强透射比浊法干扰试验证明,TG < 9.4 mmol/L,胆红素 < 150 $\mu$mol/L,Hb ≤ 1.2 g/L 及类风湿因子不干扰测定结果。且 cystatin C 在血清中稳定性好,标本在 4℃ 条件下可稳定 5 d,可在全自动生化分析以上进行检测。根据以上研究,cystatin C 是早期发现糖尿病微血管损伤较好的一项指标,在临床应用改善微循环药物疗效观察上有指导意义。

### 参考文献

1　关子安,孙茂欣,关大顺,等.主编.现代糖尿病学[M].天津:天津科技出版社,2000:117-120.
2　章毅,王永志.根据血清胱抑素 C 浓度推测肾小球滤过率的临床应用[J].中国血液净化,2004,3(12):655-657.
3　尹志农,王俊文,周新.原发性 IIb 型高脂血症尿酸和炎性因子及其血清胱抑素 C 水平观察[J].中华检验医学杂志,2007,30(10):1 131-1 133.
4　葛华,王璇,赵雅林,等.通心络对高血压大鼠血管内皮功能的保护作用[J].中国心血管杂志,2006,11(2):80-91.
5　赵明奇,刘艳,赵丹洋,等.通心络改善缺血心肌供血的 NO 机制探讨[J].中国实验方剂学杂志,2003,9(6):43-45.

# 通心络胶囊治疗原发性高血压患者并左室肥厚 1 例

王矩伟

河南省濮阳油田总院心内科（濮阳，457000）

【关键词】 通心络胶囊；原发性高血压；左室肥厚

　　原发性高血压是严重危害人类健康的常见疾病，大量研究表明，改善内皮功能和逆转左心室肥厚是治疗原发性高血压的 2 个重要目标，通心络胶囊是由人参、水蛭、全蝎、赤芍、蜈蚣等中药组成的复方制剂，用于高血压治疗，则有良好疗效。

## 1 病例资料

　　患者，女，65 岁，确诊为原发性高血压，并经心电图、UCG 证实有左心室肥厚，无严重心功能不全、严重心律失常、不稳定型心绞痛、心肌梗死、原发性心肌病、嗜络细胞瘤等继发性高血压和严重肝、肾功能不全。患者入院后第 2 日即开始服通心络胶囊 4 粒，每日 3 次。检查：患者于入院后次日清晨空腹抽取静脉血，观察指标为血清一氧化氮、6-酮-前列素 F1α、内皮素和血栓素 $B_2$，均采用放射免疫法进行检测。左心室肥厚指标的观察采用 HP-1000 型超声心动图机，探头频率为 2.5～5 MHz，探头置于胸置左缘第 2 肋间，在左心室长轴切面，测量下列指标：室间隔厚度（interventricular septum thickness，IVS），左室后壁厚度（left ventricular posterior wall thickness，LVPWT），左心室质量指数（left ventricular mass index，LVMI）。服用通心络治疗 4 个月后，该患者一氧化氮和 6-酮-前列素 F1α 水平较治疗前增高，内皮素和血栓素 $B_2$ 较治疗前降低。患者左心室肥厚明显逆转，患者未出现明显不良反应。

## 2 讨论

　　在高血压病理状态下，内皮功能出现障碍，血管舒张因子（一氧化氮和前列环素等）和收缩因子（内皮素和血栓素 $A_2$ 等）处于失衡状态，使血管收缩，管腔变窄，外周阻力增大，加促高血压的发生。通心络胶囊对原发性高血压患者内皮功能的影响，可以有效降压，并且能使患者血清一氧化氮和 6-酮-前列素 F1α（前列环素的代表产物）水平增高，内皮素和血栓素 $B_2$（血栓素 $A_2$ 的代谢产物）水平下降。在有效降压的同时，纠正原发性高血压患者的血管舒张因子和收缩因子的失衡状态。通心络胶囊具有改善和修复内皮功能作用，增加内皮细胞生成一氧化氮的能力，使血浆的一氧化氮浓度增加，抑制内皮素的分泌，从而改善血管重塑；改善动脉顺应性，从而延缓和逆转动脉硬化，改善动脉僵硬度，从而使血压下降。左室肥厚的发生机制主要是长期血压过高，心脏后负荷增加引起心肌纤维肥大增生及心肌间质胶原沉积，导致心肌重塑有关。其中血管紧张素 II 和内皮素等血管活性物质可通过 G 蛋白偶联细胞信号转导途径，使转录调节因子增多，相关蛋白质合成增加，细胞体积增大及间质胶原合成增加，引起心肌重塑及左室肥厚。通心络胶囊在有效降压的同时，能逆转左室肥厚，是理想治疗原发性高血压的药物之一。

# 参松养心胶囊治疗老年冠心病心肌缺血伴室性早搏的疗效与评价

贾连旺[1]　　杜永远[1]　　张金良[2]

1.浙江省金华市中心医院(金华,321000)

2.浙江金华职业技术学院医学院(金华,321000)

【摘要】　目的　评价参松养心胶囊治疗老年冠心病心肌缺血伴室性早搏的疗效与安全性。方法　随机将80例冠心病心肌缺血患者分为2组,其中40例采用参松养心胶囊治疗为参松养心组,其他40例内服复方丹参片作为对照组,同时2组均服用硝酸异山梨酯、美托洛尔、阿司匹林、普伐他汀钠,治疗8周。治疗前后进行24 h动态心电图监测,对缺血相关指标及室性早搏作对比观察。结果　治疗8周后,动态心电图示ST段压低伴有症状的次数及其持续时间与无症状的ST段压低及其持续时间,2组均有明显的减少与缩短,与治疗前比较,差异均非常显著(均$P < 0.01$)。组间比较,以参松养心组的疗效更为显著($P < 0.05$)。同时,参松养心组用药后,伴随的室性早搏亦显著减少($P < 0.01$),对照组治疗前后差异无显著性($P > 0.05$)。治疗期间未见参松养心胶囊明显不良反应。结论　参松养心胶囊治疗冠心病心肌缺血伴室性早搏有效、安全。

【关键词】　参松养心胶囊;无症状心肌缺血;冠心病;室性早搏

Assessment on the effect of Shensongyangxin capsule in treating myocardial ischemia and ventricular premature beats in elderly patients with coronary heart disease　*JIA Lian-wang* *, *DU Yong-yuan*, *ZHANG Jin-liang* . * *Jinhua central Hospital*, *Jinhua　321000*, *China*

【Abstract】　Objective　To assess the efficiency and safety of Shensongyangxin capsale in treating myocardial ischemia and ventricular premature beats(VPBs) in elderly patients with coronary heart disease. Methods　Eighty cases of coronary heart disease, were randomly divided into two groups: Shensongyangxin group(40 cases) was treated with Shensongyangxin capsule, sorbitrate, metoprolol, aspirin and pravastatin; control group (40 cases) was treated with compound salviae miltiorrhizde tablet, sorbitrate, aspirin and pravastatin, the tretment course were 8 weeks for both groups. The changes of myocardial ischemia and VPBs were observed by dynamic electrocardiogram before and after treatment. Results　Frequency and sustained time of symptomatic and asymtomatic myocardial ischemia were decreased significantly in two groups( $P < 0.01$ ) after treatment, but it decreased more significantly in Shensongyangxin group than that in control group( $P < 0.05$ ). While in Shensongyangxin group, the VPBs was also reduced significantly ( $P < 0.01$ ). Moreover, in control group, the VPBs was not different ( $P > 0.05$ ) before and after therapy. No side effect was found in Shengsongyangxin group. Conclusion　There was obvious therapeutic efficacy and safety of Shengsongyangxin capsule on myocardial ischemia and VPBs with coronary heart disease.

【Key words】　Shensongyangxin capsule; Silent myocardial ischemia; Coronary heart disease; Ventricular premature beat

　　参松养心胶囊由人参、麦冬、山茱萸、酸枣仁、甘松、黄连、五味子等中药组成,具有益气养阴、活血通络、清心安神等功效,经基础及临床研究证实[1,2]本药具有提高心肌组织$Na^+$、$K^+$-ATP酶活性、降低冠脉阻力,减少心肌耗氧量、改善心肌缺血和抗心律失常作用。近年来,我们采用参松养心胶囊对冠心病心肌缺血伴室性早搏患者进行治疗观察,并评价其疗效及安全性。

## 1　资料与方法

1.1　观察对象　80例系本院心内科住院或心血管专科门诊患者,男45例,女35例。年龄60～85岁。冠心病诊断符合WHO标准[3]。心肌缺血诊断按“全国心肌缺血再灌注损伤和无症状心肌缺血专题讨论会”意见[4]。80例经24 h动态心电检测结果,按Cohn分型标准,属II型(心肌梗死后无症状心肌缺血)31例,III型(心绞痛伴无症状心肌缺血)49例,病程4个月～9.5年。全组患者均进行病史询问、体检,并作胸部X线摄片、心电图、实验室检查三大常规、血脂、血糖及肝、肾功能等。对于伴有下列情况者均不入选:(1)急性心肌梗死近期(1个月内);(2)失代偿性心功能不全;(3)不稳定型心绞痛;(4)未被控制的高血压(血压>160/100 mm Hg);(5)除早搏外,尚有其他严重心律失常。80例患者按预先编号及数字表随机分为参松养心组(40例)与对照组(40例)。2组患者性别、年龄、病程、Cohn分型、基础血压、心率比较,组间差异均无统计学意义( $P>0.05$ ),具有可比性。见表1。

表1　2组患者一般资料比较

| 组　别 | 性别 | | 年龄(岁) | 病程(年) | Cohn 分型 | | 收缩压(mm Hg) | 舒张压(mm Hg) | 心率(次/min) |
|---|---|---|---|---|---|---|---|---|---|
| | 男(例) | 女(例) | | | II | III | | | |
| 参松养心组 | 23 | 17 | 70±7 | 5.0±2.0 | 16 | 24 | 122±11 | 77±9 | 74±12 |
| 对照组 | 22 | 18 | 69±6 | 4.5±1.8 | 15 | 25 | 121±12 | 78±8 | 75±13 |

**1.2　治疗方法**　参松养心组患者内服参松养心胶囊(石家庄以岭药业有限公司生产)4粒,每日3次,对照组服用复方丹参片(浙江金华双龙制药厂生产)3片,每日3次。疗程均为8周。2组均同时服用硝酸异山梨酯片10 mg,每日3次。美托洛尔片12.5 mg,每日2次;阿司匹林,每日100 mg,普伐他汀每晚20 mg。

**1.3　观测指标**　疗程开始及结束时分别以24 h动态心电图监测心肌缺血及对室性早搏进行计数。每周在专科门诊随访1～2次,观察症状、体征(包括血压、心率)的变化,并记录不良反应。

动态心电图监测用美国(Marquette)三导联激光SXP-8000型分析系统,以磁带慢速24 h连续记录后置于主机回放,并由心血管专科医师进行分析复核,以纠正电脑的失误与伪差。然后计算ST段压低的发生次数与累计持续时间。SMI标准,按1992年"全国心肌缺血再灌注损伤和SMI专题研讨会"意见,ST段水平型或下垂型压低≥0.1 mV,持续时间≥1 min,并与上次缺血发作时间至少间隔1 min,即为1次发作。除外其他影响ST-T因素,参照受检者日志记录,出现ST-T改变时,如有心绞痛发作,或有其他相关症状,为症状性心肌缺血,其余则为无症状心肌缺血。

**1.4　统计学处理**　计量资料以均值±标准差( $\bar{x}\pm s$ )表示,2样本均数行 $t$ 检验。计数资料用百分率表示,采用卡方检验。 $P<0.05$ 为差异有统计学意义。

# 2　结　果

**2.1　心肌缺血的变化**　参松养心组治疗后,ST段压低伴有症状的次数及其持续时间与无症状ST段压低及其持续时间,与治疗前比较差异非常显著( $P$ 均 $<0.01$ )。对照组用药前后差异亦非常显著( $P$ 均 $<0.01$ )。2组比较,参松养心组的疗效更为显著( $P$ 均 $<0.05$ )。见表2。

表2　2组患者治疗前后ST段的变化　( $\bar{x}\pm s$ )

| 组　别 | 例数 | | ST段压低的次数(次) | | ST段压低的持续总时间(min) | |
|---|---|---|---|---|---|---|
| | | | 有症状 | 无症状 | 有症状 | 无症状 |
| 参松养心组 | 40 | 治疗前 | 6.5±1.5 | 23.0±3.0 | 21.0±5.9 | 102.0±15.0 |
| | | 治疗后 | 1.8±0.5*# | 6.5±1.0*# | 5.5±2.0*# | 22.0±4.5*# |
| 对照组 | 40 | 治疗前 | 6.0±2.0 | 21.8±4.0 | 20.5±6.0 | 99.0±18.0 |
| | | 治疗后 | 3.0±1.5* | 10.5±2.5* | 11.0±5.5* | 49.0±15.0* |

注:与治疗前比较, * $P<0.01$ ;与对照组比较, # $P<0.05$

**2.2　血压、心率与室性早搏的变化**　参松养心组用药后收缩压、舒张压与心率均无显著变化( $P>0.05$ ),在心肌缺血改善的同时室性早搏亦随之减少,与用药前比较,差异有统计学意义( $P<0.01$ ),与对照组比较差异亦有统计学意义( $P<0.01$ ),对照组室性早搏虽减少,但无统计学意义( $P>0.05$ )。见表3。

表3　2组药物对血压、心率与室性早搏的影响　( $\bar{x}\pm s$ )

| 组　别 | 例数 | | 收缩压(mm Hg) | 舒张压(mm Hg) | 心率(次/min) | 室性早搏(次/24 h) |
|---|---|---|---|---|---|---|
| 参松养心组 | 40 | 治疗前 | 122±11 | 77±9 | 74±12 | 705±102 |
| | | 治疗后 | 120±13 | 76±10 | 72±13 | 101±35*# |
| 对照组 | 40 | 治疗前 | 121±12 | 78±8 | 75±13 | 696±108 |
| | | 治疗后 | 119±15 | 76±11 | 77±15 | 590±197 |

注:与治疗前比较, * $P<0.01$ ;与对照组比较, # $P<0.01$

**2.3　不良反应**　2组各有2例轻度上腹不适,尚能坚持治疗,其余病例未见不良反应。疗程结束时,复查三大常规、血糖、肝功能、肾功能及血脂系列等,2组与治疗前比较均无异常改变。

## 3　讨　论

　　无症状心肌缺血(slilent myocardial ischemia，SMI)也称为无痛性心肌缺血或隐匿性心肌缺血，系反映有心肌缺血的客观证据，但无临床症状的一种病理状态。自从动态心电图广泛应用以来，发现 SMI 在冠心病患者中十分常见，因其发作隐匿，易被忽视，故急性心肌梗死及心性猝死的发病率都高于有症状心肌缺血[5,6]。为此，我们采用参血养心胶囊对 SMI 患者进行治疗。结果表明，本药能有效地减少 SMI 的发生次数与缩短 SMI 持续时间，与用药前比较差异非常显著( $P < 0.01$ )，与对照组比较，差异亦有显著性( $P < 0.05$ )。国内外学者均认为，动态心电图监测心肌缺血，尤其是一过性、无症状性心肌缺血具有重要的临床价值，但由于缺血发作每天的差异，故发作至少减少 50%，才能被认为是治疗因素的作用[7]。本结果显示，参松养心胶囊对症状性与无症状性心肌缺血患者的 ST 段压低次数及其持续时间的减少均在 50% 以上，分别为 72.3%、71.80% 及 75.7%、79.5%，符合要求。值得提出的是，本组病例在心肌缺血改善的同时，室性早搏亦随之消失或明显减少。近年来，许多学者都注意到心肌缺血可诱发心律失常，或心律失常诱发或加重心肌缺血。SMI 时常伴有心律失常，其中室性心律失常发生率最高[8]。据报道[9,10]参松养心胶囊可显著改善因缺血而引发的异位病灶所致的室性心律失常的发生，对冠心病患者的心律失常有较好的疗效。实验研究证实参松养心胶囊具有调节心脏多离子通道的作用[11]。李宁等[12]用参松养心胶囊提取干粉配制的 0.5% 溶液，能够以电压依赖的方式抑制内向整流钾电流($I_KI$)。瞬时外向钾电流(Ito)以及延迟整流钾电流(IK)。通过降低心肌细胞的兴奋性和抑制心肌细胞动作电位(AP)的复极过程延长动作电位持续时间(APD)，从而产生抗心律失常的作用。另外，该药还可阻断心肌细胞的钙(IcaL)通道，减少钙内流减轻细胞内钙超载，降低心肌耗氧量，从而制止心肌缺血发作，也可使缺血性心律失常减少[10,13]。本组病例 SMI 伴室性早搏均经动态心电图检查而建立诊断，并在常规抗心肌缺血药物的基础上，分别采用参松养心胶囊与复方丹参片治疗。结果显示，用药后对照组早搏减少不显著( $P > 0.05$ )，而参松养心组患者早搏显著减少( $P < 0.01$ )，明显优于对照组，且患者对参松养心胶囊耐受良好，不良反应很少。根据本组有限病例的初步观察，说明养松养心胶囊对 SMI 伴室性心律失常有良好的治疗作用。我们体会，参松养心胶囊可作为辅助治疗冠心病心肌缺血的一种药物，对伴有室性心律失常的患者亦有效、安全，值得临床上进一步研究与评价。

### 参考文献

1　吴以岭.络病学[M].北京:中国科学技术出版社,2004:280-283.
2　徐贵成,霍保民,王秋风,等.参松养心胶囊治疗冠心病室性早搏随机、双盲、阳性药对照、多中心临床研究[N].中国医学论坛报,2004,10(47):37.
3　陈灏珠.内科学[M].第4版.北京:人民卫生出版社,1998:274-276.
4　胡大一,陈尚恭,戴玉华,等.全国心肌缺血再灌注损伤和无症状心肌缺血专题研讨会纪要[J].中华心血管病杂志,1992,20(2):77-79.
5　于恒池.无症状心肌缺血远期转归较差[J].新医学,2005,31(36):15
6　董呈钢,孙晓欣.警惕心肌梗死后无症状心肌缺血[J].新医学,2000,31(10):620-621.
7　张波,王辉,牛海,等.通心络治疗冠心病无症状心肌缺血的临床观察[N].中国医学论坛报,2002,28(25):7.
8　贾连旺,杜永远.胺碘酮对冠心病无症状心肌缺血伴室性早搏的治疗作用[J].中国心脏起搏与电生理杂志,2001,15(5):315-316.
9　徐贵成.参松养心胶囊治疗冠心病室性早搏[N].中国医学论坛报,2005,31(1)20.
10　邵建刚.参松养心胶囊治疗室性早搏的多中心对照科研究(中期报告一、二)[N].中国医学论坛报,2007.33(14):A₁₁、33(15):B₉
11　浦介麟.参松养心胶囊治疗心律失常的基础与临床研究[N].中国医学论坛报,2007,33(4):A₁₀.
12　李宁,马克娟,浦介麟.参松养心胶囊对心室肌细胞钾通道的影响(一)、(二)、(三)[N].中国医学论坛报,2007,33(17):A₁₀、33(18):A₁₀、33(19):A₁₀
13　浦介麟,李宁.心律失常的发生机制与治疗(1)、(2)、(3)——参松养心胶囊心电生理学研究[N].中国医学论坛报.2006,32(36):26、32(37):32、32(38):20.

# 参松养心胶囊治疗冠心病室性早搏疗效观察

徐明生　　陈依年　　胡昌胜　　顾长斌　　贺常萍

皖南医学院第二附属医院心内科(芜湖,241000)

【摘要】　目的　观察参松养心胶囊治疗冠心病患者室性早搏的疗效。方法　采用随机对照法将60例冠心病患者随机分为治疗组和对照组。对照组服用倍他乐克(美多心安)12.5 mg,每日3次;治疗组用参松养心胶囊4片,每日3次,疗程均为12周。2组均继续服用硝酸酯类药物、阿司匹林和降脂药,停用其他抗心律失常药。结果　2组冠心病患者室性早搏均有一定疗效。治疗3个月后,室性早搏的疗效,治疗组总有效率为83.3%,对照组总有效率为60.0%。2组比较差异有统计学意义( $P < 0.05$ )。2组心电图疗效,治疗组总有效率为80.0%,对照组总有效率为70.3%,2组比较差异有统计学意义( $P < 0.05$ ),运动耐量,对照组1个月后,患者患者运动时间(TT)及运动代谢当量(METS)均稍有减少,而治疗组则较前改善;治疗3个月后对照组组患者运动耐量较前好转,而治疗组则明显增加。生活质量变化,2组治疗1个月时患者躯体活动受限程度、心绞痛稳定状态和心绞痛发作状况、治疗满意程度及疾病认识程度均有改善;治疗3个月时,治疗组生活质量各项指标均明显改善并好于对照组( $P < 0.05$ )。结论　参松养心胶囊对治疗冠心病患者室性早搏有确切疗效。并在一定程度改善患者的生活质量。

【关键词】　冠心病;早搏,室性;参松养心胶囊

Therapeutic effect of Shensongyangxin capsule on ventricular premature beat in patients with coronary heart disease　*XU Ming-sheng , HU Chang-sheng , GU Chang-bin , et al . Department of Cardiology , The Second Hospital Affiliated to Wannan Medical Collage , Anhui , Wuhu　241000 , China*

【Abstract】　Objective　To observe the therapeutic effect of Shensongyangxincapsule(SYC) on ventricular premature beat (VPB) in patients with on ventricular premature beatcaused by coronary heart disease (CHD).Methods　Using randomized and controlledmethod to divide 60 patients into two groups,30 patients in control group were treated with betaloc,12.5 mg once,3 times a day,while the other 30 patients in treatment group were treated with Shensongyangxin capsule,4 pills once,3 times a day,with a treatment course of 12 weeks for both groups. After that all the patients were treated with nitrate drugs and aspirin,but no other antirrhythic drugs were administrated.Results　After 3-month treatment,the total effective rate for ventricular premature beat in treatment group was 83.3% ,which was 60.0% in controlgroup,there was a significant difference between two groups( $P < 0.05$ ). the total effective rate for ECG in treatment group was 80.0% ,which was 70.3% in control group, there was a significant difference between two groups( $P < 0.05$ ).The improvement of exercise tolerance in treatment group was superior to that of control group.The parameters of life quality in treatment group were superior to those of control group( $P < 0.05$ ).Conclusion　Shensongyangxin capsule is effctive in treating ventricular premature beat in patients with coronary heart disease,which can improve the life qualityto some extent.

【Key words】　Coronary heart disease;Premature beat,ventricular;Shensongyangxin capsule

　　冠心病的发生发展与外界刺激、情志变化和心理因素密切相关。研究发现焦虑、抑郁等心理障碍与冠心病事件明显相关。我们既往的研究也发现,冠心病和高血压患者有较高的焦虑、抑郁等心理障碍发生率,且与性别、病程相关,抗焦虑抑郁药物治疗能明显提高患者躯体功能和生活质量。但参松养心胶囊在抑制室性早搏的同时,能否改善冠心病患者生活质量目前尚无研究证实。本研究拟进一步观察参松养心胶囊对冠心病室性早搏的疗效,报道如下。

## 1　资料与方法

### 1.1　病例选择

1.1.1　研究对象:冠心病患者60例,(1)符合冠心病诊断标准(参照1979年9月全国中西医结合防治冠心病、心绞痛、心律失常研究座谈会修订标准和第六版《内科学》制定)且合并室性早搏、Lown分级2~4A级。

(2)符合中医心悸诊断,辨证为气阴两虚、心络瘀阻证。(3)年龄 35～70 岁。

1.1.2　排除标准:(1)病因不明的早搏,合并糖尿病、哮喘、肺心病等其他系统性疾病;(2)心功能 III-IV 级或存在 Lown 分级 4B 以上严重心律失常者;(3)合并严重肝、肾、血液系统原发病或精神病者;(4)3 级或高危高血压、急性心肌梗死、严重的不稳定心绞痛患者;(5)病态窦房结综合征及 2 级以上房室传导阻滞者;(6)大量饮酒、吸烟者;(7)妊娠或哺乳期妇女;(8)合并其他心脏病者。

1.1.3　室性早搏分级(Lown Woff):O 级无室早。1A 级偶有孤立的室早。1B 级偶有孤立室早,观察 4 h,每分钟多于 1 次。2 级频发,每小时多于 30 次。3 级多形性室早。4A 级重复室早,呈二、三联律。4B 级短阵性室性心动过速,呈礼炮样。5 级早期室早,呈 RonT 现象。

　　　　室性早搏观察方法:停用抗室性早搏药物 5 个血浆半衰期后开始观察,采用 24 h Holter 检查以判断室性早搏分级情况。

1.2　治疗方法　将 60 例患者随机分为对照组 30 例,给予倍他乐克(美多心安)12.5 mg,每日 3 次。若患者出现心绞痛发作,可临时予硝酸甘油舌下含服,剂量根据具体情况而定;若服倍他乐克时出现不能耐受的不良反应,可改用地尔硫草 30～60 mg,每日 3 次,此类患者发生心绞痛时予速效救心丸控制。治疗组 30 例,给予参松养心胶囊 4 片 每日 3 次,余同对照组,连续 3 个月。治疗期间常规服用硝酸酯类药物、阿司匹林和降脂药,停用其他各种抗心律失常药。每 15 d 随访 1 次,记录药物的不良反应、心绞痛发作情况和不良事件发生情况。

1.3　观察指标　(1)一般临床观察:记录每日心绞痛发作次数、程度、持续时间以及为控制心绞痛而所需硝酸甘油用量;注意观察药物不良反应,如头痛、面部潮红、消化道反应等。(2)治疗前、治疗 4、12 周末行三大常规、血糖、血脂等检查,做心电图 1 次,测量 QT 间期、观察 $V_5$ 导联 ST-T 改变及心率变化。动态心电图检查,记录平均心率、心律失常的发生频率、心肌缺血负荷时间;(3)运动耐量:各做平板运动试验 1 次;(4)生活质量评定:采用西雅图心绞痛量表(SAQ)、生活质量(QOL)量表,各评定 1 次。

1.4　疗效判定标准

1.4.1　室性早搏疗效判定标准:参照 1995 年卫生部颁布《中药新药治疗心悸的临床研究指导原则》制定,显效:动态心电图检查,室性过早搏动次数较治疗前减少 90％ 以上。有效:动态心电图检查,室性过早搏动次数较治疗前减少 50％ 以上。无效:动态心电图检查,室性早搏次数减少小于 50％、无变化或加重。

1.4.2　心电图疗效评定标准:参照 1979 年中西医结合治疗冠心病心绞痛及心律失常座谈会《冠心病心绞痛及心电图疗效评定标准》制定,显效:心电图恢复至"大致正常"(即"正常范围")或达到"正常心电图"。有效:S-T 段的降低,经治疗后回升 0.05 mV 以上,但未达到正常水平,在主要导联倒置 T 波改变变浅(达 25％ 以上者);或 T 波由平坦变为直立,房室或室内传导阻滞改善者。无效:心电图基本与治疗前相同。加重:S-T 段较治疗前降低 0.05 mV 以上,在主要导联倒置 T 波加深(达 25％ 以上),或直立 T 波平坦,平坦 T 波变倒置,以及出现房室传导阻滞或室内传导阻滞。

## 2　结　果

2.1　临床疗效观察　治疗 1 个月后,治疗组多数患者室性早搏发作次数、持续时间明显减少,心悸等症状明显减轻,其中部分患者症状完全消失或基本消失,治疗 3 个月后显效 9 例,有效 16 例,总有效率 83.3％;对照组显效 5 例,有效 13 例,总有效率 60.0％,治疗组疗效明显高于对照组( $P < 0.05$ )。整个治疗过程中,对照组共 3 例发生不同程度的不良反应,其中头昏 1 例,心动过缓 2 例。治疗组 1 例出现轻度恶心,加用促胃动力药后好转。

2.2　心电图疗效观察　治疗 1 个月后,治疗组多数患者心电图 ST 段都有不同程度回升,部分患者恢复至正常或大致正常心电图,30 例中显效 8 例,有效 16 例,总有效率 80.0％,高于对照组的 70.3％( $P < 0.05$ )。治疗 3 个月后,治疗组的疗效进一步提高并明显高于对照组( $P < 0.05$ )。

2.3　运动耐量的变化　1 个月后,对照组患者运动时间(TT)及运动代谢当量(METS)均稍有减少,而治疗组则较前改善( $P < 0.05$ );治疗 3 个月后对照组患者运动耐量恢复,而参松养心组则明显增加( $P < 0.05$ )。

2.4　生活质量的变化　2 组治疗 1 个月时患者躯体活动受限程度、心绞痛稳定状态和心绞痛发作状况、治疗满意程度及疾病认识程度均有改善( $P$ 均 $< 0.05$ );治疗 3 个月时,治疗组生活质量各项指标均明显改善

并好于对照组（ $P < 0.05$ ）。

## 3 讨 论

心律失常是冠心病常见的临床表现之一,可发生在冠心病的不同阶段,而室性早搏又是其中最常见的一种。心律失常发生机制包括折返、心肌自律性增高和触发机制。现代电生理认为心律失常往往是由于心肌局部电生理兴奋紊乱所致,而缺血缺氧易致电兴奋紊乱。缺血心肌能量代谢障碍,可能通过影响心肌细胞膜钠-钾泵离子转运而导致缺血部分心肌复极化延迟,体表心电图上表现为相应导联 QT 间期延长。室性早搏 Lown's 1～3 级室早均为单发早搏,多由心室肌自律性增高和触发机制所产生;而 Lown's 4～5 级早搏为成对室早与短阵室速,多由折返机制所致。还有研究认为冠心病的发生发展与外界刺激、情志变化和心理因素密切相关,这可能与植物神经功能有关。调节支配心脏的植物神经包括交感和迷走神经,交感兴奋时,心脏自律细胞的自律性增加,易诱发早搏、心动过速和 ST-T 改变,而迷走神经亢奋时,使窦房结自律性降低,兴奋传导减慢,可引起窦缓、传导阻滞及异位节律等心律紊乱。

本研究选择符合冠心病诊断且合并室性早搏 Lown's 2～4A 级的患者 60 例,经过 3 个月的治疗,心悸、气短等症状明显减轻,室性早搏发生次数明显减少,持续时间明显缩短,心电图 ST 段回升,运动耐量、生活质量均较对照组改善明显（ $P$ 均 $< 0.05$ ）。参松养心胶囊组方中包括了人参、麦冬、五味子、山茱萸、酸枣仁、桑寄生、丹参、赤芍、土鳖虫、甘松、黄连、龙骨等,方中多种药物均具有显著抗心律失常作用,不仅可抑制心肌细胞代谢,改善心脏传导系统的功能,而且可调整自主神经的功能。据现代药理研究证明,甘松的主要成分为缬草酮,与心肌细胞膜上离子通道中的特异蛋白相结合,抑制 $Na^+$ 内流,促进 $K^+$ 外流,降低心肌细胞自律性,并能延长心房肌、心室肌与传导系统的动作电位,打断折返激动,从而治疗心律失常;该药还可以提高冠脉血流量,增加心输出量,降低心肌耗氧量,改善心功能,改善心肌缺血、缺氧,降低全血黏滞度,抑制血小板聚集。人参、麦冬、五味子具有以下药理作用:扩张冠状动脉,增加冠脉血流量,减少心肌耗氧量,改善心肌缺血缺氧状况;增强心肌收缩力,提高心输出量,具有明显的强心作用;改善微循环,降低血粘滞度,减少血小板聚集,抑制血栓形成;清除氧自由基,对抗缺血缺氧对心肌细胞的损伤;并有一定的抗心律失常作用。丹参活血化瘀,改善心脏微循环,抗心肌缺血,增加耐缺氧能力。本研究表明,参松养心胶囊对冠心病室性早搏有确切疗效,能明显改善心悸中医证候,并在一定程度上减轻心肌缺血,能明显延长运动时间,提高心脏做功量,从而增加冠心病患者的运动耐量。对血、尿、便常规、肝、肾功能亦无不良影响,未见明显不良反应。另外,本研究发现参松养心胶囊还能有效改善冠心病患者的生活质量,从而可明显改善患者的自觉症状,提高患者的依从性。故认为本产品安全有效,值得在临床推广应用。

# 参松养心胶囊治疗期前收缩 40 例临床观察

曾建斌    刘中勇    伍建光

江西中医学院附属医院(南昌,330006)

【摘要】  目的  探讨参松养心胶囊治疗期前收缩的临床疗效。方法  将 80 例期前收缩患者随机分为 2 组,对照组 40 例,采用美托洛尔治疗;治疗组 40 例,服用参松养心胶囊,连续治疗 4 周为 1 疗程。观察治疗前后临床症状、心电图检查等的变化。结果  治疗组临床症状疗效明显优于对照组($P < 0.05$),心电图疗效差异无统计学意义。结论  参松养心胶囊治疗期前收缩临床疗效确切。

【关键词】  参松养心胶囊;期前收缩

**The clinical observation of Shensongyangxin capsule on extrasystole**  *ZENG Jian-bin*,*LIU Zhong-yong*,*WU Jian-guang*. *The Hospital Affiliated to Jiangxi College of TCM*,*Nanchang*  330006,*China*

【**Abstract**】    **Objectives**   To present an effective method for treating extrasystole by Shensongyangxin capsule. **Methods**  80 cases of extrasystole were divided into two groups: a control group (40 cases) by metoprolol, an observe group(40 cases) treated by Shensongyangxin capsule. 80 cases were treated 4 weeks. The changes in symptoms, signs, electrocardiogram for extrasystole were compared between pre-therapy and post-therapy. **Results**   The improvement of symptoms, signs in observe group was better than that in the control group($P < 0.05$),but their was no significant difference between the two groups in ECG. **Conclusion**  Shensongyangxin capsule was effective for extrasystole.

【**Key words**】    Shensongyangxin capsule; Extrasystole

心律失常是心血管内科常见病、多发病,其中以室性期前收缩、房性期前收缩、房颤等多见,发作时多有心悸、胸闷、气短等症状,重者可出现晕厥,西医多以心律平、美托洛尔、美西律、胺碘酮等控制病情,改善症状,但患者服药后不良反应较多,依从性差。参松养心胶囊由人参、麦冬、五味子、甘松等十余味纯中药组成,具有益气养心活血、宁心止悸的作用,临床上对气血不足、心脉失养、心血瘀阻型期前收缩患者具有良好的治疗效果,不良反应少、患者依从性好,现报告如下。

## 1  资料与方法

**1.1  一般资料**  选择我院心血管内科 2007 年 6 月—2008 年 8 月住院、门诊患者,均经临床症状、体征、心脏多普勒超声、24 h 动态心动图等检查诊断为期前收缩患者 80 例。除外由地高辛、电解质紊乱、酸碱失衡及危重症患者引起的期前收缩。将 80 例患者随机分为 2 组。治疗组 40 例,男 22 例,女 18 例,年龄 35 ~ 74 岁,平均 61.5 岁,高血压性心脏病 15 例,冠心病 19 例,风湿性心脏病 3 例,心肌病 3 例;单纯性室性期前收缩 28 例,室性并交界性期前收缩 6 例,室性并房性期前收缩 6 例。对照组 40 例,男 20 例,女 20 例,年龄 34 ~ 75 岁,平均 62.5 岁,高血压性心脏病 15 例,冠心病 18 例,风湿性心脏病 4 例,心肌病 3 例;单纯性室性期前收缩 26 例,室性并交界性期前收缩 7 例,室性并房性期前收缩 7 例。2 组患者在性别、年龄、基础疾病方面差异均无统计学意义($P > 0.05$),具有可比性。

**1.2  治疗方法**  除治疗原发病和诱因外,停用其他抗心律失常药物至少 5 个半衰期后,治疗组服用参松养心胶囊(石家庄以岭药业股份有限公司生产),每次 3 粒,每日 3 次;对照组服用美托洛尔,每次 25 mg,每日 2 次;疗程均 4 周。

**1.3  观察指标**  患者分别于用药第 4 周行 24 h 动态心动图及血、尿、便常规,电解质及肝、肾功能等测定,以判定疗效及药物不良反应。

**1.4  疗效评定标准**  参照卫生部心血管系统药物临床药理基地制定的《心血管系统药物临床研究指导原则》及中西医结合会议制定的疗效标准判定效果[1]。(1)心电图的疗效判定标准。显效:期前收缩消失或减

少 > 90%；有效：期前收缩减少 50% ~ 90%；无效：期前收缩减少 < 50%或无变化。(2)临床症状改善情况判定标准。显效：症状消失或明显改善；有效：症状改善；无效：症状无改善或加重。总有效率 = 显效率 + 有效率。对致心律失常的诊断采用 Morganroth 制定的标准[2]进行判断。

**1.5 统计学处理** 计数资料用率表示，组间比较采用 $\chi^2$ 检验。以 $P < 0.05$ 为差异有统计学意义。

## 2 结 果

**2.1 2组治疗后临床疗效和心电图疗效比较** 见表1。

**表1 2组临床疗效心电图疗效比较** [例(%)]

| 组 别 | 例数 | 临床疗效 | | | | 心电图疗效 | | | |
|---|---|---|---|---|---|---|---|---|---|
| | | 显效 | 有效 | 无效 | 总有效率% | 显效 | 有效 | 无效 | 总有效率(%) |
| 治疗组 | 40 | 13(32.5) | 24(60.0) | 3(7.5) | 92.5* | 11(27.5) | 26(65.0) | 3(7.5) | 92.5 |
| 对照组 | 40 | 10(25.0) | 23(57.5) | 7(17.5) | 82.5 | 10(25.5) | 26(65.0) | 4(10.0) | 90.0 |

注：与对照组比较，* $P < 0.05$。

**2.2 不良反应** 2组服药后检查血常规和肝功能等均无异常改变。治疗组整个服药过程中，未发现明显不良反应；对照组4例患者出现轻度胃肠道症状，其中便秘1例，恶心2例，1例患者服药后出现一度房室传导阻滞。

## 3 讨 论

心脏病并发期前收缩首先应该治疗原发病，祛除诱发因素，当治疗原发病及祛除诱发因素后期前收缩仍较多，并有心悸等症状，影响生活质量或心功能，并有可能诱发室性心动过速或室颤时需干预治疗[3]。依据中医络病理论，心律失常的发生主要是由于气阴两虚导致心络的络虚不荣和络脉瘀阻，尤以前者为发病的关键环节[4]。络虚不荣则心神失养，络脉瘀阻日久化瘀，虚火内扰心神，二者均可导致心神不安，从而出现心律失常的一系列临床表现。络虚不荣涵盖了心肌细胞自律性的异常以及心脏自主神经功能的异常。

参松养心胶囊是治疗心律失常的中成药，其主要成分是人参、麦门冬、五味子、山茱萸、丹参、炒酸枣仁、桑寄生、赤勺药、土鳖虫、甘松、黄连、龙骨等。药效学研究表明，参松养心胶囊可明显降低氯化钙所致小鼠心律失常的发生率，对乌头碱所致大鼠的心律失常有显著保护作用，明显减少缺血再灌注所致心律失常的发生及持续时间，减少期前收缩。其抗心律失常作用与甘松所含缬草酮有关，缬草酮具有稳定细胞膜的作用，能延长动作电位，阻断折返激动，能有效治疗心律失常，尤其是室性期前收缩。方中丹参可活血化瘀，降低冠状动脉阻力，增加冠脉血流，减轻心肌耗氧量，改善心肌缺血、缺氧状态。人参、麦门冬益气养阴，山茱萸、酸枣仁养心阴、益肝血，赤勺药、土鳖虫、甘松活血通络，脉络畅通，气络得养，又配伍清心安神的黄连和龙骨，共奏益气养阴、活血通络、养心安神之功效。组方严谨，多用途、多环节、多靶点阻断心律失常的发生，充分发挥其抗心律失常的整体协同作用，从而达到纠正心律失常目的。各种中药协同作用，标本兼治，毒性低，使用安全，对血、尿、便常规及肝、肾功能无不良反应，对其治疗的依从性良好，提示参松养心胶囊治疗期前收缩安全有效，值得在临床推广应用。

**参考文献**

1 中华心血管病杂志编委会心血管药物对策专题组.心血管药物临床实验评价方法的建议[J].中华心血管病杂志,1998,26(6):405-413.
2 Morganroth J.Risk factor for the development of proarrhythmic events[J].Am J Cardiol,1987,321:406-412.
3 吴宁,朱俊,任自文.抗心律失常药物治疗建议[J].中华心血管病杂志,2001,29(5):323-336.
4 吴以岭."脉络-血管系统病"新概念及其治疗探讨[J].疑难病杂志,2005,4(5):285-287.

# 参松养心胶囊对永久性心房颤动患者
# 生活质量和运动耐量的影响

吴钢　　王跃岭　　唐艳红

武汉大学人民医院心内科(武汉,430060)

【摘要】　目的　观察参松养心胶囊对永久性房颤患者生活质量和运动耐量的影响。方法　84 例永久性房颤患者随机分成,参松组和对照组,每组 42 例,患者均采取控制心室率的治疗策略,参松组在常规基础上加用参松养心胶囊 4 粒,每日 3 次。结果　2 组患者在基本资料上无显著差异,在常规治疗上,应用 ACEI 类、ARB 类、CCB 类药物、倍他洛克、地高辛及利尿剂上均无显著差异,2 组具有可比性。随访 6 月后,2 组患者均达到目标心率。与对照组比较,参松组患者生活质量和运动耐量显著改善。结论　参松养心胶囊可以显著改善永久性房颤患者的生活质量和运动耐量。

【关键词】　参松养心胶囊;永久性房颤;生活质量;运动耐量;频率控制

The effects of Shensongyangxin capsule on quality of life and exercise tolerance in patients with permanent atrial fibrillation　*WU Gang, WANG Yue-ling, TANG Yan-hong. Department of Cardiology, Deoples Hospital of Wuhan University, Hubei, Wuhan　430060, China*

【Abstract】　**Objedctive**　To observe the effects of Shensongyangxin capsule on quality of life (QOL) and exercise tolerance in patients with permanent atrial fibrillation. **Methods**　84 patients with permanent atrial fibrillation were divided into two groups randomly. One is Shensongyangxin group (Shensong group), the other is control group. Each group has 42 patients. Patients in both groups were accepted strategy treatment with rate controll, while the patients in Shensong group take 4 Shensongyangxin capsules, 3 times a day. except routine therapy. **Results**　Patients' basic data of the two groups were not significant different. In routine therapy, the use of ACEI, ARB, CCB, Betaloc, digoxin, diuretic agent in two groups were not significant. After 6-month follow-up, both groups were achieved target heart rate. Compared with control group, QOL and exercise duration of patients in Shensong group were significant higher. **Conclusion**　Shensongyangxin capsule can improve the QOL and exercise duration of patients with permanent atrial fibrillation.

【Key words】　Capsule Shensongyangxin capsule; Permanent atrial fibrillation; Quality of life; Exercise duration; Rate controll

心房颤动(简称房颤)是临床上最常见的心律失常之一。其主要危害之一是导致心房功能丧失,使心室充盈不足,心室每搏输出量减少,从而使患者产生头昏、黑矇甚至晕厥等症状,生活质量(quality of life, QOL)显著下降,同时运动耐量也明显降低[1]。永久性房颤由于难以转复为窦性心律,上述表现尤为明显。目前控制心室率的治疗策略虽然可以使上述症状部分缓解,但 QOL 及运动耐量难以恢复到正常水平,效果不及转复为窦性心律[2]。本研究观察了在常规方法治疗的基础上加用参松养心胶囊,对持续性房颤患者 QOL 及运动耐量的影响。

## 1　资料与方法

1.1　研究对象　选择 2005 年 6 月—2006 年 2 月我院门诊及住院的 84 例永久性房颤患者。所有患者均经 2 位以上医师进行详细病史询问、体格检查,并做心电图、动态心电图和超声心动图检查。入选标准:(1)确诊有永久性房颤,有心电图和(或)动态心电图证实,且房颤发作持续 1 个月以上;(2)近期内不准备行射频消融手术或复律治疗;(3)无使用参松养心胶囊禁忌。排除标准:(1)甲亢合并房颤、妊娠合并房颤;(2)合并严重心功能不全,没有纠正的;(3)因肢体疾患影响运动者。84 例患者随机分入参松组和对照组,每组 42 例。

基金项目:国家自然科学基金项目(No.30470704)

1.2　治疗方法　患者如有器质性心脏病者均接受常规治疗外,应用地高辛、倍他洛克、钙拮抗剂(CCB)控制心室率,不应用其他抗心律失常药物。参松组在上述治疗的基础上加用参松养心胶囊4粒,每日3次。2组患者的治疗目标均为静息状态下心室率60～80次/min、运动时90～115次/min[3]。

1.3　观察指标　治疗前及治疗6个月后评估:(1)QOL评估:以明尼苏达生活质量表进行问卷调查;(2)运动耐量评估:采用6 min步行试验。

1.4　随访　采用定期和不定期随访。每个月定期门诊随访1次,如有胸闷、心慌、黑矇等不适,随时就医。通过体格检查、心电图、动态心电图等观察有无达到治疗目标,根据情况调整地高辛、倍他洛克和CCB用量。

1.5　研究终点　(1)治疗期满6个月;(2)出现脑卒中、外周静脉血栓、心肌梗死等严重心血管并发症或其他原因导致的死亡;(3)因各种原因放弃控制心室率策略者。

1.6　统计学分析　计量数据以均值±标准差表示,组间比较采用$t$检验,计数资料采用$\chi^2$检验。$P < 0.05$为差异有统计学意义。

## 2　结　果

2.1　基本资料比较　2组患者的性别构成、年龄、合并器质性心脏病如高血压病(EH)、冠心病(CHD)、风湿性心脏病的比例,静息及运动时心率、房颤发作持续时间,心房大小等均无显著差异。见表1。

### 表1　2组患者治疗前情况比较

| 组　别 | 例数 | 年龄（岁） | 性别（男/女） | 静息HR（次/min） | 运动HR（次/min） | 高血压[例(%)] | 冠心病[例(%)] | 风心病[例(%)] | 房颤史（月） | LVD（mm） |
|---|---|---|---|---|---|---|---|---|---|---|
| 对照组 | 42 | 63±16 | 36/6 | 80±10 | 131±15 | 21(50.0) | 17(40.5) | 6(14.3) | 24±8 | 41±3 |
| 参松组 | 42 | 64±13 | 38/4 | 82±12 | 129±16 | 23(54.8) | 14(42.8) | 7(16.6) | 29±10 | 41±4 |

2.2　随访情况　对照组4例、参松组7例失访,其余患者均完成研究。

2.3　常规治疗情况　2组在基本情况及应用基本药物上无显著差异。见表2。

### 表2　2组常规治疗情况　[例(%)]

| 组别 | 例数 | CCB | ACEI | ARB | 美托洛尔 | 地高辛 | 利尿剂 |
|---|---|---|---|---|---|---|---|
| 对照组 | 38 | 31(81.6) | 18(47.4) | 7(18.4) | 38(100) | 36(94.7) | 22(57.9) |
| 参松组 | 35 | 30(85.7) | 15(42.8) | 6(17.1) | 35(100) | 30(85.7) | 21(60.0) |

2.4　心率变化　静息及运动时心率无显著差异。见表3。

### 表3　研究结束时对照组和参松组心率比较　($\bar{x} \pm s$,次/min)

| 组别 | 例数 | 静息HR | 运动HR |
|---|---|---|---|
| 对照组 | 38 | 68.1±7.4 | 108.4±11.3 |
| 参松组 | 35 | 67.9±6.1 | 104.5±10.6 |

2.5　生活质量和运动耐量比较　见表4。

### 表4　研究结束时对照组和参松组心率比较　($\bar{x} \pm s$)

| 组　别 | 例数 | QOL评分 | 6 min步行试验(m) |
|---|---|---|---|
| 对照组 | 38 | 36±7 | 302±82 |
| 参松组 | 35 | 58±6 | 395±95* |

注:与对照组比较,* $P < 0.05$

## 3　讨　论

目前针对心房颤动的治疗主要有两种策略,即控制心室率和转复并维持窦性心律[4]。但对于永久性房颤,目前应用药物如胺碘酮等维持窦性心律远期效果不佳,且不良反应较大,患者顺应性差;射频消融是目前治疗房颤的有效方法,但对永久性房颤的效果远远低于阵发性房颤,且价格相对昂贵[5]。所以目前针对永久性房颤主要采取控制心室率的策略。本研究观察了在控制心室率的基础治疗上,加用参松养心胶囊对患者生活质量和运动耐量的影响。

本研究应用明尼苏达量表评估患者生活质量,此表有21个问题组成:每个问题的回答按级别计0～5分,0分表示心功能对各项指标无影响,5分表示影响很大。问题主要涉及与呼吸困难和疲劳有关,对体力方面的估测以及与情绪有关的估测,是常用的评估生活质量的量表之一。而6 min步行试验则是评价患者运动耐量的常用试验。研究发现,在 2 组患者基本参数一致的情况下,都达到了心室率控灼的目标。但参松组患者在研究结束时明尼苏达量表评分和 6 min 步行试验显著优于对照组( $P < 0.01$ )。提示参松养心胶囊可以改善永久性房颤患者的生活质量和运动耐量。

　　永久性房颤患者难以转复为窦性心律,其心房功能丧失导致生活质量和运动耐量下降是导致患者反复住院、丧失劳动能力的主要原因之一。控制心室率只能部分解除房颤带来的不良后果。在控制心室率的基础上应用参松养心胶囊进一步改善患者的生活质量,提高患者的运动耐量对降低这部分患者的住院率、减少致残率,改善远期预后有着重要意义。

## 参考文献

1　Parkash R, Maisel WH, Toca FM, et al. Atrial fibrillation in heart failure: high mortality risk even if ventricular function is preserved[J]. Am Heart J, 2005, 150(4): 701-706.

2　Miyasaka Y, Barnes ME, Gersh BJ, et al. Incidence and mortality risk of congestive heart failure in atrial fibrillation patients: a community-based study over two decades[J]. Eur Heart J, 2006, 27: 936-941.

3　Prystowsky EN, Benson DW Jr, Fuster V, et al. Management of patients with atrial fibrillation. A Statement for Healthcare Professionals. From the Subcommittee on Electrocardiography and Electrophysiology, American Heart Association[J]. Circulation, 1996, 93: 1262-1277.

4　Gronefeld GC, Lilienthal J, Kuck KH, et al. Pharmacological Intervention in Atrial Fibrillation (PIAF) Study investigators. Impact of rate versus rhythm control on quality of life in patients with persistent atrial fibrillation. Results from a prospective randomized study[J]. European Heart Journal, 2003, 24: 1430-1436.

5　Olshansky B, Rosenfeld LE, Warner AL, et al. The Atrial Fibrillation Follow-up Investigation of Rhythm Management (AFFIRM) study: approaches to control rate in atrial fibrillation[J]. J Am Coll Cardiol, 2004, 43: 1201-1208.

# 持续性心房颤动患者电复律后应用参松养心胶囊的随机对照研究

吴钢　王跃岭

武汉大学人民医院(武汉,430060)

【摘要】 目的　探讨参松养心胶囊用于持续性房颤患者电复律后维持窦性心律的效果和安全性。方法　持续性房颤患者 60 例,随机分成 3 组,电复律后 A 组服用参松养心胶囊 4 粒,每日 3 次;B 组服用心律平 150 mg,每日 3 次,C 组服用胺碘酮,0.2 g 每日 1 次。随访 6 个月,观察药物不良反应发生情况、窦律维持情况、患者生活质量和运动耐量的变化。结果　随访中,B 组患者有 2 例,C 组患者有 4 例因不良反应停药,A 组未出现不良反应。至随访结束,A、B、C 组维持窦性心律的比例分别是 55.5%、55.5%、75.5%,A 组与 B 组之间无显著差异,C 组显著高于其他 2 组( P < 0.05)。入选时 3 组的生活质量评分和 6 min 步行试验距离无显著差别( P > 0.05),随访结束时,A 组的生活质量评分和 6 min 步行试验显著优于 B 组和 C 组,也优于入选时( P < 0.05)。结论　参松养心胶囊用于持续性房颤患者电复律后维持窦律的治疗,具有较高的成功率,而且安全性高,能改善患者的生活质量和运动耐量。

【关键词】 参松养心胶囊;持续性房颤;电复律;窦性心律

The random controlled study of Shensongyangxin capsule in treating patients with persistent atrial fibrillation underwent electro-cardioversion　WU Gang, WANG Yue-ling. Department of Cardiology, Peoples Hospital of Wuhan University, Hubei, Wuhan　430060, China

【Abstract】 Objedctive　To observe the effects and safety of Shensongyangxin capsule used in maintenance of sinus rhythm (SR) in patients with persistent atrial fibrillation after electro-cardioversion. Methods　60 patients with persistent atrial fibrillation were divided into three groups randomly. All patients accepted electro-cardioversion. Group A take capsule Shensongyangxin (4 capsules tid), Group B take Propafenone (150 mg, tid), Group C take amiodarone (0.2 g, qd). The follow-up period was six months. The side-effects of each drugs, the rate of sinus rhythm, quality of life (QOL) and exercise duration of each group were observed. Results　During follow-up, 2 patients in Group B and 4 patients in Group C ceased drug therapy because of side-effects. There was no side-effects observed in patients in Group A. At the end of follow-up, the rates of SR in Group A, B and C were 55.5%, 55.5%, 75.5% respectively. The rate of SR in Group C is significantly higher than Group A and Group B ( P < 0.05). There were no significant difference of SR rate between Group A and Group B. At the beginning of the study, there were no significant differences of QOL and exercise tolerance among 3 groups. At the end of follow-up, QOL and exercise duration of Group A was significant higher than the beginning of the study and also higher than other two groups( P < 0.05). Conclusion　Capsule Shensongyangxin capsule has better effects in maintenance of SR in patients with persistent atrial fibrillation after electro-cardioversion. Shensongyangxin capsule was also safety and able to improve the QOL and exercise duration of those patients.

【Key words】 Shensongyangxin capsule;Persistent atrial fibrillation; Electro-cardioversion;Sinus rhythm

　　心房颤动(atrial fibrillation, 简称房颤)是临床上最常见的快速型心律失常。目前针对房颤的治疗主要是有两种策略,即转复并维持窦性心律和控制心室率。前者需要长期服用抗心律失常药物(antiarrhythmia drugs, AAD),而 AAD 往往存在各种不良反应,且效果不理想[1,2]。因此,寻找不良反应小而能有效维持窦律的药物是当务之急。已有研究证实参松养心胶囊可以治疗各种快速型心律失常,本研究对照观察持续性房颤患者电复律后使用参松养心胶囊、心律平、胺碘酮治疗的效果,以期为临床治疗提供新的思路。

## 1 资料与方法

1.1 临床资料　选取我院 2005 年 1 月—2007 年 10 月持续性房颤患者接受电复律者。入选标准为:(1)确诊为持续性房颤,诊断标准符合 ACC/AHA/ESC 指南的界定[3];(2)患者年龄 > 18 岁而 < 75 岁;(3)性别不限;(4)合并心衰的患者经治疗后 NYHA 心功能分级 I 级;(5)患者知情并同意接受相应治疗。排除标准:(1)甲

亢合并房颤;(2)心肌梗死后合并房颤;(3)伴有严重肝肾功能不全者;(4)心衰不能纠正者;(5)妊娠合并房颤。共入选患者 60 例,其中男 41 例,女 19 例,年龄 34 ~ 64(52 ± 11)岁;房颤病史 2 ~ 12(6 ±5)年;所有患者无瓣膜疾病、甲状腺机能亢进、复律前经食道心脏超声检查未发现心房血栓。患者随机分为 3 组,每组 20 例。

1.2 治疗方法 均接受电复律治疗。复律后 A 组服用参松养心胶囊 4 粒,每日 3 次;B 组服用心律平 150 mg 每日 3 次,C 组服用胺碘酮 0.2 g 每日 1 次。如果合并其他疾病,根据情况进行治疗,但不使用 I 类和 III 类抗心律失常药物。

1.3 随访 所有患者均于电复律后随访,在患者感觉胸闷、心悸,或自觉脉搏不整时及时由当地医师体检、检查心电图或动态心电图,观察有无房颤或其他心律失常发作。为了尽量检出无症状性房颤,患者术后不论有无症状,每月检查 1 次动态心电图。B 组患者定期检查甲状腺功能和胸部透视。所有患者随访 6 个月,随访中,如所服用药物出现明显不良反应则停药。

1.4 疗效评定 患者在入选时及随访结束时进行下列评估:(1)生活质量(QOL)评估:以明尼苏达生活质量表进行问卷调查。(2)运动耐量评估:采用 6 min 步行试验。

1.5 统计学方法 采用 SPSS 11.5 统计学软件,计量资料用均数 ± 标准差表示,组间比较用 $F$ 检验;计数资料用率表示,率的比较用 $\chi^2$ 检验,$P < 0.05$ 为差异有统计学意义。

## 2 结 果

2.1 基本临床资料 2 组患者在年龄、性别构成、房颤病史、房颤类型、左心房直径(left atrium diameter, LAD)、左室射血分数(left ventricular ejection fraction,LVEF)、合并高血压病及冠心病比率、术前血压等参数差异均无统计学意义。见表 1。

表 1 2 组基本临床资料比较

| 组别 | 例数 | 年龄<br>(岁) | 性别<br>(男/女) | AF 病史<br>(年) | LAD<br>(mm) | LVEF<br>(%) | 高血压病<br>[例(%)] | 收缩压<br>(mm Hg) | 舒张压<br>(mm Hg) |
|---|---|---|---|---|---|---|---|---|---|
| A 组 | 20 | 50 ± 9 | 14/6 | 7 ± 6 | 28 ± 6 | 58 ± 7 | 13(65.5) | 122 ± 23 | 72 ± 11 |
| B 组 | 20 | 49 ± 12 | 15/5 | 7 ± 8 | 28 ± 7 | 62 ± 8 | 15(75.5) | 128 ± 21 | 77 ± 11 |
| C 组 | 20 | 52 ± 12 | 13/7 | 6 ± 7 | 29 ± 6 | 61 ± 9 | 13(65.5) | 124 ± 20 | 74 ± 12 |

2.2 随访情况

2.2.1 药物耐受情况:随访过程中,A 组患者未出现不良反应;B 组出现头昏、恶心 1 例,出现心动过缓停药 1 例;C 组患者出现甲状腺功能异常 4 例,心动过缓停药 1 例。A、B 组耐药情况优于 C 组($P < 0.05$)。

2.2.2 维持窦律情况:至随访结束,A 组患者维持窦律 11 例,B 组患者维持窦律 11 例,C 组患者维持窦律 15 例。A、B 组低于 C 组($P < 0.05$)。

2.2.3 生活质量和运动耐量比较:治疗开始时,3 组患者的生活质量评分和 6 min 步行试验均无显著差异($P > 0.05$)。随访结束时,A 组患者的生活质量评分和 6 min 步行试验显著优于 B 组和 C 组,也优于入选时。B 组和 C 组比较无显著差异。见表 2。

表 2 3 组患者生活质量和运动耐量比较

| 项目 | | QOL 评分 | 6 min 步行试验(m) |
|---|---|---|---|
| A 组 | 入院时 | 40 ± 8 | 331 ± 87 |
| ( $n$ = 20) | 结束时 | 58 ± 6* | 495 ± 94* |
| B 组 | 入院时 | 45 ± 6 | 322 ± 102 |
| ( $n$ = 20) | 结束时 | 42 ± 8 | 361 ± 97 |
| C 组 | 入院时 | 38 ± 9 | 343 ± 92 |
| ( $n$ = 20) | 结束时 | 40 ± 9 | 352 ± 102 |

注:与 B 组、C 组及入选时比较,* $P < 0.05$

## 3 讨 论

AFFIRM 等研究提示[4~6],房颤患者转复并维持窦性心律可以给患者带来更多的益处,既可使患者恢复正常的心脏传导,又可以停止抗凝治疗,节约医疗费用,是一种理想的治疗方式,但是由于目前用于维持窦性心律的药物如胺碘酮、心律平等具有多种不良反应,甚至存在致心律失常作用,患者往往不能耐受、依从性差,维持窦律给患者带来的益处被 AAD 的不良反应所抵消,导致维持窦律的策略在一定程度上逊于控制心室率。参松养心胶囊是近年开发的抗心律失常中成药,已经在治疗快速型心律失常方面取得了较好疗效,且药理学研究无不良反应。

本研究发现,至随访结束时,参松养心胶囊、心律平和胺碘酮维持窦律的比例比较,前二者无显著差别,而胺碘酮显著高于二者。目前文献报道,胺碘酮和心律平都是是房颤复律后维持窦律最常用的药物,而胺碘酮效果最好,1 年随访,窦律维持率可达 65%[7,8]。本文结果与文献报道基本一致。同时发现参松养心胶囊也具有较好的维持窦律的效果,其维持率与心律平接近,提示该药可以作为房颤复律后维持窦律的有效药物。

本研究还发现,参松养心胶囊在使用过程中没有患者因为不良反应停药,而心律平和胺碘酮各有 2 例和 4 例患者因不良反应停药,提示患者对参松养心胶囊依从性比其他两种药物好,有利于连续、长期治疗。

本研究还应用明尼苏达量表评估患者生活质量,此表有 21 个问题组成:每个问题的回答按级别计 0~5 分,0 分表示心功能对各项指标无影响,5 分表示影响很大。问题主要涉及与呼吸困难和疲劳有关,对体力方面的估测以及与情绪有关的估测,是常用的评估生活质量的量表之一。而 6 min 步行实验则是评价患者运动耐量的常用试验。研究发现,入选时 3 组患者的生活质量和 6 min 步行试验无显著差别。但随访结束时,相对入选时,参松养心胶囊显著改善了患者的生活质量,增加了 6 min 步行距离,这 2 项指标也显著优于心律平和胺碘酮。提示参松养心胶囊在维持窦律的同时不减损维持窦律带来的益处,还能提高患者生活质量、增加运动耐量,这对减少房颤导致的致残率和高住院率有较大意义。

总之,参松养心胶囊用于持续性房颤患者电复律后维持窦律的治疗,具有较高的成功率,而且安全性高,能给患者带来较大益处。

**参考文献**

1 Nattel S. Rhythm versus rate control for atrial fibrillation management: what recent randomized clinical trials allow us to affirm[J]. CMAJ,2003, 168: 572-573.

2 Parkash R, Maisel WH, Toca FM, et al. Atrial fibrillation in heart failure: high mortality risk even if ventricular function is preserved[J]. Am Heart J,2005, 150(4):701-706.

3 Fuster V, Rydén LE, Cannom DS, et al. ACC/AHA/ESC 2006 Guidelines for the management of patients with atrial fibrillation[J]. Circulation,2006,114: 700-752.

4 Gronefeld GC, Lilienthal J, Kuck KH, et al. Impact of rate versus rhythm control on quality of life in patients with persistent atrial fibrillation. Results from a prospective randomized study[J]. Eur Heart J,2003,24:1 430-1 436.

5 Van Gelder IC, Hagens VE, Bosker HA, et al. A comparison of rate control and rhythm control in patients with recurrent persistent atrial fibrillation[J]. N Engl J Med,2002,347:1 834-1 840.

6 AFFIRM Investigators. Baseline characteristics of patients with atrial fibrillation: the AFFIRM Study[J]. Am Heart J,2002,143:991-1 001.

7 Carlsson J, Miketic S, Windeler J, et al. Randomized trial of rate-control versus rhythm-control in persistent atrial fibrillation: the Strategies of Treatment of Atrial Fibrillation (STAF) study[J]. J Am Coll Cardiol,2003,41:1 690-1 696.

8 Opolski G, Torbicki A, Kosior DA, et al. Rate control vs. rhythm control in patients with nonvalvular persistent atrial fibrillation: the results of the Polish How to Treat Chronic Atrial Fibrillation (HOT CAFE) Study[J] Chest,2004,126:476-486.

# 参松养心胶囊治疗阵发性心房颤动的临床研究

周凤英

武汉科技大学附属医院心内科(武汉,430064)

【摘要】 **目的** 观察参松养心胶囊治疗阵发性房颤的临床效果。**方法** 120 例阵发性房颤患者随机分为参松组和对照组,每组 60 例。2 组患者均接受常规治疗,参松组在此基础上加用参松养心胶囊 4 粒,每日 3 次。**结果** 2组患者在基本资料上无显著差异,在常规治疗上,应用 ACEI 类、ARB 类、CCB 类药物、倍他洛克、地高辛及利尿剂上均无显著差异,2 组具有可比性。随访 3 月后,对照组患者房颤发作频度与治疗前无显著差异($P > 0.05$),参松组患者与治疗前及对照组比较,发作频度显著降低($P < 0.05$)。**结论** 参松养心胶囊可以减少阵发性房颤发作。

【关键词】 参松养心胶囊;阵发性房颤;发作频度

**Clinical study on the effects of Shensongyangxin capsule on paroxysmal atrial fibrillation** *ZHOU Feng-ying. Department of Cardiology, Affiliated Hospital of Wuhan University of Science and Technology, Hubei, Wuhan 430064, China*

【Abstract】 **Objedctive** To observe the effects of Shensongyangxin capsule on paroxysmal atrial fibrillation. **Methods** 120 patients with paroxysmal atrial fibrillation(PAF) were divided into two groups, one is Shensongyangxin group (Shensong group), the other is control group. Each group has 60 patients. Patients in both groups were accepted routine treatment, while the patients in Shensong group take Shensongyangxin capsule (4 pills,3 times a day). **Results** Patients' basic data of the two groups were not significant different. In routine therapy, the use of ACEI, ARB, CCB, Betaloc, digoxin, diuretic agent in two groups were not significant. After 3-month follow-up, the frequency of AF were not significant lower than treated before ($10.4 \pm 4.2$ vs $11.5 \pm 3.2$ episode per week) in control group. While in Shensong group, after 3 months' therapy, the frequency of AF were significant lower both than treated before and control group ($8.2 \pm 3.6$ vs $13.5 \pm 2.9$, $8.2 \pm 3.6$ vs $10.4 \pm 4.2$ episode per week, $P < 0.05$). **Conclusion** Shensongyangxin capsule can reduce the onset of PAF.

【Key words】 Shensongyangxin capsule;Paroxysmal atrial fibrillation;Frequency of onset

心房颤动(简称房颤,atrial fibrillation, AF)是临床上最常见的心律失常之一,其发病率约在 3% 左右[1]。房颤既可以发生于高血压病、冠心病、风湿性心脏病患者,也可发生于无器质性心脏病患者,在早期多为阵发性房颤。目前治疗房颤的方法很多,包括药物治疗、射频消融治疗、起搏器植入、外科手术治疗等[2],药物治疗仍然是我国目前最主要的方法。本研究探讨参松养心胶囊治疗阵发性房颤的临床疗效。

## 1 资料与方法

**1.1 研究对象** 选择 2006 年 1 月—2002 年 3 月我院门诊及住院的 120 例阵发性房颤患者。所有患者均经两位以上的医师进行详细病史询问、体格检查,并做心电图、动态心电图和超声心动图检查。入选标准:(1)确诊有阵发性房颤,有反复房颤发作(房颤年发作次数 > 10 次的患者),并至少有 2 次为心电图(和)或动态心电图证实;(2)既往未使用抗心律失常药物治疗;(3)无使用参松养心胶囊禁忌。120 例患者随机分为参松组和对照组,每组 60 例。

**1.2 治疗方法** 2 组患者有器质性心脏病者均接受常规治疗,除地高辛、倍他洛克外,不应用抗心律失常药物。参松组在此基础上加用参松养心胶囊 4 粒,每日 3 次。

**1.3 随访方法** 进入试验的患者每 15 d 门诊随访 1 次。服药期间患者如出现胸闷、心悸、头昏等症状则立即与医生联系,通过体格检查、心电图、动态心电图等检查确认有无房颤发作。

**1.4 研究终点** (1)治疗期满 3 月;(2)出现脑卒中、外周静脉血栓、心肌梗死等严重心血管并发症或其他原因导致的死亡;(3)房颤转为持续性。

**1.5 统计学分析** 计量数据以均值 ± 标准差表示,组间比较采用 $t$ 检验,计数资料采用 $\chi^2$ 检验。$P < 0.05$ 为差异有统计学意义。

## 2　结　果

**2.1　基本资料比较**　2组的性别构成、年龄、合并器质性心脏病比例、房颤发作情况、心房大小等均无显著差异（$P > 0.05$）。见表1。

表1　2组患者治疗前情况比较

| 组　别 | 年龄<br>（岁） | 性别<br>（男/女） | HR<br>（次/min） | EH<br>[例(%)] | CHD<br>[例(%)] | 风心病<br>[例(%)] | 房颤史<br>（月） | 发作<br>（周） | LVD<br>（mm） |
|---|---|---|---|---|---|---|---|---|---|
| 对照组（$n = 60$） | $54 \pm 11$ | 48/12 | $74 \pm 6$ | 27(45.0) | 13(21.7) | 8(13.3) | $11 \pm 6$ | $11.5 \pm 3.2$ | $38.3 \pm 2.4$ |
| 参松组（$n = 60$） | $58 \pm 16$ | 43/17 | $74 \pm 7$ | 29(48.3) | 10(16.7) | 10(16.7) | $12 \pm 7$ | $13.5 \pm 2.9$ | $39.1 \pm 2.7$ |

**2.2　随访情况**　对照组8例，参松组6例失访，其余患者均完成研究。

**2.3　常规治疗情况**　2组在应用基本药物的情况上无显著差异。见表2。

表2　2组常规治疗情况　[例(%)]

| 组　别 | CCB | ACEI | ARB | 美托洛尔 | 地高辛 | 利尿剂 |
|---|---|---|---|---|---|---|
| 对照组（$n = 52$） | 34(65.4) | 21(40.4) | 6(115) | 16(30.8) | 3(5.8) | 24(46.2) |
| 参松组（$n = 54$） | 32(59.3) | 21(38.9) | 7(13.0) | 18(33.3) | 4(7.4) | 21(38.9) |

**2.4　房颤发作情况**　随访3月后，对照组房颤发作次数与治疗前比较无显著差异[（$11.5 \pm 3.2$）次/周 vs（$10.4 \pm 4.2$）次/周，$P > 0.05$]；参松组房颤发作次数与治疗前比较显著减少[（$13.5 \pm 2.9$）次/周 vs（$8.2 \pm 3.6$）次/周，$P < 0.05$]。3个月后参松组较对照组房颤发作次数显著减少（$P < 0.05$）。

## 3　讨　论

　　目前，房颤最有效的治疗方法是射频消融，入心大静脉消融可以根治90%以上的特发性房颤，但对于器质性心脏病合并的房颤则效果欠佳，仅为25%~60%[3]；环肺静脉消融虽然对所有类型的房颤都取得了较高的成功率[4]，但操作复杂，在我国尚处于探索阶段。所以，目前我国治疗房颤仍以药物治疗为主。现有的抗心律失常药物治疗房颤存在很多缺点：(1)维持窦性心律的效果不佳，胺碘酮是转复房颤为窦律后维持窦律效果最好的药物，其5年内仅有43%的窦律维持率[5]，且随着时间延长，效果逐渐降低；(2)不良反应大，患者依从性低。如胺碘酮可以导致甲状腺功能异常、肺纤维化等多种严重不良反应，多个临床试验也证实抗心律失常药物不能提高患者生存率，且有提高死亡率的趋势。所以目前房颤的治疗处在两难的境地，只能转而求其次，以控制心室率为主[6]。本研究观察中成药参松养心胶囊控制房颤发作的临床效果，以期为房颤的治疗提供新的思路。

　　参松养心胶囊是新开发的治疗心律失常的中成药，以往的动物试验证实该药对氯化钙、乌头碱、哇巴因所致的心律失常有明显的预防和保护作用；临床观察也发现，该药对冠心病合并的室性早搏有显著抑制作用，但对房颤是否有效，尚无临床研究。本研究结果提示，参松养心胶囊可以显著降低阵发性房颤患者的发作频度。其机制可能有以下原因：(1)参松养心胶囊的组方是人参、麦冬、五味子、山茱萸、酸枣仁、桑寄生、丹参、赤芍、土鳖虫、甘松、黄连、龙骨，从中医理论看，具有益气养阴、活血通络、清心安神的功效，对于气阴两虚、络虚不荣、心络瘀阻引起的心律失常具有较好疗效；(2)从西医的角度看，参松养心胶囊可以影响心脏的电生理，其组方中多种成分能对心肌细胞离子通道产生作用，如甘松。有学者对甘松提取物加以研究，发现其可以抑制心肌细胞钾通道，延长钙通道开放时间，轻度抑制钠通道，有类似胺碘酮的药理作用。

　　目前房颤复律治疗时，抗心律失常药物的不良反应限制了其应用；而控制心室率则不能完全控制症状，且必须同时抗凝治疗，二者均存在缺陷。寻找不良反应小，又能控制房颤发作的药物成为临床药理研究的重点。本研究提示参松养心胶囊减少阵发性房颤患者的发作频度，为中成药在房颤治疗中的作用提供了一定的依据，应当进一步开展大规模的临床研究加以验证。

### 参考文献

1　Levy S，Camm AJ，Saksena S，et al. International Consensus on Nomenclature and Classification of Atrial Fibrillation：A collaborative project of the Working Group on Arrhythmias and the Working Group of Cardiac Pacing of the European Society of Cardiology and the North American Society of Pacing and Electrophysiology[J]. J Cardiovascular Electrophysiology，2003，14：443-445.

2　Morady F. Catheter ablation of supraventricular arrhythmias：state of the art[J]. J Cardiovascular Electrophysiol，2004，15：124-139.

3　Verma A，Natale A. Why atrial fibrillation ablation should be considered first-line therapy for some patients[J]. Circulation，2005，112：1 214-1 231.

4　Pappone C，Rosanio S，Augello G，et al. Mortality，morbidity，and quality of life after circumferential pulmonary vein ablation for atrial fibrillation：outcomes from a controlled nonrandomized long-term study[J]. J Am Coll Cardiol，2003，42：185-197.

5　Nichol G，McAlister F，Pham B，et al. Meta-analysis of randomised controlled trials of the effectiveness of antiarrhythmic agents at promoting sinus rhythm in patients with atrial fibrillation[J]. Heart，2002，87：535-543.

6　Natale A，Newby KH，Pisano E，et al. Prospective randomized comparison of antiarrhythmic therapy versus first-line radiofrequency ablation in patients with atrial flutter[J]. J Am Coll Cardiol，2000，35：1898-1904.

# 参松养心胶囊治疗冠心病合并心律失常的临床疗效观察

史宏涛 韩清华

山西医科大学第一医院心内科(太原,030001)

【摘要】 目的 观察参松养心胶囊治疗冠心病合并心律失常患者的临床疗效。方法 选择冠心病合并心律失常患者 210 例,随机分为治疗组 108 例,对照组 102 例,在常规抗心肌缺血及抗心律失常治疗的基础上,治疗组加用参松养心胶囊,4 粒/次,3 次/d。结果 治疗前 2 组患者的性别、年龄、心律失常类型、心脏大小、基本用药等比较均无统计学意义( $P > 0.05$ )。治疗后治疗组与对照组临床症状、心律失常改善情况及心电图变化等比较均有统计学差异( $P < 0.05$ )。结论 参松养心胶囊对冠心病合并心律失常患者有较好的临床疗效。

【关键词】 冠心病,心律失常;参松养心胶囊

Clinical study on the therapeutic effect of Shensongyangxin capsule on arrhythmia with coronary heart disease *SHI Hong-tao*, *HAN Qing-hua*. *Department of Cardiology*, *First Hospital of Shanxi Medical University*, *Taiyuan* 030001, *China*

【Abstract】 Objective To study the efficiency of Shensongyangxin capsule for the treatment of arrhythmia with coronary heart disease. Methods 210 patients were divided into two groups randomly, on the basis of conventional treatment, treatment group add Shensongyangxin capsule, 4 pills once, 3 times a day. Results There were no significant diferences in sex, age, the type of arrhythmia, size of heart and foundational treatment between the two groups( $P > 0.05$ ). After 2-month follow-up, There were significant diferences in therapeutic effect of clinical symptom, arrhythmia, electrocardio gram between the two groups( $P < 0.05$ ). Conclusion Shensongyangxin capsule has good therapeutic effect on arrhythmia with coronary heart disease.

【Key words】 Coronary heart disease;Arrhythmia;Shensongyangxin capsule

冠心病合并心律失常,往往需要长期药物治疗,应用抗心肌缺血药物及抗心律失常药物后仍有部分患者临床疗效不满意。参松养心胶囊是在络病理论指导下研制的治疗心律失常中成药,有研究报道对心律失常患者有较好的疗效,本研究旨在观察参松养心胶囊对冠心病合并心律失常患者的临床疗效及用药安全性。

## 1 资料与方法

1.1 研究对象 选择 2007 年 6 月—2008 年 6 月我院门诊及住院的冠心病合并心律失常患者 210 例,心律失常包括频发房性早搏、频发室性早搏、阵发房颤。诊断均符合 WHO 冠心病命名及诊断标准[1],随机分为 2 组,对照组 102 例,其中男 69 例,女 33 例,年龄(58 ± 12)岁;治疗组 108 例,其中男 73 例,女 35 例,年龄(56 ± 11)岁。2 组患者的性别、年龄、心律失常类型、心脏大小、基本用药等比较均无统计学意义( $P > 0.05$ ),资料具有可比性。

1.2 治疗方法 2 组患者在常规抗心肌缺血及抗心律失常治疗的基础上,治疗组加用参松养心胶囊,4 粒/次,3 次/d。

1.3 观察指标 患者在治疗前及治疗后 2 个月,分别行心电图、动态心电图、超声心动图、肝功能及肾功能等检查,统计动态心电图心律失常的情况,同时进行症状评分。

1.4 疗效评定标准 参照卫生部心血管系统药物临床药理基地制定的"心血管系统药物临床研究指导原则"及"1979 年中西医结合会议制定的疗效标准"判定疗效[2]。临床症状疗效评定标准:主要症状、体征如心悸不安、气短乏力、胸部闷痛、失眠多梦、神倦懒言、盗汗、舌象、脉象等依据轻重采用 1～6 分半定量积分法。疗效判定采用尼莫地平方法,分为显效:原有症状、体征大部分消失或明显减轻,总积分减少 ≥70%;有效:原有症状、体征较治疗前减轻,总积分减少 30%～70%;无效:原有症状、体征无好转,总积分减少 <30%;恶化:原有症状、体征较治疗前加重,总积分无减少或增加。心律失常疗效评定标准:(1)显效:早搏消失减少 90% 以上,阵发性房颤消失;(2)有效:早搏消失减少 50% 以上,阵发性房颤发作次数减少;(3)无效:早搏消失减

少不到50％,阵发性房颤发作次数无减少;(4)恶化:早搏及房颤发作次数较治疗前增加。心电图疗效评定标准:(1)显效:心电图恢复至"大致正常"或达到"正常心电图";(2)有效:ST 段的降低经治疗后回升 0.05 mV 以上,但未达到正常水平,在主要导联 T 波变浅(达 25％以上者)或 T 波由平坦变直立,房室或室内传导阻滞改善者;(3)无效:心电图基本与治疗前相同;(4)恶化:ST 段较治疗前降低 0.05 mV 以上,在主要导联倒置 T 波加深(达 25％以上者),或直立 T 波平坦,平坦 T 波倒置,以及出现房室传导阻滞或室内传导阻滞[3]。

**1.5　统计学分析**　计量数据以均值±标准差表示,采用 $t$ 检验;计数资料以率表示,采用 $\chi^2$ 检验。$P < 0.05$ 为差异有统计学意义。

## 2　结　果

**2.1　基本资料比较**　2组患者的性别、年龄、心律失常类型、心脏大小、基本用药等比较差异无统计学意义($P > 0.05$)。具有可比性。

**2.2　症状疗效比较**　治疗组总有效 96 例(88.9％)高于对照组 80 例(78.4％),差异有统计学意义($P < 0.05$),见表 1。

表 1　2组患者症状疗效比较　[例(％)]

| 组　别 | 例数 | 显效 | 有效 | 无效 | 总有效率(％) |
|---|---|---|---|---|---|
| 治疗组 | 108 | 55(50.9) | 41(38.0) | 12(11.1) | 88.9* |
| 对照组 | 102 | 42(41.2) | 38(37.2) | 22(21.6) | 78.4 |

注:与对照组比较,* $P < 0.05$

**2.3　动态心电图心律失常情况比较**　治疗组显效 39 例(36.1％),有效 49 例(45.4％),无效 20 例(18.5％),总有效率 81.5％,对照组显效 31 例(30.4％),有效 39 例(38.2％),无效 32 例(31.4％),总有效率 68.6％,治疗组总有效率高于对照组,差异有统计学意义($P < 0.05$)。各类型心律失常治疗结果见表 2。

表 2　2组患者各种心律失常 Holter 改变情况比较　[例(％)]

| 组别 | | 例数 | 显效 | 有效 | 无效 | 总有效率(％) |
|---|---|---|---|---|---|---|
| 治疗组 | 房性早搏 | 50 | 25 | 21 | 4 | 92.0 |
| | 室性早搏 | 48 | 11 | 24 | 13 | 72.9 |
| | 阵发房颤 | 10 | 3 | 4 | 3 | 70.0 |
| | 合计 | 108 | 39 | 49 | 20 | 81.5* |
| 对照组 | 房性早搏 | 48 | 21 | 15 | 12 | 75.0 |
| | 室性早搏 | 45 | 8 | 20 | 17 | 62.2 |
| | 阵发房颤 | 9 | 2 | 4 | 3 | 66.6 |
| | 合计 | 102 | 31 | 39 | 32 | 68.6 |

注:与对照组比较,* $P < 0.05$

**2.4　心电图疗效比较**　治疗后治疗组心电图改善明显优于对照组,差异有统计学意义($P < 0.05$),见表 3。

表 3　2组患者心电图疗效比较　[例(％)]

| 组别 | 例数 | 显效 | 有效 | 无效 | 总有效率(％) |
|---|---|---|---|---|---|
| 治疗组 | 108 | 31(28.7) | 61(56.5) | 16(14.8) | 85.2* |
| 对照组 | 102 | 22(21.6) | 51(50.0) | 29(28.4) | 71.6 |

注:与对照组比较,* $P < 0.05$

**2.5　不良反应**　治疗组不良反应 2 例,其中恶心、食欲差 1 例,腹胀 1 例;对照组不良反应 3 例,其中腹胀 2 例,食欲差、乏力 1 例,经对症治疗均缓解,2 组比较差异无统计学意义($P < 0.05$)。所有患者均未出现肝肾功能损害、恶性心律失常等不良事件。

## 3　讨　论

参松养心胶囊主要成分有人参、麦冬、五味子、黄连、甘松、山萸肉、桑寄生等,以补、养、敛三法并用,具有益气养阴、活血通络、清心安神等多种功效,通过荣养气络、整合调节,具有多靶点、多途径、多离子通道整合调节作用,从而达到调节心脏传导系统功能,调解自主神经系统,调节多离子通道的目的[4]。现代药理研究证实,人参皂甙等多种成分具有强心、调整血压、提高心率的作用;黄连可延长心肌动作电位时程及有效不应期,有利于打断折返环并使之不易形成;甘松主要成分为缬草酸,与心肌细胞钠、钾离子通道中的特异蛋白结合,能抑制钠离子内流,促进钾离子外流,具有膜抑制和延长动作电位的作用[5];山萸肉可降低心肌组织自律性;桑寄生提取物具有类似异搏定样作用;酸枣仁具有镇静、安神等作用。以上诸药合用,达到宁心复脉、定悸安神的功效,从而有效治疗各种心律失常[6]。

心律失常患者发作频繁时,由于体循环供血不足,以及心律不规整、继发性交感神经功能亢进等,可导致心悸、头昏,甚至晕厥,使患者生活质量降低,运动耐量下降。本研究观察了参松养心胶囊用于冠心病合并心律失常患者治疗前后的心电图、动态心电图、超声心动图及肝肾功能,并进行症状评分,2组患者的性别、年龄、心律失常类型、心脏大小、基本用药等差异均无统计学意义( $P > 0.05$ ),加用参松养心胶囊可以明显改善患者心悸、胸闷、气短症状,有效减少心律失常发作频率,改善心肌缺血,提高患者生活质量及运动耐量。本研究表明,参松养心胶囊对冠心病合并心律失常患者具有较好的临床疗效,且安全、无明显不良反应。

## 参考文献

1　赵秀丽,胡大一.心血管疾病干预模式的转变[J].中国医刊,2002,9(37):26-27.
2　中华人民共和国卫生部制定.中药新药治疗心悸的临床研究指导原则[M].第2辑.中药新药临床研究指导原则,1995.91.94.
3　中华心血管病杂志编委会心血管药物对策专题组.心血管药物临床实验评价方法的建议[J].中华心血管病杂志,1998,26(6):405-413.
4　李宁,吴相锋,马克娟,等.参松养心胶囊对心室肌细胞钾通道的影响[J].疑难病杂志,2007,6(3):33-137.
5　王海然.通心络胶囊联合参松养心胶囊治疗冠心病合并室性早搏89例[J].中西医结合心脑血管病杂志,2007,5(2):107-109:
6　吴以岭.络病学基础与临床研究[M].北京:中国科学技术出版社,2005:11.

# 参松养心胶囊对老年冠心病心律失常的影响

金雅磊　　袁胜　　袁公贤

武汉大学中南医院老年科(武汉,430071)

【摘要】　目的　观察参松养心胶囊对老年冠心病心律失常的治疗作用。方法　25 例患者采用自身治疗前后对照的配对方法,观察参松养心胶囊治疗后,其 24 h 房性早搏、室性早搏及其 QT 间期离散度的变化,并监测其血清脑钠肽的变化。结果　25 例患者治疗前其长程心电图显示房性早搏(3 502 ± 1 602)次/24 h、室性早搏(2 162 ± 1 217)次/24 h,短阵房速(3.4 ± 1.6)次/24 h,治疗 1 个月后长程心电图显示房性早搏为(2 234 ± 1 037)次/24 h、室性早搏(1 415 ± 749)次/24 h, 短阵房速(2.0 ± 0.9)次/24 h,治疗 2 个月后长程心电图显示房性早搏为(1 485 ± 689)次/24 h、室性早搏(924 ± 455)次/24 h, 短阵房速(1.2 ± 0.9)次/24 h;结果显示,心律失常次数有明显减少,差异有显著性( $P$ < 0.05)。治疗前 QTd(62 ± 11)ms,QTcd(62 ± 10)ms,治疗 1 个月后 QTd(54 ± 8)ms,QTcd(53 ± 9)ms,治疗 2 个月后 QTd(48 ± 8)ms,QTcd(44 ± 8)ms 治疗后均有明显下降( $P$ < 0.05)。脑钠肽治疗前为(502 ± 250)mg/L,治疗 1 个月后为(291 ± 131)mg/L;治疗 2 个月后(197 ± 103)mg/L。治疗前与治疗后相比较,差异有显著性( $P$ < 0.05),但治疗 1 月与 2 月比较,差异无显著性意义( $P$ > 0.05)。结论　参松养心胶囊对老年冠心病心律失常有明显的改善作用,对患者心功能的变化亦有明显作用,但其心功能的影响受多种因素的制约。

【关键词】　参松养心胶囊;冠心病;心律失常;QT 离散度

Study on the therapeutic effect of Shensongyangxin capsule on arrhythmia in old patients with coronary heart disease
*JIN ya-lei , YUAN Sheng , YUAN Gong-xian . Zhongnan Hospital Affiliated to Wuhan university , Hubei , Wuhan　430071 , China*

【Abstract】　Objective　To study the therapeutic effect of Shensongyangxin capsule on arrhythmia in old patients with coronary heart disease. Methods　The patients was paired by themself before and after treatment , and observed the changes on atrial premature beats , premature ventricular beats , QT disperse by Holter, plasma brain natriuretic peptide was tested . Result　Before treatment , the Holter of 25 patients over 24 hours showed ( 3 502 ± 1 602) times of atrial premature beats( 2 162 ± 1 217) times of premature ventricular beats(3.4 ± 1.6)times of atrial tachycardia(62 ± 11) ms in QTd(62 ± 10)ms in QTcd(502 ± 250) mg/L in plasma brain natriuretic peptide . After treatment for one month , it showed the number of which were ( 2 234 ± 1 037)times of atrial premature beats( 1 415 ± 749) times of premature ventricular beats(2.0 ± 0.9) times of atrial tachycardia(54 ± 8) ms in QTd (53 ± 9) ms in QTcd(291 ± 131) mg/l in plasma brain natriuretic peptide . After treatment for two month , it showed the number of which were ( 1 485 ± 689) times of atrial premature beats (924 ± 455) times of premature ventricular beats ( 1.2 ± 0.9) times of atrial tachycardia (54 ± 8) ms in QTd(53 ± 9) ms in QTcd(291 ± 131) mg/L in plasma brain natriuretic peptide . Conclusion　SYC has obviously therapeutic effect on arrhythmia in the old patients , which can improve heart function .

【key words】　Shensongyangxin capsule ; Coronary heart disease ; Arrhythmia ; QT disperse

冠心病是老年人常见亦是死亡率最高的疾病之一,因老年人常常是多种疾病同时并存,其心律失常的治疗存在一定困难,β 受体阻滞剂在慢性阻塞性肺病病人易导致哮喘的发作,胺碘酮易导致 QT 间期延长,因此寻找新的抗心律失常药物变得尤为重要。本研究旨在观察参松养心胶囊对老年冠心病心律失常有否治疗作用,现将临床资料汇报如下。

## 1 资料与方法

1.1　入选标准　年龄 60 ~ 75 岁的老年冠心病患者,24 h 长程心电图示有房性早搏,室性早搏,或房早与室早、房性心动过速并存的患者,房早 + 室早 ≥ 2880 次/24 h( ≥ 2 次/min)并持续 > 3 个月以上的慢性患者。除外有短阵室速、房颤,新近由感染、心力衰竭、心肌梗死等诱发的急性心律失常及近 2 周有服用其他抗心律失常药物、有活动性出血的患者。冠心病的诊断依据第 6 版内科学。

1.2　临床资料　25 例患者中男 16 例,女 9 例,合并高血压 19 例,糖尿病 11 例,其中 5 例高血压与糖尿病并存。3 例合并有慢性支气管炎(临床缓解期)。

**1.3 治疗方法** 参松养心胶囊 4 片口服(石家庄以岭药业股份有限公司生产),每日 3 次,治疗前及治疗 1 个月、2 个月复查 24 h 长程心电图,原降压、降脂、降糖药物维持不变。

**1.4 观察指标** 观察治疗前、治疗后(1、2 个月)Holter 早搏次数的变化,QT 离散度的检测由专人测量各导联 QT 间期,以 QRS 波群第一折波为起点,T 波终点以 T 波回到 T-P 等电位线为准,U 波明显者以 T 波与 U 波之间切迹为终点,各导联测 3 个,取其平均值,最大 QT 间期减去最小 QT。

**1.5 统计学处理** 利用 SSPS10.0 软件,不同时点比较采用 one wayANOVA 方差分析法,$P < 0.05$ 为差异有统计学意义。

## 2 结 果

**2.1 心律失常的变化** 治疗前均多于治疗后,治疗 1 个月多于治疗 2 个月,差异有统计学意义($P < 0.05$ 或 $P < 0.01$)。见表 1。

**2.2 QT 离散度的变化** 治疗前均多于治疗后,治疗 1 个月多于治疗 2 个月,差异有统计学意义($P < 0.05$ 或 $P < 0.01$)。见表 1。

**2.3 血清脑钠肽的变化** 治疗前高于治疗后,差异有统计学意义($P > 0.01$),但治疗 1 个月与 2 个月比较,差异无统计学意义。见表 1。

表 1 检测指标于治疗前后的变化 ($\bar{x} \pm s$)

| 时 间 | 例数 | 房性早搏 (次/24 h) | 室性早搏 (次/24 h) | 短阵房速 (次/24 h) | QTd (ms) | QTcd (ms) | 脑钠肽 (mg/L) |
|---|---|---|---|---|---|---|---|
| 治疗前 | 25 | 3502 ± 1602 | 2162 ± 1217 | 3.4 ± 1.6 | 3502 ± 1602 | 2162 ± 1217 | 502 ± 250 |
| 治疗 1 个月 | 25 | 2234 ± 1037* | 1415 ± 749* | 2.0 ± 0.9* | 2234 ± 1037* | 1415 ± 749* | 291 ± 131* |
| 治疗 2 个月 | 25 | 1485 ± 689*△ | 924 ± 455*# | 1.2 ± 0.9*# | 1485 ± 689*# | 924 ± 455*△ | 197 ± 103* |

注:与治疗前比较,* $P < 0.01$;与治疗 1 个月比较,# $P < 0.05$,△ $P < 0.01$

## 3 讨 论

心律失常是老年冠心病常见的表现,由此引起的临床不适,如心悸、胸闷亦是老年人的主诉之一,因此对其房早、室早的治疗不仅可以改善患者的生活质量,同时对其心功能亦有明显的影响。

既往的动物研究表明参松养心胶囊具有多离子通道功能,能抑制 INa 电流,抑制 ICa L 电流;阻滞 IK 电流,具有 I、II、IV 抗心律失常药物作用,具有多环节、多离子通道整合调节作用,更有效抗心律失常。本结果表明参松养心胶囊能减少患者房早、室早及房性心动过速的发生,并使患者 QT 离散度减少,说明参松养心胶囊能通过改善心肌细胞代谢,多重调节离子通道而减少心室肌复极的不均一性。由于其是多离子通道调节,因而对心房的离子通道亦发生影响,从而减少房早、房速的发生。

脑钠肽是心功能不全最具特征性的肽类激素,在心腔压力增加时其分泌和释放明显增加,随心衰分级的加重而升高。本结果表明参松养心胶囊能减少患者血清脑钠肽水平,说明其对患者心功能有明显改善作用,其机理可能是通过改善心肌细胞代谢,减少早搏发生以改善心肌舒张末期容积,减轻前负荷所致。

总之,参松养心胶囊能从不同的环节减轻患者的自主症状,改善心功能,同时又由于不导致其他类型的心律失常的发生而成为新型的值得关注的抗心律失常的中药。

### 参考文献

1 刘艳,郭映春,马奕,等.QT 离散度的方法学及其正常参考值研究[J].中华心血管病杂志,1998,26(4):342-344.

2 Palazzuoli A,Calabria P,Vecchiato L,et al.Plasmabrain nat riuretic peptide levels in coronary heart dieasewith preserved systolic function[J].Clin Exp Med,2004,4:44-49.

3 Sahinarslan A,Cengel A,Okyay K,et al.B₂ type natriuretic peptide and extent of lesion on coronary angiography in stable coronary artery disease[J].CoronArtery Dis,2005,16(4):225-229.

4 Afride I,Kleimann NS,Raizne AE,et al.Dobutm ine echocardiography in myocardial h ibernation:op timal do se and accuracyinp redicting recovery of ventricular function after coronary angioplasty[J].Circulation,1995,91(3):663-670.

5 Kato T,Kamiyama T,Maruyama Y,et al.Nicorandil,a potent cardio-protective agent,reduces QT dispersion during coronary angiography[J].Am Heart J,2001,141(6):940-943.

# 参松养心胶囊治疗心律失常的临床疗效观察

唐强[1]　陈少伟[1]　徐红霞[2]

1.湖南省湘潭中心医院心内科(湘潭,411100)
2.湖南省湘潭市力源医院(湘潭,411100)

【摘要】　目的　观察参松养心胶囊治疗心律失常的临床疗效。方法　80 例心律失常患者随机分为 2 组。治疗组 40 例:参松养心胶囊口服,每次 4 粒,每日 3 次;对照组 40 例:胺碘酮口服,每次 200 mg,每日 3 次,连续 7 d;减为每次 200 mg,每日 2 次,连续 7 d;再减为 200 mg,每日 1 次,2 组均 4 周为 1 个疗程。1 个疗程后复查 Holter,并观察效果及不良反应。结果　治疗组临床症状疗效疗效优于对照组( $P < 0.05$ ),心电图改善情况差异无统计学意义,治疗组有较少不良反应。结论　参松养心胶囊治疗心律失常有良好治疗作用,值得进一步探索研究。

【关键词】　参松养心胶囊;胺碘酮;心律失常

**The clinical therapeutic efficacy of Shensongyanxin capsule on the patients with arrhythmia**　*TANG Qiang* \* , *CHEN Shao-wei* , *XU Hong-xia* . \**Department of Cardiology* , *the Centrl Hospital of Xiangtan* , *Hunang* , *Xiangtan*　411100 , *China*

【**Abstract**】　**Objective**　To study the clinical therapeutic efficacy of Shensongyanxin capsule on the patients with arrhythmia. **Methods**　80 patients with arrhythmia were randomly divided into two groups , 40 cases in the treatment group and 40 cases in the control group. The patients in the treatment group were treated with Shensongyanxin capsule 4 capsules each time , three times a day. The patients in the control group were treated with amiodarone 0. 2 g each time , three times a day , and a week after , decrease to two times a day for another week , then decrease to one time a day . The duration of treament was 4 weeks in both groups. After one duration of treatment , the Holter was rechecked , the clinical effect and adverse reactions were compared between the two groups. **Results**　The clinical efficiency in the treatment group was better than that of the control group( $P < 0.05$ ). There were few adverse reactions in the treatment group. **Conclusion**　Shensongyanxin capsule has better clinical curative effect on various arrhythmia , So it is worthy of clinic application .

【**Key words**】　Shensongyangxin capsule ; Amiodarone ; Arrhythmia

　　心律失常是临床常见症状之一,是由于缺血、缺氧等使心肌能量代谢障碍,可导致依赖能量的离子泵功能异常,致使细胞膜对离子的通透性发生改变,细胞内外各种离子的分类、浓度亦发生改变,导致心肌细胞的电生理异常,表现为心肌细胞的自律性、兴奋性及传导性发生改变,出现各种心律失常[1]。其中尤以各种早搏、心房纤颤多见,病因各异,可以伴有心悸、头昏、胸闷等不适症状,严重者可导致血流动力学改变而危及生命。参松养心胶囊作为一种具有抗心律失常作用的中成药,现已被广泛用于临床。本院自 2006 年 4 月开始在门诊及住院患者中进行了参松养心胶囊和胺碘酮 2 种药物治疗心律失常的疗效和安全性的临床研究,现报告如下。

## 1　资料与方法

**1.1　研究对象**　80 例均为 2006 年 4 月—2007 年 10 月我院住院或门诊患者,其中室性心律失常 31 例,室上性心律失常 49 例。随机分为 2 组:治疗组 40 例,男 26 例,女 14 例;年龄 50 ~ 70 岁;对照组 40 例,男 21 例,女 19 例;年龄 52 ~ 68 岁。心律失常诊断标准:参照《内科学》[2]制定的心律失常分类诊断标准拟定,且均经心电图、彩色超声或动态心电图检查确诊。排除标准:由洋地黄、电解质紊乱及酸碱平衡失调引起的室性早搏;危重病及多器官衰竭患者并发的心律失常;肝肾功能损害;妊娠及哺乳妇女。2 组在性别、年龄、病情及心律失常种类等方面经统计学处理差异无统计学意义( $P > 0.05$ ),具有可比性。

**1.2　治疗方法**　除治疗原发病和诱因外,停用其他抗心律失常药物至少 5 个半衰期。治疗组服用参松养心胶囊(由人参、麦冬、五味子、山茱萸、酸枣仁、桑寄生、丹参、赤芍、土鳖虫、甘松、龙骨、黄连组成,每粒 0.40 g,

石家庄以岭药业股份有限公司生产),口服,每次4粒,每日3次。对照组服用胺碘酮0.2 g,每日3次,连续7 d;减为每次200 mg,每日2次,连续7 d;再减为200 mg,每日1次,按照病情调整剂量。疗程均为4周。

1.3 观察指标 均于服药后每周复查心电图1次,4周后复查Holter,同时观察临床症状的改善情况及服药前后不良反应。用药前后分别检查肝功能、肾功能及电解质。

1.4 疗效判定标准 参照中华心血管病杂志编委会心血管药物对策专题组《心血管药物临床试验评价方法的建议》[3],及1979年全国中西医结合防治冠心病、心绞痛、心律失常研究座谈会制定的《心律失常疗效标准》判定效果[4]。心电图的疗效判定标准参照《中药新药治疗心悸的临床研究指导原则》制定[5]。临床症状疗效判定标准参照《中药新药临床研究指导原则》制定[6]。

1.5 统计学方法 计数资料以率表示,采用$\chi^2$检验,以$P < 0.05$为差异有统计学意义。

2 结 果

2.1 疗效比较 2组心电图改善总有效率、显效率比较差异无统计学意义($P > 0.05$),见表1。2组临床症状改善总有效率比较,治疗组优于对照组,差异有统计学意义($P < 0.05$),见表2。

表1 2组心电图的疗效比较 [例(%)]

| 组别 | 例数 | 显效 | 有效 | 无效 | 总有效率 |
|---|---|---|---|---|---|
| 治疗组 | 40 | 21(52.5) | 10(25.0) | 9(22.5) | 31(77.5) |
| 对照组 | 40 | 19(47.5) | 11(27.5) | 10(25.0) | 30(75.0) |

表2 2组临床症状改善情况比较 [例(%)]

| 组别 | 例数 | 显效 | 有效 | 无效 | 总有效率 |
|---|---|---|---|---|---|
| 治疗组 | 40 | 22(55.0) | 13(32.5) | 5(12.5) | 35(87.5)* |
| 对照组 | 40 | 19(47.5) | 8(20.0) | 13(32.5) | 27(67.5) |

注:与对照组比较,*$P < 0.05$

2.2 不良反应 2组治疗前后检查血尿常规和肝功能均无异常改变。治疗组不良反应2例,均为胃肠道反应,经对症处理后症状消失。对照组不良反应5例,3例患者出现轻度胃肠道症状,2例出现头晕。

3 讨 论

心律失常临床十分常见,目前对心律失常的治疗主要是通过药物、消融、电刺激等改变心肌细胞的电特性,从而发挥抗心律失常的作用。其中治疗心律失常的药物主要是Ⅰ~Ⅲ类抗心律失常药物,但是目前临床常用的抗心律失常类西药多有严格的适应证且部分还有致心律失常作用。CAST研究结果表明,使用Ic类药物虽然使室性早搏的发生率明显减少,但心律失常病死率及总病死率均明显增加[7]。胺碘酮是目前临床上应用最广泛的广谱抗心律失常药物之一,抗心律失常疗效肯定,但伴随治疗作用同时,会产生诸如传导阻滞、Q-T间期延长、肺纤维化、甲状腺功能异常、红绿视等不良反应,同样易致心律失常[8]。因此,在临床工作中使用抗心律失常药物时应权衡利弊。

参松养心胶囊是一种抗心律失常的纯中药制剂,主要由人参、麦冬、五味子、酸枣仁、桑寄生、丹参、赤芍、土鳖虫、甘松、黄连、龙骨组成,具有益气养阴、活血通络、清心安神之功效。有研究显示[9],该药对冠心病等器质性心脏病伴心律失常疗效明显。参松养心胶囊在抗心律失常方面作用机制可能有以下2个方面:(1)现代药理证实,方中主要药物甘松有较强抗心律失常作用,甘松含有多种挥发油、缬草酮等,缬草酮具有中枢镇静、抗心律失常等作用,对异位室性节律和抗心房扑动、心房颤动的抑制作用强于或等同于Ⅰ类抗心律失常药[10,11]。缬草酮可能与心肌细胞离子通道上的特异蛋白相结合,抑制钠离子内流,促进钾离子外流,降低心肌细胞自律性。(2)延长心房肌、心室肌及传导系统的动作电位时间,且阻断折返激动。李宁等[12]研究显示参松养心胶囊干粉提取液阻滞大鼠单个心室肌细胞内向整流钾电流(IK1)、瞬时外向钾电流(Ito)、延迟整流钾电流(IK),显示多离子通道阻滞作用,类似胺碘酮。该药可能通过延长APD,降低异位心肌的兴奋性,抑制触发机制而发挥抗心律失常作用。

本研究结果显示,参松养心胶囊对心律失常的心电图改善效果与胺碘酮相当,但对症状缓解优于胺碘酮,且不良反应少,表明参松养心胶囊对心律失常确有良好临床疗效。其相关的作用机制有待进一步研究。

**参考文献**

1 Nestle EJ,Hyman SE,Mlenka RC. Molecular Neuropharmacology[M].北京:人民卫生出版社,2001:35-55.

2　叶任高.内科学[M].6版.北京:人民卫生出版社,2004:202.

3　中华心血管病杂志编委会心血管药物对策专题组.心血管药物临床实验评价方法的建议[J].中华心血管病杂志,1998,26(6):405-413.

4　1979年全国中西医结合防治冠心病、心绞痛、心律失常研究座谈会修订的标准.心脏血管疾病研究[M].上海:上海科学技术出版社,1988.

5　中华人民共和国卫生部.中药新药治疗心悸的临床研究指导原则[M].第2辑.北京:人民军医出版社,1995:91-94.

6　国家食品药品监督管理局.中药新药临床研究指导原则[M].北京:中国医药科技出版社,2002:68.

7　The C report.Effect of encainide and flecainide on mortality in a randomized trial of arrhythmia suppression after myocardial infarction[J].N EnglJ Med,1998,
　　321(6):406-412.

8　彭健.抗心律失常药物致心律失常[J].中国实用内科学杂志,2002,12(12):705-706.

9　谷春华,吴以岭.参松养心胶囊对冠心病室性早搏疗效及心脏自主神经功能的影响[J].中国中西医结合杂志,2005,25 :783-786.

10　钟达锦.复方甘松汤治疗心律失常55例临床疗效观察与实验研究的初步报告[J].浙江医学,1982,4(1):49-51.

11　马传庚.甘松乙醇提取液的抗心律失常的实验研究[J].安徽医科大学学报,1980,15(4):9-12.

12　李宁,吴相锋,马克娟,等.参松养心胶囊对心室肌细胞钾通道的影响[J].疑难病杂志,2007,3:133-137.

# 参松养心胶囊治疗心律失常的临床分析

骆琼　潘云红　韩红彦

武汉科技大学附属医院心内科(武汉,430064)

【摘要】 目的　观察参松养心胶囊治疗心律失常的临床疗效。方法　将60例心律失常患者随机分成2组,治疗组30例,对照组30例。2组均常规给予美托洛尔,治疗组另给予参松养心胶囊4粒,每日3次。30 d为1疗程。结果　治疗组心律失常症状改善有效率(70.0%)明显高于对照组(46.7%)( $P<0.05$ );治疗组房性心律失常的总有效率(50.0%)明显低于室性心律失常的总有效率(83.3%)( $P<0.05$ )。结论　参松养心胶囊是治疗各种心律失常,尤其是室性心律失常的安全而有效的药物。

【关键词】　参松养心胶囊;心律失常;心电图

**Evaluation of curative effect of Shensongyangxin capsule on arrhythmia** *LUO Qiong , PAN Yun-hong , HAN Hong-yan . Department of cardiology , Affiliated Hospital of Wuhan University of Science and Technology , Hubei , Wuhan　430064 , China*

【Abstract】　**Objective**　To evaluate the clinical efficacy of Shensongyangxin capsule in treating various arrhythmias. **Methods**　60 patients with arrhythmia were randomly divided into 2 groups. Conventional 12-lead ECG was used to monitor the changes of heart rate and rhythm of patients in treatment group (using Shensongyangxin capsule) and patients in control group (using beta blocker metropolol). Clinical symptoms and signs of patients were also observed at the same time. **Results**　The total effective rate in treatment group was significantly higher than that in control group ( $70.0\%$ vs $46.7\%$ , $P<0.05$ ). The total effective rate for atrial and ventricular arrhythmia in treatment group were $50.0\%$ and $83.3\%$ ( $P<0.05$ ). **Conclusion**　Shensongyangxin capsule is an effective and safe drug for the treatment of various arrhythmia , especially ventricular arrhythmia.

【Key words】　Shensongyangxin capsule ; Arrhythmia ; ECG

参松养心胶囊是近年应用络病学说探讨心之气络病变所致心律失常而研制的中药新药。我院自2005年以来,观察了参松养心胶囊对临床心律失常患者的疗效,现报告如下。

## 1　资料与方法

1.1　病例选择　心律失常患者共60例,随机分成2组。参松养心胶囊治疗组30例,男15例,女15例,年龄28~72岁,中位数50岁。心律失常病因:冠心病12例,风心病1例,心肌病5例,心肌炎1例,非器质性心脏病11例,其中室上性心律失常(房性早搏伴短阵房性心动过速或阵发性房扑、房颤)12例,室性心律失常(大多为室性早搏,少数室早伴短阵室速)18例。对照组30例,男15例,女15例,年龄24~72岁,中位数48岁。心律失常病因:冠心病12例,风心病1例,心肌病4例,心肌炎1例,非器质性心脏病12例,其中室上性心律失常12例,室性心律失常18例。2组年龄、性别、病因、心律失常类型等无显著性差异( $P>0.05$ ),具有可比性。

1.2　治疗方法　2组患者均给予美托洛尔12.5~25 mg,每日2次口服,其中治疗组另给予参松养心胶囊4粒,每日3次,30 d为1疗程。美托洛尔(倍他乐克)为阿斯利康公司生产,参松养心胶囊为石家庄以岭药业股份有限公司生产。

1.3　疗效观察　每周询问患者临床症状及不良反应,记录心律、心率,所有患者用药前及用药结束后均进行全面体格检查,做24 h动态心电图检查,心电图检查。

1.4　疗效评定标准[2]　显效:早搏消失或减少>90%;有效:早搏减少50%~90%;无效:早搏减少<50%或无变化。总有效率=显效率+有效率

1.5　统计学处理　计量数据用 $\bar{x}\pm s$ 表示,组间比较采用 $t$ 检验;计数资料比较用 $\chi^2$ 检验。 $P<0.05$ 为差异有统计学意义。

## 2 结　果

**2.1 抗心律失常疗效**　治疗组总有效率明显高于对照组($P < 0.05$),见表1。治疗组室性心律失常的总有效率明显高于室上性($P < 0.05$),见表2。

表1　治疗组与对照组疗效比较　〔例(%)〕

| 组别 | 例数 | 显效 | 有效 | 无效 | 总有效率 |
|---|---|---|---|---|---|
| 治疗组 | 30 | 8(26.7) | 13(43.3) | 9(30.0) | 21(70.0)* |
| 对照组 | 30 | 6(20.0) | 8(26.7) | 16(53.3) | 14(46.7) |

注:与对照组比较,* $P < 0.05$

表2　治疗组室上性与室性心律失常疗效比较　〔例(%)〕

| 类型 | 例数 | 显效 | 有效 | 无效 | 总有效率 |
|---|---|---|---|---|---|
| 室上性心律失常 | 12 | 2(16.7) | 4(33.3) | 6(50.0) | 6(50.0) |
| 室性心律失常 | 18 | 6(33.3) | 9(50.0) | 3(16.7) | 15(83.3)* |

注:与室上性心律失常比较,* $P < 0.05$

**2.2 24 h 动态心电图检查**　治疗组用药后早搏数目较用药前明显减少($P < 0.05$);治疗组与对照组比较,用药后早搏数目亦有明显差异,($P < 0.05$),见表3。

表3　治疗组与对照组用药前后早搏数目比较　($\bar{x} \pm s$,次)

| 组别 | 例数 | 房性早搏 | | 室性早搏 | |
|---|---|---|---|---|---|
| | | 用药前 | 用药后 | 用药前 | 用药后 |
| 治疗组 | 30 | 3516 ± 2774 | 806 ± 318*# | 5584 ± 3312 | 1062 ± 682*# |
| 对照组 | 30 | 2889 ± 2192 | 1356 ± 868 | 3290 ± 2656 | 2009 ± 1586 |

注:与用药前比较,* $P < 0.05$;与对照组比较,# $P < 0.05$

**2.3 不良反应**　治疗组:头昏2例,腹胀、腹泻2例;对照组:头昏2例,腹胀、腹泻1例。2组比较差异无统计学意义($P > 0.05$)。

## 3 讨　论

参松养心胶囊以生脉散为基础方,益气养阴以治其本,其中的主要成分为人参、麦冬、五味子、山茱萸、酸枣仁、桑寄生、丹参、赤芍、土鳖虫、甘松、黄连、龙骨等。方中人参补益心气,麦冬养阴清心,五味子敛气生津,三者合用以达益气养阴复脉之功效。针对络虚不荣这一病理环节,选用桑寄生补胸中大气、山茱萸、酸枣仁养心阴、益肝血,三药共补络中气血;同时选用丹参、赤芍、土鳖虫、甘松活血通络,脉络畅通,气络得养,又配伍清心安神的黄连和重镇安神的龙骨,共奏益气养阴、活血通络、清心安神之功效[2]。

本试验在常规美托洛尔治疗基础上,治疗组加用参松养心胶囊,结果显示治疗组用药前后心律失常明显减少,总有效率达70.0%,这表明参松养心胶囊具有显著抗心律失常作用,尤其对室性心律失常(即室早、室早伴短阵室速)疗效更好,这说明参松养心胶囊对室性早搏具有更确切的疗效。实验研究证实参松养心胶囊可阻滞心肌细胞钠和钙通道起抗心律失常作用[3];而美托洛尔作为选择性$\beta_1$受体阻滞剂,可减慢心率和复极相钾离子外流而延长心肌复极化间期,不仅可竞争性的阻滞儿茶酚胺所诱发的心脏起搏细胞电位的触发活动,而且可逆转或纠正儿茶酚胺介导的低钾血症[4],从而发挥抗心律失常的作用。

目前常用的4类抗心律失常药物中,除了$\beta$受体阻滞剂外,均有致心律失常的不良反应,尤其是导致尖端扭转性室速而致患者病死率增高,加之其远期疗效不佳及其他众多不良反应而极大地限制了抗心律失常药物的临床应用。本结果还显示参松养心胶囊用药期间不良反应少,对心悸不安、气短乏力、失眠多梦等症状均有明显的改善,并可显著改善患者的生活质量,患者服药依从性好,值得在临床上广泛应用。

参考文献

1　刘国仗,吴宁,胡大一,等.心血管药物临床试验评价方法的建议[J].中华心血管病杂志,1998,26(6):405-413.

2　吴以岭.络病学[M].北京:中国中医药出版社,2004:182-196.

3　参松养心胶囊可阻滞心肌细胞钠和钙通道起抗心律失常作用[N].中国医学论坛报,2006.

4　陈灏珠.门冬氨酸钾镁治疗心律失常156例[J].新药与临床,1993,12(3):130-134.

# 参松养心胶囊与胺碘酮治疗心律失常疗效对比观察

李廉　余建国

浙江省湖州市南浔区中西医结合医院(湖州,313009)

【摘要】　目的　观察参松养心胶囊对心律失常的疗效。方法　将内科门诊及病房的心律失常患者 80 例随机分为 2 组:治疗组 40 例,服用参松养心胶囊,每次 4 粒,每日 3 次;对照组口服胺碘酮片,每次 0.2 g,每日 3 次,按病情调整剂量,疗程均为 4 周。患者用药前后做心电图和 24 h 动态心电图。结果　治疗组有效率 85.7%;对照组有效率 84.0%。2 组治疗效果差异无显著性( $P > 0.05$ ),治疗组患者肝,肾功能和电解质及胃肠道无不良的影响。结论　参松养心胶囊用于治疗心律失常疗效确切、安全、无不良反应,值得推广应用。

【关键词】　参松养心胶囊;心律失常;疗效

Comparative study on the therapeutic effects of Shensongyangxin capsule and amiodaronein in treating arrhythmia *LI Lian , YU Jian-guo . Intergrated TCM and Western Hospital of Nanxun District , Huzhou City , Huzhon 313009 , China*

【Abstract】　**Objective**　To investigate the effect of Shensongyangxin capsule on arrhythmia. **Method**　80 cases with arrhythmia were divided into two groups: the treatment group which were treated by oral Shensongyangxin capsule(4 pills , three times a day), and the control group, which were treated by oral amiodarone (0.2 g, three times a day). The course was 4 weeks in both groups. The patients were observed before and after the treatment by ECG and 24 h DCG. **Results**　The total effective rate in treatment group(85.7%)was not obviously higher than that in control group (84.0%, $P > 0.05$). Patients in treatment group did not appear side effect on liver and kidney function, electrolytes and gastrointestinal tract. **Conclusion**　Shensongyangxin capsule has a good effect on the treatment of arrhythmia , with no side effect.

【Key words】　Shensongyangxin capsule; Arrhythmia;Therepeutic effect

心律失常是指心脏冲动的频率、节律、起源部位、传导速度与激动次序的异常,是临床常见病症之一。随着我国冠心病、高血压病等发病率的增高,心律失常发生率增高,在药物治疗上颇为棘手。循证医学证实临床常用的心律平等抗心律失常药物,有致心律失常作用,长期使用可增加病死率。因此,寻求疗效好,且不良反应少,长期使用不增加病死率的抗心律失常药物是国内外长期研究的重点。为此,我们选择参松养心胶囊来治疗心律失常患者 40 例,研究、探讨它对心律失常的疗效和其可能的不良反应。现报告如下。

## 1　资料与方法

1.1　一般资料　选择 2004 年 6 月—2007 年 4 月内科门诊及住院患者 80 例,随机分为 2 组:治疗组 40 例,男 22 例,女 18 例;年龄 24 ~ 80 岁,中位数 52 岁;频发房性早搏 17 例,频发室性早搏 13 例,心房颤动 10 例。对照组 40 例,男 21 例,女 19 例,年龄 22 ~ 81 岁,中位数 51.5 岁;频发房性早搏 16 例,频发室性早搏 15 例,心房颤动 9 例。2 组在性别、年龄、心律失常类型等方面差异均无显著性( $P > 0.05$ ),具有可比性。

1.2　诊断标准　诊断依据心电图及 Holter 结果,判定标准依据 1995 年卫生部颁布《中药新药治疗心悸的临床研究指导原则》[1] 及中西医结合会议判定治疗标准判定结果[2]。显效:早搏消失或减少 > 90%;有效:早搏减少 50% ~ 90%;无效:早搏减少 < 50% 或无变化。

1.3　治疗方法　治疗组服用参松养心胶囊(石家庄以岭药业股份有限公司生产),每次 4 粒,每日 3 次。对照组口服胺碘酮片(杭州民生药厂),每次 0.2 g,每日 3 次,按病情调整剂量。2 组治疗原发病的用药不变,疗程均为 4 周,均于服药后每周复查心电图 1 次,4 周后复查 Holter。用药前后分别检查肝功能,肾功能及电解质。

1.4　统计学处理　采用 SPSS10.0 软件进行统计分析,计量资料以 $\bar{x} \pm s$ 表示,组内组间比较行 $t$ 检验,计数资料以率(%)表示,采用 $\chi^2$ 检验, $P < 0.05$ 为差异有统计学意义。

## 2 结　果

治疗组显效 18 例,有效 16 例,无效 6 例,显效率 46.43%,总有效率 85.7%;对照组显效 17 例,有效 16 例,无效 7 例。显效率 44%,总有效率 84.0%,2 组治疗效果差异无统计学意义( $P > 0.05$ )。

## 3 讨　论

心律失常是内科常见病,目前治疗心律失常的西药均有不同程度的不良反应,治疗量与中毒量很接近,使用不当会导致新的心律失常。而中医药以其独特的整体观念和辨证论治,采用中医辨证分型与西医辨病相结合。摒弃了这一缺点,且不良反应小,通过临床对比研究已得到证实。

心律失常是由于心脏的起搏传导系统发生功能性或器质性病变,正常的传导受到影响所致。引起心脏激动和传导异常的原因很多,机制很复杂,而心肌缺血、缺氧是引起心律失常的重要因素。依据中医络病理论,心律失常的发生主要是由于气阴两虚导致心络的络虚不荣和络脉瘀阻,尤以前者为发病的关键环节[3]。络虚不荣则心神失养,络脉瘀阻日久化淤,虚火内扰心神,二者均可导致心神不安,从而出现心律失常的一系列临床表现。络虚不荣涵盖了心肌细胞自律性的异常以及心脏自主神经功能的异常。

参松养心胶囊是在中医络病理论指导下补、养、敛之法并用,多用途、多环节、多靶点阻断心律失常的发生,选用人参、麦冬、五味子益气养阴以治病之本,配以桑寄生补宗气助心气,配山茱萸、酸枣仁养血安神,上药合用补络中气血,丹参、赤芍、土鳖虫、甘草和人参益气活血通络,佐以黄连清心安神,龙骨重镇安神。诸药合用益气养阴、活血通络、清心安神,具有降低心肌细胞自律性,改善心肌细胞代谢,调节自主神经的功能,从而达到治疗心律失常之目的。本研究表明 2 组对消除心律失常的疗效相当,未发现参松养心胶囊有致心律失常作用,且参松养心胶囊对患者肝、肾功能和电解质及胃肠道无不良影响,表明参松养心胶囊治疗心律失常疗效确切、安全、无不良反应,值得临床上推广应用。

### 参考文献

1　国家中医药管理局发布.中医病症诊断疗效标准[M].南京:南京大学出版社,1994.20.
2　中华心血管病杂志编委会心血管对策专题组.心血管药物临床试验平均方法的建议[J].中华心血管病杂志,1998,26(6):405-413.
3　吴以岭."脉络-血管系统病"新概念及其治疗探讨[J].疑难病杂志,2005,4(5):285-287.

# 参松养心胶囊干预老年失眠症的临床应用

张新平　　张莉萍　　孙树芳

山西医科大学第二医院医保科(太原,030001)

【摘要】　目的　评价参松养心胶囊干预老年失眠症的有效性和安全性。方法　选取 2005 年 12 月—2008 年 4 月在山西医科大学第二医院医保门诊接受治疗的老年失眠症患者 162 例,采用抽签法随机分为治疗组(82 例)和对照组(80 例)。2 组患者在年龄、性别、病程、失眠类型等基础临床资料方面无统计学差异( $P > 0.05$ )。均于治疗前 1 周停用镇静催眠类药,接受心理行为治疗。在此基础上,治疗组加服参松养心胶囊 4 粒/d,睡前顿服;效果不佳者 6 周后增量至 4 粒/次,3 次/d。疗程 12 周。分别于治疗前、治疗后 6 周、12 周采用匹兹堡睡眠质量指数(PSQI)量表指标评定 2 组患者的临床疗效,并记录药物不良反应。结果　治疗组患者于治疗后 6 周及 12 周的 PSQI 总分分别为(9.8 ± 1.7)分和(5.6 ± 1.5)分,均优于治疗前的(10.9 ± 2.1)分,差异有统计学意义( $P < 0.01$ );对照组在治疗 6 周及 12 周时患者的 PSQI 总分分别为(10.4 ± 1.7)分和(10.1 ± 1.6)分,虽低于治疗前的(10.6 ± 1.6)分,但差异无统计学意义( $P > 0.05$ )。2 组间治疗后治疗同期的 PSQI 总分比较,差异有统计学意义( $P < 0.05$ , $P < 0.01$ )。此外,治疗期间未发生明显药物不良反应。结论　参松养心胶囊干预老年失眠症疗效确切,安全性高,可作为治疗该病的常规药物应用。

【关键词】　参松养心胶囊;失眠症;老年人;匹兹堡睡眠质量指数

Clinical application of Shensongyangxin capsule in treatment of insomnia in aged　　ZHANG Xin-ping , ZHANG Li-ping , SUN Shu-fang . Department of Medical Insurance , Second Hospital of Shanxi Medical University , Taiyuan　030001 , China

【Abstract】　Objective　To evaluate the efficacy and safety of Shensongyangxin capsule in treatment of aged patients with insomnia. Methods　From December 2005 to April 2008, a total of 162 old outpatients with insomnia were randomly divided into therapy group( $n = 82$ ) and control group( $n = 80$ ). Both groups were treated with intervention of psychological behavior, and stopped to take calm hyphosis class medicine before a week. On the basis therapy , cases in the therapy group took Shensongyangxin capsule orally additionally , 4 capsules once a day before sleep , and increased to 4 capsules 3 times a day if it hadn't an obvious effect after 6 weeks. Treatment in both group lasted 12 weeks. The curative effect of 2 groups was evaluated by the Pittsburgh sleep quality index(PSQI) before and after the treatment in 6 weeks and 12 weeks respectively. The side effects of the treatment in both groups were also recorded. Results　PSQI(respectively 9.8 ± 1.7, 5.6 ± 1.5) after the treatment in 6 weeks and 12 weeks for the therapy group were lower than PSQI(10.9 ± 2.1) before the treatment and there were significant difference ( $P < 0.01$ ). PSQI(respectively 10.4 ± 1.7, 10.1 ± 1.6) after the treatment in 6 weeks and 12 weeks for the control group were lower than PSQI(10.6 ± 1.6) before the treatment , but there was no significant difference ( $P > 0.05$ ). Comparing curature effect of the therapy group and the control group at same time points , the difference is significant( $P < 0.05$ , $P < 0.01$ ) Serious side-effect during treatment did not appear. Conclusion　Shensongyangxin capsule is an effective drug in treating insomnia , and has no side effect. It might be used as a routine therapy in the future.

【Key words】　Shensongyangxin capsule; Insomnia; Aged; Pittsburgh sleep quality index

随着我国人口老龄化,老年睡眠障碍患病率逐年上升,尽管国内外有关此类疾病的研究日益增多,但多停留于睡眠呼吸暂停综合征、睡眠剥夺等基础理论研究上,长期以来,老年失眠症并未引起医学界的足够重视。事实上,失眠是困扰老年人的常见病症之一,严重影响其生活质量。目前,临床上治疗老年失眠症存在一些误区,比如有滥用镇静催眠药等不规范现象,而应用传统中药干预该病的报道甚少。本文将以匹兹堡睡眠质量指数(Pittsburgh sleep quality index,PSQI)为切入点,应用中成药参松养心胶囊治疗老年失眠症,为改善老年人的睡眠提供切实、有效的药物疗法。

基金项目:山西医科大学第二医院新技术、新项目(No.20080134)

## 1　资料与方法

**1.1　一般资料**　按照美国睡眠障碍协会出版的睡眠障碍分类诊断和编码手册中失眠症的诊断标准[1],选取 2005 年月 12 月—2008 年 4 月在山西医科大学第二医院医保门诊接受治疗的老年失眠症患者 162 例,自愿用参松养心胶囊治疗,剔除合并严重肝肾功能不全、各系统严重疾病、酒药依赖、近期有癫痫发作及记录数据不足者。采用抽签法随机分为治疗组(82 例)和对照组(80 例)。2 组患者的性别、年龄、病程及失眠类型等基础临床资料方面差异无统计学意义( $P > 0.05$ ),具有可比性,见表 1。

表 1　2 组患者治疗前临床资料比较

| 组　别 | 例数 | 性别(例) | | 年龄(岁) | 病程(年) | 失眠类型(例) | | | | |
|---|---|---|---|---|---|---|---|---|---|---|
| | | 男 | 女 | | | 入睡困难 | 多梦易醒 | 早醒 | 醒后难以入睡 | 彻夜不眠 |
| 治疗组 | 82 | 46 | 36 | 71 ± 3 | 6 ± 3 | 27 | 8 | 32 | 12 | 3 |
| 对照组 | 80 | 43 | 37 | 71 ± 3 | 6 ± 3 | 30 | 5 | 29 | 14 | 2 |

**1.2　治疗方法**　所有患者治疗前 1 周停用镇静催眠药和抗焦虑、抗抑郁剂,给予心理行为治疗,在此基础上治疗组口服参松养心胶囊(石家庄以岭药业股份有限公司生产,规格 0.4 g/粒)4 粒/d,睡前顿服;效果不佳者 6 周后用量增至 4 粒/次,3 次/d。治疗 12 周。用药前测血压、心率,检验血尿粪常规、空腹血糖、血脂、血电解质、肝肾功能及心电图,用药 12 周后复查上述指标。

**1.3　观察方法**　采用 PSQI 作为评定患者主观睡眠质量的工具[2]。PSQI 用于评定最近 1 个月的睡眠质量。该量表由 18 个条目组成 7 个成分,每个成分按 0、1、2、3 来计分,单项得分 >1 分表明该项目存在睡眠问题。累积各成分得分为 PSQI 总分,总分范围为 0 ~ 21 分,得分越高,说明睡眠质量越差。以 PSQI 总分作为我国成年人睡眠质量问题的参考界值,PSQI 总分≤7 分,提示睡眠质量好。目前国内已有多项应用此表的研究,具有较好的信度和效度[3]。

**1.4　疗效判定**　参照贺戈等[4]拟定的疗效标准制定。显效:入睡时间 < 30 min,睡眠时间延长 2 h 以上,自我感觉良好,PSQI 分≤7。有效:入睡时间 30 ~ 45 min,睡眠时间延长大于 1 h,主观感觉明显好转,PSQI 分减分率 > 30%。无效:未达上述标准者。

**1.5　统计学方法**　计量资料用 $\bar{x} + s$ 表示,治疗前后及组间均数比较采用 $t$ 检验,计数资料的比较采用 $\chi^2$ 检验, $P < 0.05$ 为差异有统计学意义。

## 2　结果

**2.1　睡眠指标比较**　参松养心胶囊治疗 6 及 12 周后患者的各成分得分比治疗前明显下降,PSQI 总分均优于治疗前( $P < 0.01$ );而对照组在治疗后与治疗前相比,差异无统计学意义( $P > 0.05$ );治疗组各成分得分均低于对照组,PSQI 总分差异有统计学意义( $P < 0.05$ , $P < 0.01$ )。见表 2。

表 2　治疗组患者在不同阶段 PSQI 各成分得分与总分　( $\bar{x} \pm s$ ,分)

| 组　别 | | 主观睡眠质量 | 入睡时间 | 睡眠时间 | 睡眠效率 | 睡眠障碍 | 催眠药物应用 | 日功能障碍 | PSQI 总分 |
|---|---|---|---|---|---|---|---|---|---|
| 治疗组( $n = 80$ ) | 治疗前 | 1.7 ± 0.5 | 1.7 ± 0.6 | 1.7 ± 0.9 | 2.1 ± 0.6 | 1.6 ± 0.4 | 0.3 ± 0.5 | 1.7 ± 0.7 | 10.9 ± 2.1 |
| | 治疗 6 周 | 1.6 ± 0.5 | 1.5 ± 0.6 | 1.6 ± 0.9 | 1.9 ± 0.5 | 1.5 ± 0.4 | 0 | 1.6 ± 0.6 | 9.8 ± 1.7 |
| | 治疗 12 周 | 0.8 ± 0.4# | 1.0 ± 0.4* | 0.9 ± 0.4* | 1.2 ± 0.5# | 0.9 ± 0.4# | 0 | 0.8 ± 0.5# | 5.6 ± 1.5# |
| 对照组( $n = 80$ ) | 治疗前 | 1.8 ± 0.5 | 1.7 ± 0.6 | 1.6 ± 0.7 | 2.0 ± 0.5 | 1.6 ± 0.4 | 0.2 ± 0.5 | 1.7 ± 0.7 | 10.6 ± 1.6 |
| | 治疗 6 周 | 1.7 ± 0.5 | 1.7 ± 0.6 | 1.6 ± 0.6 | 2.0 ± 0.5 | 1.6 ± 0.3 | 0 | 1.7 ± 0.7 | 10.4 ± 1.7 |
| | 治疗 12 周 | 1.7 ± 0.5 | 1.6 ± 0.6 | 1.6 ± 0.7 | 2.0 ± 0.5 | 1.6 ± 0.4 | 0 | 1.6 ± 0.7 | 10.1 ± 1.6 |

注:与治疗前及对照组比较, * $P < 0.05$ , # $P < 0.01$

**2.2　疗效比较**　治疗组总有效率为 91.5%(75/82)高于对照组的 46.2%(37/80),差异有统计学意义( $P < 0.01$ )。见表 3。

表 3　2 组患者治疗 12 周后疗效比较　(例)

| 组　别 | 例数 | 显效例数 | 有效例数 | 无效例数 | 总有效率(%) |
|---|---|---|---|---|---|
| 治疗组 | 82 | 65 | 10 | 7 | 91.5* |
| 对照组 | 80 | 17 | 20 | 43 | 46.2 |

注:与对照组相比, * $P < 0.01$

**2.3　药物不良反应**　2 组患者治疗结束后复查血压、心率、血尿粪常规、空腹血糖、血脂、肝肾功能及心电图等指标均与治疗前相比无明显变化（ $P > 0.05$ ）。治疗期间,治疗组有4例患者出现轻微恶心、左上腹不适、腹胀等胃肠道反应,改为餐后服药症状渐消失,不影响继续治疗;其余患者未见药物不良反应发生。

# 3 讨 论

老年人睡眠障碍的临床特征主要表现为以下几个方面:(1)夜间睡眠浅,易觉醒;(2)深睡状态的慢波减少,致有效睡眠时间缩短;(3)睡眠相提前,出现早睡、早醒;(4)睡眠昼夜时间紊乱,夜间睡眠时间缩短,白日睡眠增多;(5)对时差变化适应能力差。失眠是其最常见类型。老年失眠症(即原发性失眠)患者既无躯体及精神类疾病,又未用酒精、咖啡及影响睡眠的药物,但仍为失眠所困。失眠持续12 d以上即会明显损害患者的社会心理和生理功能[5];增大了对多种疾病的易感性和交通事故发生的可能性。由于患者对失眠及其后果的焦虑,导致高觉醒状态,进一步加重失眠。而老年失眠症的发生还与脑血流量减少致脑电活动减弱密切相关[6]。

由于老年人各器官功能处于相对衰退状态,目前临床推荐的苯二氮䓬类药物虽然有良好的催眠、抗焦虑作用,但其缩短慢波睡眠时间,改变了正常睡眠结构,长期使用易产生共济失调,意识模糊、反常运动、幻觉、呼吸抑制以及肌无力等不良反应,且催眠药都可以产生耐受性,故老年人应慎用。中医从调整人体阴阳气血脏腑经络的平衡来治疗失眠症,不但可以达到高品质睡眠的效果,不良反应也相对较少,更适用于老年人。

参松养心胶囊是在中医络病理论指导下,在生脉散、定神汤基础上加减组方研制而成的纯中药制剂。方中人参、麦冬、五味子益气养阴,治发病之本;配桑寄生、山茱萸补益肝肾;酸枣仁养心安神;丹参、赤芍、土鳖虫、甘松益气、活血、通络;佐以黄连清心安神;龙骨重镇安神。诸药合同,共奏滋补肝肾、活血化瘀及养心安神之功效。既可在改善患者脑部血流量基础上起到镇静、抗焦虑作用,又满足了患者的生理睡眠需求,对老年失眠症达到标本皆治。本研究表明,与治疗前基线值相比,患者在用药的不同阶段PSQI各成分得分与总分显著下降,且随着治疗时间延长,药物用量加大,疗效进一步加强,可使患者入睡时间明显缩短、睡眠持续时间明显延长、睡眠效率提高、觉醒后日间功能改善的人数明显增加。结果与国内庞啸先等[7]报道相符。在本组资料中,治疗组失眠改善情况显著优于对照组( $P < 0.05$ 或 $P < 0.01$ ),但药物不良反应发生率未显著增多,提示用参松养心胶囊干预老年失眠症是安全有效的。本结果提示,参松养心胶囊克服了苯二氮䓬类镇静催眠药的诸多不良反应,对老年失眠症患者疗效显著,可作为临床治疗该病的常规药物应用。但鉴于本组资料病例数有限、PSQI评分受到患者主观因素和受教育程度等影响,结果有一定局限性。另外,还需要进一步追踪观察其对老年失眠症患者更远期的治疗效果。

## 参考文献

1 Thorpy MJ. International classification of sleep disorders: diagnostic and coding manual[J]. Rochester, MN: American Sleep Disorders Association, 1990.1-3.

2 汪向东,王希林,马弘,等.心理卫生评定量表手册[J].中国心理卫生杂志,1999(增刊):375-378.

3 刘贤臣,唐茂芹,胡蕾,等.匹兹堡睡眠质量指数的信度和效度研究[J].中华精神科杂志,1996,29(2):103-107.

4 贺弋,冯占武.催眠心理疗法治疗失眠症的临床疗效[J].中国行为医学科学,2007,16(7):608-609.

5 樊珍,杨红.失眠症的认知-行为治疗进展[J].国际精神病学杂志,2007,34(2):108-111.

6 游国雄,竺士秀.失眠与睡眠障碍疾病[M].北京:人民军医出版社,2000.62.

7 庞啸虎,许庆,夏雅君.参松养心胶囊在老年人失眠治疗中的应用//吴以岭,络病学基础与临床研究(3)[M].北京:中国科学技术出版社,2007:451.

# 参松养心胶囊治疗室性早搏 68 例疗效观察

彭卫国

湖南娄底市第二人民医院(娄底,417000)

【摘要】 **目的** 观察参松养心胶囊治疗不同病因室性早搏(VPB)的疗效与安全性。**方法** 选择心功能 NYHA Ⅰ~Ⅲ级的 VPB 患者 68 例,随机分为治疗组 38 例、对照组 30 例。治疗组服用参松养心胶囊,对照组服用心律平。治疗前后作动态心电图检查,并观察临床症状。**结果** 治疗组动态心电图改变有效率(92.1%)高于对照组(73.3%),临床症状改善有效率为 86.4% 高于对照组为(63.3%),差异均有统计学意义( $P < 0.05$ )。**结论** 参松养心胶囊对不同病因的室性早搏有明显疗效,且无严重不良反应。

【关键词】 早搏,室性;参松养心胶囊;临床观察

目前临床常用的抗心律失常西药有致心律失常作用,并有潜在性危险,寻求疗效好且不良作用少,长期使用而不增加病死率的抗心律失常药物是国内长期研究的重点,我们在常规治疗基础上应用参松养心胶囊治疗各种病因所致的室性早搏取得了较好的临床疗效。报告如下。

## 1 资料与方法

1.1 临床资料 2006 年 4 月—2007 年 5 月我院门诊及住院患者 68 例,其中男 31 例,女 37 例,年龄 26 ~ 76 岁。病例入选条件:(1)心脏病并频发室性期前收缩( $\geqslant 300$ 次/h)[1],并有心悸等症状。(2)功能性室早(经病史、体格检查、X 线、心电图及超声心动图等检查未发现有器质性心脏病)。患者经耐心解释及祛除诱因(劳累、紧张、情绪波动、酗酒等)后,室早无明显减少,且伴有心悸等症状,其中器质性心脏病 41 例(包括冠心病 19 例,高血压病 14 例,心办膜病 3 例,心肌炎 4 例,心肌病 1 例)。功能性室早 27 例。病例排除条件:(1)由洋地黄、电解质紊乱及酸碱平衡失调引起的室早。(2)危重病及多器官功能衰竭患者并发的室早。68 例患者随机分为参松养心胶囊治疗组 38 例和心律平对照组 30 例。其中治疗组男 18 例,女 20 例,中位年龄 45 岁,心脏病并频发室性早搏 24 例,功能性室早 14 例。对照组男 13 例,女 17 例,中位年龄 46 岁,心脏病并频发室早 17 例,功能性室早 13 例。2 组一般情况及病因构成等情况差异无显著意义( $P > 0.05$ ),具有可比性。

1.2 治疗方法 除治疗原发病和诱因外,停用其他抗心律失常药物至少 5 个半衰期后,治疗组服用参松养心胶囊(石家庄以岭药业股份有限公司生产),每次 4 粒,每日 3 次;对照组服用心律平,每次 150 mg,每日 3 次。均 4 周为一疗程。观察服药前及服药 4 周时 3 大常规、血生化、心电图及 24 h 动态心电图,并观察服药前后心悸等症状及药物不良反应。

1.3 疗效判定标准 参照卫生部心血管系统药物临床药理基地制定的《心血管系统药物临床研究指导原则》及中西医结合会议制定的疗效标准判定效果[2]。①心电图的疗效判定标准:显效:室早消失或减少 > 90%,有效:室早减少 50% ~ 90%,无效:室早减少 < 50% 或无变化。②临床症状改善情况判定标准:显效:症状消失或明显改善;有效:症状改善;无效:症状无改善或加重。总有效率 = 显效率 + 有效率,对导致心律失常的诊断采用 Morganroth 制定的标准[3]进行判断。

1.4 统计学方法 计数资料以率表示,采用卡方检验。 $P < 0.05$ 为差异有统计学意义。

## 2 结 果

2.1 动态心电图改善情况 2 组总有效率、显效率比较差异有统计学意义( $P < 0.05$ )。见表 1。

2.2 临床症状改善情况 2 组总有效率、显效率比较,治疗组优于对照组,差异有统计学意义( $P < 0.05$ ),见表 1。

2.3 不良反应 2 组服药后检查血常规和肝功能均等无异常改变,治疗组整个服药过程中未发现明显不良

反应;对照组 4 例患者出现'轻度胃肠道症状,其中便秘 1 例,恶心 3 例,另外 2 例患者服药后出现 I 度房室传导阻滞。

表 1　2 组动态心电图的疗效与临床症状改善情况比较　例

| 组别 | | 例数 | 显效 | 有效 | 无效 | 总有效率(%) |
|---|---|---|---|---|---|---|
| 动态心电图 | 治疗组 | 38 | 21 | 14 | 3 | 92.1* |
| | 对照组 | 30 | 11 | 11 | 8 | 73.3 |
| 临床症状 | 治疗组 | 38 | 23 | 10 | 5 | 86.8* |
| | 对照组 | 30 | 9 | 10 | 11 | 63.3 |

注:与对照组比较,* $P < 0.05$

## 3　讨　论

对室性早搏的处理需考虑以下因素:是否存在器质性心脏病,室性早搏的频率及心功能状态。心脏病并发室性早搏首先应治疗原发病,祛除诱发因素。当治疗原发病和祛除诱因后室性早搏仍较多,并有心悸等症状,影响生活质量或心功能,并有可能诱发室性心动过速或室颤时需干预治疗[4]。功能性室性早搏的预后一般良好,原则上不需要特殊药物治疗[5],尤其不宜使用不良反应多的 III 类抗心律失常药物。心律失常抑制试验(CAST)[6] 的结果表明;使用 Ic 类药物虽然室早的发生率明显减少,但心律失常病死率和总病死率均明显增加。

依据中医络病理论,心律失常的发生主要是由于气阴两虚,导致心络的络虚不荣和络脉瘀阻,尤以前者为发病的关键环节[7],络虚不荣则心神失常,络脉瘀阻,日久化瘀,虚火内扰心神,二者均可导致心神不安,从而出现心律失常的一系列临床表现,络虚不荣涵盖了心肌细胞节律性的异常以及心脏自主神经功能的异常。

参松养心胶囊在中医络病理论指导下,补、养、敛三法并用,多用途、多环节、多靶点阻断心律失常的发生。本药针对心悸病症以虚为本,兼见瘀热的病机特点,以生脉散为基础方,益气养阴以治其本,同时配伍荣养络脉、活血通络及清心安神之品以治其标,标本兼治,开辟了从络病学说治疗心律失常的新途径[8]。

本结果表明,治疗组室性早搏次数比对照组明显减少,临床症状较对照组明显改善,且未发现其具有致心律失常作用,表明参松养心胶囊对室性早搏确有良好临床疗效,值得临床推广应用。

参考文献

1　陈灏珠.实用内科学[M].第 12 版.北京:人民卫生出版社.2005:1 366.

2　中华心血管病杂志编委会心血管药物对策专题组.心血管药物临床实验评价方法的建议[J].中华心血管杂志,1998,26(6):405-412.

3　Morganroth J.Risk factor for the development of proarrhythmic events[J].Am J Cardiol,1987,321:406-412.

4　吴宁,朱俊,任自文.抗心律失常药物治疗建议[J].中华心血管病杂志,2001,29(5):323-336.

5　张海澄,佟光明.期前收缩的临床意义及治疗[J].中华全科医学,2002,5(10):775.

6　The Cardiac Arrhythmia Suppression Trial (CAST) Investigators, Preliminary report:Effect of encainide and flecainide on mortality in a randomized trial of arrhythmia suppression after myocardial infarction[J].N Engl J Med,1998,321(6):406-412.

7　吴以岭."脉络——血管系统病"新概念及其治疗探讨[J].疑难病杂志,2005,4(5):285-287.

8　王彦方,郑晓辉,郝增光.参松养心胶囊治疗室性期前收缩疗效临床观察[J].疑难病杂志,2006,5(6):124-125.

# 参松养心胶囊治疗频发功能性室早 40 例

## 刘华玲

河南省周口市中心医院老干科(周口,466000)

【摘要】　目的　观察参松养心胶囊治疗频发功能性室早的临床效果及安全性和不良反应。方法　治疗组(40例)应用参松养心胶囊 1.2 g 口服,每日 3 次,疗程 3 周。对照组患者口服胺碘酮 0.2 g,每日 3 次,疗程 3 周。治疗前后检查动态心电图或心电图、肝肾功能、X 线胸片等。结果　治疗组有效率 80.0%,对照组为 93.3%,2 组比较无明显差异( $P > 0.05$ )。治疗组不良反应 2 例(5.0%),对照组不良反应 6 例(20.0%),2 组比较差异有统计学意义( $P < 0.05$ )。讨论　参松养心胶囊治疗频发功能性室早的疗效确切、安全、有效且不良反应少,值得临床上进一步推广使用。

【关键词】　参松养心胶囊;室性早搏,频发功能性

　　随着社会压力的增大,功能性室早越来越受到人们的重视。频发功能性早搏患者往往因心悸不安迫切要求治疗,而抗心律失常药物在治疗心律失常中,不仅有可能加重原有的心律失常,还能诱发新的心律失常,并且心律失常消失停药后容易复发。为了寻求对频发性室早的有效药物治疗,我们于 2007 年 6 月—2008 年 6 月使用参松养心胶囊治疗频发功能性室早 40 例,效果明显,现报告如下。

## 1　资料与方法

1.1　病例选择　选择我院心内科 2007 年 6 月—2008 年 6 月门诊及住院患者 70 例,男 25 例,女 45 例,年龄 19～60(36±10)岁,病程 1.5～36 个月。患者随机分为对照组(30 例)和治疗组(40 例)。

1.2　频发功能性室早的诊断　(1)有心悸、胸闷、气短等自觉症状。(2)24 h 动态心电图监测室早数大于 700 次或常规心电图室早数大于 6 次/min。(3)静息或运动负荷心电图无 ST-T 心肌缺血性改变。

1.3　实验室检查　X 线胸片、心脏彩超等无心脏异常发现,排除器质性心脏病。

1.4　剔除标准　严重窦房结功能异常、二度以上传导阻滞、严重的心动过缓。

1.5　治疗方法　治疗组:参松养心胶囊(石家庄以岭药业股份有限公司生产)1.2 g 口服,每日 3 次,疗程 3 周。对照组:盐酸胺碘酮片(上海心谊九福药业有限公司)0.2 g 口服,每日 3 次,疗程 3 周。治疗前后检查动态心电图或心电图、肝肾功能、X 线胸片等。

1.6　观察指标　治疗前后观察:(1)临床症状变化;(2)24 h 动态心电图早搏数次或心电图早搏变化情况。

1.7　疗效判定标准　(1)显效:临床症状消失或基本消失,室性早搏数减少 90% 以上;(2)有效:临床症状减轻,室性早搏数减少 50% 以上;(3)无效或恶化:临床症状及室性早搏数无明显变化或较前加重。

## 2　结果

2.1　疗效评价　2 组总有效率比较差异无统计学意义( $P > 0.05$ )。见表 1。

表 1　治疗组与对照组疗效比较　[例(%)]

| 组　别 | 例数 | 显效 | 有效 | 无效 | 总有效率(%) |
|---|---|---|---|---|---|
| 治疗组 | 40 | 17(42.5) | 15(37.5) | 8(20.0) | 80.0 |
| 对照组 | 30 | 18(60.0) | 10(33.3) | 2(6.7) | 93.3 |

2.2　不良反应　治疗组不良反应 2 例(5.0%):腹胀 1 例(2.5%),恶心 1 例(2.5%);对照组不良反应 6 例(20.0%):便秘 2 例(6.7%),窦性心动过缓 1 例(3.3%),肝功能异常 3 例(10.0%),2 组比较差异有统计学意义( $P < 0.05$ )。

## 3　讨　论

　　参松养心胶囊是国家批准的治疗心律失常的中成药,其主要成分为人参、麦门冬、山茱萸、丹参、炒酸枣仁、桑寄生、赤芍药、土鳖虫、甘松、黄连、南五味子、龙骨等。其抗心律失常作用与甘松所含缬草酮有关[1]。

缬草酮具有稳定细胞膜的作用,能延长动作电位阻断折反激动,能有效的治疗心律失常尤其是室性早搏[2]。现代药理研究证实,方中多种药物以不同的机制发挥抗心律失常作用,不仅可以抑制心肌细胞的自律性,改善心肌细胞代谢,改善心肌传导系统功能,调节自主神经发挥抗心律失常的协同作用;同时还可以提高冠状动脉的血流量,增加心输出量降低耗氧量,清除自由基,对抗缺氧对心肌细胞的损害。综上所述,笔者认为参松养心胶囊治疗频发功能性室早的疗效确切、安全、有效且不良反应少,值得在临床上进一步推广使用。

### 参考文献

1 杜荣品,吕妍娓,王立志.参松养心胶囊对急性冠脉综合征室性早搏的临床观察[J].疑难病杂志,2007,8(8):354-355.
2 付东平.参松养心胶囊治疗心绞痛的疗效观察[J].疑难病杂志,2006,5(6):431-433.

# 参松养心胶囊治疗早搏40例疗效观察

张素清　　韩荣平

河南省焦作市人民医院(焦作,424150)

【摘要】　目的　观察参松养心胶囊治疗早搏的临床疗效。方法　40例早搏患者随机分为2组,治疗组服用参松养心胶囊,对照组服用普罗帕酮,疗程均为60 d,比较治疗前后2组患者的总有效率及不良反应。结果　2组显效率、有效率及总有效率差异无显著意义( $P > 0.05$ ),治疗组不良反应明显低于对照组( $P < 0.05$ )。结论　参松养心胶囊治疗早搏安全有效。

【关键词】　心脏病;早期搏动;参松养心胶囊;普罗帕酮

2008年3~6月我院应用参松养心胶囊治疗各种早搏40例,并与普罗帕酮治疗比较疗效满意。

## 1　资料与方法

**1.1　一般资料**　选择本院心内科门诊和住院患者40例,男30例,女10例,年龄15~70岁,所有病例均经心电图证实为频发性室性或室上性早搏,并做24 h动态心电图评价早搏频度≥300次/h。室上性早搏15例,室性早搏5例,多元性早搏20例,发病时间6天至10年,随机分为治疗组和对照组,2组一般情况差异无统计学意义( $P > 0.05$ ),具有可比性。

**1.2　治疗方法**　治疗组:参松养心胶囊(石家庄以岭药业股份有限公司生产)3粒/次,3次/d,口服;对照组:普罗帕酮150 mg,3次/d,口服,不用其他抗心律失常药物,2组均针对病因进行治疗,60 d为1疗程。治疗前后均进行心电图和动态心电图检查,检测血糖、血脂、肝肾功能、电解质等检查,并注意记录不良反应。

**1.3　疗效判断标准**　根据中华心血管病杂志编委会心血管药物对策专题组。心血管药物临床试验评价方法的建议判断效果。心电图的疗效判定标准:早搏消失或减少90%以上为显效;减少50%以上为有效;减少50%以下或无变化或增多为无效。显效和有效之和为总有效。

## 2　结　果

**2.1　治疗效果**　2组显效率、有效率及总有效率差异无显著意义( $P > 0.05$ )。

**2.2　不良反应**　治疗组不良反应5例,主要为上腹部不适、恶心,均能耐受,未经处理。对照组不良反应15例,主要表现头昏、恶心、心律失常,停药1周后恢复正常。2组不良反应比较差异有显著意义( $P < 0.05$ )。

## 3　讨　论

心律失常特别是早搏发生率很高,长期以来心律失常主要依靠西药治疗,但不良反应比较多,如最常用的广谱抗心律失常药普罗帕酮可导致各种传导阻滞,并有负性肌力和负性频率作用,临床应用受到一定限制[1]。中医络病理论认为心律失常发生的主要病理机制是气阴两虚、络虚不荣、络脉瘀阻。参松养心胶囊以生脉散为基本方,方中人参、麦冬、五味子补气养阴、生津安神,以治发病之本;桑寄生、山茱萸、酸枣仁滋养心阴、益肝血,补络中气血;丹参、赤芍、土鳖虫、甘松活血通络,佐以黄连、龙骨清心安神。诸药合用具有益气养阴、活血通络、清心安神的作用。电生理研究显示:参松养心胶囊具有调节多离子通道作用;调节心脏传导功能,降低心肌细胞自律性;调节自主神经和高级中枢神经作用;具有改善心肌细胞代谢,改善供血的作用。因此能有效地控制各种心律失常,缓解患者的临床症状,且对心率无明显影响[2],是具有较好抗心律失常作用的中成药。本结果显示,参松养心胶囊治疗各种早搏包括室性和室上性早搏的疗效与普罗帕酮相当,且无明显不良反应,表明参松养心胶囊治疗早搏临床疗效确切,值得临床进一步研究。

**参考资料**

1　洪淇.口服普罗帕酮治疗心律失常副反应的观察[J].医学文选,2000,19(3):283-284.

2　陈少伟,周贻.参松养心胶囊治疗室性期前收缩疗效观察[J].疑难病杂志,2007,5(6)291-292.

# 参松养心胶囊治疗心肌梗死后室性期前收缩临床观察

李玉敏

河南省西峡县第一人民医院(西峡,474500)

**【摘要】** **目的** 观察参松养心胶囊治疗心肌梗死后室性期前收缩的临床疗效。**方法** 60 例患者随机分成 2 组,治疗组服用参松养心胶囊,对照组服用胺碘酮,疗程为 4 周,比较治疗前后 2 组患者的心电图变化和总有效率,并观察不良反应。**结果** 2 组总有效率、治疗后心电图的变化均无明显差异($P > 0.05$),治疗组不良反应明显低于对照组($P < 0.05$)。**结论** 参松养心胶囊治疗心肌梗死后室性期前收缩安全有效。

**【关键词】** 心肌梗死;心律失常;室性期前收缩;参松养心胶囊

急性心肌梗死(AMI)后室性心律失常大多以室性期前收缩为常见,如不及时处理极易发生室性心动过速(VI)造成猝死。如何及时有效的治疗室性期前收缩是降低 AMI 病死率及提高生活质量的关键。2006 年 5 月—2007 年 5 月我院应用参松养心胶囊治疗心肌梗死后并发室性期前收缩 60 例并与胺碘酮做比较,现总结如下。

## 1 资料与方法

**1.1 一般资料** 选择我院心内科 AMI 患者 60 例,随机分为治疗组与对照组,治疗组 30 例,男 17 例,女 13 例,年龄 52 ~ 75 岁;对照组 30 例,男 16 例,女 14 例,年龄 51 ~ 76 岁,2 组患者年龄、性别及基本情况方面无显著差($P > 0.05$),具有可比性。

**1.2 选择标准** ECG 证实室性期前收缩以不伴室性心动过速均为偶发性期前收缩;排除标准:血压 < 90/60 mm Hg,心电图有严重窦房结功能异常者,有完全性左束支传导阻滞者,甲状腺功能异常者,心动过缓引起晕厥者,室内阻滞,房室传导阻滞、电解质紊乱者。

**1.3 治疗方法** 治疗组使用参松养心胶囊(石家庄以岭股份有限公司生产,批准药号 220030058)每次 4 粒,每日 3 次;对照组选用胺碘酮(上海信谊九福药业有限公司生产,批准文号:国药准字 H31021872)每次 0.2 g,每日 3 次,1 周后改为 0.2 g,每日 2 次,以后每日 0.1 ~ 0.2 g,维持治疗 4 周后观察疗效。治疗前后检查心电图、血尿常规、血脂、肝肾功能,并观察不良反应。

**1.4 判定标准** 心电图疗效判定标准,室性期前收缩计分标准,以减少 50% 以上为有效,减少 50% 以下或增多为无效。

**1.5 统计学方法** 计量资料以 $\bar{x} \pm s$ 表示,组间比较采用 $t$ 检验,计数资料以率表示,采用 $\chi^2$ 方检验,$P < 0.05$ 为差异有统计学意义。

## 2 结果

**2.1 总有效率** 治疗组显效 13 例(43.33%),有效 9 例(30.00%),无效 8 例(26.67%);对照组显效 14 例(46.66%),有效 9 例(30.00%),无效 7 例(23.34%)。2 组有效率、总有效率无显著差异($P > 0.05$)。

**2.2 心电图变化** 治疗组治疗前 HR($90 \pm 15$)次/min,P-R 间期($165 \pm 13$)ms,QRS 时间($86 \pm 11$)ms,QTE($384 \pm 36$)ms;治疗后 HR($75 \pm 12$)次/min,P-R 间期($170 \pm 14$)ms,QRS 时间($90 \pm 10$),QTE($390 \pm 38$)ms。2 组心电图比较差异无显著意义($P > 0.05$)。

**2.3 不良反应** 治疗组 2 例患者发生胃胀、上腹部不适,对症处理后消失;对照组不良反应 7 例,食欲不振,恶心 4 例,便秘 2 例,窦性心动过缓 1 例,2 组比较差异有显著意义($P < 0.05$)。

## 3 讨论

冠心病心肌梗死后室性期前收缩,目前主要以西药治疗为主。西药又有较多的不良反应,如胺碘酮有胃肠道反应、皮疹、痉挛,可发生明显的窦性心动过缓,又可影响甲状腺功能,使其亢进或低下,从而限制了其临床应用。参松养心胶囊以生脉散为主,配方辅以山茱萸、酸枣仁、桑寄生、丹参、赤芍、土元、甘松、黄连、龙骨,诸药共以益气养阴,活血通络,清心安神,并对乌头碱引起的心律失常有明显的预防作用,可明显降低冠脉阻力,心肌耗氧和耗氧指数,减轻心肌缺血再灌注损伤,改善应激状态,参松养心胶囊治疗心肌梗死后室性期前收缩疗效与胺碘酮相当,不良反应少,临床具有确切疗效。

### 参考文献

1　陈灏珠.实用内科学[M].第 12 版.北京:人民卫生出版社,2005:1,3,6.
2　吴以岭.络病学基础与临床研究[M].北京:中国科学技术出版社,2005:10.

# 参松养心胶囊治疗冠心病并心房颤动的临床评价

王志兴

河南省济源市第三人民医院(济源,454692)

【摘要】 目的 评价参松养心胶囊治疗冠心病心房颤动的临床疗效。方法 对照组常规给予抗凝控制心室率,必要时给予转复并维持窦律。对照组在常规治疗基础上加用参松养心胶囊,每次 4 粒,每日 3 次。结果 治疗组患者心率及临床症状的改变明显优于对照组( $P < 0.05$)。结论 参松养心胶囊对冠心病心房颤动有明显疗效。

【关键词】 参松养心胶囊;冠心病;心房颤动

心房颤动是中老年最常见且病因复杂的一种心律失常。有文献报道,心房颤动发生率在冠脉造影确诊非心肌梗死患者中为 0.5% ~ 1.5%,阵发性心肌梗死患者中占 3.8%。心房颤动的形成机制复杂,可能与心房电重构有关。随着我国老龄社会的到来,心房颤动的发生率降越来越高,因目前临床上常用的抗心律失常西药有明显导致心律失常作用故临床需寻求疗效好、且不良作用少,长期使用且不易增加病死率的药物,一直是国内外研究的重点。我院在常规治疗基础上应用参松养心胶囊治疗冠心病、心房颤动取得较好的疗效,现报道如下。

## 1 资料与方法

**1.1 一般资料** 所有入院病例均为我院 2006 年 2 月—2006 年 5 月冠心病合并快速心房颤动患者 68 例,其中男 48 例,女 20 例,将其随机分为 2 组,治疗组为 36 例,在抗凝、控制心室律基础上加用参松养心胶囊,对照组 50 例不加用参松养心胶囊,其他治疗同治疗组。2 组患者的年龄、性别、病程差异无统计学意义( $P > 0.05$)。

**1.2 治疗方法** 对照组常规给予抗凝、控制心律,必要时给予转复并维持窦性心律,治疗组在对照组基础上加用参松养心胶囊,每次 3 粒,每日 3 次。

**1.3 疗效评价** (1)静息状态下用药前后心率、血压、、心电图改变标准。显效:心室率控制 < 90 次/min 或者转复窦性心律;有效:心室率控制 > 90 次/min;无效:心室率无明显变化。(2)临床症状改变情况。显效:症状消失或明显改善;有效:症状改善;无效:症状无改善或加重。

**1.4 统计学处理** 计数资料以率表示,采用卡方检验, $P < 0.05$ 为差异有统计学意义。

## 2 结 果

**2.1 心电图改变** 治疗组总有效率显著优于对照组( $P < 0.05$),见表1。

表1 2组心电图疗效比较 [例(%)]

| 组 别 | 例数 | 显效 | 有效 | 无效 | 总有效率(%) |
|---|---|---|---|---|---|
| 治疗组 | 36 | 20(55.6) | 8(22.2) | 8(22.2) | 28(77.8)* |
| 对照组 | 32 | 18(56.3) | 6(18.7) | 8(25.0) | 24(75.0) |

注:与对照组比较,* $P < 0.05$

**2.2 临床症状改变** 治疗组疗效明显优于对照组( $P < 0.05$)。见表2。

表2 2组临床症状疗效比较 [例(%)]

| 组 别 | 例数 | 显效 | 有效 | 无效 | 总有效率(%) |
|---|---|---|---|---|---|
| 治疗组 | 36 | 20(55.6) | 13(36.1) | 3(8.3) | 33(91.7)* |
| 对照组 | 32 | 17(53.1) | 10(31.3) | 5(15.6) | 27(84.4) |

注:与对照组比较,* $P < 0.05$

**2.3 不良反应** 除 1 例引起明显腹胀、恶心、呕吐外,所有患者均坚持用药至终点。

## 3　讨　论

对于冠心病、心房颤动的治疗目标,是改善心肌缺血,消除房颤,转复窦率并维持窦率,控制心室率,预防栓塞事件发生。冠心病出现心房颤动,与心房电重构有关,及房颤持续数周可引起心房组织的病理变化。依据中医络病理论,心律失常发生主要由于气阴两虚导致心络的络虚不荣和络脉瘀阻,以前者为发病的关键环节。络虚不荣,则心神失养,络脉瘀阻,则虚火内扰心神,而导致心神不宁,从而出现心律失常的一系列表现。参松养心胶囊在中医络病的理论基础上具有多离子通道的调节作用,人参、麦冬、五味子,养气养阴,改善心肌细胞代谢,降低自律性,抑制心肌细胞膜上的 $Na^+$-$K^+$-ATP 酶的活性,调节植物神经功能。黄连素促进钙内流,抑制窦房结传导,甘松的主要成分缬草酮与心肌细胞膜上离子通道中的特异蛋白质相结合抑制钠离子内流,促进钾离子外流,降低心肌细胞自律性,延长心房肌、心室肌以及传导系统的动作电位时间,打断折返激动治疗心律失常。山茱萸具有抗心律失常作用,以动作电位增大,静息电位绝对值降低从而降低心肌细胞自律性。上述诸药合用,益气养阴,活血通络,清心养神,具有降低心肌细胞自律性,改善心肌细胞代谢,调节自主神经功能,从而达到治疗心律失常的目的。

本研究表明:2组药物对控制房颤的疗效,治疗组优于对照组,未发现导致心律失常的作用,表明参松养心胶囊对冠心病房颤具有明显的临床疗效。

# 参松养心胶囊治疗发作性房颤临床观察

孙漾丽

河南省郑州市中医医院(郑州,450006)

**【关键词】** 心房颤动;参松养心胶囊

## 1 资料与方法

**1.1 一般资料** 选择 2008 年 3 月—2007 年 6 月门诊或住院患者 50 例,按就诊顺序随机配对分为治疗组和对照组各 25 例。其中治疗组 25 例,男 15 例,女 10 例,年龄 45～70 岁,中位数 61.2 岁,发作性房颤病史 <6 个月者 16 例, <1 年者 9 例;其中冠心病 17 例,高血压性心脏病 3 例,肺源性心脏病 3 例,甲状腺功能亢进性心脏病 2 例。对照组 25 例,男 17 例,女 8 例,年龄 45～70 岁,中位数 61.2 岁;发作性房颤病史 <6 个月者 18 例, <1 年者 7 例;其中冠心病 10 例,高血压性心脏病 5 例,肺源性心脏病 6 例,甲状腺亢进性心脏 4 例。2 组在年龄、性别、病程、原发病方面无明显差异( $P > 0.05$ ),具有可比性。

**1.2 治疗方法** 基础治疗:(1)针对原发病予以规范治疗;(2)住院患者给以 10% 葡萄糖 250 ml + 正规胰岛素 6U + 门冬氨酸钾镁注射液 20 ml。治疗组在治疗基础上给予参松养心胶囊,每次 4 粒,每日 3 次。疗程均为 8 周。随访 6 个月。

**1.3 观察指标** (1)中医证候积分;(2)房颤发作频度;(3)治疗前、后各作动态心电图 1 次;(4)治疗过程每周随诊 1 次。

**1.4 疗效评定** (1)临床控制:临床症状、体征积分改善≥90%;房颤 6 个月内未再复发。(2)显效:临床症状、体征积分改善≥70%;房颤发作 6 个月内减少 50% 以上。(3)有效:临床症状、体征积分改善≥30% 而 <70%;房颤发作 6 个月内减少 30% 以上。(4)无效:临床症状、体征积分改善 <30%。房颤发作 6 个月内无减少。

## 2 结 果

治疗组临床控制、显效、有效、无效分别为 9 例、10 例、4 例和 2 例;对照组分别为 4 例、6 例、4 例和 11 例。总有效率分别为 92%(23/25)、60%(15/25),差异有统计学意义( $P < 0.05$ )。

## 3 典型病例

患者,女,68 岁,以"发作性心慌气短 8 个月"为主诉于 2008 年 5 月 19 日就诊。8 个月来间断心慌气短,多在劳累、情绪变化时发作,发作时心电图示心房纤颤。每周约发作 4～6 次,每次发作持续 2～10 h。有高血压病史,高血脂病史(总胆固醇 >6.30 mmol/L)。曾正规服胺碘酮片 3 月余,房颤发作无减少,并感觉胃部不适,且 $T_3$ 、 $T_4$ 增高,现已停胺碘酮。查脉沉细,舌质淡,苔白。西医诊断:缺血性心脏病(心律失常,发作性心房纤颤)。中医诊断:心悸(气血亏虚)。治疗:予参松养心胶囊、每次 4 粒,每日 3 次。现已随访 3 个月,房颤未再发作。

## 4 讨 论

心房纤颤是临床最常见的心律失常之一,分为发作性房颤和持续性房颤。发作性房颤治疗目的是为了预防发作,维持窦性心律。目前治疗房颤发作最好的药物是胺碘酮,或者用射频消融术。因价格因素射频消融术部分患者不易接受,胺碘酮长期应用不良反应较多,临床应用受到限制。

因此,如何有效预防发作性房颤,是目前心内科领域的一个难点。我们在临床实践中,应用参松养心胶囊预防心房纤颤发作,总有效率 92%,且无不良反应。参松养心胶囊系纯中药制剂,有益气养心、通络安神的功效,现代药理研究该药能作用于心肌离子通道,改善心脏电生理,所以对于发作性房颤有明显疗效,值得进一步推广应用。

# 参松养心胶囊治疗窦性心动过缓的临床观察

孟立军　　王文英　　郑德胜

山东省滨州市中心医院(滨州,251700)

【摘要】　目的　评价参松养心胶囊治疗窦性心动过缓的疗效。方法　采用自身对照法,对 72 例窦性心动过缓患者口服参松养心胶囊 4 粒,每日 3 次,疗程 14 d。治疗前后分别作 24 h 动态心电图(DCG),观察窦性最长 R-R 间期(LSR-R)、窦性最短 R-R 间期(SSR-R)、24 h 平均心率(MHR)、24 h 总心搏数(THR)。结果　治疗后 LSR-R、SSR-R 分别由$(1.90 \pm 0.40)$s、$(0.77 \pm 0.14)$s 缩短至$(1.61 \pm 0.51)$s($P < 0.05$)、$(0.63 \pm 0.11)$s($P < 0.01$)。MHR、THR 分别由$(45 \pm 6)$次/min、$(70858 \pm 8125)$次增至$(59 \pm 5)$次/min($P < 0.01$)、$(79330 \pm 7211)$次($P < 0.01$)。结论　参松养心胶囊治疗窦性心动过缓有明显疗效。

【关键词】　参松养心胶囊;窦性心动过缓;动态心电图

窦性心动过缓临床常见,可由多种原因所致。窦性心率低于 60 次/min,为轻度窦性心动过缓,患者无症状,临床无意义,不需要治疗。窦性心率 50 ~ 45 次/min,为中度窦性心动过缓,患者伴有头晕、胸闷、心悸。我们应用参松养心胶囊治疗中度窦性心动过缓取得一定疗效,现报道如下。

## 1　资料与方法

**1.1　一般情况**　入选病例符合以下窦性心动过缓诊断标准:动态心电图(DCG)检查平均窦性心率 < 50 次/min。符合入选标准 72 例,在 72 例患者中男 46 例,女 26 例,年龄 40 ~ 78(59 ± 9)岁。病因:冠心病(除外急性心肌梗死)6 例,原发性高血压病 11 例,扩张型心肌病 3 例,糖尿病 3 例,原因不明 49 例,伴心动过缓相关的头晕、胸闷、心悸。

**1.2　治疗方法**　所有患者均停用一切影响心率、心律的药物 2 周后,应用参松养心胶囊 4 粒口服,每日 3 次,疗程 14 d。治疗前后做 24 h DCG。

**1.3　观察指标**

**1.3.1**　观察 24 h DCG 指标:(1)最长窦性 R-R 间期(LSR-R);(2)最短窦性 R-R 间期(SSR-R);(3)24 h 平均心率(MHR);(4)24 h 总心搏数(THR)。

**1.3.2**　治疗前后检验血尿常规,肝、肾功能,血清电解质,同时观察不良反应。

**1.3**　统计学方法:计量资料以 $\bar{x} \pm s$ 表示,以 $t$ 检验动态观察比较治疗前后各项指标变化。$P < 0.05$ 为差异有统计学意义。

## 2　结　果

**2.1　DCG 改变**　治疗后 LSR-R、SSR-R 分别由$(1.90 \pm 0.40)$s、$(0.77 \pm 0.14)$s 缩短至$(1.61 \pm 0.51)$s($P < 0.05$)、$(0.63 \pm 0.11)$s($P < 0.01$)。MHR、THR 分别由$(45 \pm 6)$次/min、$(70\ 858 \pm 8\ 125)$次增至$(59 \pm 5)$次/min($P < 0.01$)、$(79\ 330 \pm 7\ 211)$次($P < 0.01$)。

**2.2**　治疗前后血尿常规、肝肾功能及血电解质均无明显改变。

## 3　讨　论

窦性心动过缓临床常见,可由多种原因所致。窦性心率低于 60 次/min,为轻度窦性心动过缓,患者无症状,临床无意义,不需要治疗。窦性心率 50 ~ 45 次/min,为中度窦性心动过缓[1],患者可有头晕、胸闷、心悸。参松养心胶囊是一种抗心律失常的中药制剂,方剂由人参、麦冬、五味子、山茱萸、酸枣仁、桑寄生、丹参、赤芍、土鳖虫、甘松、黄连、龙骨组成,参松养心胶囊组方是在生脉散、定神汤基础上加减组方而成。具有益气养阴,活血通络,清心安神的功效,使"络虚"得荣、"络阻"得"通",从而达到"神安"、改善心律失常引起得心悸、气短、乏力、失眠等临床症状的目的。现代药理研究表明:参松养心胶囊组方中多种药物均具有显著的抗心律失常作用,不仅可抑制心肌细胞自律性、改善心肌细胞代谢、改善心脏传导系统的功能,而且可调整心脏自主神经的功能。本结果显示,参松养心胶囊具有增加窦房结内 P 细胞的兴奋性而增加窦性频率;同时改善冠脉循环,增加心肌供氧,改善窦房结 P 细胞缺血、缺氧和细胞代谢,有利于窦房结功能恢复。

张淑云等[2]认为温阳益气药有改善窦房结功能、维持基本心率、改善部分传导系统功能的作用。现代药理研究证实人参、麦冬、五味子组成的生脉饮具有强心,改善心率的作用,临床上也有此类报道[3]。

应用参松养心胶囊治疗窦性心动过缓简便易行,其近期疗效较好,远期疗效有待进一步观察。

### 参考文献

1 郭继鸿.心电图学[M].北京:人民卫生出版社,2002:380-381.
2 张淑云,范爱平.中药治疗缓慢型心律失常临床疗效观察[J].北京中医学院学报,1996,9(4):44.
3 王静丽.生脉注射液治疗心动过缓 30 例[J].山东中医杂志,1997,16(10):450.

# 参松养心胶囊治疗老年冠心病心律失常的疗效观察

石华英

武汉科技大学附属医院(武汉,430060)

【摘要】 目的　比较参松养心胶囊和美托洛尔治疗老年冠心病心律失常的疗效和安全性。方法　将98例老年冠心病心律失常患者随机分为2组,治疗组56例服用参松养心胶囊,每次1.6 g(4粒),3次/d;对照组42例,口服美托洛尔12.5 mg/次,每日2次。2组对原发病治疗用药不变。疗程均为4周。结果　治疗组有效率明显高于对照组,且不良反应少。结论　参松养心胶囊治疗老年冠心病心律失常患者疗效肯定,无明显不良反应,值得临床大力推广应用。

【关键词】 冠心病;心律失常;参松养心胶囊

据WHO统计冠心病是世界最常见死亡原因之一。据上海综合性医院资料统计,20世纪90年代冠心病患者已经占住院心脏患者1/3,而老年人因多种脏器功能衰退,故易并发心脏疾患,易致心律失常。严重心律失常导致血液动力学改变而危及生命。故目前抗心律失常尤其重要。抗心律失常西药不良反应较大,加之患者在认识上的差异而导致依从性差,给心律失常治疗带来很大困难。参松养心胶囊是运用中医络病理论研制的抗心律失常纯中药制剂,在临床应用中发现其不良反应较少,疗效好。我院在2006—2007将其应用于临床治疗老年冠心病心律失常患者取得良好疗效,报告如下。

## 1　资料与方法

1.1　一般资料　选择我院2006—2007门诊及住院病例98例老年患者(年龄60~80岁)均经临床确诊冠心病合并心律失常(房性早搏,室性早搏,交界性早搏,房颤及混合性心律失常)。98例随机分为2组,治疗组56例,男36,女20例,年龄平均74.2岁。对照组42例,男23例,女19例,年龄平均74.3岁。2组患者性别,年龄,病情病程,心律失常的种类等均无显著性差异( $P > 0.05$ ),具有可比性。

1.2　治疗方法　治疗组口服参松养心胶囊(石家庄以岭药业股份有限公司生产)每粒0.4 g,每次4粒,每日3次。对照组口服美托洛尔12.5 mg/次,每日2次。2组基础治疗不变,疗程均为4周。治疗前后均检测血、尿常规,肝、肾功能,电解质,24 h动态心电图,心电图每周检查1次。详细记录用药期间不良反应。

1.3　疗效判定标准　参照1995年卫生部颁布中药新药治疗心悸的临床研究指导原则[1],及参照1979年全国中西医结合防治冠心病、心绞痛、心律失常研究座谈会制定的《心律失常疗效标准中西医结合会议制定的疗效标准》判定效果。显效:临床症状消失或明显改善;早搏消失或早搏次数减少 $> 90\%$ ,房颤发作次数终止或偶发。有效:临床症状有所减轻,早搏次数减少 $50\% \sim 90\%$ ,房颤发作次数明显减少。无效:临床症状无明显改善或加重、早搏次数较前减少 $< 50\%$ ,无变化或加重:房颤仍发作或发作频繁。

1.4　统计学处理,计数资料采用 $\chi^2$ 检验。 $P < 0.05$ 为差异有统计学意义。

## 2　结　果

2.1　临床疗效比较　治疗组总有效率明显高于对照组,差异有统计学意义( $P < 0.01$ )。见表1。

表1　2组临床疗效比较　[例(%)]

| 组别 | 例数 | 有效 | 显效 | 无效 | 总有效率(%) |
|---|---|---|---|---|---|
| 治疗组 | 56 | 18(32.1) | 32(57.1) | 6(10.7) | 89.3* |
| 对照组 | 42 | 5(11.9) | 22(52.4) | 15(35.7) | 64.3 |

注:与对照组比较,* $P < 0.05$

2.2　心电图疗效比较　治疗组总有效率明显高于对照组,差异有统计学意义( $P < 0.01$ )。见表2。

表2　2组心电图疗效比较　[例(%)]

| 组别 | 例数 | 有效 | 显效 | 无效 | 总有效率(%) |
|---|---|---|---|---|---|
| 治疗组 | 56 | 19(32.2) | 34(60.1) | 3(8.7) | 96.4* |
| 对照组 | 42 | 6(13.8) | 24(57.2) | 12(39.0) | 71.1 |

注:与对照组比较,* $P < 0.05$

2.3　不良反应　对照组出现失眠2例,便秘1例。治疗组出现胃胀1例,但经调整餐后服用明显缓解。治疗前后生化指标无变化。

## 3　讨　论

心律失常发生机制是由于心肌缺血缺氧所致心肌电生理异常。冠心病是心律失常常见病因,而老年人冠心病心律失常是其死亡原因之一,故防治冠心病抗心律失常尤为重要。西药抗心律失常不良反应较大,且有致心律失常不良反应,停药后易复发。而中药不良反应小,显效后疗效巩固,可以从整体上调整患者的身体功能等诸多优势。

祖国医学运用络病理论探讨冠心病心律失常中医病理机制及其治疗,认为气阴两虚而致络虚不荣、络脉瘀阻是其主要病理机制。气阴两虚可产生络虚不荣与心脏自律性及自主神经功能失常改变基本一致,气虚运血无力,阴虚血行涩滞引起脉络瘀阻致气络失养,与心肌的供血供氧不足有关[2]。而参松养心胶囊针对心律失常中医病理机制,选用荣养气络的药物组方以补、养、敛三法并用,多用途、多环节、多靶点阻断心律失常。具有益气养阴,活血通络,清心安神之功效。方中人参大补元气生津安神,麦冬养阴清心,五味子敛气生津。三者合用益气养阴以治发病之根本,配以桑寄生补心气,配山茱萸、酸枣仁养血安神,上药合用补络中气血;丹参、赤芍、土鳖虫、甘松活血通络,脉络畅通,气络得养,佐以黄连清心安神,龙骨重镇安神。且研究发现甘松含有机草酮具有中枢镇静、抗心律失常等作用,对异位节律和抗房颤的作用强于或等同于1类抗心律失常药物[3]。本结果表明参松养心胶囊治疗老年冠心病心律失常有较好的疗效,总有效率明显优于对照组,且肝肾功能及电解质无明显改变。

由此可见,参松养心胶囊治疗老年冠心病心律失常疗效确切,服用方便,安全可靠,避免了使用其他抗心律失常所致恶性心律失常的发生,值得临床推广应用。

参考文献

1　中华心血管病杂志编委会心血管药物对策专题组.心血管药物临床实验评价方法的建议[J].中华心血管病杂志,1998,26(6):405-413.
2　吴以岭.络病学[M].北京:中国中医药出版社.2004.
3　钟达锦.复方甘松汤治疗心律失常55例临床疗效观察与实验研究的初步报告[J].浙江医学,1982,4(1):49-51.

# 参松养心胶囊治疗冠心病心律失常的临床观察

梁留峰　李会霞

河南省叶县人民医院心内科(叶县,467200)

【摘要】 **目的** 观察参松养心胶囊治疗冠心病心律失常的临床疗效。**方法** 75例患者随机分为2组,治疗组在治疗原发性基础上加服参松养心胶囊,对照组则加服盐酸胺碘酮,疗程均为4周,比较治疗前后2组患者的总有效率及不良反应。**结果** 治疗组和对照组总有效率分别为72.5%和80%。2组比较无显著性差异($P < 0.05$)。治疗组不良反应明显低于对照组。**结论** 参松养心胶囊治疗冠心病心律失常安全有效。

【关键词】 冠心病;心律失常;参松养心胶囊

心律失常是冠心病的常见并发症,也是引发冠心病发作、恶化的主要原因,特别是合并心力衰竭的患者。心律失常是诱发症状加重,甚至死亡的重要原因。临床上常用的化学药物抗心律失常有不良反应。现将临床上应用参松养心胶囊治疗冠心病合并心律失常的疗效分析如下。

## 1 资料与方法

**1.1 一般资料** 选择我院心内科2007年7月—2008年6月住院患者,均经临床症状、体征、心电图检查诊断符合冠心病的诊断标准。全部病例如院前未曾服用过抗心律失常药物,随机分为2组,治疗组40例,其中男33例,女7例,平均年龄($63 \pm 5$)岁,房性早搏10例,心房纤颤5例,室性早搏25例;对照组35例,其中男30例,女5例,平均年龄($64 \pm 4$)岁,房性早搏6例,心房纤颤8例,室性早搏16例。2组患者在年龄、性别及合并症方面差异无统计学意义($P > 0.05$),具有可比性。

**1.2 治疗方法** 在治疗原发病的基础上,治疗组给予参松养心胶囊(石家庄以岭药业股份有效公司生产)4粒,每日3次,对照组给予盐酸胺碘酮0.2 g,每日3次,1周后减量至0.2 g,每日1次,观察时间为4周。

**1.3 观察指标** 患者分别于用药前后4周行24 h动态心电图监测和肝肾功能及血脂检查,以判定疗效及药物不良反应。

**1.4 疗效判定标准** 参照卫生部心血管系统药物临床药理基地所制定的《心血管系统药物临床研究指导原则》及1979年中西医结合会议制定的疗效标准判断效果:期前收缩减少50%以上;无效:未达到有效水平;恶化:治疗后心律失常加重。

**1.5 统计学处理** 计数资料用率表示,组间比较用卡方检验,以$P < 0.05$为差异有统计学意义。

## 2 结 果

**2.1 治疗效果** 治疗4周后,治疗组总有效率72.5%,对照组80.0%,2组总有效率无显著性差异($P > 0.05$)。见表1。

表1　2组患者治疗后有效率比较　[例(%)]

| 组　别 | 例数 | 显效 | 有效 | 无效 | 总有效率(%) |
|---|---|---|---|---|---|
| 治疗组 | 40 | 15(37.5) | 14(35.0) | 11(27.5) | 72.5 |
| 对照组 | 35 | 16(53.3) | 8(26.7) | 6(20.0) | 80.0 |

**2.2 不良反应** 治疗组有1例出现腹胀,能耐受,经对症治疗缓解。对照组2例出现一度房室传导阻滞,3例室性心动过缓。2组差异有统计学意义($P < 0.05$)。

## 3 讨 论

心律失常是急性冠脉综合征常见并发症,对无器质性心脏病患者,多不需特殊治疗[2]。但对于症状明显或有器质性心脏病患者,有可能诱发室性心动过缓或室颤时需干预治疗[3]。胺碘酮是临床上常用的抗心律失常药物,且广谱、安全有效,但有引起尖端扭转性室性心动过速的可能。当患者有低钾低镁血症时,合并用其他延长QT间期药物时,易诱发心律失常。

　　参松养心胶囊是国家批准治疗心律失常的专利中成药,其主要成分为人参、麦冬、五味子、山茱萸、酸枣仁、甘松、赤芍、土鳖虫、黄连、龙骨等。其抗心律失常作用与甘松所含缬草酮有关,缬草酮具有稳定细胞膜的作用,能延长动作电位,有效治疗心律失常,尤其是室性早搏;丹参可活血化瘀,降低冠状动脉阻力,增加冠脉血流量,改善心肌缺血、缺氧状态。方中人参、麦冬、五味子益气养阴,山茱萸、酸枣仁养心阴,益肝血,同时选用丹参、赤芍、土鳖虫等活血通络,脉络畅通,气络得养,又配以清心安神的黄连和龙骨,共奏益气养阴、活血通络、养心安神之功效。多环节、多靶点阻断心律失常的发生,充分发挥其抗心律失常的整体协同作用,达到纠正心律失常的目的;且其毒性低、使用安全,对肝肾功能无不良影响,具有广泛的应用前景,值得在临床推广使用。

**参考文献**

1　中华心血管杂志编委会心血管药物对策专题.心血管药物临床检验评价方法的建议[J].中华心血管杂志,1998,26(6):405-412.

2　张海澄,修兴明.期前收缩的临床意义及治疗[J].中国全科医学,2002 5(10):775.

3　吴宁,朱俊,任自文.抗心律失常药物治疗建议[J].中华心血管病杂志,2001,29(5)323-336.

# 参松养心胶囊治疗 2 型糖尿病合并冠心病心律失常患者临床疗效观察

朱丹　郗丹　冯海涛　董莹玥　张春梅　李丹梅

沈阳二四五医院(沈阳,110042)

【摘要】　目的　观察参松养心胶囊治疗 2 型糖尿病合并冠心病心律失常的临床疗效。方法　75 例患者随机分为 2 组,在常规用药的基础上,参松养心组加服参松养心胶囊,宁心宝组加服宁心宝胶囊,心律平组加服心律平胶囊,疗程均为 3 个月,比较治疗前后 3 组患者的总有效率。结果　宁心宝组的总有效率为 40.0%,心律平组的总有效率为 64.0%,参松养心组的总有效率为 88.0%,参松养心组的疗效明显优于其他 2 组( $P < 0.05$ )。结论　参松养心胶囊治疗 2 型糖尿病合并冠心病心律失常疗效确切。

【关键词】　糖尿病,2 型;冠心病;心律失常;参松养心胶囊

糖尿病作为一个在当今社会发病率剧增的代谢性疾病已引起人们的关注,冠心病不是糖尿病的特异并发症,但是糖尿病患者发生心血管疾病的危险性增加 2 ~ 4 倍[1],随之心律失常的发生率亦增高。目前临床使用的抗心律失常的药物,常有致心律失常的作用。因此在临床上寻找不良作用小,长期使用不增加病死率的药物较为困难。参松养心胶囊是运用中医络病理论研制的中药复方制剂,以补、养、敛三法并用,多途径、多环节阻断心律失常的发生。本研究对此进行了初步探讨。

## 1　资料与方法

1.1　临床资料　选取 2007 年 1 月—2008 年 5 月在我院门诊治疗的 2 型糖尿病合并冠心病心律失常的患者 75 例为观察对象(按 1999 年 WHO 诊断和分类标准进行糖尿病诊断和分型。心律失常根据卫生部颁布的"心血管系统药物临床研究指导原则"冠心病诊断标准及 1979 年全国中西医结合防治冠心病、心绞痛、心律失常研究座谈会修订标准),其中男 39 例,女 36 例,年龄 47 ~ 75(64 ± 9)岁。其中房性早搏 30 例,室性早搏 45 例。按随机数字表分到宁心宝治疗组、心律平治疗组、参松养心治疗组。每组 25 例。3 组患者的年龄、性别、病程、血糖、糖化血红蛋白、血压具有可比性。排除标准:肝肾功能不全、冠心病、急性心肌梗死、心力衰竭和脑血栓、胃肠病变、出血性疾病者。

1.2　治疗方法　所有患者均行糖尿病饮食控制和药物(诺和灵胰岛素或诺和龙)治疗,并常规应用硝酸酯类、肠溶阿司匹林,钙离子拮抗剂、ACEI 类;宁心宝治疗组在此基础上加服宁心宝,每日 3 次,每次 2 粒;心律平组在此基础上加服心律平胶囊,每日 3 次,每次 2 粒;参松养心组在此基础上加服参松养心胶囊,每日 3次,每次 4 粒。所有入选患者在观察期间均不应用降脂药物。疗程均为 3 个月。

1.3　疗效判断　3 组患者同时进行治疗前后心电图检查。早搏疗效判断参照 1995 年卫生部颁布《中药新药治疗心悸的临床指导原则》[2] 及《中西医结合会议制定的疗效标准判定疗效》[3]。显效:早搏消失或减少 >90%;有效:早搏减少 50% ~ 90%;无效:早搏减少 < 50% 或无变化。

1.4　统计学处理　计量资料以均数 ± 标准差( $\bar{x} \pm s$ )表示,组间比较采用 $F$ 检验,计数资料以率表示,采用 $\chi^2$ 检验。以 $P < 0.05$ 为差异有统计学意义。

## 2　结　果

2.1　疗效比较　总有效率参松养心治疗组高于心律平治疗组高于宁心宝治疗组( $P$ 均 < 0.05)　见表 1。

**表1　3组治疗效果的比较** （例）

| 组　别 | 例数 | 显效 | 有效 | 无效 | 总有效率（%） |
|---|---|---|---|---|---|
| 宁心宝治疗组 | 25 | 2 | 8 | 15 | 40.0 |
| 心律平治疗组 | 25 | 8 | 8 | 9 | 64.0* |
| 参松养心治疗组 | 25 | 15 | 7 | 3 | 88.0*△ |

注：与宁心宝组比较，*$P < 0.05$ 与心律平组比较，△$P < 0.05$

2.2　FPG、2-PPG、HbA1c、血压的变化　见表2。

**表2　3组患者检测指标** （$\bar{x} \pm s$）

| 组别 | | FPG(mmol/L) | 2-PPG(mmol/L) | HbA₁c(%) | SBP(mm Hg) | DBP(mm Hg) |
|---|---|---|---|---|---|---|
| 参松养心治疗组 | 治疗前 | 6.4 ± 1.3 | 7.2 ± 1.5 | 6.9 ± 1.4 | 141 ± 12 | 84 ± 10 |
| （$n = 25$） | 治疗后 | 6.1 ± 1.3 | 7.0 ± 1.6 | 6.8 ± 1.4 | 139 ± 15 | 86 ± 12 |
| 心律平治疗组 | 治疗前 | 6.6 ± 1.5 | 7.6 ± 1.4 | 7.2 ± 1.4 | 144 ± 10 | 83 ± 15 |
| （$n = 25$） | 治疗后 | 6.5 ± 1.7 | 7.4 ± 1.5 | 7.0 ± 1.5 | 140 ± 16 | 83 ± 9 |
| 宁心宝治疗组 | 治疗前 | 6.9 ± 2.0 | 7.4 ± 1.4 | 7.2 ± 1.6 | 143 ± 13 | 82 ± 9 |
| （$n = 25$） | 治疗后 | 6.9 ± 1.6 | 7.2 ± 1.3 | 7.0 ± 1.4 | 138 ± 10 | 79 ± 13 |

## 3　讨　论

　　心律失常是由于心脏的起搏传导系统发生功能性或器质性病变，正常的起搏传导受到影响所致。引起心脏激动和传导异常的原因很多，机制也很复杂，而心肌缺血缺氧是引起心律失常的重要因素。目前的抗心律失常药物多从单一途径治疗心律失常，而且常致心律失常，给临床的治疗带来了一定的困难。对于糖尿病患者来说，又存在心脏交感神经病变，使治疗更加困难。

　　依据中医络病理论，心律失常的发生主要是由于气阴两虚导致心络的络虚不荣和络脉瘀阻，尤以前者为发病的关键环节。络虚不荣则心神失养，络脉瘀阻日久化瘀，虚火内扰心神，二者均可导致心神不安，从而出现心律失常的一系列临床表现。络虚不荣涵盖了心肌细胞自律性的异常以及心脏自主神经功能的异常。

　　本结果显示：参松养心胶囊、心律平、宁心宝均不同程度地改善患者症状，引起早搏消失或减少，而且参松养心胶囊对不同病因的早搏治疗效果明显优于心律平、宁心宝。这主要由于参松养心胶囊具有养心安神、整和调节作用。其中人参、麦冬能改善心肌细胞代谢，降低自律性，抑制心肌细胞膜 $Na^+$-$K^+$-ATP 酶活性，调节植物神经功能；黄连可延长心肌动作电位和有效不应期，参松主要成分为缬草酮，其抑制钠离子内流，促进钾离子外流，降低心肌细胞自律性阻断折返、减少心律失常；山萸肉、桑寄生均有抗心律失常作用，诸药合用益气养阴、通血活络、清心安神，具有综合治疗作用[4]。

　　参松养心胶囊以其独特的药理作用，对糖尿病合并冠心病心律失常的患者疗效确切，起到标本兼治的作用，无疑为心律失常的治疗提供了一种全新而又安全有效的手段，值得广泛应用。

**参考文献**

1　Kamaua AM，GrdayD，Barrett-Connor E．Explaining the sex difference in coronary heart disease mortality among patients with type 2 diabetes：ameta-analysis[J]．Arch Inter Med，2002，162：1 737-1 745．

2　国家中医药管理局发布．中医病症诊断疗效标准[M]．南京：南京大学出版社，1994：20．

3　中华心血管病杂志编委会心血管药物对策专题组．心血管药物临床实验评价方法的建议[J]．中华心血管病杂志，1998，26(6)：405-413．

4　吴以岭．络病学[M]．北京：中国科学技术出版，2004：281-283．

# 参松养心胶囊治疗器质性心脏病并发心律失常分析

王德周

河南省叶县人民医院内二科(叶县,467200)

【摘要】　目的　观察参松养心胶囊治疗器质性心脏病并发心律失常的临床疗效。方法　30 例器质性心脏病并发心律失常患者在原发病治疗的基础上服用参松养心胶囊 4 粒/次,3 次/d,疗程 4 周,观察治疗前后患者心功能的改善情况及心律失常的疗效。结果　所有患者治疗后心功能均改善 1 级,心律失常的治疗有效率达 90%,无不良反应。结论　参松养心胶囊治疗器质性心脏病并发心律失常安全有效。

【关键词】　心脏病;心律失常;参松养心胶囊

心律失常可见于多种器质性心脏病,其中以冠心病心肌梗死、高血压病、风湿性心脏病、心肌病、心肌炎为多见。目前心律失常的治疗存在着滥用抗心律失常药物的不规范现象,特别是发生于器质性心脏病合并心律失常的治疗,一直困扰着临床医生。参松养心胶囊是以中医络病理论指导研制的抗心律失常现代中药。总结临床工作中口服参松养心胶囊治疗器质性心脏病心力衰竭患者并发心律失常的用药经验报告如下。

## 1　资料与方法

1.1　病例选择　30 例均为我院 2008 年 2～6 月住院患者,男 20 例,女 10 例,平均年龄(60±8)岁。病史 1 个月～5 年,其中冠心病心肌梗死 18 例,高血压心脏病 6 例,风湿性心脏病 6 例,心功能(NYHA)Ⅱ～Ⅳ级,频发室性早搏 8 例,阵发性心动过速(PVT)2 例,心房颤动 20 例,除外二度以上房室传导阻滞、病态窦房结综合征、先天性或获得性长 QT 间期综合征、慢性阻塞性肺部疾病、严重肾衰竭。入院均常规检测血压、心率、查心电图、心脏彩超,电解质、肝、肾功能及甲状腺功能。

1.2　治疗方法　所有患者在原发病治疗的基础上(如极化液、硝酸酯类、卡托普利、肠溶阿司匹林、口服胺碘酮等),给予参松养心胶囊 4 粒/次, 每日 3 次,疗程 4 周

1.3　疗效判定　有效:频发室早完全消失或连续减少≥90%;房颤心室率下降至 100 次/min 以下或完全转为窦性心律。无效:达不到上述标准。

## 2　结　果

患者的心功能均改善 1 级,频繁 VPC 8 例的治疗有效率 90%,2 例 PVT 终止,且心功能迅速改善;房颤治疗有效率 90%,无效 10%;心室率自(98±14)/min 延长至(403±26)ms,( P <0.05),无 1 例在参松养心胶囊治疗期间猝死,3 例患者静脉注射后复查心电图见明显 Q-T 间期延长,持续心电监护 2 d 后复查消失。出现窦缓 1 例能耐受,经减量后恢复,未见其他不良反应。

## 3　讨　论

参松养心胶囊主要成分有人参、麦冬、五味子、黄连、甘松、山茱萸、桑寄生、丹参、赤芍、土鳖虫等。以补、养、敛三法并用,具有益气养阴、活血通络、清心安神等功效,通过荣养气络、整体调节、具有多靶点、多途径、多离子通道整合调节作用,从而达到调节心脏传导系统功能,调节自主神经系统,调整血压、提高心率的作用;黄连可延长心肌动作电位时程及有效不应期,有利于打断折返环并使之不易形成;甘松主要成分为缬草酮,与心肌细胞钠、钾离子通道中的特异蛋白结合,抑制钠离子内流,促进钾离子外流,具有膜抑制和延长动作电位的作用;山茱萸可降低心肌细胞自律性,桑寄生提取物具有类似于异搏定样作用;酸枣仁具有很好的镇静、安神等功效。以上诸药联合应用,达到宁心复脉、定悸安神的功效,从而有效治疗心律失常,且无明显无不良反应,临床耐受性好,是一种安全有效的治疗方法。

# 参松养心胶囊在治疗心律失常中的运用体会

崔艳东

河南省叶县人民医院内一科(叶县,4672000)

【摘要】 目的 观察参松养心胶囊治疗心律失常的临床疗效。方法 96 例心律失常患者,在治疗原发病基础上停用其他抗心律失常药物至少 5 个半衰期,服用参松养心胶囊 4 粒,3 次/d,疗程为 1~2 个月。观察心律失常的疗效及不良反应。结果 心律失常治疗后痊愈 23.95%,显效 62.5%,总有效率 86.45%,无不良反应。结论 参松养心胶囊治疗心律失常安全有效。

【关键词】 心律失常;参松养心胶囊

心律失常是指心脏激动的起源、频率、节律、传导速度和传导顺序等的异常[1]。目前临床常用的抗心律失常类西药多有严格的适应证,并要求治疗强调个体化,且部分还有致心律失常作用。临床体会参松养心胶囊可以明显减少各种原因引起的心律失常的发生频率,改善心悸、气短、胸闷及乏力等症状,其安全范围及试用范围宽广,且不良反应较少,值得临床广泛推广。

## 1 资料与方法

1.1 一般资料 选择 2007 年 5 月—2008 年 5 月住院患者 96 例,所有患者均经过心电图、心梗患者有心肌酶谱检查确诊,其中心动过缓患者 10 例,室性早搏 30 例,房颤 31 例,心动过速 10 例,预激综合征 15 例。所有患者均呈阵发性或持续不解,伴有胸闷不舒,易激动,心烦寐差,颤抖乏力,头晕等症状,中老年患者伴有心胸疼痛,甚则喘促,汗出肢冷等。大多数患者均有情志刺激、惊恐、劳累、饮酒、饱食诱发。

1.2 治疗方法 除治疗原发病和诱因外,停用其他抗心律失常药物至少 5 个半衰期,参松养心胶囊(石家庄以岭药业股份有限公司生产),每次 4 粒,每日 3 次。疗程 1~2 个月,观察患者服药前后主要临床症状、心电图,血尿便常规、肝肾功,并观察服药前后不良反应。

1.3 疗效标准 心电图的疗效判定标准参照《中药新药治疗心悸的临床研究指导原则》制定[2];临床症状疗效判定标准参照《中药新药临床研究指导原则》制定[3]。痊愈:胸闷、心悸、胸痛等临床症状消失,心脏听诊心律失常,波动强弱正常,心电图为正常心电图,随访半年无复发;有效:临床症状有所缓解,心脏听诊心律有所减慢或者提高,偶有心律不整齐或者强弱不等,常规心电图提示仍有心律失常发生;无效:临床症状有所缓解或者缓解不明显或者症状有所加重,心脏听诊心率无明显变化,频率及强弱均变化不明显,心电图提示心律失常。

## 2 治疗结果

96 例中,痊愈 23 例占 23.95%;显效 60 例占 62.5%,无效 13 例占 13.54% 总有效率为 86.45%。

## 3 讨 论

心律失常不是一个独立的疾病,是众多心内外科疾病的一个常见症状,属于祖国医学的"心悸"范畴。本病本标实,基本为心气不足,心阳虚衰,阴血亏虚,其标有气滞、血瘀、痰浊、水饮等,但在临床上大多数患者主要是由于气阴两虚、络脉瘀阻,心神失养而出现心悸不安,气短乏力,胸闷、胸痛以及失眠、盗汗,神倦懒言等一系列临床表现。其病位在心,与肝、脾、肾、肺四脏均有关。参松养心胶囊以生脉散为基础配方,益气养阴以治其本,方中人参补益心气,麦冬养阴清心,五味子敛气生津,三者合用达益气养阴复脉之功效。针对络虚不荣这一病理环节,选用桑寄生,补胸中大气,山茱萸、酸枣仁,养心阴,益肝血,三药共补络中气血;同时选用丹参、赤芍、土鳖虫、甘松活血通络,脉络畅通,气络得养,又配伍清心安神的黄连和重镇安神的龙骨,共奏益气养阴、活血通络、养心安神之功效。试验研究发现参松养心胶囊对氯化钙、哇巴因、乌龙碱所致的心律失常均有明显的保护作用,能够减轻大鼠心肌缺血再灌注损伤模型的心律失常程度,可显著降低冠脉阻力和心肌耗氧量[4]。参松养心胶囊可以明显减少心律失常的发生频率,改善心悸气短胸闷乏力等症状[5]。且在临床上适用于心律失常的再发生,个体差异较小,具广谱抗心律失常的作用,而且很少发生药物性心律失常的再发生,不良反应小,值得临床推广应用。

## 参考文献

1　王吉耀.内科学[M].北京:人民卫生出版社,2005,8.

2　中华人民共和国卫生部.中药新药治疗心悸的临床研究指导原则[M].第2辑.北京:人民军医出版社,1995.91-94.

3　国家食品药品监督管理局.中药新药临床研究指导原则[M].北京.中国医药科技出版社,2002.68.

4　吴以岭.络病学[M].北京:中国科学技术出版社,2004.281-282.

5　谷春华,吴以岭,田书彦,等.参松养心胶囊对冠心病室性早搏疗效及心脏自主神经功能的影响[J].中国中西结合杂志,2005,25(9):783-786.

# 参松养心胶囊治疗失眠症 48 例临床观察

张新平

山西医科大学第二医院医保科(太原,030001)

　　**【摘要】　目的**　观察参松养心胶囊治疗失眠症的临床疗效。**方法**　选择失眠症患者 79 例,随机分为治疗组( $n$ =48)和对照组( $n$ =31)。2 组患者均予心理治疗和行为干预,在此基础上,治疗组加服参松养心胶囊 4 粒/次,3 次/日,疗程 12 周,对其临床疗效进行观察对比,并记录药物不良反应。**结果**　2 组患者治疗后失眠状况均较治疗前改善,且疗程结束后治疗组总有效率为 87.5%,对照组为 51.6%,2 组间差异有统计学意义( $P < 0.01$ )。2 组患者均无明显不良反应。**结论**　参松养心胶囊干预失眠症疗效确切,安全性高,可作为治疗失眠症的常规药物。

　　**【关键词】**　失眠症;参松养心胶囊;药物治疗

　　睡眠是维持机体健康不可缺少的生理过程,是机体复原、整合和巩固记忆的重要环节。目前睡眠障碍的发病率非常高,据最近全球睡眠中国区调查结果显示,中国失眠的人群高达 42.5%,且有上升趋势[1]。因此,选择合适、有效、不良反应小的干预失眠手段是极其重要的。笔者在国人患者中探讨了中成药参松养心胶囊治疗失眠症的有效性和安全性,以期对改善此类患者的睡眠状况有所帮助。

## 1　资料与方法

**1.1　一般资料**　按照美国睡眠障碍协会出版的睡眠障碍国际分类、诊断和编码手册中有关失眠症的诊断标准[2],选择 2005 年 1 月—2008 年 4 月在我院医保门诊接受治疗的失眠症患者 79 例,剔除合并严重肝肾功能不全、各系统严重疾病、酒药依赖和近期有癫痫发作者。采用抽签法随机分为治疗组(48 例)和对照组(31 例),2 组患者的性别、年龄、病程及失眠类型等基础临床资料方面差异无统计学意义( $P > 0.05$ ),具有可比性。见表 1。

表 1　2 组患者治疗前临床资料比较

| 组别 | 性别(例) | | 年龄(岁) | 病程(年) | 失眠类型(例) | | | | |
|---|---|---|---|---|---|---|---|---|---|
| | 男 | 女 | | | 入睡困难 | 多梦易醒 | 早醒 | 醒后入睡困难 | 彻夜不眠 |
| 治疗组( $n$ =48) | 30 | 18 | 50.1±2.7 | 3.6±1.8 | 17 | 10 | 8 | 11 | 2 |
| 对照组( $n$ =31) | 19 | 12 | 49.5±3.4 | 3.9±1.2 | 12 | 6 | 5 | 7 | 1 |

**1.2　治疗方法**　所有患者治疗前 1 周停用镇静催眠药和抗焦虑、抗抑郁制剂,给予心理治疗和行为干预,在此基础上治疗组加服参松养心胶囊(石家庄以岭药业股份有限公司生产,规格 0.4 g/粒)4 粒/次,3 次/日,疗程 12 周。用药前测血压、心率、化验血尿粪常规、空腹血糖、血脂、肝肾功能等,用药 12 周后复查上述指标。

**1.3　疗效判定**　参照《中药新药临床研究指导原则》中失眠症的疗效标准拟定[3]。临床治愈:睡眠时间恢复正常或夜间睡眠时间大于 6 h,睡眠深沉,醒后精力充沛。显效:睡眠明显好转,睡眠时间增加了 3 h,睡眠深度增加,但总睡眠时间小于 6 h。有效:症状减轻,睡眠时间较前增加不足 3 h。无效:治疗后睡眠无明显改善或加重。有效率(%)=(治愈例数 + 显效例数 + 有效例数)总例数/ ×100%。

**1.4　统计学方法**　计量资料采用 $\bar{x}±s$ 表示,采用 $t$ 检验;计数资料以率表示,比较采用 $\chi^2$ 检验, $P < 0.05$ 为差异有统计学意义。

## 2　结果

**2.1　疗效与失眠类型的关系**　治疗组中,以入睡困难、多梦易醒、早醒患者的失眠状况改善较为显著,而对照组中各类失眠症患者的疗效无明显差异。见表 2。

**表2　2组患者疗效与失眠类型的关系**　（例）

| 失眠类型 | 治疗组（n=48） | | | | | 对照组（n=31） | | | | |
|---|---|---|---|---|---|---|---|---|---|---|
| | 例数 | 治愈 | 显效 | 有效 | 无效 | 例数 | 治愈 | 显效 | 有效 | 无效 |
| 入睡困难 | 17 | 3 | 7 | 5 | 2 | 12 | 1 | 2 | 0 | 9 |
| 多梦易醒 | 10 | 3 | 5 | 2 | 0 | 6 | 1 | 2 | 1 | 2 |
| 早醒 | 8 | 2 | 4 | 2 | 0 | 5 | 0 | 2 | 2 | 1 |
| 醒后难入睡 | 11 | 1 | 3 | 3 | 4 | 7 | 0 | 2 | 2 | 3 |
| 彻夜不眠 | 2 | 0 | 1 | 1 | 0 | 1 | 0 | 0 | 1 | 0 |

**2.2　治疗3个月后2组患者疗效比较**　2组患者治疗后睡眠状况均有所改善,但治疗组的疗效明显优于对照组,2组患者的总有效率相比,差异有统计学意义（$P<0.01$）。见表3。

**表3　2组患者疗效比较**　[例(%)]

| 组别 | 例数 | 治愈 | 显效 | 有效 | 无效 | 总有效率 |
|---|---|---|---|---|---|---|
| 治疗组 | 48 | 9(18.8) | 20(41.7) | 13(27.1) | 6(12.5) | 42(87.5)* |
| 对照组 | 31 | 2(6.5) | 8(25.8) | 6(19.4) | 15(48.4) | 16(51.6) |

注:与对照组比较,* $P<0.01$

**2.3　药物安全性及不良反应**　观察期间仅治疗组有2例轻微腹胀,改为餐后服药后症状渐消失,不影响继续治疗。治疗后复查血压、心率、血尿便常规、空腹血糖、血脂及肝肾功能等指标均与治疗前无显著变化。

## 3　讨　论

　　失眠是指入睡困难或维持睡眠障碍(易醒、早醒和再入睡困难),导致睡眠时间减少或质量下降,不能满足机体生理需要,明显影响日间社会功能或生活质量,是当今社会困扰人们的常见病症之一。目前,临床上针对失眠的药物治疗,主要以苯二氮䓬类等不良反应颇多的西药为主,应用传统中药对抗该病的临床研究甚少。笔者用中成药参松养心胶囊治疗失眠症取得满意效果,值得推广。

　　参松养心胶囊是由人参、山茱萸、甘松、桑寄生等12味中药组成的复合制剂,方中补肾药如桑寄生、山茱萸具有调血脂、抗动脉硬化的作用;活血化瘀药如丹参兼有镇静催眠作用;人参具有滋补强壮、提高血液中血红蛋白含量、调节中枢神经系统的作用;五味子具有益气生津、敛肺滋肾、安神的作用;酸枣仁养心安神;黄连清心安神;龙骨重镇安神;赤芍、土鳖虫、甘松活血通络。诸药合用共奏滋补强壮、活血通络、养心安神之功效[4],对失眠进行标本皆治。本研究用其在心理疏导和行为干预基础上治疗失眠,疗效明显优于对照组,结果与国内郭青等[5]报道相符,提示此药在改善失眠症中作用显著。本次临床观察期间所有患者未出现明显药物不良反应,检测其他指标均与治疗前无明显变化,证明长期服用参松养心胶囊是安全的,可作为治疗失眠症的常规药物应用。

**参考文献**

1　庞啸虎,许庆,夏雅君.参松养心胶囊在老年人失眠治疗中的作用//吴以岭.络病学基础与临床研究(3)[M].北京:中国科学技术出版社,2007,451.

2　Thorpy MJ.International Classification of Sleep Disorders: diagnostic and coding manual[M].Rochester,MN:American Sleep Disorders Association,1990:1-31.

3　中华人民共和国卫生部.中药新药临床研究指导原则[S].第1辑.1993,186.

4　郭青.参松养心胶囊治疗失眠136例//吴以岭.络病学基础与临床研究(3)[M].北京:中国科学技术出版社,2007:446-447.

# 参松养心胶囊的抗心律失常疗效观察

秦智慧

河南省南阳油田医院心内科(南阳,473000)

【关键词】 参松养心胶囊;心律失常

近年来,大量文献报道应用美托洛尔治疗冠心病、心肌梗死所致心电活动不稳定导致的心律失常,从而减低其并发症及病死率,但是有一定的人群因不能耐受大量的美托洛尔所致的低血压和心动过缓,所以必须减量或停药。我院采用24 h动态心电图观察参松养心胶囊联合美托洛尔治疗心律失常的疗效。

## 1 资料与方法

**1.1 病例资料** 选择2008年1—7月在我院门诊或住院治疗的50例心律失常患者,均未用过参松养心胶囊,排除SBP < 90 mm Hg及HR < 56次/min者。随机分为治疗组和对照组。对照组25例,其中高血压性心脏病8例,冠心病7例,高血压合并冠心病8例,扩张性心肌病2例。治疗组25例,其中高血压性心脏病9例,冠心病6例,高血压合并冠心病8例,扩张性心肌病2例。2组患者性别、年龄、病因差异无统计学意义($P > 0.05$),具有可比性。

**1.2 治疗方法** 对照组给予常规的降压药、扩血管药物,同时口服美托洛尔,治疗组在此基础上加服参松养心胶囊3.6 g/d,2个月为1疗程。用药前、后2个月行24 h动态心电图检测各种早搏的总数、昼夜分布情况。

**1.3 统计学处理** 采用SPSS 13.0统计软件。计量数据采用$\bar{x} \pm s$表示,组间比较采用$t$检测。$P < 0.05$为差异有统计学意义。

## 2 结果

治疗前2组差异无统计学意义($P > 0.05$);治疗后2个月,早搏总数,昼夜早搏的改变与治疗前比较差异有统计学意义($P < 0.05$),与对照组相比差异也有统计学意义($P < 0.05$)。

## 3 讨论

从治疗前后24 h动态心电图的早搏总数变化可见,治疗组可明显减少早搏数,且对早搏总数的改善优于对照组。从治疗前后中医症状的变化可见,治疗组心悸不安、气短乏力、失眠、多梦、神倦、懒言、盗汗的改善明显优于对照组。

# 参松养心胶囊治疗神经衰弱综合征56例
# 中医临床辩证分析

杨汝良

云南省大理市第二人民医院(大理,671003)

【关键词】 神经衰弱综合征;参松养心胶囊;中医辩治分析

　　笔者从事中医临床工作30多年来,治疗神经衰弱综合征各种病证及心血管系统疾病,多用汤药,实际配方乃参松养心胶囊方为底方,随症加减即可,治愈病例甚多。今有现成的中药丸粒,用之应手,服之方便。药缓缓服之,病渐渐而愈。古代医家从中医对神经衰弱综合征描述颇多,说明该证历史久也,对症治疗各有方法,现代医学把该证归宿于神经衰弱、神经官能症或植物神经功能紊乱等,治疗以整体观,从各脏腑、生理、病理全面论述并分各证型论治。近年来用参松养心胶囊治疗该证收到良好效果,略作病例举隅。

## 1 中学生神衰综合征20例

　　(1)中学生由于学习紧张,学习方法各异,有些学生经常处于紧张状态;(2)学生家长望子成龙心切,施加不恰当压力;(3)禀赋怯懦;(4)年少,自尊心强,有心上进,但欲速则不达;(5)考试成绩,决定一生之命运。诸多因素导致学生思想负担过多。造成体内各器官功能紊乱而致神衰综合征。

　　典型病例:患者,女18岁。大理市某中学高三学生,从小受家长宠爱考上重点中学,上高三时,出现心悸、乏力、失眠、盗汗、纳差、月经不调,自感心怯,曾多次来市级医院就诊,服用氨基酸、肌酐、维生素等调治,未见明显效果。中医诊治,证见:舌质红、苔薄黄而燥,脉弦滑稍细数。黄连温胆汤加减,3剂。病情好转,乏力、神倦懒言等症状仍存,五诊用参松养心胶囊调理2月后病愈。

## 2 心脏植物神经功能紊乱20例

　　(1)自觉心悸不安;(2)有多次或偶尔出现过心动过速;(3)心律不齐;(4)胸痛(西医诊断为肋间神经痛);(5)心电图、24 h动态心电等检查心脏无器质性病变;(6)多发于从事脑力劳动或生性怯弱,或生活坎坷者。

　　典型病例:患者,男性,教师,55岁,大理市人,平素健康。自幼时父母多病,弟妹多其为老大,劳心过度。上学时读书用功,大学毕业后在一所中学任教,劳心日久,缺乏体育锻炼。3年前偶发急性肠炎,住院治疗期间曾发生过阵发性心动过速,心率150次左右/min,经各种检查心脏无器质性病变。而后稍有刺激,心率快且伴有气短乏力,神倦懒言,失眠多梦,曾到市、州、省级医院求诊,未见效。中医诊治细诊舌脉,舌质稍红、苔薄白稍黄津少,脉细稍弱。诊断为神衰综合征。处方:参松养心胶囊服之,并嘱其戒烟酒,加强体质锻炼,积极参加各种娱乐及公益活动,生活规律,适当饮食调理,以上症状消失,病情好转。

## 3 过度劳累而致神衰综合征10例

　　致劳累过度原因诸多:(1)脑力或体力劳作过度;(2)退休后生活规律紊乱;(3)中年人处于承上启下的地位,生活工作压力大,作息无规律;(4)生活奔波,劳作无常,而体内功能紊乱,人体免疫功能下降等致神衰综合征。

　　典型病例:患者,女,48岁,农民,10多年来母亲因中风后遗症而瘫痪在床,侍奉老人加之白天劳作,长期过度劳累,致使心悸、头昏、失眠、纳差、神色不振、出虚汗,舌质红、苔薄黄津少,脉细弱稍弦滑。小便黄少,大便燥热,属心脾气虚兼肝肾阴虚,统归神衰综合征。拟参松养心胶囊方加减:太子参20 g,紫丹参20 g,赤芍20 g,茯苓20 g,竹茹10 g,炒藏黄连6 g,麦冬15 g,酸枣仁20 g,五味子6 g,龙骨30 g,益母草15 g,陈皮10 g,甘草5 g,炮姜20 g。服2剂后,二便正常,以上诸症状减轻,上方再2剂,以上诸症状减半,嘱其注意生活有常,劳逸结合,饮食清淡营养搭配调理,服参松养心胶囊月余康复。

## 4 讨 论

**4.1 参松养心胶囊中医方、药解** 人参:大补元气,益血生津,宁神益智。《本经》:"主补五脏,安精神,止惊悸,除邪气,明目,开心,益智"。麦冬:滋阴润燥、清热化痰。《本经》:"主心腹结气,伤中伤饱,胃络脉绝羸瘦短气"。《珍珠囊》:"治肺中伏火,生脉保神"。山茱萸:《中国中药大辞典》补肝肾,益精气,固虚脱,治腰膝酸痛、眩晕、耳鸣、阳痿、遗精、小便频数,肝虚寒热,虚汗不止,心摇脉散。《本草源》:"止久泻,心虚发热汗出"。五味子:《中药大辞典》"敛肺、滋肾、生津、收汗、涩精"。丹参:活血祛瘀,安神宁心,排脓止痛。《纲目》"活血,通心包络,治疝痛"。《滇南本草》"补心定志,安神宁心。治健忘怔忡,惊悸不寐"。酸枣仁:宁心安神,主治虚烦不眠、惊悸、健忘、虚汗。桑寄生:补益肝肾,强筋壮骨。赤芍:行瘀、止痛、凉血、消肿。土鳖虫:通络、祛风止痉。甘松:理气活血通络。黄连:清热除烦,张锡纯《医学衷中参西录》"善入心以清热"。龙骨:《中药大辞典》"镇悸安神,敛汗固精,止血涩肠,生肌敛疮"。上则镇心安神下则入肾而不失阴精。

以上诸药组成参松养心胶囊方,主治功用:使人体气血畅,脉络通,心神安,五脏和,阴阳刚柔相兼,脏腑调和。

**4.2 中医对神经衰弱的认识** 神经衰弱综合征属于中医"心悸、怔忡、不寐"范畴,主要病因为人体脏腑功能失调,临床表现为患者心中动悸不安,甚则不能自主的一种自觉病证。一般慢性或呈阵发性,每因情绪波动或劳累而发作;同时伴有心悸不安、气短乏力、胸痛胸闷、睡眠不佳甚至失眠、神倦懒言、易紧张、头昏多梦、盗汗,工作、学习效率差、生活情趣明显低下等不足。

中医历代对此证均有记载描述,《秘传证治要诀及类方·怔忡》篇说:"怔忡……与惊悸若相类而实不同"。惊悸多由外因引起,偶因惊恐、恼怒而发,全身情况较好,其证较为浅暂;怔忡每由内因而成,外无所惊,自觉心中惕惕、稍劳即发,全身情况较差,其病较为深重。《石室秘录·内伤门.怔忡》篇说:"怔忡之证、扰扰不宁、心神恍惚、惊悸不已"。《景岳全书·怔忡惊恐》:"怔忡之病.心胸筑筑振动.惶惶惕惕,无时得宁者是也。……此证惟阴虚劳损之人乃有之,盖阴虚于下,则宗气无根,而气不归源,所以在上则浮撼于胸臆,在下则振动于脐旁,虚微者动亦微,虚甚者动亦甚。"《杂病源流犀烛·怔忡源流》说:"怔忡,心血不足病也……心血消亡,神气失守,则心中空虚,央央动摇不得安宁,无时不作,名曰怔忡;或由阳气内虚;或由阴血内耗;或由水饮停于心下,水气乘心……或事故烦冗,用心太劳……或由气郁不宣而致心动……以上皆怔忡所致之由也。"

# 参松养心胶囊治疗脑梗死后焦虑症的临床观察

王润青　　赵杰　　赵松耀　　刘威

河南省郑州市中心医院神经内三科(郑州,450000)

**【摘要】　目的**　观察参松养心胶囊治疗脑梗死焦虑症的临床疗效。**方法**　58 例患者随机分为 2 组,治疗组在常规治疗基础上加服参松养心胶囊,对照组在常规治疗基础上加服阿普唑仑,疗程均为 4 周,观察治疗前后 2 组患者焦虑评分的变化,比较 2 组疗效。**结果**　2 组患者治疗后焦虑评分均明显改善( $P < 0.05$ ),组间无明显差异,在药物成瘾性方面,治疗组明显低于对照组( $P < 0.01$ )。**结论**　参松养心胶囊治疗脑梗死后焦虑症安全、有效。

**【关键词】**　焦虑症,脑梗死后;参松养心胶囊;临床观察

## 1　资料与方法

**1.1　一般资料**　本组患者共 58 例,全部为我科住院患者,均符合 1995 年第四届脑血管病会议修订的诊断标准,并经头 CT 或 MRI 证实有相应的梗死病灶。患者神志清楚,无明显的语言功能障碍,均能配合回答问题。入院后随机将 58 例患者分为治疗组 30 及对照组 28 例。其中治疗组,男 20 例,女 10 例,年龄 55～75 ( $62 \pm 6$ )岁;对照组男 19 例,女 9 例,年龄 54～73( $63 \pm 5$ )岁,2 组患者的病情、年龄、性别相比差异无统计学意义( $P > 0.05$ )。

**1.2　治疗方法**　2 组患者均给予脑梗死的基本治疗,包括抗血小板聚集、抗凝、脑细胞营养剂、清除自由基、脑保护及康复等。治疗组在基础治疗的同时加服参松养心胶囊(石家庄以岭药业股份有限公司生产),每次 3 粒,每日 3 次,疗程 4 周。对照组在基础治疗的同时加服给予阿普唑仑 0.4 mg/d,根据病情可增至 0.8～1.2 mg/d,疗程 4 周。

**1.3　疗效评分**　治疗前后均按焦虑自评量表评分(SAS)[1],治疗前治疗组与对照组焦虑的人数分别是 20 例及 18 例,治疗前及治疗后 4 周后 2 组给予评定各 1 次,并对药物依赖性观察,SAS < 50 分为正常,50～59 分为轻度焦虑,60～69 分为中度焦虑, > 70 分为中度焦虑。若感"舒适"要求继续治疗为药物依赖性(包括精神依赖与躯体依赖)。

**1.4　统计学方法**　计数资料采用 $\chi^2$ 检验,计量资料采用( $\bar{x} \pm s$ )表示,组间比较采用 $t$ 检验。以 $P < 0.05$ 为差异有统计学意义。

## 2　结　果

疗效比较治疗前治疗组 SAS 评为 $68 \pm 9$ ,对照组为 $69 \pm 10$ ( $P > 0.05$ ),治疗后分别为 $53 \pm 12$ 、 $54 \pm 12$ ,( $P > 0.05$ ),且组间比较差异无统计学意义( $P > 0.05$ )。

经过 6 周的追踪观察,治疗组无 1 例成瘾,而对照组成瘾 15 例(53.6%),明显高于治疗组( $P < 0.01$ )。

## 3　讨　论

急性脑梗死患者易产生卒中后失眠焦虑及躯体不适,发生率约占 75%[2],与本文一致。这不仅影响疾病的治疗效果,更影响神经功能的恢复,影响患者的生活质量,因此,改善急性脑梗死的焦虑情绪尤为重要,而常用的苯二氮䓬类药物如阿普唑仑常有成瘾性[3]。

祖国医学没有"神经症"一词,但"不寐"、"惊悸"、"脏燥"、"梅核气"等多有描述近似神经症的临床表现,可有多种原因引起。现代医学认为机体内各种不利因素引起过度活动或紧张时,大脑皮质抑制,皮质下中枢活动增加,造成体内的 5-HT 释放增加,肾上腺素能活动增强而产生焦虑症状[4-6]。参松养心胶囊具有益气养阴、清心安神、荣养络脉之功效,故可以治疗焦虑症。方中人参、麦冬、五味子可补益心之阴,桑寄生、酸枣仁、山萸肉等补益肝肾、调和阴阳,丹参、赤芍、等可活血化瘀,黄连清心泻火。该药合用可补气养阴,滋补肝肾、宁心安神,是治疗焦虑症的药物之一[8]。

本结果表明,参松养心胶囊治疗焦虑症与阿普唑仑同样有效,前者治疗时无成瘾性、不良反应小,病情反复可重复使用,此方法简单,安全、可靠、价廉,可推广引用。

### 参考文献

1　汪向东.心理卫生量表评定手册增订版[M].北京:中国卫生心理杂志社出版,1999:253-258.

2　黎血芳,卢奕南,潘朝勇.急性脑卒中焦虑情绪的测查及心理康复[J].中国康复,2004,19.

3　宁兴海,尹大力.抗焦虑药物研究进展[J].精细与化学用品,2003,11(2):3.

4　江开达,周东风.精神病学[M].北京:人民卫生出版社,2005:104-105.

5　陆裴.心理学基础[M].北京:人民卫生出版社,2002:90-91.

6　王振,肖泽平,陈玉.焦虑症的生化基础探讨[J].临床精神医学杂志,2003,13(1):1.

7　吴以岭.络病学基础与临床研究(2)[M].北京:中国科学技术出版社,2006:418-419.

# 参松养心胶囊治疗焦虑症心脏神经官能症的临床观察

韩祖成　　徐军峰

陕西省中医医院脑病科(太原,710003)

【摘要】　目的　探讨参松养心胶囊治疗焦虑症心脏神经官能症的临床疗效。方法　将符合 CCMD-3 诊断标准的 16 例焦虑症心脏神经官能症患者,给予参松养心胶囊治疗,治疗 4 周,根据疗效判定标准评定疗效。结果　参松养心胶囊治疗焦虑症心脏神经官能症可以明显改善患者焦虑状态,对缓解心脏神经官能症症状有明显作用。

【关键词】　中药;参松养心胶囊;焦虑症心脏神经官能症

本文对我科 2007—2008 年患有焦虑症心脏神经官能症的 16 例患者采用参松养心胶囊治疗,收到良好的临床效果,现报道如下。

## 1　资料与方法

1.1　诊断标准　(1)焦虑症符合中国精神疾病分类及诊断标准(CCMD-3)焦虑症诊断标准的患者;经汉密尔顿焦虑量表 14 项评分总分超过 29 分,可能为严重焦虑;超过 21 分,肯定有明显焦虑;超过 14 分,肯定有焦虑;超过 7 分,可能有焦虑;如小于 7 分,便没有焦虑症状。(2)心脏神经官能症符合《实用内科学》[1]诊断标准。主要临床表现为心悸、气促、头晕胸闷、心前区隐痛或不适、失眠多梦、紧张焦虑、全身乏力。病人心血管系统症状比较多而体征较少且无特异性,经详细地全身检查无明显的器质性心脏病证据。排除标准:凡合并冠心病、风心病、心肌病、心功能不全及其他器质性心脏疾患、内分泌失调及严重肝肾功能不全和其他慢性疾患者,不能坚持服药者。

1.2　方法　本组 16 例患者均为我院住院及门诊的焦虑症心脏神经官能症患者,其中男 4 例,女 12 例。年龄 22～65 岁,汉密尔顿评分 14～21 分 16 例。给予参松养心胶囊 4 粒/次,每日 3 次。观察时间为 4 周,疗程前后由同一医师给予汉密尔顿焦虑量表评分。

1.3　疗效判定标准　疗效按临床 4 级评定,痊愈:焦虑完全或基本不再发作、社会适应良好;汉密尔顿焦虑量表评分<14 分,显著进步:感觉明显改善,可偶有焦虑发作,但其发作频度明显减少;汉密尔顿焦虑量表评分较前减少 5 分以上。进步:病情较前改善;汉密尔顿焦虑量表评分减少 3 分以下。无效:症状无变化或恶化。汉密尔顿焦虑量表评分无变化或增加。

## 2　结　果

本组 16 例患者痊愈 2 例,显著进步 4 例,进步 6 例,无效 4 例。

## 3　典型病例

患者,女,49 岁,初诊日期 2008 年 4 月。患者以"心悸、气短乏力、失眠、心烦急躁 6 个月,加重 1 个月"之主诉就诊,该患者从 2007 年 10 月出现上述症状,反复在各院心内科就诊,治疗多次效果不佳。现症:心悸、心前区疼痛、气短乏力、头晕、失眠、多梦、心烦急躁、汗出、口干、纳食减少,大便干燥,夜尿频数。舌红少苔,脉象弦细。心电图、心脏彩色超声等详细地全身检查无明显的器质性心脏病证据。中医诊断:郁证(心火上扰);西医诊断:焦虑症、心脏神经官能症。汉密尔顿焦虑量表评分 20 分。治疗给予口服参松养心胶囊,4 粒/次,每日 3 次。治疗观察 4 周,患者心悸、心前区疼痛消失,气短乏力、失眠、多梦、心烦急躁、明显减轻,汗出、口干等较前减少,情绪稳定。汉密尔顿焦虑量表评分 12 分。随访 1 个月,患者病情平稳。未再反复。

## 4　讨　论

焦虑症又称焦虑性神经症,是以焦虑、紧张、恐惧、失眠、情绪障碍常伴有植物神经系统症状和运动不安等为特征。焦虑发作时伴有严重的自主神经功能失调。心脏神经官能症属于神经官能症的特殊类型,由于神经调节失常而导致心血管机制紊乱,多在受惊、情绪激动、精神紧张时发作或加重,主要症状有心悸、心前区疼痛、气短乏力、短暂血压升高、心跳加快,偶有过早搏动或阵发性室上性心动过速,同时多伴有疲倦、头晕、多汗、失眠、多梦、心烦等。心脏神经官能症虽无器质性病变,但确实是一种病态,所造成的功能紊乱给患者带来很大痛苦。使用安定、心得安等治疗效果欠佳。这类病人多怀疑自己是心血管疾病或其他急症,往往多次就诊于急诊科或心内科,而不能得到及时有效的治疗。

本病属中医"心悸"、"怔忡"范畴,多因七情失调或劳逸失当所致,与体质禀赋亦有密切关系。心气不足,阴虚血少,虚火内扰,或有气血不畅,使心失所养,神不守舍为基本病机。参松养心胶囊药由人参、麦冬、五味子、山茱萸、酸枣仁、桑寄生、丹参、赤芍、土鳖虫、甘松、黄连、龙骨等经现代制药工艺制成。其中人参、麦冬、五味子益气养阴以治本;桑寄生补宗气、助心气;配山茱萸、酸枣仁养心安神,丹参、赤芍、土鳖虫、甘松益气活血通络,佐以黄连清心安神、龙骨重镇安神。诸药合用共奏益气养阴、活血通络、养心安神之功效。该方不仅可抑制心肌细胞的自律性、改善心肌细胞代谢、改善心脏传导系统的功能,而且可调整自主神经的功能。

### 参考文献

1 汪向东.心理卫生评定量表手册赠订版[M].北京:中国心理卫生杂志社,1999:253-255.

2 陈灏珠主编.实用内科学[M].10版.北京:人民卫生出版社,1998:1 342.

3 吴以岭主编.络病学[M].北京:中国科学技术出版社,2004:281-282.

4 胡有志,石杰,向楠,等.参松养心胶囊治疗冠心病室性早搏的临床研究[J].中西医结合心脑血管病杂志,2005,3(90):760-762.

# 参松养心胶囊治疗更年期综合征心悸48例疗效观察

杜平　李本富

山东省滨州市中心医院(滨州,251700)

【摘要】　目的　观察参松养心胶囊治疗更年期综合征心悸的临床疗效。方法　48例患者均采用分期用药对照的治疗方法。第一阶段服用参松养心胶囊3粒,3次/d,持续12周。第二阶段服用比索洛尔5 mg,1次/d,持续12周。观察2个阶段治疗前后临床症状的改善情况及心电图的改变,并观察总有效率,并进行比较。结果　总有效率83.3%,第一阶段疗效明显优于第二阶段($P<0.05$)。结论　参松养心胶囊治疗更年期综合征心悸疗效确切。

【关键词】　更年期综合征;心悸;参松养心胶囊

更年期综合征是指由于更年期精神心理、神经内分泌和代谢变化所引起的临床综合症候群,是绝大部分妇女必须经历的过程,因此,近年来克服更年期综合征愈来愈受到重视。我们采用参松养心胶囊对48例更年期综合征心悸患者进行治疗,取得较好的临床效果。现报告如下。

## 1　资料与方法

1.1　临床资料　48例为2006年2月—2008年8月我院门诊及住院的更年期综合征心悸患者,均为女性,年龄45~58岁,均符合更年期综合征的诊断标准,全部患者均有不同程度胸闷、心悸不安、失眠多梦、盗汗等症状:(1)发作时心电图有无ST段、T波的改变。(2)具有窦性心动过速,房性期前收缩,室性期前收缩。(3)平静时心电图正常、大致正常,均排除器质性心脏病,但不排除单纯合并快速性心率失常患者。(4)2周未使用抗心律失常药治疗者。(5)除外二、三度房室传导阻滞,心动过缓及肝肾功能不全者。

1.2　观察方法　48例患者均采用分期自身对照法。每位患者均给予谷维素、VitB_1、更年康常规治疗,先后分为2个阶段使用以下2种药物治疗:第一阶段用参松养心胶囊(石家庄以岭药业股份有限公司、批号rBI7352006),每次3粒,每日3次,持续治疗12周。第二阶段用比索洛尔5 mg,每日1次,连续治疗12周。对照期,为防止治疗期药物对对照期药物产生影响,根据药物半衰期分期在体内的蓄积量及排泄量的关系,经过7个半衰期,药物累加排泄量可达99.5%,故治疗期停药1周后再开始对照治疗。

1.3　观察指标　每期前后分别观察临床症状、体征,检验血、尿常规、血脂、血糖、肝肾功能。检测24 h动态心电图、血压等指标有无变化。观察服药前后胸闷、心悸、乏力等症状。

## 2　结　果

参照受检查日志记录:症状消失25例,减轻15例,无效8例,显效率为52.1%,总有效率83.3%。心电图ST-T比较 P-R间期比较　第一阶段明显优于第二阶段,并能有效治疗各类型心律失常。第一、二阶段比较差异有统计学意义($P<0.05$)。

## 3　讨　论

中药参松养心胶囊由人参、麦冬、山茱萸、丹参、赤芍、炒枣仁、龙骨、土鳖虫、黄连、甘松、南五味子等组成,具有益气养阴,宁心复脉,活血化瘀、定悸安神等作用。现代药理研究证明,参松养心胶囊中人参、麦冬、丹参、炒枣仁、赤芍、土鳖虫可补中益气、安精神、止惊悸,可抑制血小板聚集、降低全血黏滞度,改善冠状动脉供血。甘松能益精壮筋骨,具有抑制心肌细胞钠通道和L-钙通道的作用,延长心电位,打断折返激动,达到治疗心律失常的目的。本结果显示,在常规西医治疗基础上,参松养心胶囊配合谷维素、更年康能对更年期综合征心悸患者,特别是合并心律失常的患者,疗效更显著,且无不良反应,可长期服用。

# 参松养心胶囊治疗围绝经期综合征的疗效观察

彭艳芳

武汉大学中南医院中医科（武汉，430071）

　　**【摘要】　目的**　观察参松养心胶囊治疗围绝经期的疗效。**方法**　治疗组 50 例服用参松养心胶囊 3 个月，对照组 21 例服用参松养心胶囊 1 个月。**结果**　治疗组显效 25 例，有效 21 例，无效 4 例，总有效率 92%；对照组显效 6 例，有效 8 例，无效 7 例，总有效率 66.7%；2 组比较有显著差异（$P < 0.05$）。**结论**　参松养心胶囊治疗围绝经期综合征疗效肯定，且服药时间越长，疗效越好。

　　**【关键词】**　参松养心胶囊；围绝经期综合征；中医药治疗

　　围绝经期综合征是指妇女绝经前后或其他原因造成卵巢功能逐渐衰退至完全消失的过渡时期内，由于心理和生理改变而出现的一系列临床症状，常见有烘热汗出、烦躁易怒、心悸失眠或抑郁健忘、水肿便溏、皮肤感觉异常、头晕、腰酸[1]。属祖国医学脏躁、郁证、绝经前后诸证等范畴，是妇科常见病、多发病，据报道其发病率高达 85% ~ 90%[2]，其治疗是国内外都十分关注的保健问题。

　　参松养心胶囊（石家庄以岭药业股份有限公司生产）是以中医络病理论指导研制的现代中药。我们在临床上运用其治疗围绝经期综合征患者，取得了很好的临床疗效，现将结果汇报如下：

## 1　资料与方法

　　**1.1　临床资料**　71 例围绝经期综合征患者均来自我院门诊（2006 年 10 月—2007 年 10 月），其中绝经 1 年 25 例，绝经 2 年以上 18 例，月经不调 28 例。按随机分配原则分为治疗组和对照组，治疗组 50 例，年龄 45 ~ 50 岁，病程 3 个月 ~ 5.5 年。对照组 21 例，年龄 42 ~ 56 岁，病程 6 个月 ~ 4 年；2 组患者均除外高血压病、冠心病、肾病、甲亢、风湿性关节炎、生殖器官肿瘤等疾患。在年龄、病程、病情轻重等方面无明显差异（$P > 0.05$），具有可比性。临床表现：(1) 头痛头晕，耳鸣失眠多梦；(2) 面部呈阵发性烘热，自汗，汗出后周身恶寒；(3) 胸闷，心悸，心烦易怒，多思善虑；(4) 口干喜饮，尤以夜间为甚，夜尿频作；(5) 腰膝酸软，关节疼痛，颜面眼睑及两下肢轻度水肿；(6) 月经先后无定期，经量或多或少。根据以上病情凡具有 3 项或 3 项以上者诊断为围绝经期综合征。

　　**1.2　治疗方法**　治疗组：口服参松养心胶囊 4 粒，每日 3 次，时间 3 个月；对照组：口服参松养心胶囊 4 粒，每日 3 次，时间 3 个月。

## 2　结　果

　　**2.1　疗效标准**　参照《中医病证诊断疗效标准》[3] 判定疗效。治愈：烘热汗出、情志异常等症状消除；好转：诸症减轻；未愈：诸症无变化。

　　**2.2　治疗结果**　治疗组总有效率为 92.0%，高于对照组的 66.7%，差异有统计学意义（$P < 0.05$）。见表 1。

表 1　2 组临床疗效比较　（例）

| 组　别 | 例数 | 显效 | 有效 | 无效 | 总有效率(%) |
|---|---|---|---|---|---|
| 治疗组 | 50 | 25 | 21 | 4 | 92.0* |
| 对照组 | 21 | 6 | 8 | 7 | 66.7 |

　　注：与对照组比较，* $P < 0.05$

## 3　讨　论

　　《素问·上古天真论》谓："女子七岁，肾气盛，齿更发长；二七而天癸至，任脉通，太冲脉盛，月事以时下，故有子……七七任脉虚，太冲脉衰少，天癸竭，地道不通，故形坏而无子也。"精辟阐述了女性生殖器官，也就是肾精所化生的促进生育、生殖机能的物质——天癸从发育到减退的过程。围绝经期妇女机体阴阳平衡失调，肾气肾精渐衰，天癸渐竭，心肝肾脾肺功能失调而出现一系列临床症状。现代医学认为，妇女在绝经前后这一阶段生殖内分泌发生重大变化,是卵巢功能衰退,生殖功能停止的一个渐进过程,反映了丘脑下部、垂体、肾上腺等内分泌器官功能失调,以及全身神经内分泌代谢功能明显衰减。其临床特征为绝经或月经周期不规则,量、色、质不同程度的改变。并伴随出现面部烘热,易汗,心悸失眠,烦躁易怒等表现。国外绝经后妇女使用激素替代疗法治疗此病,虽疗效肯定,但其阴道出血、乳房胀痛等不良反应及中远期致子宫内膜癌、乳腺癌等不良反应明显,所以许多患者不愿接受,因而在国内并未广泛推广应用[4]。而中医则立足于整体治疗,调节脏腑功能,且不良反应少,长期服用安全可靠,在治疗上取得了一些效果。根据以上症状,我们以中医整体观念理论为辨证依据,发病机理当属肾阴肾阳失衡,精气亏虚,虚火上炎,肝郁气滞,致使心、肝、肺、脾等脏器调节功能失调及生殖功能衰退。参松养心胶囊首创运用中医理论的"三维立体网络系统",结合现代医学,在国内首次应用络病理论,选用人参、麦冬、五味子(生脉散)益气养阴以治发病之本,配以桑寄生补心气、配山茱萸、酸枣仁养血安神,上药合用补络中气血;丹参、赤芍、土鳖虫、甘松合人参益气活血通络;佐以黄连清心安神、龙骨重镇安神。诸药合用益气养阴、活血通络、清心安神,治疗围绝经期综合征可以达到改善卵巢功能、延缓卵巢衰老、调节内分泌、提高免疫力、改善精神神经状况的目的,使神经—内分泌—免疫网络失衡状态得到纠正,临床症状得到改善。2组患者经临床治疗观察,疗效稳定,治疗过程中未出现阴道出血、乳房胀痛等不良反应,患者依从性好,且用药时间越长,疗效越肯定,值得进一步研究。

### 参考文献

1　卫生部.中药新药临床研究指导原则[M].北京:中国医药科技出版社,1997.3-4.
2　徐莲薇,孙卓君,王品羽.中医证候评分标准表和 Kupperman Index 与中医药诊治围绝经期综合征的相关性[J].四川中医,2005,23(11):13-15.
3　国家中医药管理局.中医病证诊断疗效标准[M].南京:南京大学出版社,1994.66.
4　邵敬於.雌激素的临床应用[M].上海:复旦大学出版社,2003.377-381.

# 参松养心胶囊理论探讨与临床应用

孙莉　梁彦

北京市中关村医院社区中心(北京,100080)

北京市中关村医院中医科(北京,100080)

【摘要】 从传统与发展、局部与整体、辨证与辨病以及中西医结合几个方面对参松养心胶囊的组方功效并理论探讨,进行提出临床应用的几点体会。

【关键词】 心律失常;参松养心胶囊

心律失常为常见的临床表现,既可以作为单独的疾病出现,也可以成为各种心脏疾病的伴随症状。目前在治疗上尚存在很多问题。参松养心胶囊作为各种心律失常的中成药,具有较独特的作用,显示出良好的治疗前景。仅将我们对于参松养心胶囊(以下简称"本药")的有关理论探讨及临床应用体会介绍如下。

## 1 理论探讨

**1.1 传统与发展** 心律失常中医并无此病名,其临床症状可见于中医"心悸"、"怔忡"等证。其原因多由于脏腑气阴不足所致,传统的中药代表方剂及中成药虽然有其长处,但普遍存在针对性不强,疗效欠佳的问题,故本药在辨证论治的基础上根据气阴不足的主要病机,以传统名方生脉饮为基础方,并根据络病理论中"心络瘀阻"的观点选用丹参、赤勺、土鳖虫活血化瘀通络,山萸、寄生补肾,甘松理气,枣仁、龙骨敛心安神,黄连清心安神。全方主次分明,用药简而不缺,补而不滞,通而不耗,较好地体现了传统与发展的思路。

**1.2 整体与局部** 整体思想是中医治病的精髓之一,整体与局部相结合是治疗的关键。心律失常虽然病位在心,但中医认为人体五脏六腑密切相关,尤其是心与肾的关系极为重要。中医传统观点认为:肾藏元阴元阳,为人之生命的原动力。心与肾应水火相济,才能保证心脏的正常功能。根据最新的研究表明:发现心脏与肾脏具有密切的联系,在病理上可以互相影响,从而为中医心肾相关的理论提供了有力的佐证。本方用山萸、寄生补肾,从肾治心,水升火降,为心律失常的治疗开拓了新的思路和途径,也体现了中医整体与局部相结合的精神。

**1.3 辨病与辨证** 辨病与辨证是中西医结合的方向之一,不仅要有中医的辨证,还要有中医的辨病,同时结合西医的研究理论,从而使中医的发展更有先进性、客观性。中医传统方剂长于辨证,疏于辨病,本药不仅强调辨证,而且重视辨病,具有较强的针对性,为中医辨病治疗提供了有效的手段。

**1.4 传统中药学与现代药学研究相结合** 本方的组成不仅继承了中医传统药物的精髓,同时借鉴现代对中药研究的成果,根据辨病治疗的需要选用对心律失常具有确切疗效的中药,如甘松、寄生等,使治疗的针对性更强,从而提高疗效。甘松其主要成分之一缬草酮有中枢镇静作用,抗心律失常作用,缓解平滑肌痉挛作用,寄生所含黄酮类成分对心律失常有一定的拮抗作用。这种既遵循中医传统认识又结合现代药学研究成果加以应用的思路也为今后的中药现代化研究提供了良好的启示。即在选药的时候,具有特殊针对性治疗作用的药物将会受到越来越多的关注。

## 2 临床体会

**2.1** 心律失常在临床上治疗较为棘手,往往具有病程长、易反复、兼症杂、干扰多的特点,本药具备的安全有效、组方独特、辨证严谨、照顾全面的优点,是治疗心律失常的适宜药物。

**2.2 辨证为先,辨病为辅** 虽然本药主要用于治疗心律失常,但还应强调辨证为先。之所以如此,是因为有些医生在应用的过程中,患者反映疗效不明显。经我们分析,原因就在于单纯辨病,只要是心律失常就单纯应用本药。对于中医属于湿重、热盛证型的疗效会受到影响。而在辨证与辨病相结合的原则指导下,配合使用其他药物则获得良效。目前中成药的运用"存药废医"的情况非常普遍,放弃中医辨证施治,简单对号入座,陷入"炎症消炎、高血压降压"的机械论怪圈,一旦无效,即认为是中药无效。这不仅影响中医的疗效,更对中医的生存产生危机。应该引起我们的高度注意。

2.3　在临床上我们发现,在汤药中使用人参不当则患者很容易出现"上火"现象,如口干、心烦、失眠等,但服用本药却很少出现此类现象,我们分析,一方面组方中如麦冬、枣仁、五味子等药物组成体现了"阴中求阳"的思想,使人参补而不热,另一方面如黄连的药物反佐配合作用,制约了人参的"上火"现象,从而验证了中医整体治疗的优越性和重要性。

2.4　服用本药如果起效,不可马上减量或停药,它需要一个较长的时间巩固和维持。曾有 1 位患者服用 1 个月后效果很好,自行停药,结果病情很快出现反复,后建议患者在症状消除后继续服用维持量(每日 2 次,每次 2 粒),收到很好效果。

　　此外对于气血瘀滞明显的病例,需配合通心络或其他活血化瘀药物以提高疗效。

# 芪苈强心胶囊治疗老年慢性收缩性
# 心力衰竭的疗效观察

赵三明

太原市人民医院心内科(太原,030001)

【摘要】　目的　观察芪苈强心胶囊对老年收缩性心力衰竭患者的临床疗效。方法　32 例中重度慢性收缩性心力衰竭患者服用芪苈强心胶囊治疗,自身对照观察 12 周后对左室射血分数(LVEF)值和左室舒张末期内经(LVDd)的影响。结果　与治疗前比较,患者治疗 12 周后 LVEF 有所增加,LVDd 有所减小,差异均有显著意义( $P < 0.05$ )。结论　芪苈强心胶囊能明显改善老年慢性收缩性心力衰竭患者的心功能和左室大小。

【关键词】　心力衰竭,收缩性;老年人;芪苈强心胶囊

**Therapeutic effect of Qiliqiangxin capsule on senile chronic contractive heart failure** *ZHAO San-ming. Department of Cardiology, People's Hospital of Taiyuan City, Shanxi, Taiyuan　030001, China*

【Abstract】　**Objective**　To observe the therapeutic effect of Qiliqiangxin capsule on senile chronic contractive heart failure. **Methods**　32 patients with medium and severe chronic contractive heart failure were treated with Qiliqiangxin capsule, after 12 weeks the patients' LVEF and LVDd were observed. **Results**　As compared with those before treatment, after 12-week treatment patients' LVEF was significantly increased, however, LVDd was significantly decreased( $P < 0.05$ ). **Conclusion**　Qiliqiangxin capsule can improve obviously cardiac function and the size of left ventricle of old patients with chronic contractive heart failure.

【Key words】　Heart failure, contractive; The elderly; Qiliqiangxin capsule

## 1　资料与方法

1.1　研究对象　2007 年 8 月—2008 年 3 月在我科门诊和住院的慢性收缩性心力衰竭患者 32 例,男 26 例,女 6 例,年龄 70 ~ 78(74.1 ± 2.6)岁;陈旧性心肌梗死 24 例,高血压病合并冠心病 6 例,扩张性心肌病 2 例。

1.2　治疗方法　32 例均常规使用洋地黄、利尿剂、血管紧张素转换酶抑制剂、β-受体阻滞剂、曲美他嗪等药物治疗,都因疗效不佳加用芪苈强心胶囊(石家庄以岭药业股份有限公司生产)4 片,每日 3 次,共观察 12 周。

1.3　观察指标　观察治疗前后患者心功能分级情况,心脏超声测定左室射血分数(LVEF)和左室舒张末期内经(LVDd)等指标。

1.4　统计学处理　用 SPSS 10.0 统计软件处理。计量资料以 $\bar{x} \pm s$ 表示,治疗前后比较采用配对 $t$ 检验, $P < 0.05$ 为差异有显著意义。

## 2　结　果

加用芪苈强心胶囊治疗后 LVEF 为(46.6 ± 1.6)%、LVDd 为(57.1 ± 2.2)%,明显优于治疗前(分别为 33.2% ± 2.1% 和 55.3% ± 1.6%),差异有统计学意义( $P$ 均 $< 0.05$ )。

## 3　讨　论

慢性收缩性心力衰竭是以心脏功能异常,运动耐力下降及神经内分泌激活为特征的临床综合征。中医络病学说认为,病本在心气不足,而血运无力,络脉瘀阻,津运失常,湿聚为水,可累及全身络脉和多脏腑的病变,瘀血痰饮阻滞日久又可引起脏腑组织肿大变形,导致络息成积,心气虚乏。

慢性收缩性心力衰竭的传统治疗是强心、利尿、扩血管、休息、低盐、抗感染等综合治疗,但有相当一部分心力衰竭较重者效果不理想。

芪苈强心胶囊是近年在国内首先运用络病理论指导慢性心力衰竭治疗的中成药,方中黄芪益气利水,降低体内的肾素、血管紧张素,改善心力衰竭患者体内的神经内分泌的过度激活;附子温阳化气以治心气虚乏,

动物实验表明,熟附片煎剂(对动物蛙、兔、蟾蜍)具有强心作用,尤其在心脏功能不全时的作用更为显著;人参补气通络;丹参和血活血;葶苈子泻肺,增强心肌收缩力,增加心输出量,降低静脉压同时还具有显著的利尿作用,减轻心脏负荷;红花活血化瘀;泽泻利水消肿;香加皮有强心利尿,其强心作用与毒毛旋花子苷 K 相似,与其抑制心肌细胞膜 $Na^+$-$K^+$-ATP 酶有关。其强心作用的主要成分为杠柳苷(1 mg 相当 0.587 mg 毒毛旋花子苷 K);玉竹养心阴以防利水伤正;桂枝辛温通络、温阳化气,兼引诸药入络,用为使药。全方标本兼治,从多途径、多环节、多靶点治疗心功能不全,体现了复方中药在治疗心力衰竭方面的综合优势。

本结果显示,在常规 CHF 治疗的基础上加用芪苈强心胶囊可显著改善收缩性心力衰竭患者的心功能,LVEF 值明显增加,LVDd 明显减少,还能改善患者精神、食欲、睡眠,提高患者的生活质量,为心力衰竭的治疗开辟了新途径,值得临床推广。

# 芪苈强心胶囊治疗慢性心力衰竭48例临床观察

王建方

河南省濮阳市人民医院心内科(濮阳,457000)

【摘要】 目的 观察芪苈强心胶囊治疗慢性心力衰竭的疗效。方法 89例慢性心力衰竭随机分为2组,治疗组48例在常规治疗基础上给予芪苈强心胶囊,对照组41例仅给予常规治疗,包括洋地黄类等。结果 治疗组有效率(95.8%)明显高于对照组(78.0%),2组间比较差异有统计学意义( $P < 0.01$ )。结论 芪苈强心胶囊治疗慢性心力衰竭安全有效。

【关键词】 心力衰竭,慢性;芪苈强心胶囊

**Randomized control study on Qiliqiangxin capsule in the treatment of chronic heart failure** *WANG Jian-fang . Department of Cardiology , Puyang First People's Hospital , Henan , Puyang 457000 , China*

【Abstract】 **Objective** To inspect the clinical effects of Qiliqiangxin capsule in the treatment of chronic heart failure. **Methods** A randomized control trial was conducted and 89 patients with chronic heart failure were randomly divided into 2 groups. The therapeutic group ( $n = 48$ ) took Qiliqiangxin capsule on the base of conventional treatment. And the control group ( $n = 41$ ) received the conventional treatment, including the application of hydragegue and digitalis. **Results** The effective rate of the therapeutic group (95.8%) was signifcantly higher than the control group (78.0%). The difference in the conversion rates between the two groups was statistically significant( $P < 0.01$ ). **Conclusion** Qiliqiangxin capsule is secure and effective in the treatment of chronic heart failure.

【Key words】 Heart failure, chronic; Qiliqiangxin capsule

近年来随着心力衰竭治疗学的进步与发展,慢性心力衰竭的疗效虽然得到了较大的提高,但仍有部分患者的疗效不甚满意。为探讨中药治疗慢性心力衰竭的治疗效果,我们于2005年11月—2007年12月在常规治疗的基础上加用芪苈强心胶囊,治疗并观察89例慢性心力衰竭患者的效果,现报告如下。

## 1 资料与方法

**1.1 一般资料** 89例患者诊断符合慢性心力衰竭临床诊断标准。其中男68例,女21例,中位年龄68.2岁。将患者随机分为2组,治疗组48例(心功能≥3级33例,1~2级15例);对照组41例(心功能≥3级21例,1~2级20例)。其中包括冠心病62例,高心病21例,风心病6例。

**1.2 治疗方法** 对照组给予常规治疗,包括合理的氧疗、休息、硝酸酯类减轻心脏前负荷。有效的利尿强心药物治疗。治疗组在常规治疗的基础上加用芪苈强心胶囊(16粒/d),疗程均为21 d。

**1.3 疗效判定** 显效:心功能改善2级以上;有效:心功能改善1级以上;无效:心功能无改善或恶化。

## 2 结 果

治疗组总有效率高于对照组,差异有统计学意义( $P < 0.01$ )。见表1。

表1 2组患者疗效比较 (例)

| 组 别 | 例数 | 显效 | 有效 | 无效 | 有效率(%) |
|---|---|---|---|---|---|
| 治疗组 | 48 | 32 | 14 | 2 | 95.8* |
| 对照组 | 41 | 21 | 11 | 9 | 78.0 |

注:与对照组比较, * $P < 0.01$

## 3 讨 论

慢性心力衰竭是以心脏收缩舒张功能下降为主要病理生理过程及临床表现的疾病,改善心脏舒缩功能是临床治疗中的重要措施。但心脏收缩功能下降的发生受多种因素影响,其中早期神经内分泌系统激活引

起血流动力学改变进而导致心室重塑是心脏舒缩功能下降形成最重要的因素[1]。当心脏排血量不足、心脏压力升高时，机体全面启动神经内分泌机制进行代偿，包括(1)交感神经系统兴奋性增强，血液中去甲肾上腺素(NE)水平升高，作用于心肌 $\beta_1$ 肾上腺素能受体增加心肌耗氧量；同时，周围血管收缩，增加心脏后负荷，心率加快，增加心肌耗氧量。NE 对心肌细胞还有直接毒性作用，可使心肌细胞凋亡。(2)肾素—血管紧张素系统(RAS)激活血管紧张素 II(Ang II)及醛固酮分泌增加，使心肌收缩蛋白合成增加；心肌细胞间胶原纤维增多，促使心肌间质纤维化，血管平滑肌细胞增生，管腔狭窄；同时降低血管内皮细胞分泌 NO 的能力，使血管舒张受影响。这些不利因素的长期作用，加重心肌损伤和心功能恶化，后者又进一步激活神经内分泌机制，如此形成恶性循环，使病情日趋恶化[2]。芪苈强心胶囊由黄芪、人参、附子、丹参、葶苈子、泽泻、玉竹、桂枝、红花、香加皮、陈皮等药，以益气温阳药为活络强心之本，辅以活血通络药，使气旺血行络通，阻断血瘀阻络的病理中心环节；兼用利水消肿药以治其标，对慢性心力衰竭患者心慌、气短、不能平卧、尿少、水肿的症状有显著的疗效。芪苈强心一方面可增加心肌收缩力，增加心输出量，增加肾脏血流量，利尿消除水肿，改善血流动力学缓解心力衰竭症状治其标，同时明显降低血管紧张素 II(Ang II)，抑制醛固酮升高，改善室壁厚度及心脏指数，从而改善心脏生物学基础治其本，显示复方中药标本兼治，多环节多途径多方位的治疗优势。

本资料表明：应用芪苈强心胶囊对慢性心力衰竭治疗 1～2 周后，症状即显著改善，心慌气短尿少水肿减轻，心室内径缩短，射血分数增加而未出现明显的电解质紊乱。我们认为芪苈强心胶囊治疗慢性心力衰竭的作用是多方面的，增加心肌收缩力改善血流动力学的作用平稳，效果肯定，具有一定的理论基础和实验依据，且无明显不良反应，治疗慢性心力衰竭是安全有效的。

### 参考文献

1　叶任高.陆再英.内科学[M].6版.北京:人民卫生出版社,2005:163.

# 芪苈强心胶囊治疗收缩性心力衰竭的观察

邓永军

河南省宝丰县中医院(宝丰,467400)

【摘要】 **目的** 观察芪苈强心胶囊治疗收缩性心力衰竭的临床疗效。**方法** 110例患者随机分为2组,治疗组口服芪苈强心胶囊,对照组口服地高辛片,疗程为4周,比较治疗后2组患者的总有效率。**结果** 治疗组和对照组总有效率分为94.7%和83.3%,2组比较差异有显著意义($P < 0.05$)。**结论** 芪苈强心胶囊治疗收缩性心力衰竭疗效确切。

【关键词】 心力衰竭,收缩性;芪苈强心胶囊

慢性收缩性心力衰竭(慢性心力衰竭)是各种心脏病终末期心功能失代偿的一组临床综合征,病死率高,致残率高,严重影响患者的生活质量和预后。笔者自2005年4月—2007年8月运用芪苈强心胶囊治疗慢性心力衰竭56例,取得了满意疗效。现报告如下。

## 1 资料与方法

**1.1 一般资料** 本组110例均为本院门诊及住院病例,随机分为2组。治疗组56例中,男26例,女30例;年龄30~75岁,中位数62.4岁;冠心病31例,高血压病19例,风湿性心脏病4例,先天性心脏病2例。对照组54例中,男21例,女33例;年龄29~76岁,中位年龄63.5岁;冠心病30例,高血压病20例,风湿性心脏病3例,先天性心脏病1例。2组患者在年龄、性别、病程、疾病分类等方面,差异无统计学意义($P > 0.05$)。2组诊断均符合收缩性心力衰竭诊断标准[1]及阳气虚乏、血瘀水停证中医辨证标准[2]。

**1.2 治疗方法** 治疗组口服芪苈强心胶囊(由黄芪、附子、人参、葶苈子、丹参等中药组成,石家庄以岭药业股份有限公司生产)4粒,每日3次。对照组口服地高辛片0.25 mg,每日1次。2组均治疗4周为1疗程。

**1.3 疗效标准** 中医证候疗效判定标准[2]:依据临床主要症状,如心悸气短、畏寒肢冷、面浮肢肿、倦怠乏力、自汗、舌象、脉象等轻重采用1~4分半定量积分法。显效:临床主次症状基本完全消失,证候积分减少≥70%;有效:临床症状明显好转,证候积分减少30%~69%;无效:证候积分减少<30%;加重:治疗后的积分超过治疗前的积分。治疗前后观察血常规、尿常规、便常规、肝肾功能等化验室指标。

## 2 结 果

**2.1 治疗结果** 治疗组显效29例,有效24例,无效3例,总有效率94.7%。对照组显效25例,有效20例,无效9例,总有效率83.3%。治疗组明显优于对照组($P < 0.05$)。

**2.2 不良反应** 治疗组观察期间未见不良反应。血、尿、便常规及肝肾功能检查,均未见不良反应。

## 3 讨 论

慢性收缩性心力衰竭属中医学"咳喘"、"心悸"、"水肿"等病范畴。本病发生与外邪侵袭、劳倦内伤有关。若风邪侵袭机体,日久不愈,则易痹阻心脉而发病,如《素问·痹论》说:"脉痹不已,复感于邪,内舍于心。"若劳累或思虑过度,损伤心脾,心气亏虚,血行瘀滞,脾气不足,水湿不化,瘀血水饮互阻而发本病。可见本病病位主要在于心,并且涉及脾肾肝。心气虚乏为本病动因,瘀血与水饮则为本病主要的病理因素。瘀血痰饮阻滞日久,又可引起脏腑组织肿大变形,导致络息成积的病理变化。

芪苈强心胶囊是在络病理论指导下研发的治疗慢性心力衰竭的有效中成药。本方具有益气温阳,活血通络,利水消肿之功。方中黄芪益气利水,附子温阳化气以治心气虚乏、心阳式微之本,用为君药。丹参利血,葶苈子泻肺利水,人参补气通络,针对阳气虚乏、络脉瘀阻、水湿停聚三大基本病理变化,共用为臣药。红花活血化瘀,泽泻利水消肿,香加皮强心利尿,玉竹养心阴以防利水伤正,陈皮调畅气机,皆用为佐药。桂枝辛温通络,温阳化气,兼引诸药入络,用为使药。

　　临床观察显示,芪苈强心胶囊在改善心功能、消除中医症状等方面具有很好疗效,而且使用安全,未见不良反应,是目前治疗慢性心力衰竭的良好中成药。

**参考文献**

1　陈灏珠.临床心脏病学[M].北京:中国科学技术出版社,1996:223.

2　郑筱萸.中药新药临床研究指导原则[M].北京:中国医药科技出版社,2002:73.

# 芪苈强心胶囊治疗慢性心力衰竭71例临床观察

王兰

河南省灵宝市第一人民医院(灵宝,472500)

【摘要】 目的 观察芪苈强心胶囊治疗慢性心力衰竭的临床疗效。方法 治疗组71例,给予强心、利尿药,并加服芪苈强心胶囊;对照组52例,给予强心、利尿、血管紧张素转化酶抑制剂等治疗。结果 治疗组总有效率92%高于对照组76%,差异有统计学意义( P < 0.05)。结论 芪苈强心胶囊联用治疗慢性心力衰竭疗效明显且无不良反应。

【关键词】 慢性心力衰竭;芪苈强心胶囊;临床观察

慢性心力衰竭是心内科的重症之一,是由各种原因导致心脏结构或功能异常,使心室射血或充盈能力受损,表现为乏力、呼吸困难、活动能力受限,同时血潴留在肺脏、肢端和其他器官,使机体呈充血状态、水肿等。笔者用芪苈强心胶囊联合治疗慢性心衰71例,结果疗效满意,现报道如下。

## 1 资料与方法

1.1 一般资料 慢性心衰患者123例,随机分为2组。治疗组71例,男45例,女26例,年龄45~80岁,病程1~2个月;对照组52例,男29例,女23例,年龄50~82岁,病程1~2月。其中大部分患者均有心慌、气短、喘息、不能平卧、食少纳差、肢端水肿及心律不齐等症状。

1.2 诊断标准 参照国际心脏病学会和协会、世界卫生组织临床命名标准化专题组心力衰竭判定标准,纳入标准:符合慢性心力衰竭诊断标准的病例。排除标准,冠心病急性心肌梗死引起的泵衰竭、急性心力衰竭、妊娠期或哺乳期的妇女未控制的恶性心律失常。

1.3 治疗方法 对照组常规治疗,包括卧床休息、低盐低脂饮食、病因治疗,并给予螺内酯、消心痛口服。治疗组在常规治疗的基础上给予参松养心胶囊(石家庄以岭药业)4粒,每日3次口服,均1个月为一疗程。

1.4 观察指标 观察治疗前后心率(HR)及心力衰竭的症状和体征(胸痛、咳嗽、气短、乏力、尿少、水肿,周围性紫绀、肺部湿口罗音等),同时查血尿常规,肝肾功能,血清钾、钠、氮,X线胸片,心脏超声检查。

1.5 疗效标准 (1)显效:症状消失,心率正常,两肺湿口罗音消失,颈静脉由怒张变为充盈或消失,水肿明显减轻消退,肝脏缩小、周围紫绀基本纠正,体质量下降基本正常,心功能改善2级以上。(2)好转:症状好转,心率减慢,肺底湿口罗音减少,颈静脉怒张稍有减轻,水肿减轻,肝脏稍微缩小,心功能改善1级。(3)无效:症状、体征未改善,心功能无变化或加重。

## 2 结果

2.1 临床疗效 治疗组:显效50例(70.5%),有效16例(22.5%),无效5例(7.0%),总有效率为93.0%;对照组:显效31例(59.6%),有效9例(17.3%),无效10例(19.2%),死亡2例(3.9%),总有效率为76.9%,2组总有效率与显效率比较,治疗组均明显优于对照组( P < 0.05)。

2.2 不良反应 治疗组未见明显不良反应,对照组3例出现电解质紊乱、胃部不适、心律失常等。

## 3 典型病例

患者,男,59岁,反复咳嗽、咯痰、气急2个月,症状加剧,并心悸、水肿1个月。患者经当地诊所诊治,未见效,并出现心悸、气喘、上腹部胀满,双下肢水肿。1个月前医院诊断为"冠心病心力衰竭",经反复抗炎、强心、利尿、止咳等治疗缓解,但时有反复。患者既往有高血压病史13年。查体:T 36.7℃,P 126次/min,BP 150/100 mm Hg。口唇紫绀,双肺呼吸音粗,可闻及干、湿罗音,叩诊心界增大,心音欠有力,$A_2 > P_2$,心前区收缩期杂音Ⅱ级。腹软,肝区剑下约5 cm,肝静脉征阳性,双下肢水肿。X线胸片示双肺纹理增粗,心界稍向左扩大。心电图示广泛性心肌缺血。诊断为:(1)冠心病,心功能不全Ⅳ级;(2)高血压病3级。治疗给予肠溶阿司匹林片0.1 g,每晚口服,硝酸异山梨酯片10 mg,每日3次口服,螺内酯片20 mg,每日2次口服,服3 d停3 d,环磷腺苷针剂60 mg加10%葡萄糖注射液250 ml静滴。治疗1周后,咳嗽咯痰减轻,双下肢轻度水肿,稍微活动后症状加重,来院复诊,上方继续服用,令加服芪苈强心胶囊4粒/次,每日3次,治疗2周后复查,无咳嗽、稍有痰,双肺呼吸音清,其他症状明显缓解,再巩固治疗1个月,各种症状基本消失,可从事中体力劳动,随访3月未再复发。

## 4　讨　论

　　慢性心衰在祖国医学中属于"心悸"、"喘症"、"胸痹"、"水肿"等范畴,,病位主要在心(本),另外大多伴有水饮浸肺(标),淤血停肝、脾、胃、肾,从而出现咳喘、心悸、不能平卧、胁痛、肝大、食欲不振、恶心、呕吐、腰酸、乏力、头晕、肢冷等症状。其病机主要为气虚而瘀,治疗上以益气养心、活血通络为要。芪苈强心胶囊中的葶苈子有强心作用,能使心肌收缩力增强,心率减慢,对衰弱的心脏可增加输出量,降低颈静脉压。黄芪性甘、微温,具有增强心肌收缩力,减轻心脏负荷作用,黄芪皂苷是黄芪正性肌力作用的主要活动成分,不但对正常和心功能受抑制大鼠左室表现正性肌力作用,且对收缩和舒张功能具有改善作用,而不增加心肌耗氧量。丹参,性苦、微寒,其主要含有脂溶性非醌类成分,丹参素经试验证明,能扩张肠系膜微动脉,具有抗血小板聚集,抗血栓形成,促进纤维蛋白降解及改善心肌缺血作用。附子,性辛、甘有热,归心、肾、脾经,本品含有乌头碱,有明显的强心作用,可改善心肌缺血缺氧。人参可增强心肌耐缺氧能力,使心率减慢,抗心律失常的活性很强,临床上口服人参3～5 g可使心脏输出量增加,心肌收缩力增强。诸药合用既可以增强心肌收缩力,改善心肌缺血,改善心功能又能明显抑制神经内分泌系统激活,减少心室重构,体现中药复方的多环节、多途径、多方位的治疗优势,且无明显不良反应,值得临床应用推广。

**参考文献**

1　国际心肌病学会和协会,世界卫生组织临床命名标准化联合专题组.缺血性心肌病的命名及诊断标准[J].中华心血管杂志,1981,9(1):75.
2　王海峰.丹参有效成分及药理研究概况[J].社区医学杂志,2007,5(2):41.
3　马梅芳,吕文海.葶苈子近30年的研究进展[J].中医药信息,2005,22(5):35.

# 芪苈强心胶囊治疗难治性心力衰竭临床观察

刘新灿

河南中医学院第一附属医院心脏中心(郑州,450000)

【摘要】 目的 观察芪苈强心胶囊治疗顽固性心力衰竭的临床疗效。方法 120 例顽固性心力衰竭患者随机分为对照组与治疗组,对照组为常规药物治疗,治疗组在常规治疗的基础上加用芪苈强心胶囊 3 粒,每日 3 次,共 30 d。观察治疗前后心功能改变与心脏超声多普勒心功能指标变化。结果 治疗后治疗组心功能改善、总有效率为 91.7%,对照组心功能改善、总有效率为 80.0%;左心室射血分数(LVEF)及左心室短轴缩短率(FS)治疗后治疗组较对照组明显增加,自身对照 2 组治疗后左心室收缩末期内径(LVSD)、左心室舒张末期内径(LVDD)明显降低( $P$ 均 $<0.05$ ),但治疗后 2 组间对比无显著差异( $P>0.05$ )。结论 芪苈强心胶囊治疗顽固性心力衰竭可获得较好的临床疗效。

【关键词】 芪苈强心胶囊;心力衰竭,难治性

2006 年 1 月—2008 年 7 月,我院收治难治性心力衰竭 120 例,60 例在常规治疗基础上使用芪苈强心胶囊治疗,临床疗效满意,报告如下:

## 1 资料与方法

1.1 一般资料 120 例患者按 NYHA 心功能分级标准,均为 IV 级。将患者随机分为对照组(60 例)与治疗组(60 例),治疗组 60 例,男 49 例,女 11 例,年龄 56 岁~79 岁,中位数 66 岁;对照组 60 例,男 48 例,女 12 例,年龄 58 岁~78 岁,中位数 64 岁。病因:冠心病 60 例,高血压性心脏病 24 例,心肌病 20 例,肺心病 10 例,风湿性心脏病 6 例。病程 6~20 年。2 组在年龄、性别、病情等方面差异均无统计等意义( $P>0.05$ )。

1.2 治疗方法 对照组常规治疗如吸氧、利尿药、洋地黄、血管扩张剂、血管紧张素转换酶抑制剂或血管紧张素 II 受体拮抗剂、醛固酮拮抗剂、控制感染、纠正酸碱电解质紊乱及对症支持治疗。治疗组在常规治疗基础上加用芪苈强心胶囊 3 粒,每日 3 次,均 30 d。比较 2 组心功能改善情况;并应用菲利浦 HDI5000SOnoCT 型彩色多普勒超声仪,探头频率 2~3.5 MHz,观察治疗前后左心室收缩功能改变,主要指标有 LVSD、LVDD、LVEF、FS。

1.3 疗程判定 (1)显效:心衰症状与体征明显减轻(心功能改善 2 级以上);(2)好转:心衰症状和体征有一定程度减轻(心功能改善 1 级);(3)无效:心衰症状与体征无明显改善,甚至加重或死亡。

1.4 统计学处理 计量资料用均效±标准差( $\bar{x} \pm s$ )表示,组间比较采用 $t$ 检验, $P<0.05$ 为差异有统计学意义。

## 2 结 果

临床疗效比较 治疗组较对照组总有效率显著升高( $P<0.05$ ),见表 1。LVEF、FS 治疗后治疗组较对照组明显增加( $P<0.05$ ),自身对照 2 组治疗后较治疗前均增加明显( $P<0.05$ )。2 组治疗后 LVSD、LVDD 明显降低( $P<0.05$ ),组间对比无显著差异( $P>0.05$ )。见表 2。

表 1 2组疗效对比 [例(%)]

| 组 别 | 例数 | 显效 | 有效 | 无效 | 总有效率(%) |
|---|---|---|---|---|---|
| 治疗组 | 60 | 41(68.4) | 14(23.3) | 5(8.3) | 91.7* |
| 对照组 | 60 | 27(45.0) | 21(35.0) | 12(20.0) | 80.0 |

注:与对照组比较,* $P<0.05$

表2　治疗前后2组心脏超声参数对比　（$\bar{x} \pm s$）

| 组别 | | LVEF(%) | FS(%) | LVSD(mm) | LVDD(mm) |
|---|---|---|---|---|---|
| 对照组 | 治疗前 | 35 ± 9 | 21 ± 7 | 46 ± 10 | 57 ± 10 |
| (n = 60) | 治疗后 | 41 ± 10* | 27 ± 8* | 41 ± 10* | 52 ± 10 |
| 治疗组 | 治疗前 | 36 ± 9 | 21 ± 7 | 46 ± 10 | 58 ± 10 |
| (n = 60) | 治疗后 | 45 ± 10*# | 27 ± 4*# | 41 ± 9* | 53 ± 10* |

注:与治疗前比较, * P < 0.05;与对照组比较, # P < 0.05

## 3　讨　论

　　难治性心力衰竭是指经常规休息,限制水钠摄入,给予利尿剂、扩血管剂和强心剂治疗后,心力衰竭仍难以控制者,是一种由各种心脏疾病导致心功能不全的复杂临床综合征,是各种心脏疾病终末阶段的临床表现,由于神经内分泌激活及心肌重构,心肌细胞出现能量代谢障碍及程序性死亡,治疗反应性差,预后凶险。难治性心力衰竭属中医学惊悸、怔忡、喘证、水肿、痰饮等范畴。祖国医学认为,心衰与心、肺、脾、肾关系密切,主要是由于各种原因所致心气不足,脾肾阴虚,水泛血瘀;治以活血化瘀,益气利尿为主。近几年来,随着中医药工作者的不懈努力,中医药治疗 CHF 研究取得了丰硕成果,尤其是在控制症状、改善心功能、降低病死率等方面疗效显著。特别是在络病理论指导下,对难治性心力衰竭病因病机有了新的认识。运用络病学说探讨慢性心衰中医病理机制,提出心气虚乏、运血无力是难治性心力衰竭发生的中医病机之本,络脉瘀阻是其中心环节,津液不循脉络运行、渗出脉外而为水湿之邪发为水肿,瘀血水饮阻滞络脉,日久结聚成形导致心络络息成积是其发展加重的结果,指出其与西医学近年提出的早期神经内分泌系统激活引起血流动力学改变,进而导致心室重塑是心衰发生发展的基本机制的新概念相吻合,具有理论创新性。确立"益气温阳,活血通络,利水消肿"的治则。

　　芪苈强心胶囊由黄芪、人参、附子、丹参、葶苈子、泽泻、玉竹、桂枝、红花、香加皮、陈皮组成,益气温阳治其本,辅以活血通络,使气旺血行络通,阻断血瘀络阻的病理中心环节,兼用利水消肿治其标,既能缓解心衰症状,又能改善患者长期预后,标本兼治,组方独特。芪苈强心胶囊可阻断过度激活的神经内分泌因素,减轻氧自由基造成的心肌细胞损伤,能提高机体耐缺氧能力、增加体力及应激反应能力,促进心功能恢复,有效增加心搏出量,降低心肌耗氧量,改善心脏前后负荷,改善心功能,是治疗难治性心力衰竭有效药物。

# 芪苈强心胶囊对缺血性心肌病患者运动耐量及生活质量的影响

赵彦柳

河南省西峡县第一人民医院(西峡县,474500)

【摘要】 目的 观察芪苈强心胶囊对缺血性心肌病患者运动耐量及生活质量的影响。方法 16例缺血性心肌病患者经抗心力衰竭基础治疗4个月后加用芪苈强心胶囊,疗程2个月,测量治疗前后6 min内最大步行距离。记录治疗前后生活质量评分,从而评估运动耐量和生活质量的变化。结果 治疗前后的6 min步行最大距离分别为(342±113)m和(395±138)m,治疗后明显优于治疗前($P<0.05$);治疗前后生活质量评分分别为(53±8)和(44±13),治疗后明显优于治疗前($P<0.05$)。结论 芪苈强心胶囊在基础抗心力衰竭治疗基础上,进一步改善缺血性心肌病患者的运动耐量和生活质量。

【关键词】 心肌病,缺血性;运动耐量;生活质量

## 1 资料与方法

**1.1 病例选择** 2008年3~8月在我院住院治疗、诊断为缺血性心肌病(符合Felker提出的缺血性心肌病诊断标准)、NYHA IV级,虽经标准抗心衰治疗,但心力功竭能改善只能保持在NYHA II~III级的ICM患者16例。排除标准:有严重心脏瓣膜疾病、呼吸功能受损、未控制的高血压和糖尿病、严重肾功能不全、运动系统疾病和脑卒中后遗症的患者。心功能分级:NYHA II级12例,NYHA III级4例。其中男12例,女4例。年龄(65±11)岁。

**1.2 治疗方法** 所有入选病例均按美国成人慢性心力衰竭诊断与治疗指南给予标准抗心力衰竭治疗,即使用地高辛、利尿剂、达靶剂量/最大耐受剂量ACEI/ARB和β受体阻滞剂、阿托伐他汀等,经上述治疗4个月后,再加用芪苈强心胶囊,(石家庄以岭药业股份有限公司生产)。分别在芪苈强心胶囊治疗前和治疗2个月后,进行运动耐量和生活质量的评估,并自身对照。

**1.3 观察指标** (1)运动耐量的评估:采用Guyatt方案的6 min步行试验,对患者6 min内最大步行距离进行测量。(2)生活质量的评估:明尼苏达生活质量调查表专门为心力衰竭患者设计,该表由21个简单的组成,每个问题的回答分为0~5不同等级,0表示不适合或与心力衰竭无关,5表示影响很大。其中与呼吸困难和疲劳有关的8个问题是相互高度关联的,其分值总记被称为体力尺度;同样有5个相关联的问题构成情绪尺度。首先教会患者如何使用该表,然后在听完一套标准指令后自己完成答卷,记分为21个问题的总和,作为对其生活质量的评估结果。

**1.4 统计学分析** 计量数据采用$\bar{x}±s$表示,治疗前后比较采用自身配对$t$检验,以$P<0.05$为差异有统计学意义。

## 2 结 果

芪苈强心胶囊治疗前后6 min步行最大距离为(342±113)m vs (395±138)m,($P<0.05$)。芪苈强心胶囊治疗前后生活质量评分为(53±8) vs (44±13),($P<0.05$)。

## 3 讨 论

运动耐量增加和生活质量改善作为心力衰竭目标,也广泛被作为治疗效果的评价。作为次极量运动试验,6 min步行试验能很好地模拟患者的实际临床状态。6 min步行试验和明尼苏达心力衰竭生活质量调查表作为对运动耐量和生活质量评估工具,具有简单,安全可靠的特点。中药方剂具有明显的增强心肌收缩和舒张功能的作用,本结果也发现:芪苈强心胶囊能提高接受标准抗心力衰竭治疗ICM患者的运动能力,改善生活质量。黄芪补气升阳、益卫固表、利水退肿;两者相合以治气虚。丹参活血祛瘀;葶苈子泻肺行水;泽泻

健脾渗湿、利水消肿,桂枝、陈皮补气健脾,加诸人参、附子,全方共奏益气活血利水之功。药理研究证实,黄芪属非洋地黄类正性肌力药物,可提高左室射血分数,峰充盈率,使左心室构型改善,还有舒张血管平滑肌和调节血压的作用,其机制可能既与阻断血管平滑肌细胞内质网上的三磷酸肌醇敏感的钙离子通道开放,抑制内钙的释放有关,又与中枢脑神经系统、肾素—血管紧张素—醛固酮系统、激肽释放等综合作用有关。人参可增强心肌收缩力,增加心排出量,扩张血管,增加心肌抗缺血能力;调节机体代谢,增加蛋白质和核酸的合成,增加心肌能量的供给;增加造血功能和红细胞携氧能力,调节神经内分泌功能;还可阻滞细胞膜钙离子通道,减轻心肌钙负荷,减少心肌损伤,促进细胞修复,有利于改善和纠正心力衰竭的病理生理异常。人参、附子合用还可显著减低血清 BNP 水平,能显著减轻心肌纤维化、改善心肌僵硬度[10]。丹参具有改善微循环、扩张冠状动脉,增加冠脉血流量作用。总之,芪苈强心胶囊由上述各种主药和其他药物共同组方,众药协同,通过多种途径共同作用,改善 ICM 患者的心脏功能和机体的整体功能状态,增强适应能力,提高运动耐量,改善生活质量。

# 芪苈强心胶囊治疗心力衰竭并发室上性心律失常的疗效分析

闫辛

河南省开封第一中医院大内科（开封，475000）

【关键词】 心律失常，室上性；芪苈强心胶囊

由于目前抗心律失常药物的负性肌力及致心律失常作用可能使病死率增高，因此，对症状不严重、非持续性室上性心律失常，不主张积极使用抗心律失常药物治疗。然而，芪苈强心胶囊为纯中药制剂无不良反应，减少心律失常发生。

## 1 资料与方法

1.1 临床资料 我院自 2007 年 6 月—2008 年 6 月门诊和病房收治心力衰竭合并非持续性室上性心律失常患者 32 例。其中男 26 例，女 6 例。年龄 50～59 岁 2 例，60～69 岁 8 例，70～79 岁 13 例；80～85 岁 9 例。其中冠心病 27 例，扩张型心肌病 2 例，风湿性心脏病 3 例。按纽约心脏病协会（NYHA）心功能分级标准，心功能 2 级 4 例，3 级 25 例，4 级 3 例。阵发性室上性心动过速 12 例，阵发性房颤 20 例。所有患者均经过心力衰竭的常规治疗，阵发性室上性心动过速或阵发性房颤控制不理想，每周发作 3 次以上。

1.2 治疗方法 在给予利尿剂、强心剂、ACEI、β 受体阻滞剂等治疗的同时，口服芪苈强心胶囊 4 粒，每日 3 次，14 d 后评定疗效。

1.3 疗效判定 显效：阵发性室上性心动过速或阵发性房颤未发作。有效：阵发性室上性心动过速或阵发性房颤发作 < 3 次/14 d。无效：阵发性室上性心动过速或阵发性房颤发作 > 3 次/14 d。

## 2 结 果

治疗 14 d 后，心功能改善 II 级以上 10 例，达到心功能 I 级 10 例，心功能改善 I 级或未达到心功能 I 级 15 例，无改善者 7 例。阵发性室上性心动过速，显效 6 例，有效 2 例，无效 4 例。阵发性房颤，显效 12 例，有效 4 例，无效 4 例。

## 3 讨 论

慢性心力衰竭是一种由各种心脏疾病导致心功能不全的复杂临床综合征，是各种心脏疾病终末阶段的临床表现，属中医喘证、水肿、痰饮等范畴。西医认为，引起本病的本质是心脏重塑，而神经内分泌长期兴奋和激惹是导致心脏重塑的根本原因，加之电解质和酸碱失衡、洋地黄及儿茶酚胺类药物的应用等因素，从而导致心律失常的发生。以往有关心力衰竭并发快速性室性心律失常的研究报道较多，而对心力衰竭并发室上性心律失常的治疗却少见报道。中医认为，心气不足而见心悸、气促；阴损及阳、血流不畅而见青紫；心阳虚久之脾肾阳气，水湿运化失职，气不化水，均可致水肿。肾虚则不能纳气、气不归元，则喘更甚。芪苈强心胶囊由黄芪、人参、附子、丹参、葶苈子、泽泻、玉竹、桂枝、红花、香加皮、陈皮组成，具有益气温阳，活血通络，利水消肿之功能。

方中附子归心肾脾经，有回阳救逆强心的作用，为治疗亡阳脱证之要药。现代医学研究表明附子具有增强心肌收缩力之功效。葶苈子祛痰平喘，宣肺气，解胸闷，行积水，其内含类似强心甙的物质，可以强心利尿消除肺内瘀血。人参补气强心，生津提神，提高心肌收缩力，更加以活血化瘀之药故而能治疗心衰。

室上性心律失常属中医惊悸、怔忡等范畴。其病机同为心阳不足，不能温养心脉，推动血行；或为水饮痰浊凌心，以致血运不畅；或为瘀血阻络，脉络不畅，瘀血内阻，均可发为心悸。故芪苈强心胶囊也具有抗心律失常的治疗作用。

# 芪苈强心胶囊联合地高辛治疗慢性心力衰竭临床疗效观察

庞学民　　刘艳红　　白保强

河南省驻马店市中心医院心内一科(驻马店,463000)

**【关键词】** 芪苈强心胶囊;慢性心力衰竭;临床疗效

慢性心力衰竭是大多数心血管疾病的最终归宿及主要的死亡原因,且发病率呈逐年增高趋势。现观察慢性心力衰竭患者在常规治疗的基础上加用芪苈强心胶囊口服,取得了较好的疗效,现将结果报告如下。

## 1 资料与方法

1.1 病例选择　选择 2008 年 4 月—2008 年 7 月收入我科的慢性心力衰竭患者 31 例,其中男 15 例,女 16 例,年龄(66 ± 12)岁,病程 0.5 ~ 7 年;冠心病 15 例,高血压心脏病 16 例。均符合心力衰竭诊断标准(Framingham 标准)。随机分为 2 组,治疗组 15 例,对照组 16 例。

1.2 治疗方法　2 组均治疗原发病。治疗组(15 例):常规应用利尿剂、血管紧张素转换酶(ACE)抑制剂,同时口服芪苈强心胶囊(石家庄以岭药业有限公司)4 粒,每日 3 次,口服地高辛(杭州民生药业)0.125 ~ 0.25 mg,每日 1 次。对照组(16 例):在常规治疗的基础上应用地高辛 0.125 ~ 0.25 mg,每日 1 次。2 组均观察治疗 4 周。

1.3 观察指标　治疗前后检查心电图、超声心动图、肝肾功能。治疗前后注意观察并记录临床症状、心率、血压、心功能分级,超声心动图仪测定患者的每搏输出量(SV)、心输出量(CO)、心脏指数(CI)、左室射血分数(EF)。

1.4 疗效判定标准　参照《实用中西医结合诊断治疗学》"心力衰竭疗效判断参考标准"进行疗效判定。显效:治疗后临床主要症状、体征消失或明显好转,心功能改善 ≥ II 级;有效:临床症状与体征减轻,心功能改善 I 级;无效:症状与体征无改善,甚至加重,心功能改善不足 I 级。

## 2 结　果

2.1 临床疗效　治疗组总有效率高于对照组,差异有统计学意义( $P < 0.05$ )。见表 1。

**表 1　治疗组与对照组治疗效果比较**

| 组别 | 例数 | 显效 | 有效 | 无效 | 总有效率(%) |
|---|---|---|---|---|---|
| 治疗组 | 15 | 11 | 3 | 1 | 93.3 |
| 对照组 | 16 | 7 | 6 | 3 | 81.2* |

注:与对照组比较,* $P < 0.05$

2.2 不良反应　2 组未发现病例。

## 3 讨　论

芪苈强心胶囊与地高辛联合应用可以增加心肌收缩力,使每搏出量和肾血流量增加,降低血液中血管紧张素 II 和醛固酮水平,减轻心室重塑,降低心脏前后负荷。芪苈强心胶囊联合应用治疗慢性心力衰竭的效果明显优于单纯应用强心苷类药物,不仅能明显改善心力衰竭引起的临床症状、提高患者的生活质量;而且不良反应较少,值得在临床上推广应用。

# 芪苈强心胶囊对缺血性心肌病患者运动能力及生活质量的影响

王恒亮

河南省濮阳油田总院心内科(濮阳,457000)

【关键词】 芪苈强心胶囊;缺血性心肌病;生活质量

随着我国人口老龄化和冠心病发病率不断增加,缺血性心肌病(ICM)对我国社会人口健康所造成的危害也日渐严重。心力衰竭发生后,改善患者的生活质量和延长生存期成为治疗的目标,但到了心力衰竭的严重阶段,单独运用西药往往并不能完全缓解患者的症状。为此采用中西药结合的方法对 ICM 患者进行治疗,可望提高疗效。

## 1 临床资料

3 例患者均为男性,中位年龄 68 岁。诊断为缺血性心肌病(符合 Felker 提出的缺血性心肌病诊断标准[1]),NYHA IV 级。无严重心脏瓣膜疾病、呼吸功能受损、未控制的高血压和糖尿病、严重肾功能不全、运动系统疾病和脑卒中后遗症。

3 例均按美国成人慢性心力衰竭诊断与治疗指南给予标准抗心力衰竭治疗,即使用地高辛、利尿剂、达靶剂量/最大耐受剂量 ACEI/ARB 和 β 受体阻滞剂、阿托伐他汀等,治疗 4 个月,效果不明显,遂加用芪苈强心胶囊,分别在治疗前和治疗 1 个月后,进行运动耐量和生活质量的评估,并自身对照分析。

运动耐量的评估:采用 Guyatt 方案的 6 min 步行试验。生活质量的评估:采用明尼苏达生活质量调查表,对其生活质量进行评估。

## 2 结 果

治疗前后 6 min 步行最大距离分别为(342 ± 113)m、(395 ± 138)m;生活质量评分为(53 ± 8)、(44 ± 13)。治疗前后比较有统计学意义($P < 0.05$)。

## 3 讨 论

国内相关研究表明,部分中药方剂具有明显的增强心肌收缩和舒张功能的作用,芪苈强心胶囊能提高 ICM 患者的运动能力,改善生活质量。黄芪补气升阳、益卫固表、利水退肿,两者相合以治气虚。丹参活血祛瘀;葶苈子泻肺行水;泽泻健脾渗湿、利水消肿;桂枝,陈皮补气健脾,加诸人参、附子,全方共奏益气活血利水之功。现代药理研究证实,黄芪属非洋地黄类正性肌力药物,可提高左室射血分数,峰充盈率,使左心室构型改善,还有舒张血管平滑肌和调节血压的作用。其机制可能既与阻断血管平滑肌细胞内质网上的三磷酸肌醇敏感的钙离子通道开放,抑制内钙的释放有关;又与中枢脑神经系统、肾素—血管紧张素—醛固酮系统、激肽释放等综合作用有关。人参可增强心肌收缩力,增加心排出量,扩张血管,增加心肌抗缺血能力;调节机体代谢,增加蛋白质和核酸的合成,增加心肌能量的供给;增加造血功能和红细胞携氧能力,调节神经内分泌功能;还可阻滞细胞膜钙离子通道,减轻心肌钙负荷,减少心肌损伤,促进细胞修复,有利于改善和纠正心力衰竭的病理生理异常。人参、附子合用还有显著减低血清 BNP 水平,能显著减轻心肌纤维化、改善心肌僵硬度。丹参具有改善微循环,扩张冠状动脉,增加冠脉血流量作用。总之,芪苈强心胶囊由上述各种主药和其他药物共同组方,众药协同,通过多种途径共同作用,改善 ICM 患者的心脏功能和机体的整体功能状态,增强适应能力,提高运动耐量,改善生活质量。

# 芪苈强心胶囊联合地高辛治疗慢性心力衰竭 5 例

宋菊心

河南省周口市中医院心内科(周口,466000)

**【关键词】** 芪苈强心胶囊;地高辛;慢性心力衰竭;临床疗效

　　慢性心力衰竭是大多数心血管疾病的最终归宿及主要的死亡原因,且发病率呈逐年增高趋势。我们在常规治疗的基础上加用芪苈强心胶囊联合地高辛,治疗慢性心力衰竭患者,取得了较好的疗效,报告如下:

## 1 资料与方法

**1.1 临床资料** 选择 2008 年 4 月—2008 年 7 月收入我科的慢性心力衰竭 5 例,其中男 4 例,女 1 例,年龄 $(66 \pm 12)$ 岁,病程 0.5~7 年;原发病:冠心病 4 例,高血压心脏病 1 例,均符合心力衰竭诊断标准(Framingham 标准),有阵发性夜间呼吸困难,颈静脉怒张,肺部啰音,心脏扩大,水肿,夜间咳嗽,活动后呼吸困难。

**1.2 治疗方法** 5 例予控制感染,治疗原发病及伴发疾病,限制钠盐及水分摄入,吸氧,纠正电解质与酸碱平衡紊乱等;常规应用利尿剂、血管紧张素转换酶抑制剂,同时加用苈苈强心胶囊(石家庄以岭药业有限公司)4 粒,每日 3 次,地高辛(杭州民生药业)0.125~0.25 mg,每日 1 次口服。观察治疗 4 周后统计疗效,治疗前后检查心电图,超声心动图、肝肾功能。

**1.3 观察指标** 治疗前后观察并记录临床症状、心率、血压、心功能分级,心电图、超声心动图。

**1.4 疗效判定标准** 参照《实用中西医结合诊断治疗学》“心力衰竭疗效判断参考标准”[1]进行疗效判定。显效:治疗后临床主要症状、体征消失或明显好转,心功能改善 ≥ II 级;有效:临床症状与体征减轻,心功能改善 I 级者;无效:症状与体征无改善甚至加重,心功能改善 < I 级者。

## 2 结 果

　　5 例中显效 4 例,有效 1 例,均未出现不良反应。

## 3 讨 论

　　笔者认为芪苈强心胶囊与地高辛联合应用可以增加心肌收缩力使心搏出量和肾血流量增加,降低血液中血管紧张素 II 和醛固酮的水平,减轻心室重塑,降低心脏前后负荷。本结果证明,芪苈强心胶囊与地高辛联合应用治疗慢性心力衰竭的效果明显,不仅能明显改善心力衰竭引起的临床症状提高患者的生活质量;而且不良反应较少,值得在临床上推广应用。

**参考文献**

1 陈贵延,杨思澍.实用中西医结合诊断治疗学[M].北京:中国医药科技出版社,1995:407.

# 中药通络药物对脑出血预后的影响

赵新民　李新萍　段瑞生　肖维刚　冯彦敏　张欣　靳彦华

河北以岭医院（石家庄,050091）

【摘要】　目的　探讨中药通络药物治疗脑出血的临床疗效。方法　将102例脑出血患者随机分为对照组（常规治疗组）及治疗组（通络药物组）,2组均于3周后观察疗效。结果　治疗组和对照组总有效率分别为86.5%、72.0%,有显著性差异（ P < 0.01 ）,并发症发生率分别为11.5%、18%,有显著性差异（ P < 0.01 ）。结论　中药通络药物治疗脑出血疗效优于单纯常规内科治疗,可提高抢救成功率,降低死亡率及并发症。

【关键词】　桂龙通络胶囊;脑出血

**Influence of Tongluo drugs on the prognosis of cerebral hemorrhage**　*ZHAO Xin-min , LI Xin-ping , DUAN Rui-sheng , et al .*
*Hebei Yiling Hospital , Shijiazhuang　050091 , China*

【Abstract】　**Objective**　To discuss the effects of Tongluo drug on prognosis of cerebral hemorrhage. **Methods**　102 patients were randomly divided into two groups , respectively treated with conventional treating（control group）and Guilongtongluo capsule（treated group）,3 weeks later , the effects of two groups were evaluated. **Results**　The total effective rates of treated group and control group were 86.5% and 72.0% , showed significant differences（ P < 0.01 ）. The side effects rates of two groups were 11.5%、18.0% , showed significant differences（ P < 0.01 ）. **Conclusion**　Tongluo drug plus conventional treatment showed more efficiency , higher rescue successful rate , less mortality rate and less side effects than conventional treatment only in treating hypertension cerebral hemorrhage .

【Key words】　Guilongtongluo capsule ; Cerebral hemorrhage

我科运用桂龙通络胶囊治疗高血压性脑出血,并与常规内科治疗进行对照观察,现报告如下。

## 1　资料与方法

1.1　临床资料　102例均为我科高血压性脑出血住院患者,随机分为2组。对照组50例,男28例,女22例;年龄37～81(64±7)岁;出血部位于脑叶8例,基底节区39例,丘脑3例,其中破入脑室4例;出血量小于10 ml者8例,10～20 ml者21例,21～30 ml者11例;合并糖尿病24例,冠心病17例。治疗组52例,男33例,女19例;年龄40～82(65±8)岁;出血部位于脑叶9例,基底节区40例,丘脑出血3例,其中破入脑室3例;出血量小于10 ml者7例,11～20 ml者31例,21～30 ml者14例,合并糖尿病25例,冠心病20例。2组年龄、性别、出血量、出血部位、合并症等无显著性差异（ P > 0.05 ）,具有可比性。

1.2　诊断标准　中医诊断标准:参照国家中医药管理局脑病急症协作组制定的《中风病中医诊断与疗效标准(试行)》。西医诊断标准:参照中华医学会、中华神经外科学会制定的《各类脑血管疾病诊断要点》中提出"高血压性脑出血的诊断标准"[1],并经头颅 CT 检查证实。(1)符合高血压性脑出血的诊断标准;(2)CT 检查示血肿 < 30 ml(多田公式计算:V(血肿量) = π/6 × L(长轴) × S(短轴) × Slices(层次厚度));(3)发病 < 96 h;(4)生命体征相对平稳;意识状态 III 级以上。

1.3　治疗方法　对照组:内科常规治疗(包括脱水降颅压、稳定血压、防治水电解质酸碱失衡、防治感染、心肺肾及其他各种并发症等)。治疗组:内科常规治疗同时加服中药桂龙通络胶囊(河北以岭医药研究院药厂生产,注册文号:冀药制字 Z20050706),3 周后观察疗效。

1.4　观察指标　(1)意识;(2)语言;(3)面瘫;(4)上肢瘫;(5)指瘫;(6)下肢瘫;(7)趾瘫;(8)其他症状:抽搐、应激性溃疡、二便失禁、面部表情;(9)血流变;(10)再出血机率的判断;(11)微创术后血肿清除量;(12)脑水肿 CT 图像分级[2]。给药前 1 d 及给药后 21 d 各测 1 次,并化验肝肾功能和三大常规。

1.5　疗效标准　参照国家中医药管理局脑病急症协作组制订的《中风病诊断与疗效评定标准》(国家科委攻

关项目 85-919-02-01)执行。疗效评定标准:基本恢复:≥81%,6 分以下;显著进步:≥56%而<81%;进步:≥36%而<56%;稍进步:≥11%而<36%;无变化:<11%;恶化(包括死亡):负值。

**1.6　统计学方法**　计数资料以率表示,组间比较采用 $\chi^2$ 检验,$P<0.05$ 为差异有统计学意义。

## 2　结　果

**2.1　疗效比较**　治疗组总有效率为 86.5%,高于对照组的 72.0%,差异有统计学意义( $P<0.01$ )。见表 1。

表 1　2组疗效比较　[例(%)]

| 组别 | 例数 | 基本恢复 | 显著进步 | 进步 | 稍进步 | 无变化 | 死亡 | 总有效% |
|---|---|---|---|---|---|---|---|---|
| 治疗组 | 52 | 13(25.0) | 14(26.9) | 13(25.0) | 5(9.6) | 3(5.8) | 2(3.8) | 45(86.5)* |
| 对照组 | 50 | 5(10.0) | 12(24.0) | 10(20.0) | 9(18.0) | 8(16.0) | 6(12.0) | 36(72.0) |

注:与对照组比较,* $P<0.01$

**2.2　并发症**　治疗组治疗中出现并发症 6 例(其中应激性溃疡 3 例,伴发肺部感染 2 例,下肢动脉栓塞 1 例),并发症发生率 11.5%;对照组出现并发症 9 例(其中应激性溃疡 5 例,肺部感染 3 例,心力衰竭 1 例),并发症发生率为 18.0%。2 组比较,差异有显著性( $P<0.01$ )。

## 3　讨　论

　　脑内瘀血状态是高血压性脑出血急性期的病机关键,因此,化瘀成为脑出血治疗的首要方法。中医认为,离经之血即脑内瘀血即使"清窍闭塞,神明失用,又会加重脉络阻滞而致出血不止,脑出血的病情轻重即所谓的中经络和中脏腑是与血瘀程度呈正相关。现代医学认为,离经之血(血肿)压迫周围脑组织引起脑水肿,颅内压增高是脑出血主要危害所在。根据"瘀血不去,则出血不止"等中医理论,我们选用桂龙通络胶囊进行治疗。临床发现,大多数脑出血患者入院时可以见到神昏、面赤、身热、气粗、头痛、恶心呕吐、躁扰不宁、便闭、舌红苔黄腻、脉弦滑数等,证属肝阳化火,蒸腾心营,气火夹痰,上蒙清窍,以致脑络破裂而成。为此,谨守风、火、痰之病机,我们在内科基础上加用桂龙通络胶囊。全方共达祛瘀血、通络脉、健神开窍的功效,有效减轻脑水肿,促进神经功能恢复,降低死亡率及并发症,改善预后。

参考文献

1　王维治.神经病学[M].北京:人民卫生出版社,2006:769.
2　吴延林.急性脑出血早期中西医结合治疗对患者康复的影响[J].中国中西医结合杂志,1996,16(1):21-24.

# 连花清瘟胶囊治疗呼吸道感染的有效性与安全性研究

王以炳　夏雷　谢艳丽　杨玉梅　刘莉敏　陈幼发

武汉科技大学附属医院呼吸肾病内科(武汉,430060)

【摘要】　目的　观察连花清瘟胶囊治疗呼吸道感染的疗效及安全性。方法　将临床确诊为细菌性呼吸道感染的 50 例患者随机分为 2 组。治疗组 25 例采用连花清瘟胶囊口服 + 头孢呋辛钠治疗方案,对照组 25 例采用头孢呋辛钠治疗方案,疗程 3 ~ 5 d。结果　治疗组细菌清除率和有效率明显高于对照组( $P < 0.05$ ),不良反应无明显差异( $P > 0.05$ )。结论　连花清瘟胶囊治疗呼吸道感染效果显著,无严重不良反应。

【关键词】　呼吸道感染;连花清瘟胶囊

Research of therapeutic effect and safety of the Lianhuaqingwen capsule on the respiratory tract infection　*WANG Yibing, XIA Lei, XIE Yan-li, et al. Department of Respiratory, Affiliated Hospital of Wuhan University of Scientist and Technology, Wuhan　430060, China*

【Abstract】　Objective　To research the therapeutic effect and safety of the Lianhuaqingwen capsule on the respiratory tract infection. Methods　50 patients with clinical definite of the bacterial respiratory infections were divided into two groups with random, 25 cases with oral application the Lianhuaqingwen capsule and the cefuroxime sodium as the treatment group, 25 cases with the cefuroxime sodium as the control group. The course of treatment was 3 ~ 5 days. Results　The therapeutic effect and the bacterial clearance rate of the treatment group were pronounced higher than those of the control group( $P < 0.05$ ). However, there was no significant difference on adverse reaction between these two groups( $P > 0.05$ ). Conclusion　There was the significant therapeutic effect of the Lianhuaqingwen capsule on the respiratory tract infection with no serious adverse reactions.

【Key words】　Respiratory tract infection; Lianhuaqingwen capsule

　　细菌性呼吸道感染包括细菌性上呼吸道感染(如咽炎,扁桃体炎)和细菌性下呼吸道感染(如急性支气管炎,支气管肺炎,慢性支气管炎),是临床常见病,多发病,临床以抗感染治疗为主。我们在抗感染治疗的基础上联合应用连花清瘟胶囊 25 例,通过细菌清除率、有效率、不良反应发生率的对照,探讨该药对呼吸道感染的临床疗效及安全性。

## 1　资料与方法

1.1　研究对象　2007 年 4 月—2007 年 9 月,我院门诊及住院的呼吸道感染并自愿接受研究的患者共 50 例,其中下呼吸道感染为轻、中度患者。入选标准:(1)18 岁以上的门诊或住院患者。(2)所有患者均根据其病史、症状、体征及 X 线检查和痰培养,确诊为细菌性呼吸道感染。(3)无严重心、肝、肾功能不全及中枢神经系统疾病者。(4)发病后 12 h 内未使用抗病毒、激素、解热镇痛类西药或治疗感冒中药者。(5)妊娠及哺乳期妇女除外。其中男 32 例,女 18 例,年龄 19 ~ 78 岁,中位年龄 41.5 岁。随机将入选病例分成治疗组和对照组,各 25 例,治疗组男 15 例,女 10 例,对照组男 17 例,女 8 例。2 组患者在年龄性别构成方面比较,差异无统计学意义( $P > 0.05$ ),具有可比性。

1.2　方法　治疗组采用连花清瘟胶囊 1.4 g 口服,每天 3 次,头孢呋辛钠 4.0 g/d,静脉滴注,连用 3 ~ 5 d。对照组采用头孢呋辛钠 4.0 g/d,静脉滴注,连用 3 ~ 5 d。根据患者病情,酌情选用祛痰药、镇咳剂、支气管扩张剂及不具有抗炎作用的痰溶解剂,避免同时使用其他抗菌药,肾上腺糖皮质激素及非甾体类抗炎药、消炎镇痛剂、β-受体阻滞剂。

1.3　观察指标　治疗过程中每日观察患者的症状,包括体温、咳嗽、咯痰量、咯痰性状、有无呼吸困难、胸痛、肺部啰音、脱水症状、紫绀,给药前及给药 5 d 或停药后行胸部 X 线检查(包括胸透和胸片),治疗前及治疗后分别做痰细菌培养或咽拭子培养。经分离鉴定确为致病菌后,治疗过程中观察该菌的消长情况。

1.4　疗效评价指标　细菌学疗效评价：(1)清除：治疗结束时，病原菌消失，且无新病原菌出现。(2)未清除：治疗结束时，病原菌无变化。(3)细菌交替：疗程后出现新的病原菌而原病原菌消失。(4)无法判断：细菌学效果无法判断。临床疗效评价：治疗结束时，疗效按卫生部颁发标准[1]为痊愈、显效、进步和无效 4 级，痊愈及显效属有效。(1)痊愈：症状、体征完全恢复正常，病原菌清除者。(2)显效：病情明显恢复，病原菌清除，但症状、体征、实验室检查 3 项中，有 1 项未恢复正常。(3)进步：病情好转，但上述 4 项中有 1 项未恢复正常。(4)无效：用药 72 h 未改善或加重者。

1.5　统计学方法　采用 SPSS 10.0 统计分析软件，对治愈率及细菌清除率，药物不良反应发生率采用 $\chi^2$ 检验，$P < 0.05$ 为差异有统计学意义。

## 2　结　果

2.1　病原菌变化比较　治疗组病原菌清除率 80.0%(20/25)，对照组病原菌清除率 48.0%(12/25)，2 组比较差异有统计学意义($P < 0.05$)。见表 1。

**表 1　2 组细菌学疗效比较**　[例(%)]

| 组别 | 例数 | 清除 | 未清除 | 细菌交替 | 无法判断 |
|------|------|------|--------|----------|----------|
| 对照组 | 25 | 12(48.0)* | 10(40.0) | 2(8.0) | 1(4.0) |
| 治疗组 | 25 | 20(80.0) | 4(16.0) | 1(4.0) | 0 |

注：与对照组比较，* $P < 0.05$

2.2　临床疗效比较　治疗组有效率 88.0%(22/25)，对照组有效率 68.0%(17/25)，2 组比较差异有显著意义($P < 0.01$)。见表 2。

**表 2　2 组临床疗效比较**　[例(%)]

| 组别 | 例数 | 痊愈 | 显效 | 进步 | 有效率(%) |
|------|------|------|------|------|-----------|
| 治疗组 | 25 | 15(60.0) | 7(28.0) | 3(12.0) | 88.0* |
| 对照组 | 25 | 10(40.0) | 7(28.0) | 8(32.0) | 68.0 |

注：与对照组比较，* $P < 0.01$

2.3　药物不良反应　对照组发生皮疹 4 例，胃肠道反应 2 例，白细胞减少 1 例；治疗组分别为 3 例，5 例、1例，2 组均无肝肾损害。药物不良反应发生率治疗组为 36.0%(9/25)，对照组为 28.0%(7/25)，差异无统计学意义($P > 0.05$)。

## 3　讨　论

　　细菌性呼吸道感染首先应积极抗感染治疗，同时可辅以其他对症治疗。本研究显示加用中药连花清瘟胶囊口服，可以提高细菌清除率和临床治愈率，且无严重不良反应，该结果与胡筱筱[2]、季振惠等[3]报道结果有相似之处。细菌性急性上呼吸道感染，急性气管－支气管炎可以直接或继发于病毒感染之后发生，而病毒则是慢性支气管炎急性加重的重要因素。连花清瘟胶囊，是临床常用抗感冒中药，具有抗感冒三重功效：(1)广谱抗病毒，有效抑菌。(2)退热、抗炎，迅速缓解感冒症状。(3)调节免疫，增强抗病康复能力。它由银翘散与麻杏石甘汤组合而成，组方中的薄荷、麻黄等外散风寒，贯众、板蓝根、金银花、连翘等内清火毒，协同使用既可以疏散外邪又可内清火毒、宣肺泄热[4]。急性气管－支气管炎中医辨证可分为风寒咳嗽和风热咳嗽两种，慢性支气管炎发病可由外感风寒，体属脾肾阳虚；亦可为外感风热，郁热化火；还可为外感风寒郁遏内热。临床研究证实组方中麻杏石甘汤用于治疗急慢性支气管炎疗效确切[5,6]。国内众多权威机构开展的一系列实验证明[7,8]，连花清瘟胶囊具有广谱的抗病毒作用，其中对流感病毒和副流感病毒杀灭作用最强。此外，它具有显著的退热抗炎作用，可以迅速缓解头痛、发烧、咽痛等感冒症状，还能截断病毒在体内的传变途径，防止感冒向肺炎、心肌炎的发展。另外，还可以调节免疫，增强抗病康复的能力。连花清瘟选药重在病因治疗，选用对病毒有明显拮抗作用的药物，针对病毒侵袭人体所造成的热毒偏盛临床特征应用重药清解热毒。细菌性呼吸道感染多属热毒壅肺，壅阻肺络，病位在肺，所以重用宣肺泄热，宣畅肺气，清泄肺中壅闭之毒热[4]。

　　纵观连花清瘟胶囊在运用中医理论并大胆创新方面具有以下 3 个特点：(1)卫气同治，表里双解：无论是流行性感冒还是"非典"，发病初起表证未除，内热已炽，显属卫气同病。连花清瘟方源于银翘散与麻杏石甘汤，连翘，薄荷，麻黄，外疏卫表，佐贯众，板蓝根助银花、连翘清热解毒，石膏为清气分热之重剂，与麻黄配伍既可遏制其温散之性,又能协同加强宣肺泄热之效。如此,在疏散外邪的同时重用清热解毒之品,直清气分热毒,可收卫气同治,表里双解之功。方中麻黄与大黄同用,也含防风通圣表里双解之深意。(2)先证用药,截断病势:流行性感冒具有发病急、传变快的特点。治疗不能遵循温病"卫之后方言气,营之后方言血"的规律。中药治疗应先证用药,截断病势,连花清瘟在病变早期即应用麻杏石甘汤宣泄肺热,配伍大黄,通腑泄肺逐瘀,肺与大肠相表里,腑气下通,肺热自降,从而扭转病机,截断病势,切断疾病向营血的转变。防止感冒后发生肺炎、心肌炎等疾病。(3)整体调节,多靶治疗:连花清瘟虽以"清瘟解毒,宣泄肺热"为治疗大法,但适当配伍了活血化瘀,通腑泄热,芳香避秽等药物,尤其是配伍了益气养阴的红景天调节免疫,扶正祛邪,既能调动机体抗病康复能力,又防大黄攻下之弊。现代药理研究证明红景天能提高机体对缺氧的耐受性[9],兼有生脉饮和丹参、川芎合剂的效果。对肺水肿有明显改善作用。连花清瘟的药理研究表明,既有广谱抗病毒作用,又能抗菌、退热消炎、止咳、化痰,调节免疫功能,从而阻断多个病理环节的恶性循环,显示出该药多靶点、多环节的整体治疗优势。未病先防,既病防变[4]。

连花清瘟胶囊临床应用中不良反应主要为胃肠道反应和皮疹,且较轻,饭后服药可减少胃肠道反应,皮疹经抗过敏治疗可改善。白细胞减少2例停药后1周复查血象恢复正常。药物不良反应发生率为36.0%(9/25),均不影响治疗,与对照组(28.0%)比较差异无统计学意义。说明连花清瘟胶囊临床用药安全性好。

连花清瘟胶囊上市后扩大研究显示对细菌性呼吸道感染有其深厚的中医理论及临床实践基础,中西医结合,疗效确切,安全性好,值得推广。

**参考文献**

1 卫生部抗生素临床药理基地.抗菌药物临床研究指导原则[J].中国临床药理学杂志,1987,2:189-191.
2 胡筱筱.中西医结合治疗老年难治性细菌性呼吸道感染疗效观察[J].中国中医急症,2003,2:19.
3 季振惠,王保群,陈雪玲.连花清瘟胶囊辅助治疗急性气管–支气管炎[J].现代中西医结合杂志,2007,26:28.
4 左俊岭,徐之虎.连花清瘟胶囊治疗急性上呼吸道感染的临床研究[J].公共卫生与预防医学,2006,6:83-84.
5 王晶.麻杏石甘汤加味治疗急慢性支气管炎78例[J].国医论坛,2001,3:5.
6 王胜春,王汝娟,胡永武.麻杏石甘汤的清热解毒作用[J].中成药,1996,12:32-33.
7 莫红缨,柯昌文,郑劲平,等.连花清瘟胶囊体外抗甲型流感病毒的实验研究[J].中药新药与临床药理,2007,1:6-10.
8 郭海,杨进,龚婕宁,等.连花清瘟胶囊对小鼠病毒感染后肺指数的影响[J].河南中医,2007,3:39-40.
9 陈玉满,陈江,毛光明,等.藏药红景天及其复方抗缺氧有效成分研究[J].中国卫生检验杂志,2007,8:64.

# 连花清瘟胶囊治疗病毒性感冒的有效性与安全性观察

王以炳　谢艳丽　杨玉梅　夏蕾　刘莉敏　李玉磊

武汉科技大学附属医院呼吸内科(武汉,430060)

【摘要】　目的　观察连花清瘟胶囊治疗病毒性感冒的疗效及安全性。方法　将临床确诊为病毒性感冒的 200 例患者随机分为 2 组。治疗组 100 例采用连花清瘟胶囊口服,对照组 100 例采用强效感冒片口服,疗程均 3 d。结果　治疗组有效率明显高于对照组( $P < 0.05$ ),不良反应无明显差异( $P > 0.05$ )。结论　连花清瘟胶囊治疗病毒性感冒效果显著,无严重不良反应。

【关键词】　病毒性感冒;连花清瘟胶囊;强效感冒片

**The efficacy and safety of Lianhuaqingwen capsule on viral cold**　*WANG Yi-bing*, *XIE Yan-li*, *YANG Yu-mei*, *et al*. *Department of Respiratory Diseases*, *Affiliated Hospital of Wuhan Technological University*, *Hubei*, *Wuhan*　430060, *China*

【Abstract】　Objective　To observe the therapeutic effect and safety of Lianhuaqingwen capsule on viral cold. **Methods** 200 patients with viral cold were randomly divided into two groups. 100 patients in treatment group were treated with Lianhuaqing-wen capsule, while the other 100 patients in control group were treated with Qiangxiaoganmao tablets, with a treatment course of 3 days both groups. **Results** The effective rate in treatment group was significantly higher than that of control group( $P < 0.05$ ), however, there was no significant difference in side effect between two groups( $P > 0.05$ ). **Conclusion** Lianhuaqingwen capsule is effective in treating viral cold, without severe side effects.

【Key words】　Viral cold; Lianhuaqingwen capsule; Qiangxiaoganmao tablets

连花清瘟胶囊上市以来有关治疗病毒性感冒的临床应用研究报道尚少,为了观察连花清瘟胶囊对病毒性感冒的临床疗效及安全性,采用治疗组口服连花清瘟胶囊,对照组口服强效感冒片,对其病情按症状轻重给予分级并评分,通过治疗后积分、体温疗效、症状疗效、主症消失时间、体温复常率、发热起效时间的对照以及药物的不良反应的比较,探讨连花清瘟胶囊抗病毒性感冒的作用。

## 1　资料与方法

1.1　研究对象　2007 年 4 月—2007 年 12 月,我院门诊及急诊的急性呼吸道感染并自愿接受研究的患者共 200 例。入选标准:(1)18 岁以上的门诊或急诊患者。(2)所有患者均根据其病史、症状、体征、X 线检查、周围血象及病毒血清学检查,确诊为病毒性感冒。(3)无严重心、肝、肾功能不全及中枢神经系统疾病者。(4)发病后 12 h 内未使用抗病毒、激素、解热镇痛类西药或治疗感冒中药者。⑤妊娠及哺乳期妇女除外。随机将入选病例分成治疗组和对照组,各 100 例,治疗组男 58 例,女 42 例,中位年龄 42 岁,对照组男 53 例,女 47 例,中位年龄 42 岁。2 组患者在年龄、性别构成方面比较,差异无统计学意义( $P > 0.05$ ),具有可比性。

1.2　方法　治疗组采用连花清瘟胶囊 1.4 g/次口服,3 次/d,连用 3 d。对照组采用强效感冒片 2 片/次口服,3 次/d,连用 3 d。根据患者病情,酌情选用止咳剂,避免同时使用抗菌药、肾上腺糖皮质激素及非甾体类抗炎药、解热镇痛剂。

1.3　观察指标　治疗过程中每日观察患者的症状及体征,包括体温、恶寒、肌肉酸痛、咳嗽、头痛、咽干或咽痛、乏力、鼻塞、流涕及咽喉部体征。患者症状、体征、X 线检查及实验室检查均应在指定日进行,若在指定日无法实施时,可在指定日的前一日或后一日执行。患者病情按其症状轻重给予分级。其分级标准如下:发热:≤37.2℃,0 分;37.3 ~ 37.9℃,3 分;38.0 ~ 38.9℃,6 分;39.0℃以上,9 分。恶寒:无症状,0 分;轻微恶寒,不需加衣,2 分;明显恶寒,加衣被可缓解,4 分;寒战,加衣被不减轻,6 分。肌肉酸痛:无症状,0 分;轻微疼痛,时作时止,1 分;持续疼痛,但可忍,2 分;剧痛,持续难忍,3 分。咳嗽:无症状,0 分;咳嗽轻浅,偶有咳嗽,1 分;间断咳嗽,次数不频,2 分;频频作咳,影响睡眠,3 分。头痛:无症状,0 分;头痛轻微,1 分;头痛阵作较重,

2 分;头痛持续剧烈,3 分。咽干或咽痛:无症状,0 分;咽干痛,不影响吞咽,1 分;咽干灼热,吞咽痛,2 分;灼痛欲冷饮,吞咽时剧痛,3 分。乏力:无症状,0 分;精神不振,可坚持体力劳动,1 分;四肢乏力,勉强坚持日常工作,2 分;四肢乏力,不能坚持日常工作,3 分。鼻塞:无症状,0 分;偶鼻塞,不影响用鼻呼吸,1 分;鼻塞,鼻呼吸微受限,呼吸鼻鸣,2 分;鼻塞,需用口呼吸,3 分。

**1.4 疗效评价指标** 主要疗效指标判定:治疗结束时,按各自标准分为痊愈、显效、有效和无效 4 级,痊愈及显效属有效。(1)疗效标准:①痊愈:治疗后积分为 0,且无反复。②显效:治疗后积分值降低≥70%。③有效:治疗后积分值降低<70%。④无效:治疗后积分值降低不足 30%。(2)体温疗效:①痊愈:治疗 24 h 内体温恢复正常,且无反复。②显效:治疗 24 h 内,体温降低≥1℃以上,但未至正常。③有效:治疗 24 h 内,体温降低 0.5～1℃(不含 1℃),但未至正常。④无效:治疗 24 h 内,体温降低不足 0.5℃。(3)症状疗效:①消失:治疗后症状消失。②改善:治疗后积分较前降低,但未消失。③不变:治疗后积分未降低或增加。次要疗效指标判定:①主症消失时间:首服药始至发热、恶寒、肌肉酸痛消失时间。②体温复常率:两组在试验结束时,体温恢复正常的患者的比率。③退热起效时间:首服药始至体温下降 0.5℃所需时间。

**1.5 统计学方法** 采用 SPSS 10.0 统计分析软件进行统计分析,计数资料采用 $\chi^2$ 检验,$P < 0.05$ 为差异有统计学意义。

**2 结 果**

**2.1 主要疗效指标比较** 对照组治疗前积分 16.1±2.1,治疗后积分 3.6±0.5;治疗组治疗前积分 15.9±3.3,治疗后积分 4.5±0.9。2 组治疗后积分较治疗前明显降低($P < 0.01$)。2 组患者体温比较:治疗组(100 例,痊愈 77 例,显效 17 例,无效 6 例),有效率 94.0%,高于对照组(100 例,痊愈 45 例,显效 30 例,无效 25 例)的 81.0 分($P < 0.01$)。2 组患者症状疗效比较:治疗组(100 例,症状消失 93 例,症状改善 7 例)有效率 93%,高于对照组(100 例,症状消失 59 例,症状改善 19 例,症状不变 22 例)有效率 59%($P < 0.01$)。次要疗效指标比较,见表 1。

**表 1 2 组主症状消失时间及退热起效时间体温复常率比较**

| 组别 | 例数 | 主症消失时间(h) | 退热起效时间(h) | 体温正常(例) | 体温异常(例) | 复常率(%) |
|------|------|-----------------|-----------------|--------------|--------------|-----------|
| 对照组 | 100 | 6.0±1.2 | 3.0±0.9 | 97 | 3 | 97 |
| 治疗组 | 100 | 4.0±2.0* | 1.2±0.5* | 81 | 19 | 81* |

注:与对照组比较,* $P < 0.01$

**2.2 药物不良反应** 治疗组发生胃肠道反应 5 例,表现为胃肠道不适、腹泻、腹胀。对照组 2 例,改饭后服用或经对症处理后好转。2 组均无肝肾损害。药物不良反应发生率治疗组为 5%(5/100),对照组为 2%(2/100),2 组比较差异无统计学意义($P > 0.05$)。

**3 讨 论**

病毒性感冒为临床常见病、多发病,一般经 5～7 d 可自行痊愈,但仍有可能并发急性鼻窦炎、中耳炎、气管－支气管炎,严重时甚至并发风湿热、肾小球肾炎、心肌炎等。常见病原体为鼻病毒、冠状病毒、流感和副流感病毒、呼吸道合胞病毒、埃可病毒和柯萨奇病毒,临床早期应用抗病毒中成药可有效抑制病毒,缩短病程。本研究显示口服中药连花清瘟胶囊,与传统中成药强效感冒片相比,前者疗效明显高于后者。

连花清瘟胶囊是近几年新上市的抗感冒中药,它由连翘、金银花、炙麻黄、炒苦杏仁、石膏、板蓝根、绵马贯众、鱼腥草、广藿香、大黄、红景天、薄荷脑、甘草组合而成,它具有三重功效抗感冒:(1)广谱抗病毒。有效抑菌,其广谱的抗病毒作用中,对流感病毒和副流感病毒杀灭作用最强,此外还对腺病毒 3 型和 7 型、单纯疱疹病毒 1 型和 2 型、呼吸道合胞病毒均有较强杀灭作用[1],同时具有明显抗甲型人流感病毒及禽流感病毒的作用[2,3]。(2)退热、抗炎。迅速缓解头痛、发烧、咽痛等感冒症状,还能截断病毒在体内的转变途径,防止感冒向肺炎、心肌炎的发展[4]。本研究显示连花清瘟胶囊退热作用起效快,平均 0.7～1.7 h,94% 的患者 24 h 内体温恢复正常,97% 的患者治疗结束时体温恢复正常,均较对照组要快。经该药治疗的患者主症消失时间 2～6 h,较对照组迅速。病毒性感冒具有发病急的特点,治疗不能遵循温病"卫之后方言气,营之后方言血"的规律。中药治疗应先证用药,截断病势,连花清瘟胶囊在病变早期即应用麻杏石甘汤宣泄肺热,配伍大黄,药物中的薄荷、麻黄等外散风寒,贯众、板蓝根、金银花、连翘等内清火毒,协同使用既可以疏散外邪又可内清火毒、宣肺泄热,通腑泄肺逐瘀,肺与大肠相表里,腑气下通,肺热自降。从而扭转病机,截断病势,切断向营血的转变,防止感冒后发生肺炎、心肌炎等疾病[5]。(3)调节免疫。增强抗病康复能力。与临床常用感冒药物相比,该药能调节机体免疫力。已有实验表明,连花清瘟胶囊能够提高细胞免疫与体液免疫[6],增强机体免疫力。连花清瘟胶囊虽以"清瘟解毒,宣泄肺热"为治疗大法,但适当配伍了活血化瘀,通腑泄热,芳香避秽等药物,尤其是配伍了益气养阴的红景天调节免疫,扶正祛邪,既能调动机体抗病康复能力,又防大黄攻下之弊。现代药理研究证明红景天能提高机体对氧的耐受性[7],兼有生脉饮和丹参、川芎合剂的效果。对肺水肿有明显改善作用。连花清瘟胶囊不良反应少,与传统的中药加西药的复方制剂相比,大量出汗、胃肠道刺激症状要少要轻[4]。连花清瘟胶囊治疗病毒性感冒疗效好,不良反应少,值得推广应用。

**参考文献**

1　莫红缨,柯昌文,郑劲平,等.连花清瘟胶囊体外抗甲型流感病毒的实验研究[J].中药新药与临床药理,2007,(1):6-10.
2　杨立波,季振慧,高学东,等.连花清瘟胶囊治疗流行性感冒Ⅱ期临床研究[J].中药新药与临床药理,2005,(4):023.
3　杨立波,季振慧,王保鲜.连花清瘟胶囊治疗流行性感冒280例疗效观察[J].疑难病杂志,2005,(5).010.
4　王以炳,谢艳丽,杨玉梅,等.连花清瘟胶囊治疗呼吸道感染的有效性与安全性研究[J].疑难病杂志,2008,(1):22-24.
5　左俊岭,徐之虎.连花清瘟胶囊治疗急性上呼吸道感染的临床研究[J].公共卫生与预防医学,2006,(6):83-84.
6　郭海,杨进,龚婕宁,等.连花清瘟胶囊对小鼠病毒感染后肺指数的影响[J].河南中医,2007,(3):39-40.
7　陈玉满,陈江,毛光明,等.藏药红景天及其复方抗缺氧有效成分研究[J].中国卫生检验杂志,2007,(8):64.

# 针刺配合莲花清瘟胶囊治疗面神经麻痹临床观察

苏同生　刘敏

陕西省中医院针灸科(西安,710003)

【摘要】 目的 观察针刺配合莲花清瘟胶囊治疗面神经麻痹的效果。方法 对 45 例面神经麻痹患者进行针刺配合口服莲花清瘟胶囊治疗,治疗前后对面瘫症状和体征改善情况进行评定,并对药物的不良反应进行观察。结果 治疗组 45 例总有效率为 91.1%,对照组总有效率为 81.8%,差异具有统计学意义( $P < 0.05$ )。结论 针刺配合莲花清瘟胶囊治疗面神经麻痹具有较好的疗效。

【关键词】 面神经炎;针刺;络病;莲花清瘟胶囊

Therapeutic effect of acupuncture combined with Lianhuaqingwen capsule on facial paralysis　*SU Tong-sheng*, *LIU Min*. *Department of Acupuncture and Moxibustion*, *TCM Hospital of Shanxi Province*, *Shanxi*, *Xi'an*　710003, *China*

【Abstract】 Objective To observe the therapeutic effect of acupuncture combined with Lianhuaqingwen capsule on facial paralysis. Methods 45 patients with facial paralysis were treated by acupuncture combined with Lianhuaqingwen capsule. The improvement of patients' symptoms of facial paralysis and sign and side effects were observed. Results The total effective rate in treatment group was 91.1%, which was 81.8% in control group, there was a significant difference between two groups ( $P < 0.05$ ). Conclusion Acupuncture combined with Lianhuaqingwen capsule is effective in treating facial paralysis.

【Key words】 Facial paralysis; Acupuncture; Collabderal disease; Lianhuaqingwen capsule

面神经麻痹是指茎乳孔内非化脓性炎性反应所起的周围性面瘫,又称 bell 氏麻痹。临床上早期应用皮质类固醇激素可以防止病情进展,但对相当一部分患者,因为激素的使用禁忌,而限制了它的使用。本研究对 2007 年 5 月—2008 年 5 月收治的 89 例急性面神经麻痹患者针刺治疗同时进行口服莲花清瘟胶囊治疗观察,报道如下。

## 1 资料与方法

1.1 临床资料 89 例患者均符合特发性面神经麻痹的诊断标准[1],排除中耳炎、迷路炎、乳突炎或脑膜炎等引起的继发性周围性面瘫。89 例患者中,男 43 例,女 46 例;年龄 18~58 岁;病程 1~17 d。

1.2 治疗方法 将 89 例患者随机分为 2 组,针刺穴位选取阳明经和少阳经面部相关穴位、荥穴及患侧对侧合谷穴,每日 1 次,轻刺激,治疗 30d;治疗组 45 例,针刺治疗同时口服莲花清瘟胶囊(石家庄以岭药业生产)4 粒,每日 3 次,总疗程 15 d;对照组 44 例,针刺治疗同上,同时口服强的松 30~60 mg,晨起顿服,每日 1 次,10 d 后逐渐减量至停服,30 d 后评定疗效。

1.3 疗效标准 参照文献[2]制定,痊愈:患侧面部症状、外观、面肌运动均恢复正常,说笑时有对称感。显效:患侧面部症状、外观、面肌运动基本正常,说笑时稍有不对称感。有效:患侧面部症状、外观、面肌运动明显好转,但说笑时有不对称感。无效:患侧面部症状、外观、面肌运动均未明显好转,说笑时明显有不对称感。

1.4 统计学处理 计数资料采用 $\chi^2$ 检验, $P < 0.05$ 为差异有统计学意义。

## 2 结 果

2.1 临床疗效 2 组间患者面瘫症状改善、病程进展控制、总有效率均有明显差异( $P < 0.05$ )。见表 1。

表 1 2组患者面瘫症状的改善情况比较 (例)

| 组别 | 例数 | 痊愈 | 显效 | 有效 | 无效 | 总有效率(%) |
|---|---|---|---|---|---|---|
| 治疗组 | 45 | 18 | 16 | 7 | 4 | 91.1* |
| 对照组 | 44 | 14 | 9 | 13 | 8 | 81.8 |

注:与对照组比较,* $P < 0.05$

2.2　不良反应　对照组在治疗过程中有 5 例自汗增多,2 例血压、血糖高于正常。治疗组除 1 例患者出现药物性皮疹外,其余并发症均未出现。

## 3　典型病案

　　患者,女,39 岁,2007 年 6 月 17 日来诊,患者于 2 d 受风后,次日清晨,发现眼睑不能完全闭合及嘴歪,说话漏风,流涎,流泪,味觉减退,食物停滞于病侧颊部等,曾在本地区社区医院服药无效而来诊。就诊时检查,左侧眼睑不能闭合,额纹消失,鼻唇沟变浅,说话漏风,不能吹气,鼓颊困难,口角下垂,耳后乳突有压痛,舌质淡暗,苔薄黄,脉细数,诊断为左侧周围性面瘫,治以补虚祛风通络,采用针刺配合口服连花清瘟胶囊,连续治疗 15 次痊愈。

## 4　讨　论

　　面神经麻痹主要是由于支配面部各表情肌(额肌、眼轮匝肌、颊肌、口轮匝肌等)的面神经受损后造成各运动肌肉瘫痪出现的症状。由于面神经从一个狭小的骨性管腔内穿过,当风寒、病毒感染等因素引起局部神经营养血管痉挛时,面神经就会缺血、缺氧、水肿,导致自身受压而致功能受损,其后可有神经细胞髓鞘脱失及轴突不同程度的变性,而这种轴突变性可能是恢复不良的重要原因。目前临床上除常规针刺治疗以外,在发病后及早应用皮质类固醇类激素来防止病损发展。众所周知,皮质类固醇类激素具有促进膜结构的稳定性、调整血脑屏障功能及降低毛细血管通透性的作用,因此可减轻局部炎性渗出,消除局部神经水肿,临床已取得了很好的疗效,但其禁忌及众多的不良反应使其应用受到限制。病毒的连花清瘟胶囊,因其有清热解毒、化痰通络之功能。其以银翘散合麻杏石甘汤化裁,配伍通腑逐秽之大黄,扶正化瘀之红景天等组成,有较强的抗病毒作用,对面瘫早、中期防止病损发展至完全性失神经支配具有重要作用,故治疗特发性面神经麻痹取得了很好的效果。

**参考文献**

1　狄晴,曹辉,等.七叶皂甙钠、强的松治疗 Bell 麻痹的随机对照研究[J].中国神经精神疾病杂志,2004,(30):1 416.
2　董广侠.针刺疗法与激素疗法治疗面瘫 92 例[J].中国针灸,1994,(增刊):173-174.

# 杞黄健脑胶囊治疗血管性痴呆的临床研究

赵新民 朱建文 肖维刚 冯彦敏 张欣 李新萍 段瑞生 靳彦华

河北医科大学附属以岭医院(石家庄,050091)

【摘要】 目的 探讨杞黄健脑胶囊治疗血管性痴呆的应用价值,并对其有效性及安全性作出评价。方法 根据随机化分组双盲双模拟原则,将215例患者分为治疗组129例和对照组86例,治疗组给予杞黄健脑胶囊和常规西药,对照组予常规西药及模拟胶囊治疗。均3个月为1疗程,于给药前1天,给药后3个月记录患者痴呆症等问题的评价,观察治疗前后症状改善情况等。结果 治疗组总有效率为94.26%,治疗组与对照组相比有显著差别(P<0.05);从中医证候积分变化统计:治疗组有效率91.46%,治疗前后比较具有显著差别(P<0.05)。结论 杞黄健脑胶囊在治疗血管性痴呆中医证候改善方面均有显著疗效。

【关键词】 血管性痴呆;杞黄健脑胶囊

**Clinical research on Qihuangjiannao capsule in treating vascular dementia** *ZHAO Xin-min, ZHU Jian-wen, XIAO Wei-gang, et al. Hebei Yiling Hospital, Shijiazhuang 050091, China*

【Abstract】 **Objective** To explore the value of Qihuangjiannao capsule in the therapy to vascular dementia and to evaluate its security. **Methods** We divided 215 patients of vascular dementia into the observe group and the control group by randomization and control method. We gave qihuangjiannao capsule and routin remedy, to the ocntrol group simulated capsule and routin remedy. We evaluated the symptom of two patients one day before the threapy and three months after the threapy with MMSE and SDSVD. **Results** The effective rate of the threapy group is 94.26% with MMSE, it is superior to that of the control group(91.46%). The same result can be seen in the result by SDSVD. **Conclusion** Qihuangjiannao capsule is effective in improving symptoms and signs of vascular dementia.

【Key words】 Vascular dementia; Qihuangjiannao capsule

血管性痴呆迄今仍属难治性疾病,虽然近年来改善脑循环和脑细胞代谢、促进智能恢复的中西药物发展较快,但都没用确切改善临床症状,延缓病情发展的疗效。改善脑循环的药物:西药以尼莫地平应用较广泛;中药有葛根素注射液(普乐林)、刺五加注射液,临床可以使用,改善脑细胞代谢的药物:化学制剂有脑复康、三磷酸胞苷二纳(美洛宁)、乙酰谷氨酰胺;生物制剂有爱维治、脑活素、脑组织液等,这些都缺乏确切的疗效。中医用滋补肝肾、填精益髓、健脑益智之中药使用很多,具有研究开发的广阔前景。

杞黄健脑胶囊(河北以岭医院药厂,制剂号:冀药制字 Z20050528)作为我院院内制剂,其主要功能为补肾健脑,祛痰通络。用以治疗血管性痴呆肾虚痰淤导致的思维迟钝,记忆力减退,神疲懒言,行动迟缓等。自2005 年 3 月—2008 年 3 月共计治疗 221 例患者,脱落 6 例,现将使用情况总结如下:

## 1 资料与方法

1.1 在我院门诊就诊及住院治疗的患者。符合以下诊断标准 西医诊断标准(1)痴呆:经临床检查和神经心理学评价确定先前较高认功能水平有明显下降,包括:①记忆障碍;②认知领域两项或项以上障碍(定向力、注意力、语言、空间能力、执行能力、运控制和行为);③上述两种损害严重到足以影响病人的日常活动能力,而不是由于中风本身的躯体影响所致;④排除干扰神经心理学评价的意识障碍、谵妄、神经症、严重失语或明显的感觉运动障碍,以及能引起记忆和认知缺损的全身系统疾病或其他脑病如阿尔茨海默病(AD)等。(2)脑血管病:①神经系统检查证明有脑血管病(不管是否有中风病史)引起的局灶性体征,如偏瘫、中枢性面瘫、病理征、感觉障碍、偏盲、构音障碍等;②有时无局灶性体征,但有影像学检查(CT 或 MRI)证实的脑血管病证据也可考虑,如多发的大血管梗死或单个的关键部位的梗死(角回、下丘脑、基底前脑或 PCA、ACA 区等),以及多发基底节和脑白质腔隙性梗死,或广泛的脑室周围白质损害,或上述病变共存。(3)上述两种损害有因果关系,即具备下述 1 项或 2 项:①在明确的中风后 3 个月内发生痴呆;②突然认知功能衰退,或波动样、阶梯样进行性认知功能损害。

1.2　痴呆程度的确定　痴呆程度确定为无痴呆(CDR = 0 分)、可疑痴呆(CDR = 0.5 分)、轻度痴呆(CDR = 1.0分),中度痴呆(CDR = 2.0 分)、重度痴呆(CDR = 3.0 分)。中医辨证标准[1]:中医证候的辨别 血管性痴呆辨证为肾精亏虚、痰浊阻窍、瘀血阻络、肝阳上亢、热毒内蕴、腑滞浊留、气血两虚。

1.3　治疗方法　选择符合纳入标准的病人 207 例,脱落 6 例,有效病例 201 例。根据随机化分组双盲双模拟原则(2 组所用药物外观相同,患者及经治医生均不知情),将患者分为治疗组和对照组。治疗组给予杞黄健脑胶囊(河北以岭医院药厂,冀药制字 Z20050528,成分:熟地黄、枸杞子、丹参、陈皮等);对照组常规西药及模拟胶囊治疗。均 3 个月为 1 疗程。于给药前 1 天,给药后 3 个月记录患者痴呆症等问题的评价,观察治疗前后症状改善情况等,并检测肝肾功能和三大常规、空腹血糖等,并对其临床安全性进行评价。观察治疗前后的症状、体征,根据病情程度分别按评分标准予以评分;及时填写实验室检查结果;注意观察不良反应。

1.4　疗效评价　(1)认知功能:采用简易精神状态检查(MMSE)。(2)中医证候采用血管性痴呆辨证量表(SDSVD)。

1.5　疗效判定标准　认知功能 = (治疗后得分—治疗前得分)/治疗前得分 × 100%(MMSE 评分)。显效:≥ 20%,有效:≥ 12%,无效:< 12%,恶化:< -12%;中医证候 = (治疗前得分—治疗后得分)治疗前得分 × 100%。显效:≥ 66%,有效:≥ 33%,无效:< 33%,恶化:< -33%

## 2　结　果

**表 1　2 组治疗效果对照(MMSE 评分)　[例(%)]**

| 组　别 | 例数 | 显效 | 有效 | 无效 | 恶化 | 总有效率(%) |
|---|---|---|---|---|---|---|
| 治疗组 | 129 | 44(34.1) | 61(47.3) | 22(17.1) | 2(1.5) | 105(81.4) |
| 对照组 | 86 | 10(11.6) | 21(24.4) | 29(33.8) | 26(30.2) | 31(36.0) |

**表 2　2 组血管性痴呆患者治疗效果观察(中医证候评分)　[例(%)]**

| 组别 | 例数 | 显效 | 有效 | 无效 | 恶化 | 总有效率(%) |
|---|---|---|---|---|---|---|
| 治疗组 | 129 | 48(37.2) | 63(48.8) | 15(11.6) | 3(2.4) | 111(86.0) |
| 对照组 | 86 | 11(12.8) | 23(26.7) | 27(31.4) | 25(29.1) | 34(39.5) |

## 3　讨　论

血管性痴呆是常见的临床病症,随着社会的老龄化进程,老年患痴呆的逐渐增多,血管性痴呆患者在欧美占老年人总数的 8% ~ 18%,在日本占 60% ~ 74%[2],受到国内外医务界广泛重视。

血管性痴呆症是脑血管病后常见的一种表现。病理改变为多发性腔隙性脑梗死或大面积脑梗死也可以是特殊部位的脑梗死(如颞叶、额叶等)、脑萎缩、脑白质变性等病变。临床以意识清晰状态下出现认知、思维、情感、人格、行为和语言等高级神经机能全面衰退为特征。导致病人生活质量下降,丧失生活自理能力[3]。其具体发病机制十分复杂,目前尚未完全明了[4]。中医认为:脑居颅内,由髓汇集而成,为元神之府。若清窍蒙蔽,或脑失所养,日久则灵机呆钝,发为痴呆。中医认为是:"脑髓渐空"。"人之精与志皆藏于肾,精不足则志气衰,不能上通于心,故迷惑善忘也"。中医又认为:"凡平素多痰,或以郁结,或以下遂,或以思虑,或以惊恐而渐致痴呆"。由此可以看出,血管性痴呆病位在脑,与肾、脾、心等脏器虚损,气血精髓亏虚及气血津液运行失调、痰浊瘀血阻滞脑窍有着密切关系,属于本虚标实。方剂中所含药物现代研究发现有降血糖、降血脂、降胆固醇、提高人体免疫功能;调节神经系统和兴奋造血系统功能;改善中老年人的微循环,提高记忆、学习能力等作用。

患者在试验过程中未发现有血、尿、便常规,心、肝、肾、空腹血糖、股骨头等异常变化,说明杞黄健脑胶囊具有较好的安全性。

### 参考文献

1　田金洲,韩明向,涂晋文.血管性痴呆的诊断.辨证及疗效评价标准[J].北京中医大学学报,2001,23(5):24-30.

2　Roman GC, et al, The Epidemiology of vascular dementia[J]. Handb Clin Neurol,2008,89:639-658.

3　Erkinjuntli T,Hachinski VC.Rethingking vascula dimentia cerebralvascular disease,1993,3:3.

4　Prohovnik J,Tatemichi TK,et al.vascula dimentia current concepts.Chicester,England:John wiley & sons,1996:73.

# 脑梗死出血性转化的中西医结合分期分时段分型辨证治疗

杨光福

河北大学附属医院(保定,071000)

**【关键词】** 脑梗死;出血性转移;中西医结合;辨证治疗

出血性转化(HT)是指在原脑梗死灶的范围内转化为有出血证据,是脑梗死后梗死灶内常见的出血性病变,包括自然发生和药物治疗后发生的出血。可能是一种自然机制所致。尸解发现死于栓塞性卒中者51%～71%有HT。急性脑梗死后自发HT的发生率为10%～43%[1],是脑梗死病情加重、致残、致死的主要原因之一。

## 1　急性期(HT后30d内)

中、大面积脑梗死,尤其是栓塞性脑梗死急性期病情变化多端,发展迅速,易发生HT。其临床特征为中经络,或中腑、中脏、中脏腑,或由中经络逐渐加重转为中脏腑,或由中脏腑逐渐减轻转为中经络。此期HT急救治疗及分型辨证施治,对改善HT的预后至关重要。生命体征稳定者,尽早实施中药、针灸及康复等综合治疗。及早发现和治疗并发症。

### 1.1　第1时段治疗(发生HT后14 d内)

此时段主要是发生HT后脑水肿、病灶周围半暗带、脑损害及脑内脏综合征等,正处于病情危重时段,治疗关键是急救治疗,并应重视实施中药治疗。生命体征稳定者,实施针灸及康复等综合治疗。

#### 1.1.1　急救治疗

(1)立即停用抗血小板积聚、溶栓、降纤等药物:出血量少的毛细血管型(非血肿型)病理特征为多灶性、分散的瘀点或融合成瘀斑,可选用影响血压及血容量小、作用缓和的改善脑微循环的药物治疗。如丹参、三七或银杏叶制剂等。出血量大的小动脉型(血肿型)病理特征为梗死灶内出现单个血肿或多个血肿,暂不用改善微循环的药物。(2)适时适量个体化脱水降颅压治疗:选用速尿、甘露醇、甘油果糖、人血白蛋白等,中面积梗死灶HT脱水432方案(半、全量)7～10 d,(以甘露醇为例,即20%甘露醇250 ml,6 h/次,连用2 d,20%甘露醇125 ml,连用2 d,减为每8 h/次,连用3 d,减为每12 h/次,连用2 d停脱水。甘露醇总量应<1 000 g,为减少甘露醇的用量,避免发生不良反应,可与白蛋白加速尿,或速尿、甘油果糖等交替使用)[4]。大面积梗死灶HT脱水6432方案(半、全量)12～14 d,(以甘露醇为例,即20%甘露醇250 ml,4 h/次,连用2～3 d,20%甘露醇125 ml,连用2～3 d,减为每6 h/次,连用4 d,减为每8 h/次,连用3 d,减为每12 h/次,连用2 d停脱水。甘露醇总量应<1 000 g,为减少甘露醇的用量,避免发生不良反应,可与白蛋白加速尿,或速尿、甘油果糖等交替使用)[4]。有脑疝危象脱水无效者,可适时手术减压。(3)止血:出血量少的毛细血管型(非血肿型)一般不主张使用止血药。出血量大的小动脉型(血肿型)也可给予止血药7～10 d。(4)管理血压:调整血压到发病前水平。给予卡托普利、依那普利、缬沙坦、螺内酯等。血压降至160/100 mm Hg以下为宜,降压不宜过快过低。(5)改善脑代谢及脑保护剂:疗效可疑,但硫酸镁有效且安全。(6)控制血糖:早期应用胰岛素,定时监测血糖。高血糖可破坏血脑屏障,促进脑梗死后HT发生。动物实验表明:高血糖大鼠比正常血糖大鼠大脑中动脉闭塞模型HT发生率高5倍。(7)手术治疗:重度HT内科治疗无效者,可作血肿引流消除术或减压术。(8)积极治疗合并症及并发症。(9)积极进行主、被动功能锻炼。(10)加强护理,危重患者作重症监护。

#### 1.1.2　分型辨证施治

##### 1.1.2.1　中经络

###### 1.1.2.1.1　瘀血阻滞、经络不畅证

症状:突发偏侧瘫痪、麻木,口眼歪斜,失语,或偏盲,无意识障碍。舌红苔黄,脉弦。治则:活血化瘀,通经活络。方用:丹红通经活络汤(丹参、红花、川芎、赤芍、丹皮、秦艽、桑枝、桂

枝、鸡血藤、丝瓜络等)。此型 HT 病灶较大(中梗死灶 3.0~5.0 cm 或大梗死灶 5.0 cm 以上非血肿型)影响至半球运动和感觉传导束。

1.1.2.1.2　血瘀生风、肝风内动证:症状:突发偏侧瘫痪、麻木、口眼歪斜,失语,或偏盲,躁动不安,时发抽搐,无意识障碍。舌红苔黄,脉弦。治则:活血化瘀,镇肝熄风。方用:丹红熄风汤(丹参、红花、赤芍、天麻、地龙、钩藤、生龙牡、生石决明、菖蒲、琥珀等)。静脉滴注安宫牛黄注射液。此型 HT 病灶较大(中梗死灶 3.0~5.0 cm 或大梗死灶 5.0 cm 以上非血肿型、血肿型)影响至半球运动和感觉传导束,并发癫痫发作。

1.1.2.2　中腑(证属瘀血阻滞、热郁腑实证):共有症状包括呕吐、烦躁不安或喜睡,昏睡,轻度意识障碍,抽搐,大小便闭,舌红苔黄,脉弦。局灶症状:偏侧瘫痪,其他症状被掩盖。治则:活血化瘀,泻热通腑。方用:丹红通腑汤(丹参、红花、瓜蒌、大黄、枳实、炒莱菔子、川朴、芒硝等),胃管注入中药煎剂,静脉滴注安宫牛黄注射液。此型 HT 病灶较大(中梗死灶 3.0~5.0 cm 或大梗死灶 5.0 cm 以上非血肿型,或出血量较少血肿型)脑水肿较明显、颅压高。病灶影响至半球运动和感觉传导束,且干扰内脏功能,合并脑内脏综合征,轻度昏迷,病情较重。

1.1.2.3　中脏(证属瘀血阻滞、脏气衰竭):共有症状包括频繁呕吐、或呕吐咖啡样物,气促,痰多,中度意识障碍,二便失禁,舌痿等。局灶症状:双侧肢体瘫痪。其他症状被掩盖。治则:活血通脉,益气复脏。方用:丹红复脏汤(丹参、红花、当归、黄芪、人参、麦冬、五味子等),胃管注入中药煎剂、云南白药、凝血酶等,静脉滴注安宫牛黄注射液。此型 HT 病灶范围大(中梗死灶 3.0~5.0 cm 及大梗死灶 5.0 cm 以上非血肿型,或出血量较大血肿型)脑水肿及颅压高明显、中线结构移位或脑疝形成,合并脑内脏综合征,有中度昏迷,病情危重。在内科抢救及中医辨证施治的前提下,无好转应适时手术减压。

1.1.2.4　中脏腑(证属瘀血阻滞、脏衰阴竭):共有症状:频繁呕吐咖啡样物、深度意识障碍,鼻鼾息微,痰多,肢冷汗出,二便失禁,舌痿,脉细数或脉微欲绝。局灶症征:双侧肢体萎软瘫痪。其他症状被掩盖。治则:固脱复脏,回阳救阴。方用:固脱复脏汤(制附子、干姜、黄芪、人参、麦冬、五味子等)。胃管注入中药煎剂、云南白药、凝血酶等。或静脉滴注参附注射液、生脉注射液。此型 HT 病灶范围大(中梗死灶 3.0~5.0 cm 及大梗死灶 5.0 cm 以上非血肿型,或出血量大血肿型),严重脑水肿及颅压高、中线结构明显移位或脑疝形成,生命征异常,有重度昏迷者,病情极危重,合并脑内脏综合征,脏腑功能衰竭。在内科抢救及中医辨证施治的前提下,应及时手术减压,或可挽救生命。

1.1.3　"辨经论治,随症配穴"[5]针治中风病的方法,疗效较好。生命体征正常者,实施针灸治疗。具体针治方法为:

1.1.3.1　病中(在)手三阳经者:上肢伸侧瘫痪:主穴选用天鼎;随症配穴取肩井、肩三针、天宗、曲池、四渎、八邪。口角歪斜:主穴选用牵正;配穴取四白、地仓透颊车、加承浆、合谷。

1.1.3.2　病中(在)手三阴经者:上肢屈侧瘫痪:主穴用选天泉;随症配穴取侠白、青灵、前臂内三针(尺泽下一寸、少海下一寸、曲泽下三寸,三穴成三角形)、鱼际、劳宫、少府等。

1.1.3.3　病中(在)足三阳经者:下肢外后侧瘫痪:主穴选用环跳、髀关;随症配穴取阳陵泉、承扶、梁丘、承筋、陷谷透涌泉、昆仑透太溪、足临泣等。腰软不能端坐,配穴取肾俞、大肠俞,颈软举头无力,配穴取风池、百劳。

1.1.3.4　病中(在)足三阴经者:下肢内前侧瘫痪:主穴选用冲门;随症配穴取急脉、箕门、阴包、血海、三阴交、太溪、行间等。

1.1.3.5　病中(在)任督脉者:舌强失语返呛:主穴选用上廉泉、哑门、神门。伴纳呆、二便失常者,配穴取中脘、关元、天枢、足三里。

1.1.3.6　操作:务使气至病所。如天鼎穴针感要求遍布手阳明经,放射至手及手指;环跳穴针感要求遍布足少阳经,放射至足及足趾。每次选 3~5 穴,用平补平泻法,留针 30 min,隔 10 min 行针 1 次,10 次为 1 疗程。间歇 3~5 d,继针第 2 疗程。

1.1.4　康复训练:生命体征正常者,实施康复训练。具体训练方法为:(1)平衡训练法包括静态,自动态,其他动态平衡训练。(2)被动运动法包括四肢伸屈肌群按摩,四肢关节运动,肌肉韧带张力运动,背部及骨突出部位按摩等。(3)主动运动法包括手指运动,上、下肢运动等。每天 1 次,每次 40~60 min。

1.2　第2时段治疗(发生 HT 后 15~30 d 内)　此时段为 HT 的脑水肿颅压高好转,应停止脱水降颅压治疗,可选用影响血压及血容量小、作用缓和的改善脑微循环药物治疗(如丹参、三七或银杏叶制剂等),改善脑营养代谢的治疗,基本是第1时段治疗措施。生命体征已经稳定,重点实施中药、针灸及康复等综合治疗。

## 2　恢复期(HT 后 2~6 个月内)

此期为 HT 的脑水肿及颅压高消退、出血及坏死组织逐渐吸收,受损脑功能逐渐恢复。此期仍应重点实施中医辨证、针灸及康复等综合治疗,疏通经络,活血化瘀,改善脑血循环,促进神经功能恢复至关重要。尤其对偏瘫、麻木、失语、吞咽障碍者,针灸、康复和辨证施治是十分有益的。据病情采用标本兼顾或先标后本。治标宜行瘀化痰,疏通经络。治本宜补益气血,滋养肝肾。并应重视针对病因及预防脑梗死的治疗。

2.1　第1时段治疗(HT 后 1~3 个月内)　根据 HT 临床情况,继续给予改善脑血循环,脑代谢及脑保护剂等。重点实施中医辨证、针灸及康复等综合治疗,加强功能锻炼。此为促进神经功能的恢复的关键时段。

2.1.1　分型辨证施治

2.1.1.1　瘀阻经络,闭塞语窍:症状:舌强,语言不利,失语,或兼见偏侧瘫痪,麻木,口眼歪斜。舌红苔白,脉弦。治则:活血化瘀、解语通窍。方用:丹红解语汤(丹参、红花、川芎、郁金、菖蒲、白附子、远志、木蝴蝶等)。

2.1.1.2　气虚血瘀,经络不畅:症状:偏侧软瘫,肢软无力,麻木,或兼见口眼歪斜,语言不利,失语。舌红苔黄,脉弦弱。治则:活血益气、疏通经络。方用:丹红还五汤(丹参、红花、川芎、赤芍、当归、黄芪、地龙、桃仁、鸡血藤、桂枝、桑枝等)。

2.1.1.3　肝肾亏虚,经筋失养:症状:偏侧硬瘫,肢体僵硬,拘挛变形,麻木,或口眼歪斜,语言不利,失语。舌红苔白,脉弦硬。治则:活血柔筋、补益肝肾。方用:丹红柔筋汤(丹参、红花、川芎、僵蚕、全虫、蜈蚣、地龙、鸡血藤、牛膝、杜仲、熟地、山萸肉等)。

2.1.2　针灸及康复治疗:重点实施针灸及康复等综合治疗,加强功能锻炼。

2.2　第2时段治疗(HT 后 3~6 个月内)　继续重点实施中药、针灸及康复等综合治疗,加强功能锻炼。

## 3　后遗症期(发生 HT 后 6 个月后)

此期特点为 HT 中经络者,经过以上2期治疗后基本康复;中腑、中脏、中脏腑者,遗留不同程度偏瘫、麻木、失语、认知等神经精神功能缺损,给予中医药(同恢复期)、针灸及康复等综合治疗,方法适当,持之以恒,大多可改善。此外,应重视针对病因及预防再梗死的治疗。

### 参考文献

1　陈立云,王拥军,赵性泉.脑梗死后出血性转化的研究进展[J].中国卒中杂志,2006,1(12):904-906.

2　李国忠,尹燕红,王德生.出血性转化的研究进展[J].国外医学脑血管疾病分册,2004,12(12):907-910.

3　杨光福,王宏健.脑梗死的诊断及中西医结合分期分型辨证施治[J].河北职工医学院学报,2007,24(1):44-46.

4　杨光福.急性脑卒中个体化分型脱水治疗[J].河北职工医学院学报,2008,25(1):49-51.

5　杨光福,卢智,魏凤菊.辨证论治治疗中风 70 例疗效观察[J].中国针灸,1997,17(7):437-438.

# 中药配合介入治疗中晚期肺癌 63 例临床研究

刘汉举

河北医科大学附属以岭医院肿瘤科(石家庄,050091)

【摘要】　目的　研究和探讨养正消积胶囊配合介入治疗中晚期肺癌的临床价值。方法　中晚期肺癌患者 123 例,其中 63 例行养正消积胶囊配合介入治疗(治疗组)与同期 60 例单纯介入治疗(对照组)进行对比临床研究。介入治疗采用 Seldinger 技术,经皮股动脉穿刺插管。养正消积胶囊 4 粒/次,3 次/d,餐后 0.5 h 温开水送服。介入治疗前、治疗后连续服用。结果　治疗组有效率高于对照组。结论　养正消积胶囊配合介入治疗是治疗中晚期肺癌的一种安全、可靠、疗效满意的治疗方法。

【关键词】　中药治疗;介入治疗;肺癌

Yangzhengxiaoji capsule coordinated with interventional therapy in 123 cases with advanced lung cancer：a clinical research　LIU Han-ju . Tumor Department , Yiling Hospital , Hebei Medical University , Shijiazhuang　050091 , China

【Abstract】　Objective　To research and explore the clinical value of Yangzhengxiaoji combined with interventional therapy in the treatment of advanced lung cancer . Methods　123 patients confirmed lung cancer were chosen, 63 patients were treated with Yangzhengxiaoji capsule and interventional therapy (the treatment group), 60 patients were simply treated with interventional therapy (the control group) , to compare the clinical research of the two groups . Interventional therapy using Seldinger technique . Percutaneous puncture femoral artery catheterization . Taking 4 capsules/each, 3 times/day, through warm water half an hour after meal, before and after the interventional therapy for continuous taking . Results　The effectiveness of the treatment group is higher than the control group . Conclusion　Yangzhengxiaoji capsule coordinated with interventional therapy in advanced cancer is one kind safe and ideal means .

【Key words】　Chinese medicine treatment; Interventional therapy; Lung cancer

　　肿瘤的治疗有手术、化疗、放疗、中药、介入、热疗等方法,但任何一种单纯治疗都不能达到很好的疗效,只有科学的综合治疗,才能达到预期的效果。吴以岭在《黄帝内经》理论基础上,引入"络息成积"络病肿瘤病机概念。首先提出通络抗癌的理念,制定扶正、散结、解毒的治疗原则。通过调节气络,并使之恢复帅血功能,使气络、血络各司其职,达到提高免疫监视同时减少瘤体营养及直接抑瘤的三重作用。我院自 2006 年 2 月至今使用养正消积胶囊(石家庄以岭药业股份有限公司提供),临床,配合介入化疗治疗中晚期肺癌,取得了明显的效果,现报告如下。

## 1　资料与方法

**1.1　临床资料**　123 例中晚期肺癌全部为住院患者,均经 CT、病理或细胞学检查证实,根据国际 TNM 分期标准分为 III ~ IV 期,预计存活 ≥3 个月,Karuafsky 计分 40 ~ 80 分。123 例随机分为 2 组。治疗组 63 例中,男 49 例,女 14 例;中位年龄 63 岁。对照组 60 例中,男 50 例,女 10 例;中位年龄 64 岁。2 组在性别、年龄、组织学类型等一般情况相比较,差异无统计学意义( $P > 0.05$ )。2 组的组织学类型见表 1。

表 1　2 组组织学类型情况　(例)

| 组　别 | 病理细胞学类型 | | 转移部位 | | | | | |
|---|---|---|---|---|---|---|---|---|
| | 鳞癌 | 腺癌 | 肺部淋巴结 | 纵隔淋巴结 | 胸腔积液 | 肝脏 | 骨骼 | 头部 |
| 治疗组 | 43 | 20 | 30 | 33 | 17 | 5 | 8 | 2 |
| 对照组 | 39 | 21 | 27 | 32 | 15 | 6 | 7 | 3 |

## 1.2　治疗方法

**1.2.1**　对照组:采用 Sedinger 方法,经皮右侧股动脉插管,并在电视透视下将 5.0 F 导管选择插入相应动脉,用碘比醇或碘普罗胺注射液以 3 ml/s 速度注入血管造影摄片了解肿瘤血供情况,经证实导管位于靶动脉无误后,缓慢注入抗癌药物,如 5-FU 750～1 500 mg、顺铂 40～80 mg、表阿霉素 30～50 mg、长春地辛 2～3 mg 或丝裂霉素 14～20 mg 等,药物选择根据患者病理类型、分化程度、化疗药物敏感试验及个体耐受情况,选择 2～3种,将化疗药物稀释至 80～100 ml,在 10～15 min 内缓慢注入,术毕拔管加压包扎,并给予常规术后治疗,间隔 4 周行第 2 次治疗,3 次为 1 疗程。

1.2.2 治疗组:在对照组治疗的基础上加用养正消积胶囊 4 粒,每日 3 次,餐后 0.5 h 温开水送服,30 d 为 1 周期,3 个周期为 1 个疗程。介入前 3 d 开始服用,完成介入治疗后,根据病情连续观察服用。每例患者行介入 2～5 次,间隔时间根据病情而定,期间 2 组辅助治疗相同、行介入次数基本相同,具有可比性。

1.3 疗效评价标准

1.3.1 按 WHO 实体瘤疗效标准评定:完全缓解(CR):病灶全部消失;部分缓解(PR):病灶缩小≥50%;无变化(NC):病灶缩小<50%;进展(PD):病灶增长>25%。CR + PR 为有效率。

1.3.2 中医证候评定标准:显效:临床症状和体征大部分消失,证候积分下降>2/3;有效:临床症状和体征部分消失或稳定,证候总积分下降 2/3～1/3;无效:症状和体征无明显改善,甚则加重,证候总积分下降<1/3。

1.3.3 生存质量(Karnofsky 评分):升高:治疗后较治疗前提高≥10 分;下降:治疗后较治疗前下降≥10 分;稳定:治疗后较治疗前变化不足 10 分。

1.3.4 体质量:升高:治疗后较治疗前增加≥1.0 kg 以上;下降:治疗后较治疗前降低≥1.0 kg 以上;稳定:治疗后较治疗前增加或降低不足 1.0 kg。

1.3.5 不良反应:每周查血常规 2 次,每月检查心、肝、肾功能 1 次。

1.4 统计学方法 计数资料采用 $\chi^2$ 检验。$P < 0.05$ 为差异有统计学意义。

2 结果

2.1 疗效比较 治疗组有效 55 例,无效 8 例,有效率为87.3%;对照组有效 37 例,无效 23 例,有效率为61.8%。2 组有效率比较具有显著性差异($P < 0.05$)。见表 2。

表 2 2组疗效情况比较 (例)

| 组 别 | 例数 | CR | PR | NC | PD | 有效率(%) |
|---|---|---|---|---|---|---|
| 对照组 | 60 | 2 | 35 | 17 | 6 | 61.8 |
| 治疗组 | 63 | 3 | 52 | 7 | 1 | 87.3* |

注:与对照组比较,* $P < 0.05$

2.2 中医证候疗效 治疗组:显效 15 例,有效 30 例,显效率24.2%,总有效率72.6%。对照组:显效 7 例,有效 18 例,显效率10.9%,总有效率39.1%。2 组比较,差异有统计学意义,治疗组中医证候优于对照组($P < 0.05$)。见表 3。

表 3 2组疗效情况比较 (例)

| 组 别 | 例数 | 显效 | 有效 | 无效 | 总有效率(%) |
|---|---|---|---|---|---|
| 对照组 | 60 | 27 | 18 | 23 | 39.1 |
| 治疗组 | 63 | 15 | 30 | 18 | 72.6* |

注:与对照组比较,* $P < 0.05$

2.3 生活质量状况比较 2组卡氏评分升高 10 分以上者有显著性差异($P < 0.05$)。见表 4。

表 4 2组卡氏评分比较 [例(%)]

| 组 别 | 例数 | 升高 20 分 | 升高 10 分 | 无变化 |
|---|---|---|---|---|
| 对照组 | 60 | 12(20.0) | 29(48.3) | 19(31.7) |
| 治疗组 | 63 | 20(31.7)* | 40(63.5)* | 3(4.8)* |

注:与对照组比较,* $P < 0.05$

2.4 体质量变化 治疗组62 例,治疗后升高 20 例,稳定 28 例,升高稳定率77.4%。对照组64 例,治疗后升高 15 例,稳定 23 例,升高稳定率59.4%。治疗组优于对照组($P < 0.05$)。

2.5 不良反应 治疗组:白细胞下降至 $< 3.0 \times 10^9/L$ 2 例,Ⅱ 级以上呕吐 3 例。对照组:白细胞下降至 $< 3.0 \times 10^9/L$ 20 例,Ⅱ 级以上呕吐 9 例。治疗组不良反应小于对照组($P < 0.05$)。

## 3　讨　论

采用介入化疗治疗癌症可以避免全身化疗所带来的不良反应,而且选择动脉灌注化疗具备准确的定向给药,使大剂量、高浓度的化疗药物集中于肿瘤局部,充分发挥化疗药物杀灭癌细胞的浓度效应。采用局部化疗和动脉插管为代表的介入治疗可使肿瘤区的抗癌药物浓度较外周高 4 ~ 22 倍,疗效提高 4 ~ 10 倍。从而提高疗效,减轻全身不良反应[1]。

本结果显示,养正消积胶囊联合介入治疗中晚期肺癌有效率治疗组优于对照组( $P < 0.05$ ),提示养正消积胶囊有抑癌作用并与介入化疗有协同作用。治疗组生存质量优于对照组,不良反应小于对照组( $P < 0.05$ ),提示养正消积胶囊对化疗有减毒作用,并能提高免疫力。

肺癌属于中医"咳嗽"、"喘息"、"肺积"等范畴。根据络病理论研究的"三维立体网络系统"空间位置和络病的主要病理变化,提出恶性肿瘤的病变部位在于脏腑阴络。正虚邪实贯穿在恶性肿瘤的始终,正气不足,脾肾亏虚,集体防御卫护自稳能力下降,络息成积是恶性肿瘤的最终病理变化。脾肾亏虚为本。络脉瘀阻、热毒滞结、瘀毒内结为标。络病治则"健脾益肾、散结通络、解毒抗癌"为治法[2]。

养正消积胶囊是国内首先运用络病学说探讨恶性肿瘤中医病理机制而研制的有效治疗新药。养正消积胶囊以"健脾补肾、散结通络、解毒抗癌"为大法,方中重用黄芪、女贞子为君,黄芪补益脾气,女贞子滋肝益肾,二者合用,健脾益肾,益气养阴,提高防御卫护免疫抗癌功能,共立为君药。人参大补元气,灵芝补真阴益精气,辅助君药以恢复亏耗脾肾之精气,合莪术散结通络,绞股蓝清热利湿,解毒消肿,兼以扶正,共为臣药。佐药白术、茯苓和中益气,合人参乃四君子汤方义;白花蛇舌草、半支莲、白英、蛇毒,解毒抗癌,散结消肿;鸡内金健胃消积,土鳖虫破血逐瘀,茵陈舒畅气机,清化湿热,共用为佐药。徐长卿通络止痛,引药力直达病所,用为使药。本方围绕络息成积的主要病理变化,将扶助正气、散结通络、解毒抗癌三者有机结合,扶正而不留邪,祛邪而不伤正,方虽庞大繁而不杂,理法方药合理有序,君臣佐使配伍严谨,体现了多途径、多靶点治疗的复方中药优势[2]。

养正消积胶囊配合介入治疗恶性肿瘤具有缩小瘤体、增效减毒作用,可增加化疗疗效,减轻化疗中出现的消化道反应、免疫功能、造血系统及肝脏的损害,可改善临床症状,提高生存质量,是治疗中晚期肺癌的一种安全、可靠、疗效满意的治疗方法。

**参考文献**

1　刘记良,段寅,隋捷.髂内动脉结扎灌注或化学栓塞治疗晚期恶性肺癌[J].中国肿瘤杂志,1995,(3).169.

2　吴以岭.络病学[M].北京:中国中医药出版社,2006:20,189-190.

# 养阴通络法治疗干燥综合征的临床研究

钟起诚

河北以岭医院(石家庄,050091)

【摘要】 **目的** 从络病学说上认识干燥综合征的发病机理,对已确诊为干燥综合征(Sjögren's syndrome,SS)的患者采用润燥生津、养阴通络的治疗方法,探讨柴胡通络胶囊制剂的疗效与作用机制,验证用药后对已遭免疫反应破坏的腮腺腺体形态结构的修复和未损腺泡保护作用以及腮腺分泌唾液的功能改善作用。**方法** 采用双盲双模的方法,设立对照组和治疗组,对照组以常规的西药激素、免疫抑制剂治疗,治疗组主要以中药制剂柴胡通络胶囊治疗,从临床症状,中医证候方面进行了观察、比较、分析和总结。**结果** 临床症状、中医证候的改善 2 组比较差异有统计学意义( $P < 0.05$ )。**结论** 柴胡通络胶囊对干燥综合征的临床症状和中医证候改善有很好的疗效

【关键词】 络病学说;干燥综合征;养阴通络法;柴胡通络胶囊

Clinical research on Yangyintongluo method in treating Sjogren's syndrome　ZHONG Qi-cheng. Hebei Yiling Hospital, Shijiazhuang　050091, China

【Abstract】 **Objective** Using the method of Runzaoshengjin, Yangyintongluo which were based on nosogeny of Sjogren's syndrome in luobingxueshui discussed the curative effect and mechanism of action of bupleuri – tongluo caps which and were used for sufferers of Sjogren's syndrome who were diagnosed, validateed the action on repairing the configuration of parotid which were destroyed by immunoreaction and protecting unspoiled parotid, improving the function of secreting saliva. **Methods** Setting up control group and treated group using double – blind and double – mode method, patients of the control group were treated by routine medicine, while patients of the treated group were treated by bupleuri – tongluo caps. Comparing, analyzing and summarizing the result through clinical symptom. **Results** There were remarkable difference about the change of clinical symptom and manifest between two groups. **Conclusion** There were great prospect on manufacturing Chinese drugs pharmaceutics to treat Sjogren's syndrome, which were based on the nosogeny of Sjogren's syndrome according to luobingxueshui. The bupleuri – tongluo caps could repair parotid gland which were immunity inflammation soaked and unspoiled drastically, and improve effectively the secretion function of parotid. There were good curative effect on improving clinical symptom and manifest of Sjogren's syndrome.

【Key words】 Collateral disease theory; Sjogren's syndrome; Yangyintongluo method; Chaihutongluo capsule

干燥综合征是一种侵犯外分泌腺尤以唾液腺和泪腺为主的慢性自身免疫病。病变也能扩展到腺体外组织,引起多脏器多器官的损害,临床表现多种多样。本症单独存在称为原发性干燥综合征,同时出现在肯定的自身免疫病如类风湿性关节炎、系统性红斑狼疮等,则称为继发性干燥综合征。现代医学一般采用对症用药,干燥性角膜炎用人工泪液等湿润,口腔干燥用湿润剂,合并有明显脏器损害的给予类固醇激素口服或环磷酰胺等免疫抑制剂,但效果并不十分理想,而且有很大的不良反应。因此,从干燥综合征的发病机理上进一步深入研究,探讨临床疗效好、不良反应小的治疗方法及药物,是临床亟需解决的问题。笔者经近 10 年的深入探讨,发现干燥综合征的发病机理之一为"津枯血瘀,阴虚络阻"成燥痹。以此为依据采用"生津养血,滋阴润燥,化瘀通络"的治疗方法,经临床不断总结筛选出对此型效果确切的中药组成柴胡通络胶囊制剂,临床验证取得良好疗效。现总结如下。

## 1 资料与方法

1.1 一般资料　病例均来自 2000 ~ 2007 年本院干燥综合征专科住院及门诊患者,筛选出病例资料较为完整的 256 例,其中男 26 例,女 230 例,男女之比为 1:9。256 例随机分为治疗组和对照组各 128 例,治疗组男 14 例,女 114 例,发病年龄 18 ~ 65(37 ± 12)岁;病程 7 个月 ~ 21 年。对照组男 12 例,女 116 例,年龄 19 ~ 64

基金项目:本课题为河北省科技厅 2001 年立项课题(课题号:012761198)

(37 ± 13)岁;病程 6 个月 ~ 20 年。2 组发病年龄、病情、病程等差异无统计学意义( $P > 0.05$ ),具有可比性。

## 1.2 入选标准

1.2.1 诊断标准:根据《中药新药临床研究指导原则》[1]关于《中药新药治疗干燥综合征的临床研究指导原则》[2],结合 2002 年修订的干燥综合征国际分类诊断标准[3],并结合中医辨证分型[4]。本组 256 例病例均符合上述诊断标准和中医辨证分型。

1.2.2 纳入及排除标准:(1)纳入标准:符合干燥综合征诊断标准和中医辨证的患者,可纳入观察病例。(2)排除病例标准:①年龄 < 18 岁或 > 68 岁,妊娠或哺乳期妇女,过敏体质及对本药过敏者。②合并严重心、脑血管病,糖尿病,精神病,肝、肾及造血系统严重原发性疾病等患者。③晚期的淋巴组织增生和淋巴瘤患者。④类风湿关节炎按关节功能分级的 Ⅳ 级,症状轻重分级的重度以上者,红斑狼疮及结节病患者。⑤不符合纳入标准,未按规定用药,无法判断疗效或资料不全等影响疗效及安全性判断者。

## 1.3 给药方法

1.3.1 治疗组按中医辨证分型论治给药:经中医辨证 2 组均属于肝肾阴亏、阴虚络阻型:证见:两目干涩,口燥咽干,口渴不欲饮,或有关节肿胀,疼痛,面色晦暗。皮肤紫癜或现红斑,唇红而紫暗,舌质红降无苔或镜面舌,或光剥苔,或舌色暗。脉虚而涩。

治则:养血活血、生津润燥、养阴通络。

处方:(1)柴胡通络胶囊(石家庄以岭药业有限公司生产,规格 0.4 g × 30 粒/瓶)。药物组成与方解:本方生地,丹皮、何首乌养血活血,补益肝肾,滋阴润燥为君药柴胡,郁金,赤芍具有疏肝理气、化滞、化瘀通络功效为辅药。佐以川芎、虎杖,淮牛膝 防己除湿通痹,夜交藤加强养阴安神。姜黄通络行痹为使,能加强滋养肝肾,除湿通痹,养肝阴,润肺阴,养肝润燥,全方诸药配伍合用具有滋养肝肾,活血生津,养阴通络之功效。服用方法:成人每次 6 粒,每日 3 次,饭后 30 min 服。(2)醋酸泼尼松和甲胺蝶呤模拟片,其大小形态气味与真品一致(模拟泼尼松片 5 mg × 100 片/瓶,模拟甲胺蝶呤片 2.5 mg × 100 片/瓶,均由河北石家庄以岭药业有限公司制)泼尼松前 6 周每日 30 mg,然后每周减 1/2 片,减至 15 mg 时维持,甲胺蝶呤每周 10 mg,治疗疗程为 3 个月。

1.3.2 对照组的治疗方法(给药方案):(1)西药常规治疗用皮质类固醇和免疫抑制剂(醋酸泼尼松,规格为 5 mg × 100 片/瓶,甲胺蝶呤片 2.5 mg × 100 片/瓶,均由河北石家庄以岭药业公司生产)视病情,早期中等剂量,成人每天 30 mg,6 周后每周减 1/2 片,逐渐递减至维持量 15 mg/d,甲胺喋呤 10 mg/周;(2)柴胡通络胶囊模拟剂(规格 0.4 g × 30 粒/瓶,其气味、大小、颜色与真品一致。由石家庄以岭药业有限公司制)6 粒,每日 3 次,饭后 30 min 服。疗程 3 个月,2 组对有发热关节痛者临时对证处理,用非甾体药物,有血栓性病变者加用抗凝药物如肠溶阿司匹林,白细胞过低者用升白药等对症处理。

## 1.4 疗效判定

1.4.1 疗效判定标准:参照《中药新药临床研究指导原则》制定的疗效判定标准[5]:(1)痊愈:经治 3 个月以后症状全部消失,理化检查结果正常;积分 0 分;(2)显效:经治主要症状消失,理化检查结果明显;积分 1 分;(3)有效:经治主要症状部分消失,或主症明显改善,理化检查结果有所改善;积分 2 分;(4)无效:经治主要症状及理化检查结果无改善。积分 3 分。

1.4.2 主要观察的指标包括:(1)安全性观察指标:一般体检项目:治疗组与对照组治疗前后血、尿、便常规化验检查,主要脏器心、肝、肾功能检查。(2)疗效指标:治疗组与对照组治疗前后相关症状和体征:如;干燥性角膜炎,眼内异物感,烧灼感,眼痒,眼干,口咽干燥。味觉减退,鼻腔干燥结痂,嗅觉不灵,声音嘶哑及皮肤、阴道干燥,皮肤紫癜,环型红斑,关节炎,关节渗液,畸形,皮下小结,腮腺肿胀或硬结的改善等。(3)实验室检查:治疗组与对照组治疗前后外周血白细胞、红细胞、血红蛋白、血小板、血沉,血清学指标:白蛋白、球蛋白 RF,腮腺形态学的改变,功能改善:唾液和泪流率的改善,免疫学指标:包括 IgG、IgA、IgM、ANA、抗 SSA、抗 SSB。

## 2 结 果

2.1 一般情况比较　2 组从发病年龄、病情、病程,差异无统计学意义( $P > 0.05$ ),具有可比性。见表 1 ~ 3。

#### 表 1　患者年龄分布　［例(%)］

| 组　别 | 例数 | ≤20 岁 | 21～30 岁 | 31～40 岁 | 41～50 岁 | 51～60 岁 | >60 岁 |
|---|---|---|---|---|---|---|---|
| 治疗组 | 128 | 2(1.5) | 6(4.6) | 20(15.6) | 32(24.6) | 42(30.8) | 26(21.5) |
| 对照组 | 128 | 3(2.3) | 5(3.9) | 20(15.6) | 31(24.2) | 43(33.6) | 26(21.5) |

#### 表 2　患者病程分布　［例(%)］

| 组　别 | 例数 | ≤1 年 | ～5 年 | ～10 年 | ～20 年 | >20 年 |
|---|---|---|---|---|---|---|
| 治疗组 | 128 | 14(10.8) | 26(20.0) | 30(23.1) | 36(27.7) | 22(18.5) |
| 对照组 | 128 | 13(10.1) | 26(20.0) | 31(24.2) | 34(26.6) | 24(18.6) |

#### 表 3　患者主要发病诱因　［例(%)］

| 组　别 | 例数 | 感染 | 过劳 | 精神因素 | 内分泌失调 | 遗传 | 原因不明 |
|---|---|---|---|---|---|---|---|
| 治疗组 | 128 | 16(12.3) | 28(21.5) | 22(17.0) | 26(20.0) | 20(15.3) | 16(13.8) |
| 对照组 | 128 | 16(12.3) | 30(23.4) | 22(17.0) | 28(21.8) | 20(15.3) | 16(13.8) |

### 2.2　疗效比较

**2.2.1　临床疗效：**治疗组痊愈 32 例,显效 54 例,有效 38 例,无效 6 例,总有效率为 95.31%。对照组痊愈 26 例,显效 48 例,有效 30 例,无效 24 例,总有效率为 81.25%,见表 4。

#### 表 4　患者治疗后临床疗效积分　［例(%)］

| 组　别 | 例数 | 痊愈 | 显效 | 有效 | 无效 | 有效率(%) |
|---|---|---|---|---|---|---|
| 治疗组 | 128 | 32(24.61) | 54(41.53) | 38(29.23) | 6(4.68) | 95.31* |
| 对照组 | 128 | 26(20.31) | 48(37.5) | 30(23.4) | 24(18.75) | 81.25 |

注:与对照组比较, * $P < 0.05$

**2.2.2　中医证候积分变化：**痊愈 22 例、显效 48 例、好转 56 例、无效 3 例,总有效率为 96.92%;对照组痊愈 17 例、显效 38 例、好转 45 例、无效 28 例,总有效率为 77.63%。见表 5。

#### 表 5　患者中医证候疗效　［例(%)］

| 组　别 | 例数 | 痊愈 | 显效 | 好转 | 无效 | 有效率% |
|---|---|---|---|---|---|---|
| 治疗组 | 128 | 22(16.92) | 48(37.5) | 56(43.07) | 3(3.07) | 96.92* |
| 对照组 | 128 | 17(13.28) | 38(29.68) | 45(35.15) | 28(21.87) | 77.63 |

注:与对照组比较, * $P < 0.05$

### 2.3　功能改善及实验室指标比较　见表 6、表 7。

#### 表 6　治疗组与对照组治疗前后唾液显像和分泌唾液功能比较　($\bar{x} \pm s$)

| 组　别 | 例数 | | Tma04(min) | MAR(%) | SR(%) |
|---|---|---|---|---|---|
| 治疗组 | 128 | 治疗前 | 23.87±3.75 | 46.6±3.10 | 32.21±3.72 |
| | | 治疗后 | 29.62±3.82* | 75.6±4.21*# | 52.9±4.1*# |
| 对照组 | 128 | 治疗前 | 23.79±3.66 | 47.52±3.20 | 31.35±3.65 |
| | | 治疗后 | 25.61±2.91* | 56.82±5.61* | 45.21±4.81* |

注:与治疗前比较, * $P < 0.01$;与对照组比较, # $P < 0.01$

#### 表 7　治疗组与对照组治疗前后实验室指标对照　($\bar{x} \pm s$)

| 组　别 | | ESR(mm/h) | CKP(mg/L) | A/G(%) | Tb(/g/L) | IgG(g/L) | IgA(g/L) | IgM(g/L) |
|---|---|---|---|---|---|---|---|---|
| 治疗组 | 治疗前 | 47±26 | 11.8±2.5 | 1.8±0.4 | 48±18 | 26±9 | 3.6±0.9 | 1.4±0.8 |
| | 治疗后 | 10±8*# | 6.0±4.0*# | 1.6±0.3*# | 46±12 | 2±4*# | 1.8±0.9*# | 1.1±0.4*# |
| 对照组 | 治疗前 | 46±28 | 10.8±3.0 | 1.9±0.6 | 44±16 | 28±7 | 3.5±0.9 | 1.5±0.7 |
| | 治疗后 | 9±9 | 8.0±5.0 | 1.8±0.4 | 45±13 | 3±13 | 2.6±0.8 | 1.2±0.5 |

注:与治疗前比较, * $P < 0.01$;与对照组比较, # $P < 0.05$

### 2.3　安全性　治疗过程中,治疗组未发现有心、肝、肾、空腹血糖、血脂、股骨头坏死等异常变化;无药物过敏反应及毒性反应发生。说明中药对照在安全性方面符合要求,对照组 血糖升高 2 例,血脂高 1 例,肝肾异常 1 例。对照组不良反应控制在为 3% 以内。有显著差异( $P < 0.05$ )。

## 3 讨　论

　　干燥综合征属中医学中"燥证"、"燥痹"、"阴虚"等范畴。涎腺和泪腺常为本病最明显受累的部位,患者口干、眼干等症状亦是较难改善的症状之一,对干燥综合征患者的唾液腺形态学改变及发病机理进行研究有重要意义。本病属世界性疑难病之一,其病程长,呈慢性进行,并发症严重,给患者带来极大痛苦,因而受到国内外医学界的重视。随着分子生物学、免疫学的快速发展,近年来对干燥综合征病因病机和诊断治疗学等方面的研究都取得了很大进展。但纵观近年来国内外报道相关文献,对干燥综合征的研究仍处在探索阶段,理论上无新的创新,治疗上缺乏疗效肯定、使用方便的治疗手段和药物。因此,开展对干燥综合征的理论探讨,临床和实验研究,总结出临床疗效确实的治疗方法,是中外学者共同努力的方向。在长期的临床实践中,我们对本病的理论和临床进行了深入研究,对本病的治疗取得了很好的经验,通过查阅大量文献和长期临床实践,我们观察到干燥综合征的发病关键在于"津枯血瘀、燥热成痹、久则阴虚络阻"。"血瘀络阻,腺塞络阻"是干燥综合征的主要的发病机理。叶天士说:"上燥治气,下燥治血"。《丹溪心法》:"燥结血少,不能润泽,理宜养阴"。路志正在其《路志正医林集腋》中,认为"燥痹以阴血亏虚、津枯血燥、筋脉关节失濡为主要病机",强调养血祛风,方用滋燥养荣汤加减;内燥血枯,酌用活血润燥生津散。根据前人的经验,久病必入血入络。我们发现:干燥综合征这种免疫性疾病也容易入血入络。因此,从养阴通络着手立法处方进行治疗竟收到显著的效果。

　　结合现代免疫药理研究[5]:补气滋阴,活血通络的中药对免疫功能具有调节作用,可使淋巴细胞和白细胞数值增高,能显著增强网状内皮系统吞噬功能,抑制免疫炎症反应,能明显提高人体白细胞诱生干扰素的功能。能拮抗环磷酰胺及泼尼松对单核-巨噬细胞系统的抑制作用。柴胡通路胶囊就是在络病学说的指导下,从理论上探讨干燥综合征的发病机理,并在这种新的理论指导下立法处方,以此为依据,对一些中药进行筛选,精制而成,该制剂具有滋养肝肾,益气养血。滋肾通腺,润燥生津,活血化瘀,养阴通络,调节免疫等综合功效。这种从络病学上认识本病发病机理,采用养阴通络的治疗方法很值得进一步研究,根据这种理论的指导所研制的柴胡通络胶囊疗效确切,安全可靠,也是一种值得推广使用的治疗干燥综合征的中药临床新药。

**参考文献**

1　中华人民共和国卫生部制定发布.中药新药临床研究指导原则(第二辑)[S].1993.
2　第八届干燥综合征国际研讨会.关于干燥综合征国际分类(诊断)标准 2002 年修订.
3　姚凤翔,麻世迹,陈阳.现代风湿病学[M].北京:人民军医出版社,1995,247.
4　国家新药(西药)临床研究指导原则汇编[J].北京:卫生部药政司,1993.
5　余传霖,叶天星,陆德源,等.现代医学免疫学[M].上海:上海医科大学出版社,1998,10、1 247-1 250、1293.

# 益气活血通络汤治疗糖尿病末梢神经病变疗效观察

李朝林

北京市房山区中医院（唐山，102500）

　　【摘要】　目的　观察益气活血通络汤治疗糖尿病末梢神经病变的疗效。方法　治疗组100例患者在传统治疗的基础上加服自拟益气活血通络汤，每日1剂水煎，分早午晚服用；对照组在传统治疗的同时加服维生素 $B_1$、$B_6$，疗程均3个月，观察疗效。结果　治疗组总有效率90%高于对照组的70%，差异有统计学意义（$P < 0.05$）。结论　自拟益气活血通络汤治疗糖尿病末梢神经病变疗较好。

　　【关键词】　糖尿病末梢神经病变；益气活血通络汤

　　糖尿病末梢神经病变是糖尿病神经系统并发症，属于周围神经病变。患者肢体呈对称性或单侧性疼痛、麻木、灼热等感觉异常，它是一种常见的糖尿病慢性的并发症。其疼痛症状严重影响着患者的生活质量，是患者丧失劳动能力的主要原因之一。笔者在临床工作中自拟益气活血通络汤治疗糖尿病末梢神经病变取得满意疗效，现报告如下：

## 1　资料与方法

　　1.1　一般资料　2007年10月—2008年4月诊治糖尿病末梢神经病变数百例，资料完整的100例，分为益气活血通络治疗组（治疗组）60例和对照组40例口服维生素 $B_1$、$B_6$。治疗组60例，其中男21例，女39例，年龄53～81岁，中位数66.4岁。糖尿病程1个月～5年。双侧对称性发病47例占80.51%，单侧非对称发病13例占19.49%。治疗前空腹血糖7.77～10.5 mmol/L 15例占25.11%。9.4～11.1 mmol/L 28例占49.08%，≥11.1 mmol/L 19例占29.65%。餐后血糖11.1～16.6 mmol/L 15例占25.11%，13.8～16.6 mmol/L 32例占51.78%，≥16.5 mmol/L 13例占23.98%。对照组40例，其中男17例，女23例，年龄54～79岁，中位数66.5岁，糖尿病程9～22年。病变时间2个月～7年，双侧非对称性发病13例占18.37%。治疗前空腹血糖均高，7.7～8.3 mmol/L 10例占30.70%，9.4～11.0 mmol/L 20例占50.01%，≥11.1 mmol/L 10例占20.00%。餐后血糖11.1～13.8 mmol/L 16例占26.10%，13.8～16.6 mmol/L 18例占30%，≥16.6 mmol/L 6例占20%。2组患者性别、年龄、病程、病症基本一致，具有可比性。

　　1.2　诊断依据　参考吴以岭主编《络病学》中的糖尿病性周围神经病变诊断依据：（1）糖尿病诊断明确；（2）DM病史在5年以上；（3）末梢神经病变证据：临床症状：体征，如肢体双侧或单侧或对称或不对称的麻木，蚁行，虫爬，灼热感，触电样感觉后肢体无力，"袜套样"、"手套样"感觉障碍，腱反射减弱或消失，症状不典型者做神经电生检查，可见神经传导速度减慢；（4）除外其他原因引起的末梢神经病变：如感染，中毒或外伤。

　　1.3　治疗方法　2组患者均在糖尿病常规治疗如控制饮食，戒烟酒，适当运动，口服降糖药或注射胰岛素的同时，治疗组加益气活血通络汤。自拟益气活血通络汤基本方：生黄芪30 g，丹参30 g，当归10 g，川芎10 g，赤白芍各15 g，甘草10 g，桂枝10 g，太子参20 g，牛膝10 g。根据临床兼症不同随症加减：形寒肢冷加边桂10 g，细辛3 g，上肢症状重者加片姜黄，下肢症状重者加独活20 g、寄生20 g，口干欲饮、烦热、消谷善肌饿者加花粉30 g、知母20 g。肢体胖重湿滞者加云苓20 g，二术各15 g，每日1剂水煎服，早中晚分服。对照组：予口服维生素 $B_1$、维生素 $B_6$，每次各20 mg，1日3次，1个月为1疗程。2组患者均连续服用3个疗程。

　　1.4　评价标准　参考朱文峰主编《中医内科疾病诊疗常规》中的"消渴"与"肢痹"疗效评价：显效：临床症状消失，空腹与餐后血糖正常（空腹小于6.1 ml/l/18餐后小于7.8 mol/l）。有效：临床症状明显改善，空腹，餐后血糖下降，未达正常标准。无效：治疗后症状无明显改善，空腹餐后血糖下降不明显。

## 2　结果

　　治疗组：显效32例，有效22例，无效6例，总有效率90%。对照组：显效15例，有效23例，无效12例，总有效率70%。治疗组优于对照组,差异有统计学意义( $P < 0.05$ )。

## 3　病案举例

患者,女,65岁,工人,于2007年12月3日来我院门诊就医。主诉手足麻木疼痛6个月加重2个月。现病史:患者半年无明显诱因感觉双侧手足麻木疼痛,时有烧灼样疼痛,夜间尤甚,不能入睡。曾间断治疗服用药物(药名不祥),症状无明显好转。近2个月因气候转冷,上述症状加重,伴有心慌气短,乏力,口干多饮,睡眠差。检查:空腹血糖10.6 mmo/L,餐后血糖17.8 mmo/L。局部检查:手足发凉,冷热感觉差。神经系统检查:双下肢跟腱反射减弱,双足肌肉触痛明显。查舌质淡暗,苔薄白,脉沉细无力。西医内科诊断:糖尿病末梢神经病变。治疗口服优降糖、二甲双胍。中医辩证:气虚血瘀,脉络阻滞,脉络失养。治以益气活血通络汤加减:生芪30 g、太子参20 g、丹参30 g、赤白芍各15 g、川芎10 g、当归10 g、姜黄10 g、桂枝10 g、牛膝10 g、花粉30 g、知母15 g、地龙15 g、蜈蚣2条。每日1剂,水煎取汁450 ml,分早中晚服,连服15剂。二诊患者手足麻木疼痛灼热感,明显好转,气短乏力缓解。效不更方,继服原方15剂,疼痛基本消失,手足麻木明显减轻,空腹血糖、餐后血糖均在正常范围,再继服上方2月余,麻木消失,双下肢跟腱反射正常,空腹血糖、餐后血糖控制稳定,随访到今未见复发。

## 4　体　会

糖尿病末梢神经病变在传统医学中虽无相应的确切名称,但是根据临床症状,将其归属中医"消渴"合并"痹症""痛症",后世按照病症特点也归属于"四痹""脉瘀"。后中医专家吴以岭又根据糖尿病周围神经病变的发病及末端麻木、疼痛的典型表现,将其归属于"络病"范畴。糖尿病初期多以气阴两虚为多,但发展至末梢神经病变时,则多有瘀血阻络。乃气为血之帅,血为气之母。气虚推动无力,则血流缓慢涩滞而成血瘀。消渴病以阴虚为本,阴虚则火旺,消津灼液而至血液黏稠,血行艰涩,亦可形成瘀血。反之,血瘀又可阻碍气机,气机不畅,脏腑功能失调,使津液失于输布,痰浊内生,痹阻脉络,加速病变发展,最终致气虚血瘀,痰浊阻滞,脉络失养,发生肢体手足麻木疼痛。因此,瘀血既是糖尿病的病理产物,又是导致糖尿病慢性并发症的重要因素。因此其治疗在辨证施治的前提下,补气活血并重,对本病的治疗具有重要意义,补气益气以推动脏腑功能,补气升血,血充足则濡养经络脉。活血化淤具有去瘀生新之功,使脉络得以通畅,气机得以条达,津液得以输布。益气养血通络汤正是遵循这一原则来拟定的。方中生芪、太子参,益气补气养阴;丹参、赤芍、川芎活血化淤,当归养血和血、甘草、白芍等甘酸化阴,缓解止疼,姜黄、桂枝、牛夕通达上下四肢,并有活血通络,引药达到病变所在。诸药配伍,共奏益气活血化淤通络止疼之功效。通过临床疗效观察,确实体现了这一功效。

# 大黄䗪虫丸治疗糖尿病足的临床疗效观察

艾长明    张广普

北京门头沟区永定卫生院社区卫生服务中心（北京，102300）

【关键词】 络病学；糖尿病足；大黄䗪虫丸

糖尿病足在中医属于"脱疽""脉痹"的范畴。朱丹溪《丹溪心法》云："脱疽生于足指之间，……颇类消渴，日久始发此患。现代医学将本病又称为糖尿病肢端坏疽，是糖尿病最严重的慢性并发症之一，也是糖尿病患者致残、致死的重要原因。现代医学认为糖尿病足主要是由末梢神经病变、下肢动脉供血不足、细菌感染等多种因素引起的，临床主要表现为足部疼痛、皮肤深溃疡和肢端坏疽等症状[1]。

## 1 资料与方法

1.1 临床资料 糖尿病足溃疡患者 11 例，男 5 例，女 6 例。年龄 52～76 岁。诊断符合 1999 年 WHO 标准。11 例中 1 级溃疡 4 例，2 级溃疡 3 例，3 级溃疡 3 例，4 级溃疡 1 例。其中有 2 例上级医院建议截肢。按糖尿病足的 Wagner 分级法，0 级：有发生溃疡的危险因素的足，目前无溃疡；1 级：表面溃疡，临床上无感染；2 级：较深的溃疡，常合并软组织感染，无脓肿或者骨的感染；3 级：深度感染，伴有骨组织病变或者脓肿；4 级：局限性坏疽（趾、足跟或者前足背）；5 级：全足坏疽。

1.2 治疗方法 由于对糖尿病的病因和发病机制尚未充分明了，缺乏针对病因的治疗，目前强调早期治疗、长期治疗、综合治疗、治疗措施个体化的原则。严格控制血糖，改善身体素质。消除一切已知血管病变的危险因素，开展健康教育，饮食控制，忌烟，指导患者用药，降糖，降脂，胰岛素，控制血糖；同时积极控制感染和局部清创。大黄䗪虫丸 1 丸，每日 3 次，至足背皮肤颜色恢复正常。局部清创，用 2% 复方硼酸液浸湿纱布块覆盖创面，每日 1 次，至愈合为止。家庭护理，因治疗过程慢，患者行动多又不便，教会家属清创换药，注射胰岛素，待病情稳定后定期到医院复诊。

## 2 结果

11 例患者全部治愈。1 级治疗时间 3 周左右，2 级以上治疗时间 1～3 个月，患者病变皮肤均转为正常，溃疡皮肤全部愈合。3、6 个月随访，无 1 例复发。

## 3 典型病例

患者，女，74 岁，于 2006 年 6 月 5 日因右糖尿病足溃疡 6 个月来我院就诊。患者有糖尿病病史 15 年，一直服药治疗，于 2005 年 11 月开始，双足皮肤凉，颜色变黑，双足底皮肤起水疱，溃烂，开始在当地中医诊所治疗，左足底皮肤溃疡愈合，右足底皮肤仍溃烂，到三级医院专科治疗，动员患者截肢，患者拒绝，来我院就诊。查体：患者憔悴，血压 140/70 mm Hg，心肺（一），腹部（一），右足背、足趾、足底肿胀，皮肤颜色、足背动脉搏动弱，足底有 4 处皮肤溃烂，足掌足心溃烂处可见直径 0.8 cm、深 2.0 cm 和直径 1.0 cm、深 2.5 cm 的 2 个脓腔，大量脓性分泌物，恶臭。空腹血糖 10.4 mmol/L，WBC $11.4 \times 10^9$/L。依据诊断标准，诊断为 3 级糖尿病足。患者因距医院较远，按上述用药治疗，教会家属在家自行换药、注药、监测血糖，定期到我院复诊。经 3 个月治疗，患者溃疡痊愈，足背皮肤颜色接近正常，之后随诊 1 次，患者精神好，监测血糖正常，能单拐走动。

## 4 讨论

《络病学》中将常用的络病治疗药物分疏气畅络、化瘀通络、散结通络、祛痰通络、祛风通络、解毒通络和荣络脉 7 种，共计 51 味中药。通心络胶囊为治疗糖尿病足的代表药[3]。可见，糖尿病足的治疗用药完全可以在络病理论的指导下进行。

本组 11 例糖尿病足患者，运用络病学理论，采用综合治疗，严格控制血糖，消除一切已知血管病变的危险因素，控制感染的同时，选用中药大黄䗪虫丸，为外用 2% 复方硼酸液起到了重要作用。该方法简单，易操作,费用低,尤其适合基层医院和家庭中的治疗,在糖尿病足治疗中,未发现不良反应,值得临床进一步推广。

**参考文献**

1　叶任高,主编.内科学[M].第5版.北京:人民卫生出版社,2001.806-808.

2　吴以岭,主编.络病学[M].北京:中国中医药出版社,2006.6-7.

# 络 病 学 教 学

# 《络病学》讨论式教学的实践与体会

## 于春泉

天津中医药大学临床教研室(天津,300193)

【摘要】 应用讨论式教学是近年医学教育改革的热点之一,这种教学方式改变了传统的单向传授知识的教学模式,有效地激发了学生的学习兴趣,培养了学生的创新能力。笔者在络病学的教学过程中,探索了以问题的提出和讨论为主线,以教师的点拨、答疑、概括和归纳为支线的讨论式教学模式,本文仅就这一教学模式的具体操作过程进行初步的探讨。

【关键词】 络病学;讨论式教学;实践与体会

传统的教学方式以单向传授知识为主要目标,忽视学生的主体地位,而讨论式教学是以问题为基础的小组讨论式教学(PBL)模式,是教师指导学生调查研究,获得相关材料,运用所学的知识在讨论与讲解中进行分析、综合等思维活动,从而端正和提高对问题认知的教学形式,是一种开放式的教学形式。

笔者在《络病学》教学过程中,为了使学生更好地掌握《络病学》知识,培养学生的问题意识与解决问题的能力,在课堂教学中开展以问题的提出和讨论为主线,以教师的点拨、答疑、概括和归纳为支线的教学模式。现将这种教学模式的基本思路与体会介绍如下。

## 1 讨论的基础——提出问题

精心设计并提出富有启发性的问题是成功运行讨论式教学的保证。在拟订讨论的问题时需遵循以下几个原则:(1)讨论的问题要明确、具体,使学生清楚的意识到讨论的核心所在;(2)讨论的问题要有启发性,可激发学生研究探索的兴趣,拓展思路,使学生的思考具有多维度;(3)讨论的问题要系统化,有助于学生形成系统的知识结构;(4)讨论的问题要让学生有兴趣,充分发挥学生的积极性、主动性、创造性;(5)讨论的问题最好由师生共同拟订,便于师生相互沟通与交流,使教师可以有效了解学生的兴趣点所在。

在络病学的讨论式教学中涉及三类问题:第一,事实性问题,可以作为讨论的基础进行预热,激活学生的思考。第二,解释性问题,可以探究问题的涵义。第三,研究性问题,可以鼓励和激发学生对所学知识进行深入学习与研究、作出反思与评价。依据布鲁姆教学目标层次论,学会进行评价和创造是最高层次的学习,也是我们往往忽视的更为重要的教育教学目标[1]。以络病学的形成和发展的教学内容为例,可以组织以下问题:

1.“重经轻络,以经赅络”的局限性以及对我们的启发?

2.络病学的的内涵与外延?

3.你认为络病学的形成对中医基础理论和临床治疗学的发展有何价值?

教师在准备一些问题之后,让学生带着问题去预习,使课前预习具有目的性。同时鼓励学生在预习过程中提出自己的问题,在讨论之前对这些问题进行汇总、归纳,把具有代表性的问题拿出来讨论,这样教师可以充分了解学生的学习需求和状况,学生通过探究和讨论进一步加深课程内容的理解。

## 2 课堂讨论式教学的实施

2.1 讨论的准备——营造氛围 首先进行讨论分组,以利于讨论的进行,分组必须遵循“组间同质,组内异质”的原则,具体按照学生的平时成绩、兴趣爱好、个性特点等进行混合编组。组间同质便于在讨论时教师进行分类辅导,使教师的辅导更具有针对性和目的性;组内异质有利于同学间相互学习和交流,使每个人都能得到提高,也有利于培养他们的合作精神。

教师应营造“期望每个人都参与”的环境:(1)明确说明每个人均需参加讨论,清晰有力和真实的口头表达才能将自己很好的展现。(2)要求各小组的每个成员要担任不同的角色:不仅要做“幕后工作人员”——收集资料、调查研究,还要做"主持人"——对全班同学做小组研究陈述报告。(3)在每组陈述报告完毕后随机请小组其他人员作补充,或其他小组成员提出问题,使每个人都有机会发表自己的想法。

2.2　讨论的实施——分步进行　课堂讨论分以下步骤进行:(1)在预习并掌握了基础知识的基础上,对学生所提出的问题进行归纳分类处理,结合预习前所提出的问题确定讨论内容。对于学生的所提出的问题可分为3类:普遍的陈述性问题,如络病的发病特点,病机特点,临床表现,络病辨证八要及其治疗原则等;普遍的解释性问题,如什么是络脉的网络层次、空间位置、运行时速和常度;个别的探索性问题,如脉络和血管系统之间的关系如何? 在上述讨论内容中,要特别注意围绕基础知识和教学大纲的要求,将涉及知识点的问题进行讨论,以利于学生掌握不同层次的内容。(2)学生分组讨论:课前可把学生分为若干讨论组,每组设组长一人,负责组织讨论。在讨论过程中教师在各组之间巡视并进行宏观调控,对学生的发言及时指导,作出简要评价,多鼓励肯定,提出具体指导性意见。(3)讨论中若出现有争议的或互相对立的观点,教师先不作正面回答,而是引导学生深入讨论、争辩,最后达成共识。对讨论中出现的不正确观点概念,教师从爱护同学的角度出发给予纠正,努力保护学生参与讨论、积极发言的热情。教师鼓励学生从不同角度对新问题、新观点进行探讨,以培养学生的创新性思维。

2.3　讨论式教学的综合评价　讨论中要采取措施避免沉默,建立激励学生踊跃发言的竞争机制,可采用评选优秀小组和最佳发言人的方法,调动学生的积极性,由组长统计评分,作为平时成绩。从以下5个方面[2]对学生在预习过程和讨论过程中所表现出来的态度与能力进行综合评价:(1)发言次数;(2)问题意识与深度;(3)语言表达清晰;(4)基础知识掌握运用情况;(5)观点新颖、正确。

## 3　讨论式教学的体会

PBL(Problem-based Learning)是1969年美国医学教育改革先驱Barrows教授首创的一种新的教学模式[3],被直译为"以问题为基础的学习"。它是指在临床前期课或临床课中,以问题为基础、学生为主体、教师为导向的小组讨论式教学方法。其特点是打破学科界限,围绕问题编制综合课程,以塑造学生的独立自主性,培养创新力和理解获取新知识、有效运用知识、解决新问题的能力为教学目标。

讨论式教学法以其自身的优点被广大教师采用,但是在具体的操作过程中出现了许多不尽如人意之处,为了提高讨论式教学的效果,教师应从以下三个方面努力:(1)问题的设计应遵循价值性、开放性、兴趣性的原则;(2)正确认识自己的管理者、参与者、交流者的角色;(3)掌握正确的评价标准和语言艺术,对学生的课堂讨论进行恰如其分的评价。

目前,中医的教育模式往往局限于被动接受式的学习模式,在很大程度上限制了学生创新意识及创造能力的培养。因此,笔者将讨论式教学模式引入到络病学的教学中,希望能够更好的培养学生的临床思维和解决实际问题的能力。

### 参考文献

1　黄彬,王德清.课堂讨论教学模式的功能与构建[J].教学与管理(理论版),2007,6:54-55.
2　年莉,韩娟,周志焕.《方剂学》讨论式教学[J].天津中医药大学学报,2006,25(4):228-229.
3　刘景业.以问题为基础的学习(PBL)在英国医学教育中的应用[J].国外医学医学教育分册,1999,20(1):7-11.

# 曲径通幽——《络病学》教学体会点滴

刘春援

江西中医学院（南昌，340000）

【摘要】 络病学；教学

曲径，指各种形式的教学方法。幽，在本文有4个方面的含义：(1)教师自身教与学的方法探讨。(2)提高学生学习积极性与趣味性的探讨。(3)培养学生能力的探讨。(4)发现人才与培养人才的探讨。通过在《络病学》教学过程中的自身努力学习，然后潜心研究络病理论与教学方法并付诸实践，收到较好的教学效果。

## 1 关于教师自身素质培养与提高的思索

### 1.1 迎挑战，做科研

教师这一职业，夸美纽斯称之为"是太阳底下最优越的职业。"优越何在？在于"师者，人之模范"（汉代杨雄《法言·学行》）；在于"师者，所以传道授业解惑也"（唐代韩愈《师学》）。一个人，能够成为别人的模范，能够为别人解除疑惑、传授执业的本领，确实是其他任何职业所不及的。

然而，作为教师，你要为别人解除疑惑，自己必须没有疑惑；要教给别人本领，自己必须相当有本领：即予人一滴水，你必须得有一桶水、一担水乃至一个泉水眼，会源源不断地来水，因为只有泉水才不会枯涸。教师的这个泉水眼就是孜孜不倦地学习、学习、再学习！学习并更新自己的专业知识，学习并吸纳新知识。所以在教学《络病学》之前，已认真阅读了教材，并且利用2次参加络病学教学会与学术会议的机会，专心聆听了吴以岭教授及其他兄弟院校教授们的《络病学》精彩讲课和诸位专家的学术报告，并认真做了笔记，以加深自己对于《络病学》课程的熟悉与理解——这就是教育者先受教育。

迎接挑战惟一的出路就是在教学的同时，从事更多的科研实践。中医学源远流长，博大精深，值得我们这一代人甚至几代人不断地挖掘、整理、研究；并且研究的课题多而内容广。

为了丰富自己的学识，提高教学水平，在近几年从事专职教学的同时，抓住每一个可以抓住的机会，申报各级各类科研课题，近4年来先后完成了江西省教育厅和卫生厅的科研项目各1项；正在研究的有教育厅、卫生厅和学院资助项目各1项。为了搞好《络病学》教学，2008年与研究生以"《内经》络病理论的临床应用研究"为名称，申报了江西省卫生厅中医药科技项目。其目的(1)为了上好《络病学》课程；(2)搞好自己正在从事的《内经》研究。在进行课题研究中，一方面更多地深入了专业和专业基础知识的学习和复习；另一方面也积累了更多的教学素材。正所谓，搞科研一举多得，心中踏实，不惧挑战。

### 1.2 多思索，勤动笔

孔子曰："学而不思则罔，思而不学则殆。"（《论语·为政》）思索、思考，是学习是否有成绩的一个重要因素。日常生活中，很多人都会去看书学习，其用的是同样多的时间，看的也是相同的书，然而，效果却大不相同，原因在于学习后是否善于思索。

看书一方面可以增加自身的知识与阅历，另一方面可以丰富自己讲课的内容；思索则是深层次地提高自己，充实自己。在思索中还可以找到自己做文章的切入点，然后进行自己的创造性思维，之后，就要拿起笔来，创作自己的专业论文或文学作品。正是这种多思索、勤动笔的学习习惯完成了许多专业学术论文和科普文章以及一些散文、诗歌等的写作并付诸发表。同样，在教学《络病学》课程之前，除认真聆听专家们的讲课外，自己还认真阅读了《内经》中的一些篇章，并撰写了"《素问·经络论》阴络与阳络主病"的论文，发表在《江西中医学院学报》。这篇论文也是自己教学《络病学》的概论部分。

## 2 开课前的准备

写好课程介绍：一门新的选修课程，要让学生都来选修，首先必须让学生对该课程有充分的了解，诸如课程的性质、特点，适应的专业，开课时间、地点，考试的方法等等。关于课程的性质、特点与适应的专业，归纳为:"《络病学》课程是一门中医基础理论与临床密切关联的古老而年轻的课程,它将介绍以往中医基础理论和临床各门课程尚未介绍的理论与临床知识及其现代医药学最新研究成果,是有志于继承和发展中医药事业的高等中医药院校各学历层次的学子必须了解并掌握的一门学问。"

选课对象:中医药三年级以上本科生以及一、二年级研究生。

考试与成绩计算方法:考试方法,闭卷考试加论文。成绩计算方法,考勤占20%,闭卷考试占40%,论文占40%。

### 3　启迪式与讨论式的教学方法

如前所述,作为教师,要为别人解除疑惑,自己必须没有疑惑;《络病学》是吴以岭教授等专家们的创新之作,从其问世至今仅4年,除创作者(主编及编委、编写者)外,对于任何一个教师,其教学内容都不能说丝毫没有疑惑,既然教师都疑惑着,就不能完全解除学生的疑惑,这就决定了教师在教学中只能用启迪与讨论的方法进行教学。

**3.1　启迪式**

3.1.1　引导学生复习《中基》:《络病学》与《中医基础理论》课程有什么关系呢? 络病,是经络之病吗?《中基》所学过的经络与经络学说还记得吗? 其概念如何? 经与络有什么区别呢? 经络的功能是什么呢? 有何生理与病理呢? ……这些都是《中基》已经讲过的且必须牢记于心的重要内容,然而,由于时隔2年,许多同学已经忘记,重新提出,不但有利于《络病学》的教与学,更重要的是温故知新,让学生了解,基础理论对于临床的重要性。在提出这些问题的时候,告诉学生,你可以就这些问题作为论文的题材或标题进行本门课程的论文写作,这就促进了学生温故知新,促进了学生自学的积极性与自学能力的培养。不出所料,最后的课程论文,就有学生写经络与络病关系的。

3.1.2　引导学生复习与研究《内经》:《内经》在中医学术领域的地位已经是众所周知的,《内经》是《络病学》的理论渊源在教材中也是很明确的,然而《内经》中关于经络与络病的系统论述如何? 有些什么篇章? 你学过多少?《内经选读》课程中所讲过的篇章你还记得吗? 这些篇章中哪些与《络病学》有关呢? ……并引导学生,本课程论文也可以从《内经》中选题。

3.1.3　引导学生联系临床学习《络病学》:《络病学》教材前言第一句即言:"络病学是研究中医络病学说及其临床运用的临床学科"。学习《络病学》是为了今后更好地做临床也是每一个医学生的最大愿望。既然是临床学科,教学中自然不可能不联系临床,本人从中医学毕业至今整整30年,30年虽然以教学为主,但从没有脱离临床:16年前,我是一个学期上课,一个学期上临床,并且参加门诊西医急诊值班。之后,以教学为主,但每周坚持1~3个上午门诊,包括寒暑假也不例外。这样,95%以上教学病例是我临床经历,在讲《中基》、《内经》时随手拈来,学生收获较大。此外的2007年的国际络病学术会议的许多临床研究与病例,也是所讲授的内容,更增加了本科生的感性认识,为他们奠定了坚实的基础。

3.1.4　引导学生联系生理学、生化学、病理学学习《络病学》:根据教材:"络病以络脉为依托而发生,容易找到和现代科学的结合点,在络病研究中要注意多学科相互融合和渗透,充分利用现代科学技术和实验数字语言阐述络病的科学内涵,加强对经络之络之温煦充养、防御卫护、信息传导、调节控制功能与西医学神经内分泌免疫调节功能相关性研究,对脉络之络运行血液与西医学中小血管、微血管,特别是微循环的相关性研究,……"的提示,在讲课时,除联系《中基》、《内经》、临床举例并引导他们去学习《中基》、《内经》、临床知识与实践外,还经常联系西医的生理学、生化学、病理学进行比较、阐述并提出问题让同学们课后去复习以往学过的生理学、生化学、病理学,启发他们从这种中、西医理论与临床比较方面去学习《络病学》并写出相关性的论文。所以,论文中就有"从络病学角度看高血脂"、"络病与血管病变相关性研究及治疗""微循环与络脉"等内容。

**3.2　讨论式**　作为教师,熟练的专业技能,扎实的基础理论知识是其必备的硬件。而独特的教学方法则是提高学生学习积极性与趣味性的重要手段。在科学信息极端发达的现代教育中,枯燥乏味的满堂灌,并不能激发学生的求知欲,反而会导致学生的厌学情绪,更由于《络病学》这门课,教材是首创,教与学也是"首创",故而要讲得深入浅出,精彩有趣,更是不易。在这种情况下,讨论式的教学法,就是"三十六计"中的上计。

何谓讨论法? (1)就教材提出问题大家讨论,比如在讲到络病病机的第一个特点"易滞易瘀"中,教材写到:"随着络脉分支层次的增多,络体愈加细窄迂曲,络中气血的运行渐趋缓慢,以利于营养物质向脏腑组织的渗灌并与代谢物充分交换"时,我提出了一个问题,即物理学中的一个液体流速与压力的问题,在物理学中,流量相同,管径越小,压力就越大,故而流速应该越快,于是我向学生提问:为什么人体内络体愈加细窄迂曲,络中气血的运行却渐趋缓慢?(在这里,我故意忽略了"络脉分支多"这个问题)在课堂上大家进行了热烈的讨论,之后,在学生的论文中就有"气血在络脉中运行的速度","络病与血管病变相关性研究及治疗","《络病学》的气血双向流动在治病中的作用","论络脉气血缓行"等。又如,教材中引了叶天士的"久病入络",提问:久病入络其病位究竟是在哪里?课堂讨论气氛热烈,课程论文中也有专题论述的。(2)就临床提出问题大家讨论:例如机体软组织大面积受伤,但生化和物理学检查正常正常,没有任何骨骼、内脏及大脑的损伤,可是全身疼痛了时间很长,让同学们讨论,大家都认为是"络脉损伤",也有同学由此想到了用桂枝汤来治疗,并撰写了"桂枝汤调和营卫功能在气络病证治中的作用"

## 4 在教学中培养人才,发现人才

教书育人,是教师的职责所在。一个教师,不应该满足于上好每一堂课,而是要在教书的过程中不断培养出真正的人才。大学教育与中学不同的是,课堂上没有太多的时间提问,也不能像中小学生那样布置很多的作业让学生做了老师拿来批改,所以教会学生写论文就是最好的选择。尤其是选修课,课时少,若想叫学生去读教材,做作业,实在是一句空话,而写论文,虽然没有叫他们看书,可是为了组织一篇文章,他不得不去看书、找资料!在一个班的40多篇论文中,也有同学没有选好题,或是不愿动脑筋,直接从教材上抄、拼一篇论文的,但,他毕竟去读了一遍教材,也是对教材的熟悉和记忆。

# 络病理论与痔疮辨治

樊安　　刘春援指导

江西中医学院 2005 级中医国际交流 1 班(南昌,340000)

【摘要】 络病理论;痔疮

络病学,这是一门即古老又新兴的的学科,是古老中医理论在现代化社会的又一次突破和创新。早在《黄帝内经》中已经就有了经络学说,但在后世医学传承中大多数医家纷纷重经轻络,仅有少数的医家如张仲景、叶天士等对络病理论有较为深刻的认识。如今,络病理论又一次被大家所重视,必将引起世人的瞩目,为祖国传统医学注入新的活力。

《内经》奠定了络病学说的理论基础,《伤寒杂病论》奠定了它的证治基础,而叶天士则进一步发展了络病学说,提出了“久病入络”,“久痛入络”理论,为后世研究疾病的病因病机提供了新的思路,但时至今日,络病学仍未形成自己完善的理论体系,所以有待进一步的理论创新。

在古时已有“十男九痔”的说法,说明这是一种极为普遍的疾病。而如今,已不在局限于“十男九痔”,几乎可为“十人九痔”。痔疮,这一肛肠科顽疾,早在成书于公元前的《山海经》中就有提及:“涝水多飞鱼,其状如鲋鱼,食之已痔。”其发病多因气血亏虚,湿热下注,灼伤阴津,损伤血络,引起血瘀而为痔。

痔疮的病位在大肠,而其发生则与多个脏器、多条经络有关。《素问·生气通天论篇》曰:“风客淫气,精乃亡,邪伤肝也。因而饱食,筋脉横解,肠癖为痔。”在《内经》的影响下,后世对肛肠疾病的病理作了多方面的阐述,如《金匮要略》曾指出小肠有热则为痔疮,曰:“小肠有寒者,其人下重便血,有热者,必痔。”《外证医案汇编》对肛肠病的病机也有探讨:“肛漏者,皆属肝脾肾三阴气血不足,何以肛漏在三阴者?足三阴任督之脉,皆走前后二阴之间,肺与大肠为表里,肛者肺之使,大肠之门户也。”这说明各个脏器与经络相联系,共同引起痔。

《灵枢·百病始生》曰:“阳络伤则血外溢,血外溢则衄血。”这也说明了突然间的暴饮暴食,尤其是一些辛辣炙厚之物,必将引起肠满,损伤手阳明大肠经,经络受损,则血外溢,引起便血;若血瘀积于直肠部则可形成内外痔。而对于临床上痔疮的治疗,则要重视活血通络,并清利湿热之邪,中西结合,内外兼治,以取得更好疗效。

内治可服用西药谷维素之类以促进肠道的蠕动,保持大便的通畅;另外可用维生素 E 促进末梢微血管血液循环。而外治则更为重要。用苦参汤合活络效灵丹加减煎水外洗。方中苦参、荆芥、益母草、地肤子、土茯苓、丹参等药可清热燥湿解毒,使湿热之邪得解,血络之损有所恢复。另外活络效灵丹中当归辛润通络,活血止痛;丹参通络活血,凉血消痈;生乳香、生没药气味芳香,走窜善行,活血散瘀止痛,行气通络。上四味药共同起到了通络活血,消肿止痛的作用,使受损的络脉得以恢复,血液自不会妄行,便血自可止住,痔核也会慢慢萎缩。

此外,在治疗方面我们还可以选用孔最、长强等穴位加以针刺。孔最为与大肠经相表里的手太阴肺经的郄穴,阴经郄穴主血症,肺与大肠相表里,故可选用;长强为督脉的络穴,督脉走向经过肛周部位,血络相通,选用其可泻热凉血止血。

通过对络病理论的进一步学习,结合临床实践,络病学的理论体系会进一步得到完善,络病学发展第四次高峰即将到来。

# 通心络胶囊对络病学理论的启示

刘小虎　　刘春援指导

江西中医学院 2005 级中西临床 1 班(南昌,340000)

【摘要】　络病学;通心络胶囊

众所周知,现今通心络胶囊正广泛应用于心脑血管疾病中,已成为"脉络—血管系统病"的代表方药。以岭药业对络病理论的深刻理解与创新显然有其独到之处。独到之处有哪些方面呢? 据此谈谈通心络胶囊中络病学理论的点滴启示。

首先,通心络胶囊的理论渊源来自《黄帝内经》,《灵枢·经脉》指出经脉是直行于分肉的主干,络脉是经络的分支,直接从经脉分支的大络称作"十五别络",从别络逐层细分直至孙络,形成散布于全身的络脉系统。叶天士指出的"久病入络"在现今心脑血管病中屡屡被验证。络既有浅表亦有深层,"久病入络"中的"络"指以深层为主,兼以浅表,病程日久,必然向深层发展,加之病之得于浅表,就不可能与浅表之络完全脱开关系。深浅之间相互影响就使得病情更加复杂化。例如,临床上常规西药正规治疗不稳定型心绞痛往往效果不理想,症状暂时得以控制,加上使用通心络胶囊(在中医辨证的前提下)较之单纯用西药常规治疗效提高作用,使进展为急性心肌梗死的趋势减缓。通心络胶囊也正是通过络的深浅相贯,达到治疗和防复的目的。

其次,从病因病机上来看,通心络胶囊所治的心脑血管病应该是符合哪些因素呢? 任何一种中成药的使用都应该是先通过辨证再将其用于治疗的。中医理论所述的心实际上包含了心和脑两个系统,《内经》中就明确提出"心主血脉","心主神明","心为君主之官","心为五脏六腑之大主"。推之现代西医的心脑血管疾病就应该大致从心论治。通心络胶囊以益气活血、搜风通络为组方原则,显然是针对西医心脑血管疾病中以气虚瘀阻,络脉不通为主要的方面,临床上若能正确辨明病因病机,把握实质,就能更好的运用通心络胶囊提高临床疗效,就能看到生命的机转。

再者,从组方用药上来看,方中以人参为君,补益络气,配以水蛭以化瘀通络,全蝎以搜风通络为臣,佐以活血之土鳖虫,搜风之蜈蚣,熄风之蝉蜕,凉血之赤芍,养血之酸枣仁,降香、冰片芳香引诸药入络通窍为使。诸药配合,益气扶正以固本,活血通络搜风以祛邪。本方配伍严谨,通络力强,标本兼顾,谨守"络以通为用"的原则,既能通在里之深层之络,亦可通在表之浅表之络;既有入血分之药,亦有入气分之药;既谨守中医方药理论,亦结合现代药理研究,有效针对心血管疾病中以气虚为本,络脉瘀阻的病机变化。时代要求创新,中医亦在创新,在中医理论的基础上,勇于创新,通心络胶囊就是一个创新最好的证明。有一个中心的病机,有一条中心的治则,组方可以有很多选择,剂型可以有多种选择,要创造出一个最有效最适合的好药就需要不断的尝试,不断的失败,不断的创新。再如,可不可以用于冠心病伴有肺部疾患的患者呢? 我想,这应该是可以的,《内经》讲"心为君主之官",肺为相傅之官",通心络胶囊中人参、蝉蜕、全蝎、蜈蚣等皆可入气分,用于治疗肺气虚,祛肺络之风痰也应该有效,如此,将通心络胶囊用于心病及肺也是值得去探索的。

最后,通心络胶囊的临床疗效能给我们一个怎样的启示呢? 在西医常规治疗的基础上加上通心络胶囊效果好,是说明通心络胶囊的疗效优于西医常规治疗呢,还是合二者之力才更有把握呢? 若在单纯使用通心络胶囊的情况下能达到很好的效果,能减少心脑外科手术治疗的话,临床就应该更加大力度去推广,造福更多的患者。西医院的医生们若不理解中医的一些基本理论,加以普通应用,即使屡有疗效,恐怕也不是长久之策。通心络胶囊对脑血管病也有较好的疗效充分说明了中医的心包括了西医的脑系统,若不知此,通心络胶囊的临床效应又将失去一片用武之地了。

总之,通心络胶囊在病因病机、临床应用中都时刻体现着中医络病学理论,把握好络病理论才能正确使用好通心络胶囊提高临床疗效、拓宽治疗范围。

# 络病学对慢性疾病的治疗指导

彭伟　刘春援指导

江西中医学院 2005 级中西医结合临床 1 班(南昌,334000)

【摘要】　络病学;慢性疾病

　　中医学所谓脉,在解剖形态与西医学血管具有同一性,运行血液的脉相当于人体的大血管,从脉主干依次分出,逐层递减,遍布全身的的脉络相当于从大血管依次分出的中小血管,微血管,包括微循环。由此可见中医学的脉包括了整个血管系统。络病学说是不是中医学术体系的独特组成部分,是不是研究络病发病特点,病机变化,临床表现,辨证论治,治疗原则及治法方药的应用理论。络病广泛存在于多种内伤疑难杂症之中。久病入络是清代叶天士关于络病发展规律的重要学术观点,包括久病入络、久痛入络、久瘀入络,为慢性病治疗提供了新的治疗思路[1]。

　　各种疾病发生之后,通常有其固有的演变规律。这种规律包括急性和慢性演变。络脉行血,故络病多见血瘀。而血瘀只发生通常是先气病,而后血病。《难经》曰:言是动者是气也,所生病者血……气留而不行者,为气先病也血壅而不濡者,血后病也。故疾病初始,多在气分。日久之后影响血的运行而成久病入血。

　　中医学中的慢性病概念是指疾病在发病过程中,随着正邪力量的消长,阴阳盛衰的变化,病机和证候停留在难治难愈。缓进的确某一阶段或某一病期,它既包括病情发展缓慢,发病时间长的特征,更含病机复杂,病证夹杂,治疗难度大的含义。临证病在气分,大多属于功能性疾病,较好治愈。病在血分,多数存在器质性的病变,比较难治。因此,久病入络,久病入血和久病伤肾皆是慢性病难愈的重要原因。经络纵横沟通全身。经脉、络脉虽相互沟通,但二者不相同,经脉是运行气血的主干,络脉是由经脉支横别出的分支。经脉多独行而无分支或分支甚少;络脉从经脉横支别出,逐层细分,形成别络、系络、缠络、孙络等不同分支,孙络之间有缠绊,所形成的结构像树枝状细分,广泛分布于脏腑组织间的网络系统,构成联络全身的网状循环通路。络脉层次迭构,名称不一,纵横交错,遍布全身。络病的空间性特点提示络病的器质性变化。"有诸内必形诸外"。例如,以血管病变为基础的心脑血管病,由内膜病变到动脉粥样硬化,再到心脑实质损害,产生心胸疼痛、心悸、胸闷、瘫痪、偏身麻木、失语、眩晕、头痛、痴呆等临床症状。

　　络脉与所联络的脏腑器官密不可分。络脉主通行营卫气血,滋养脏腑百骸,其输布气血的功能也往往成为所在脏腑功能的组成部分。那么,络病就会表现为所络属脏腑的病变,如心络病变产生心痛、胸闷,脑络病变表现为偏瘫、失语、麻木、头痛等。

　　络病的空间性特点,说明"久病入络"、"久痛入络",往往会出现局部或全身的器质性病变,而采用不同的检查方法与手段可以发现络病的结构变化,即络病常常有形可证。络病的层次性特点是络病的局部性与广泛性特点的基础。络脉的组织结构与经脉明显不同,具有支横别出、逐层细分,络体细窄、网状分布,络分阴阳、循行表里的空间结构特点,这对于说明疾病的发展、传变规律具有重要意义。六淫外侵,先犯阳络,留而不去,传入经脉,迁延不愈,阻滞阴络可以由局部影响全身。人身经脉相贯,局部病变可以累及全身;而全身病变可以突出的表现在一脏。络病具有难治性与缠绵性的特点。"久病入络"、"久痛入络"的关键在于"久","久"提示了病程的漫长、缠绵,经久不愈的特点。"久病"、"久痛"则说明这些病、痛本身是难治的,为其难治,因而才有"久病"、"久痛"之后"入络"的病机演变过程。临床所常见的心脑血管疾病、慢性肾病、肝纤维化、肺纤维化、糖尿病性血管病等,就突出体现了络病难治性与缠绵性的特点。提示对于络病,应当强调防治结合,防重于治的临床指导思想。即应当重视"治未病"思想在络病防治中的应用[2]。"久病入络"、"久痛入络"提示了络病具有进展性的特点。"久病"、"久痛"不但说明了络病的缠绵性,同时还说明络病具有进展性的特点。心脑血管病,从血管自身的内皮功能紊乱,到动脉粥样硬化是一个逐渐发展的过程,由功能性病变到器质性改变,其间是不断发展的。"久病入络"、"久痛入络"的病机变化主要涉及两个方面,即正气与邪气及其相互斗争。在络病的发生发展过程中,往往是正气不断损伤,邪气日益炽盛,邪盛正怯,其病为进络病具有复发性的特点。"久病入络"、"久痛入络",络病一旦形成,必然存在络脉的器质性病变,这些器质性病变往往难以消除,就成为络病反复发作的病理基础[3]。

络病是临床常见慢性病、疑难病的共同病机,通过"久病入络"、"久痛入络"这一络病理论,充分认识络病的病机特点,对临床防治以络病病机变化为主的多种慢性难治性疾病具有重要意义。

**参考文献**

1　吴以岭.络病学说形成与发展的三个里程碑(二)[J].疑难病杂志,2004,3(3):149-151.

2　吴以岭.络病与心脑血管疾病相关性及治疗研究进展[N].中国医学论坛报,2005,1(17):13.

3　吴以岭.络病病因探析[J].疑难病杂志,2004,3(4):215-217.

# 如何促进络病学说的继承与发展

贾锐　刘春援指导

江西中医学院 2005 级中医国际交流 1 班(南昌,340000)

【摘要】 络病学;继承;发展

经络学说源于《内径》,其对经络系统的有关生理、病理及治疗上的论述奠定了经络学说研究的基础。其对络脉的论述如《灵枢·经脉篇》"十五别络"之循行病症,原文"不曰络而曰别,以本经由此穴而别走邻经"。张景岳关于络脉的分类如别络、系络、缠络、孙络等,关于络脉的生理功能"行血气而营阴阳,濡筋骨,利关节"等。东汉张仲景《伤寒杂病论》把经络学说应用于外感热性病建立六经辨证,络病证治微露端倪;清代叶天士将络病理论应用于外感温热病建立卫气营血辨证,提出"久病入络"、"久痛入络"说,发展了络病治法并把通络药物广泛应用于疼痛、中风、痹证等内伤杂病,从而形成络病学说发展史上三个里程碑。

然而过去对经络学说的研究一是长于经而疏于络,历代医家言称经络往往以经赅络,对络病理论则少深入探析;二是络脉不像十二经脉那样具有明确的起止部位和循行路线,而是遍布全身、无所不在、庞大繁杂,研究者难得其要;三是受到当时历史环境和科学技术手段的限制,使中医学术研究在微观领域始终未能深入下去,清代名医喻嘉言说:"十二经脉,前贤论之详矣,而络脉则未之及,亦缺典也"。叶天士疾呼:"遍阅医药,未尝说及络病","医不知络脉治法,所谓愈究愈穷矣"。络病学理论认为络病学说和经络学说同样具有重要的理论和临床价值,在继承前人研究的基础之上进行全面、多方位、多学科的研究,有了突破性的发展,络病学说提出的"三维立体网络系统",从时空与功能的统一性研究络脉理论,系统探讨络病发病、病机、诊断与治疗,提出"易滞易瘀"、"易入难出"、"易积成形"的病机特点,阐明了络气郁滞、络脉瘀阻、络脉绌急、络脉瘀塞、络息成积、热毒滞络、络脉损伤、络虚不荣等八大络病基本病机,创立了络病辨证八要和"络以通为用"的治疗原则,归纳古人辛药通络、虫药通络、藤药通络、络虚通补的用药经验,按功能重新分类治络药物,使络病理论体系初具雏形。尤其是过去我们常说的气血瘀滞,传统意义上只是对气血瘀滞本身加以研究,对络脉本身的病变及其对人体脏腑器官、气血津液的影响缺乏认识,而恰恰在这一点络病学理论产生了突破,对经络研究,特别是络病理论作出了巨大的贡献。

然"络病学"是一个"外行人进不来,内行人难深入"的特色中医理论,就其发展和国际化我提如下建议。

## 1 中医理论的创新必须具备语言通俗易懂,客观化的特点

长期以来中医理论始终处于闭关自守的状态,难以为外界所接受,极大地限制了中医的发展和与世界的交流,缺少客观化更是为西医所诟病。以活血化瘀理论为例,由于其语言的通俗易懂,有相对的客观标准及指导临床治疗的显著疗效,为大家所接受,可能是目前中西医结合理论的最好体现。西方的生物钟理论反映了生物内部存在的生物周期规律,与两千年前中医所提出的子午流注学说如出一辙,但后者并未被世界公认。中医有很多精髓的东西,但前提是必须让别人明白和认可,而且应该加强客观化的论证。

## 2 一种理论的产生应该为其领域提供指导性的标准

如温病学的产生对温病的认识和治疗提供了较全面的指导。相对而言,络病理论从治疗方法、方剂及临床用药还不够丰富,以方剂为例,《络病学》第八章代表方剂传统的方剂十首,根据现代理论研制的七首,若针对络病理论而言,尚嫌不足。此外关于中医理论的用词,特别是新创立的理论,应注意用词的科学性、准确性、时代性、简明性、通俗性,如"经脉绌急",指感受外邪、情志过急、过劳等各种原因引起的收缩、痉挛状态。原出处见于《素问·举痛论》:"缩长则脉细急,细急则外引小络"。作为中医证型,较难反映中医特色,又与现代医学不相吻合,且用词较生涩,似宜进一步推敲。

## 3 络病学研究范围应进一步扩展

目前对络病学理论及治疗研究的重点比较集中在活血化瘀方面,而对其他病因所导致的疾病则相对较少。络脉作为联络全身脏腑器官皮肤、运行气血津液、促进水盐代谢的网络系统,必然对人体有多方面的影响,拓展络病学理论的范围,也一定能为探讨治疗其他病因所导致的疾病提供新的研究方向和方法。例如益气活血、利水通络在治疗心力衰竭疾病中收到较好的疗效,从症状上看对改善微循环、促进水盐代谢有着积极的作用,提示络病学理论对于心力衰竭的治疗有进一步研究的意义;再如外感病证中络脉病变的情况如何发展,在外感病证中如何应用络病学理论进行研治,可能也会对中医外感病证治疗拓展新的思路。

## 4 扬中用西,加强与西医现代研究的沟通,开展客观化研究

络病学理论既发扬了中医传统理论,又引进了大量现代科学,包括西医研究的最新进展理论,如脉络与西医学血管的相关性,气络与西医学的神经、内分泌、免疫(NEI)网络的高度相关性,以及络脉病变与西医血管病变的关系等,笔者一直不同意西医就是现代医学的观点,西医也同样需要依靠现代科学的研究来不断进行提高。因此利用现代科学,包括西医研究发展的成果来更好地发展中医。

应当承认以目前的医学水平将中西医完全融合是不现实的。中西医结合不是简单地用西医理论来套中医理论,而是要努力把二者有机地联系到一起。以 C 反应蛋白研究为例,这是目前比较重视的对心脑血管疾病的发生、治疗、预防有重要影响的物质。能否以此为标记物和出发点研究对络脉疾病的影响及其治疗。目前阿司匹林对预防心脑血管病变的作用得到了国际普遍的公认。而通过大量的科学实验和研究,证明通心络对血管的保护作用是非常突出的。在这个作用的提示下,可以开展与阿司匹林相对照的观察研究,以进一步了解验证络病学理论及其代表药物通心络的长期作用。更重要的是通过这种方式,我们可以发现中医理论长期停滞不前的坚冰一角已被打破,我们通过络病学理论的学习已看到未来中医发展的曙光。

## 5 拓展给药途径是中药发展的重要步骤

以通心络为例,口服给药确实具有良好的作用。但是其他的给药途径目前在人体应用还属于空白。我们已经看到在动物实验里应用通心络对心肌缺血进行观察,但均为十二指肠或胃管给药,并未达到西药静脉给药的水平。目前中药静脉用药是中药发展的一大瓶颈,存在问题很多。如何突破有待进一步探讨。

## 6 加强络病学理论与养生学关系的研究

预防为主是中医的特色之一。由于络脉的结构及作用,从某种意义上来说,我们可以提出这样的假说:衰老从络脉开始,疾病在络脉中萌生。这一点也符合中医的传统观点:病起于微,这个"微"即可以指萌生的阶段,现在看来也可以指微细的结构。如西医认为高血压的产生机理之一既是全身小动脉痉挛或硬化使之口径变小、动脉壁顺应性差、血液黏稠度增高,使全身小动脉阻力增加时可致血压升高,反之,则可使血压下降。因此研究络病学理论对养生学的影响可以使络病学理论得到新的发展和应用,使中医养生学理论更加客观化和现代化,在预防疾病和延缓衰老方面发挥更大的作用。

络病学理论作为创新的中医理论具有强大的生命力,发展中也存在很多问题,需要我们进一步地在理论上加以完善,在实践中加以检验,使之逐步走向成熟。